U0295459

谨以此书献给

"生物力学之父"冯元桢先生

国家出版基金项目
NATIONAL PUBLICATION FOUNDATION

生物力学研究前沿系列

总主编　姜宗来　樊瑜波

口腔力学生物学

赵志河　房　兵　主编

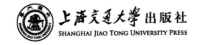

上海交通大学出版社
SHANGHAI JIAO TONG UNIVERSITY PRESS

内容提要

本书是"生物力学研究前沿系列"之一。本书总结了近十年来我国口腔力学生物学领域的研究成果及最新进展,在总结了口腔解剖生理及力学生物学原理的基础上,分别从颌面部各重要组织器官(骨改建、软骨分化、口周肌肉、牙周膜重建、颞下颌关节和气道)进行力学生物学剖析,并阐述了口腔种植、口腔正畸、口腔修复及牙体牙髓等口腔临床重要应用的力学生物学原理。本书从大量细胞实验、动物实验及临床试验着手,全面总结了力学生物学在口腔领域各个学科的基本原理及临床应用,为临床诊治提供了新思路。

本书兼具科学性与前沿性,适合从事口腔医学、力学生物学研究、临床及产业应用的读者阅读参考。

图书在版编目(CIP)数据

口腔力学生物学 / 赵志河,房兵主编. —上海:
上海交通大学出版社,2017
(生物力学研究前沿系列)
ISBN 978 - 7 - 313 - 17353 - 9

Ⅰ.①口… Ⅱ.①赵… ②房… Ⅲ.①口腔科学-生
物力学 Ⅳ.①R73

中国版本图书馆 CIP 数据核字(2017)第 142390 号

口腔力学生物学

主　　编:赵志河　房　兵				
出版发行:上海交通大学出版社		地　　址:上海市番禺路 951 号		
邮政编码:200030		电　　话:021 - 64071208		
出 版 人:谈　毅				
印　　制:上海锦佳印刷有限公司		经　　销:全国新华书店		
开　　本:787 mm×1092 mm　1/16		印　　张:34.75		
字　　数:792 千字				
版　　次:2017 年 12 月第 1 版		印　　次:2017 年 12 月第 1 次印刷		
书　　号:ISBN 978 - 7 - 313 - 17353 - 9/ R				
定　　价:468.00 元				

發展生物力学
造福人類健康

馮元楨
2016 七月十一四

生物力学研究前沿系列丛书编委会

香港理工大学，教授　张　明

军事医学科学院卫生装备研究所，研究员　张西正

太原理工大学，教授　陈维毅

浙江大学，教授　季葆华

上海交通大学医学院，教授　房　兵

四川大学华西口腔医学院，教授　赵志河

总主编简介

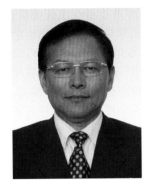

  姜宗来 博士，教授，博士生导师；美国医学与生物工程院院士（AIMBE Fellow）；享受国务院政府特殊津贴，全国优秀科技工作者，总后勤部优秀教师；上海交通大学生命科学技术学院教授；曾任上海交通大学医学院筹备组副组长和力学生物学研究所所长；先后担任世界生物力学理事会（WCB）理事，中国生物医学工程学会副理事长、名誉副理事长，中国力学学会中国生物医学工程学会生物力学专业委员会（分会）副主任委员、主任委员，中国生物物理学会生物力学与生物流变学专业委员会副主任委员，国际心脏研究会（ISHR）中国分会执委，《中国生物医学工程学报》副主编和《医用生物力学》副主编、常务副主编等；长期从事心血管生物力学、力学生物学和形态学研究，培养博士后、博士生和硕士生 45 人，在国内外发表学术论文 100 余篇，主编和参编专著与教材 26 部，获国家科技进步奖三等奖（第一完成人，1999）、军队科技进步二等奖（第一完成人）和国家卫生部科技进步三等奖各 1 项，获国家发明专利 2 项、新型实用专利 1 项。

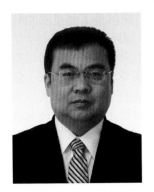

  樊瑜波 博士，教授，博士生导师；美国医学与生物工程院院士（AIMBE Fellow）；国家杰出青年科学基金获得者，教育部"长江学者"特聘教授，教育部跨世纪人才，全国优秀科技工作者，国家自然科学基金创新群体项目负责人，科技部重点领域创新团队带头人；现任民政部国家康复辅具研究中心主任、附属医院院长，北京航空航天大学生物与医学工程学院院长、生物力学与力学生物学教育部重点实验室主任、北京市生物医学工程高精尖创新中心主任；先后担任世界生物力学理事会（WCB）理事，世界华人生物医学工程协会（WACBE）主席，国际生物医学工程联合会（IFMBE）执委，中国生物医学工程学会理事长，医工整合联盟理事长，中国力学学会中国生物医学工程学会生物力学专业委员会（分会）副主任委员、主任委员，《医用生物力学》和《生物医学工程学杂志》副主编等；长期从事生物力学、康复工程、植介入医疗器械等领域研究，发表 SCI 论文 260 余篇，获国家发明专利近百项，获教育部自然科学一等奖和黄家驷生物医学工程一等奖等科技奖励。

本书主编简介

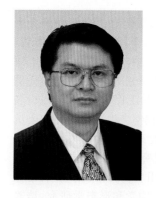

赵志河 博士，教授，博士生导师；国际牙医师学院会士（ICD Fellow）；曾任中华口腔医学会第五届口腔正畸专业委员会主任委员；现任中国医师协会口腔医师分会副会长，中国力学学会中国生物医学工程学会生物力学专业委员会（分会）委员，中华口腔医学会理事，口腔医学科技创新人物，国家卫健委有突出贡献中青年专家，四川省学术和技术带头人，《中华口腔医学杂志》《华西口腔医学杂志》等编委，国家级精品课程《口腔正畸学》负责人，全国高等学校五年制本科口腔医学专业"十三五"国家级规划教材《口腔正畸学》主编；发表学术论文230余篇，其中被 SCI、EI 收录 100 余篇；作为项目负责人获教育部、四川省科技进步一等奖 2 项，获省部级科技进步二等奖 2 项。

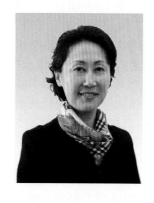

房兵 博士，教授，主任医师，博士生导师；国际牙医师学院会士（ICD Fellow）；现任上海交通大学医学院附属第九人民医院口腔正畸科行政主任，美国 Angle 口腔正畸专委会委员，英国爱丁堡皇家外科学院口腔正畸专科考试中国考试中心秘书长及国际考官；中国力学学会中国生物医学工程学会生物力学专业委员会（分会）委员，中华口腔医学会口腔正畸专业委员会副主任委员、口腔美学专业委员会副主任委员、颞下颌关节病学及殆学专业委员会常委（前任），中国整形美容协会口腔整形美容分会副会长，上海口腔医学会口腔正畸专业委员会副主任委员；长期从事口腔正畸、口腔颅颌面先天发育性畸形、唇腭裂继发颌面牙齿畸形等临床和基础研究，在国内外杂志上发表论文 100 余篇，主译著作 2 部，主编著作 1 部，参编著作 5 部，获发明专利授权 3 项。

序 一

欣闻姜宗来教授和樊瑜波教授任总主编的一套"生物力学研究前沿系列"丛书，即将由上海交通大学出版社陆续出版，深感欣慰。谨此恭表祝贺！

生物力学(biomechanics)是研究生命体变形和运动的学科。现代生物力学通过对生命过程中的力学因素及其作用进行定量的研究，结合生物学与力学之原理及方法，得以认识生命过程的规律，解决生命与健康的科学问题。生物力学是生物医学工程学的一个重要交叉学科，对探讨生命科学与健康领域的重大科学问题作出了很大的贡献，促进了临床医学技术与生物医学材料的进步，带动了医疗器械相关产业的发展。

1979 年以来，在"生物力学之父"冯元桢(Y. C. Fung)先生的亲自推动和扶植下，中国的生物力学研究已历经了近 40 年的工作积累。尤其是近十多年来，在中国新一代学者的努力下，中国的生物力学研究有了长足的进步，部分研究成果已经达到国际先进水平，从理论体系到技术平台均有很好的成果，这套"生物力学研究前沿系列"丛书的出版真是适逢其时。

这套丛书的总主编姜宗来教授和樊瑜波教授以及每一分册的主编都是中国生物力学相关领域的学术带头人，丛书的作者们也均为科研和临床的一线专家。他们大多在国内外接受过交叉学科的系统教育，具有理工生医多学科的知识背景和优越的综合交叉研究能力。该丛书的内容涵盖了血管力学生物学、生物力学建模与仿真、细胞分子生物力学、组织修复生物力学、骨与关节生物力学、口腔力学生物学、眼耳鼻咽喉生物力学、康复工程生物力学、生物材料力学和人体运动生物力学等生物力学研究的主要领域。这套丛书立足于科技发展前沿，旨在总结和展示 21 世纪以来中国在生物力学领域所取得的杰出研究成果,为力学、生物医学工程以及医学等相关学科领域的研究生和青年科技工作者们提供研究参考,为生物医学工程相关产业的从业人员提供理论导引。这套丛书的出版适时满足了生物力学学科出版领域的需求,具有很高的出版价值和积极的社会意义。可以预见这套丛书将能为广大科技工作者提供学术交流的平台,因而促进中国生物力学学科的进一步发展和年轻人才的培养。

这套丛书是用中文写的,对全球各地生物力学领域用中文的学者有极大意义。目前,生物力学这一重要领域尚无类似的、成为一个系列的英文书籍。希望不久的将来能看到这套丛书的英文版,得以裨益世界上所有的生物力学及生物医学工程学家,由此促进全人类的健康福祉。

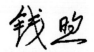

美国加州大学医学与生物工程总校教授
美国加州大学圣迭戈分校工程与医学研究院院长
美国国家科学院院士
美国国家工程院院士
美国国家医学院院士
美国艺术与科学院院士
美国国家发明家学院院士
中国科学院外籍院士

序 二

　　人体处于力学环境之中。人体各系统,如循环系统、运动系统、消化系统、呼吸系统和泌尿系统等的生理活动均受力学因素的影响。力是使物体变形和运动(或改变运动状态)的一种机械作用。力作用于机体组织细胞后不仅产生变形效应和运动效应,而且可导致其复杂的生理功能变化。生物力学(biomechanics)是研究生命体变形和运动的学科。生物力学通过生物学与力学原理方法的有机结合,认识生命过程的规律,解决生命与健康领域的科学问题。

　　20 世纪 70 年代末,在现代生物力学开创者和生物医学工程奠基人、被誉为"生物力学之父"的著名美籍华裔学者冯元桢(Y. C. Fung)先生的大力推动和热情关怀下,生物力学作为一门新兴的交叉学科在我国起步。随后,我国许多院校建立了生物力学的学科基地或研究团队,设立了生物力学学科硕士学位授权点和博士学位授权点。自 1982 年我国自己培养的第一位生物力学硕士毕业以来,陆续培养出一批接受过良好交叉训练的青年生物力学工作者,他们已逐渐成为我国生物力学学科建设和发展的骨干力量。20 世纪 80 年代以来,我国生物力学在生物流变学、心血管生物力学与血流动力学、骨关节生物力学、呼吸力学、软组织力学和药代动力学等领域开展了研究工作,相继取得了一大批有意义的成果,出版了一些生物力学领域的专著,相关研究成果也曾获国家和省部级的多项奖励。这些工作的开展、积累和成果为我国生物力学事业的发展作出了重要贡献。

　　21 世纪以来,国际和国内生物力学研究领域最新的进展和发展趋势主要有:一是力学生物学;二是生物力学建模分析及其临床应用。前者主要是生物力学细胞分子层次的机制(发现)研究,而后者主要是生物力学解决临床问题的应用(发明)研究,以生物力学理论和方法发展有疗效的或有诊断意义的新概念与新技术。两者的最终目的都是促进生物医学基础与临床以及相关领域研究的进步,促进人类健康。

21 世纪以来,国内生物医学工程、力学、医学和生物学专业的科技人员踊跃开展生物力学的交叉研究,队伍不断扩大。以参加"全国生物力学大会"的人数为例,从最初几届的百人左右发展到 2015 年"第 11 届全国生物力学大会",参会人员有 600 人之多。目前,国家自然科学基金委员会数理学部在"力学"学科下设置了"生物力学"二级学科代码;生命科学部也专为"生物力学与组织工程"设置了学科代码和评审组。在国家自然科学基金的持续支持下,我国的生物力学研究已有近 40 年的工作积累,从理论体系、技术平台到青年人才均有很好的储备,研究工作关注人类健康与疾病中的生物力学与力学生物学机制的关键科学问题,其中部分研究成果已达到国际先进水平。

为了总结 21 世纪以来我国生物力学领域的研究成果,在力学、生物医学工程以及医学等相关学科领域展示生物力学学科的实力和未来,为新进入生物力学领域的研究生和青年科技工作者等提供一个研究参考,我们组织国内生物力学领域的一线专家编写了这套"生物力学研究前沿系列"丛书,其内容涵盖了血管力学生物学、生物力学建模与仿真、细胞分子生物力学、组织修复生物力学、骨与关节生物力学、口腔力学生物学、眼耳鼻咽喉生物力学、康复工程生物力学、生物材料力学和人体运动生物力学等生物力学研究的主要领域。本丛书的材料主要来自各分册主编及其合著者所领导的国内实验室,其中绝大部分成果系国家自然科学基金资助项目所取得的新研究成果。2016 年,已 97 岁高龄的美国国家科学院、美国国家医学院和美国国家工程院院士,中国科学院外籍院士冯元桢先生在听取了我们有关本丛书编写工作进展汇报后,欣然为丛书题词"发展生物力学,造福人类健康"。这一珍贵题词充分体现了先生的学术理念和对我们后辈的殷切希望。美国国家科学院、美国国家医学院、美国国家工程院和美国国家发明家学院院士,美国艺术与科学院院士,中国科学院外籍院士钱煦(Shu Chien)先生为本丛书作序,高度评价了本丛书的出版。我们对于前辈们的鼓励表示由衷的感谢!

本丛书的主要读者对象为高校和科研机构的生物医学工程、医学、生物学和力学等相关专业的科学工作者和研究生。本丛书愿为今后的生物力学和力学生物学研究提供参考,希望能对促进我国生物力学学科发展和人才培养有所帮助。

在本丛书完成过程中,各分册主编及其合著者的团队成员、研究生对相关章节的结果呈现作出了许多出色贡献,在此对他们表示感谢;同时,对本丛书所有被引用和参考的文献作者和出版商、对所有帮助过本丛书出版的朋友们一并表示衷心感谢!感谢国家自然科学基金项目的资助,可以说,没有国家自然科学基金的持续资助,就没有我国生物力学蓬勃发展的今天!

由于生物力学是前沿交叉学科,处于不断发展丰富的状态,加之组织出版时间有限,丛书难免有疏漏之处,请读者不吝赐教、指正。

姜宗来　樊瑜波

2017 年 11 月

前　言

　　力学生物学主要研究力学环境下组织-细胞生长、重建、适应性变化和修复过程中细胞对力学环境的主动响应,在明确力学因素对人类健康和疾病发生发展作用的同时,致力于发展相关的新技术和新方法,紧密联系临床诊治,提出具有力学生物学特色的新思路。

　　近年来,力学生物学的研究内容从细胞对力学环境的响应逐步深入至细胞内部不同细胞器对力学环境的响应,深入阐述细胞这个整体响应力学信号的内在机制;同时,结合干细胞具有自我更新、不同方向分化潜能的特点,考察不同力学、物理因素对干细胞生物学过程的调控作用成为研究热点。

　　口腔医学是医学学科的一个重要分支,特别是近年来,随着社会经济的发展和人们生活水平的提高,人民群众对口腔医疗的需求日益增强,同时随着科学技术的飞速发展,口腔医学临床及基础研究的发展也日新月异。口腔医学的研究方法很多,层次很复杂,但终究离不开对口腔及其周围环境力的研究,口腔力学生物学在口腔生物力学的基础上应运而生。

　　本书总结检阅了近十多年我国口腔力学生物学领域的研究成果,内容以介绍作者自己的研究工作所取得的结果为主,并结合国外的相关进展,主要展示口腔力学生物学等相关研究领域的实力和未来,并为研究生和青年科技工作者等提供教学和课题研究的参考。

　　感谢本书所有作者的辛苦付出及背后默默无闻的参与者,感谢姜宗来、樊瑜波总主编和上海交通大学出版社的支持与帮助。

　　本书存在的不足与疏漏,恳请读者批评指正。

赵志河　房　兵

2016 年 12 月 4 日

目　录

4 骨改建的口腔力学生物学 97

13　矫治器生物力学　515

索引　527

1 绪论：口腔力学生物学 及其最新进展

力学生物学主要研究力学环境下组织-细胞生长、重建、适应性变化和修复过程中细胞对力学环境的主动响应，在明确力学因素对人类健康和疾病发生发展作用的同时，致力于发展相关的新技术和新方法，紧密联系临床诊治，提出具有力学生物学特色的新思路。

1.1 细胞学基础

在力学环境中，不同的细胞会产生不同的生物学反应，参与的细胞主要有以下几种。

（1）成纤维细胞：可产生前列腺素（prostaglandin，PG）、白细胞介素-1β（interleukin-1β，IL-1β）等细胞因子，分泌胶原，合成基质。当存在 IL-1β 受体时，IL-1α、IL-1β、肿瘤坏死因子（tumor necrosis factor，TNF）、干扰素均可使成纤维细胞产生 PGE。

（2）骨细胞：存在于钙化的骨基质陷窝内，由成骨细胞退化而成，骨细胞群如图 1-1 所示。

（3）骨衬里细胞：骨表面的不活跃的扁平细胞，是成骨细胞前体。

（4）成骨细胞：来源于多潜能的间充质干细胞（即骨衬里细胞），成骨细胞特异性转录因子 Cbfal 可控制其分化方向。

（5）破骨细胞：有骨吸收功能的多核巨细胞。

1.2 力学生物学信号转导

组织受到力学刺激后，细胞可将感受到的力信号、电信号等物理信号加工整合，转化为生物信号，影响细胞生理活动，使组织发生适应性变化，这一过程称为力学-生物学信号转导[1]，大致分为力学偶联、生化偶联、信号传递、效应应答 4 个阶段。

在机械力作用下，骨组织中窝-管系统的小管液发生流动变化，产生流体剪切力，骨细胞是感受流体剪切力的感受器[2]。骨组织细胞受到力学作用产生形变，激活相关通路，使细胞内发生一系列生物学反应，并将信号传递给成骨细胞和破骨细胞等主要效应细胞，进而激活骨重建等生物调控机制。

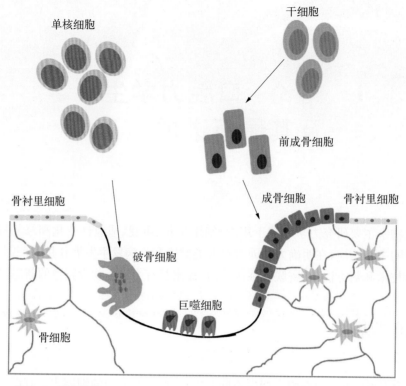

图 1 - 1 骨细胞群
Figure 1 - 1 Bone cells

1.2.1 细胞外基质-整合素-细胞骨架通路

细胞外基质-整合素-细胞骨架(extracellular matrix-integrin-cytoskeleton，ECM - Itg - CSK)系统在力学生物学信号转导过程中扮演着十分重要的角色,整合素则起着"桥梁"作用。细胞外基质中,整合素配体主要是骨桥蛋白(osteopontin，OPN)、纤维黏连蛋白(fibronectin，FN)、骨唾液蛋白(bone sialoprotein，BSP)等含有 RGD(精氨酸-甘氨酸-天冬氨酸)序列的蛋白,机械应力可使成骨细胞 FN、OPN、BSP 合成增加,从而增加其与整合素的结合,更有利于信号的传递;跨膜区使整合素具备跨膜糖蛋白性质,也可与 Ca^{2+} 通道等其他细胞膜通道相互作用;细胞内,整合素与黏附斑相接,接头蛋白包括踝蛋白、纽蛋白等,继而与肌动蛋白纤维束连接在一起,使细胞骨架固定于细胞膜。当应力刺激作用于细胞时,整合素与配体结合,引起细胞骨架重排、Ca^{2+} 浓度改变、相关激酶激活等变化,使细胞发生功能性改变。

1.2.2 力学敏感性离子通道

Ca^{2+} 是细胞内十分重要的第二信使。力学刺激作用下,成骨细胞机械信号偶联,细胞增殖与 Ca^{2+} 水平的升降有关[3],作用机制主要有两个方面:① 力学信号可诱使成骨细胞胞膜分泌一种 ATP 酶,并通过与相邻细胞的 P2Y2 受体结合,导致细胞内 1,4,5-三磷酸肌醇[inositol(1,4,5)-trisphosphat，IP3]增殖,细胞内的 Ca^{2+} 释放;② 力学信号可通过胞膜上的

第二信使 Ca^{2+}，使成骨细胞胞膜出现去极化，Ca^{2+} 离子通道开放产生动作电位，引发细胞内生物化学反应。抗左旋离子通道的 alc 亚基义寡核苷酸能阻止 Ca^{2+} 内流[4]，阻止牵拉的机械效应，抑制破骨细胞表达。

此外，活化的 Na^+ 通道在许多兴奋性和非兴奋性组织中参与机械信号的转化[5]。流体剪切力敏感的 K^+ 选择性通道也在力学信号转导过程中发挥重要作用。

1.2.3　G 蛋白偶联 PLC 通路

鸟苷酸结合蛋白（G 蛋白）偶联受体存在于细胞膜表面，能与细胞质内 G 蛋白偶联。力学刺激通过改变细胞膜糖链构象、细胞膜表面电荷分布或膜蛋白存在形式等方式活化与细胞膜连接的蛋白，在细胞内产生第二信使，将胞外信号向内传递，主要包括环磷酸腺苷（cyclic adenosine monophosphata，cAMP）和磷脂酰肌醇（phosphatidylino sitol，PI）通路。cAMP 水平的变化可引起细胞反应，主要作用于激素类信号，如甲状旁腺激素（parathyroid hormone，PTH）、雌激素等。而 PI 信号通路同 G 蛋白偶联使 PLC 活化，活化的磷脂酶 C（phospholipase C，PLC）水解胞质膜内的二磷酸磷脂酰肌醇（PIP2）产生三磷酸肌醇（IP3）和二酰基甘油（diacylglycerol，DAG）[6]。IP3 与其受体结合可致内质网内储存的 Ca^{2+} 释放；而 DAG 则可活化蛋白激酶 C（protein kinase C，PKC），通过有丝分裂原活化蛋白激酶（mitogen activated protein kinase，MAPK）和核因子-κB（nuclear factor-κB，NF-κB）通路促进基因转录。PKC 还可活化白细胞介素-6（IL-6），从而起到抑制骨细胞生长的作用[7]。

1.2.4　MAPK 途径

MAPKs 是一类保守的激酶系统，在细胞生长、分化及凋亡中发挥重要的调控作用。MAPK 家族包括细胞外信号调节激酶（extracellular signal-regulated kinase，ERK）-1/2、ERK-5/BMK1、p38MAPK、c-Jun 氨基端激酶（c-Jun n-terminal kinase，JNK）4 个亚族，均存在不同的亚型或同种型，并与上游的激酶构成相对独立但又相互关联的信号通路，参与不同的信号转导过程，调节特定的基因表达[8]。

目前研究发现，应力刺激可激活所有细胞中的 MAPK 通路，是细胞在受到剪切力作用后最早出现的信号反应[9]。ERK1/2 可介导周期性压力诱导的 IL-6 分泌，且雌激素可诱导 ERK 出现暂时性的磷酸化，抑制骨细胞凋亡[10-11]；而通过 leptomycin B 抑制 ERK 的转运或用绿色荧光蛋白-ERK 复合突变体过表达于骨细胞中，可促使骨细胞凋亡。拉应力可激活整合素-细胞骨架-Src-ERK 通路，活化的 ERKs 可转位入核，抑制骨细胞凋亡[12]。因此，不同信号激活的转导通路可能相似，而一种信号也可以同时激活多条信号通路，然后作用于相同或不同的效应蛋白，产生相应的生物学作用。

1.2.5　锚定蛋白 V

锚定蛋白（annexin）为 Ca^{2+} 依赖的磷脂连接蛋白。Annexin V 与细胞骨架相连，使其能有效地传递力学信号[13]。Annexin V 可介导成骨细胞内液所诱导的 Ca^{2+} 信号通路，甚至可能调节和扩增信号反应[14]。其他通路如 Wnt 信号通路等也是目前研究的热点[15]。

此外,各类受体、配体及表面抗体也是信号转导过程中重要的组成部分,如甲状旁腺激素受体、甲状旁腺激素相关肽和雌激素抗体等。信号转导通路之间互相作用、互相影响,对不同的信号所产生的效应进行复杂而精确地调控[16],主要的合成信号转导通路和调控骨力学转导的交互作用原理如图 1-2 所示。

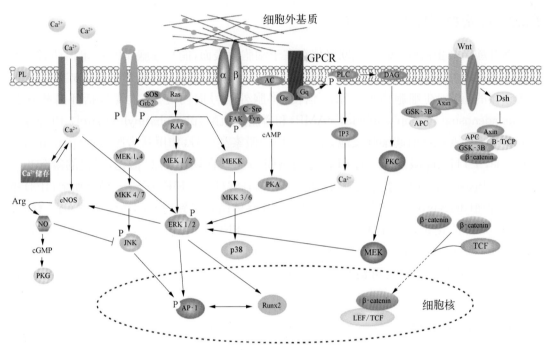

图 1-2 主要的合成信号转导通路和调控骨力学转导的交互作用原理[12]

Figure 1-2 The principle summary of the interaction of major synthetic signal transduction pathways and regulation of bone mechanics

1.3 力学刺激对细胞生物学效应的影响

机械性刺激是细胞在生物进化过程中受到的最基本的刺激之一。这些刺激可能来自细胞自身的生长、分化、运动中产生的张力,也可以是压力、重力、流体剪切力、细胞张力等外部环境的影响,在细胞增殖、分化、黏附、迁移等多种活动中发挥着重要的作用[17-19]。

对于力学刺激,目前还无法确定细胞是以张力整合的模式进行感知和转导,还是更多地表现出黏弹性的力学特质,但在紧随其后的早期变化中,各种蛋白质的变构效应和共价修饰都是十分快速而重要的。

研究发现[8],在力学信号的转导过程中,蛋白质氨基酸残基所发生的磷酸化早于基因的变化,蛋白质的磷酸化可能最早发生,是机械-化学信号偶联的起始关键。酪氨酸蛋白激酶的活化可能是牵张应变引起黏附斑复合物形成后的主要后续反应,压缩应力的主要后续反应与之关系不大。细胞在应力作用下所发生的较大应变,可同时激活 G 蛋白及其他膜相关蛋白信号转导途径,如磷脂酰肌醇途径等。这一反应与应力类型关系不密切,而主要与强度相关。

髁突软骨细胞作为唯一长期存在的细胞类型,对细胞外基质的合成和活性维持承担着重要责任,它通过细胞外基质感受外环境的物理压力,使髁突软骨发生功能性改建。在Ⅲ类矫形治疗中,作用于髁突软骨的压应力是关键而敏感的力量之一,其安全性和有效性一直是学者们关注的焦点之一。但以往研究多针对单个、已知功能的蛋白质进行研究,这种研究方法存在一定的局限性,无法从整体上探讨髁突软骨细胞的生物应答反应和信号传递机制。李煌等[20]通过蛋白质组学研究发现,周期性单轴压应力刺激、髁突软骨细胞蛋白斑点发生了明显改变,差异蛋白为细胞骨架蛋白、糖代谢相关蛋白、MAPK 信号通路蛋白 RKIP 等,提出了髁突软骨细胞压应力信号转导机制的 3 种可能途径。

1.4　干细胞的力学生物学机制

应力是细胞反应和组织改建的始动因素。应力刺激又分为外源性应力刺激和内源性应力刺激。

1.4.1　外源性应力

外源性应力对于间充质干细胞(mesenchymal stem cells,MSCs)的各种生物学行为的调节作用已被广泛证实。周期性张应变、循环静水压力、层流剪切力等机械刺激均能改变MSCs 的形状、大小、排列及分化状态。

一直以来,学者们为了更好地研究不同机械刺激在骨及软骨组织工程中的应用,开发了不同种类的生物反应装置,以求最大限度地模拟生物体内关节的受力状态。学者们运用动态压缩力、循环流体静压力、周期性牵张力、层流剪切力等从单轴向和多轴向进行力学加载,从而模拟骨及软骨复杂力学环境,以此研究机械外力对 MSCs 成骨及软骨分化的影响。

1.4.1.1　压缩力(compression)

关节组织在机械运动过程中会不断地对软骨组织产生压缩力,因此压缩力对软骨分化的影响一直是研究者探索的热点。

近年来,大量研究也不断证实了压缩力对 MSCs 成骨与软骨分化的调控有重要作用。该调控过程与多种影响因素有关,其中研究最广的是加力时间点。Li 等[21]前期对大鼠骨髓间充质干细胞的研究结果显示,化学刺激 8 天后,延迟动态压缩力对 MSCs 成骨与软骨分化诱导显著,且其作用与化学诱导相似。

2012 年另一组研究者[22]也发现对细胞加载动态压缩力的时间重要性,在细胞分化早期加载动态压缩力反而会抑制细胞向软骨、肌等分化。近年最新研究[23]也表明延迟动态压缩力对人 MSCs 成骨与软骨分化有促进作用。可见,在正式的力学加载前通过化学诱导方法使细胞软骨表型和胞外基质初步建立更有利于其后续软骨基质特异性基因的表达。

延迟动态压缩力可能是通过增强细胞内源性化学因子活性、激活其下游信号从而与化学诱导起协同作用,诱导细胞成骨与软骨分化的。

另外,动态压缩力还可促进 MSCs 成骨与软骨分化早期细胞增殖和活化,这也是干细胞分化的先决条件。还有学者发现在动态压缩力作用下培养体系的局部空间位置也对 MSCs 成骨与软骨分化相关基因表达、细胞外基质的形成有影响。

压应力调控 MSCs 成骨与软骨分化是一复杂的力学-化学-生物学过程,仍有许多影响因素还不清楚,其详细的分子机制尚待深入研究。

1.4.1.2 压缩力联合剪切力(combined compression and shear)

机体进行关节运动时,会同时产生压缩力和剪切力。

2011 年,Schätti 等[24]将表面剪切力重叠于循环轴向压缩力,在培养基不添加任何生长因子的条件下作用于人骨髓 MSCs,研究发现,基质黏多糖合成增加且随时间变化合成量维持相对恒定,同时软骨相关基因和蛋白表达上调。据此,研究者推测,相较于单轴向力学作用,多轴向的联合力学加载可以更长时间地维持干细胞表达成软骨分化。此外,在细胞成软骨分化早期诱导阶段,添加化学诱导剂或采用多轴向力学刺激,均对干细胞定向分化有引导作用。

在此基础之上,Zahedmanesh 等[25]研究发现,联合应力中压缩主应变是 MSCs 成骨与软骨分化最重要的调控者之一,但单轴向压缩力并不足以诱导细胞成骨与软骨分化,仍需在压缩力和剪切力形成的多轴向载荷共同作用下才能实现诱导。相似地,Schätti 也认为在联合应力作用时软骨相关基因才可以上调,不同的是在此过程中,剪切力才是关键的一项力学因素。虽然不同学者对于联合应力中的关键应力有着不同观点,但不可否认的是,两者中任何一种应力的缺失都不足以决定干细胞软骨分化命运。

1.4.1.3 牵张力(tension)

Friedl 等[26]通过将周期张应变加载于人的 MSCs 3 天后,即检测到软骨分化早期相关分子的表达上调。而 John[27]研究发现,不同的牵张力加载周期会对 MSCs 的成骨与软骨分化产生影响。

在 MSCs 的成骨与软骨分化早期,加载相对短时间(约 4 天)周期张应变同时促进蛋白质和蛋白多糖的合成;当时间延长至 12 天时,周期性张应变只促进蛋白质合成;而在此之上,更长时间的力学加载则明显促进胶原的合成,特别是Ⅰ型胶原基因的表达和蛋白质沉积。Baker 等[28]通过将周期性牵张力加载在接种有 MSCs 的纳米纤维支架上的方式,也获得了相似的研究结果。

可见,牵张力学刺激的作用时间长短在一定程度上影响着干细胞的成骨与软骨分化过程。

1.4.1.4 流体静压力(hydrostatic pressure)

一部分学者认为,流体静压力对 MSCs 成骨与软骨基因表达及基质合成几乎没有影响。Meyer 等[29]对来源不同猪骨髓 MSCs 长期加载 10 MPa、1 Hz、1 时/天、5 天/周循环流体静压力,发现不同来源组间检测结果不同,因此该研究组推测这一过程存在一定的个体依赖性。

Liu 等[30]则发现流体静压力的不同加载方法也会对 MSCs 的成骨与软骨分化有不同影响。结果显示,加载动态流体静压力与静态流体静压力相比,前者明显促进 MSCs 的成骨与软骨相关基质合成和基因表达维持,后者则表现为细胞软骨相关基质的丢失。

近年来众多研究结果仍对流体静压力对 MSCs 的成骨与软骨分化的促进作用给予了肯定。Jennifer 等[31]在无化学诱导的培养体系下,采用 7.5 MPa、1 Hz、4 时/天循环流体静压力作用于人脂肪来源 MSCs,7 天后实验组中的 Sox9、聚集蛋白聚糖、软骨低聚物基质蛋白等成骨与软骨相关分子增多。类似研究中,Dai 等利用 Kim 等的加压装置,通过压力泵调控培养瓶气压以模拟间断动态流体静压力,进行每天 12 小时间断加力,7 天后的检测数据证实了 MSCs 的成骨与软骨向分化。

Andrew 等[32]不仅证实了流体静压力促进猪 MSCs 的成骨与软骨分化,同时还发现流体静压力与细胞外基质硬度间的相互作用也对细胞分化有影响。细胞外基质的成熟硬化会抑制软骨基质形成和软骨相关基因蛋白表达,外源性流体静压力可以阻断这个过程并抑制其影响,从而维持软骨分化表型。这也进一步说明了内外源应力在 MSCs 的成骨与软骨向分化的过程中存在偶联效应,两者共同作用有利于 MSCs 更高效的成骨与软骨分化并维持其表型稳定。

1.4.2 内源性应力

细胞生长环境力学特性的改变也会启动细胞内的力学转导过程,这些统称为内源性应力(internal force)或细胞生成力(cell-generated force)。

越来越多的学者发现,以细胞外基质硬度、基质地表形貌及细胞固有形态为代表的内源性应力可以调控 MSCs 的分化方向并有助于其表型稳定。

1.4.2.1 细胞外基质硬度

基质硬度(substrate stiffness)是细胞微环境中最重要的内源性应力来源。细胞通过细胞骨架黏附于细胞外基质表面形成黏附斑(focal adhesion,FA);而基质硬度的改变可解聚黏附斑的肌动蛋白-肌球蛋白纤维张力,改变细胞与基质之间的黏附力并转化为化学刺激,完成内源性力学转导过程。

2006 年,Engler 等[33]构建了由 I 型胶原蛋白(type I collagen,COL I)表面修饰且硬度区间不同的 PAAm 凝胶培养基,在化学刺激相同时,基质硬度决定 MSCs 的分化方向:当基质硬度与脑组织硬度相同时(约 1 kPa),可诱导 MSCs 成神经元向分化;当基质硬度与骨骼肌硬度相同时(约 10 kPa),可诱导 MSCs 成肌向分化;当基质硬度与胶质骨硬度相同时(约 100 kPa),可诱导 MSCs 成骨向分化。

而更值得关注的是,硬度刺激对 MSCs 分化表型的维持作用。在特定硬度刺激诱导的前 7 天,MSCs 即出现相对应的初始分化表型。若在此时加入其他分化方向的转录因子,MSCs 将转向化学诱导方向分化;然而在硬度刺激持续诱导 3 周后,任何转录因子的加入都无法改变其既有的分化方向。因此,在长时间诱导的情况下,内源性力学刺激对 MSCs 分化方向的调控作用更加持续,对分化表型的维持更加稳定,具有更广阔的应用前景。

1.4.2.2 细胞形态及细胞外基质的纳米形貌

细胞外基质(extracellular matrix, ECM)是细胞生长微环境中的重要组成部分,在细胞铺展、迁移、增殖、分化的过程中,细胞会受到来自 ECM 的多种力学刺激,如拉应力、压应力、流体剪切力、渗透压力多种力学信号的刺激,细胞可以识别微环境中这些微小甚至是纳米级别的改变,从而转变自身的细胞形态。

早在 1978 年,Curtis 等[34]就发现细胞形态是细胞生长增殖及生理特性的重要调节器,同时细胞形态可以影响胚胎初期的生长发育及干细胞的分化方向。细胞形状的改变可以改变细胞内的力学信号转导过程,从而对心肌细胞的生长产生影响,而 ECM 改变所带来的细胞形态变化也是毛细血管内皮细胞生长分化变异的诱因之一。

随着研究的不断深入,人们证实了人工合成的 ECM 可以改变细胞形态,并且调控 MSCs 成骨与软骨向定向分化。在局限的区域内培养细胞,细胞形状对细胞分化的调控作用要大于 ECM 基质硬度对其影响。部分研究者认为,引起细胞形态改变的内外源因子与决定细胞分化方向的信号通路间存在偶联效应,同时细胞形态变化也引起细胞生长微环境中应力刺激及渗透压等的变化,这些变化也激活了部分细胞分化信号通路,使细胞获得了不同的分化趋势。

1.4.2.3 细胞密度

体外诱导 MSCs 成骨与软骨分化时,为了还原软骨胚胎发育时的细胞聚集状态,需要大约每毫升 10^7 个的高接种密度。为了进一步提高软骨再生修复的成功率及效率,学者们开始研究细胞密度对 MSCs 的成骨与软骨向分化的调控作用。已有研究证实,高细胞接种密度促进 MSCs 成脂、成骨与软骨向分化,而低细胞接种密度则有利于 MSCs 的成骨向分化。

Xue 等[35]在此研究基础上,发现了 ECM 的基质硬度与细胞密度间也有交互作用,两者结合,共同决定了 MSCs 的细胞分化方向。当细胞密度高达每立方厘米 20 000 个时,MSCs 的培养环境无论软硬,其细胞形态及相关表达分子的测定数据均无明显差异;而当细胞接种密度低至每立方厘米 1 000 个时,MSCs 在软性基质中的成骨与软骨分化标志分子与硬性基质中相比有所上调,这也与前面所提及的软基质硬度促进 MSCs 的成骨与软骨向分化的众多研究结果相符合。而这些研究结果也说明了适当的细胞接种密度有利于 ECM 产生更多的促进 MSCs 的成骨与软骨向分化的功能蛋白,从而使 MSCs 分化的早期细胞与完全成熟的软骨细胞更加相似。

1.5 展望

近年来,一方面,研究内容从细胞对力学环境的响应逐步深入至细胞内部不同细胞器对力学环境的响应，深入阐述细胞这个整体响应力学信号的内在机制；另一方面，研究内容结合干细胞具有自我更新、不同方向分化潜能的特点，考察不同力学、物理因素对干细胞生物学过程调控作用的研究成为热点。这些研究为未来提出力学生物学特色的临床诊治新思路奠定了基础。

（赵志河　黄鑫琪）

参 考 文 献

[1] Turner C H，Akhter M P. The mechanics of bone adaptation [M]//Mechanical Loading of Bones and Joints. Springer Japan，1999.

[2] 孟芮,王海芳,续惠云,等.骨细胞功能研究进展[J].中国细胞生物学学报,2008,30(2)：161-165.

[3] Jørgensen N R. Short-range intercellular calcium signaling in bone [J]. Apmis Suppl, 2005, 118：5-36.

[4] Rubin J，Rubin C，Jacobs C R. Molecular pathways mediating mechanical signaling in bone [J]. Gene, 2006, 367(1)：1-16.

[5] Mikuni-Takagaki Y. Mechanical responses and signal transduction pathways in stretched osteocytes [J]. J Bone Miner Metab, 1999, 17(1)：57-60.

[6] Liedert A，Kaspar D，Blakytny R，et al. Signal transduction pathways involved in mechanotransduction in bone cells [J]. Biochem Bioph Res Co, 2006, 349(1)：1-5.

[7] Julie M R，Amareshwar T K S，Paula H S. Role of protein kinase A，phospholipase C and phospholipase D in parathyroid hormone receptor regulation of protein kinase Cα and interleukin-6 in UMR-106 osteoblastic cells [J]. Cell Signal, 2004, 16(1)：105-114.

[8] 郑翼.机械力作用下成骨细胞的早期应答反应及力学信号转导机制的初步研究[D].成都：四川大学,2004.

[9] Tseng H，Peterson T E，Berk B C. Fluid shear stress stimulates mitogen-activated protein kinase in endothelial cells [J]. Circ Res, 1995, 77(5)：869-878.

[10] Chen W，Ma Y，Ye H，et al. ERK 1/2 is involved in cyclic compressive force-induced IL-6 secretion in MLO-Y4 cells [J]. Biochem Bioph Res Co, 2010, 401(3)：339-343.

[11] Chen J R，Plotkin L I，Aguirre J I，et al. Transient versus sustained phosphorylation and nuclear accumulation of ERKs underlie anti-versus pro-apoptotic effects of estrogens [J]. J Biol Chem, 2005, 280(280)：4632-4638.

[12] Plotkin L I，Mathov I，Aguirre J I，et al. Mechanical stimulation prevents osteocyte apoptosis：requirement of integrins，Src kinases，and ERKs [J]. Am J Physiol-Cell Ph, 2005, 289(3)：C633-C643.

[13] Donahue H J. Gap junctions and biophysical regulation of bone cell differentiation [J]. Bone, 2000, 26(77)：321-322.

[14] Donahue T L H，Genetos D C，Jacobs C R，et al. Annexin V disruption impairs mechanically induced calcium signaling in osteoblastic cells [J]. Bone, 2004, 35(3)：656-663.

[15] 李林.Wnt信号通路及其与骨形成的关系[J].临床和实验医学杂志,2010,9(20)：1580-1581.

[16] Noble B S，Reeve J. Osteocyte function，osteocyte death and bone fracture resistance [J]. Mol Cell Endocrinol, 2000, 159(1-2)：7-13.

[17] Matsuda C，Takagi M，Hattori T，et al. Differentiation of human bone marrow mesenchymal stem cells to chondrocytes for construction of three-dimensional cartilage tissue [J]. Cytotechnology, 2005, 47(1-3)：11-17.

[18] Janmey P A，Mcculloch C A. Cell mechanics：integrating cell responses to mechanical stimuli [J]. Annu Rev Biomed Eng, 2007, 9(9)：1-34.

[19] Peyton S R，Ghajar C M，Khatiwala C B，et al. The emergence of ECM mechanics and cytoskeletal tension as important regulators of cell function [J]. Cell Biochem Biophys, 2007, 47(2)：300-320.

[20] 李煌,李松,吴拓江,等.周期性单轴压应力下大鼠髁突软骨细胞早期应答机制的蛋白质组学初探[J].中华口腔医学杂志,2007,42(9)：529-532.

[21] Li J，Wang J，Zou Y W，et al. The influence of delayed compressive stress on TGF-β1-induced chondrogenic differentiation of rat BMSCs through Smad-dependent and Smad-independent pathways [J]. Biomaterials, 2012, 33(33)：8395-8405.

［22］Thorpe S D，Buckley C T，Steward A J，et al. The external mechanical environment can override the influence of local substrate in determining stem cell fate ［J］. J Biomech，2012，45(15)：2483 – 2492.

［23］Zhang T，Wen F，Wu Y，et al. Cross-talk between TGF – beta/SMAD and integrin signaling pathways in regulating hypertrophy of mesenchymal stem cell chondrogenesis under deferral dynamic compression ［J］. Biomaterials，2015，38：72 – 85.

［24］Schätti O，Grad S，Goldhahn J，et al. A combination of shear and dynamic compression leads to mechanically induced chondrogenesis of human mesenchymal stem cells ［J］. Eur Cells Mater，2011，22(7)：214 – 225.

［25］Zahedmanesh H，Stoddart M，Lezuo P，et al. Deciphering mechanical regulation of chondrogenesis in fibrin-polyurethane composite scaffolds enriched with human mesenchymal stem cells：a dual computational and experimental approach ［J］. Tissue Eng Part A，2014，20(7 – 8)：1197 – 1212.

［26］Friedl G，Windhager R，Schmidt H，et al. The osteogenic response of undifferentiated human mesenchymal stem cells (hMSCs) to mechanical strain is inversely related to body mass index of the donor ［J］. Acta Orthop，2009，80(4)：491 – 498.

［27］John T. Novel device to quantify the mechanical properties of electrospunnanofibers ［J］. PQDT，2012，134(10)：461 – 469.

［28］Baker B M，Shah R P，Huang A H，et al. Dynamic tensile loading improves the functional properties of mesenchymal stem cell-laden nanofiber-based fibrocartilage ［J］. Tissue Eng Part A，2011，17(9 – 10)：1445 – 1455.

［29］Meyer E G，Buckley C T，Steward A J，et al. The effect of cyclic hydrostatic pressure on the functional development of cartilaginous tissues engineered using bone marrow derived mesenchymal stem cells ［J］. J MechBehav Biomed，2011，4(7)：1257 – 1265.

［30］Liu J，Zhao Z H，Li J，et al. Hydrostatic pressures promote initial osteodifferentiation with ERK 1/2 not p38 MAPK signaling involved ［J］. J Cell Biochem，2009，107(2)：224 – 232.

［31］Orit S，Joseph M，Jennifer E，et al. Immobilized fibrinogen in PEG hydrogels does not improve chondrocyte-mediated matrix deposition in response to mechanical stimulation ［J］. Biotechnol Bioeng，2006，95(95)：1061 – 1069.

［32］Steward A J. The mechanotransduction of hydrostatic pressure by mesenchymal stem cells ［D］. PQDT，2014：105 – 116.

［33］Engler A J，Sen S，Sweeney H L，et al. Matrix elasticity directs stem cell lineage specification ［J］. Cell，2006，126(4)：677 – 689.

［34］Curtis A S，Seehar G M. The control of cell division by tension or diffusion ［J］. Nature，1978，274(5666)：52 – 53.

［35］Xue R，Li Y S，Yeh Y，et al. Effects of matrix elasticity and cell density on human mesenchymal stem cells differentiation ［J］. J Orthop Res，2013，31(9)：1360 – 1365.

2　口腔解剖生理基础

口颌面部由多块不规则骨作为支架,肌肉附着其上,提供各种功能运动的动力,例如咀嚼肌群协同作用介导下颌的功能运动。牙,是整个口颌系统最坚硬的部分,口颌系统的很多功能,都需要通过牙的相互接触来完成。这三者在神经系统的协调和整合下,协同作用,相互影响,共同决定口颌面部的健康和功能状态。

2.1　口颌面部的骨性框架

颅颌面部骨骼数量较多,形态不规则,其功能复杂,尤其是上下颌骨,不仅有肌肉的附着,而且还是牙齿的基骨。

2.1.1　上颌骨

2.1.1.1　上颌骨的解剖特点

上颌骨形态不规则,分为一体四突四面。

一体指的是上颌体,分为前外、后、上、内 4 个面。前外面又称脸面,上界为眶下缘,内界为鼻切迹,下方为牙槽突,后方借颧突及颧牙槽嵴与后界分离;后面又称颞下面,参与颞下窝及翼腭窝前壁的构成,该处有粗糙的圆形隆起称为上颌结节,这是上颌的后界,18 岁以前上颌结节以每侧约 0.6 mm 的速度增长,这是上颌的后界,该结构与上颌最后一颗磨牙之间的距离一定要充分预估,否则正畸治疗远移上颌磨牙很容易造成复发;上面又称眶面,光滑呈现三角形,构成眶下壁的大部;内面又称鼻面,参与鼻腔外侧壁的构成。

四突分别为额突、颧突、腭突和牙槽突(见图 2-1)。

鼻部的软骨对于上颌的生长发育具有重要作用,所以通常将鼻和上颌骨两大组成部分称为鼻上颌复合体(nasomaxillary complex),该复合体的生长方式主要是牙槽骨的生长、膜内成骨和骨缝生长,生长方向是向前向下。

2.1.1.2　上颌骨的力学生物学特征

牙槽突是全身骨骼改建最为明显的部分,压力侧骨吸收,张力侧新骨形成,这是正畸治

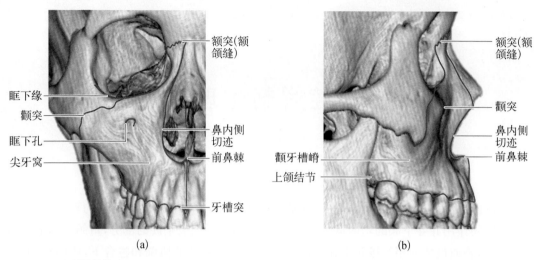

额突(额颌缝)

眶下缘
颧突
眶下孔
尖牙窝

鼻内侧切迹
前鼻棘

牙槽突

额突(额颌缝)

颧突

鼻内侧切迹

前鼻棘

颧牙槽嵴
上颌结节

(a)   (b)

图2-1　上颌骨解剖图
（a）上颌骨正面观；（b）上颌骨侧面观
Figure 2-1　Anatomy of maxilla

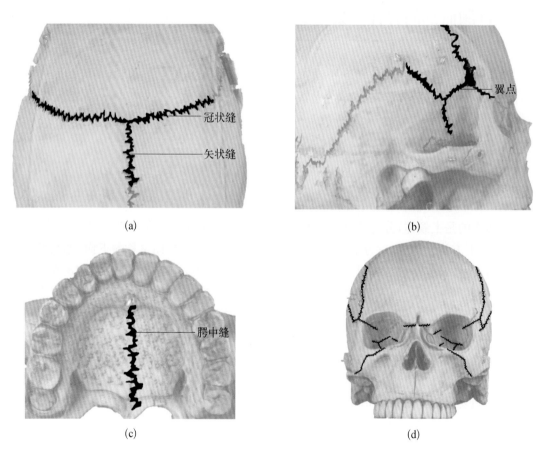

冠状缝

矢状缝

翼点

腭中缝

(a)   (b)

(c)   (d)

图2-2　颅颌面骨缝
（a）上颌骨颅顶骨缝；（b）翼点；（c）腭中缝；（d）颅颌面部骨缝
Figure 2-2　Craniofacial suture

疗牙齿移动的生物学基础。上颌骨与周围的结构之间以骨缝连接,骨缝是一种纤维结缔组织,其内有成软骨和破软骨细胞,对压力非常敏感,可以通过不同性质的加力来控制其代谢活动。有研究报道,当使用牵引力时上颌骨发生了生长,但是当对上颌骨施加不同性质的压缩力时却有着不同的生理学反应:有学者发现上颌骨的生长发育受到了抑制[1,2],而另一些研究却发现上颌骨生长并未受到抑制[3],甚至生长速度加快[4,5]。这可能是因为加力的持续时间、性质及大小的不同而导致;上颌骨的骨缝钙化时间不一,在骨缝没有完全钙化闭合以前,可以通过加载在牙齿或者上颌骨的力传递至整个颅颌面系统[与上颌骨连接而形成的骨缝有额颌缝(frontal-maxillary suture)、颧颌缝(zygomatic-maxillary suture)、颧颞缝(zygomatic-temporal suture)、翼腭缝(pterygo-palatine suture)、泪骨缝(lacrimal suture)、腭中缝(mid-palatal suture)等,其中腭中缝完全钙化的时间最晚,Melsen认为男性腭中缝的水平生长至18岁,女性至16岁,此后处于相对静止期,25岁完全钙化融合],如图2-2所示,从而抑制或者促进整个颅颌面部的生长,这也是上颌骨矫形治疗的解剖生理学基础。

上颌骨与咀嚼功能密切相关,在承受咀嚼力显著的部位骨质增厚,以利于将咀嚼压力传递至颅底形成3对支柱,这3对支柱(见图2-3)均起自上颌骨牙槽突,上达颅底。① 尖牙支柱:主要传导尖牙区的咀嚼压力,起于上颌尖牙的牙槽突,上行经眶内缘至额骨;② 颧突支柱:主传导第一磨牙区的咀嚼压力,起于上颌第一磨牙的牙槽突,沿颧牙槽嵴上行达颧骨分为2支:一支经眶外缘至额骨;另一支向外后经颧弓达颅底;③ 翼突支柱:主要传导磨牙区的咀嚼压力。该支柱由翼突和上颌骨牙槽突的后段相互连接而成,将咀嚼压力传导至颅底,还有经过眶上弓、眶下弓及鼻骨弓的横行支柱,这些支柱使颌面部承受的外力暴力得以分散。此外,牙槽突是全身骨骼改建最为明显的部分,压力侧骨吸收,张力侧新骨形成,这是正畸治疗牙齿移动的生物学基础。

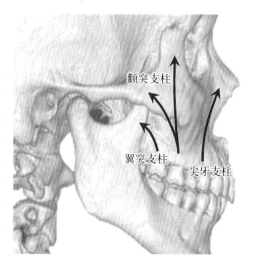

图 2-3 上颌骨咀嚼力学支柱
Figure 2-3 Mechanical prop of maxilla

2.1.2 下颌骨

2.1.2.1 下颌骨的解剖特点

与上颌骨不同,下颌骨是一块整体的骨性结构,分为水平部的下颌体和垂直部的下颌支,其向上的延伸部分为牙槽突。

下颌体具有内外两面。外面下部粗糙称咬肌粗隆,为咬肌附着处,下颌角处有茎突下颌韧带的附着,下颌体的外面同时还是很多表情附着的起始;内面主要是舌骨上肌群附着的部位。

下颌支为一几乎垂直的长方形骨板,可分为喙突、髁突以及内外面。髁突可分为髁颈二部,髁上有关节面,与颞下颌关节盘相邻,长轴斜向后内,与下颌体的长轴相垂直;髁突下部缩小的部分称为髁突颈,下面的关节翼肌窝为翼外肌下头的附着,髁突与喙突之间有乙状切迹分割;喙突有颞肌和咬肌的附着;内面的下颌孔约相当于下颌磨牙的𬌗平面,这是下牙槽神经阻滞麻醉进针标志点的解剖学参考(见图2-4)。

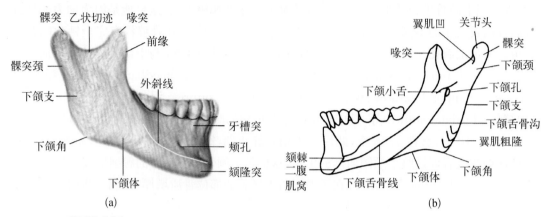

图 2-4　下颌骨解剖图
(a) 下颌骨外面观;(b) 下颌骨内面观
Figure 2-4　Anatomy of mandibular

2.1.2.2　下颌骨的力学生物学特征

相较于上颌骨而言,下颌骨骨松质较少,骨质更为致密,在正畸过程中牙齿会产生倾斜移动,这也是 TWEED 三角理论中下颌前牙直立在牙槽基骨中的一个解剖学基础,否则很可能会导致骨开裂或者骨开窗以及错𬌗畸形的复发。下颌骨与上颌骨不同,没有众多的骨缝连接,其生长发育主要依靠髁状突(condyloid process)的生长、牙槽突及骨膜的表面增生进行。髁状突是一张力性软骨,其在受到张力刺激以后会生长,但是当其在受到压力创伤以后容易发生病理性变化,因此对于下颌骨发育过度的儿童患者一般不进行力量较大的长时间颏兜治疗,待成年后评估择期手术;而对于下颌骨生长发育不足的中低角患者,往往可以在生长发育完成之前,通过一定的张力引导,刺激髁状突的发育以促进下颌骨的生长(见图2-5)。

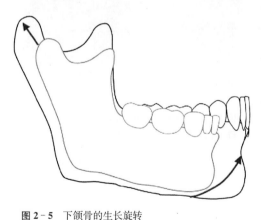

图 2-5　下颌骨的生长旋转
Figure 2-5　Growth and rotation of mandible

2.1.3　颞下颌关节

颞下颌关节(temporomandibular joint, TMJ)是人体中最复杂的关节,它是由盘-颞关节和盘-颌关节组成的复合关节[6]。颞下颌关节主要由颞骨关节面、髁状突、关节盘以及韧带组成(见图2-6)。

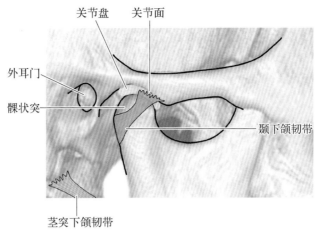

图 2 - 6　颞下颌关节解剖示意图
Figure 2 - 6　Anatomy of the temporomandibular joint

2.1.3.1　颞骨关节面

（1）关节窝：形似三角，前为关节结节，外为颧弓后部，内后为鼓鳞裂、岩鳞裂。关节窝顶部与颅中窝之间仅一层薄骨板相隔（见图 2 - 7）。

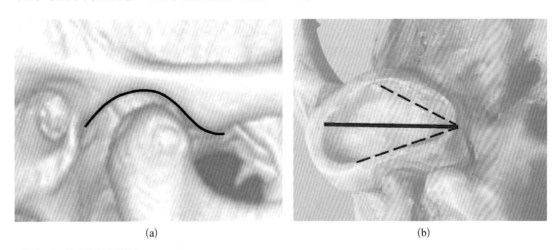

（a）　　　　　　　　　　　　　　　　　　　（b）

图 2 - 7　关节窝的解剖图
（a）关节窝侧面观；（b）关节窝下面观
Figure 2 - 7　Anatomy of glenoid fossa

（2）下颌窝：关节窝内后方的凹陷与前方的关节窝合称为下颌窝（mandibular fossa）。牙尖交错位时髁突位于关节窝的后位、下颌窝的中央。它比髁状突大，这使髁状突无论在向前或侧方运动时都非常灵活。

（3）关节结节（articular tubercle）：是颞骨颧突根部的前脚，由骨嵴将其分为前后两斜面；后斜面构成关节窝的前臂，向前下倾斜，其与参考平面的夹角对于下颌的功能运动引导具有重要意义。如当斜度较小，最大张口时髁状突和关节盘可滑过结节的嵴顶造成张口过大，这易导致关节韧带的松弛及关节的习惯性脱位；当斜度过大，可使髁状突后退发生困难。

关节结节在婴儿出生时是平的,此时下颌的吮吸动作是单纯的前后滑动运动,随着牙的萌出和咀嚼功能的发展,下颌的运动模式发生变化,关节结节高度逐渐增加,其发育在12岁基本完成(见图2-8)。

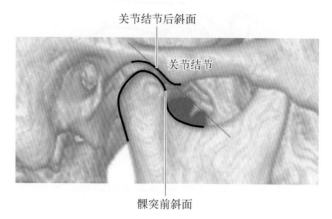

图 2 - 8 关节结节侧面观
Figure 2 - 8 Lateral view of articular tubercle

2.1.3.2 下颌骨髁突

下颌骨髁突(condylar process)分为头颈两部,略呈椭圆形,前后径较短。上面观:横嵴将其分为前后两斜面,前斜面与关节结节后斜面构成一对关节的功能区;前面观:髁突头上有内外两斜面,外斜面与侧方运动的工作侧有关,是承受压力的主要部位,其改建活动大于内斜面,内斜面与侧方运动的非工作侧有关。此外,髁状突头的内外侧各有一突起,分别称为内极和外极,内极较大,外极较小,开口运动时,在耳屏前触及者即为外极(见图2-9)。

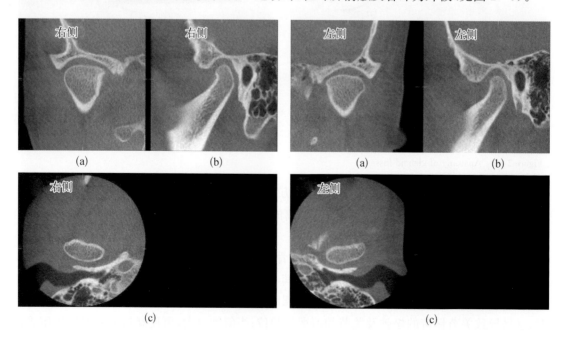

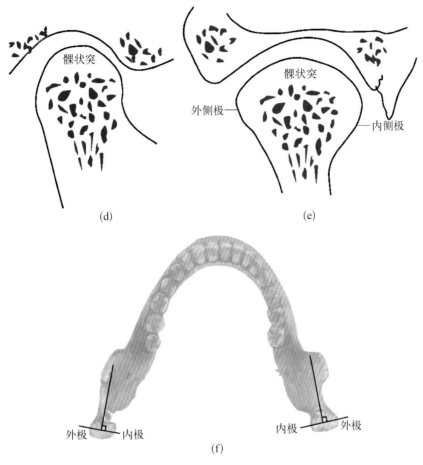

图 2-9 髁状突的三维影像
(a) 冠状面观;(b) 矢状面观;(c) 水平面观;(d) 髁状突矢状面示意图;(e) 髁状突冠状面示意图;(f) 髁状突骀面观

Figure 2-9 Three dimensional image of condyle

2.1.3.3 关节盘

关节盘(articular disc)位于关节窝、关节结节和髁状突之间,是一不能自行修复的纤维性结缔组织,略呈椭圆形,内外径大于前后径。从前向后依次分为前伸部、前带、中间带、后带和双板区(见图 2-10)。

(1) 前伸部(anterior extension):位于前带前方,有颞前附着和下颌前附着,有血管、神经,与翼外肌上头及关节囊相连。

(2) 前带(anterior band):较厚,有小动脉、毛细血管和神经,表面有滑膜覆盖,主要由前后方向排列的胶原和弹力纤维所构成。

(3) 中间带(intermediate zone):最薄,介于关节结节后斜面和髁状突前斜面之间,由胶原纤维和弹力纤维组成,无血管和神经,其为关节的负重区,也是关节盘穿孔的好发部位。

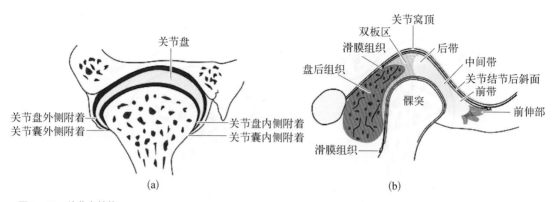

图 2 - 10　关节盘结构
（a）关节盘矢状面观；（b）关节盘冠状面观
Figure 2 - 10　Diagram of the articular disc

（4）后带（poster band）：最厚，介于髁状突横嵴和关节窝顶之间。无血管和神经，后带的后缘位于髁状突横嵴的上方，这一点在关节盘和髁状突两者精细解剖结构上较为重要。

（5）双板区（bilaminar region）：分为上板和下板，由胶原纤维和粗大的弹力纤维组成，血管神经丰富，易穿孔，由颞后附着和下颌后附着组成。

此外，关节盘的附着包括颞前附着、下颌前附着、颞后附着、下颌后附着、翼外肌上头肌腱附着、关节盘周缘的关节囊附着、关节盘的髁突内侧韧带附着和关节盘的髁突外侧韧带附着。

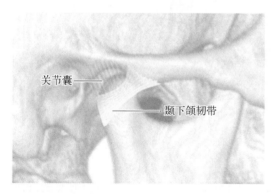

图 2 - 11　关节囊结构
Figure 2 - 11　Articular capsule

2.1.3.4　关节囊

关节囊（articular capsule）的边界有：上前，关节结节前斜面；上后，鼓鳞裂和岩鳞裂；内外侧，关节窝边缘；下，髁突颈部；中央，连于关节盘周缘（见图 2 - 11）。

关节囊层次分外层纤维层与内层滑膜层。

关节腔由上腔和下腔组成。上腔：盘-颞滑动关节，位于关节囊、关节盘颞骨关节面之间，大而松弛，利于关节盘及髁突进行滑动；下腔：盘-颌铰链关节，位于关节囊、关节盘和髁状突之间，小而紧缩，髁突在下腔只能做转动运动，称为铰链关节。

2.1.3.5　颞下颌关节的解剖生理特点

颞下颌关节（TMJ）的关节面表面是一纤维软骨，耐磨损，正常功能状态下承重不会发生病理性变化。

TMJ 与咬合关系密切，建𬌗的过程影响 TMJ 的发育，而关节的状态又会影响咬合的建立。因此,下颌的运动是由 TMJ 的解剖结构、肌肉韧带和咬合状态共同决定的。

TMJ 是联动关节,两侧功能需统一协调,同时它还是一复合关节、多运动轴心,绝大多数运动均是转动和滑动的组合。

2.2 肌肉的附着及其动力

2.2.1 口周肌解剖及其力学特征

颅颌面生长发育过程中咀嚼吮吸等功能的形成与口周肌密不可分,而口周肌主要包括口轮匝肌和颊肌。

2.2.1.1 口周肌的解剖特征

口轮匝肌(orbicularis oris muscle)是围绕口裂数层不同方向的扁环形肌纤维,分为浅深两层,主要作用是参与闭唇咀嚼和发音,深部斜行的肌束与颊肌共同作用可做吮吸动作;颊肌(buccinator)位于颊部,呈四边形,分为上份、下份和中间纤维,上下份起自上下颌骨磨牙牙槽突外面和翼突下颌缝,纤维向口角汇集,止于口角、上下唇颊部的皮肤,颊肌纤维向前参与口轮匝肌的组成,上份纤维入下唇,肌纤维发生交叉,而最上和最下的分别进入上下唇而没有交叉;主要作用是牵拉口角向后,并使颊部更接近于上下颌牙列,有利于咀嚼和吮吸(见图 2-12)。

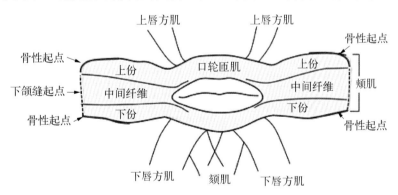

图 2-12 口轮匝肌、颊肌结构
Figure 2-12 Orbicularis oris muscle

2.2.1.2 口周肌的力学生物学特征

这两组肌肉和咽上缩肌共同构成颅颌面部的水平肌链,从前向后呈环状水平排列,它与舌肌之间相互平衡制约,影响着牙弓和𬌗的形成;两者肌力平衡的地方,称为中性区,这也是临床上进行修复和正畸治疗过程中需要考虑的边界问题。任何试图打破它们之间平衡的治疗必然会导致治疗效果的不稳定——如果该肌功能不足,将会造成舌肌力量过大,引起上前牙前突、巨舌症等问题。这些问题产生后如未做进一步的处理,而口周肌力量依然很弱,则进一步恶化,会导致开𬌗、上唇短小、鼻唇角过小等问题。因此,临床上在对此类患者进行校正时,应该注意加强肌功能的训练,否则很容易导致复发。

2.2.2 咀嚼肌解剖及其力学特征

2.2.2.1 咬肌

咬肌(masseter)为长方形厚肌,分为浅、中、深 3 层。咬肌浅层起自上颌骨颧突、颧弓下缘前 2/3,斜向后下,止于下颌角和下颌外面的下半部分;中层起于颧弓前 2/3 的深面及后 1/3 的下缘,止于下颌支的中份;咬肌深层起自颧弓深面,较垂直,止于下颌支的上半部分和喙突(见图 2 - 13)[7,8]。

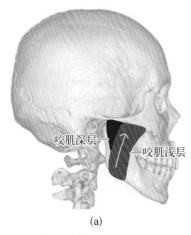
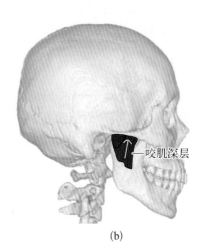

(a)　　　　　　　　　　　　　　　　(b)

图 2 - 13　咬肌解剖图
(a) 咬肌浅层;(b) 咬肌深层
Figure 2 - 13　Anatomy of masseter

咬肌的功能:该肌肉是主要的闭口肌群,收缩时可上提下颌骨,收缩的力度较强,是发挥咀嚼功能的主要肌肉[9];前牙咬合时主要为咬肌浅层的等张收缩,而后牙紧咬时则主要为力量更大的咬肌深层的等长收缩,如果触诊发现咬肌浅层疼痛,提示可能是下颌的闭口运动存在功能障碍;如果后牙接触不良,做紧咬的动作往往会导致咬肌深层的疼痛。

2.2.2.2 颞肌

颞肌(temporalis)起于颞窝内骨面和颞深筋膜深面,为一扁形向下的肌束,在颧弓深面移行为强大的肌腱,经颧弓深面止于喙突及下颌支前缘直至第 3 磨牙远中。颞肌的纤维呈扇形排列,方向各不相同,大致分为前、中、后份(见图 2 - 14)。

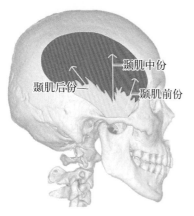

图 2 - 14　颞肌
Figure 2 - 14　Temporalis

颞肌的功能:前份纤维收缩时提下颌向前上;中份纤维收缩时提下颌向上;后份纤维收缩时除提下颌向后上外,

还会牵引下颌后退。双侧颞肌等张收缩,可对称地上提下颌;如果双侧颞肌收缩的强度及时相不同,下颌可出现闭口时向收缩强度较强的方向偏斜[10]。

2.2.2.3 翼外肌

翼外肌(lateral pterygoid)可分为上头和下头。上头起自蝶骨大翼的颞下面及颞下嵴,止于颞下颌关节囊和关节盘的前缘;下头起自翼外板的外面,止于髁突颈前方的关节翼肌窝。

翼外肌的功能:从某种意义上来说,更倾向于将翼外肌的上头归类于闭口肌群,下头归类于开口肌群(即闭口时翼外肌上头电活动较强,开口时翼外肌下头电活动较强)。正常人中约有30%的人其颞肌前份插在咬肌深层以及翼外肌上头,三者共同构成CMS(craniomandibular system)肌群[11,12](见图2-15)。

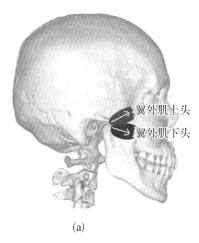
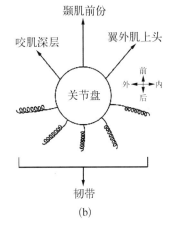

(a)　　　　　　　　　　　　　　　(b)

图2-15 翼外肌解剖图
(a) 翼外肌;(b) CMS肌群
Figure 2-15 Anatomy of lateral pterygoid

CMS肌群在下颌姿势位(mandibular postural position,MPP)时对于维持盘髁关系的稳定具有重要作用;闭口末期时,CMS肌群从3个不同的方向牵拉,绷紧关节盘,缓冲闭口末期髁突的撞击力;当翼外肌下头收缩时,牵拉髁突向前下方向运动[11,13],下颌做开口和前伸运动;侧方运动时,非工作侧翼外肌下头收缩,牵拉髁状突向下向前滑动,工作侧翼外肌上头收缩,髁突原位转动[14]。

2.2.2.4 翼内肌

翼内肌(medial pterygoid)分为深头、浅头,为一块方形的肌肉。浅头起自腭骨锥突和上颌结节,深头起自翼外板的内面和腭骨锥突,翼内肌深、浅两头包绕翼外肌下头,向下、后、外走行,止于下颌角内侧面的翼肌粗隆。

翼内肌的功能:双侧翼内肌同时收缩,可以上提、前伸下颌,协同咬肌参与闭口运动;但是翼内肌的纤维方向比咬肌的方向更偏向水平,所以其对于水平向的控制更强,可以通过调整两侧翼内肌收缩的大小和方向进行侧方运动,如果单侧翼内肌收缩,可使下颌向对侧运动。临床上,该肌肉的疼痛常提示下颌在闭口或者前伸运动时存在异常的肌肉避让(例如,前伸咬合干扰导致的异常肌肉避让,可引起翼内肌的疼痛)。另外,智齿冠周炎若激惹到翼内间隙,可引起翼内肌痉挛、疼痛、张口受限,临床中也十分常见(见图 2 - 16)。

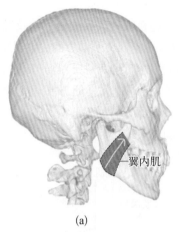 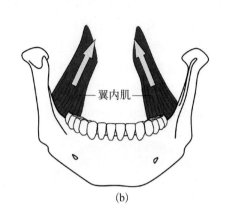

(a)　　　　　　　　　(b)

图 2 - 16　翼内肌解剖图
(a) 翼内肌侧面观;(b) 翼内肌内面观
Figure 2 - 16　Anatomy of medial pterygoid

2.2.2.5　二腹肌

二腹肌(digastric)分为前腹和后腹。后腹起于颞骨乳突切迹,向前下走行;前腹起于下颌骨内面的二腹肌窝,向后下走行;前腹和后腹由中间腱连接在一起并由颈深筋膜固定在舌骨上(见图 2 - 17)[6]。

二腹肌的功能:当舌骨固定时,二腹肌收缩参与开口运动;当下颌位置固定时,二腹肌收缩能上抬舌骨,完成吞咽;当下颌做开口运动到一定范围时,紧随翼外肌下头的收缩,二腹肌收缩使下颌达到最大开口位;下颌前伸运动时,二腹肌配合翼外肌下头辅助完成下颌前伸。

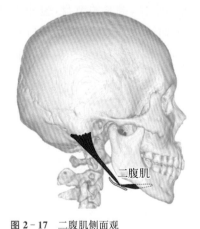

图 2 - 17　二腹肌侧面观
Figure 2 - 17　Lateral view of digastric muscles

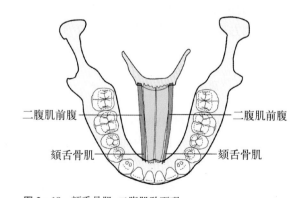

图 2 - 18　颏舌骨肌、二腹肌𬌗面观
Figure 2 - 18　Occlusal view of musculus geniohyoideus and digastric muscles

2.2.2.6　颏舌骨肌

颏舌骨肌(geniohyoideus)起自下颌骨颏联合舌面的颏下嵴,行向后下,止于舌骨体前面。

颏舌骨肌的功能:与二腹肌功能类似。此外,颏舌骨肌在下降下颌的同时,还能精确地调整下颌的左右运动方向(见图 2-18)。

2.2.3　韧带

下颌运动是由肌肉和韧带之间相互牵拉、相互平衡产生的。口颌面部的肌肉方向均使髁状突向前运动且关节囊大而松弛,如果韧带功能异常则髁状突很可能做过度的边缘运动而引起脱位或者运动异常。韧带的主要功能是悬吊下颌,限制运动。

1) 颞下颌韧带

颞下颌韧带(temporomandibular ligament)起于关节结节外侧面,浅层斜向后下,附着于髁突颈的外侧面;深层水平向后,附着于髁突外极和关节盘的后部(见图 2-19)。

颞下颌韧带的功能:限制髁突向外、向后运动,防止外侧脱位,微张口悬吊下颌,大开口时反而松弛,此时主要由蝶下颌韧带悬吊。颞下颌韧带触诊疼痛,提示颞下颌韧带的损伤,髁突过度向后运动,多见于安氏Ⅱ类患者;颞下颌韧带对下颌侧移(Bennett 运动)及下颌韧带位(即后退接触位)的形成均有一定作

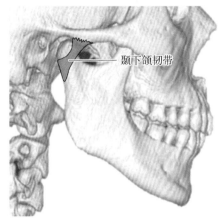

颞下颌韧带

图 2-19　颞下颌韧带
Figure 2-19　Temporomandibular Ligament

用。当下颌做侧方运动时,工作侧髁状突并非原位旋转,由颞下颌韧带限制其过度向后运动,因而工作侧髁突才能代偿性地朝向外侧运动。正常髁突在关节窝内从牙尖交错位还可以后退少许,此时由于颞下颌韧带受到牵拉,限制下颌过度地后退,髁突的这一个位置,因受韧带限制,属物理性定位,较为精确且可重复,Ramfjord 称为韧带位,也有人称这一位置为后退接触位。

2) 蝶下颌韧带

蝶下颌韧带(sphenomandibular ligament)又称内侧韧带,起于蝶嵴,止于下颌小舌,大张口悬吊下颌。

3) 茎突下颌韧带

茎突下颌韧带(stylomandibular ligament)又称后韧带,起于茎突,止于下颌角、下颌支后缘,可防止过度前伸。

4) 侧副韧带

侧副韧带(collateral ligament)包绕髁突,限制关节盘和髁突之间的侧向运动,使

髁突在关节下腔主要做前后向的转动运动，维持盘-髁复合体的稳定（见图 2-20）。

2.2.4 下颌功能运动及神经-肌肉相互作用

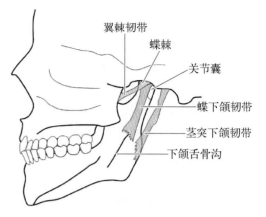

图 2-20 下颌骨内侧韧带、后韧带
Figure 2-20 Collateral ligament

下颌的运动是在神经系统的控制下，肌肉收缩所产生的一系列运动。其神经传导通路为：来自颞下颌关节、肌梭及牙周膜的本体感受器传导至三叉神经中脑核，再传导至对侧的丘脑和大脑，该电信号又传递至对侧的三叉神经运动核，三叉神经运动核细胞的轴突组成三叉神经运动纤维止于咀嚼肌，从而使咀嚼肌产生动力来运动下颌。

下颌的反射活动主要有5种。① 闭颌反射：升颌肌的牵张反射，当肌梭受到牵拉时放电，传入神经中枢，运动神经元兴奋产生闭口肌收缩，通常由敲击颏部引发出来；② 开颌反射：两个或者多个突触参与的反射，当 TMJ、牙齿等受到刺激时，可产生开颌；③ 下颌的卸载性反射：它是一种保护性反射，可以防止牙齿突然咬硬物造成的上下颌牙齿的相互撞击，又称为伤害反射，这种情况必须由升颌和降颌肌群协调活动完成；④ 水平颌反射：下颌的外侧或水平方向的反射，这个反射涉及侧方颌接触问题及牙引导对下颌运动的影响，还可能与肌功能变化引起的结构改变如某些错𬌗以及 TMJ 疾病有关，机制不明确；⑤ 牵张反射：持续缓慢牵拉肌腱时发生的肌紧张，称为紧张性牵张反射。悬吊下颌因重力有下垂的趋势，导致纤维肌受拉伸，产生一定的神经反射，使升颌肌维持一定的长度，从而保持稳定的𬌗位[15]。

下颌的运动有4个制约因素，即双侧颞下颌关节、𬌗和神经肌肉结构，只有它们之间相互协调代偿才能发挥正常的功能[15]。其中双侧的关节是难以改变的，咬合可以在一定的范围内加以人为地调整，并且间接地调节神经肌肉因素。如牙尖斜度较大者，当咀嚼肌末期做水平运动时，易产生创伤性的侧向力，此时本体感受器接受刺激，通过神经肌肉的调节则产生垂直向杵臼样式的咀嚼运动；反之，𬌗面已磨耗成平面者，咀嚼末期往往出现水平向运动，牙齿支持组织受的力较上述的垂直向力小，结果是通过本体感受器和神经肌肉调节产生水平向的下颌运动。总之，𬌗面形态决定牙齿支持组织的受力方向，这种𬌗力又刺激牙齿支持组织的本体感受器，信息传入神经中枢，经过整合作用，从而消耗能量最小、避免疼痛与不适且能发挥最大效能的个体下颌运动。侧方运动幅度减小或者咀嚼运动受限，会造成后牙颊舌尖磨耗不均匀，上颌后牙舌尖及下颌后牙颊尖磨耗较多，结果形成与正常横𬌗曲线相反的反横𬌗曲线。如果上颌后牙的颊尖与下后牙舌尖过于突出，则咀嚼时易被侧力撞击而发生牙冠纵裂[16]。

下颌的运动是极其复杂的运动形式，通常归纳为开闭口（open-close）、前伸（protrusion-retrusion）和侧方（mediotrusion）运动等基本形式，都是通过颞下颌关节的转动和滑动来实现的。

（1）当下颌从后退接触位（retruded contact position，RCP）小开口运动时，开口度约2 cm（上下中切牙近中切角间的垂直距离），髁状突仅在下腔做转动运动，运动轴心在髁状突。

（2）大开口运动2 cm以上时，上下腔均有运动，上腔滑动的轴心在下颌孔附近，下腔转动轴心为髁突的横轴。

（3）最大开口时，髁突关节下腔转动，运动轴心在髁突（见图2-21）。

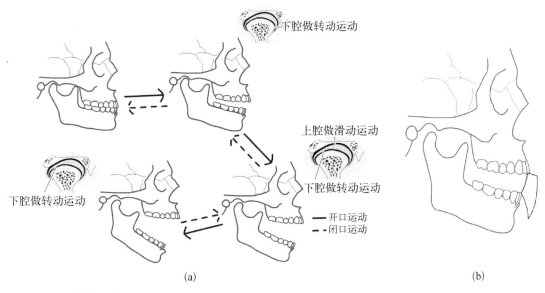

图 2-21 下颌的运动
（a）下颌骨开闭口循环运动；（b）下颌切牙运动轨迹
Figure 2-21 Movement of mandibular

（4）下颌从牙尖交错位进行前伸运动时髁状突首先转动脱离牙齿锁结以后开始滑动，前后运动为下颌两侧对称性运动，髁突及关节盘沿着关节结节后斜面向前下方滑动，此外前伸运动还取决于前牙覆𬌗关系。

（5）当下颌做侧方运动时，非工作侧髁状突向前下滑动，工作侧髁状突向后上转动。下颌在各个方向所能做的最大范围的运动称为边缘运动，它反映了关节、肌肉韧带、咬合等因素的功能状态。对于健康人来说，边缘运动是高度可重复的，功能运动时髁状突的运动轨迹与边缘运动有一段重叠部分（见图2-22）。

咀嚼运动（chewing）：形式有3种，即前牙的切割、后牙的捣碎和研磨。前牙切割的初始，下颌沿着上前牙的舌面向下向前来撕咬食物，一经穿透即咬至切对切，此后下颌退回牙尖交错位，此运动的距离一般取决于前牙覆𬌗覆盖的程度，在此过程中产生以颞下颌关节为支点、前牙切断食物处为重点、咬肌和颞肌为主要动力点的第3类杠杆，机械效能低，但有利于维护单根前牙的健康；切断的食物进入固有口腔后进行捣碎研磨，捣碎主要通过下颌垂直方向上的开闭口运动，研磨主要是下颌侧方运动，运动距离为2～4 mm，此距离受牙尖斜度

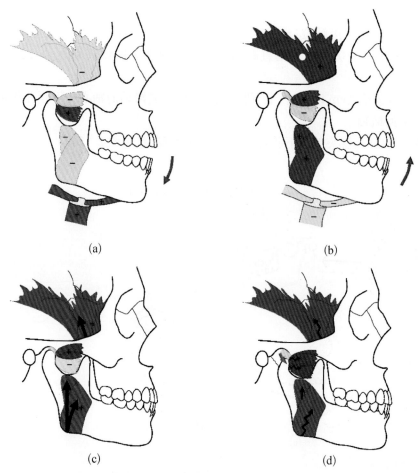

图 2-22 颅颌面部神经、肌肉、咬合功能的协调与失衡
(a) 开口过程中协调的肌功能;(b) 闭口过程中协调的肌功能;(c) 最大牙尖交错位时协调的肌功能;(d) 肌功能失调

Figure 2-22 Coordination and imbalance of nerve, muscle and occlusal function in the cranial and maxillofacial region

的影响。这一过程形成了以非工作侧翼外肌、颞肌、舌骨上下肌群作为支点,工作侧咬肌和翼内肌为力点,研磨食物处为重点的第 2 类杠杆,机械效能增加。当研磨食物的后段,下颌接近牙间交错𬌗时,同时存在第 2 类和第 3 类杠杆作用。咀嚼对于颅颌面的发育、建立正常的颌关系具有很重要的作用。

吮吸(sucking):形成低于大气压的负压条件,从而使流质进入口腔的一种活动。婴儿时的吮吸是一种反射性的活动,其运动时的口轮匝肌、颊肌及舌肌之间的动力平衡对于发育至关重要。

吞咽(swallowing):正常吞咽时,升颌肌群将下颌骨固定在牙尖交错位,降颌肌群收缩牵引舌骨向上,这种牵引力能够刺激下颌的生长发育,口鼻咽三者之间的交通被隔绝,口内产生暂时性的负压,刺激硬腭下降及向前和侧方增长,有助于鼻腔的发育;异常吞咽时,下颌被降颌肌群向后下牵拉,从而形成下颌后缩畸形。

2.3 牙、牙列、颌及颌位

2.3.1 牙体解剖及其力学特征

人的一生一共有两副牙,即恒牙(permanent teeth)和乳牙(deciduous teeth)。正常情况下,乳牙20颗,恒牙28~32颗,牙齿形态一般左右对称。按照其在牙弓中的位置可以分为前牙和后牙。前牙主要功能是美观和切断食物,同时上颌前牙的舌侧形态对于前伸运动的引导至关重要;后牙主要参与咀嚼,其𬌗面形态、力学分布对于整个口颌面部的协调健康至关重要。乳牙在刚萌出时口颌系统、颞下颌关节在不断改建,该时期更多表现的是上下颌开闭口的单向运动;随着关节的发育,下颌运动模式变得复杂,个性化的𬌗型慢慢建立,而牙齿的解剖学形态对于这一过程具有重要的引导作用。

上颌前牙:包括上颌中切牙、上颌侧切牙以及上颌尖牙。上颌中切牙(maxillary central incisor)如图2-23所示。上颌侧切牙(maxillary lateral incisor)如图2-24所示。上颌尖牙(maxillary canine)如图2-25所示。

下颌前牙:包括下颌中切牙、下颌侧切牙以及下颌尖牙。下颌中切牙(mandibular central incisor)如图2-26所示。下颌侧切牙(mandibular lateral incisor)如图2-27所示。下颌尖牙(mandibular canine)如图2-28所示。

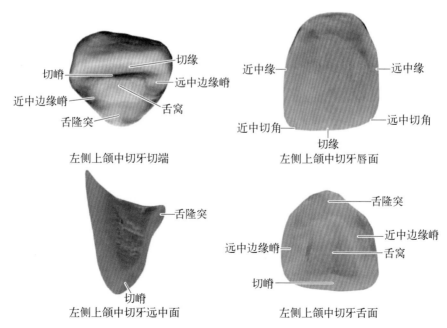

图2-23 上颌中切牙切缘观、颊面观、侧面观、舌面观

Figure 2-23 Occlusal view, buccal view, lateral view, lingual view of the maxillary central incisor

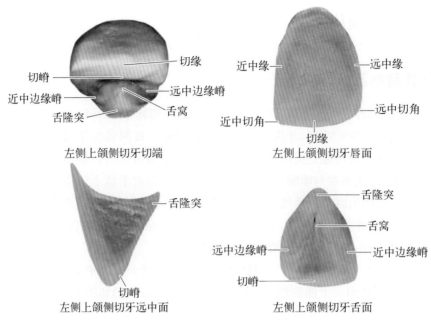

切嵴　近中边缘嵴　舌隆突　切缘　远中边缘嵴　舌窝
左侧上颌侧切牙切端

近中缘　远中缘　近中切角　远中切角　切缘
左侧上颌侧切牙唇面

舌隆突
左侧上颌侧切牙远中面

舌隆突　舌窝　远中边缘嵴　近中边缘嵴　切嵴
左侧上颌侧切牙舌面

图 2-24　上颌侧切牙切缘观、颊面观、侧面观、舌面观

Figure 2-24　Occlusal view，buccal view，lateral view，lingual view of the maxillary lateral incisor

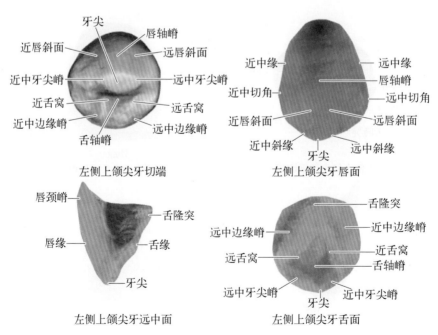

牙尖　近唇斜面　唇轴嵴　远唇斜面　近中牙尖嵴　远中牙尖嵴　近舌窝　远舌窝　近中边缘嵴　远中边缘嵴　舌轴嵴
左侧上颌尖牙切端

近中缘　远中缘　唇轴嵴　近中切角　远中切角　近唇斜面　远唇斜面　近中斜缘　远中斜缘　牙尖
左侧上颌尖牙唇面

唇颈嵴　舌隆突　唇缘　舌缘　牙尖
左侧上颌尖牙远中面

舌隆突　近中边缘嵴　远中边缘嵴　近舌窝　远舌窝　舌轴嵴　远中牙尖嵴　近中牙尖嵴　牙尖
左侧上颌尖牙舌面

图 2-25　上颌尖牙切缘观、颊面观、侧面观、舌面观

Figure 2-25　Occlusal view，buccal view，lateral view，lingual view of the maxillary canine

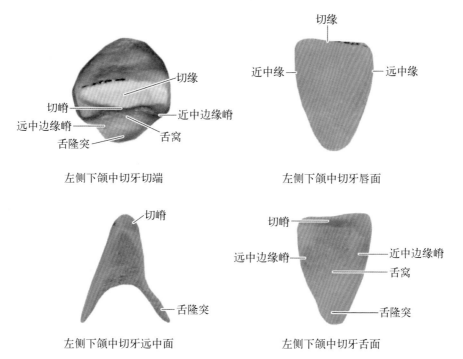

切缘

切峰
远中边缘嵴
舌隆突
近中边缘嵴
舌窝

左侧下颌中切牙切端

切缘
近中缘
远中缘

左侧下颌中切牙唇面

切峰
舌隆突

左侧下颌中切牙远中面

切峰
远中边缘嵴
近中边缘嵴
舌窝
舌隆突

左侧下颌中切牙舌面

图 2 - 26　下颌中切牙切缘观、颊面观、侧面观、舌面观

Figure 2 - 26　Occlusal view, buccal view, lateral view, lingual view of the mandibular central incisor

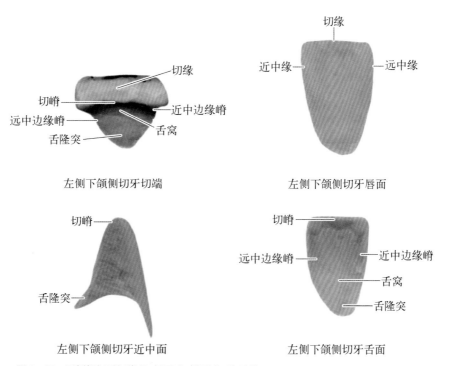

切缘

切峰
远中边缘嵴
舌隆突
近中边缘嵴
舌窝

左侧下颌侧切牙切端

切缘
近中缘
远中缘

左侧下颌侧切牙唇面

切峰
舌隆突

左侧下颌侧切牙近中面

切峰
远中边缘嵴
近中边缘嵴
舌窝
舌隆突

左侧下颌侧切牙舌面

图 2 - 27　下颌侧切牙切缘观、颊面观、侧面观、舌面观

Figure 2 - 27　Occlusal view, buccal view, lateral view, lingual view of the mandibular lateral incisor

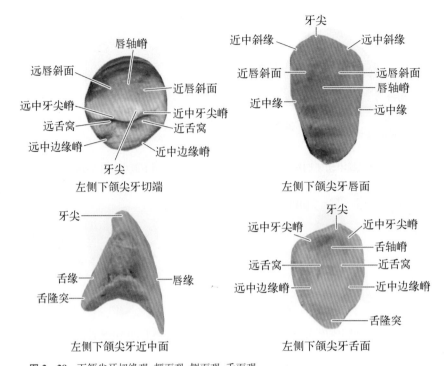

左侧下颌尖牙切端

左侧下颌尖牙唇面

左侧下颌尖牙近中面

左侧下颌尖牙舌面

图 2-28 下颌尖牙切缘观、颊面观、侧面观、舌面观

Figure 2-28 Occlusal view, buccal view, lateral view, lingual view of the mandibular canine

力学特征：上颌前牙的唇侧面与患者面部的美观密切相关，而其舌侧面的形态在下颌做功能性运动的引导中起着至关重要的作用。在生长发育过程中，随着牙齿的替换，咬合距离的升高，下颌升支的延长，关节窝的下降加深，下颌由简单的开闭口运动变为更复杂的多向运动。如果要使整个口颌神经肌肉系统协调而不产生失代偿，上颌前牙的引导应该与关节的解剖形态相互协调。临床上易见到安氏Ⅱ类2分类患者主诉关节后区和咀嚼肌的压痛，这是因为他们的上颌前牙舌侧的引导过陡（即前导过大）与前伸髁道不相匹配，下颌在前伸运动时髁状突初始并不能原地发生旋转，而是向下滑动然后再前伸，这对于咀嚼肌尤其是翼外肌下头是非常不利的；当患者闭口时，过于直立的前牙常常会形成早接触点，以致髁状突被迫后退，形成异常的肌肉记忆型[16]，一旦记忆形成以后，下颌处于一个正中关系（centric relation，CR）的后退位（见图 2-29）。

相反，如果前牙舌侧的引导过小（深覆盖开𬌗常见），下颌功能性运动的初始常常由后牙引导，后牙承受过大的力量传递给关节、肌肉，易导致咀嚼肌的疼痛及关节的吸收。当做侧方运动时，上颌通常是由上颌尖牙的近中舌斜面与下颌尖牙的远中唇斜面引导，如果尖牙的舌面引导正常（即尖牙负转矩正常或者牙冠长度适中），更容易产生尖牙保护𬌗，并且对于防止下颌的后退有重要的意义；相反，如果侧方引导过小甚至没有侧方引导（常常是因为尖牙正转矩过大或者本身牙冠长度过短、过度磨耗所致），则整个𬌗型可能不是很理想。

当下颌做功能性运动时，下颌前牙唇面与上颌前牙的舌侧相接触，且切缘的形态应该与上颌前牙的舌侧之间有很好的止接触和引导，舌切线角应高于唇切线角，相对圆钝且与上前

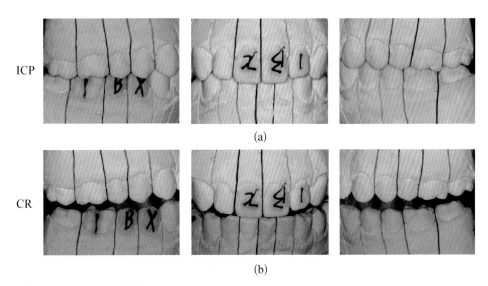

ICP

CR

(a)

(b)

图 2 - 29 ICP 和 CR 模型
(a) ICP 模型正面观、侧面观模型照；(b) CR 模型正面观、侧面观模型照
Figure 2 - 29 The mould of ICP and CR

牙舌侧之间能够很好地吻合（见图 2 - 30）[15,16]。

上颌前磨牙：包括上颌第一前磨牙和上颌第二前磨牙。上颌第一前磨牙（maxillary first premolar）如图 2 - 31 所示。上颌第二前磨牙（maxillary second premolar）如图 2 - 32 所示。

下颌前磨牙：包括下颌第一前磨牙和下颌第二前磨牙。下颌第一前磨牙（mandibular first premolar）如图 2 - 33 所示。下颌第二前磨牙（mandibular second premolar）如图 2 - 34 所示。

力学特征：前磨牙处在牙弓的中段，有穿透撕裂食物的作用。在建𬌗过程中，上颌第一前磨牙较上颌尖牙早萌，早期是由第一前磨牙进行下颌运动的功能引导，因此第一前磨牙的存在不仅对于整个髁状突的发育、关节窝的改建意义重大，同时对于引导下颌向前促进下颌骨的生长以形成正常的上下颌位置关系也具有重要作用。所以对于整个口颌系统尚未建立成熟的咬合状态，不建议早期就拔出第一前磨牙，因为这在很大程度上会影响颞下颌关节的发育改建；但是也有研究报道，比较两组拔除和未拔除前磨牙患者的前伸髁道数据发现，两者之间并未见明显差异[17]。

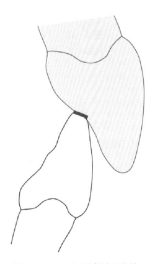

图 2 - 30 上下颌切牙接触区

Figure 2 - 30 Contact area of upper and lower incisors

上颌磨牙：包括上颌第一磨牙和第二磨牙（第三磨牙存在或者缺失）。上颌第一磨牙（maxillary first molar）如图 2 - 35 所示。上颌第二磨牙（maxillary second molar）如图 2 - 36 所示。

下颌磨牙：包括下颌第一磨牙和第二磨牙（第三磨牙存在或者缺失）。下颌第一磨牙（mandibular first molar）如图 2 - 37 所示。下颌第二磨牙（mandibular second molar）如图 2 - 38 所示。

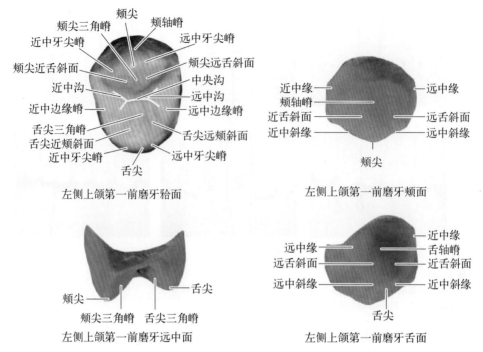

左侧上颌第一前磨牙𬌗面　　　　左侧上颌第一前磨牙颊面

左侧上颌第一前磨牙远中面　　　左侧上颌第一前磨牙舌面

图 2-31　上颌第一前磨牙𬌗面观、颊面观、近远中观、舌面观

Figure 2-31　Occlusal view, buccal view, lateral view, lingual view of the maxillary first premolar

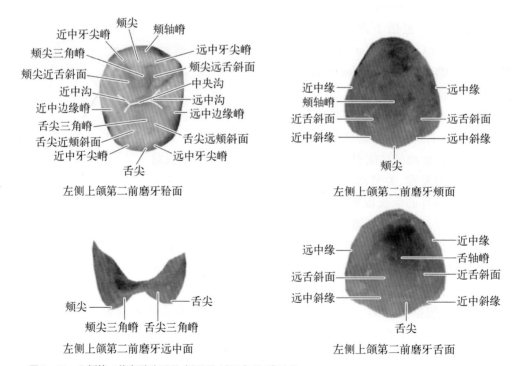

左侧上颌第二前磨牙𬌗面　　　　左侧上颌第二前磨牙颊面

左侧上颌第二前磨牙远中面　　　左侧上颌第二前磨牙舌面

图 2-32　上颌第二前磨牙𬌗面观、颊面观、近远中观、舌面观

Figure 2-32　Occlusal view, buccal view, lateral view, lingual view of the maxillary second premolar

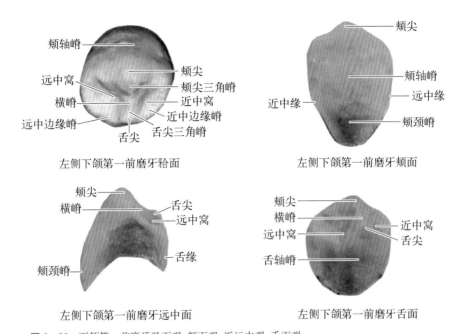

颊轴嵴
远中窝
横嵴
远中边缘嵴
舌尖　舌尖三角嵴
颊尖
颊尖三角嵴
近中窝
近中边缘嵴

左侧下颌第一前磨牙𬌗面

颊尖
颊轴嵴
近中缘
远中缘
颊颈嵴

左侧下颌第一前磨牙颊面

颊尖
横嵴
颊颈嵴
舌尖
远中窝
舌缘

左侧下颌第一前磨牙远中面

颊尖
横嵴
远中窝
舌轴嵴
近中窝
舌尖

左侧下颌第一前磨牙舌面

图 2 - 33　下颌第一前磨牙𬌗面观、颊面观、近远中观、舌面观
Figure 2 - 33　Occlusal view，buccal view，lateral view，lingual view of the mandibular first premolar

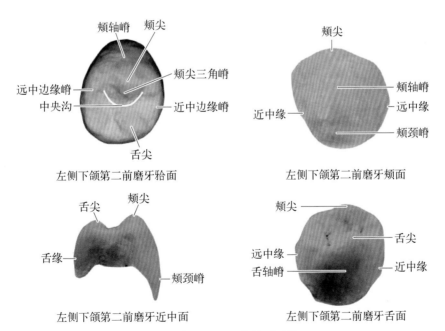

颊轴嵴　颊尖
远中边缘嵴
中央沟
颊尖三角嵴
近中边缘嵴
舌尖

左侧下颌第二前磨牙𬌗面

颊尖
颊轴嵴
近中缘
远中缘
颊颈嵴

左侧下颌第二前磨牙颊面

舌尖　颊尖
舌缘
颊颈嵴

左侧下颌第二前磨牙近中面

颊尖
远中缘
舌轴嵴
舌尖
近中缘

左侧下颌第二前磨牙舌面

图 2 - 34　下颌第二前磨牙𬌗面观、颊面观、近远中观、舌面观
Figure 2 - 34　Occlusal view，buccal view，lateral view，lingual view of the mandibular second premolar

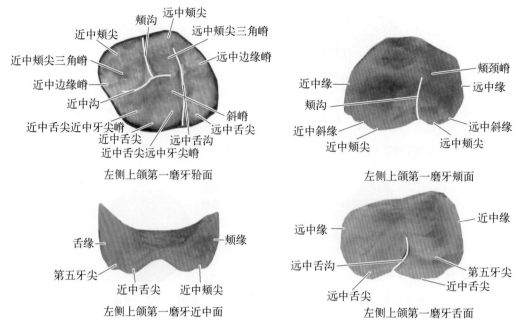

图 2 - 35 上颌第一磨牙 面观、颊面观、近远中观、舌面观

Figure 2 - 35 Occlusal view, buccal view, lateral view, lingual view of the maxillary first molar

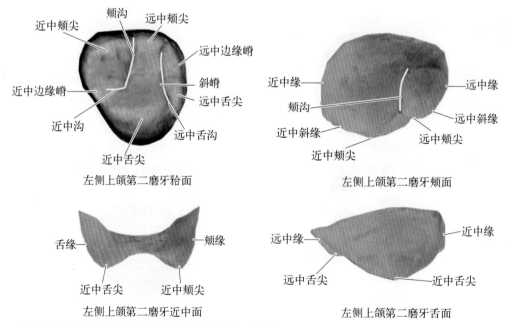

图 2 - 36 上颌第二磨牙 面观、颊面观、近远中观、舌面观

Figure 2 - 36 Occlusal view, buccal view, lateral view, lingual view of the maxillary second molar

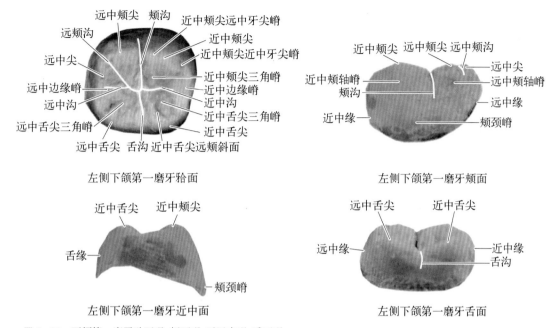

图 2-37　下颌第一磨牙𬌗面观、颊面观、近远中观、舌面观

Figure 2-37　Occlusal view, buccal view, lateral view, lingual view of the mandibular first molar

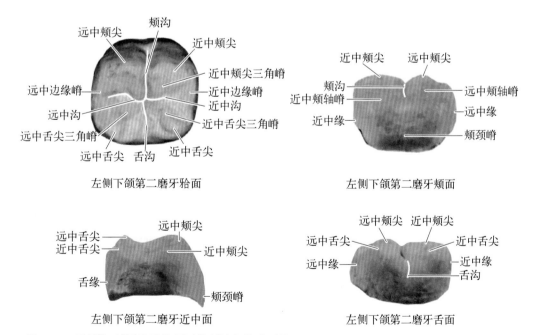

图 2-38　下颌第二磨牙𬌗面观、颊面观、近远中观、舌面观

Figure 2-38　Occlusal view, buccal view, lateral view, lingual view of the mandibular second molar

力学特征：主要功能是咀嚼，其与前磨牙共同构成了后牙稳定的咬合状态。正常良好的牙齿解剖有利于力的传导，而窝沟牙尖的发育对于下颌运动模式影响重大，如果后牙牙尖过陡，分离角过小，在下颌运动时很容易产生后牙殆干扰，导致牙齿的异常磨耗以及肌肉的避让机制[9,18,19]；如果后牙牙尖过平，咀嚼效率将会大大降低[9,20]。

第三磨牙(third molar)：解剖形态变异非常大，常常与磨牙牙体结构更为类似。现代人类常常由于牙齿的退化慢于颌骨而不能正常萌出，其位于牙列的最远端杠杆作用更强大，如果发生干扰或者阻碍，临床症状更明显，应早期予以拔除。

2.3.2　正常牙列及其力学特征

依据牙弓上牙齿的特点，人类一生可有乳牙列、替牙列以及恒牙列。以下主要介绍恒牙列。

2.3.2.1　三维解剖特征

（1）近远中向倾斜：正常情况下牙齿是有一定的近远中倾斜以使相互之间获得良好的邻面接触、覆殆覆盖。一般以牙冠的倾斜方向来表示整个牙长轴的近远中向倾斜。倾斜程度大小，以牙齿长轴与垂直于水平面夹角的垂线的交角来表示。正常情况下，整个牙列的牙齿均向近中倾斜。上颌前牙中，上颌中切牙较正或者稍向近中倾斜，尖牙比上颌中切牙近中倾斜度稍增大，上颌侧切牙近中倾斜度最大；下颌前牙中，上下颌前磨牙以及第一磨牙的牙轴较正，上下颌第二、第三磨牙的近中倾斜度依次增大（见图2-39与表2-1）。

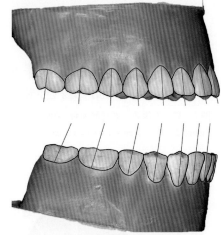

图2-39　上下颌牙列的近远中向排列
Figure 2-39 Mesial and distal arrangement of the upper and lower teeth

表2-1　正常中国人的牙齿近远中向倾斜度[21]
Table 2-1　The tip of the crown in normal Chinese

上颌中切牙	上颌侧切牙	上颌尖牙	上颌第一前磨牙	上颌第二前磨牙	上颌第一磨牙	上颌第二磨牙
2°	5°	6°	5°	8°	8°	4°
下颌中切牙	下颌侧切牙	下颌尖牙	下颌第一前磨牙	下颌第二前磨牙	下颌第一磨牙	下颌第二磨牙
2°	2°	4°	6°	9°	12°	16°

（2）唇颊舌向倾斜：指的是从矢状方向看，牙齿长轴相对于垂直于水平面夹角的垂线的交角，在正畸治疗中以转矩表示（见表2-2）。

（3）牙冠突距：水平方向观察，牙齿唇颊面的最突点相对于牙齿颊侧外展隙连线的距离，各个牙冠突距都不相同，如上颌侧切牙冠突距较小，尖牙第一磨牙冠突距较大（见表2-3）。

表 2-2 正常中国人的牙齿唇颊舌向倾斜度[21]
Table 2-2 The torque of the crown in normal Chinese

上颌 中切牙	上颌 侧切牙	上颌尖牙	上颌第一 前磨牙	上颌第二 前磨牙	上颌第一 磨牙	上颌第二 磨牙
9°	8°	−4°	−8°	−9°	−11°	−10°
下颌 中切牙	下颌 侧切牙	下颌尖牙	下颌第一 前磨牙	下颌第二 前磨牙	下颌第一 磨牙	下颌第二 磨牙
−1°	−1°	−8°	−17°	−22°	−39°	−38°

表 2-3 正常中国人的牙齿唇颊舌向凸度[21]
Table 2-3 The protrusion of the crown in normal Chinese

上颌 中切牙	上颌 侧切牙	上颌尖牙	上颌第一 前磨牙	上颌第二 前磨牙	上颌第一 磨牙	上颌第二 磨牙
1.9 mm	1.7 mm	2.5 mm	2.4 mm	2.2 mm	2.7 mm	2.5 mm
下颌 中切牙	下颌 侧切牙	下颌尖牙	下颌第一 前磨牙	下颌第二 前磨牙	下颌第一 磨牙	下颌第二 磨牙
1.5 mm	1.6 mm	2.1 mm	2.5 mm	2.3 mm	3.1 mm	2.6 mm

2.3.2.2 垂直向的解剖特征

（1）纵𬌗曲线（sagital curve of occlusion）：是指矢状面观时，连接下颌切牙的切缘、尖牙的牙尖、前磨牙的颊尖以及第一磨牙的近远中颊尖的连线。该连线是一条凹向上的曲线，又称为 spee 曲线，一般在第一磨牙的远中颊尖最低，深度为 0～2 mm；上颌的纵𬌗曲线又称补偿曲线，一般在第一磨牙的近中颊尖最低，并与下颌的 spee 曲线相吻合（见图 2-40）。

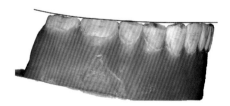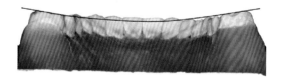

图 2-40 下颌牙列纵𬌗曲线（spee 曲线）
Figure 2-40 Sagital curve of occlusion（spee curve）

图 2-41 横𬌗曲线（spee 曲线）
Figure 2-41 Transverse curve of occlusion（spee curve）

（2）横𬌗曲线（transverse curve of occlusion）：是指横断面观时，连接双侧同名磨牙颊舌尖所形成的曲线。通常后牙表达为负转矩，上颌的颊尖较舌尖低，下颌的颊尖较舌尖高，因此上颌形成一凸向下而下颌形成一凹向上的弧形曲线；但是如果当下颌的颊尖被磨耗以后，下颌长而尖的舌尖将高于颊尖，从而形成凸向上的曲线（见图 2-41）。

2.3.2.3 力学特征

上下颌良好咬合关系的建立不仅仅需要上下颌牙齿在各自的牙弓上排列良好，还要求上下颌之间的基骨、弓形、𬌗曲线等相互协调配合。当上下颌的牙齿排列紊乱，不能很好地引导下颌的运动时,就会出现各种失代偿的问题。如:当下颌的 spee 曲线较深时,其上颌并不能与之很好地匹配,下颌为了找到最大牙尖交错位,可能会被迫性地后下旋转,长期的下颌后下位加剧了关节区的压力,导致下颌的生长受到抑制(生长发育期的青少年)或者压力性吸收(成年),从而易形成二类错𬌗畸形的小下颌、垂直生长型等临床表现;第一磨牙处于上下颌纵𬌗曲线上的一个极点,正常情况下在第二磨牙与第一磨牙之间有一个平缓向上的弧形,而在 spee 曲线过平时,尤其是上颌,第二磨牙往往容易被伸长,相应的下面高增加,下颌易发生后下旋转,同时原本两侧饱满的颞肌被拉伸,从而使得颞窝显得凹陷,颧骨凸出,出现临床上病人主诉所谓的"正畸面容""牙套脸",也容易继发肌肉疲劳、酸痛。

上下颌牙弓的横𬌗曲线与整个牙列的受力传导方向有着密切的关系。正常情况下牙齿的受力应该是顺着牙槽骨的方向,因而磨牙一般均表现为负转矩以适应磨牙区的牙槽骨在唇侧厚、舌侧薄的解剖学特点;同时,根据 Monson 球面理论,他认为以眉间点为中心,以 4 in(1 in=2.54 cm)为半径做一球面,从矢状向观察时,下颌牙的𬌗面与此球面相吻合,而且上颌牙列的补偿曲线也是这球面上的一部分;从冠状面观察时,磨牙区的横𬌗曲线与该球面相吻合。如果横𬌗曲线发生异常,下颌在做功能运动时,很容易产生𬌗干扰,这对于整个口颌系统是非常不利的。

2.3.3 正常𬌗与错𬌗及其力学特征

2.3.3.1 正常𬌗力学特征

正常𬌗:通常意义上,正常的牙尖交错𬌗是指前牙、磨牙关系均达到 1 类标准,上下颌中线对齐,覆𬌗覆盖正常,牙齿在三维空间的排列良好,除上颌最后一个磨牙和下颌中切牙以外其余均为一牙对两牙关系,此时上下颌牙列达到最广泛最紧密的接触关系,整个牙周和牙列受力均衡,口颌系统基本协调,能够发挥最大的咀嚼潜能。但是现代意义上的正常𬌗的理念发生了很大的变化,衍生出了理想正常𬌗、个别正常𬌗、功能正常𬌗等概念。

理想正常𬌗:是 Angle 提出的,即保存全副牙列,牙齿在上下牙弓上排列很整齐,上下牙尖窝关系完全正确,上下牙弓的牙颌关系非常理想。

个别正常𬌗:轻微的错𬌗畸形,对于生理过程无大妨碍者,都可列入正常𬌗范畴,这种正常范畴内的个体颌,彼此之间有所不同,故称为个别正常𬌗。

功能正常𬌗:不再强调牙齿的解剖形态,而强调功能上能够协调代偿的个体,通常是一些正畸拔牙术后的患者。

力学特征:上下颌有着稳定的唯一的最大牙尖交错位置,牙齿在受力时能够很好地分散传递过大的力量,力的方向顺应着骨小梁的排列;牙周系统受到保护,肌肉系统不产生异常放电,左右肌电值基本处于同一水平;髁状突位于下颌窝的中央,力的方向通过髁状突顶端、关节盘的中央以及关节窝的前壁;整个口颌系统协调健康且有功能。

2.3.3.2 错𬌗力学特征

错𬌗:关于错𬌗的分类方法有很多,其中以 Angle 教授提出的安氏分类在临床上使用最为广泛。但是该分类方法也存在多种弊端。如:上颌第一磨牙位置不是固定不变的,而且牙性的分类与骨性的分类并不往往是一致的；同时此类分析方法只关注了牙齿的前后向位置关系，并没有考虑到垂直向和水平向。

安氏Ⅰ类错𬌗：指的是上颌第一磨牙近中颊尖咬在下颌第一磨牙的近中颊沟，但是其他牙齿却表现为异常的𬌗关系，也称为中性磨牙关系（见图 2-42）。

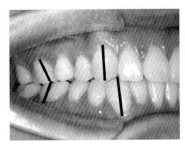 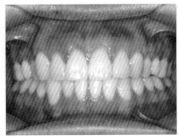 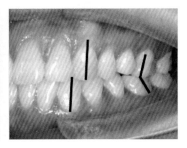

图 2-42　安氏Ⅰ类错𬌗
Figure 2-42　Angle Class Ⅰ

力学特征：该类错𬌗畸形的上下颌牙弓、基骨基本协调。通常表现为牙齿的拥挤、错位、扭转等。

安氏Ⅱ类1分类错𬌗：上颌第一磨牙的近中颊尖咬在下颌第一磨牙近中颊沟的近中，表现为远中𬌗关系。上前牙通常表型为失代偿，即前突的上前牙区；下前牙通常萌出过度，前倾较为严重，难以和上颌建立良好的咬合，spee 曲线一般较深；上颌前磨牙区通常表现为横向失代偿的拥挤，磨牙区牙弓宽度增加；下颌牙弓通常比较小并且有着后退的基骨，DPO（指的是髁状突的中心点到𬌗平面的距离）值较小，后牙𬌗平面陡峭，下颌升支、水平部短小，常常表现为下面高增大的后缩畸形（见图 2-43）。

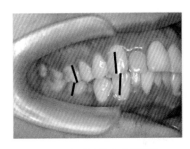 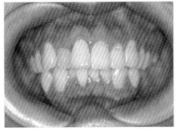 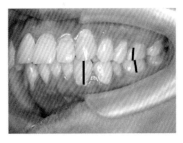

图 2-43　安氏Ⅱ类1分类错𬌗
Figure 2-43　Angle Class Ⅱ Division 1

力学特征：安氏Ⅱ类1分类错𬌗患者的后牙𬌗平面陡，DPO值小，颅颌面部传递至关节处的压力通常比较大，因此下颌骨的发育受到限制，临床上常常表现为下颌骨的发育不足伴或者不伴下颌的后下旋转；由于上前牙前突，下颌后缩，覆盖较大，在正常情况下下唇常常位于上前牙的舌侧，当患者需要发"S"音时，为了封闭前牙的间隙顶住上腭部，舌头往往前伸，这在一定程度上又加重了下颌后缩畸形；下颌的后下旋转将会使关节盘后区处于压迫状态，进而产生关节区的弹响、疼痛等症状；同时，神经肌肉系统常常被激活，会出现咬合状态的不稳定（双重咬合常见）等临床症状；由于髁状突长期处于前伸位置，韧带常常表现为有一点松弛,易在开口末期出现一个韧带性的弹响;关节结节后斜面通常比较平,前导丧失,下颌在做功能性前伸运动时通常由后牙引导(见图 2-44)。

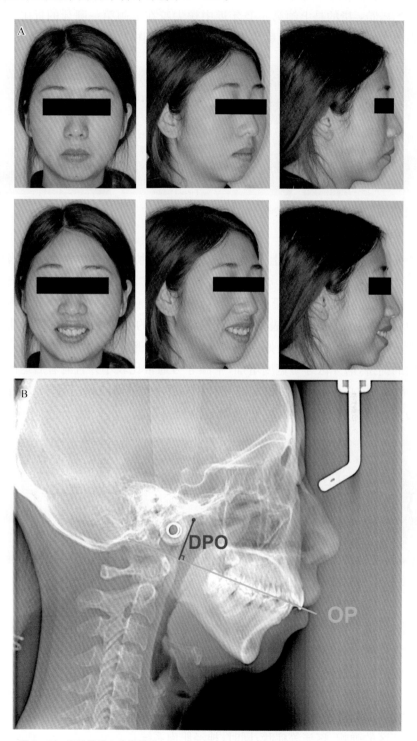

图 2-44　安氏Ⅱ类 1 分类错𬌗
Figure 2-44　Angle Class Ⅱ Division 1

　　安氏Ⅱ类2分类错𬌗：磨牙表现为远中错𬌗关系，上颌前牙舌倾，表现为内倾型深覆𬌗。内倾的上颌前牙因没有功能邻接会一直往下颌前庭的方向伸长，直到被唇肌所阻止；下前牙也萌出过度（见图2-45）。

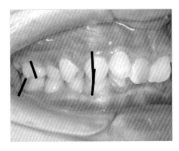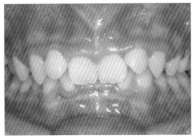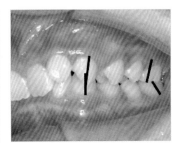

图2-45　安氏Ⅱ类2分类错𬌗
Figure 2-45　Angle Class Ⅱ Division 2

　　力学特征：陡深的前牙组对于下颌的前伸运动来说通常是个阻碍，而其很小的颊侧侧方覆𬌗，在侧方运动中也是非常危险的，所以当其做功能运动时，很容易由于陡峭的前导与髁道不相匹配，下颌会被迫性地后退以避开干扰点，这也进一步加重了内倾性深覆𬌗病症；下颌升支通常会有一个较强的垂直向高度，关节结节后斜面通常也发育得较为陡峭，所以会存在间断性的或者永久性的关节弹响；由于嘴边周围肌肉的强有力作用，常常阻止牙齿代偿，所以上下颌牙齿均表现为内倾。

　　安氏Ⅲ类错𬌗：上颌第一磨牙的近中颊尖咬在下颌第一磨牙近中颊沟的远中，表现为近中𬌗关系。安氏Ⅲ类错𬌗在骨性结构上并没有统一的骨面型，面部软组织常常表现为高角长面型，颏部发育良好（见图2-46）。

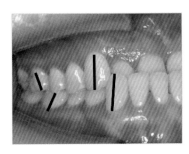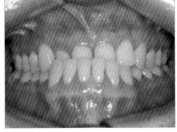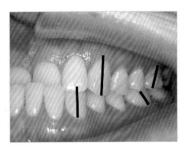

图2-46　安氏Ⅲ类错𬌗
Figure 2-46　Angle Class Ⅲ

　　力学特征：颌骨和牙齿的代偿会发生，上颌前牙区会发生代偿性的唇倾，下颌前牙区是代偿性的舌倾；上颌和下颌的牙弓有一个典型的不一致倾向，上颌通常矢状向和横向都发育不足，下颌则相反，因此，咬合线匹配度比较低甚至可能根本不匹配，会有局部性的或者全牙列的反颌，在受力时对于牙周颌骨的健康是不利的。

2.3.4　几种颌位及其力学特征

颌位指的是下颌相对于上颌或者颅骨的空间位置关系。临床上常见的颌位有以下几种。

1) 牙尖交错位

牙尖交错位(intercuspal position，ICP)是指牙尖交错𬌗时下颌骨相对于上颌骨或者颅骨的位置关系，这一颌位是依赖于牙尖交错𬌗而生存的，通常以髁状突在关节窝中的位置和咬合关系作为参考标准。

力学特征：这一个位置的力学特征依赖其咬合状态及其与颅颌面部的其他结构之间的代偿关系而定。如果此时的咬合关系良好，颅颌面部各系统之间相互协调代偿良好，能够沿着牙长轴的方向很好地传递、分散𬌗力，那么就有利于整个口腔和面部的健康。

2) 后退接触位

后退接触位(retruded contact position，RCP)是一个后退的边缘性位置，此时髁状突位于关节窝的最后位，受下颌韧带水平纤维所限制，又称终末铰链位。这个位置并不是所有人均存在，通常在韧带松弛的人群中常见，所以又有着"一位"和"二位"的区别。有研究发现，正常人群中 ICP 与 RCP 之间差别在于三维方向不会超过 0.3 mm。

3) 肌接触位

肌接触位(muscular contact position，MCP)是指头在直立位时，由姿势位轻咬时第一个有接触点时下颌的位置。正常情况下该位置与 ICP 一致，如果不是广泛的牙间交错而只有个别牙齿接触，那么肌位与牙位不调，存在着𬌗干扰或者肌功能不调，此时在临床上需要找到正确的正中关系位。

4) 下颌姿势位

下颌姿势位(mandibular postural position，MPP)是指两眼平视前方，不咀嚼不吞咽不说话时下颌的位置，它不是真正的休息位，而是为了抵抗地心引力施于下颌骨的重量所保持的轻微肌电活动。传统认为在该位置会有 3～5 mm 的息止颌间隙，但研究发现该位置受到众多因素的影响且不同颌骨面型的患者该距离相差较大。

5) 正中关系位

关于正中关系位(centric relationship，CR)的概念有很多争议。GPT‑8 给出的最新定义高达 7 种，但是目前很多学者认为[22]：正中关系指的是髁状突位于关节窝的最上、最前位时的上下颌骨关系，这种位置关系与牙齿接触情况无关，下颌在该位置时可以做单纯的铰链运动。该定义的理论基础在于他们认为颞肌方向是垂直向上，限制髁突位于关节窝的上位，咬肌和翼内肌收缩方向向前上，使髁突位于关节窝的前上位。当髁状突在这一位置做转动，下颌的开口范围约为 20 mm。但是有一部分学者针对它的临床操作流程提出了质疑，所以关于其正确性到底如何还需要进一步地验证。

除了静态下的𬌗位，我们还需在功能状态时对下颌的位置进行分析。正常情况下，当下颌做前伸运动时,下颌切牙唇面沿着上颌前牙的舌面滑动,引导后牙逐步脱离接触;当下颌做侧方运动时,模式可以是尖牙保护𬌗也可以是组牙功能𬌗,但是前者更有利于整个口颌系统的健康。原则上,前牙更有利于引导,后牙更有利于𬌗位的稳定和提高咀嚼效率,这个在非正中运动中十分重要,有利于把水平向的分力传递最小和伤害减到最小,使得咀嚼效能最高;如果机体没有遵守这个规则,在运动过程中出现𬌗干扰或者早接触,那么就会带来一系列的问题(见图 2 - 47～图 2 - 50)。

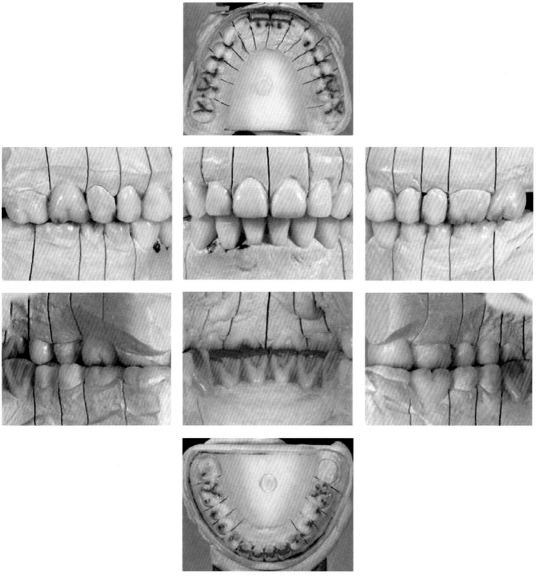

图 2 - 47　正中咬合模型照

Figure 2 - 47　Centric occlusion

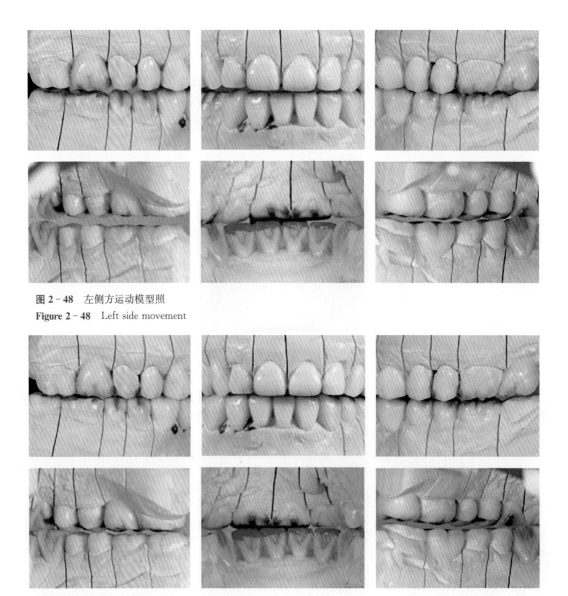

图 2 - 48　左侧方运动模型照
Figure 2 - 48　Left side movement

图 2 - 49　右侧方运动模型照
Figure 2 - 49　Right side movement

　　力学特征：临床上除了牙尖交错位以外，其余绝大多数的𬌗位都不依赖于咬合的存在而存在，但是又会受到咬合的影响，同时下颌骨通过肌肉韧带与上颌骨相连，如果肌肉的功能异常，那么下颌的位置也会受到影响。正常的上下颌位置关系是关节、肌肉韧带和牙齿在整个生长发育过程中相互代偿和适应的结果。如果生长发育过程中，这三者之间功能不能协调，较弱的一方就会出现病变。例如，如果牙齿比较脆弱，那么就会出现牙齿重度磨耗但是关节却不会有实质性的病理改变，而此时的神经肌肉由于需要代偿，垂直距离缩短、咀嚼效率下降等问题出现功能亢进（见图 2 - 51）；如果关节比较脆弱，那么下颌就会在坚硬的牙齿锁结作用下发生位置的改变，造成正中关系位-牙尖交错位（CR - CO）的不调，最终造成关节区的损害及肌肉韧带的异常记忆（见图 2 - 52）。

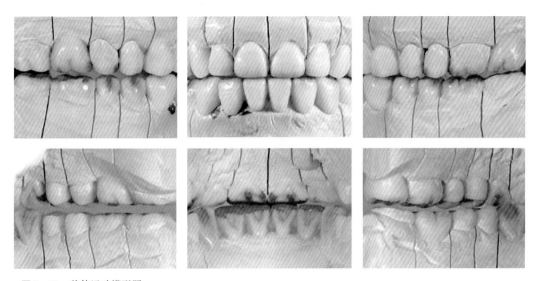

图 2 - 50　前伸运动模型照

Figure 2 - 50　protrusive movement

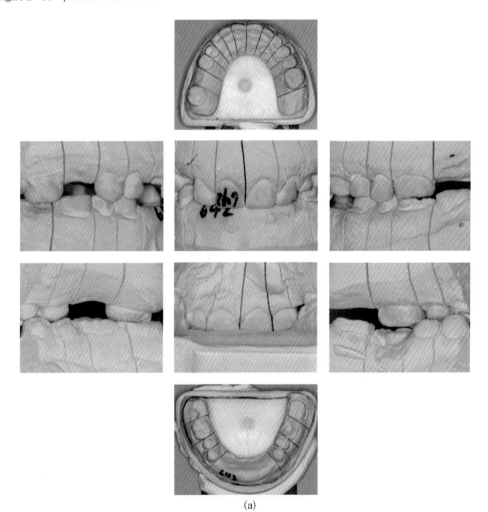

(a)

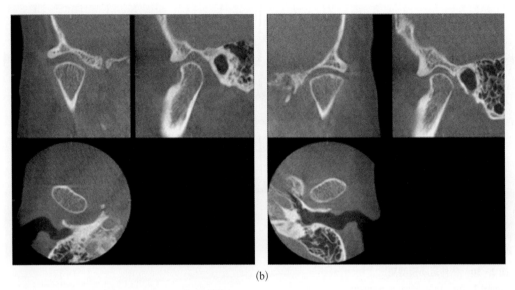

(b)

图 2 - 51　牙齿重度磨损但不伴有关节损害资料图
（a）模型图；（b）双侧关节 CBCT

Figure 2 - 51　Severe tooth wear without joint damage

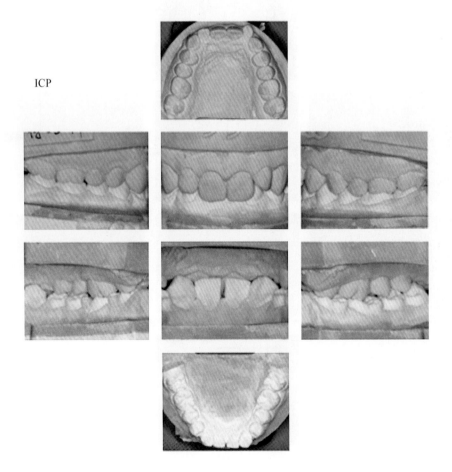

ICP

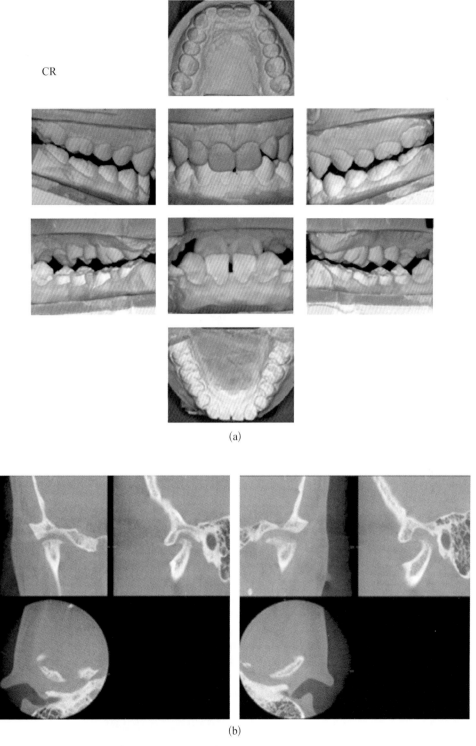

图 2 - 52 严重的关节损害但不伴有牙齿的明显磨耗
(a) 模型图;(b) 双侧关节 CBCT
Figure 2 - 52 Severe joint damage without severe tooth wear

　　CR 的概念经过上百年的演变仍然没有得到令人信服的解释，虽然直至目前很多学者如 Slavicek、Dawson 等对正中关系的认识仍然有所差异，但是他们在"正中关系时翼外肌下头没有肌电活动"[14,15]的观点上基本达成共识；至于正中关系到底在哪里，还需要进一步地探究和论证。

（刘洋）

───────────── 参 考 文 献 ─────────────

[1] Elder J R, Tuenge R H. Cephalometric and histologic changes produced by extraoral high-pull traction to the maxilla in Macacamulatta [J]. Am J Orthod, 1974, 66(6): 599 - 617.

[2] Armstrong M M. Controlling the magnitude, direction, and duration of extraoralforce [J]. Am J Orthod, 1971, 59 (3): 217 - 243.

[3] Babler W J, Persing J A, Nagorsky M J, et al. Restricted growth at the frontonasal suture: alterations in craniofacial growth in rabbits [J]. Am J Anat, 1987, 178(1): 90 - 98.

[4] Bradley J P, Shahinian H, Levine J P, et al. Growth restriction of cranial sutures in the fetal lamb causes deformational changes, not craniosynostosis [J]. Plast Reconstr Surg, 2000, 105(7): 2416 - 2423.

[5] Kopher R A, Mao J J. Suture growth modulated by the oscillatory component of micromechanical strain [J]. J Bone Miner Res, 2003, 18(3): 521 - 528.

[6] Platzer W, Pomaroli A. Anatomy of the temporomandibular joint [J]. Fortschr Kiefer Gesichtschir, 1980, 25: 1 - 2.

[7] Widmer C G, English A W, Morris-Wiman J. Developmental and funcyional considerations of masseter muscle partitioning [J]. Arch Oral Biol, 2007, 52(2): 305 - 308.

[8] Montagu A. Atlas of topographical and applied human anatomy [J]. American Journal of Ophthalmology, 1963, 56(6): 1012 - 1013.

[9] Diaz-Tay J, Jayasinghe N, Lucas P W, et al. Association between surface electromyography of human jaw-closing muscle and quantified food breakdown [J]. Arch Oral Biol, 1991, 36(12): 893 - 898.

[10] Lund P, Nishiyama T, Moller E. Postural activity in the muscles of mastication witn the subject upright, inclined, andsupine [J]. Scand J Dent Res, 1970, 78(5): 417 - 424.

[11] Zenker W. Function of the medial portion of the M. temporalis [J]. Osterr Z Stomatol, 1954, 51(10): 550 - 554.

[12] Gibbs C H, Mahan P E, Wikinson T M, et al. EMG activity of the superior belly of the lateral pterygoid muscle in relation to other jaw muscles [J]. J Prosther Dent, 1984, 51(5): 691 - 702.

[13] Murray G M, Phanacher I, Uchida S, et al. The role of the human lateral pterygiod muscle in the control of the horizontal jaw movements [J]. J Orofac Pain, 2001, 15(4): 279 - 292.

[14] Slavicek R. The masticatory organ: function and dysfunction [M]. GAMMA Medizinisch-wissenschaftliche Fortbildung-Gmbh, 2006.

[15] Dawson P E. Functionalocclusion: from TMJ to smile design [J]. Mosby Elsevier, 2008, 17(3): 251.

[16] Wiliamson E H, Lundquist D O. Anteriorguidance: its effect on electromyographic activity of the temporal and masseter muscles [J]. J Prosthet Dent, 1983, 49(6): 816 - 823.

[17] Heiser W, Stainer M, Reichegger H, et al. Axiographic findings in patients undergoing orthodontic treatment with and without premolar extraction [J]. Eur J Orthod, 2004, 26(4): 427 - 433.

[18] Christensen L V, Rassouli N M. Experimental occlusal interferences. Part Ⅱ. Masseteric EMG responses to an intercuspalinterference [J]. J Oral Rehabil, 1995, 22(7): 521 - 531.

[19] Ibanez J C, Ibanez F R. Determination of the disocclusion angle in the incisal articulator plate [J]. Soproden, 1989, 5 (2): 131 - 135.

[20] 郭天文,李冬梅,王肇荣.全口义齿牙尖斜度与咀嚼效能和稳定性的研究[J].口腔颌面修复学杂志,2003,4(3): 189 - 191.

[21] 罗颂椒,饶跃.最好正常颌牙颌特征的研究[J].华西口腔医学杂志,1992,(4): 249 - 252.

[22] Dawson P E. Evaluation, diagnosis and treatment of occlusal problems [M]. 2ed. St Louis: CV Mosby Co, 1989: 28 - 39.

3　力学生物学原理在口腔临床中的应用

口骀系统拥有相当复杂的力学环境。从咀嚼肌的运动到牙齿对食物的研磨,从牙齿移动的力学原理到牙槽外科如何以"巧劲"拔牙,从义齿制作时如何让患者更舒适到如何延长种植牙的寿命,这些问题的解答都涉及力学生物学。力学生物学这把"金钥匙"是研究口腔医学基础和临床实际问题及口腔临床技术手段的基础,为口腔疾病的诊断和治疗方案等提供指导性依据。

3.1　口腔正畸临床力学生物学

在口腔正畸治疗中,牙移动的过程通常可以分为两个阶段:生物力学阶段和生物学阶段。生物力学阶段主要是指矫治器产生的正畸力作用于牙齿,并通过牙齿传递到其支持组织产生应力的阶段。生物学阶段则是指该应力使牙周支持组织(牙周膜和牙槽骨)发生改建,进而产生牙移动的阶段。这两个阶段并不能完全清晰分开,而是同时进行,并行不悖的。

从临床上来看,牙齿的移动通常分为倾斜移动、整体移动、控根移动、垂直移动和旋转移动;而从力学观点来看,这些移动都是由平动和转动两种基本方式组成的。而决定什么情况下发生平动,什么情况下发生转动,则取决于阻力中心、旋转中心与力线的相对位置。

3.1.1　基本概念

1) 力(force)

在物理学中,力指物体间的相互机械作用。它具有 3 个基本要素,即大小、方向和作用点。

2) 力矩(moment)

力矩是力对物体的转动效应的度量,是力的大小和力到旋转中心的垂直距离(力臂)的乘积。力的作用线不经过阻抗中心,就会产生力矩,此时牙齿出现结合平移和旋转的混合运动。

3) 力矩/力的比率(M/F ratio)

作用于牙齿的力矩和力的比值,决定牙齿移动的类型。临床上,牙齿有很多移动方式,比如整体移动、倾斜移动、旋转移动和控根移动等。但所有的移动方式都可以由单纯的平动和单纯的转动组合而成。

单纯的平动由经过牙阻抗中心的力（F）产生，单纯的转动由单纯的力偶矩（M）产生。力偶矩/力（M/F）比率的改变将改变牙齿的旋转中心位置，从而改变牙齿的移动方式。尽管临床中不可能将力直接施加在牙齿阻抗中心，在牙冠上施加适当的力和力偶矩仍然可使牙齿整体移动，甚至达到控根移动。

4）力偶（couple）

力偶是大小相等，方向相反，不在同一直线上的两个平行力所组成的力系。因为两个力的平移效应相互抵消，所以施加力偶时只产生纯粹的力矩，引起旋转运动。

5）阻力中心（center of resistance）

物体周约束其运动的阻力的简化中心。在自由空间中，物体的阻力中心是其质心；在重力场中，物体的阻力中心是其重心。受约束的物体的阻力中心取决于其周围环境的约束状态。对于牙齿而言，其阻力中心由牙及其周围支持组织所决定，不受外力影响。单根牙的阻力中心在牙长轴上，一般位于牙根颈 1/3 与中 1/3 交界处，多根牙的阻力中心位于根分叉下 1~2 mm 处。

6）旋转中心（center of rotation）

物体在外力作用下转动时所围绕的点称为物体的旋转中心。物体的旋转中心随着外力和力矩的变化而变化。

3.1.2　正畸牙移动的类型

正畸牙移动，从临床角度可以分为如下 5 类。实际上，牙齿的移动往往并非某种单一类型，而是以下某几种移动类型的组合。

1）倾斜移动（tipping movement）

倾斜运动指牙冠与牙根做相反方向的移动（见图 3-1）。

2）整体移动（bodily movement）

整体移动指牙冠与牙根做相同方向的等距离移动（见图 3-2）。严格意义上包括近远中向、唇（颊）舌向、垂直向等方向，但临床上的"整体移动"主要指近远中向的整体移动。

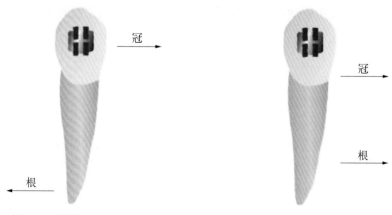

图 3-1　倾斜移动
Figure 3-1　Tipping movement

图 3-2　整体移动
Figure 3-2　Bodily movement

3）控根移动（controlling root movement）

控根移动指牙冠保持不动，牙根移动。临床上分为转矩和竖直。

（1）转矩（torque）：唇（颊）舌向的控根移动。

（2）竖直（upright）：近远中向的控根移动（见图 3-3）。

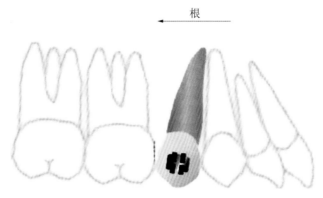

图 3-3　控根移动（竖直）

Figure 3-3　Controlling root movement（upright as example）

4）垂直移动（vertical movement）

垂直移动指牙齿在垂直方向上的整体移动。

（1）伸出（extrusion）：牙齿向𬌗方的垂直移动。

（2）压下（intrusion）：牙齿向根方的垂直移动（见图 3-4）。

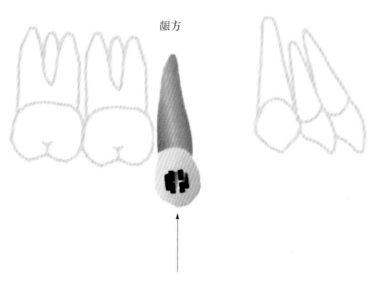

图 3-4　垂直移动（压下）

Figure 3-4　Verticle movement（intrusion as example）

5）旋转移动（rotation movement）

旋转移动指牙齿绕牙体长轴的转动。

3.1.3 牙移动的最基本方式

1) 平动(translation)

当一外力力线通过牙的阻力中心时,牙产生单纯平动,此时旋转中心距阻力中心无穷远(见图3-5)。

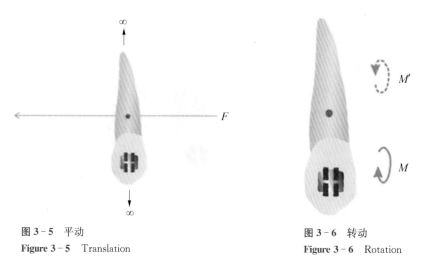

图 3-5 平动
Figure 3-5 Translation

图 3-6 转动
Figure 3-6 Rotation

2) 转动(rotation)

当一力偶以阻力中心为圆心,在对应的等距离处反方向作用于牙体时,牙产生单纯转动,此时旋转中心在阻力中心(见图3-6)。

在临床上,任何类型的牙移动都可以分解成单纯的平动与单纯的转动。由于单纯的平动由经过牙阻力中心的力(F)产生,单纯的转动由单纯力偶矩(M)产生,可知F和M的变化可以影响牙移动的类型。

3.1.4 力矩/力比(M/F比)和牙移动方式

3.1.4.1 一个经过牙阻力中心的力和其力偶的情况

力偶为顺时针向时,当$M/F=0$时,旋转中心在无穷远处,牙齿平动;当M/F比值逐渐增大时,旋转中心从无穷远处朝着牙根尖方向移动,此时牙齿做顺时针方向的倾斜移动;当M/F比值趋向于无穷大时,旋转中心和阻力中心重合,牙齿以阻力中心为圆心做顺时针转动(见图3-7)。

同理,力偶为逆时针向时,当$M/F=0$时,旋转中心在无穷远处,牙齿平动;当M/F比值趋向于无穷大时,牙齿以阻力中心为圆心做逆时针转动。

综上,改变一个经过阻力中心的力和一个单纯的力偶矩的比例关系,就可以控制牙齿的移动方式。但是,临床上由于受牙齿支持组织的解剖结构限制,很难直接将作用力施加于阻力中心。在多托槽矫正技术流行的今天,临床上更多的是将正畸力施加到托槽上。

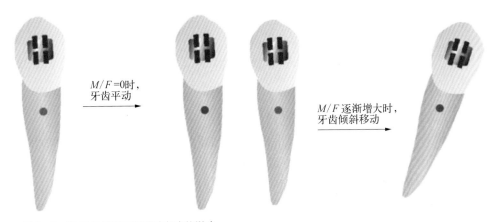

图 3 - 7　M/F 比值对牙齿移动方式的影响

Figure 3 - 7　The effect of M/F to tooth movement type

3.1.4.2　一个作用于托槽的力和其力偶的情况

（1）当 $M/F=0$ 时，旋转中心位于阻力中心和根尖之间，靠近阻力中心。

（2）当 $0<M/F<10$ 时，旋转中心逐渐向根尖方向移动。

（3）当 M/F 约等于 10 时，旋转中心移动到根尖无穷远处，牙齿平动。

（4）当 $10<M/F<12$ 时，牙齿的旋转方向改变，旋转中心从切缘方的无穷远处移向切缘。

（5）当 M/F 约等于 12 或 13 时，旋转中心大致位于切缘处。

（6）当 M/F 更大，以至接近无穷大时，旋转中心逐渐逼近阻力中心，牙齿移动接近单纯转动。

3.1.4.3　M/F 比值对牙移动的控制原理

（1）M/F 比值决定了旋转中心的位置，进而控制了牙移动的类型。通过调整 M/F 比值，可以获得治疗所需的牙移动类型。

（2）旋转中心的位置取决于 M/F 比值，而不是单独取决于 M 或者 F 的其中一方。

（3）M/F 比值决定旋转中心位置的前提是阻力中心位置恒定不变。实际情况下，牙齿周围支持组织的变化可以导致阻力中心的位置改变，即使在 M/F 比值恒定的情况下旋转中心仍有可能不同。

3.1.5　阻力中心的位置及其性质

由阻力中心的定义可知，外力（复合力）的力线穿过牙齿的阻力中心时，牙齿平动；不穿过阻力中心时，牙齿既有平动又有转动。因此，在同等受力条件下，阻力中心的位置直接决定了牙齿的移动方式。阻力中心的位置、性质是口腔正畸生物力学的最基本问题之一。

就一颗牙齿本身而言，虽然也受到重力作用，但是相对于牙周膜强大的约束力，其重力在多数情况下可以忽略不计。而牙根的长度、形状、数目、牙槽嵴顶的高度等都可以影响牙周膜面积,从而决定阻力中心的位置。

3.1.6　矫治力的种类

3.1.6.1　按照其强度及效果分类

(1) 第1级:力量过小或者持续时间过短,牙周组织对其不产生明显的反应。

(2) 第2级:温和而持久的矫治力(不超过毛细血管压力 25 g/cm² 的持续性矫治力),可以移动牙齿,而不会对牙齿及其支持组织造成伤害。

(3) 第3级:矫治力大小超过毛细血管压力。此时毛细血管被完全压闭,组织供血遭到破坏,发生坏死。由于坏死部分不能正常改建,只能进行潜行性吸收,所以这种方式虽然可以移动牙齿,但是其效率较低,且容易引起组织坏死、牙根吸收。

(4) 第4级:力量过大,可能损伤牙周膜,使牙根和牙槽骨发生不可逆的骨性黏连,牙齿不能移动。

3.1.6.2　按照其绝对大小分类

(1) 轻力(light force):力量在 0.59 N(2 盎司)以下,一般用于移动牙齿。

(2) 中力(medium force):力量在 0.59~3.43 N(2~12 盎司),一般用于移动牙齿。

(3) 重力(heavy force):力量在 3.43 N(12 盎司)以上,一般用做矫形力。

3.1.6.3　按照其作用时间分类

(1) 持续力(constant force):矫治器加力后,可以持续作用于牙齿的力称为持续力。如将牙齿结扎在弓丝上,即受到弓丝提供的持续力,直到牙齿被移动,弓丝回复到原位置,弹力消失为止。

(2) 间歇力(intermittent force):矫治器加力后,力量在较短的时间内消失或衰减,需要再次加的力称为间歇力。如大部分活动矫治器的弹簧所产生的矫治力。

(3) 间断力(disconnected force):间断时间加力称为间断力。如头帽口外弓所提供的力,在矫正装置佩戴时才加力。

3.1.7　矫形治疗中的生物力学

矫形治疗是正畸治疗的常用疗法之一。对于生长发育期的儿童,其骨骼畸形的矫正可以采用矫形治疗,促进或抑制颌面骨骼发育而实现。矫形治疗一般包括对上颌骨发育不足的矫形治疗、下颌骨发育不足的矫形治疗和对下颌骨发育过度的矫形治疗。

3.1.7.1　上颌复合体矫形治疗中的生物力学

要对上颌复合体进行矫形治疗,首先需要了解上颌复合体及上颌牙弓阻力中心的位置。上颌复合体凭借骨缝间纤维与颅面其他骨相连接。受到自身重力和骨缝间纤维拉力的影响,上颌复合体也存在着阻力中心。在上颌复合体的矫形治疗中,因为矫形力的作用部位和方向不同,上颌复合体产生单纯的水平移动、垂直移动和该两种运动的复合运动。一般认为,当矫形力线穿过骨块阻力中心时,骨块将发生平动;力线不穿过骨块阻力中心时,发生平动和转动的复合运动。赵志河[1]采用三维有限元法,通过绘制、分析上颌复合体及上颌牙弓的节点位移方向随矫形力方向的变化曲线,计算阻力中心的三维坐标值,得出如下结论:①上颌牙弓的阻力中心在正中矢状面上,高度约在前磨牙根尖,前后位置在第二前磨牙处;②上颌复合体的阻力中心在正中矢状面上,高度在梨状孔下缘,前后位置在第二前磨牙和第一磨牙之间。当牵引方向为殆平面下－37°时,牵引线既经过上颌复合体的阻力中心,又经过上颌牙弓的阻力中心。

3.1.7.2 下颌骨矫形治疗中的生物力学

(1)抑制下颌骨的生长。通过施加矫形力于下颌髁头,抑制下颌生长的临床实践和动物实验均表明,其效果不理想。其原因可能是下颌的生长控制机制与上颌不同,也可能是颞下颌关节的特殊构造使情况变得更加复杂。其中一点是关节盘的存在,另一点便是关节头的球状形态。

(2)促进下颌骨的生长。通过矫形力促进下颌骨的生长看似极为简单——用较小的力就可以使髁头前移。然而这是否可以和下颌的生长画等号?目前没有明确结论。现有研究表明,使生长期的下颌处于前伸状态有助于加速其生长。其机制为下颌骨被动向前,刺激附着于下颌骨的肌肉生长,而肌肉的生长又促进了下颌骨的进一步生长。因此,一般选用肌肉支持式的矫治器,以达到促进下颌骨生长的目的。

(赵志河 廖文)

3.2 阻生牙矫治的生物力学考量

3.2.1 概述

阻生牙是口腔科常见的牙颌畸形之一,是指由于各种原因(骨、牙齿或软组织等)阻挡只能部分萌出或完全不能萌出到正常位置的牙齿,而牙齿严重阻生时埋伏于黏膜或骨内成为埋伏牙[2]。国内外调查资料表明各类阻生牙在自然人群中的患病率为 $5.6\% \sim 18.8\%$[3]。除第三磨牙以外,上颌恒尖牙及切牙阻生较为常见。

阻生牙不仅影响颜面美观,而且还会引起口腔功能障碍,对青春期患者还会影响颌骨的正常生长发育。阻生牙通常会破坏牙列的完整性,导致牙列不齐或牙列关系紊乱,如不加以治疗,还可引起许多并发症,如牙颌畸形、邻牙牙根吸收、全口或可摘义齿戴牙后疼痛、鼻中隔脓肿、上颌窦瘘、含牙囊肿等,这都会严重影响咀嚼功能和颞下颌关节的健康。上颌前牙阻生还会对患者发音和心理带来不良影响。故此,阻生牙必须得到及时的诊断和治疗。

阻生牙由于其形态和位置各异,病因和预后的不确定性及治疗方法的多样性而成为口腔正畸学领域最具挑战性的牙颌畸形之一。近年来,随着矫治器和黏结技术的发展,能够保持自然牙列完整的正畸-外科联合牵引导萌法成为阻生牙治疗的研究重点。该方法是指先行外科开窗暴露埋伏牙冠,然后黏结牵引装置,在牵引装置和固定矫治器之间加力,利用牵引力引发骨改建而助其萌出。但对于牵引导萌法而言,不同类型的埋伏阻生牙牵引方案差异非常大。在传统的阻生牙正畸-外科联合助萌治疗过程中,正畸医生首先是根据临床和影像检查结果,明确诊断后设计开窗牵引埋伏阻生牙的方案,然后告知颌面外科医生,外科医生再根据自己对治疗方案的理解进行手术。矫治方案的质量仅依赖于医生个体的临床经验与技能,很难准确预测不同患者在不同牵引方法作用后的牙齿移动方式及位移量等情况。因此,正确理解正畸牵引导萌过程中阻生牙移动的生物力学机制,对正畸医师从整体上把握治疗预后是大有裨益的。

正畸力是阻生牙齿移动的始动因素,牙周组织的力学响应是引起牙齿移动和影响牙齿移动速度的决定因素,如何使用矫治器来获得合适的牵引力,使牵引力在牙周组织上的分布达到最适于组织的改建是必须明确的。以往研究表明牵引力的方向与牙体长轴一致时,阻生牙的最大牙周应力适中,分布比较平均,有利于阻生牙的牵引萌出。牵引力方向与牙体长轴成一定角度时,随着角度的增大,最大牙周应力变大,牙周应力分布集中于一侧,不利于阻生牙的牵引萌出。临床上牵引治疗阻生牙时,在其他条件允许的情况下,选择牵引力与牙体长轴所成角度较小的方向牵引,较为有利于阻生牙的牵引治疗。牵引力值的控制与牙髓活力、牙周组织状况密不可分。牵引力应采用持续轻力(0.3~0.5 N),以免刺激牙髓和损伤牙周,导致牙髓坏死和附着龈丧失等不良后果。

阻生牙及邻牙在矫治中除了受到单一牵引正畸力以外,还常会受到大小相等、方向相反且不在同一条直线上的两个力组成的力系统,即力偶[4]的作用。联合运用力和力偶就可以改变阻生牙的移动方式,达到预期的移动效果。临床上用于阻生牙正畸牵引的矫治装置按照力和力偶系统组合的不同可划分为单力偶系统和双力偶系统。

单力偶系统由两个单元组成,在力的作用下,一个单元不仅受到力的直接作用,还同时受到力偶作用,而另一个单元只受到力的作用,没有力偶发生。单力偶矫治系统是指黏结有固定矫治器的两颗(或组)牙,连续弓丝的一端置入托槽的槽沟,而另一端只是与附件进行单点悬吊结扎。其力系统为弓丝不入槽的牙仅受到一个力的作用,而入槽的牙列同时受到力和力偶的作用。该力系统在加力时,对移动牙的施力方向与移动距离比较明确,所以对牙移动具有高度的可预测性。由于两个单元之间的弓丝力臂比较长,因此牙齿移动的范围比较大,作用力也比较柔和,在矫治过程中无须频繁加力。该力系统作用机制相对简单,矫治过程本身的副作用较少,可以结合颌内、颌间和口外的一些辅助装置予以避免。因此,该系统大量应用于阻生牙的临床矫治,比如片段弓、前牙伸长辅弓等。

双力偶系统也是由两个单元组成,在力的作用下,两个单元均同时受到力和力偶的作用,但在一些特定条件下,一个单元的力偶矩可能表现为零,或者两个单元的作用力均为零。双力偶矫治系统是指在一根连续弓丝的作用下,黏结有固定矫治器的两颗(或组)牙弓丝入槽。其力系统为两颗(或组)牙齿均受到力偶的作用,其方向相同或相反。而受力的情况较为复杂,临床上根据需要可将弓丝上弯制的 V 形曲进行近远中向位置的调整,或者将两个或多个 V 形曲进行组合加力。该力系统在加力时,V 形曲的形态与位置会影响牙齿的移动方式与移动距离,而且变化比较复杂,因此要充分了解这些特点,以便更好地预测阻生牙移动的方式和距离。由于两个单位之间的弓丝力臂比较长,因此牙齿移动的范围也比较大,作用力比较柔和,在矫治过程中也无须频繁加力。该力系统在矫治过程中出现的副作用可采用本身的弓丝弯制予以消除,还可以结合颌内、颌间和口外的一些辅助装置来避免。该系统同样可以大量应用于阻生牙临床矫治,比如调节阻生磨牙位置等。

3.2.2 常见阻生牙矫治的生物力学分析

在矫治各类常见阻生牙的过程中,对于生物力学的考量,常集中在力系统、矫治器和支抗的设计上。

3.2.2.1 矫治切牙阻生的生物力学

1) 力系统设计

阻生切牙矫治力系统的设计应考虑牵引中旋转中心的变化规律及牵引下牙周应力的分布规律。

(1) 牵引的位置和方向。王勤波等对埋伏倒置上中切牙导萌正畸中旋转中心变化规律的研究证明,作用力点越接近切缘,旋转中心也随之冠向移动[5](见图 3-8)。

埋伏倒置阻生切牙的翻转移动是以旋转中心为支点,使冠根绕支点进行大于 $90°$ 的翻转移动,初期根尖向上压入,压入区与舌侧牙槽骨广泛吸收,以冠下移、根上移完成翻转移动。F_1 是引起牙体转动的主要因素,α 角越小,F_1 越大,牙体的转动也越大。故在临床上力的方向尽量调整至与倒置牙长轴垂直,随着牙的移动,通过剪短链圈和调整牵引钩,始终保持牵引方向与牙长轴垂直,从而实现倒置牙根充分上移,同时防止其舌侧牙槽骨的过快吸收。牙唇面外露后更换牵引附件,再于牙唇面继续牵

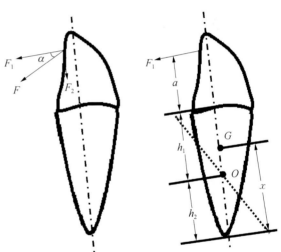

图 3-8 上中切牙牵引受力图
F—牵引力;F_1—F 垂直于牙长轴的分量;F_2—F 平行于牙长轴的分量;G—牙根部分的几何中心;O—牙体的旋转中心;h_1 和 h_2—分别为 O 离牙颈部及根尖的距离;x—几何中心到牙根的距离;a—牙冠受力点到牙颈部的距离

Figure 3-8 Force analysis on traction of upper incisor

引。同时,牵引力的方向应将埋伏牙向备好的间隙处引导。

(2) 阻抗中心和旋转中心。王镶珊等[6]的有限元实验结果表明,牙冠被硬组织包埋得越多,旋转中心的切端移位也越多。当牙冠部分埋伏于牙槽骨时,牙冠开窗的面积越小,旋转中心的位置就越高,所以手术时去骨范围应尽量小,以能满足黏附牵引附件即可,且牵引附件应尽可能接近牙切端。这一点对于高位倒置埋伏上牙的病例特别重要,因为,如果旋转中心位置高于𬌗平面较多,会使上牙旋转到正常方向时,切端位置较低。

此外,牙根越短,阻抗中心越接近牙颈部,旋转中心也越接近牙颈部,故埋伏倒置阻生的

上中切牙治疗时机是年龄小、牙根未完全形成，最佳治疗时机是牙根形成 2/3 左右。

2）矫治器和支抗设计

在牵引埋伏牙时，必须设计足够的支抗。如果支抗设计不合理，在牵引过程中可能会导致邻牙的倾斜、压低和扭转等不良后果。因此，设计可靠的支抗对于埋伏牙矫治成功具有重要的临床意义。支抗有很多种，常用的是在粗弓丝上使用牵引力或者使用片段弓技术和口外力[6]等，但也可以采用其他方法来增强支抗。由于埋伏倒置中切牙冠根朝向的特殊性，牵引期间需进行大于 90°的翻转运动，萌出路径长，同时牙周尤其是牙槽骨的包绕状态更加大了对强支抗的需求。若以牙列作支抗，易造成支抗牙近中唇向倾斜、压低，且倒置埋伏中切牙患者多处于替牙早期，可利用的支抗牙少，更易导致前牙移位、前突甚至开𬌗等不良后果。

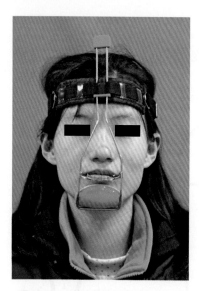

图 3 - 9 口外支抗装置牵引阻生切牙
Figure 3 - 9 Traction of impacted incisor with face mask

埋伏倒置阻生上颌中切牙可采用不同正畸牵引方式，其支抗不同，包括颌间牵引和前方牵引。上中切牙埋伏倒置阻生的颌间牵引是以下牙列为支抗，牵引初期牵引力的方向与牙长轴成锐角，对牙根产生压入的分力。另外，下颌的运动导致牵引力不稳定、打哈欠等大张口运动可形成瞬间的重力，这些都可能是造成牙根吸收的因素。李潇潇等[7]研究中前方牵引组采用前方牵引器（见图 3 - 9）提供口外支抗，保护了牙列支抗，利用其牵引钩的可调节性提供合适方向导萌牵引力源，弥补了固定矫治器颌内或颌间支抗方向上的不足，可将牵引力尽量调节至与牙长轴垂直，其牵引力值也较稳定，减小了牙根吸收可能。但其佩戴时间有限（每天 12～14 小时），不能提供持续的牵引力，延长了矫治时间，且与患者的配合程度密切相关。

在混合牙列早期，口内可用来作为支抗牙的数目极少，使支抗的设计更为复杂。Vermette 等[8]采用粗弓丝弯制牵引钩，以上颌切牙和第一磨牙作为支抗单位来牵引埋伏牙；Hansson 等[9]通过舌弓将上颌第一磨牙连为一体，根据埋伏牙的位置在带环的唇侧或者舌弓上焊接牵引钩，以上颌第一磨牙和腭顶作为支抗单位来牵引埋伏牙；胡荣党等[10]采用改良 Nance 弓作为牵引装置来治疗埋伏阻生牙，以前腭托和牙槽嵴黏膜作为支抗，以其延伸出来的钩作为牵引点，对埋伏牙在三维方向上控制牵引力的方向。该方法既解决了矫治力方向的问题，又对支抗进行了很好的控制，而且在治疗早期就可以对埋伏牙进行矫治，不必等待牙列排齐的时间；Tanaka 等[11]也报道了采用腭托上伸出牵引装置的方法来治疗埋伏、弯根的中切牙。孙浩等[12]设计了导杆式矫治器，根据头颅侧位片判断埋伏牙的牙冠朝向和位置的变化，直接在口内通过翻折牵引圈或缩短导杆长度，动态调整牵引力方向使之与牙长轴垂直，这种三维方向的灵活调节，更有利于牙齿向下翻转，同时保障牙根健康。其使用过程中支抗负荷主要集中在双侧第一磨牙、腭基托、硬腭前部，不依赖余留牙，可最大限度减轻对牙列、牙周的损害。

3.2.2.2　矫治尖牙阻生的生物力学

1) 力系统设计

阻生尖牙根据阻生部位不同分为腭（舌）侧阻生和唇侧阻生两类，其力学系统设计也存在差异。

（1）牵引的位置和方向。由于上颌腭侧埋伏尖牙多数和邻牙在三维空间上有交叉重叠，因此在牵引尖牙牙冠移动时，需要考虑邻牙的阻挡，在矫治力方向设计时，也和常规的矫治不同。根据阻生尖牙的位置和特点，设计个性化矫治器使牵引力避开邻牙牙根的干扰，尖牙冠的移动轨迹是先向牙弓腭侧和远端移动，再向牙弓颊侧、低位移动，而不是直接向尖牙间隙移动，这样可以避免对邻牙的损伤，提高矫治成功率。

对唇侧阻生尖牙，如以改良 Nance 弓作为牵引装置[10]，牙冠先在水平面内向唇侧、远中倾斜移动，然后在垂直方向上向𬌗方、腭侧倾斜移动，是两个倾斜移动的组合。若直接以磨牙或双尖牙为支点牵引埋伏尖牙，牙冠移动轨迹是单纯地向下、向后移动，其牙冠大部分时间是在牙槽骨内潜行移动。

（2）阻抗中心和旋转中心。一般认为，单根尖牙的阻抗中心在牙槽嵴一端根长的 $1/3 \sim 1/2$。用改良 Nance 弓矫治者，阻生尖牙先在水平方向上向颊侧移动，由于阻生牙颊侧去骨多，表面覆盖骨质量少，在牙冠的移动路径上，不受牙槽骨的阻挡，其阻抗中心和普通情况相似。而直接牵引法，牙冠直接在牙槽骨内向𬌗方、远中潜行移动，牙冠的大部分被牙槽骨包绕、阻挡，致使被牙槽骨包绕的牙冠相当于普通情况下的牙根，按 $y = \dfrac{3}{5} h$（y 为阻抗中心，h 为根长）公式计算，其阻抗中心向冠方移动。单根尖牙的旋转中心，一般在 $43\% \sim 55\%$ 根长范围，它随着阻抗中心的位置、力的作用点不同而变化，所以应用改良 Nance 弓矫治者，其旋转中心位于牙根方，其牙冠的移动为倾斜移动，力的作用点与旋转中心的距离大，支抗负荷轻；而直接牵引法，牵引力点接近其阻力中心，旋转移动少，牙齿移动接近整体移动，支抗负荷大，矫治时间长。

（3）力偶系统的应用。在阻生尖牙矫治中经常应用到力偶系统，根据尖牙阻生部位不同，设计也不完全相同。采用单力偶系统𬌗向牵引上颌唇向低位阻生尖牙。弓丝弯制成弧形弓，一端插入磨牙辅弓管，另一端在尖牙附件上单点悬吊结扎，尖牙仅受到垂直向伸长力，没有力矩和其他方向力产生，而磨牙除受到垂直向压低力外，还受到逆时针方向的力偶，整个力系统处于静态力平衡状态，尖牙和磨牙受到的垂直向力大小相等，方向相反，$\sum F = 0$。由于两个力线不在一条直线上，故力矩大小相等，方向相反，在磨牙颊面管处产生一力偶导致冠近中根远中旋转，而对于弓丝来说，$\sum M = 0$。应用单力偶矫治系统时，磨牙应以横腭杆连接，邻牙以片段弓丝固定为宜，避免引起磨牙的近中倾斜、压低及冠颊向旋转等副作用，对于尖牙来说，由于其阻抗中心的唇侧会伸长，伸长的同时会产生第三序列的力矩，导致其冠舌向根唇向的旋转，为避免该副作用，应调整作用力线通过尖牙的阻抗中心，但通常很难达到。当尖牙需要大量伸长时，将单力偶矫治系统的尖牙伸长辅弓接扎入尖牙槽沟就转换成了双力偶矫治系统,采用 0.016 in×0.022 in(1 in=2.54 cm)的 TMA 丝弯制,并在尖牙区给予根舌向转矩。

除了唇向低位错位的尖牙外,单力偶矫治系统经过调整同样适用于腭侧阻生的尖牙,弓丝经过弯制调整,从正面观,弓丝结扎到尖牙上时仅产生垂直向伸长力;从𬌗面观,结扎时仅产生横向力。此种情况下,磨牙上分别受到第一、二、三序列的力矩,可以用横腭杆和后牙片段弓方法来减小副作用。

2) 矫治器和支抗设计

埋伏尖牙的位置和矫治的力学机制是影响矫治时间和最终位置的两个主要因素。传统力学系统的衰退是由于牙齿移动中的减化作用或力传导系统的物理性质。矫治器的设计一直以来专注于提高力的传导。尽管理想化的弹簧可以每日传导持续的力,但只在理论上可行,不同颌内、颌间的力共同作用可以成功牵引埋伏牙。

以悬臂梁为基础的矫治器或弹簧(单力偶系统)普遍用于埋阻生尖牙的矫治[13]。悬臂梁在阻生尖牙的 3 个空间平面上,依据尖牙的位置施加力。阻生尖牙上施加的力主要是垂直向和颊/舌向的。对于水平埋伏尖牙,一个纯力偶力系有利于在牵引尖牙萌出前竖直埋伏尖牙。此类矫治器(弹簧)传递的力应设计持续轻力,通过牙齿整体移动从而避免对牙周组织产生危害。此外,矫治过程中保持一个适合的力可以防止频繁的再激活。当施加单一集中力于尖牙上用于萌出和排齐时,其反作用力和力矩会作用于磨牙,此时可以用横腭杆将磨牙与余牙结扎来增强支抗。

对于颊向阻生尖牙[14],悬臂梁用于对尖牙产生单一的萌出力。悬臂梁通常用 0.016~0.018 in 的 TMA 记忆合金丝,从第一恒磨牙颊面管伸展到尖牙,用结扎丝吊扎于尖牙托槽而不直接进入托槽,以获得力作用的点接触。支抗单元受到前倾转矩和压入力,支抗单元可以包括后牙,也可以包括整个牙弓,用 0.019 in×0.025 in 的不锈钢丝作为后牙片段弓丝或整个牙弓主弓丝。前倾转矩导致后牙𬌗平面变平,应仔细地监控。当双侧尖牙阻生时,可用头帽装置控制后牙𬌗平面。

对于腭向阻生尖牙,通常采用 0.014~0.018 in 的不锈钢圆丝作为悬臂梁,同时插入第一恒磨牙的头帽装置颊面管和 Edgewise 颊面管以避免钢丝旋转。支抗单元包括连接第一磨牙的横腭杆和双侧第一前磨牙,采用 0.019 in×0.025 in 的不锈钢主弓丝连接整个牙弓。当上尖牙腭侧阻生较高时,从颊侧途径较困难,因此采用 0.017 in×0.025 in 的不锈钢丝或 TMA 丝作为悬臂梁焊接于横腭杆上,用于牵引尖牙萌出,之后再改用颊侧悬臂梁。

Crescini 等[15]学者提出正畸牵引常以邻牙或牙列为支抗,在二维方向上直接将埋伏尖牙向缺牙隙处牵引,无法避开邻牙牙根的干扰。但上颌腭侧阻生尖牙位置特殊,正畸牵引过程中,尖牙移动不仅距离长、阻力大,需要较强的支抗,而且要避开切牙牙根的干扰。所以常用的正畸牵引方法易造成埋伏尖牙牙根和邻近切牙牙根吸收、支抗丧失引起支抗牙的移动、邻牙深牙周袋和牙槽骨吸收、前牙前突或双尖牙区局部小开𬌗等问题。

在三维方向上牵引上颌腭侧阻生尖牙至正常位置时,需消耗更多的支抗。横腭杆和固定腭弓都可以在三维方向上增强支抗,但是采用改良 Nance 弓(见图 3-10)为正畸牵引装置,支抗负荷由磨牙、前腭部塑料托、腭黏膜与牙槽嵴共同承受,在三维方向上增强支抗的作用更加明显,且在控制磨牙旋转上优势更加明显。但由于 Nance 弓腭托与腭黏膜接触紧密、不易清洁、腭托表面积较大、承受的压力太大等原因,可能会造成黏膜发炎。

与传统的正畸支抗相比,种植支抗(见图 3-11)[16]具有无须过分依赖患者配合、舒适的优点。其支抗能力来自种植钉初始的稳定性,Haydar 等[17]使用微种植支抗和弹性牵引或结扎钢丝来矫治阻生尖牙,被矫治的牙齿可产生三维空间各个方向的移动,包括旋转移动、控根移动、伸出移动与压入移动。值得一提的是,种植钉比天然牙更能抵抗垂直方向的正畸力。

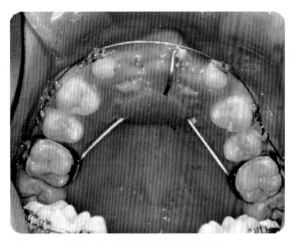

图 3-10 改良 Nance 弓用于阻生尖牙的牵引
Figure 3-10 Traction of impacted canine with modified Nance bar

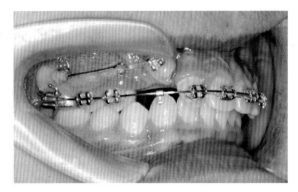

图 3-11 高位种植支抗牵引阻生尖牙远中移动
Figure 3-11 Traction of impacted canine with implant anchorage

3.2.2.3 矫治磨牙阻生的生物力学

1) 力系统设计

(1) 牵引的位置和方向。阻生磨牙的直立通常需要一对力偶作用于阻生的磨牙上,使牙冠向远中移动而牙根向近中移动。临床上常见由于下颌第二磨牙近中边缘嵴嵌在下颌第一磨牙远中根面上,导致单纯的旋转运动不可能使阻生磨牙直立,必须消除邻牙阻力方能奏效。利用矫治器加力产生远中向力量,这有助于消除邻牙阻力,同时也产生轻度的𬌗向力量。远中向力量作用于牙冠𬌗面或远中面时,牙冠远中面相对应的牙槽嵴成为支点,形成一对力偶,从而使阻生磨牙冠向远中移动而牙根向近中移动。因此,阻生磨牙的竖直是旋转、向后平移和𬌗向运动结合的结果。

下颌阻生磨牙的初始位移量与矫治力大小和加载方向密切相关,且整个矫治过程中牙齿始终有向远中和颊侧转动的趋势。为了减少正畸牙牙根吸收的发生,对于需加较大转矩力的牙齿,可先使近颊侧倾斜的牙齿远中竖直,同时在弓丝上加上预制的转矩力消除不需要的扭转,使牙齿尽可能整体移动,近远中方向竖直后,再加上颊舌向的转矩力,使牙齿竖直。

(2) 力偶系统的应用。倾斜阻生磨牙竖直治疗的基本机械力学原理是在力偶的作用下[4],倾斜磨牙产生旋转运动。临床上经常可见第二磨牙或者第三磨牙近中倾斜需要竖直,采用竖直辅弓矫治,往往力量比较柔和,这是一种典型的单力偶矫治系统。竖直辅弓的作用力大小、特性及作用幅度与辅弓的材料特性、弯制方式与形态、辅弓悬臂长度等有关,有时,需要在竖直辅弓的磨牙颊面管近中处加以后倾弯和弹性圈。还有一种方式即增加竖直辅弓的力臂长度,把悬臂挂在尖牙和第一前磨牙之间的主弓丝上。

有些磨牙竖直辅弓由材料生产商用高弹性的弓丝预制成形,临床应用非常方便,对磨牙的作用力更加轻柔,磨牙旋转竖直作用的幅度更大、矫治效果也更好。例如,Forestadent 公司生产的磨牙竖直辅弓就由 Ni - Ti 弓丝和不锈钢弓丝两部分组成,高弹性的 Ni - Ti 弓丝部分提供了力量非常轻柔并且持久的作用力,而不锈钢弓丝部分则利于弯制、方便调整。通过对不锈钢弓丝部分角度和弓丝高度的调整,前后牙齿受到的力和力偶矩是不一样的,可利用双力偶矫治系统来竖直磨牙。

2) 矫治器和支抗设计

(1) 可摘式矫治器。徐庆等[18]采用下颌可摘𬌗垫式活动矫治器来竖直阻生下颌第二磨牙,在下颌𬌗垫的舌侧远中部分包埋 1.0 mm 不锈钢丝在阻生磨牙远中一段距离后,转折向上弯制成牵引钩使其钩部位于磨牙后区,确保对颌牙与位于磨牙后区的牵引钩无咬合干扰。在近中低位阻生的下颌磨牙临床冠暴露部分(若无暴露部分则须先行外科翻瓣暴露)的适当位置黏结一舌侧扣,使用力值合适的正畸牵引皮圈在𬌗垫牵引钩与该舌侧扣之间施加远中向矫治力竖直阻生下颌磨牙。使用该矫治器依托除阻生磨牙以外的下牙弓整体以及𬌗垫基托部分获取的黏膜支抗来保证支抗充分,避免了其他一些矫正方法常见的支抗丧失。对于单侧或双侧下颌磨牙近中阻生均可使用该矫治器矫正,其临床调整及加力方便。由于不需要在牙冠上佩戴带环,因此对于临床冠暴露不足的患者减少了使用外科翻瓣暴露的概率,从而减轻了患者痛苦。但是由于该矫治器为可摘式且在患者进食时也必须戴用,患者每日还需要自行加力,因此要求患者极力配合,疗程也与患者的依从性有很大关系。

(2) 固定式矫治器。下磨牙近中倾斜阻生的病例,可采用下磨牙竖直牵引器,其实际上是下颌舌弓的改良型。制作时将舌弓的舌杆末端向远中适当延伸,并最终在阻生磨牙远中的磨牙后垫区弯制成拉钩。为了增加牵引器刚性,使之受力时不变形,拉钩的连接体部分需要包埋在自凝塑料中。而其末端即拉钩部分则需要暴露在自凝塑料外至少 5 mm 处。这样便于使用过程中根据需要调节拉钩的方向。下磨牙竖直牵引器力学原理简单,作用可靠,既可用于单侧,又可用于双侧磨牙近中倾斜阻生的病例。由于整个牵引器是在舌弓基础上改进而来,牵引力一般不足以引起支抗的丧失。不需要在患牙牙冠上佩戴带环,只要患牙牙冠的外露面可以黏结舌侧扣,即可开始牵引矫正,即使对于完全埋伏阻生者,也可通过切龈去骨暴露部分牙冠来达到此目的。

(3) 支抗设计。过去由于矫治技术的限制,对于水平阻生的磨牙较少进行矫治,特别是下颌第二、三磨牙并列阻生的患者。近年来有学者[19]对前倾、水平阻生磨牙进行竖直,采用在阻生磨牙颊面上黏结颊面管,结合片段正轴辅弓和螺旋推簧进行竖直,但对于埋伏较深的水平阻生磨牙操作难度较大。例如,缪耀强[19]对于牙列较整齐的水平或前倾阻生磨牙,仅选用与阻生磨牙近中相邻的磨牙做支抗牙,黏结焊接了多曲推簧的磨牙带环,就能有效地使前倾或水平阻生的下颌磨牙产生快速的远中牙骀向旋转运动。

支抗丧失是磨牙竖直正畸矫治中的一个难点，应用片断弓联合微种植体支抗（见图3-12）可以有效解决这一问题。

实验结果表明，微种植体支抗的位置、远中向力值、根颊向力偶矩值均对磨牙移动有明显影响。临床上常使用0.18 mm×0.25 mm不锈钢方丝作为工作弓丝，为了增加弓丝弹性需要在弓丝的竖直磨牙近中弯制双股圈，以竖直磨牙近中微种植体为支抗单位。未加力前片段弓的近中末端位于前庭沟处，激活时将其钩用橡

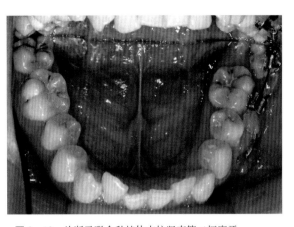

图 3-12　片断弓联合种植体支抗竖直第二恒磨牙
Figure 3-12　Upright second molar by using segmental arch and implant anchorage

皮链挂至前部微种植体支抗上。着力点在微种植体支抗。片段弓对倾斜磨牙近中施加向上力量，在磨牙远中施加向下力量，从而形成以磨牙阻力中心为支点的力偶。通过调整微种植体支抗的位置可以改变片段弓施力力矩。当磨牙倾斜角度较大或者需要同时竖直两个磨牙时所需要的力矩较大，可以将微种植体支抗的位置靠近中植入，如放在第一前磨牙和尖牙间甚至是尖牙和侧切牙间。这样，可通过加长施力力臂来增加竖直磨牙的力矩。但是片段弓只能单纯旋转磨牙，并不能起到压低磨牙和远中移动磨牙的作用。

（严斌　傅肄芃）

3.3　牙槽外科辅助正畸牙移动

正畸的治疗过程实质上是牙周组织和牙槽骨在正畸应力的作用下发生生理性改建的过程。单纯正畸治疗的疗程一般来说需要1～2年的时间。而治疗结束后还需要数年的正畸保持治疗。较长的治疗时间常常是错骀畸形患者选择放弃治疗的原因之一。而加快正畸治疗过程中牙齿的移动是正畸医师长期追求的目标。当人们在单纯正畸的范围内很难找到加快牙移动的方法时，便将眼光投向了牙槽外科。

3.3.1　牙周快速成骨正畸

牙槽外科辅助正畸作为一种快速牙移动的方法则是由Kole于1959年首先提出的[20]。他认为阻碍牙移动的主要阻力是牙槽骨的骨皮质板，一旦破坏了它的连续性，则正畸牙移动所用的时间会大大减少。其主要措施是翻开附着龈，暴露颊舌侧骨板，于牙根间竖直切除骨皮质，同时做根尖下截骨，串通牙槽骨全层。由于这种术式的创伤较大，最终未得到广泛应用。Düker改进了Kole的技术，注意维护牙周的健康，在骨皮质切除术时保留了龈缘的骨皮

质[21]。之后 Wilcko 等[22]进一步优化了术式,将唇舌侧骨皮质切除术与冻干骨和牛骨牙槽骨成形术相结合,产生快速成骨正畸(accelerated osteogenic orthodontics,AOO)之后更进一步演化为牙周快速成骨正畸(periodontally accelerated osteogenic orthodontics,PAOO)(见图 3-13)。

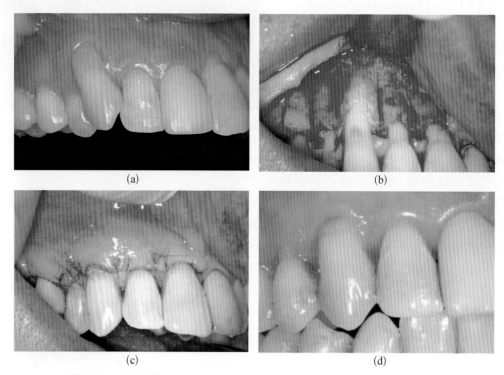

图 3-13　PAOO 治疗过程[21]
　(a) PAOO 治疗前;(b) 翻瓣后行骨皮质切除术后;(c) 骨粉移植后缝合;(d) 治疗后 2 年随访
Figure 3-13　Treatment of PAOO

　　Wilcko 等认为骨皮质切除术辅助的牙移动更倾向于一种"脱矿-再矿化"模式的运动而非骨块的移动[22]。近年来,人们研究发现,PAOO 的作用主要是由一种称为"区域性加速现象"(regional acceleratory phenomenon,RAP)的机制所主导的[24]。RAP 由 Frost 最早于 1983 年提出,在初始的损伤发生后以某种方式刺激局部愈合进程的发生。Shih 和 Norrdin 发现当骨皮质切除术产生皮质骨损伤时,RAP 通过激发软硬组织重塑来加速区域性愈合进程[25]。

　　RAP 在损伤后几天即发生,在 1~2 个月达到顶峰,通常在骨内 RAP 过程持续约 4 个月,并且需要 6 个月到 24 个月甚至更长的时间来逐渐减弱消退。在此期间,有实验表明,行骨皮质切除术的牙移动速度是对照组的 2 倍以上。只要牙持续移动,RAP 效应就会延长。当 RAP 消退后,骨吸收停止且放射影像可见正常骨松质重新出现。一旦正畸牙移动停止,牙槽骨就会发生再矿化[26]。

　　PAOO 的适用范围较广泛,大多数的正畸病例都适用,但对于以下类型的病例效果显著：中到重度的牙列拥挤；安氏Ⅱ类错𬌗畸形需要扩弓或者拔牙；轻度的安氏Ⅲ类错𬌗畸形。

PAOO的临床技术主要分为：翻瓣、骨皮质剥离、骨粉移植、创口关闭、正畸加力5部分。

（1）翻瓣：龈瓣的形式应经过精心的设计，既要使术区暴露充分，有足够的空间进行骨皮质的去除，又要尽量完整地保持牙龈的形态，以达到美学要求。冠方全厚皮片而根方过渡为中厚皮片是一个比较合适的设计。龈瓣的范围应扩展至近远中方向上均超出需要做骨皮质切除的范围，这样就不必做垂直向的松解切口。上颌中切牙间的颊舌（腭）侧龈乳头最好保留，此处的骨皮质切除通过"隧道"来进行[26]。

（2）骨皮质剥离：翻瓣之后，在错位牙的附近使用低速手机的球钻磨除骨皮质。去骨的量不宜过多，能够产生RAP的去骨量较为适宜，且去骨不应产生可移动的骨段，也不应磨除过深达到松质骨，以免损伤深部结构，如上颌窦和下颌神经管。去骨在颊舌（腭）侧都要进行[26]。

（3）骨粉移植：骨移植的材料主要是自体骨、灭菌牛骨、脱钙冻干骨中的一种或几种的混合体。骨粉的用量需要根据牙移动的方向和移动的量、治疗前牙槽骨的厚度，以及唇侧需要牙槽骨支持的骨量来决定。一般来说每颗牙大约需要 0.25～0.5 ml 的材料[26]。

（4）创口关闭：龈瓣应用非可吸收缝线行间断缝合，注意缝合张力不应过大。不需要行打包缝合。1～2 周后拆线[26]。

（5）正畸加力：通常在 PAOO 手术之前一周应完成托槽黏接与矫治器加力。当 PAOO 同时需要进行复杂的膜龈手术时，术前不黏接托槽可以方便手术操作。当龈瓣复位后可以立即施加正畸重力，并且正畸加力不应超过术后 2 周。过晚的加力不能充分利用 RAP 发生时的有利条件。

有进行性牙周炎和牙龈退缩的患者并不适用 PAOO。另外，PAOO 不能作为严重后牙反𬌗采取上颌扩弓的辅助手段。双颌前突伴严重露龈笑的患者，PAOO 同样不适用，而正颌手术是更为有效的解决手段[27]。

尽管 PAOO 的创伤相对正颌手术要小得多，但仍然有少数不良反应的报告，包括牙周组织的丧失、面颈部皮下血肿等。目前尚未有对牙髓活力明显影响的报道，PAOO 对牙髓活力的长期影响还有待进一步研究。牙根吸收的风险同样未见报道，长期效应仍有待进一步研究。

3.3.2 牵张成骨术

牵张成骨术（distraction osteogenesis，DO）是一种通过渐进性牵张骨骼截断的愈合面而产生新骨的方法。其本质是一个骨塑建的过程，先生成血管周围编织骨，之后再沉积改建为板层骨。

Codivilla 早在 1904 年就使用了这种技术[28]，Guerrero[29] 和 McCarthy 等[30] 先后于 1990 年和 1992 年将牵张成骨运用于人的下颌骨。Liou 等首先把这个概念应用于正畸牙齿移动,通过牙周膜牵张成骨进行快速尖牙移动。方法为：在第一前磨牙拔除后同时在牙槽窝的颊侧、舌侧及底部骨板分别做一条沟,且底部的沟斜向尖牙远中牙槽间隔的基底,减少牙槽骨对尖牙远中移动的阻力,在拔牙的当天即以每天 0.5~1.0 mm 的位移、每天加力 2 次的频率加力,通过牵张牙周韧带,促进牙槽骨的快速生成,从而加快尖牙的远中移动[31]。

Kișnișci 和 Ișeri 等则采取了不同的方法来达到快速移动尖牙的目的。方法为：拔除第一前磨牙同时去除其颊侧骨板,并围绕尖牙牙根的颊侧骨板做骨皮质垂直切开术,保留舌侧骨板及骨膜。术后 5~7 天黏结特殊制作的口内牵张装置进行加力。根据他们的研究,牙槽骨牵张成骨技术对于需要拔牙的患者能够减少 6~9 个月的治疗时间,无须口外或口内支抗装置,对牙周组织短期没有不利的影响[32]。

(1) 牙周韧带牵张成骨术(periodontal ligament distraction,PLD)：当第一前磨牙拔除后,在邻近尖牙的牙槽间隔的拔牙窝一侧进行垂直向牙槽骨切除术,在牙槽窝底部斜形扩展至牙槽间隔的基底部,来减少牙槽间隔对尖牙的阻力。注意牙槽骨的切除量不必横穿整个牙槽间隔直至尖牙。术后即可黏结牵张装置(见图 3 - 14)[33]。

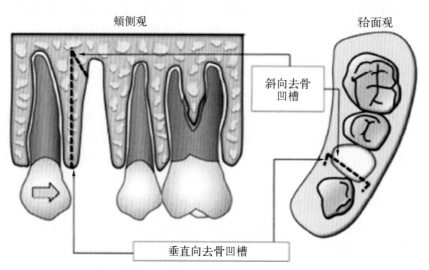

图 3 - 14　牙周韧带牵张成骨术示意图[33]
Figure 3 - 14　Periodontal ligament distraction

(2) 牙槽骨牵张成骨术(dentoalveolar distraction,DAD)：在临床上需要配合影像学检查,包括 CT 扫描、根尖片和全景片,以确定尖牙、拔牙窝及周围骨质的位置关系。手术方式首先于尖牙及拔牙窝的前庭沟底平行于龈缘做水平切口,翻起黏骨膜以充分暴露术区。在尖牙的近中部分,垂直地、连续地做多个孔状骨皮质切除,直到超过根尖 3~5 mm,转而行水平向向远中继续打孔,直到尖牙和前磨牙拔牙窝之间。之后转向朝冠方,在尖牙和前磨牙之间继续连续打孔做骨皮质切除。拔牙窝部分颊侧的骨皮质完全去除,舌(腭)侧的骨皮质则保留。之后扩大骨切除术的范围,完全截断尖牙周围的松质骨,使其包括尖牙成为一个可移动的骨段。在上颌,去除上颌窦底的骨质,但要保留上颌窦黏膜,防止穿孔。

为保证转移骨段能够完全"激活",牵张器需要启动并打开几毫米,再安放至原先的位置(见图3-15)[33]。

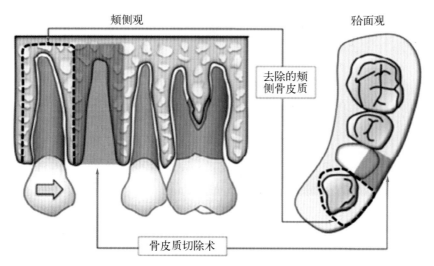

图 3 - 15　牙槽骨牵张成骨术示意图[32]
Figure 3 - 15　Dentoalveolar distraction

目前,尚未有根折、牙根吸收、关节强直或严重软组织裂伤等不良反应的报道。但有一些并发症可能与牵张成骨有关,如龈沟加深、支抗丧失、支抗牙及内收牙的倾斜等,而更常出现的则是牙髓活力消失。

目前,此项技术的运用并不十分广泛,主要的制约因素是牵张器过于复杂、体积较大、舒适度较差。同时其远期效果尚有待观察[34]。

3.3.3　正畸应力刺激骨再生

目前,在临床中,限于时间、费用、患者接受程度等因素的影响,PAOO和DO的单独应用并不常见,一般不作为常规治疗步骤。而在唇腭裂的序列治疗中,则可能运用到两者的结合或其中单独的一种方式。

牙槽突裂是唇腭裂的临床表征之一,牙槽突裂的临床修复技术是唇腭裂序列治疗的重要组成部分。骨移植是目前运用于治疗牙槽突裂最广泛的手段。Seung-Hak Baek报道,一位枪伤患者在自体骨移植术失败后,前颌骨区(上颌右侧中切牙至左侧尖牙区)仍遗留大面积楔状骨缺损。Isono等在上颌右侧侧切牙远中和左侧第一磨牙近中分别做骨皮质切开牵张成骨术,同时正畸牵引右侧侧切牙向裂隙区移动,产生的新骨逐渐缩小裂隙,从而关闭较大面积的裂隙[35]。更有临床现象表明,少数唇腭裂患者在正畸治疗过程中,尝试向裂隙处移动已萌出牙,意外发现在某些青少年患者中,牙移动能带动牙槽骨向裂隙处生长。这可能与RAP现象有关。

我们对此现象进行了实验研究,在建立的动物模型上加载正畸应力,观察人工牙槽突裂处是否有新骨生成。选取健康比格犬,拔除第一、二切牙,去除牙槽骨直达鼻底,宽约15 mm,并去除唇舌侧骨膜(见图3-16),断端两侧唇舌侧黏膜分别相对缝合。术后12周裂

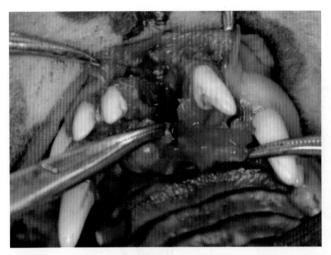

图 3 - 16　手术制造人工牙槽突裂
Figure 3 - 16　Artificial alveolar cleft made through operation

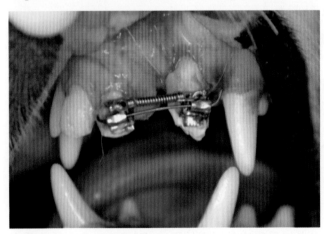

图 3 - 17　术后安放正畸加力装置
Figure 3 - 17　Orthodontic appliances are set afteroperation

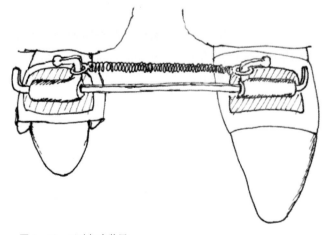

图 3 - 18　正畸加力装置
Figure 3 - 18　Orthodontic appliances

隙保持良好,裂隙两端软组织愈合良好。进行 X 线检查,可见裂隙大部分依然存在,两牙体之间的间距基本未发生变化,鼻底梨状孔下有少量新骨生成。

之后制作加力装置,以镍钛拉簧加力,矫治力为 150 g(1.5 N),牵引两侧牙齿向裂隙移动(见图 3 - 17 和图 3 - 18)。每周加力一次,持续 16 周。正畸加力 16 周后观察,裂隙两侧牙体相接触,牙体形态完整,颜色正常,无根面暴露或根尖穿出骨皮质等现象,裂隙明显减小至两侧软组织相接触,裂隙底部软组织向龈方生长(见图 3 - 19)。翻瓣观察可见,两牙牙体相接触,牙根大部在牙槽骨内,未见根尖穿出骨皮质等现象,近牙颈部仍有少量裂隙存在,且有软组织长入。而根尖段裂隙已被骨组织所代替(见图 3 - 20)。X 线检测加力 16 周后观察,裂隙处低透射区明显减小。裂隙底部由梨状孔处向龈方移动。裂隙两侧牙体紧密接触,且两侧牙髓腔形态正常,未见明显的牙体吸收。实时荧光定量聚合酶联反应(PCR)检测发现牙槽骨中 RANKL、骨保护素(osteoprotegerin, OPG)、骨形态发生蛋白 - 2(bone morphogenetic protein 2,BMP - 2)和血管内皮生长因子(vascular endothelial growth factor,VEGF)表达升高,裂隙处骨改建活跃。

利用正畸技术牵引毗邻牙齿向牙槽突裂隙处移动,基于 PAOO 和 DO 相关理论对牙槽骨产生功能性

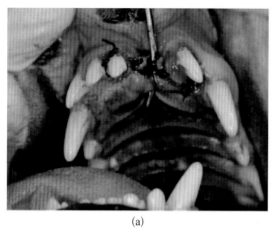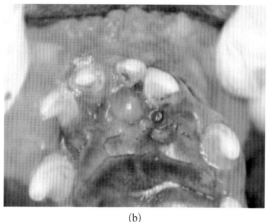

(a)　　　　　　　　　　　　　　　　　(b)

图 3 - 19　正畸加力前后对比
（a）人工牙槽突裂术后；（b）正畸加力16周后可见人工裂隙两侧牙齿已接触

Figure 3 - 19　Comparison between pre and post orthodontic treatment

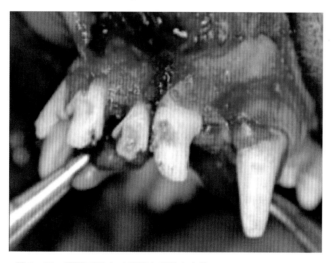

图 3 - 20　翻瓣可见人工牙槽突裂基本合拢

Figure 3 - 20　The closure of artificial alveolar cleft

刺激，生成新骨，缩小关闭裂隙，为外科辅助正畸牙移动的临床应用提供了一个方向和思路。

3.3.4　正颌"手术优先"治疗

正畸正颌联合治疗是治疗某些严重错𬌗畸形的重要手段，通常正畸正颌联合治疗的进程以正畸治疗开始，排齐整平牙列、去代偿。之后进行正颌手术，术后继续正畸治疗。通常整个治疗过程需要24～30个月。Nagasaka 等于2009年提出了手术优先治疗（surgery first approach，SFA），即患者正颌手术前不接受正畸治疗或只进行简单的正畸治疗[36]。先通过手术将颌骨恢复到理想位置，然后再进行正畸治疗，可以使牙齿更快速、更稳定地移动。大多数 SFA 的术后正畸治疗时间为1年左右或者6～9个月。同时，对于骨性错𬌗畸形较严重的患者，尽快进行手术改变面型有助于其建立治疗的信心。

然而,虽然 SFA 正畸正颌手术方法减免了或者缩短了术前正畸的时间,但缺少了稳定的咬合关系和颌骨关系作为参考,或者部分患者存在殆干扰,因此很难在上下颌模型中设计出理想的咬合关系,因而导致术后骨性畸形的改善难以达到预期。因此,要想正确选择适合 SFA 的患者,还需要积累大量和长期的临床经验[37]。

3.3.5　纤维切断术

在正畸治疗中,矫治力不仅仅需要克服牙槽骨的阻力,同样需要克服软组织的抵抗力才能启动牙齿移动。在牙齿移动初期,首先遇到的阻力是嵴上纤维组织及相邻间隙处的龈组织。Binderman 等研究发现,行龈牙和牙间纤维的纤维切断术足以刺激牙槽骨吸收,因而加速正畸牙齿移动。但此术式的研究并不多,缺乏相关的临床数据,故其应用有待进一步研究[38]。

(曹阳)

3.4　牙体牙髓病治疗的生物力学及其应用

近 20 年来,生物力学(biomechanics)得到突飞猛进的发展。在口腔医学领域,生物力学的概念、方法和手段大量运用在牙体牙髓病学、修复学、正畸学及颌面外科等,结合生物力学知识研究口腔医学基础和临床实际问题,以及必要的口腔临床技术手段,可为口腔疾病的诊断和治疗方案等提供指导性依据。

3.4.1　牙体疾病治疗的生物力学应用

牙体疾病治疗的主要方式是充填治疗。它是指将牙体预备形成一定的固位形和抗力形后,用适当的充填材料恢复正常牙体的外形和功能。由于牙齿在正常咀嚼运动中承受 $10\sim23\ kg$ 的合力($1\ kgf\approx9.8\ N$),牙体充填既要保证牙体和充填体能正常发挥咬合功能,又要注意避免形成应力集中,导致牙体或充填体出现折裂。

3.4.1.1　洞型预备

充填修复的成败不仅与预留牙体组织有关,窝洞的深度、大小、形态等对牙体组织的抗力和固位影响也很大。研究表明,窝洞的直径越大,牙齿的抗折能力下降越多,而其中窝洞洞深比洞宽对牙体的抗折力能力影响更大。

1)Ⅰ类洞

多数Ⅰ类洞直接承受殆力,设计时应注意将窝洞边缘避开咬合接触点。此类洞树脂充填时与树脂产生黏结的面积与未黏结面积之比较大,应注意分层充填与固化,减少充填体与牙体组织之间的界面应力,降低微渗漏发生率。

2)Ⅱ类洞

邻殆面Ⅱ类洞在受垂直载荷时应力分布较均匀。但受到侧向力时,应力分布开始变得不均匀,且随侧向力角度增大而逐渐向龈方集中,龈壁处应力增大明显,此部位要做好缓冲,使点线角圆钝,减少应力集中的产生;施加垂直载荷时,Ⅱ类洞型显示为拉应力和压应力并存,牙体容易受破坏,在条件允许的情况下,邻面隧道洞形可以使牙体仅受单一的应力作用,而不易被破坏;斜向加载时,隧道洞型的牙体变形比Ⅱ类洞型的牙体变形要小。因此,邻面洞制备成隧道洞型更能提高牙体充填体的抗变形能力。

3) Ⅴ类洞

临床大多数Ⅴ类洞充填都针对楔状缺损,其充填重点是固位和美观。楔状缺损的发病因素众多,殆力因素在楔状缺损的发病中起着重要作用,其中轴向殆力能够增加楔状缺损的发病率,侧向殆力也会加重楔状缺损[39]。对不同深度的楔状缺损模型的应力分析表明,牙颈部缺损深度越大,所受的应力也越大,所以楔状缺损应及时进行充填修复。楔状缺损一旦充填后,牙颈部的应力集中明显得到改善。但充填后如果存在咬合异常,也将增加充填失败率。因此应适当调殆消除早接触与殆干扰。

3.4.1.2　充填材料

窝洞预备后,需要进行充填。研究发现,各种垫底材料及充填材料的选择也对牙体后期的应力产生影响。

1) 垫底材料

垫底材料的力学性质、洞形的设计、充填操作、垫底材料的厚度等都对充填质量有着重要的影响。复合树脂或银汞充填时,缺乏垫底会对牙体组织产生较大的应力,而采用玻璃离子垫底则可以降低充填体对牙体的应力作用。

同时,由于垫底和充填材料的力学性质差异,两者的交界面处产生应力集中,可能导致充填后牙体或充填体发生折裂。充填材料与牙体组织的弹性模量差别越大,折裂的可能性就越大。垫底材料和充填材料的弹性模量越一致,产生的界面应力就越小。

改变垫底材料和充填材料的厚度也会影响牙体充填体的应力分布。使用较厚的氢氧化钙垫底(1.5 mm 或 2.0 mm)会导致牙体、充填体和垫底材料之间的应力过大,易造成充填失败。因此,建议垫底材料的厚度控制在 0.5～1.0 mm 较为适宜。

2) 充填材料

(1) 银汞合金:虽然银汞合金具有优越的机械、物理性能,但由于其美观性差、汞污染、牙体组织不能最大保留等原因,目前在临床上已很少使用。

(2) 复合树脂:目前常用的复合树脂兼具优良的抛光性能和机械性能。但不同类型复合树脂的性能也有差异,比如超微填料复合树脂充填Ⅱ类洞的折裂率较混合型复合树脂充填者高,这可能是由于前者的机械性能较差。复合树脂充填体的抗力受洞形的影响较小,对窝洞制备的要求不高。随着复合树脂材料的不断研发、改进,复合树脂作为后牙充填材料的成功率越来越高,磨耗率也有所降低,其应用范围将会越来越广泛。

(3) 玻璃离子:玻璃离子多用于乳牙的充填、深洞垫底。光固化玻璃离子与牙本质的洞壁间有良好的黏结性和边缘密封性,对牙髓无刺激,并且在自酸蚀后表面可形成微孔,与树脂形成微机械嵌合。但玻璃离子的机械性能较差,一般用于暂时充填材料或非受力区域使用。

（4）复合体：又叫聚酸改性复合树脂，是复合树脂与玻璃离子的复合体，融合了两者的优点，但相比复合树脂其机械性能稍差，因此一般用于非受力或低受力部位的充填治疗。

（5）嵌体修复：对于牙体组织缺损较大的Ⅰ、Ⅱ类洞可以选择嵌体修复。复合树脂的嵌体修复较直接充填修复有更好的抗疲劳能力，间接嵌体与牙体组织界面的应力值明显小于直接嵌体。

嵌体材料的选择、洞形的设计等对最终的修复效果也有重要影响。嵌体修复后，嵌体的应力集中在与龈壁对应处，牙体组织的应力集中在髓壁牙本质处。高弹性模量的全瓷嵌体不能将加载的合力重新分布，而低弹性模量的复合树脂嵌体则能够使合力分散传递到牙根及周围支持组织中。因此，相比金、钴铬合金、瓷嵌体，复合树脂嵌体在同等合力载荷下产生的应力值小且均匀，发生折裂的机会相对小。Ⅱ类洞嵌体龈壁肩台设计成90°、龈壁的高度增加、宽度减小有利于减小应力。嵌体轴壁的聚合度也是一种重要影响因素，有学者认为12°是避免形成轴壁倒凹的最小角度[40]，也有观点认为瓷嵌体使用7°的聚合度且不使用𬌗斜面时，应力分布可达最优化[41]。另外，有限元分析认为高嵌体能够更好地保护剩余牙体组织，减少折裂机会，因此对于大面积的 MOD 洞形，则应该考虑采取高嵌体，以保护剩余牙体组织。

医生在充填治疗前应该根据患者的经济状况、患牙缺损类型等选择适合的材料进行充填以获得最佳的充填治疗效果。如后牙直接承受𬌗力的Ⅰ、Ⅱ类洞缺损较大时，应首选后牙复合树脂，中小缺损则可选择使用混合填料型复合树脂。而大面积Ⅰ类洞、Ⅱ类洞、MOD 洞可采用嵌体修复。

3.4.1.3 减少应力集中的措施

充填后调𬌗是减小应力集中的重要方式。研究证明在轴向𬌗力作用下，牙釉质、修复体的应力以压应力为主且分布均匀；而在侧向力作用下，牙釉质、修复体的应力分布不均匀，修复体与牙体的交接面处拉应力明显增高。而牙体组织的抗拉能力不如抗压能力，这种性质在牙釉质上表现得更加明显。因此，在牙体充填修复过程中应该注意调𬌗并适当降低高陡牙尖，使𬌗力尽量与牙体长轴平行，以减少侧向𬌗力引起的应力集中对牙体组织的破坏。

总之，牙体疾病的治疗建立在生活牙髓的基础上，在治疗的整个过程应全面考虑，注意维护预留牙体组织、牙周支持组织的健康和充填体的远期效果。

3.4.2 牙髓根尖周疾病治疗的生物力学因素

根管治疗（root canal treatment）是目前国际上最常用且有效的牙髓根尖周疾病的治疗方法，其原理是通过机械和化学方法去除根管内的大部分感染物，并通过充填根管、封闭冠部防止发生根尖周病变，或促进已发生根尖周病变的愈合。在根管治疗过程中及后期修复中都存在诸多生物力学因素，使牙体组织出现并发症。例如，根管预备使根管的几何结构发生变化，导致牙体出现缺陷，承担咬合力后则容易出现牙本质微裂（dentin crack），甚至牙根折裂（vertical root fracture），直接影响根管治疗的预后；同时，根管充填需要用一定压力挤压牙胶尖，封闭根尖孔和侧副根管，但过度的充填压力也可能导致牙根纵裂等。因此，准确掌握根管治疗前后牙根管形态与牙齿力学性能的变化不仅是有效治疗的保证,也是评估预后和选择根管治疗手段的可靠参考。

3.4.2.1　根管预备

根管预备(root canal preparation)是根管治疗术中的关键步骤,为了彻底清除根管内病变牙髓组织及其分解产物、细菌和各种毒素,需要去除根管表层感染的牙本质,制备成具有连续锥度的根管形态。根管预备过程中,由于器械使用不当、预备过度,可能造成根管内器械分离或牙根纵折等,使根管治疗失败。学者们运用生物力学研究方法对根管治疗的器械和预备方法进行应力分析,为临床操作中根管预备的安全性提供有力的实验依据,从而指导临床操作,减少根管治疗的失败率。

1) 根管预备器械和方法

根管预备时通过器械的切削作用去除感染牙本质,常受许多因素的影响,如操作者本身,器械的截面属性、抗疲劳程度、抗破坏能力、预备技术、器械设计、材料属性和锥度等。

根管预备器械种类将影响根管受力。镍钛器械预备后的根管抗压强度比 K 锉高30%～50%。镍钛器械中,ProTaper 器械预备时根管壁所受的应力大于 ProFile,35 号 K 型锉预备时根管壁所受的应力相对较小;而且,根管直径越大牙根所受的应力值也就越高,但在根尖部这种影响却不明显。

根管预备方法也可能影响根管受力。根管预备后牙根强度会下降,锥度增大会引起根管壁应力值增加,过度切削则会使牙根最大 von Mises 应力值明显增加,该变化在根中上1/3段更加明显。标准法、逐步深入法、逐步后退法是常用的根管预备技术。逐步后退法在根部应力值略大于标准法与逐步深入法,在冠部则几乎相同。在弯曲根管牙预备中,3 种预备方式预备后根管受力无明显差异,都明显小于根管断裂的极限值[42,43]。

因此,根管预备过程中,针对不同根管的直径、锥度、弯曲度等不同,恰当地选择镍钛器械、预备方法,并规范地进行根管预备是非常重要的。在根管预备时,应制备出良好的便利形,有利于寻找良好视野方便根管预备和后期根管充填。在此过程中,应维持根管剩余组织抗力间的平衡,不宜过度追求根管上段的敞开而大量切削根管中上段,牙本质须保证足够的厚度来维持根管强度。

2) 根管预备器械断裂的生物力学分析

由于根管系统的复杂性,根管治疗中器械分离(instruments separation)是常见的并发症之一。器械分离后堵塞根管,使堵塞部位以下根管无法清理,可能导致治疗失败。镍钛器械与不锈钢器械相比具有良好的成形能力和抗腐蚀性能,尤其是在弯曲根管预备中也能取得满意的成形和清理效果,但镍钛器械在使用过程中较不锈钢器械更容易断裂,且断裂前无肉眼可以分辨的形变或者缺陷,不容易预防器械分离。

疲劳分离(cyclic fatigue)和超扭矩分离(torsional stress)是镍钛器械发生分离的主要机制。疲劳分离主要是由于加工硬化和金属疲劳,器械在根管弯曲处反复受到压应力和拉力的作用而最终导致分离;超扭矩分离主要是由于器械直径大于根管直径,器械在根管内被锁住,但柄部仍在转动,从而导致器械发生形变,当弹性形变达到镍钛合金极限时,器械发生分离。有研究表明,50%～90%的器械分离是由于疲劳分离引起的,小锥度镍钛器械折断率高于大锥度器械,直径越小器械分离率越高。对镍钛器械 Mtwo 和 ProTaper 研究发现,它们在受到循环疲劳应力时,器械的弯曲半径越大,器械分离的可能性越小[44]。在使用镍钛器械预备前或预备细小根管时,先用手用器械疏通至工作长度可以有效地避免器械分离的发生。不锈钢手用根管器械也可能操作不当出现器械分离。应注意使用时旋转幅度不应超过180°,力量要适当,并结合不同的根管预备方法,尽量减少切割刃部位的应力集中,从而减少器械变形和分离。

因此,我们建议在器械受到循环应力时,其旋转幅度不超过180°,力量适当,尽量减少切割刃部位的应力集中。若在镍钛器械预备前先用手用器械对根管进行预扩,则能避免其产生过度的扭转应力,并有利于操作者对根管解剖形态的了解,从而减少器械分离的发生。临床上应限制器械使用次数,定期丢弃,预防器械分离。最后,勤练习使用各类根管预备器械,熟练掌握操作要点,提高根管预备技术,根据不同根管特点,选择适宜预备方法、适当力度和操作手法,从而有效降低器械分离的可能。

3) 牙本质微裂的产生

牙本质由钙、磷等无机物纳米颗粒和牙本质小管组成,网状分布的牙本质小管又由胶原纤维构成,当胶原纤维受冷热、干湿等环境影响时会收缩,使嵌入牙本质小管周围的无机物纳米颗粒相互挤压,当这种挤压的内部应力达到一定值时,就会使牙齿出现微裂(dentin crack)甚至断裂。从断裂力学的角度来看,根管结构性缺陷、微裂或根管预备的不合理行为都有可能成为影响根管折裂强度的因素。造成牙本质微裂产生的因素有很多,根管预备常常是造成牙本质微裂产生的主要原因。

镍钛旋转器械在根管预备中对牙本质有不同程度的破坏。如 ProTaper 预备根管时扩大根尖锥度将产生较多的牙本质微裂。因此,ProTaper 比 Profile、GT、Wave One 更容易产生牙本质微裂。而手用 ProTaper 又比机用 ProTape 更容易形成牙本质微裂。镍钛旋转器械不同的运动方式同样影响牙本质微裂的形成。当镍钛器械往复运动时,根管预备产生的牙本质微裂少于连续旋转运动[45]。单支锉可能比多支锉系统产生较少的牙本质微裂,比较 Reciproc、OneShape、SAF 和 Mtwo 系统,发现 3 种单支锉所产生的牙本质微裂明显少于 Mtwo 系统,这可能与单支锉的运动方式和合金构成不同有关[46]。

综上,相比临床上目前常用的根管预备器械,ProTaper 在预备时易产生较多的牙本质微裂,尤其是在扩大锥度的过程中,而机用产生的微裂少于手用 ProTaper 器械;同样的预备器械、运用往复运动产生的牙本质微裂较连续旋转少。其实,在临床根管治疗操作中,应严格把握不同器械进行根管预备的适应证,根据不同根管特点和牙本质壁厚度,选择适宜预备器械、适当力度和操作手法;无论选用何种根管预备器械和根管预备方法都应以彻底去除根管壁感染物质为标准,尽量避免对牙体硬组织的过度切削,减少牙本质微裂的产生。

3.4.2.2 根管充填

根管充填(root canal filling)是指在根管进行适当消毒后再严密充填根管,以防止发生根尖周病及促进根尖病变的愈合。常用充填方法有侧方加压充填法和垂直加压充填法,两种方法均以牙胶尖辅以根管糊剂进行根管充填并在充填过程中施加一定的力,以便将根管封闭剂压入根管和细小的侧支根管中。但临床上可能由于加压充填过程中施力不当等而发生牙折的危险。

根管预备过度则使牙体组织丧失过多、管壁过薄,从而导致牙体抗折能力下降;而且根管壁越薄,根管充填时产生的应力越大。其中,充填材料牙胶尖的弹性模量对根管壁应力的影响很小,可以忽略不计。但不适当的侧压充填器械可能会造成牙根的折裂,如侧压充填器锥度过大,则可能使根管壁产生很大的应力。在同样的加压条件下,垂直加压产生的管壁应力大于侧方加压产生的管壁应力;垂直加压的最大应力位于受压侧,侧方加压的最大应力位于根上 1/3 和根中 1/3 的受压侧,且受压位置越低,管壁应力越大[47]。

无论采用何种充填方法,压力过大或操作不当都有造成牙根折裂的危险。在垂直充填时,携热器将根管内牙胶尖分段软化,则牙胶尖的流动性随之增加,所以垂直充填器加压充填的力量不能过大;在侧压充填时,需选择合适的侧压充填器,如镍钛合金侧压充填器深入根管时注意控制加压力量的大小,并选择管壁较厚的一侧,这样就可以大大降低牙根折裂产生的可能性。

3.4.2.3　牙体修复

详见本章 3.5 节口腔修复的生物力学。

3.4.3　展望

从生物力学角度考虑,口腔是一个复杂、动态的生物力学环境,影响力的相关因素较多,目前研究口腔生物力学的方法手段将牙体组织和牙体修复充填材料模型等的建立有所简化,不能全面、客观地反映牙体组织等的受应力情况。因此,根管治疗过程中遇到生物力学方面问题的解决关键在于建立有效真实的模型。随着计算机、Micro‐CT 和工程软件技术不断发展,生物力学研究分析手段和方法也将继续改进和模拟口腔环境下牙体组织等的应力分析,在研究根管预备和根管充填压力方面,尤其是在预防根折方面的研究,有望提供更准确可靠的生物力学基础支持,从而更好地指导临床工作。

(程然　胡涛)

3.5　口腔修复的生物力学

口腔修复学是指应用符合生理的方法,采用人工装置修复口腔及颌面部各种缺损并恢复其相应生理功能,预防或治疗口颌系统疾病的一门临床科学[48]。其主要任务是按照正常的生理要求去恢复牙体缺损、牙列缺损或缺失。口腔修复学是我国口腔医学中最早开展生物力学研究及应用的学科之一。

口腔修复的生物力学研究方法多种多样。但自 1974 年有限元分析法被 Farah 等[49] 引入口腔医学中,由于其参数可自由设计,建模快速,成本低廉,且可观察结构复杂的牙体及修复体各细节部位的应力分布特点,该方法已经成为口腔生物力学研究的基本手段之一。

在口腔修复中,无论是固定修复或是活动修复都与生物力学息息相关。例如,单冠及固定桥基牙的受力分析;可摘局部义齿基托下组织的受力分析;不同材料的力学性能分析;以及修复后的应力恢复情况等都涉及生物力学原理。以下主要介绍临床上常见修复方法中生物力学的相关研究及应用。

3.5.1 固定全冠与生物力学

固定全冠指覆盖全部牙冠表面的修复体,主要用于牙体缺损的修复,同时全冠也是固定桥修复体中的主要固位体。在各类固定修复方式中,固定全冠修复所占的比例最大。

固定全冠修复体常常由于冠脱落、牙折、崩瓷等原因导致修复失败,因而固定全冠的生物力学研究主要集中在全冠的应力分布情况研究。研究表明,针对下颌第一磨牙,利用显影塑料代替双层全瓷冠并用 Micro - CT 扫描,通过 Simple、Geomagic、Ansys 软件建模,可为全瓷冠有限元的分析提供一种更精确、简便的建模方法。应力分析揭示全瓷冠咬合接触点、颈部肩台及核瓷组织面是张应变集中区域,其余部分的应力分布均匀且较低。有学者采用三维有限元法分析下颌第一磨牙全瓷冠修复后的应力分布规律时发现,压应力较大,主要集中于全瓷冠牙骀面;拉应力与剪切力相近似,主要集中于冠边缘,最大拉应力集中于全瓷冠近颊侧边缘及内表面处。因而在临床操作中,制作固定单冠时应将载荷均匀分散于骀面,以保护固定单冠的基牙健康。

固定单冠的颈缘形态与应力分布密切相关。实验证实,应用三维有限元法分析不同颈缘形态时,颈缘直角肩台型设计等效应力比凹面型肩台设计的小,前者应力分布较后者更均匀,应力极值更小。这也提示临床上设计单冠颈缘形态时,直角肩台型优于凹面型设计。采用三维有限元法对下颌第一磨牙全瓷冠不同颈缘形态的应力分布规律进行分析,结果表明全瓷冠承受垂直载荷时骀龈向主要产生压应力,颊侧颈缘有张应变集中。提示临床制作全瓷冠时宜设计肩台型,冠颈缘厚度应为 0.5~1.0 mm,以提高全瓷冠的抗折能力。

3.5.2 嵌体与生物力学

嵌体指嵌入牙冠内的修复体,其中部分嵌入牙冠内、部分高于骀面的修复体称为高嵌体。近年来,随着材料学及黏结技术的飞速发展、制作工艺技术的普及,以及牙体缺损修复理念的改变,嵌体已重新成为牙体缺损保存修复的常用修复方式之一。Bergman[50] 做的关于全瓷嵌体修复治疗的调查资料显示,相关问题主要是嵌体牙体折裂、嵌体脱落、过敏反应等,而牙体和嵌体应力过度集中则是导致嵌体和牙体折裂的重要原因。因此,嵌体的生物力学研究主要针对洞型的优化设计及嵌体材料等因素,从而减少应力集中,增加牙体及嵌体的抗折性。

研究表明,全瓷高嵌体修复后的牙体应力分布更均匀,由于高嵌体覆盖于整个牙体骀面,使骀力可均匀地分散在剩余的牙体组织上,明显改善窝洞侧壁的应力集中现象。针对不同洞型嵌体的有限元模型分析,发现牙本质应力随嵌体窝洞宽度增大而增大,主要集中于颊舌牙尖部和舌侧颈缘部,高嵌体可明显改善牙体内部应力集中现象。因此,对于临床上窝洞宽度的预备应因势就形,当宽度较大时,可考虑高嵌体修复,同时,也可通过适当降低牙尖的高度来降低牙尖所受侧向力,从而防止牙体折裂。

除了洞型设计,嵌体的材料类型及剩余牙体组织等因素也会影响应力分布。实验证明,镍铬合金、烤瓷和复合树脂这 3 种不同材料制成的嵌体的应力分布有所不同,不同材料的嵌体增加相同的厚度,其应力增加的量不同。所以,在临床嵌体修复中,为保护牙体组织和避免牙体折裂,应根据材料的不同适当调整其厚度。剩余牙体组织的龈壁和髓壁及两者之间的距离关系也是影响牙体应力分布的重要因素。有学者认为Ⅱ类洞嵌体设计时,龈壁高度增加、宽度尽量减小有利于减小修复后牙体的应力,龈壁角度的有无对牙体应力无影响。

3.5.3 贴面与生物力学

贴面是指采用技术黏结,对牙体表面缺损、着色牙、变色牙和畸形牙等,在保存活髓、少磨牙或不磨牙的情况下,用修复材料直接或间接黏结覆盖,以恢复牙体的正常形态和改善其色泽的一种修复方法[48]。黏结是贴面修复中的重要环节,因而贴面的生物力学研究既包含了贴面自身性质的研究也包含了对黏结层的研究。

瓷贴面厚度是影响贴面复合体应力传导和分布的重要因素,厚度不同会影响牙体预备量,更影响美观效果[51]。相关研究也证实了这一观点,应用三维有限元分析法对 3 种类型(Ⅰ型开窗型、Ⅱ型对接型、Ⅲ型包绕型)瓷贴面复合体应力分布进行分析,可发现Ⅲ型贴面其薄型贴面较厚型贴面应力值低,前者牙体上的应力值也最小,Ⅲ型贴面为包绕型,使牙体组织为间接受力。因此,临床上建议Ⅲ型贴面应用包绕型薄贴面更有助于牙体保护[52]。黏结层的破坏是临床上贴面脱落的重要原因,但黏结层厚度对贴面复合体应力分布影响不大。

3.5.4 桩核冠与生物力学

桩核冠指利用桩插入根管内以获得固位的一种全冠修复体,其中桩与全冠分开制作,各自独立[48]。这是修复大面积牙体缺损的一种常用的修复方法。由于剩余牙体组织量少,无法单独使用全冠获得良好固位。桩的使用有利于增加固位和抗折性。因此,桩核冠的力学生物学研究主要集中在桩核自身性质及黏结层等方面。

对于牙体缺损量较大的情况,桩核的使用能有效降低牙体组织所受应力。应用三维有限元分析法进行力学分析,发现采用纤维桩全瓷冠修复时,牙本质的应力值小于仅使用全瓷冠修复时的应力[53]。有学者通过对全瓷冠、复合树脂充填开髓洞全瓷冠、铸造镍铬桩核全瓷冠及纤维桩复合树脂核全瓷冠 4 种修复体的牙本质应力进行分析,结果显示:以上 4 种设计的牙本质最大主应力的高应力区位于牙根颊侧外表面,峰值在牙颈部;桩核修复体的桩尖周围应力明显集中,但铸造桩与纤维桩修复的牙体组织应力低于全冠修复[54](见图 3 - 21)。

桩核的自身性质与牙体组织应力分布密切相关。

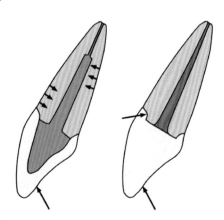

图 3 - 21　桩核的保护作用

Figure 3 - 21　Protective effect of post and core

低弹性模量的桩有利于应力的均匀分布,避免出现桩-牙本质应力集中,有利于保护剩余牙体组织。桩-牙本质界面等效应力随着纤维桩直径的增大而增大,随着桩深度的增加而减小。相关研究对比了两种桩核形态的应力分布,建议在临床上的弯曲根管可采用锥形桩预备,以避免侧穿,若根管较直,可采用柱形桩预备。桩核冠的箍效应也会影响牙体应力分布,箍的存在使得牙根应力分布更加均匀。

黏结层和载荷角度等外界因素对桩核修复体的应力分布也有重要影响。实验证明,通过建立上、中切牙桩核冠修复体的三维有限元模型,发现随着黏结层厚度的增加,牙本质内的最大主应力呈上升趋势,且牙体应力峰值向根尖部转移。因此建议临床上尽量降低黏结层的厚度,增加桩与根壁密合度,从而减少牙体应力,防止牙折。而不同角度桩核在牙根内的应力分布也有所不同,研究表明,牙根内应力与载荷力和牙长轴形成的交角大小成正比,牙根内应力分布趋势与交角方向有关,施力点与釉牙骨质界距离越近,对牙根应力影响越大。

3.5.5　固定桥与生物力学

固定桥[48]是指利用缺牙间隙两端或一端的天然牙或牙根作为基牙的一种常规修复体,多用于牙列缺损的修复。牙周储备力是固定桥修复的生理基础。因而固定桥的生物力学主要研究基牙的牙周情况及基牙数目等自身因素与应力分布的关系。

有学者采用三维有限元法分析下颌前牙固定桥修复前、后基牙牙周膜的应力和应变分布规律,发现牙周膜的应力分布和大小具有时间依赖性,牙周膜残余应力的大小与加载量及加载方向有关。加载方向是影响牙周膜应力分布、应力累积和应力释放的重要因素[55]。研究显示,不同方向的载荷力与基牙应力分布有关(见图3-22);侧向力对基牙牙周组织有明显影响,应力集中在基牙唇、舌侧牙嵴顶;随着牙槽骨吸收程度增加,侧向力产生的应力集中明显大于垂直向应力。同时,该研究也发现牙周组织在双侧牙槽骨吸收较单侧牙槽骨吸收的牙周组织应力增大,牙槽骨吸收程度与牙周组织应力分布密切相关。而在其他相关实验中也得到了相似结论,即当基牙牙槽骨无吸收时,固定桥两基牙应力分布均匀;当基牙牙槽骨有轻度吸收(大于10%)时,固定桥两基牙即开始出现应力集中。

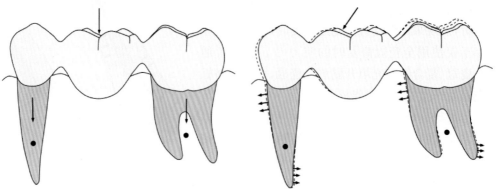

图3-22　固定桥应力分布情况[48]

Figure 3-22　Stress distribution of fixed bridge

为了深入研究基牙数目与牙槽骨支持高度等因素对固定桥的应力影响,有学者采用三维有限元方法对多基牙固定桥进行应力分析,结果显示:牙槽骨高度降低条件下基牙牙周膜的应力值增大;固定义齿修复后,牙周支持组织的应力值下降;随着基牙数目的增多,牙周支持组织的应力值及牙齿在垂直方向的位移值降低,但单纯增加基牙的数目不会导致支持组织的应力明显减少。这些研究结果均可为临床上固定义齿的设计提供相应的参考依据。

3.5.6 可摘局部义齿与生物力学

可摘局部义齿是一种用于部分牙缺失(牙列缺损)的修复体,患者可以自行摘戴。义齿主要是通过固定在余留天然牙或固定修复体上的卡环等固位装置和基托保持义齿在牙列中的位置,利用天然牙和缺牙区牙槽嵴做支持,恢复缺失牙及其周围缺损组织的解剖形态和生理功能。可摘局部义齿的适应证广泛,从缺失一个牙到只剩余一个牙的情况均可采用可摘局部义齿,尤其适合缺牙数目多、游离缺失、有组织缺损,以及余留牙牙周健康情况较差的牙列缺损者。然而,不良的修复体设计会使基牙及牙槽嵴受到不良应力,从而对其造成不同程度的损伤。因此,了解可摘局部义齿的受力特点对其设计具有指导意义。一个设计合理的可摘局部义齿能够获得良好的固位力,同时不会对口内软硬组织形成不良应力。

3.5.6.1 常规可摘局部义齿

1) 卡环的应力

卡环根据其形态结构不同可分为圆环形卡环和杆形卡环。

圆环形卡环用于牙支持式可摘局部义齿时,可实现良好的固位和稳定。但用于修复游离端缺失,当义齿受到垂直向的𬌗力时,在基牙远中靠近龈端部位牙槽骨表现出明显的应力集中,且明显大于根尖区牙槽骨的应力。这说明此时基牙受到远中向的扭力,形成了以远中𬌗支托为支点的Ⅰ类杠杆运动,使基牙产生向远中倾斜的趋向。

Ⅰ型卡环是典型的杆形卡环,固位臂为杆形,从义齿基托或金属支架中伸出经过牙龈达到基牙的倒凹区,与基牙的接触面积小,固位力较好。目前Ⅰ型卡环应用较多的是RPI系统。研究表明,Ⅰ型卡环所受的应力主要集中在卡环的基底部(见图3-23);当卡环弯曲部分的曲率减小,卡环的弹性也相应减小,从而导致其固位力下降;而当卡环固位臂长度一定时,弯曲部分越长,弹性越大。其最佳形状为:卡环尖端至水平轴9 mm,卡环臂垂直轴至基托8 mm,弯曲部分的曲率半径为3 mm,厚度0.8 mm,卡环尖宽度1.6 mm。

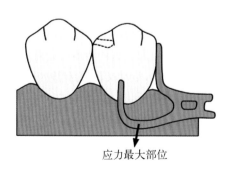

应力最大部位

图3-23 Ⅰ型卡环应力分布情况
Figure 3-23 Stress distribution of Ader clasp

2) 支托的应力

可摘局部义齿在行使咀嚼功能时,基牙所承受的力量主要通过𬌗支托传递至基牙,而不同位置、形态的𬌗支托可以影响基牙受力的大小、方向。实验证明,使用近中𬌗支托修复游离端缺失更为合理,其优势主要体现在3个方面:① 修复体旋转半径增大,基牙及牙槽嵴受

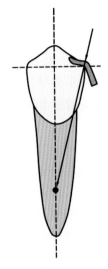

图 3 - 24 牙𬌗支托与牙长轴间夹角
Figure 3 - 24 Angle between occlusal rest and long axis of tooth

力更偏垂直;② 基牙受到的扭力偏向近中,而近中侧天然牙的存在能够分散扭力,从而减小对基牙的伤害;③ 当义齿受力下沉时,卡环臂即与基牙分离,避免了对基牙形成撬动。此外,支托与牙长轴所形成的夹角也会影响基牙的受力,当𬌗支托长度约为基牙近远中向 1/4 时,若该角度略大于 90°,基牙受力方向通过牙齿转动中心,有利于力的传递(见图 3 - 24)。

3) 连接体的应力

连接体主要功能是将义齿部件连接为一个整体,并将𬌗力传递和分散到基牙和邻近支持组织。

上颌常用的大连接体主要包括全腭板、前腭板、前腭板加后腭杆以及后腭杆 4 种形式。当义齿受力时,使用后腭杆形式的大连接体基牙所受应力最大,之后依次为前腭板加后腭杆>前腭板>全腭板。而连接体下方黏膜受到的应力值从大到小依次为前腭板加后腭杆>后腭杆>全腭板>前腭板。

下颌常用的大连接体主要包括舌板、舌杆以及双舌杆。3 种不同设计的下颌局部可摘义齿在传递侧向𬌗力及对侧基牙的作用并无明显差异,但对下颌前牙及牙槽嵴受力的影响尚有待进一步研究。3 种设计的下颌大连接体主要根据局部解剖结构及余留牙健康状况不同进行选择。

3.5.6.2 附着体义齿

附着体义齿是以附着体为主要固位形式的局部可摘义齿或固定-活动联合义齿。附着体根据其阴性和阳性结构之间的结合形式不同可分为刚性附着体和弹性附着体。采用刚性附着体固位修复游离端缺失,在垂直加载时,基牙牙槽骨、牙周膜及牙根在近中牙槽嵴顶处均有明显的拉应力集中,远中相应部位存在明显的压应力集中。这是因为当游离端义齿受力时,刚性附着体会对基牙形成向远中倾斜移动的转矩力,类似于单端固定桥的桥体受力后对基牙形成的转矩力。这种转矩力会对基牙及其支持组织造成伤害。当采用弹性附着体固位修复游离端缺失时,活动义齿基牙仍然具有向远中倾斜移动的趋势,但基牙牙颈部远中压应力和近中拉应力降低,近、远中根应力更加接近,近中牙周膜处无明显的拉应力集中。因此,相比于刚性附着体,采用弹性附着体时基牙所受的力更趋轴向,减小了远中向扭力对基牙及其支持组织健康造成的不利影响。

3.5.6.3 分裂式可摘局部义齿

分裂式可摘局部义齿(见图 3 - 25)是一种改进型的可摘义齿。它由上、下两层基托组成,分别行使可摘义齿固位稳定和支持功能。上层基托设计有各种类型的卡环,与各基牙直接接触,起到固位和稳定作

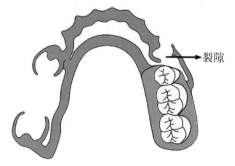

→裂隙

图 3 - 25 分裂式可摘局部义齿
Figure 3 - 25 Split type removable partial denture

用,同时还具有牙周夹板的作用,对Ⅰ~Ⅱ度松动的基牙有良好的稳定作用;下层基托附着有人工牙,且组织面与牙槽嵴、黏膜紧密接触,从而达到支持义齿的作用。义齿通过上下层结构的机械嵌合,达到既分割又联系的效果,不但保留了普通可摘义齿的优点,而且融入了牙周夹板的功效和精密附着体的设计理念,可有效保护基牙健康,延长基牙寿命。

分裂式可摘局部义齿在受到垂直或斜向力时,下层义齿下沉,部分应力传导到缺牙区牙槽嵴,牙槽嵴所受力基本上是均匀而垂直向下,可以功能性地刺激缺牙区牙槽嵴,减缓牙槽嵴的吸收。由于人工牙所受的荷载大部分已由下层义齿分担,基牙只承担上层义齿通过近中支托传递的部分垂直向应力,既减轻了基牙的负担,又避免了斜向扭力对基牙的伤害,能有效保护基牙。

3.5.6.4 套筒冠义齿

套筒冠义齿是以套筒冠内、外冠之间产生的摩擦力为主要固位力的可摘义齿。以联冠的方式环抱整个牙冠,对单个基牙的扭力相对较小。相比于常规可摘局部义齿,套筒冠义齿受力后基牙牙根及牙周膜、牙槽骨、黏膜应力分布更加均匀。当套筒冠义齿和常规可摘局部义齿用于修复游离端缺失,基牙牙周膜和牙槽骨所受最大应力值从大到小依次为远中𬌗支托可摘局部义齿>套筒冠义齿>近中𬌗支托可摘局部义齿。由于套筒冠内外冠之间紧密接触,义齿受力时不同位置的基牙同时下沉,共同承担𬌗力,避免了应力的集中,因此义齿产生的位移小,传导至基牙的力较大但很均匀(见图3-26)。

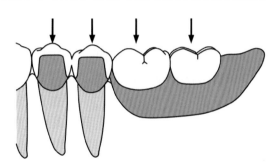

图3-26 套筒冠义齿基牙应力分布情况
Figure 3-26 Stress distribution of abutment under telescope denture

使用套筒冠义齿修复多数牙缺失病例,可延长余留牙使用寿命;用于修复牙列缺损伴牙周病者,可起到牙周夹板的作用,同时牙周易清洁,能有效保护牙周支持组织健康;对于牙列缺损伴𬌗面严重磨损患者,能重建其咬合关系。此外,套筒冠义齿用于颌骨部分切除后的赝复体治疗也有良好的修复效果[56]。

3.5.7 全口义齿与生物力学

为无牙颌患者制作的义齿称为全口义齿,牙列缺失后剩余牙槽嵴是全口义齿修复的基础。而牙缺失后剩余牙槽嵴的吸收,是全身因素、局部解剖因素、应力因素等共同作用的结果。其中应力因素是人们能采取干预措施加以防治的主要途径。根据 Wolff 定律,骨组织受压迫即吸收,受牵引则增长。而全口义齿所受的𬌗力传导到牙槽骨表面后主要表现为压应力,这与生理条件下牙周膜所受的牵引力完全不同。过大的应力会影响局部血液供应,加速牙槽骨吸收,甚至引起局部疼痛;而当牙槽骨受到均匀、合适大小的压力时则能起到生理性刺激的作用,从而有效防止或延缓牙槽骨的吸收。

戴用全口义齿后牙槽骨所受应力的大小、方向主要受人工牙、基托以及患者自身黏膜、牙槽骨质量等多个因素影响。

3.5.7.1 人工牙排列

1) 牙排列位置

全口义齿排牙时,原则上要求后牙功能尖排在牙槽嵴顶上。因为牙槽嵴顶黏膜表面覆盖有高度角化的复层鳞状上皮,下方有致密的黏膜下层,可承受较大的咀嚼压力,是全口义齿主承托区之一。但在义齿的实际应用中,由于义齿所受侧向力以及基托的变形,𬌗力并非主要传导至牙槽嵴顶,而是出现在牙槽嵴两侧,这使那些不能承受过大压力的区域承受了大部分的𬌗力。

研究表明,当下颌人工后牙向牙槽嵴顶颊侧偏移 3 mm 时,颊侧翼缘区(当下颌后部牙槽嵴吸收已平时,又称颊棚区)所受应力增加,但该区域面积较大,骨质致密,尤其是当吸收严重而变得平坦后,其骨小梁排列方向与𬌗力几乎垂直,能承受较大的𬌗力;当人工后牙向牙槽嵴顶舌侧偏移 3 mm,则会造成磨牙后区舌侧及前牙区唇侧所受应力增大,这些区域骨皮质较薄,骨小梁也较为疏松,无法承受过大的应力,所以会加重牙槽骨的吸收。此外,在行使咀嚼作用时,下颌磨牙向颊侧偏移 3 mm 较正中时舌侧翼缘区位移量有所减小,有利于全口义齿的固位。结合以上两点,有学者提出下颌人工后牙位于牙槽嵴顶偏颊侧 3 mm 以内对支持组织健康和全口义齿固位均是有利的[57]。

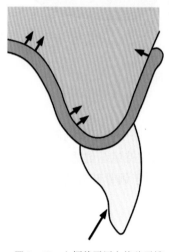

图 3 – 27 上颌前牙唇向偏移牙槽嵴顶

Figure 3 – 27 Maxillary anterior teeth are labially offset

由于上颌牙槽骨颊侧骨壁薄,当牙列缺失后,骨质吸收往往首先发生在唇颊侧,且吸收速度较腭侧快。因此在上颌全口义齿修复时,为了恢复患者唇颊部丰满度,常需要将牙列向牙槽嵴顶唇颊侧偏离。研究表明,腭穹隆适中和高腭穹隆患者,当后牙向牙槽嵴顶颊侧偏离 1～2 mm 时,基托中线区(前腭部、前牙腭侧、唇系带切迹区)和后牙区牙槽嵴应力集中强度相比标准牙列增加。当前牙向牙槽嵴顶唇侧偏离 1～2 mm 时,相比于标准牙列,基托应力集中强度在前腭部、前牙腭侧增加,而在唇系带切迹区减小(见图 3 - 27)。所以在全口义齿排牙时,为了兼顾美观需求,使上前牙排列于牙槽嵴顶偏唇侧以恢复唇部丰满度,其偏离距离应适度。对于腭穹隆低平者,当后牙向颊侧偏离 1～2 mm,前牙向唇侧偏离 1～2 mm,应力集中强度在后牙区牙槽嵴增加,而在基托中线区虽然较标准牙列有所减弱,但其最大应力值仍显著高于高腭穹隆和腭穹隆适中的患者。

2) 牙尖斜度

当全口义齿受到𬌗力作用时,基托表面所受综合应力与最大拉应力均随牙尖斜度的增加呈现曲线上升的趋势,而且变化幅度不断增大。当牙尖斜度小于 10°时应力较小,当其超过 20°后应力值急剧上升。也就是说,全口义齿受到各种𬌗力作用时,基托表面应力均随牙尖斜度的增加而增大。

临床上,牙列缺失患者使用全口义齿后,牙槽嵴吸收首先发生在颊舌侧,牙槽嵴高度几乎不变,从而形成刃状牙槽嵴。之后再出现牙槽嵴顶吸收,高度降低,最终形成低平牙槽嵴。这是因为制作全口义齿的材料大多是有机高分子材料,当受到荷载时义齿基托发生形变,此时,殆力主要传导至牙槽嵴唇颊侧或者舌腭侧,而并非是作为主承托区的牙槽嵴顶。这些主要受力的部位大多并非主承托区,无法承受过大的应力,当这些部位在长期受到这种应力的作用后,下方的牙槽骨就会发生吸收。并且牙尖斜度越大,功能状态下义齿受到的水平分力就越大,基托变形量也随之增大,使得传导至牙槽骨的应力更易偏离主承托区。因此,在为牙列缺失的患者制作全口义齿时,在保证足够咀嚼效能的前提下,应尽量使用牙尖斜度较低的人工牙,这样既有利于义齿的稳定,也使支持组织的受力更加集中于主承托区。

3)补偿曲线曲度

补偿曲线即上颌牙列的纵殆曲线。是连接上颌中切牙、侧切牙切嵴、尖牙牙尖、第一前磨牙至第二磨牙各颊尖的一条凸向下的曲线。

全口义齿受载时基托的应力分布与补偿曲线曲度的大小密切相关。研究表明,补偿曲线曲度较小时,当义齿受到不同荷载,唇系带切迹区均表现为高应力区。而当双侧后牙加载时,后堤区、腭顶、切牙乳突也为高应力区。补偿曲线曲度较大时,义齿受到不同荷载,基托各区均受到较高水平的应力,尤其是腭皱区。反向补偿曲线的全口义齿,在不同的加载方式下,后堤区、唇系带切迹都将受到较大的应力。在正常补偿曲线曲度的全口义齿中,在殆力作用下基托各区受到的应力较异常者低。全牙列加载时,基托唇系带切迹、腭顶区应力较双侧后牙加载时有所升高。需注意的是在临床上进行上颌全口义齿修复前的咬合调磨,如调磨过高的下颌舌尖、过高的下前牙,应尽量纠正异常的下颌殆曲线,重建正常殆曲线,从而建立稳定的咬合关系,提高咀嚼效率,减轻局部应力集中,延长上颌全口义齿的使用寿命。

4)殆平面

殆平面与牙槽嵴顶平行时,牙槽骨受力均匀,对义齿固位及殆力合理分配均有利。而当殆平面向某个方向倾斜时,上下颌基托在受力时将产生相反方向的水平分力,使基托产生位移,同时基托形变量也较标准殆平面增加,所受拉应力集中且叠加,既造成牙槽骨局部应力集中,又不利于义齿的固位。

3.5.7.2 基托

经典修复学理论认为,在不影响义齿周围组织功能活动的前提下,基托边缘应当充分伸展。这样既可以尽量扩大基托面积,使应力更加分散,又可以保持与移行黏膜皱襞紧密接触,形成良好的边缘封闭作用[48]。上颌全口义齿基托唇颊侧边缘应伸展到前庭沟内,上颌结节颊侧基托边缘位于颊间隙内。后缘应止于硬、软腭交界处的软腭上,后缘两侧应伸展至翼上颌切迹。下颌唇颊侧基托边缘应位于前庭沟内,舌侧边缘伸展至口底,基托后缘应盖过磨牙后垫的1/2或全部。上下颌义齿在唇、颊系带处均应形成切迹,以免影响唇颊组织的正常活动。

3.5.7.3 黏膜、牙槽骨质量

临床上,每位患者黏膜的厚度、可让性和健康状况不尽相同。但是后牙区黏膜厚度总是

大于前区,其中磨牙区最厚(约 2.5 mm),中切牙区最薄（1.78～1.94 mm）。一些骨质突起部位如上颌结节、下颌舌骨嵴、下颌隆突等处的黏膜通常较薄,可让性较差,在义齿受力时容易在这些地方产生应力集中,造成创伤。此外,黏膜的弹性性质也很重要。从黏膜自身的承受能力而言,弹性模量高的黏膜能够承受较大的牙殆力;但从材料学方面看,低弹性模量的黏膜有利于殆力的缓冲及均匀分散。通常黏膜弹性模量为 3.0 MPa 时软硬较为适中。

丰满而高圆的牙槽嵴不但能有效固位义齿,还可以增大与基托组织面的接触面积、形成良好的边缘封闭,有利于增强义齿的稳定性。这既避免了义齿不稳定造成的应力集中,又能使应力分散到更多组织。牙槽嵴表面尖锐的骨尖、骨突、骨嵴都会造成局部应力的集中。此外,致密的牙槽骨较疏松者能够承受更大的应力。

对于黏膜萎缩变薄或者牙槽骨表面存在骨质凸起的患者,可以用软衬材料进行缓冲,这就相当于增加了黏膜的有效厚度,有利于应力的分散。

（王剑　张鑫　刘为）

3.6　口腔种植生物力学

3.6.1　概述

随着现代科技的进展以及人们生活水平的提高,牙种植体(dental implant)在治疗牙列缺损或缺失患者的过程中得到了广泛的临床应用,而种植体折断、基台折断、固位螺丝折断等机械并发症也陆续表现出来。这些并发症的产生多与种植义齿承担了不当的咬合力所致,这意味着临床医师在种植治疗的整个过程中都应该关注相关的力学问题。由于容纳种植体的颌骨是生物体,需要用生物力学的方法来研究种植体与周围颌骨的力学关系。口腔生物力学常用的评价手段主要包括应力分布电测法、光弹应力分析法、有限元分析法、种植体-骨结合强度力学测试。在实际工作中,考虑到种植体和颌骨结构及其负荷的复杂性,三维有限元分析法(3-dimensional finite element analysis，3DFEA，见图 3 - 28)是比较常用的分析方法。

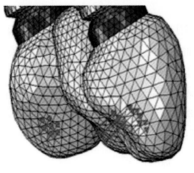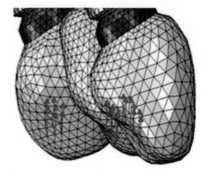

水平力　　　　　　　　　　　　倾斜力

图 3 - 28　网格划分法建立三维有限元模型[58]
Figure 3 - 28　A three-dimensional finite element model

在临床应用的过程中,种植体材料的选择和外形设计、种植体的数量和分布、种植体的基台设计、种植手术方式及种植义齿的修复方式、骨质量和骨结构等,均会对种植体-骨界面应力分布产生影响,而研究这些影响因素也有助于指导临床治疗。因此,本节将从生物力学的角度介绍上述影响因素。

3.6.2　种植义齿相关材料

纯钛及钛合金(Ti and titanium alloys)具有优异机械性能和良好的生物性能,因而可用来制作牙种植体及相关部件。然而在其应用过程中,人们发现当上颌前牙区患者的牙龈状况不佳时,灰暗的金属色泽可能会产生一系列的美学问题。

氧化锆(zirconia)具有良好的美观效果和生物相容性,能够改善薄龈生物型患者和牙龈退缩患者的美学区修复效果,因而成为近年来人们研究的热点。以往学者们认为氧化锆陶瓷的机械性能不佳,在使用的过程中发生折断的概率较大。随着现代工业技术的发展,向氧化锆中掺入稀土元素钇(yttrium,Y)形成的四方相氧化锆多晶,使其机械性能得到了显著的改善。研究表明,氧化锆种植体及基台在受到载荷后,骨及种植体和基台本身所产生的最大应力值均在其承受范围之内,并且应力分布与使用钛种植体及基台时所产生的应力分布较为相似[58,59]。因此,从生物力学方面考虑,氧化锆种植体和氧化锆基台均可以用于临床治疗(见表3-1、表3-2和表3-3)。

表3-1　种植体周骨壁等效应力峰值/MPa[59]

Table 3-1　The maximum Von Mises stress in bone

基台类型	实心基台		螺栓固定基台		基　　台	
	轴向加载	斜向加载	轴向加载	斜向加载	轴向加载	斜向加载
氧化锆基台	3.321	12.11	3.377	12.86	1.859	6.952
钛基台	3.391	12.49	3.431	13.01	2.305	7.108

表3-2　基台等效应力峰值/MPa[59]

Table 3-2　The maximum Von Mises stress in abutment

基台类型	实心基台		螺栓固定基台		基　　台	
	轴向加载	斜向加载	轴向加载	斜向加载	轴向加载	斜向加载
氧化锆基台	18.83	86.05	12.06	64.95	99.21	123.0
钛基台	11.89	66.86	10.43	56.86	88.67	110.9

表3-3　螺栓等效应力峰值/MPa[59]

Table 3-3　The maximum Von Mises stress in screw

基台类型	螺栓固定基台		基　　台	
	轴向加载	斜向加载	轴向加载	斜向加载
氧化锆基台	45.84	107.5	201.5	518.1
钛基台	43.84	103.9	195.4	511.9

3.6.3 牙种植体外形设计

从牙种植体的发展过程来看,种植体外形设计的改变主要是以考虑机械力学为主转为以考虑生物力学为主的变化。而种植体外形设计的参数(包括形状、螺纹、长度和直径等)对周围骨质的应力分布能够产生一定的影响。

3.6.3.1 种植体形状(geometric shape)

经过大量的动物研究及临床实验表明,圆柱形种植体的生物力学性能较好,是目前种植体的主流。与圆柱形种植体相比,圆锥形种植体在受力后应力会集中于根尖区,由于其外形更接近于天然牙牙根,又称为根形种植体。

3.6.3.2 种植体表面螺纹(thread shape)

在种植体表面引入螺纹极大程度上提高了种植体的生物力学性能,与不带螺纹的种植体相比,螺纹的存在可以增大与牙槽骨接触的表面积,同时能够将种植体受到的拉应力或者剪切压力转变为对骨界面的压应力,这有利于提高种植体的骨结合强度和初期稳定性。

种植体螺纹设计包括宏观设计和螺纹单元的几何(螺纹形态、螺距、螺纹深度等)设计,而不同的螺纹形态(指螺纹截面形状)对骨界面力学性质的影响也有较大的差异。

目前,绝大多数种植体都是单线螺纹设计,并获得了较好的临床效果。近年来,产生了双线甚至三线螺纹设计(见图3-29)。这种设计的目的是为了提高种植体的骨挤压能力,使种植体能够更快地植入颌骨内,从而缩短时间,并且理论上能够提高种植体的初期稳定性。然而有研究表明,三螺纹设计的种植体对抗垂直载荷的抵抗力较弱。因此,临床上要根据患者的实际情况选择螺纹类型合适的种植体[60,61]。

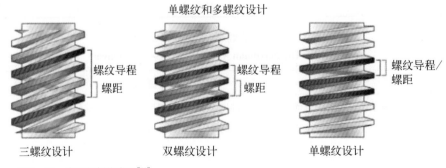

单螺纹和多螺纹设计

螺纹导程
螺距

螺纹导程
螺距

螺纹导程/
螺距

三螺纹设计　　　　双螺纹设计　　　　单螺纹设计

图3-29 常见的螺纹类型[62]

Figure 3-29 Currently available implant thread pattern types

螺纹形态目前主要有V形(V-thread)、偏梯形(buttress thread)、反偏梯形(reverse buttress thread)、方形(square thread)、螺旋形(spiral thread)螺纹等[61](见图3-30)。其中方形螺纹设计可以增大垂直向的抗负荷能力,但切割能力较弱。当螺纹旋转角度相同时,V形螺纹可产生10倍于方形螺纹的切割力。偏梯形和反偏梯形螺纹则主要用于抵抗拉出力。

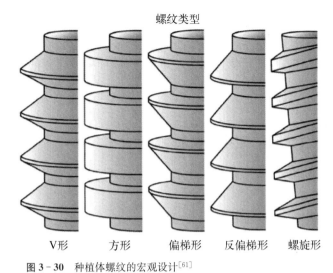

螺纹类型

V形　　　方形　　　偏梯形　　反偏梯形　　螺旋形

图 3 - 30 种植体螺纹的宏观设计[61]
Figure 3 - 30 Design of implant thread

螺距是指种植体相邻螺纹之间的垂直距离,螺纹导程为种植体长轴方向上,相邻螺纹之间的距离,也代表螺纹旋转一周所移动的轴向距离。对于限定长度的种植体而言,螺距越小,螺纹数目越多,总表面积越大,初期稳定性就越高,同时也就越有利于应力的分散。然而当螺距小于一定大小后,再减小螺距也不能明显降低最大等效应力值[63]。这就为临床设计和选择最佳螺纹参数提供了理论上的依据。

螺纹深度是指螺纹的最大直径和最小直径的差值,螺纹宽度是指在种植体长轴方向上,同一个螺纹的最冠方边缘和最根方边缘之间的宽度(见图 3 - 31)。在相同条件下,螺纹深度越小,则种植体越容易植入;螺纹深度越大,种植体植入过程形成的扭矩越大,与骨接触的表面积也就越大,初期稳定性就越高。

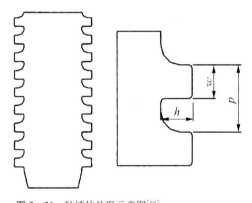

图 3 - 31 种植体外形示意图[63]
h—螺纹深度;w—螺纹宽度;p—螺距
Figure 3 - 31 Schematic drawing of an implant

3.6.3.3 种植体长度(length)对应力分布的影响

目前,对于种植体长度与种植体周围骨界面的应力关系的观点尚不一致。传统观念认为,在种植体的直径和螺纹形态相同的情况下,增加种植体的长度能够增大种植体与骨的接触面积,使应力分布更加均匀。但有研究表明,当种植体长度超过 10 mm 以后,种植体长度对种植体周围骨应力值分布的影响则不明显[63]。不过绝大多数学者认同在骨质条件不佳(如Ⅲ类和Ⅳ类骨质),或者在即刻种植治疗时,使用较长的种植体有助于增加初期稳定性。

3.6.3.4 种植体直径(diameter)对应力分布的影响

种植体直径是影响种植体骨界面应力分布的重要因素。随着种植体直径的增大,种植体与骨的接触面积增加,从而使种植体颈部骨界面的应力值下降,有利于骨界面的应力分布。此外,种植体直径与牙冠颊舌向宽度的差异也会影响应力的分布。在功能状态下,两者的差异越大,相应的载荷点与种植体长轴的距离就越远,种植体受到的侧向力也就越大。因此,在临床设计种植体牙冠时要降低牙尖斜度、减小颊舌径,同时使用相对较大直径的种植体,从而促进应力的均匀分布。

3.6.4 种植体数量、分布的生物力学影响

在种植义齿的修复设计中,牙种植体的数量和分布的设计对种植体及周围骨的应力分布有直接影响,进而影响种植义齿的成功率。

对于后牙单种植体支持式义齿,在颊舌侧受垂直载荷作用时,载荷点距中央点越远应变峰值越大[64]。因此,对于单颗种植体支持的种植义齿,为避免局部应力集中,在手术时尽量沿着𬌗力传导的方向植入。而当局部解剖因素导致种植体植入方向偏斜时,应在修复过程中通过降低牙尖斜度等措施尽量减少咬合力。

当口内多颗牙连续缺失时,种植义齿由多颗种植体联合支持。理论上讲,种植固定桥可减少种植体的数量,便于维护种植体周围组织健康和取得共同就位道,在多颗牙连续缺失时是较为合理的修复方案。在前牙弓弧度较大的前牙区,采用种植固定桥会产生较大的侧向力,因此种植固定桥多用于后牙区。而后牙区多颗牙连续缺失时,增加种植体数目能够降低每颗种植体的负担,减轻种植体周围骨组织的应力,从而可能延长种植体的使用寿命,因此,增加种植体的数目有重要的临床意义。

对于全口牙列缺失的患者,可采用全颌固定式种植义齿和全颌覆盖式种植义齿。从理论上讲,只要有足够数量骨结合良好的种植体就可以用固定的方式支持全颌义齿,种植体数量越多应力越分散。针对全颌固定式种植义齿,一般认为,临床上单颌至少应使用4~6颗种植体才能够完成固定修复。

全颌覆盖式种植义齿的适用范围广,尤其适用于可用骨量较少的患者,一般来说,单颌需要2~4颗种植体即可支持全颌覆盖义齿。2003年,Malo教授提出"All-on-four"理念,即在颌骨内植入4颗种植体(中间两颗种植体垂直植入,远端两颗种植体倾斜植入),在种植体上安装临时修复体承受早期负重。当上部修复结构的长度一定时,随着远端种植体倾斜角度的增加,远中悬臂的长度相对变短,有利于减少种植体周围骨皮质的应力产生。然而对于远端种植体的倾斜角度,不同的研究得出的结论也不尽相同。在临床上使用"All-on-four"理念进行修复时,要根据患者的颌骨条件和软组织条件及重要解剖结构的位置和后期要达到的修复效果,来进行远端种植体的设计。

Branemark种植学体系指出种植体三角形排列可以减少扭力,增加修复的稳定性。这一理论目前已经受到广泛认同,并且种植体成角排列在无牙𬌗患者口内已获得临床成功。然而在对后牙区种植体支持的局部义齿的研究中,有学者提出了不同的看法,认为直线排列时应力值反而较小。因此,通过建立不同排列的种植体植入模型,并施以垂直向及倾斜载荷,研究种植体植入时的排列方式、力的加载方向与应力分布的关系(见图3-32)。结果显示,力的加载方向决定了种植体-骨界面应力值变化趋势,只有在一定的加载条件下成角排

列才能使应力值减小。除此之外,研究发现无论施以垂直载荷,还是倾斜载荷,粗直径种植体直线排列时,其应力峰值均明显低于标准直径种植体直线排列及标准直径种植体成角排列时的应力峰值[65]。此外,在临床应用中,种植体采用成角排列的植入方式,要求牙槽骨具有足量的颊舌向宽度,且修复时排列成局部反殆的可能性增大,这也不利于修复体与周围正常组织的协调和美观。因此,我们认为在牙槽骨颊舌径较大时,选用粗直径种植体的直线排列更有利于应力分布。

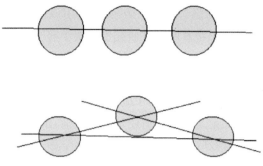

图 3-32　种植体直线排列及成角排列

Figure 3-32　Implant with straight line and angle pattern

3.6.5　基台设计与生物力学

基台(abutment)是种植系统中连接、支持和固定固位体或修复体的结构,其中固位体与基台相匹配,提供上部修复体的固位。

3.6.5.1　基台角度与生物力学的关系

在种植手术中,特别是上颌前牙区由于形态的特殊性经常呈角度植入种植体,传统的直基台难以达到满意的美学效果,角度基台常常应用于上颌前牙区修复、上颌或者下颌牙延伸的修复桥。但是角度基台可能对种植体及周围骨有不良的力学传导作用,因为其改变了上部结构和种植体的长轴方向,从而导致在加载咬合负载力时产生对种植体及周围骨组织不利的应力,可能导致边缘骨吸收,或者骨结合的丧失。

3.6.5.2　基台的外形设计与生物力学的关系

基台与上部结构的连接方式分为螺丝固定连接、黏结固定连接和附着体连接。种植体与基台的连接方式分为内连接和外连接,外连接是指植入体冠端向外凸出 1~2 mm 与基台相连接,呈六角、八角或齿合状。外六角连接,具有抗旋转、适应性好、防止修复体移动等优点,但是可能会引起修复结构的微动和旋转。内连接系统对于抗旋转效果更好,但是内连接的结构对于不同角度的种植体适应性相对较差。在众多连接中莫氏锥度表现出更好的连接效果,但较难拆卸。具有内六角结构的基台与具有莫氏锥度的基台相比,种植体及基台承受了更多的预载荷丧失,从而承担了更大的种植体及基台折断风险,当两者接触面积增加时,应力的集中程度有所下降[66]。

通过实验分析比较不同直径、不同连接方式的基台在力学加载作用下生物应力的分布特点,可以发现内连接方式的种植体-基台系统在咬合力加载时较外连接系统的应力值要小,大直径内连接的种植体在周围力学加载的作用下对周围骨组织的应力最小[67]。

平台转换的种植体基台直径小于种植体颈部的直径,这一方式的提出是基于一个偶然的机会。在1980年种植体生产商开始制造较大直径的种植体,但并没有相适应的基台与之相匹配,所以选择了较小直径的基台与大直径的种植体相匹配。在这些种植体应用于临床

14年后对患者进行回访,发现应用该种植体的患者软硬组织量得到了很好的保存。大量临床和组织学及回顾性研究也证实了有平台转移功能的种植体可以减少边缘骨吸收。种植术后的骨吸收是造成美学风险的重要因素。由于种植体周围没有牙周膜进行缓冲,力直接传导到骨组织,皮质骨的弹性模量是松质骨的10倍,所以相同的作用力下皮质骨比松质骨的形变小很多,故发生了应力遮挡保护作用,由于长期受到较大的应力所以较容易发生骨吸收。无论是轴向载荷还是侧向载荷,最大的等效应力均集中于种植体颈部周围的皮质骨中。影响骨吸收的因素主要分为生物学因素和机械因素。比如,生物学宽度(biological width)、细菌的微渗漏、种植体-基台连接部位、颈部区域应力集中以及微移动等。大量研究表明,具有平台转换的种植体对种植体颈部周围骨的应力分布较传统基台好,减少了种植体颈部的皮质骨吸收,但是对于种植体本身来讲,应力集中在种植体与基台连接界面,所以有学者认为具有平台转换的种植体将使骨的应力转移到种植体基台界面。

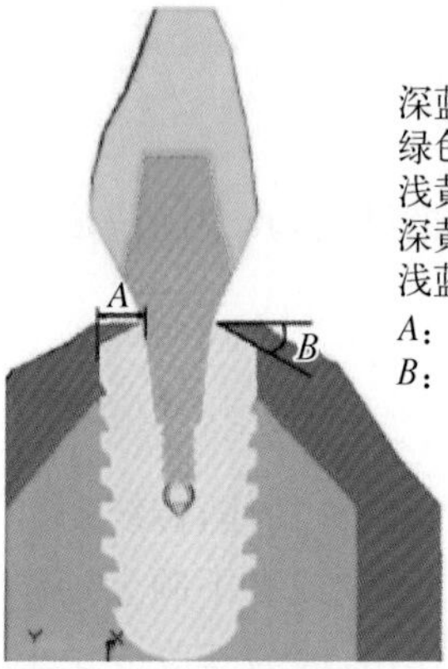

夏海滨等研究了具有平台转换功能的种植体在骨缺损模型中的应力分布状况,发现随着骨吸收程度的不断增加,应力集中区域从种植体的颈部向根方不断拓展,具有平台转换的种植体系统与传统相比有更好的应力分布[68]。当种植体的直径和肩台宽度相同时,随着肩台角度的增加,种植体及基台连接处所受的等效应力也增加(见图 3-33、图 3-34 和图 3-35),肩台角度为0°和15°时应力分布更加均匀[69]。研究建议临床上选择直径较大、肩台较宽、角度为0°的具有平台转换结构的种植体,以减少侧向力。

深蓝:皮质骨
绿色:松质骨
浅黄:种植体
深黄:基台
浅蓝:牙冠
A:代表肩台宽度
B:代表肩台角度

图 3-33 基台参数[69]

Figure 3-33 Parameter of implant abutment

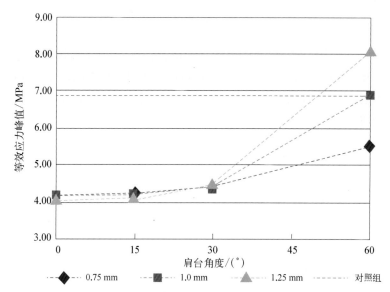

图 3-34 轴向载荷时 4.5 mm 种植体-骨界面等效应力的峰值变化[69]

Figure 3-34 Varity of von Mises value on implant-bone interface

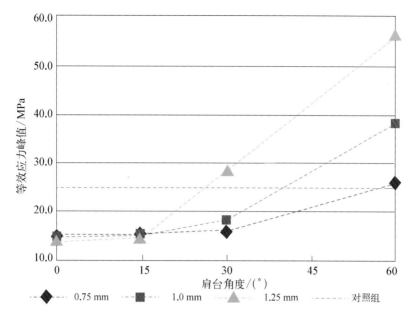

图 3-35　侧向载荷时 4.5 mm 种植体-骨界面等效应力的峰值变化[69]

Figure 3-35　Varity of von Mises value on implant-bone interface

3.6.6　修复设计与生物力学

　　虽然种植义齿支持的修复体已经广泛应用于修复牙列缺失和牙列缺损,但是选用天然牙和种植体共同支持固定桥仍然广受争议,Branemark 研究认为,天然牙和种植体的生理动度是不一样的,所以应该避免天然牙联合种植体进行修复。因为种植体与骨的结合为直接结合,中间没有牙周膜的缓冲作用,所以在种植体和天然牙周围产生的应力和应变是不同的,在牙周组织健康的情况下,天然牙的动度为 50~200 μm,而种植体的动度为 10 μm,为了补偿种植体与天然牙之间不同的动度,在种植体和天然牙联合支持的固定义齿上应用非刚性连接,具有应力中断的作用,许多报道认为天然牙和种植体联合支持修复体时,选择具有联合应力吸收装置的种植体,如活动附着体或者具有应力释放空间的种植体。种植体直径越大,固定桥长度越短,种植体及基台的应力越小,非刚性连接的结构对种植体及其周围的骨组织的应力分布均有利,而非刚性结构位于种植体一侧时,有利于种植体、天然牙和固定桥的长期稳定(见图 3-36)。

　　精密附着体天然牙和种植体联合修复中天然基牙的支持骨量的减少,会导致天然牙受到载荷时活动度增大,受力下沉,精密附着体发挥了应力中断的作用,阻断桥体上方的力向天然牙一侧传递,这些力需要种植体承担,所以种植体周围骨组

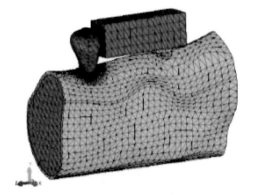

图 3-36　天然牙与种植体共同支持的固定桥[70]

Figure 3-36　A three-dimensional finite element model of tooth-implant supported bridge

织的等效应力比天然牙大[70]。

3.6.7 手术方法与生物力学的关系

口腔种植学是材料学、生物学、手术学和修复学等多学科的融合,手术方法与生物力学密切相关,针对不同的情况,选择不同的手术方法。

当患者上颌骨量不足而致使无法植入常规种植体达到修复时,需要进行骨材料移植来修复骨缺损,而这种方法常常伴随着严重的骨吸收,颧骨种植体一般应用在具有严重骨缺损的病例中,在过去20年里颧骨种植体取得了良好的临床效果。骨缺损类型对颧骨种植体的生物力学特性有所影响,牙槽脊的支持作用不容忽视,当牙槽脊存在时,种植体周围骨组织受到的等效应力峰值较无牙槽脊组时小,颧骨种植体联合天然种植体的情况下不利于种植体自身的应力分布。

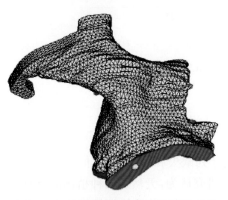

图 3 - 37 上颌第一磨牙区的颧骨种植义齿的三维有限元模型[70]

Figure 3 - 37 A three-dimensional finite element model of zygomatic implant in the molar zone

我们建立了上颌第一磨牙区的颧骨种植义齿的三维有限元模型(见图 3 - 37),加载不同形式的载荷——垂直向、颊向 30°和舌向 30°,比较这些情况下种植体-骨界面的应力峰值。通过改变模型上颌骨的高度可以得出随着上颌骨高度的减小,种植体周围的骨界面最大应力值逐渐增加。通过改变种植体的直径,可得出随着种植体直径的增加,种植体周围骨界面的最大应力值逐渐减小。在不同角度力的加载下斜向加载产生的应力明显高于垂直加载[71]。

种植体的数量、种植体周围的骨质、骨量对于种植体及周围骨的力学分布具有重要影响。我们通过建立二级骨质和三级骨质中即刻种植即刻负重的三维有限元模型对其生物力学效应进行分析,建立高度不同的 3 种骨缺损的模型(见图 3 - 38),得出结论:随着骨缺损高度的增大,种植体骨界面应力增大,种植体的微动也随之增加,初期稳定性下降[72]。

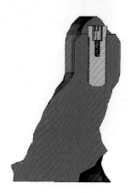
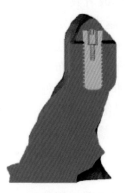
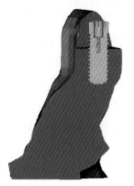

图 3 - 38 高度不同的 3 种骨缺损的种植体植入模型[72]

Figure 3 - 38 Model of implant with different bone height

3.6.8　骨结合(osseointegration)与生物力学的关系

有学者认为骨结合率与生物力学有关,研究发现 70%骨结合率的种植体周围骨组织上分布的等效应力比 100%骨结合率的种植体周围骨组织高出 3 倍,而 70%骨结合率的模型更能模拟生理条件下后牙区的实际情况及种植体周围骨所产生的应力和应变的分布情况。有研究表明种植体长度越长,种植体与周围骨结合率越高,其周围骨的应力分布越均匀。研究表明当种植体的微动达到或者超过 150 μm 时会导致种植体周围骨丧失,造成种植体松动、脱落,种植失败。我们对前牙区的种植体进行即刻负重,探讨其在不同角度作用力下达到 150 μm 微动时的最大临界力值,得出种植体在受到外力引起骨吸收时,种植体的颈部仅需要很小的应力就会引起骨吸收的结论。

(周延民)

—————————————————— 参 考 文 献 ——————————————————

［1］赵志河.矫形力在鼻上颌复合体内部产生的位移和应力的三维有限元分析［D］.成都:华西医科大学,1992.

［2］曾祥龙.现代口腔正畸学诊疗手册［M］.北京:北京医科大学出版社,2000.

［3］Fardi A, Kondylidou-Sidira A, Bachour Z, et al. Incidence of impacted and supernumerary teeth — a radiographic study in a North Greek population ［J］. Med Oral Patol Oral Cir Bucal, 2011,16(1): e56 - e61.

［4］林新平.临床口腔正畸生物力学机制解析［M］.北京:人民卫生出版社,2012.

［5］王勤波,王玲,刘又南,等.埋伏倒置上中切牙导萌正畸中旋转中心变化规律的研究［J］.实用口腔医学杂志,2004,20(2): 204 - 206.

［6］王镶珊,胡荣党.上颌埋伏阻生中切牙的治疗［J］.国际口腔医学杂志,2010,37(2): 240 - 243.

［7］李潇潇,刘新强,陈杰,等.埋伏倒置阻生上颌中切牙不同正畸牵引方式的比较［J］.现代生物医学进展,2014,14(3): 511 - 514,496.

［8］Vermette M E, Kokich V G, Kennedy D B. Uncovering labially impacted teeth: apically positioned flap and closed-eruption techniques ［J］. Angle Orthod, 1995, 65(1): 23 - 33.

［9］Hansson C, Rindler A. Periodontal conditions following surgical and orthodontic treatment of palatally impacted maxillary canines—a follow-up study ［J］. Angle Orthod, 1998,68(2): 167 - 172.

［10］胡荣党,郑敏玲,倪振宇,等.上颌唇侧水平埋伏阻生尖牙正畸导萌的力学原理分析［J］.口腔医学研究,2004,20(5): 521 - 523.

［11］Tanaka E, Hasegawa T, Hanaoka K, et al. Severe crowding and a dilacerated maxillary central incisor in an adolescent ［J］. Angle Orthod, 2006, 76(3): 510 - 518.

［12］孙浩,孙超凡,戴微微,等.改良 Nance 弓在矫治上颌腭侧埋伏尖牙的作用［J］.中华口腔正畸学杂志,2013,20(4): 202 - 206.

［13］Yadav S N R. Biomechanics-based management of impacted canines ［M］. Esthetics and Biomechanics in Orthodontics, 2015.

［14］戴美玲,严斌,杨福俊,等. ESPI 在埋伏牙正畸牵引周围组织变形测量中的应用初［J］.口腔生物医学,2011,2(4): 178 - 183.

［15］Crescini A, Mancini E A, Papini O, et al. Two bilateral transposed and infraosseus impacted maxillary canines: a two-step combined periodontal and orthodontic approach ［J］. Int J Periodontics Restorative Dent, 2013,33(6): 743 - 752.

［16］吕平.微种植钉配合固定矫正器矫治牵引上颌埋伏阻生尖牙［J］.医药前沿,2012,(27): 302.

［17］Haydar S G, Uckan S, Sesen C. A method for eruption of impacted teeth ［J］. J Clin Orthod, 2003, 37(8): 430 - 433.

［18］徐庆,臧爱平,罗远.正畸助萌直立阻生下颌第二磨牙效果探讨［J］.黑龙江医学,2014,38(9): 1055 - 1057.

[19] 缪耀强.下颌前倾或水平阻生磨牙的简捷快速竖直[J].广东牙病防治,2006,14(2): 89 - 93.

[20] Köle H. Surgical operations on the alveolar ridge to correct occlusal abnormalities [J]. Oral Surgery Oral Medicine & Oral Pathology, 1959, 12(4): 515 - 529.

[21] Düker J. Experimental animal research into segmental alveolar movement after corticotomy [J]. Journal of Maxillofacial Surgery, 1975, 3(2): 81 - 84.

[22] Wilcko M T, Wilcko W M, Pulver J J, et al. Accelerated osteogenic orthodontics technique: A 1-stage surgically facilitated rapid orthodontic technique with alveolar augmentation [J]. Journal of Oral & Maxillofacial Surgery Official Journal of the American Association of Oral & Maxillofacial Surgeons, 2009, 67(10): 2149 - 2459.

[23] Schilling T, Müller M, Minne H W, et al. Influence of inflammation-mediated osteopenia on the regional acceleratory phenomenon and the systemic acceleratory phenomenon during healing of a bone defect in the rat [J]. Calcified Tissue International, 1998, 63(2): 160 - 166.

[24] Shih M S, Norrdin R W. Regional acceleration of remodeling during healing of bone defects in beagles of various ages [J]. Bone, 1985, 6(5): 377 - 379.

[25] Amit G, Jps K, Pankaj B, et al. Periodontally accelerated osteogenic orthodontics (PAOO) — a review [J]. Journal of Clinical & Experimental Dentistry, 2012, 4(5): 292 - 296.

[26] Murphy K G, Wilcko M T, Wilcko W M, et al. Periodontal accelerated osteogenic orthodontics: a description of the surgical technique [J]. Journal of Oral & Maxillofacial Surgery Official Journal of the American Association of Oral & Maxillofacial Surgeons, 2009, 67(10): 2160 - 2166.

[27] Lee J K, Chung K R, Baek S H. Treatment outcomes of orthodontic treatment, corticotomy-assisted orthodontic treatment, and anterior segmental osteotomy for bimaxillary dentoalveolar protrusion [J]. Plastic & Reconstructive Surgery, 2007, 120(4): 1027 - 1036.

[28] Codivilla A. The classic: On the means of lengthening, in the lower limbs, the muscles and tissues which are shortened through deformity [J]. Clinical Orthopaedics & Related Research, 2008, 466(12): 2903 - 2909.

[29] César G. Expansion mandibular quirúrgica [J]. Rev Venez Ortod, 1990, 7(1/2): 48 - 50.

[30] McCarthy J G, Schreiber J, Karp N, et al. Lengthening the human mandible by gradual distraction [J]. Plastic & Reconstructive Surgery, 1992, 89(1): 9 - 10.

[31] Liou E, Huang C. Rapid canine retraction through distraction of the periodontal ligament [J]. American Journal of Orthodontics & Dentofacial Orthopedics, 1998, 114(4): 372 - 382.

[32] Kisnisci R, Işeri H, Tüz H H, et al. Dentoalveolar distraction osteogenesis for rapid orthodontic canine retraction [J]. Journal of Oral & Maxillofacial Surgery Official Journal of the American Association of Oral & Maxillofacial Surgeons, 2002, 60(4): 389 - 394.

[33] Cherackal G, Thomas N. Distraction osteogenesis: Evolution and contemporary applications in orthodontics [J]. Journal of Research & Practice in Dentistry, 2014, 2014(3): 1 - 20.

[34] Almpani K, Kantarci A. Surgical methods for the acceleration of the orthodontic tooth movement [M]//Tooth Movement. Karger Publishers, 2015, 18: 92 - 101.

[35] Isono H, Kaida K, Hamada Y, et al. The reconstruction of bilateral clefts using endosseous implants after bone grafting [J]. American Journal of Orthodontics & Dentofacial Orthopedics, 2002, 121(4): 403 - 410.

[36] Nagasaka H, Sugawara J, Kawamura H, et al. "Surgery first" skeletal Class Ⅲ correction using the Skeletal Anchorage System [J]. Journal of Clinical Orthodontics Jco, 2009, 43(2): 97 - 105.

[37] Hernández-Alfaro F, Guijarro-Martínez R, Molina-Coral A, et al. "Surgery first" in Bimaxillary Orthognathic Surgery [J]. Journal of Oral & Maxillofacial Surgery Official Journal of the American Association of Oral & Maxillofacial Surgeons, 2011, 69(6): 201 - 207.

[38] Binderman I, Gadban N, Bahar H, et al. Commentary on: Periodontally accelerated osteogenic orthodontics (PAOO)—a clinical dilemma [J]. International Orthodontics, 2010, 8(3): 268.

[39] 王奕,赵彬,武峰.合力因素引起楔状缺损的研究进展[J].国际口腔医学杂志,2015,42(4): 436 - 438.

[40] Lin C L, Chang C H, Ko C C. Multifactorial analysis of an MOD restored human premolar using auto-mesh finite element approach [J]. J Oral Rebabil, 2001, 28(5): 576 - 585.

[41] Frah J W, Dennison J B, Powers J M. Effects of design on stress distribution of intracoronal gold restorations [J]. J Am Den Assoc, 1977, 94(6): 1151 - 1154.

[42] Cheng R, Zhou X D, Liu Z, et al. Development of a finite element analysis model with curved canal and stress analysis [J]. J Endod, 2007, 33(6): 727 - 731.

[43] Cheng R, Zhou X D, Liu Z, et al. Finite element analysis of the effects of three preparation techniques on stresses within roots having curved canals [J]. Int Endo J, 2009, 42(3): 220 - 226.

[44] Grande N M, Plotino G, Butti A, et al. Cross-sectional analysis of root canals prepared with Ni - Ti rotary instruments and stainless steel reciprocating files [J]. Oral Surg Oral Med Oral Pathol Oral Radiol Endod, 2007, 103(1): 120 - 126.

[45] Yared G. Canal preparation using only one Ni-Ti rotary instrument: preliminary observations [J]. Int Endod J, 2008, 41(4): 339 - 344.

[46] Burklein S, Benten S, Schafer E, et al. Quantitative evaluation of apicallyextruded debris with different single-file systems: Reciproc, F360 and One Shape versus Mtwo [J]. Int Endod J, 2014, 47(5): 405 - 409.

[47] Ricks-Williamson L J, Fotos P G, Goel V K, et al. A three-dimensional finite-element stress analysis of an endodontically prepared maxillary central incisor [J]. J Endod, 1995, 21(7): 362 - 367.

[48] 赵铱民. 口腔修复学(供口腔医学类专业用)[M]. 7 版. 北京: 人民卫生出版社, 2012.

[49] Farah J W, Craig R G, Sikarskie D L. Photoelastic and finite element stress analysis of a restored axisymmetric first molar [J]. Journal of Dental Research, 1974, 53(4): 859 - 866.

[50] Bergman M A. The Clinical performance of ceramic inlays: A review [J]. Australian Dental Journal, 1999, 44(3): 157 - 68.

[51] 巢永烈, 周敏. 上前牙薄型瓷贴面的临床应用研究[J]. 中华口腔医学杂志, 1993, 28(4): 216 - 218.

[52] 于海洋, 杜传诗. 三维有限元法分析瓷贴面厚度对三型瓷贴面复合体应力分布[J]. 华西口腔医学杂志, 1998, 5(04): 365 - 367.

[53] 康成容, 魏素华, 张美超, 等. 纤维桩修复上颌中切牙的三维有限元研究[J]. 华西口腔医学杂志, 2008, 26(4): 430 - 434.

[54] 曹军, 王少安, 唐碧华. 下颌第二前磨牙 3 种修复方式的应力分析[J]. 华西口腔医学杂志, 2008, 26(4): 374 - 377.

[55] 马达, 唐亮, 潘燕环. 动态载荷下前牙固定桥基牙牙周膜的三维有限元法分析[J]. 华西口腔医学杂志, 2007, 25(6): 591 - 594.

[56] 张富强, 杨宠莹, 高素娟, 等. 套筒冠可摘局部义齿对支持组织的应力分布研究[J]. 中华口腔医学杂志, 1994, 29(1): 13 - 15.

[57] 董研, 骆小平, 王雅北, 等. 人工牙排列位置对下颌全口义齿固位及支持组织的影响[J]. 华西口腔医学杂志, 1997, 15(4): 308 - 310.

[58] Gungor M B, Yilmaz H. Evaluation of stress distributions occurring on zirconia and titanium implant-supported prostheses: A three-dimensional finite element analysis [J]. J Prosthet Dent, 2016, 116(3): 346 - 355.

[59] 杨炎忠, 周延民, 田小花, 等. 不同结构氧化锆瓷基台及种植体周骨壁应力的有限元分析[J]. 现代口腔医学杂志, 2008, 22(6): 624 - 627.

[60] 马攀, 彭勤建, 林升, 等. 单、双、三螺纹种植体初期稳定性的三维有限元比较研究[J]. 口腔颌面修复学杂志, 2007, 8(4): 281 - 283.

[61] Abuhussein H, Pagni G, Rebaudi A, et al. The effect of thread pattern upon implant osseointegration [J]. Clin Oral Impl, 2010, 21(2): 129 - 136.

[62] Siegele D, Soltész U. Numerical investigations of the influence of implant shape on stress distribution in the jaw bone [J]. J Oral Maxillofac, 1989, 4(4): 333 - 340.

[63] Chun H J, Cheong S Y, Han J H, et al. Evaluation of design parameters of osseointegrateddental implants using finite element analysis [J]. Journal of Oral Rehabilitation, 2002, 29(6): 565 - 574.

[64] 武常亮, 周延民, 胡建军, 等. 后牙单种植体支持式义齿载荷点对种植体周围组织的力学影响[J]. 吉林大学学报(医学版), 2002, 28(3): 260 - 262.

[65] 李影, 周延民, 周振平, 等. 集中载荷下下颌后牙区种植体直线排列与成角排列的应力分析[J]. 中华口腔医学杂志, 2007, 42(6): 36 - 367.

[66] Villarinho E A, Cervieri A, Shinkai R S A, et al. The effect of a positioning index on the biomechanical stability of tapered implant-abutment connections [J]. Journal of Oral Implantology, 2015, 41(2): 139 - 143.

[67] 高奎英, 周延民. 基台结构的研究和应用现状[J]. 现代口腔医学杂志, 2007, 21(1): 86 - 88.

[68] Xia H, Wang M, Ma L, et al. The effect of platform switching on stress in peri-implant bone in a condition of marginal bone resorption: a three-dimensional finite element analysis [J]. International Journal of Oral & Maxillofacial Implants, 2013, 28(3): e122 - 127.

[69] 付丽, 周延民. 平台转换结构中肩台变化对种植体-骨界面应力分布的影响[J]. 中国口腔种植学杂志, 2009,

14(2)：120.

[70] 张兴乐,周延民,宿玉成,等.骨吸收对精密附着体天然牙-种植体联合修复的应力影响[J].华西口腔医学杂志,2007,25(2)：122-124.

[71] 储顺礼,周延民,孟维艳,等.上颌后牙区、上颌窦、颧骨及颧骨种植体的三维有限元模型建立[J].口腔医学研究,2006,22(2)：143-145.

[72] 阿兰,周延民.骨质、骨量对即刻种植即刻负重影响的生物力学研究[J].中国口腔种植学杂志,2009,14(2)：119.

4　骨改建的口腔力学生物学

骨组织的形态和密度随骨组织微环境的改变而改变的生理行为称为骨改建(bone remodeling),包括骨吸收与骨形成,而应力刺激作为重要调控手段参与骨改建过程。在口腔领域,颅颌面骨及口腔组织包括牙周膜、牙骨质、牙槽骨等的生长代谢与损伤修复均与骨代谢密切相关,本章将从骨改建的力学感应机制、干细胞成骨及破骨分化应力调控、口腔力学相关敏感因子及信号通路着手,介绍口腔临床应用及骨组织工程修复。

4.1　骨细胞的应力感知和转导

骨细胞是骨组织中含量最丰富、存活时间最长的细胞。通过细胞突触,骨细胞保持了彼此间以及与骨基质表面其他类型细胞的联系,构成了动态的、功能活跃的骨稳态细胞调控网络。骨细胞可以直接感受机械应力刺激,将其转化为生化信号并传递到其他细胞,同时,骨细胞还可分泌多种功能蛋白,协同指导骨组织各生理事件。骨细胞具有的应力感知和转导功能,是骨改建的生物学基础。

4.1.1　骨细胞的生存

4.1.1.1　骨细胞的起源和形态学特点

骨细胞起源于成骨细胞。当终末分化的成骨细胞被新钙化的骨质包埋后,细胞的合成活动停止,胞质减少,突起增多,成为骨细胞。不同于成骨细胞与破骨细胞的相对短暂存在及在骨表面部分区域的局限分布,骨细胞被真正称为骨组织中的"长寿细胞"和"泛布细胞"。成骨细胞的寿命是数周,破骨细胞仅仅数天,而骨细胞的平均半寿期大约为 25 年。同一个体内,骨细胞的数量是成骨细胞的数十倍,更是破骨细胞的数千倍。骨细胞平均从胞体伸出 50 个左右的突起,最多可以与 12 个邻近的骨细胞相互连接,这与神经细胞有着惊人的相似,也预示着骨细胞不可能是静止的不活跃细胞,它无疑也是动态的、具有复杂功能的细胞。

矿化的骨基质容纳骨细胞胞体的小凹陷称为"骨陷窝",容纳突起的凹陷称为"骨小管"。大约经历 3 天,成骨细胞形成骨细胞,陷入骨陷窝,并产生了自身体积 3 倍的细胞外基质。从成骨细胞到骨细胞的分化期间,细胞的极性得以保留,但细胞形态和体积发生了变化:梭形的成骨细胞转变成星状的或者是具有树枝状突起的骨细胞。骨细胞成熟后,胞体体积下降70%,但突起的体积相对增加。这些形态学上的变化,可能与其对机械刺激的敏感性增加有关。

4.1.1.2 骨细胞的自噬与凋亡

骨组织作为一种不断重建的组织,其数量取决于构成该组织的活性细胞数量,尤其是骨细胞的数量及活性对于骨量的维持起重要作用。骨细胞在失重情况下可通过自身的凋亡释放信号,募集破骨细胞,增加骨吸收,导致骨丢失。也有可能是骨细胞凋亡的信号差异性地传递给成骨和破骨细胞,致骨形成与骨吸收失衡,最终导致骨丢失。

骨细胞在受到各种应力后出现的细胞死亡或凋亡称为骨细胞的自噬,包括受损的骨细胞、细胞器、蛋白质聚集物的降解与再利用。自噬是一种正常的生理机制,但病理状态的自噬会导致损伤的细胞器等物质在细胞内堆积,线粒体产生过剩的自由基,影响DNA,甚至引起细胞死亡。抑制调节自噬的基因会致损伤的线粒体、氧化性应激、细胞凋亡大幅度升高。除此之外,相对于细胞核DNA,线粒体DNA的数量随着年龄的升高会大量增加,骨细胞的自噬能力将随着年龄的增大而不断下降。最近研究表明,抑制骨细胞自噬活性可以减少老年人群骨量的丢失。

4.1.2 骨改建的生物学基础

4.1.2.1 机械刺激感受器

1) 骨细胞感知应力信号

骨组织中的细胞包括骨细胞、骨衬细胞、成骨细胞和破骨细胞,因此它们都是可能的机械刺激感受器。骨衬细胞、成骨细胞、破骨细胞都仅存于骨基质的表面,成骨细胞和骨衬细胞占整个骨系细胞的5%左右,而破骨细胞只有在骨吸收时才会出现,它们不可能是机械应力的主要感受器。骨细胞的数目在成年动物所有骨组织细胞中占比90%~95%;细胞突起通过直径为 $0.2 \sim 0.8\ \mu m$、长为 $15 \sim 35\ \mu m$ 的小管通道系统延伸,使骨细胞与周围的骨细胞连接,甚至与位于骨表面的成骨细胞和破骨细胞连接,形成庞大的网状结构。骨陷窝和骨小管的狭小空间充填着细胞外液,为骨细胞提供营养,也为其提供动态的可流动环境。因此,占有骨组织几乎全部数目和分布的骨细胞,通过骨基质和骨陷窝-小管网络系统高度的连通性,能感知来自流体的各种力,是骨组织中的主要力学敏感性细胞。

应力作用在骨上,在骨骼内传导并转化为可被骨细胞感受、识别的刺激形式;这些形式包括牵拉力、流体剪切力、静水压力、流动电势。大量研究证明,骨细胞对脉冲液体流动产生的剪切力最为敏感。

当骨细胞加载时,骨细胞网络周围的组织间隙液体层从高压力区域向低压力区域流动,引起骨组织的变形;液体的流动同时给细胞提供了机械刺激。骨细胞首先感受到这种刺激,然后将信号传递给成骨细胞和破骨细胞,改变它们的骨重建活性。骨细胞无单一的机械刺激感受器,它通过一系列复合反应触发机械感应与信号识别。这些反应包括沿树突和(或)

细胞胞体的剪切力、应变-流动电位引起的细胞间电流、应力作用下细胞和初级纤毛的形变等,可单独发生也可同时发生,其中主要的反应是通过微管产生的剪切力和细胞形变。在信号识别的起始相,骨细胞中分别检测到微管中的液流作用于细胞膜的牵拉及剪切力,导致细胞膜变形。膜表面的蛋白多糖层(黏蛋白多糖)是主要的机械性能传感器。在细胞膜内的细胞表面信号传导区及细胞膜远区有活化的缝隙连接(黏附结合点)、细胞基质黏结(黏结斑)等,可传导应力至细胞顶端结构如膜周层(肌动蛋白皮层骨架)、脂类阀等。骨细胞伸出的初级纤毛具有开关作用,当其触发器受到微管内液体的剪切力作用时发出信号(如钙离子进入骨细胞),引发一系列级联反应,包括相关基因的活化。感觉到占优势的物理负荷并需与此适应时,骨细胞识别重建部位,帮助指导骨重建。

2) 整合素与骨细胞骨架

从成骨细胞到骨细胞体积和形态的变化转变机制尚未清楚,但体积和形态的变化导致了细胞功能的变化。细胞体积形态的变化,是细胞骨架中 3 种主要成分——肌动蛋白、中间纤维和微管的急剧变化导致的,肌动蛋白微丝分布于整个细胞,在核周和细胞突起尤为明显;中间纤维则主要分布在细胞体,或呈十字交叉;微管在核周放射状散向整个细胞,也延伸到细胞突起的近 1/3 或 1/2。肌动蛋白微丝的含量最为丰富,对维持细胞形态至关重要,在应力作用下,成骨细胞的肌动蛋白微丝大部分重新分布,而骨细胞无明显变化,这种稳定的结构对于应力作用下骨细胞网络的维持具有重要作用。细胞骨架中的微管可视为刚性支架,抵抗压力,肌动蛋白微丝作为绳索将张力传遍整个细胞,还能将细胞膜和所有内部组分拉向细胞核,中间纤维将微管和微丝相互连接起来并将它们连接到细胞膜和细胞核上。

同时,细胞外基质中的结构通过细胞膜上的整合素(integrin)经黏着斑蛋白与细胞骨架相联,起到相反的作用力,维持细胞的形态。整合素除介导细胞与细胞外基质的黏附外,也作为信号受体调节细胞骨架的再生,在细胞内离子交换、脂类代谢、蛋白激酶的活性及基因表达中均发挥重要作用,整合素能将细胞外基质和细胞内的骨架结构连成整体。

4.1.2.2　骨细胞表达骨硬化蛋白对骨形成的抑制

成熟的矿化骨细胞可表达一种分泌性的糖蛋白——骨硬化蛋白(sclerostin,SOST)。它的分子质量为 24 kDa,包括 1 个用于分泌的信号序列和 2 个可能的 N 糖基化位点;它由 8 个氨基酸组成,属于骨形态发生蛋白(bone morphogenetic protein,BMP)抑制剂的 CAN 家族。Sclerostin 通过竞争性结合 I 型及 II 型 BMP 跨膜丝酸、苏氨酸激酶受体,抑制 BMP 通路转录因子 Smad 的激活,从而抑制成骨细胞分化及骨形成。但 sclerostin 与 BMP 受体的亲和力低,并不作为 BMP 通路受体拮抗剂,也不直接抑制 BMP 通路靶基因的激活,而是作为 Wnt 通路受体的拮抗剂直接发挥抑制作用。当 BMP7 与 Wnt3a 同时存在于细胞中时,sclerostin 可以通过影响 BMP7 分泌直接抑制 BMP 信号。

BMP 通路和 Wnt 通路协同作用,可活化碱性磷酸酶并刺激骨形成。Sclerostin 通过与 LRP5/6 结合抑制 Wnt 经典通路,从而抑制 BMP 通路及 Wnt 通路的协同效应,进而使碱性磷酸酶活性及骨形成受抑制,导致骨代谢异常。

Sclerostin 可以抑制成骨细胞的发育,包括成骨细胞的增殖以及早期和晚期分化。在小鼠体内过表达 sclerostin,以骨钙素作为成骨指标,结果发现骨量减少,同时骨矿含量、皮质厚度、骨小梁和骨长度均减小,但是对骨吸收影响不大。Sclerostin 可以增加成骨细胞胱冬裂酶活性,诱导成骨细胞凋亡,这可能是 sclerostin 抑制骨形成的另外一种机制。被新矿化的基质包埋的骨细胞可以分泌 sclerostin 并运送到骨表面的成骨细胞,进而在各个阶段抑制成骨细胞的发育,最终导致骨形成的抑制。

4.1.2.3 骨细胞高度表达牙本质基质蛋白1对骨改建的调节

牙本质基质蛋白1(dentin matrix protein 1,DMP1)是一种酸性的、高度磷酸化的非胶原蛋白。最初从大鼠牙本质中分离出的是牙组织中的特异性蛋白,随后的研究发现,该蛋白在骨组织中也有表达,且表达水平大大高于其在牙本质中的表达。胚胎发育过程中,DMP1 mRNA 主要表达于骨组织中的初级肥大软骨细胞与成骨细胞,而在出生后的发育过程中,该蛋白则主要在骨细胞中表达。此外,一些非矿化组织(如脑组织、涎腺组织及某些上皮来源肿瘤)也能表达该蛋白。

全长的 DMP1 没有生物活性,在细胞内很快被水解;水解后的 DMP1 主要以分子质量57 kDa C‑DMP1 与分子质量 37 kDa N‑DMP1 两种形式存在;前者容易被高度磷酸化,而后者可被糖基化,多以 MP1‑PG 的形式存在。DMP1 具有促进羟基磷灰石(hydroxyapatite,HA)形成的功能。DMP1 与大鼠颅盖细胞培养物中出现的矿化结节密切相关,该功能与 DMP1 拥有大量的酸性结构域、有高度的钙离子结合能力、能为磷酸钙结晶核的形成提供合适模板的结构特点密切相关。此外,骨细胞表达的 DMP1 不仅能在胞外促进 HA 的沉积,还能控制细胞分化。过表达 DMP1 的 MC3T3‑E1 和 C3H10T1/2 细胞除了在形态学上有变化之外,还会使降钙素(osteocalcin,OCN)与碱性磷酸酶表达上调;抑制 DMP1 的表达又会引起 OCN 与碱性磷酸酶表达下调,DMP1 能通过直接或间接的方式来调控矿化基因的表达。DMP1 的结构中很可能含有某一段具有核定位功能的序列,并发现位于 C 端的 NLS3 功能域可通过与内输蛋白 α(α‑importin)的相互作用实现其核定位功能。这样,DMP1 在细胞质中发生水解后,产生的具有核定位功能的 C 端片段可以进入到核内,再通过直接或间接的方式调控前成骨细胞分化。在前成骨细胞中,DMP1 应该是通过与特定转录调控因子相互作用来发挥调控矿化基因表达的功能。

DMP1 在膜内成骨和软骨内成骨发生过程中均具有重要调节作用,研究表明 DMP1 在胚胎发育期软骨内成骨的某一阶段发挥重要的调节作用,而在膜内成骨过程中,DMP1 对个体不同发育阶段骨形成的调节机制不同,且更为复杂。

4.1.2.4 骨改建事件中骨细胞在信号传递中的桥梁枢纽作用

骨细胞位于矿化的骨基质中,但它并非静止地存在,它与相邻的骨细胞,甚至骨基质中的其他细胞如成骨细胞、破骨细胞、骨髓细胞、骨髓间充质干细胞等都有着活跃的紧密联系。骨细胞是骨组织中信号传递的桥梁枢纽。

骨细胞与成骨细胞之间存在由连接蛋白43组成的功能性间隙连接,这些间隙连接有助于将机械信号转化为生物信号,同时在诱导成骨细胞分化方面也有重要作用。当骨细胞(MLO-Y4)与成骨细胞(MC3T3-E1)共同培养时,给骨细胞施加 4.4 dyn/cm^2(1 dyn/cm^2 = 0.1 Pa)的流体剪切力,使其通过间隙连接增加成骨细胞的碱性磷酸酶活性[1],影响成骨细胞分化。骨细胞在遭受流体剪切力后,将通过释放可溶性因子抑制成骨细胞的增殖,促进成骨细胞的分化。骨细胞应答机械信号时,释放出细胞内信号 PGE2、ATP 和 NO 等,均可作用于成骨细胞,调节其功能[2],促进成骨细胞向骨细胞分化。

在不同条件下接受骨细胞的信号传递,破骨细胞的形成表现出受诱导或受抑制两种不同的表象。缺乏促骨因子时,骨细胞树突表达核因子 κB 受体活化因子配体(receptor activator for nuclear factor-κB ligand,RANFL),并分泌大量巨噬细胞集落刺激因子;前者是 OPG/RANKL/RANK 轴的重要成员之一,最终诱导破骨细胞分化或抑制其分化成熟;后者是破骨细胞形成所必需的因子,诱导破骨细胞形成;骨细胞的自身凋亡也可作为一种信号传导机制,诱导破骨细胞的形成,增加骨吸收。如果阻止骨细胞向破骨细胞发送骨重建信号,骨细胞很可能会从骨陷窝和骨基质中移走矿物质。而当骨细胞遭受流体剪切力时,则通过释放可溶性因子抑制破骨细胞的形成,抑制骨吸收。

将骨细胞与原代骨髓细胞共同培养,当骨细胞遭到机械损伤时,受损的骨细胞附近出现了 TRACP+骨髓细胞分化,表明损伤的骨细胞可以诱导骨髓细胞向破骨细胞分化。同时,骨细胞样细胞 MLO-Y4 能诱导骨髓间充质干细胞向成骨细胞分化,并且增加碱性磷酸酶、骨钙素的表达;而 MC3T3-E1 的条件培养基则无明显诱导作用[1]。

4.1.2.5 骨细胞对矿物平衡的调节

牙本质基质蛋白 1(DMP1)、X 染色体上磷酸盐调节中性肽链内切酶(phosphate-regulating neutral endopeptidase,PHEX)和成纤维细胞生长因子 23(fibroblast growth factor 23,FGF23),是骨细胞表达的 3 个调节体内矿物质平衡的关键因子。

FGF23 属于成纤维细胞生长因子家族,与其他同家族成员的显著差别在于其在骨细胞中产生,可远距离调节肾脏中的物质代谢。FGF23 浓度升高使肾脏对磷的重吸收减少而出现低血磷现象;FGF23 浓度降低则使肾脏对磷的重吸收增加而排泄减少,最终造成严重的高血磷血症。异常的 FGF23 浓度将导致骨软化、骨纤维性结构不良、瘤样钙质沉着等多种临床疾病。

通过基因剔除技术获得的 FGF23 小鼠与另外一种抗衰老蛋白 Klotho(简称 KL)基因缺陷小鼠的衰老表型相似,都出现骨骼发育不良、骨质疏松、肌肉老化等现象,可以确定 FGF23 的功能与 KL 蛋白密切相关。常认为 KL 蛋白是 FGF23 信号转导中其受体的基本辅助因子,但最新研究表明,KL 蛋白本身就是 FGF23 的共受体之一。FGF23 通过细胞膜上 KL 蛋白和 FGF 类型受体 FGFR1(IIIc)共同构成 FGF23 受体,最终通过影响维生素 D$_3$ 的活化而实现血磷调节;FGF23 的 N 端部分与 FGFR1c 作用,FGF23 的 C 端部分则与 KL 作用,两者对 FGF23 生物活性的表达都不可或缺。

FGF23 通过信号转导,可以抑制 1α-羟化酶的活性,实现血磷调节。FGF23 除了通过抑制 1α-羟化酶的活性调节血磷浓度,还可以通过抑制 Na/Pi 共运输蛋白的表达免疫反应性及通过丝裂原活化蛋白激酶(mitogen-activated proten kinase，MAPK)通路来实现血磷调节。Na/Pi 共运输蛋白是肾脏对磷重吸收的重要载体，因此其含量减少将使磷的排出增加而出现低血磷。甲状旁腺激素(iPTH)是调节血磷的重要因子，体内外实验均表明，FGF23 可能通过 MAPK 通路抑制甲状旁腺细胞产生和释放 iPTH，从而影响血磷浓度。

PHEX 是一种 1 型完整的膜糖蛋白，作为膜结合型锌指金属蛋白酶家族的成员，其与内肽水解酶家族 M13 具有高度的同源性，可以通过蛋白分解的方式来调节肽类因子的活性。研究表明，无论是人类骨软化病，还是小鼠低血磷性佝偻病，均是由 PHEX 基因突变所致。目前对 PHEX 的具体功能知之甚少，部分学者认为 FGF23 可能是 PHEX 的底物之一，也可能直接或间接影响 FGF23 生成。

另一方面，DMP1 基因的纯合突变与常染色体隐性遗传低血磷性佝偻病相关。DMP1 基因敲除小鼠的血液中 FGF23 水平升高，表现出低磷血症，提示 DMP1 可能通过间接调节 FGF23 的表达影响血磷浓度。

FGF23 在骨细胞内表达水平较低，但研究表明，DMP1、PHEX 都可以通过 FGF23 间接调节体内磷酸盐代谢，FGF23 是体内骨细胞表达的典型调磷因子代表[3]。

4.1.2.6 骨细胞对胞外环境的调节作用

骨细胞周围的骨间隙液由尚未确定的蛋白聚糖和组织液构成，称为"限制膜"(grenzscheide)，是骨细胞存在于体内不可或缺的微环境[4]。骨细胞具有酸性磷酸酶活性、溶酶体水解酶活性，可以消化蛋白质和氨基葡聚糖，因此骨细胞也是决定细胞所在局部环境的生化特征的参与者。"限制膜"为骨细胞提供了局部生化环境，同时，骨细胞经典的骨陷窝-小管系统亦为"限制膜"提供了微循环系统。

骨间隙液确切的生化组成和黏度有待进一步明确，但骨细胞的代谢活性影响骨间隙液的生化环境的观点已得到证实。Gluhak-Heinrich 等[5]的研究表明骨细胞在应答机械应力时，细胞外基质蛋白 DMP1 出现相关动态变化，骨细胞可以改变基质的微环境。此外，骨陷窝中的基质蛋白如骨钙素、骨连接素和骨桥蛋白等也可以调节骨间隙液，从而为骨细胞感知机械刺激提供生化环境。

（白丁 韩向龙 曾欢）

4.2 干细胞转归的力学生物学调控与组织再生

4.2.1 概述

再生医学是研究机体受创后组织修复再生以及干细胞分化机制，通过有效的生物治疗方法，促进机体再生修复的新兴学科。其中，干细胞研究是再生医学的研究基础，通过体内外诱导等方法使干细胞向目标细胞分化，达到目标组织再生修复的目的。常规的诱导方法是采用化学诱导剂、生长因子及基因改良方法等。除了上述方法之外，力学因素在组织工程领域也得到越来越多的重视。

近年研究发现,干细胞所处微环境对其分化和表型表达有重要影响,力学信号可以调控干细胞分化[6,7]。由此不难提出假设,是否可以利用力学环境或刺激诱导干细胞向目标细胞分化,促进干细胞治疗水平？围绕该假设,近十余年内,国内外众多学者采用了不同力学刺激或培养环境进行了多个层面的干细胞力学生物学研究,包括干细胞力学调控及其在组织工程领域的应用等,研究数量增加迅速,研究范围也从体外机械力学刺激、生物反应器的使用扩展到了细胞外基质的硬度调节、细胞形态、生物支架材料的力学性能研究以及改良等,并取得了卓有成效的成果[7]。

4.2.2 干细胞的力学生物学调控

干细胞的力学生物学研究,基于所使用的力学刺激的不同,可分为外源性力学刺激和内源性力学刺激[6]。外源性力学刺激包括牵张力、流体静压力、流体剪切力等;内源性力学刺激包括基质硬度以及细胞形态变化等。本部分根据研究角度的不同,从以下几方面分别叙述：① 单个干细胞力学生物学研究;② 体外对干细胞群体加载力学刺激研究;③ 采用不同培养基质调节干细胞分化研究;④ 细胞的形态对干细胞分化的影响研究。

4.2.2.1 MSCs 力学生物学研究

MSCs 加力的方法有微管吸吮、原子力显微镜等,其研究目的通常是检测细胞的力学性能变化。采用微管吸吮对成骨诱导、成脂诱导的人骨髓来源的间充质干细胞(mesenchymal stem cells, MSCs)的弹性模量的变化进行检测,发现经成骨诱导的 MSCs 杨氏模量约为未诱导 MSCs 的 2 倍,成脂分化的 MSCs 与未诱导 MSCs 相比,其细胞模量变化情况为先略有升高后又降低。这些变化可能与分化细胞的形态、大小以及细胞骨架的变化有密切关系。使用原子力显微镜检测比较骨髓来源、脂肪来源的 MSCs 与成骨细胞、软骨细胞、脂肪细胞的黏弹性,结果显示不同来源的 MSCs 的黏弹性是类似的,但它们的黏弹性均比成骨细胞、软骨细胞、脂肪细胞的黏弹性更大[8]。以上研究表明,未分化状态的干细胞与分化的干细胞相比力学性能差异明显,未分化状态的干细胞更易变形,形态更具可塑性。

4.2.2.2 体外对干细胞群体加载力学刺激研究

体内几乎所有的细胞均直接或间接受到应力的作用,应力可以影响细胞的表型、代谢以及功能等。在体外构建工程化组织时,如果缺乏应力刺激可能导致种子细胞功能不能完全发挥。随着力学生物学的兴起,已有众多学者致力于以骨组织工程为代表的干细胞加载力学刺激的研究,以期实现功能化组织工程[7]。前期研究显示了力学刺激应用于干细胞组织重建修复的潜力。

1) 牵张力对干细胞分化的影响

将人骨髓来源的 MSCs 接种在三维线状 Ⅰ 型胶原支架上,并对其施加单轴周期性拉伸应变,发现成骨相关的骨形成蛋白 2(bone morphogenetic protein 2, BMP-2)mRNA 的表达有明显增加。这是单纯使用力学刺激而没有添加化学诱导剂实现了对 MSCs 的成骨诱导,但该研究[9]的检测指标仅局限于 BMP-2 的基因表达。同样是对人 MSCs 加载张应变,另一研究同时对 MSCs 采用了成骨诱导剂诱导,人骨髓来源 MSCs 接种于 I 型胶原基质并在受到张应变时,除了能促进成骨分化相关基因表达和增强基质矿化之外,还激活了细胞外信号调节激酶 1/2(extracellular signal-related kinase 1/2,ERK1/2)通路,并且同时抑制成软骨分化、成脂分化以及神经源分化方向的相关基因表达。但也有研究提示,大鼠骨髓来源的 MSCs 接种于三维 I 型胶原-葡糖胺聚糖(GAG)支架并培养于成软骨诱导液,当施加周期性单轴张应变 7 天后成软骨标记物 GAG 的生成量增加。两项有关成软骨分化的不同研究结果可能与细胞所处的不同培养液环境有关。除了成骨方向以及成软骨方向之外,张应变还可参与成肌分化方向。不同大小张应变诱导效果的不同可能与它们各自引发的不同程度的细胞形变有关,而细胞的形态对干细胞分化也有影响。

2) 流体剪切力对干细胞分化的影响

将大鼠骨髓来源的 MSCs 培养于含骨样细胞外基质(extracellular matrix,ECM)的钛纤维网形成的盘状支架材料中,而单纯钛纤维网作为对照组,采用流动灌注系统对其施加 12 天的流体剪切力,结果显示流体剪切力与骨样 ECM 可以协同增强 MSCs 的成骨分化以及钙含量[10]。除了与成骨分化方向相关之外,有学者给大鼠骨髓来源的 MSCs 施加了剪切力,细胞的培养液内未添加或添加了成肌诱导剂 5-氮胞苷(5-azacytidine,5-aza),在仅受到剪切力时 MSCs 也可向心肌源方向分化,在 5-aza 诱导以及剪切力共同作用下,成肌诱导效果增强明显,提示 5-aza 与剪切力有相互协同作用。当以 C3H10T1/2 小鼠 MSCs 为研究对象,施加振动流体流动力学刺激,发现流体流动刺激同时诱导了 Runx2、PPAR-γ 以及 SOX9 基因表达上调,提示调节流体流动刺激涉及多种分化方向(成骨、成脂肪以及成软骨方向)的关键转录因子的潜力。该研究同时显示小 G 蛋白 RhoA 和它的效应蛋白 ROCKII 参与了力学刺激的成骨诱导作用,RhoA 的激活和肌动蛋白的张力状态对成脂肪、成软骨方向分化呈负性调控作用。

3) 压应力对干细胞分化的影响

压应力可促进干细胞向成软骨方向分化。将大鼠骨髓来源的 MSCs 培养于藻酸盐支架以及含 TGF-β1 的培养液中,施加周期性流体静压力后,II 型胶原、聚集蛋白聚糖、SOX9 以及 Runx2 等成软骨分化特异性基因的表达得到增强,并且 p38 MAPK 信号通路在该过程中发挥重要作用。除了成软骨分化之外,压应力与干细胞成骨分化也有密切联系。当大鼠骨髓来源的 MSCs 培养于含有成骨诱导剂的培养液中,压应力可增强早期成骨分化的 MSCs 的碱性磷酸酶活性以及成骨相关转录因子(Runx2、osterix、Msx2 与 Dlx5)基因表达水平,并且 ERK 信号通路参与了该力学生物学过程并发挥重要作用,而 p38 MAPK 信号通路未参与该过程[11]。将人骨髓来源的 MSCs 接种于羟基磷灰石(HA)支架,置于含有成骨诱导剂的培养液中培养,并施加周期性流体静压力。免疫组化与基因检测结果显示加力组细胞可表达更高水平的骨钙素、骨桥蛋白、骨连接素和 I 型胶原等,该结果支持压应力可增强成骨分化的结论。

4) 生物反应器在再生医学领域的应用

以上研究显示,外源性应力(如牵张力、流体剪切力、压应力)对干细胞分化的调控效应可能与多个分化方向相关,其中细胞形态的变化可能在其力学生物学效应中发挥重要作用。此外,细胞的培养微环境也有重要影响。因此,在组织工程领域应用应力刺激时(如生物反应器),不仅要选择合适的应力刺激,并且需要与其他诱导方法(如化学诱导方法、选用合适培养基质方法等)相结合。

目前组织工程应用中的重要挑战之一是提高细胞在三维支架上的接种效率,解决细胞与支架复合物体外培养的氧气和营养物质的供应。生物反应器是能提供可重复及可调控的特定细胞和组织培养环境的装置,应用生物反应器可以使细胞在三维支架材料中均匀分布,有效地提高细胞接种的效率,并通过改善营养交换确保干细胞在支架材料内生存、增殖。此外,生物反应器可以模拟体内多种应力环境,利用生物反应器可对细胞施加不同类型的力学刺激,如剪切力、张应变、压应力等,或将力学因素与生化因素相结合,调控细胞的增殖与分化等。因此,生物反应器是实现功能化组织工程的重要工具。

4.2.2.3 采用不同培养基质调节干细胞分化研究

1) 基质硬度对干细胞分化的调控

大量研究表明,基质硬度可影响干细胞转归,不同的基质硬度对干细胞分化方向有不同的影响[6]。根据干细胞不同诱导方向,可以选择使用不同硬度的基质调控干细胞的定向分化。Engler 等使用 3 种不同硬度经胶原蛋白(collagen)涂层改良的聚丙烯酰胺(polyacrylamide)基质二维培养人骨髓来源的 MSCs,目的是研究不同硬度基质能否诱导细胞分别向 3 种不同的方向分化。基质硬度分别为 $0.1 \sim 1$ kPa、$8 \sim 17$ kPa 和 $25 \sim 40$ kPa,分别模拟体内大脑组织、肌肉组织和类骨质的交联胶原的硬度,3 种基质上的干细胞形态发生了不同的变化,分别为呈现丰富的丝状伪足形态、类似成肌细胞形态和类似成骨细胞形态,并且分别表达成神经方向、成肌方向和成骨方向分化的标记物 β3 微管蛋白(tubulin)、MyoD 和 Cbfa1,说明干细胞分别发生了成神经方向、成肌方向和成骨方向分化。其机制是,随着基质硬度的增加,MSCs 的黏着斑(focal adhesion,FA)组件,如辅肌动蛋白(nonmuscle α - actinin)、细丝蛋白(filamin)、踝蛋白(talin)以及黏着斑激酶(focal adhesion kinase,FAK)或蛋白质酪氨酸激酶 2(PTK2)的表达量增加,继而通过影响细胞骨架的力学助推器——非肌肉肌球蛋白Ⅱ型(nonmuscle myosin Ⅱ,NMM Ⅱ)实现干细胞向不同方向分化。除了上述研究之外,尚有较多其他相似的研究,虽然目前各种研究所使用硬度参数存在差异,不同种类干细胞也有不同的适宜范围,但在二维培养环境下,培养基质硬度与干细胞分化方向基本存在以下关系,即基质硬度较大时,细胞黏着斑密度和肌动蛋白应力纤维表达量较多,形态扁平,成肌与成骨方向分化潜能更高;基质硬度较小时,细胞成扁球形,成脂肪与成软骨方向分化潜能更高[6]。

有学者继而尝试检测不同硬度的水凝胶三维支架对细胞分化的影响,所选用的支架包括琼脂糖(agarose)或藻酸盐(alginate)。结果显示三维支架具有类似的分化诱导效果,即较硬的水凝胶促进人骨髓来源的 MSCs 成骨分化,而较软的水凝胶促进 MSCs 成脂分化。但与二维培养不同的是,经三维支架包裹的细胞形态并未发生明显变化,在不同硬度的水凝胶支架内细胞均基本保持球形。这可能与所选择的水凝胶支架的多孔性密切相关。细胞在常规 alginate 内培养时形态呈现为圆形,但当 alginate 内添加降解微球时,alginate 改良为多孔 alginate 支架,细胞可在支架内伸展为成纤维细胞样[12]。因此,三维培养不仅需要根据所需的培养要求选择合适的支架硬度,而且支架的多孔性同样需要纳入考虑范围。

2) 支架材料的微/纳米表面形貌对干细胞分化的影响

除了培养支架的硬度,支架材料的微/纳米表面形貌也可对干细胞分化产生影响。在纳微米级的沟槽图案上,细胞的生长取向具有与沟槽图案方向一致,并沿图案生长的现象,此现象称为接触引导(contact guidance)。基于该现象,有研究选用 10.2 kPa 硬度的聚丙烯酰胺凝胶,通过光刻和微接触印刷技术对聚丙烯酰胺凝胶上的 I 型胶原进行表面微结构改造,通过检测 vinculin 与 F - actin 的表达情况,发现经改造后的基质可有效拉伸 FA,并伴随着细胞形态的拉长。FA 的拉伸继而促使 β3 整合素聚集,诱导成肌分化标志物肌球蛋白重链(myosin heavy chain)和横纹肌肌动蛋白(α - sarcomeric actin)的表达。该研究还表明,黏着斑的拉伸还触发了下游的 RhoA 信号通路,继而诱导成肌分化。结果提示,支架表面的微形貌对干细胞分化有重要作用,并且该作用与细胞形态的改变密切相关。

4.2.2.4 细胞的形态对干细胞分化的影响研究

细胞的形态对干细胞分化有重要影响。干细胞可分化为不同形态的细胞继而形成不同功能的组织,如成骨分化后细胞呈现扁平或伸展形态,而成脂分化后细胞呈现圆形或无伸展形态。基质形貌可以通过影响细胞形态与细胞骨架张力而决定干细胞的转归,因此可通过"微图形化(micropatterning)"技术改变细胞在基质上的生长面积,由此调控细胞形态。当细胞培养于较大纤连蛋白(fibronectin)"岛"上时,细胞形态伸展,成骨分化潜力较强;当细胞培养于较小纤连蛋白"岛"上时,细胞形态圆缩,成脂分化潜能较大。当人骨髓来源的 MSCs 通过形态改变增强肌动球蛋白收缩(actomyosin contractility)时可促进成骨分化,在该过程中黏着斑、肌动球蛋白收缩发挥重要作用。同时微阵列分析和信号通路抑制研究表明,通过改变干细胞形态促进成骨分化是由 JNK、ERK1/2 以及 Wnt 信号通路的激活所介导的[13]。

4.2.3 展望

MSCs 的力学微环境对干细胞转归有重要影响,有效利用干细胞力学生物学调控因素有利于组织再生修复的安全性、有效性以及成功率[7]。MSCs 的力学微环境的调控范围涉及细胞外基质(extra cellular matrix, ECM)的硬度、组成以及构造,另外可以对基质或者细胞施加外源性力学刺激。前期研究表示,功能化组织工程需要针对所需修复的组织,筛选特异性支架材料(如特定硬度、多孔性等),必要时选择生物反应器培养,为组织再生修复提供最佳微环境。另一方面,以往研究主要致力于某单一力学因素对 MSCs 转归的影响,但体内环境更为复杂,体内应用时 MSCs 可能同时面临多个刺激,不仅可同时存在外源性力学刺激与内源性力学刺激,还可同时存在物理性刺激与生物化学性因子,因此多因素的联合作用效应尚需进一步阐明,该问题的解决将有助于理解体内 MSCs 在特定组织定向分化的机制,同时将大力促进再生医学的发展。

(刘钧)

4.3 YAP/TAZ 信号在细胞外基质硬度微环境诱导间充质干细胞成骨分化中的作用

4.3.1 Hippo 信号通路及 YAP/TAZ 信号分子

Hippo 信号通路由一组高度保守的激酶复合物组成。在接头蛋白 SAV(WW45)、MOBKL1A 和 MOBKL1B 的协助下,通过激活上游信号 STE20 家族激酶(MST1 和 MST2)引起一系列磷酸化级联反应。NDR 家族激酶(LATS1 和 LATS2)的磷酸化最终引起下游效应分子 YAP/TAZ 磷酸化,此时,14-3-3 蛋白与磷酸化的 YAP/TAZ 结合使其在细胞质内定位、聚集,影响其转录活性并最终导致蛋白酶体降解。相反,当 Hippo 通路被抑制,YAP/TAZ 去磷酸化,转移至细胞核中,通过结合 DNA 结合转录因子,如 TEAD 家族、TBX5、Runx2 等来调节相应基因的转录水平,从而调控细胞的生物学行为(见图4-1)[14]。其中,YAP 与 TAZ 是间接同源异位体,增强与抑制实验表明通过糖原合成酶激酶 3 依赖途径,YAP 负向调控 TAZ 表达,

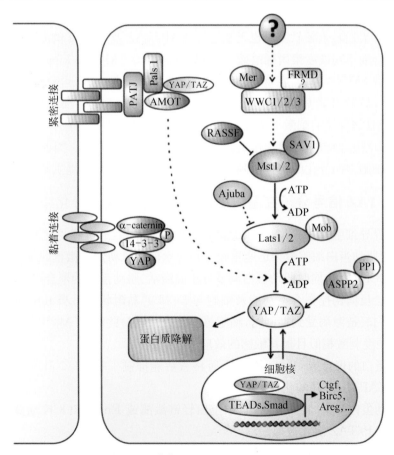

图4-1 哺乳动物 Hippo 通路[14]
Figure 4-1 Schematic mode of the Hippo signaling pathway in mammals

是一种维持 Hippo 通路稳态的补偿机制[15]。Hippo 通路主要受到细胞-细胞接触、细胞-细胞外基质接触、细胞极性以及神经纤维瘤蛋白 2(neurofibromin 2，NF2，Merlin)的调节，在器官体积、癌症发生、组织再生以及细胞生物力学转导方面有明显调控作用[16]。

4.3.2 细胞外基质硬度微环境对 MSCs 命运的决定性研究

MSCs 具有多向分化潜能，其易于体外分离培养，在特定诱导条件下能分化成不同类型的组织细胞，通过调节骨的重建与平衡、新生软骨以及重建肌肉组织，可为骨组织工程、软骨组织工程以及肌组织再生医学中损伤的修复和治疗提供理想的自体来源细胞，然而如何有效调控 MSCs 定向分化并维持其表型仍是核心问题。

应力刺激对 MSCs 生物学行为的调节作用已广泛证实，其中胞外基质硬度作为一种最天然且最直接的应力刺激，通过细胞骨架、细胞核骨架转导至细胞核，从力学信号转化为化学生物信号，从而有效调控细胞分化方向。不同硬度微环境能直接诱导 MSCs 向与其组织生长环境相似的硬度方向分化，0.1～1 kPa、8～17 kPa、25～40 kPa 压力分别与脑组织、肌组织、骨组织相适应，研究也证实在 34 kPa 环境下既能明显诱导 MSCs 成骨表达，又能使成骨早期的特异性转录因子 Runx2 及后期骨钙素表达明显上调，并且在硬度刺激持续诱导 3 周后，任何化学诱导因子的加入都无法改变其既有的分化表型[17]，在传统塑料培养瓶(硬度约 10 GPa)培养 10 天后转入较软基质也无法逆转 YAP/TAZ 及 Runx2 的激活[18]。

我们通过合成不同硬度聚丙烯酰胺-胶原基质材料(0.5 kPa、16 kPa、32 kPa)，建立硬度微环境应力加载 hMSCs 模型，在基质环境无诱导条件下培养 7 天，可见细胞形态随硬度增大而更加伸展，较软环境中细胞呈梭形、较为细小，较硬环境中细胞体积更加铺展(见图 4-2)。在成骨诱导液的刺激下培养 14 天后，较硬环境中细胞向成骨方向有明显分化趋势，可见钙结节产生，而较软环境中细胞不能诱导向成骨方向分化。因此，深入探索细胞外硬度微环境对细胞多向分化的调控机制，可为促进组织再生和修复提供新手段。

4.3.3 YAP/TAZ 信号分子在基质硬度刺激 MSCs 成骨分化中的调控作用

整合素是介导细胞和 ECM 微环境之间连接的跨膜受体，通过感受硬度力学信号聚集于黏着斑，并引起肌动蛋白细胞骨架迅速重建。整合素促进肌动蛋白微丝收缩产生细胞张力，激活 Rho - ROCK 通路，同时肌动蛋白调节分子的激活、肌动蛋白的聚合以及肌动蛋白空间构造的改变又会反向调控整合素功能及细胞与 ECM 的黏附状态。当 Rho、ROCK、肌球蛋白以及肌球蛋白轻链激酶受到抑制时，细胞感受张力减弱。此时，YAP/TAZ 信号也表现出了对于 ECM 硬度刺激相似且极其敏感的效应[14,16,18]。

(1) 肌动蛋白的聚合或 Rho - ROCK 通路激活能抑制 LATS1/2 激酶，阻断 Hippo 通路，从而阻止 YAP/TAZ 磷酸化。

(2) 当肌动蛋白解聚，肌球蛋白、肌球蛋白轻链激酶或 Rho - ROCK 通路被抑制，激活 LATS 激酶，YAP/TAZ 活性被抑制。

(3) 在较软基质上，YAP/TAZ 活性被抑制，其向细胞质内转运，细胞活性受到抑制，凋亡程序启动，并促进干细胞向脂肪细胞方向分化。

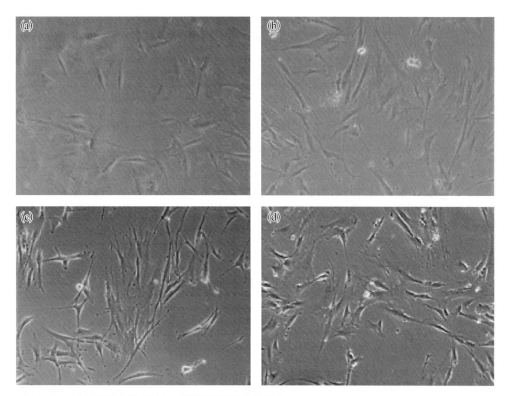

图 4 - 2　人间充质干细胞(P2)在不同硬度材料的细胞形态
(a) 0.5 kPa 基质硬度;(b) 16 kPa 基质硬度;(c) 32 kPa 基质硬度;(d) 普通塑料培养皿
Figure 4 - 2　Morphology of P2 hMSCs cultured on various stiffness substrate

(4) 在较软基质上,或肌动蛋白解聚时,即使沉默 LATS1/2 激酶或抑制 Hippo 通路也不能解救 YAP/TAZ 失活。

(5) 在较硬基质上,YAP/TAZ 被激活,促使其向细胞核内转运,细胞的增殖以及干细胞的成骨分化活性增强。

(6) 当 YAP/TAZ 沉默后,即使在较硬基质上也不能诱导 MSCs 向成骨分化,且 Runx2 表达明显削弱,堪比软基质中的表达量。

(7) 单纯抑制黏着斑激酶后,YAP/TAZ 未受到影响。

免疫荧光染色也发现,较软环境中仅见到微弱 Runx2 及 YAP 表达,而在较硬环境中 YAP 在细胞核内表达增多,Runx2 则在细胞核及细胞质均有表达。结合上述特征,提示 YAP 在较硬环境中激活,可能再激活成骨相关因子而促进细胞向硬度环境相适应的方向分化,并推断 YAP/TAZ 受到黏着斑下游细胞骨架调控,通过依赖 LATS 激酶的 Hippo 通路以及不依赖 LATS 激酶的未知通路或表观遗传因子来调控 YAP/TAZ 质核转运,入核的 YAP/TAZ 则直接或间接控制 Runx2 表达或通过其他途径调控 MSCs 分化方向。

另一方面,Wnt/β -联蛋白(catenin)信号通路为 MSCs 成骨分化的重要通路之一,当 Wnt 信号通路激活,GSK - 3β 活性抑制,β - catenin 作为第二信使进入核内聚集,激活 T 细胞因子(T cell factor,TCF)/淋巴增强子(lymphoid enhancer-binding factor,LEF)家族转录因子,从而启动靶基因的表达,引起成骨细胞分化增殖。其中,TAZ 类似通路下游潜在的转录辅激活物,Wnt3a 蛋白可引起 TAZ 核内聚集,抑制 Wnt 通路表达亦会使 TAZ 处于低表达;而共免疫沉淀实验及 Pulldown 检测证实磷酸化 YAP 的 TEAD 区域位点可以直接与 β-catenin 的 N 端在细胞质内结合,而不破坏其稳定性,YAP/TAZ 通过阻止 β-catenin 核内转移,抑制 DVL 蛋白磷酸降解,抑制 TCF 靶基因转录活性,从而抑制 Wnt 通路,减弱 Wnt 下游靶基因表达(见图 4-3)[14,19]。

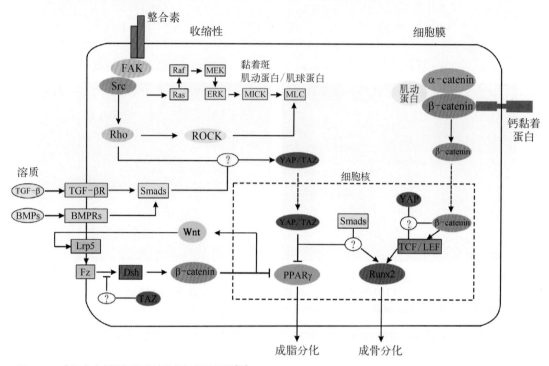

图 4-3 参与应力刺激细胞收缩的信号通路网络[19]

Figure 4-3 A schematic model of signaling pathways that are implicated in contractility induced mechanosensing process and the adipogenic and osteogenic differentiation of MSCs

ECM 硬度应力刺激在决定 MSCs 分化命运中扮演了关键性角色,其中 YAP/TAZ 分子是力学信号在细胞质内的重要传递分子,其核质转运起到了决定性作用,尽管不同的机制及调控因子不断被发现,但至今仍没有完全探明 YAP/TAZ 的调控机制,因此后期的探索将为阐明其控制 MSCs 分化机制及相关疾病的治疗具有重要意义。

(经典 赵志河)

4.4 周期性应力作用下人牙周膜干细胞成骨分化和破骨调节作用

4.4.1 牙周膜干细胞生物学特性

牙周膜干细胞(periodontal ligament stem cells,PDLSCs)是指存在于牙周膜中具有高度增殖、自我更新能力和多向分化潜能的未分化的间充质干细胞群,由处于不同分化层次、具有不同分化潜能的祖细胞或前体细胞组成。PDLSCs 可以分化成组织中具有特定功能的细胞,如成纤维细胞、成骨细胞和成牙骨质细胞等。

PDLSCs 是牙周组织破坏和改建过程中的关键性细胞。对 PDLSCs 生物学特性的深入研究,将有助于更加深入理解牙周组织的发育过程、牙周炎及正畸治疗过程中牙周组织改建,也将为今后牙周组织再生选择种子细胞打下基础。

4.4.1.1 牙周膜干细胞的鉴定

PDLSCs 具有和其他间充质干细胞同样的多向分化能力。免疫组化结果显示 PDLSCs 表达间充质干细胞的标记物 Stro‐1 和 CD146,提示 PDLSCs 可能来源于血管周围的细胞群。此外,牙周膜是一种韧带组织,PDLSCs 高表达韧带组织所特有的转录因子 scleraxis,这可以作为 PDLSCs 区别于牙髓干细胞(dental pulp stem cells,DPSCs)和骨髓间充质干细胞(bone marrow mesenchymal stem cells,BMSCs)的标志。此外 PDLSCs 还表达 CD90、CD29、CD44、CD166、CD105、CD13 和 CD271 等骨髓间充质干细胞的表面标志物(见图 4‐4)[20,21]。

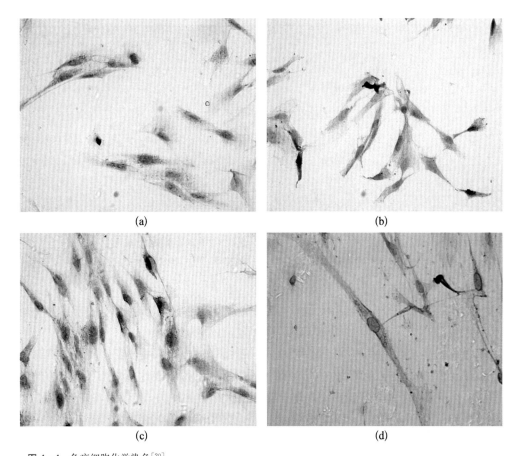

(a) (b)

(c) (d)

图 4‐4 免疫细胞化学染色[20]

(a) Stro‐1;(b) CD271;(c) CD146;(d) scleraxis。皆都呈阳性表达,其中 Stro‐1、CD271、CD146 表达于胞膜,scleraxis 表达于胞核和胞质,核膜显色明显

Figure 4‐4 Immunocytochemical staining of hPDLSCs

目前,对于 PDLSCs 的来源主要有两种观点:

(1) 来自发育晚期的牙周间充质,即胚胎期残留在成体组织中的原始干细胞,主要是牙囊。大量的体内、体外研究已证实牙囊来源的细胞具有分化为牙周成纤维细胞、成牙骨质细胞和成骨细胞的能力。

(2) PDLSCs 可能是骨髓中的细胞通过血管通道进入牙周韧带。PDLSCs 表达间充质干细胞的标记物 Stro - 1 和 CD146,提示 PDLSCs 很有可能是来源于血管周围的细胞群。

4.4.1.2 牙周膜干细胞的特性

1) 增殖能力

与 BMSCs、DPSCs 相比,PDLSCs 具有更强的克隆形成能力(见图 4 - 5)。细胞周期是反映细胞增殖动力学的重要参考指标。干细胞虽然是慢周期性的,但增殖潜能大,常在组织再生时增殖速度增高。对 PDLSCs 的细胞周期检测结果显示,绝大多数细胞处于静止期及 DNA 合成前期,这表明细胞增殖缓慢。处于局部微环境中的 PDLSCs 多保持静止状态,当外界刺激信号引起干细胞原有的状态改变时,干细胞就会进入细胞周期,显示高度的增殖能力和分化能力。

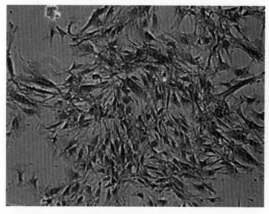 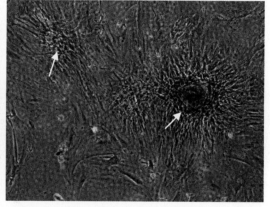

图 4 - 5　牙周膜干细胞克隆[20]
Figure 4 - 5　hPDLSCs presented clone-like growth

图 4 - 6　牙周膜干细胞形成钙结节[20]
Figure 4 - 6　Calcium nodules formed by PDLSCs

2) 多向分化潜能

间充质干细胞具有向成骨细胞、成软骨细胞、成脂肪细胞,甚至肝脏细胞和神经细胞等多种细胞分化的潜能。PDLSCs 就是来源于牙周膜的外胚间充质细胞。

(1) 成骨方向分化。在体外矿化诱导培养条件下,PDLSCs 可以表达成牙骨质/成骨样特性标志物,形成钙化结节(见图 4 - 6),碱性磷酸酶活性升高,表达成骨相关蛋白:骨钙素、骨诞蛋白、骨桥素等,说明 PDLSCs 具有分化为成骨细胞的能力,这对牙周组织再生尤为重要。与 DPSCs 相比,PDLSCs 在相同的培养条件下具有更强的矿化能力[22]。

(2) 成脂方向分化。在成脂诱导培养条件下,PDLSCs 能向脂肪样细胞分化(见图 4 - 7),形成油红 O 红染的脂滴,同时表达脂肪细胞特异性蛋白过氧化物酶体增殖物激活受体(peroxisome proliferator-activated receptor,PPAR - γ)和低密度脂蛋白(low density lipoprotein,LPL),但目前没有 PDLSCs 在脂肪组织工程中应用的报道。

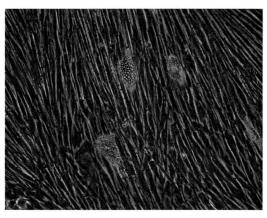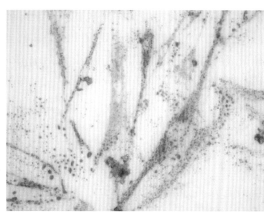

图4-7 牙周膜干细胞成脂分化[20]

Figure 4-7 Adipogenic differentiation of PDLSCs

(3) 软骨方向分化。将PDLSCs制备成细胞团置于成软骨诱导体系下,PDLSCs可分化为软骨样细胞,并形成软骨样基质,表达Ⅱ型胶原,且软骨相关蛋白呈高表达状态[23]。

(4) 神经细胞方向分化。PDLSCs在成神经诱导液培养下可向神经样细胞分化,形成典型的树突状细胞,出现神经胶质样、神经元细胞分化的形态学改变。诱导后的PDLSCs表达神经元特异性烯醇化酶(neuron-specific enolase, NSE)和胶质纤维酸性蛋白(glial fibrillary acidic protein, GFAP)等神经细胞表面标志物。

4.4.1.3 牙周膜干细胞生物学特性的影响因素

1) 年龄

目前对包括人牙周膜干细胞(human periodontal ligament stem cell, hPDLSCs)在内的间充质干细胞的研究中,都已明确表示:在衰老过程中,包括增殖、分化、移行、代谢在内的多种细胞功能和生理反应都存在不同程度的弱化现象。而参与这一生理过程的因素有很多,包括环境因素的改变、信号通路的异常等。目前已经发现:在衰老过程中,干细胞生物学行为的改变很可能有表观遗传学因素的参与。研究发现hPDLSCs的某些生物学性状(增殖、骨向分化、β-半乳糖苷酶活性)存在年龄的依赖性;而年龄因素对成脂方向分化能力影响不大。

2) 细胞因子及相关信号通路

(1) 成纤维细胞生长因子(fibroblast growth factor, FGF)。FGF是促进成纤维细胞生长的物质,与人牙周膜细胞相关的主要有碱性成纤维细胞生长因子(basic fibroblast growth factor, bFGF)和FGF-2(fibroblast growth factors-2)。bFGF是重要的促有丝分裂因子,也是形态发生和分化的诱导因子。研究表明,bFGF是牙周受损组织再生的重要因子,其主要作用是促进PDLSCs增殖和分化。Takahashi[24]研究发现bFGF促进PDLSCs增殖主要作用在G2和M期,同时也增加血管内皮生长因子(vascular endothelial growth factor, VEGF)的表达,通过VEGF直接作用于血管内皮促进血管的发生。FGF-2对于PDLSCs的作用存在很大争议。有学者认为PDLSCs与BMSCs生物学特性相似,FGF-2也能促进其增值与分化[25]。也有学者认为,FGF-2抑制PDLSCs成骨和成脂分化的能力,其作用主要是增强PDLSCs增殖能力,保持其分化潜能。有证据显示,FGF-2不仅抑制Runx2、ALP和COL I基因的表达,也减少钙结节的形成[26]。bFGF和FGF-2都具有促进PDLSCs自我更新、抑制其分化的作用,研究表明VEGF和转化生长因子β1(transforming growth factor beta 1,TGF-β1)能够促进PDLSCs分化,当其与bFGF和FGF-2共同作用时,PDLSCs具有更强增殖分化能力。但目前缺乏FGF对PDLSCs作用机制的研究。

(2)胰岛素样生长因子(insulin-like growth factors,IGFs)。IGFs以自分泌、旁分泌方式作用于细胞表面的IGF-1受体进而诱导细胞增殖、分化和胶原蛋白的合成[32]。研究发现,IGF-1对PDLSCs的增殖能力有很大影响。通过IGF-1诱导的PDLSCs具有更强的增殖能力,它能促进PDLSCs有丝分裂,刺激RNA、DNA的合成,特别是在细胞循环期G0G1和G1Gs阶段。同时IGF-1通过上调碱性磷酸酶的活性、上调抗凋亡蛋白(Bcl-2、Mcl-1)和下调凋亡蛋白(Bim、Bax)促进PDLSCs增殖。IGF-1还具有促进PDLSCs成骨分化的能力。它主要通过刺激PDLSCs膜表面IGF-1受体的络氨酸激酶活性,促使细胞内部的受体配体复合物表达活性肽,从而激活骨形成相关蛋白(Runx2、Osx、OCN)的表达,激发PDLSCs向成骨方向分化。研究也表明,IGF-1对体外培养的hPDLSCs不仅在成骨分化的起始阶段有作用,而且贯穿了整个成骨过程[27]。Yu等[28]发现,IGF-1主要通过ERK和JNK、MAPK信号通路调节PDLSCs成骨分化能力。但目前缺乏其他信号通路与IGF-1作用关系的相关研究。

(3)转化生长因子-β1(transforming growth factor beta1,TGF-β1)。TGF-β1是一种调节细胞生长和分化的蛋白因子。研究表明TGF-β1在牙周组织修复再生中具有重要作用,它与牙周膜干细胞功能作用关系密切。它能促使牙周膜干细胞向受损部位迁移、分化,从而促进牙周组织再生[29]。但有研究表明,TGF-β1并不能促进牙周膜干细胞进行有丝分裂,相反,其在牙周膜干细胞增殖中起抑制作用。Yoshida等[30]研究认为,TGF-β1对牙周膜干细胞的增殖作用主要与其浓度有关,在细胞培养实验中,低浓度的TGF-β1对细胞有丝分裂没有影响,而高浓度则抑制细胞有丝分裂,但具体的浓度范围仍需进一步研究。TGF-β1虽然对牙周膜干细胞增殖没有促进作用,但研究发现,它在细胞分化过程中起重要作用。TGF-β1能够诱导和促进牙周膜干细胞向成骨和纤维方向分化。它能增加碱性磷酸酶的活性和钙素的分泌,促进钙结节形成。此外,TGF-β1通过上调ACTA2、COL I和FBN1基因的表达,可以增强牙周膜干细胞向成纤维细胞方向分化,形成成熟的牙周膜纤维。但仍有学者认为,TGF-β1对牙周膜干细胞成骨分化作用具有双向性和浓度依赖性,这主要取决于TGF-β1的浓度、细胞密度和细胞代数。研究发现,TGF-β1/Smad是主要影响骨发生的信号通路,但TGF-β1信号肽和影响骨分化的机制仍然不清楚。Ochiai等[31]认为,单次低浓度的TGF-β1能有效促进牙周膜干细胞成骨分化,多次重复使用TGF-β1能明显抑制成骨发生,降低碱性磷酸酶的活性,抑制Runx2、ALP和BSP基因的表达。同时,他们发现TGF-β1抑制骨分化主要是因为抑制了IGF-1的表达以及下调PI3K/Akt信号通路。综上,对于TGF-β1与牙周膜干细胞成骨分化的关系仍不明确,还需继续研究。

现在众多学者关注TGF-β1与其他相关细胞因子联合应用对牙周膜干细胞影响的研究。这些研究发现,IGF-1与TGF-β1具有协同效应,能够促进牙周膜干细胞增殖和分化,提高胶原蛋白在总蛋白含量中的比值。同时,血小板衍生生长因子(platelet derived growth factor,PDGF)和 TGF-β1 联合应用能够促进牙周膜干细胞大量增殖,具有明显的协同作用。神经生长因子(nerve growth factor,NGF)和 TGF-β1 也具有协同作用,较单独使用促进增殖的效果更明显[32]。

(4) 基质细胞衍生因子(stromal cell-derived factor-1,SDF-1)。SDF-1 是一种促进组织再生的细胞因子。研究表明,牙周膜干细胞自分泌 SDF-1,同时也表达趋化因子受体 CXCR4,它主要存在于 PDLSCs 细胞膜表面。且研究发现,SDF-1 在牙周膜干细胞激活、增殖、迁移以及分化中都具有重要作用。它主要通过 SDF-1/CXCR4 对牙周膜干细胞进行调控,能够调节 PDLSCs 的活性和 DNA 的表达。SDF-1/CXCR4 能够促进 PDLSCs 分裂增殖,但是 SDF-1 引导牙周膜干细胞进入受损组织的趋化作用要强于促增殖作用。此外,SDF-1 也具有促进牙周膜干细胞成骨分化的作用,研究发现,SDF-1 主要增强胶原酶I(collagenase I,COL I)的表达,而并没有增加碱性磷酸酶的数量。此外,SDF-1/CXCR4 除了直接对牙周膜干细胞调控作用以外,它还能对牙周组织炎症起监督调控作用,从而调节免疫反应。

FGF-2 和 TGF-β1 对 SDF-1 有重要影响,FGF-2 能够抑制 SDF-1 的表达以及抑制 CXCR4 的形态学改变,从而减弱 SDF-1 对牙周膜干细胞的调节作用。但是抑制作用的机制和胞内信号通路仍不清楚。相反,TGF-β1 能增强 SDF-1 对牙周膜干细胞募集迁移作用,而且研究发现这种协同效应主要是通过 ALK5-Smad/2/3 信号通路来实现的,它主要是由于 TGF-β1 受体激动蛋白(activin receptor-like kinase,ALK)影响 SDF-1 受体磷酸化,从而对 SDF-1 的作用进行调节。

(5) 骨形态发生蛋白(bone morphogenetic protein,BMP)。BMP 属于转化生长因子β超家族,具有很强的诱导成骨能力。p38 和 ERK1/2 参与了 BMP-9 对牙周膜干细胞的成骨分化,却发挥相反作用[33]。BMP-2、BMP-6、BMP-7 也可以调节牙周膜干细胞,使其成骨分化[34,35]。

(6) 雌激素(estrogen)与雌激素受体(estrogen receptor,ER)。雌激素是骨骼系统中最为重要的调节因子,由于牙周膜干细胞能够同时表达 ERα 和 ERβ 受体,所以人们普遍认为它属于雌激素的一个靶器官。去势大鼠牙周膜干细胞的增殖能力增强但成骨能力减弱,雌激素受体在雌激素介导的牙周膜干细胞成骨分化过程中起到了重要的调控作用。雌激素受体对 Notch 信号通路中受体 Notch1、配体 Jagged1 具有调控作用,表明雌激素受体可能通过对 Notch 信号通路的调控来影响牙周膜干细胞的成骨能力,但具体的分子机制有待进一步阐明[36]。

(7) 信号通路。Wnt 信号通路是公认的在干细胞骨向分化过程中对细胞的增殖和分化起调控作用的一种重要的信号系统,在牙周膜干细胞成骨分化的过程中研究较多的是 Wnt 经典信号通路[37]。但是,Wnt 经典和非经典信号通路都在干细胞向软骨细胞分化以及细胞外基质代谢过程中发挥重要调控作用,对不同时期、不同部位软骨形成不仅有正调控作用,还有负调控作用。经典 Wnt 信号通路的增强可导致干细胞矿化功能受阻,而非经典 Wnt 通路分子 Wnt-4 表达的增强能促进干细胞矿化并修复骨组织缺损。Wnt 经典信号通路抑制成骨作用的原因是成骨细胞的转录因子的表达水平降低及抑制在成骨过程中发挥重要作用的 c-JNK 与 p38 MAPK,因此 Wnt 经典信号通路的激活能够抑制人成体干细胞的新生骨形成。炎症影响下牙周膜干细胞骨向分化过程中 Wnt/β-catenin 经典信号通路与 Wnt/

Ca^{2+} 非经典信号通路共同发挥作用。炎症的 PDLSCs 非经典关键蛋白表达低于健康的 PDLSCs,在成骨分化过程中 Wnt/Ca^{2+} 非经典信号发挥重要作用,Wnt 经典信号通路的增强,非经典信号通路的减弱可能是炎症 PDLSCs 骨向分化能力降低的关键原因。

综上所述,各种细胞因子对牙周膜干细胞均有不同的调节作用,目前仍然有很多亟待解决的问题和不清楚的地方存在。

3) 应力(详见 4.2 节)

4) 低温冻存

低温冻存是长期保存细胞的重要方法,适时地冻存牙周膜干细胞是储备种子细胞的一种重要手段,而研究深低温冻存对细胞膜片生物学特性的影响,是观察冻存复苏牙周膜干细胞是否可以自体或同种异体牙周再生的基础。目前来看,超低温短期冻存(−196℃)对牙周膜干细胞成骨分化能力没有影响,牙周膜干细胞膜片经深低温短期保存(−80℃)后可继续保持冻存前原有的增殖能力和多向分化能力;长期低温保存对于干细胞生物学特性的影响有待研究。

5) 微环境(炎症)

干细胞所处的微环境,即 niche,不仅给干细胞提供养分,还能够提供特殊的信号来指导干细胞的行为,决定干细胞的分化方向。炎症是一种最为常见的影响 niche 的体内因素,干细胞内部有许多错综复杂的信号通路,控制着干细胞的命运和数目,微环境的变化,可对这些信号通路产生影响,从而引起干细胞的生物学行为改变。Wnt 信号通路在骨的形成与改建过程中发挥着重要的作用。牙周炎患者获得的 PDLSCs 增殖能力增强,但成骨能力下降,且在成骨诱导过程中细胞凋亡增加;这可能与炎性环境中 PDLSCs 高表达 β - catenin 有关;高表达的 β - catenin 抑制了非经典 Wnt 信号通路,从而导致 PDLSCs 增殖能力增加而成骨能力下降;在加入 DKK1 抑制 Wnt 经典信号通路后,可促进炎性环境下 PDLSCs 的成骨分化[38]。在炎症微环境中,TNF - α 可通过磷酸化 GSK3β 激活 Wnt/β - catenin 信号通路,抑制牙周膜干细胞的成骨分化;下调 β - catenin 的表达后,TNF - α 对 PDLSCs 成骨分化的抑制作用也随之减弱。

4.4.2 应力对牙周膜干细胞生物学特性的影响

4.4.2.1 牙周膜干细胞力学生物学研究的意义

牙周膜干细胞(PDLSCs)是牙周膜组织中具有多向分化潜能的细胞,对牙周组织的改建具有非常重要的作用。牙周膜在体内长期暴露于各种力学刺激中,包括咀嚼、口颌功能运动和正畸力等。因此,应力刺激无疑是影响 PDLSCs 生物学行为和功能的重要微环境因素。

牙周组织的改建是错𬌗畸形治疗的本质,其实质是正畸力作用下的牙槽骨改建,以牙周组织中各种细胞对应力刺激的生物学响应为基础,包括细胞增殖、凋亡、迁移和分化等。正畸牙齿受力后,牙周组织表现为压力侧破骨细胞聚集、功能活跃,牙槽骨吸收;张力侧成骨细胞生成、行使功能,牙槽骨新骨形成。其中破骨细胞是骨吸收的唯一细胞,来源于造血组织中的破骨细胞前体,由牙周组织受压后释放的多种因子募集而来;成骨细胞则主要来自牙周膜本身,不仅是骨形成的主要细胞,而且还参与破骨细胞的分化与功能[39]。那么,PDLSCs 在该过程中扮演了怎样的角色? 是否是成骨细胞的主要来源并参与破骨诱导? 回答这些问题的关键在于搞清应力刺激对 PDLSCs 生物学特性,尤其是成骨向分化的影响。

4.4.2.2 牙周膜干细胞体外应力加载模型

细胞在体内的生物学行为受到多种因素的影响,体外应力加载模型能直接评价应力本身对细胞的作用,是进行细胞力学生物学研究的有效方法。目前对于 PDLSCs 的体外应力加载主要有以下几种方式。

1) 基底形变加力

基底形变加力是目前应用较多的体外细胞加力方式。其原理是通过外力使细胞生长基底表面发生张应变或压应变,从而使贴附于基底上的细胞受到相应的牵张力或压缩力。近年来,基于基底形变加力原理的体外细胞力学加载系统广泛应用于 PDLSCs 的力学生物学研究,例如美国 Flexcell 公司的 FX 系列细胞拉伸系统[40,41]和国内的 Forcel 四点弯曲细胞力学加载仪[42,43]。

四点弯曲细胞力学加载仪(见图 4-8)是笔者团队与成都电子科技大学合作研制的一种细胞力学加载装置。它主要通过控制加力板的形变量来准确控制锚着在加力板上的细胞应变量,应变性质为周期性单轴应变,应变量和加载频率可以精确控制,还可通过四个支撑点位置的变化,选择对细胞施加张应变或压应变(见图 4-9)。通过长期不断地应用和改进,一种可靠的细胞力学加载装置已经形成。

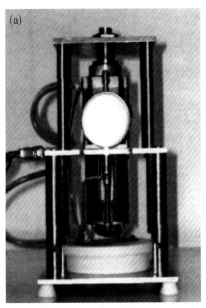
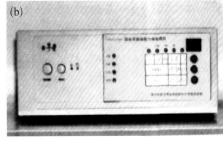
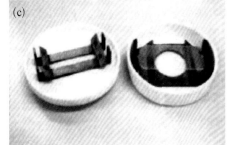

图 4-8 四点弯曲细胞力学加载仪[44]
(a) 执行机构;(b) 数控机构;(c) 应变机构(加力盒和加力板)
Figure 4-8 Four-point-bend loading device

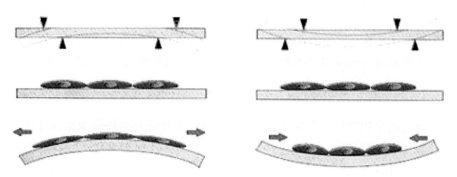

图 4-9 四点弯曲张应变示意图和压应变示意图[44]

Figure 4-9 diagrammatic drawing of tensile stress and compressive stress

2) 机械振动加力

机械振动在临床上是一种改善骨质疏松的物理疗法,研究发现,低幅高频(加速度$<g$,$g=9.81 \text{ m/s}^2$;频率为 $20\sim90$ Hz)的机械振动力可促进骨的动态平衡,增强骨形成,抑制骨吸收,并能诱导间充质干细胞向成骨细胞分化。Zhang 等[44,46]将该加载方式应用于PDLSCs 的成骨分化研究,他们将细胞种在 6 孔板中,并将 6 孔板固定在机械振动感应平台上,当接通电源时,6 孔板随着平台发生垂直振动,细胞便受到低幅高频的垂直振动力刺激。

3) 静压力加载

静压力加载方式包括重物加力、液压加力和气压加力,均能对体外培养的细胞进行持续静态压应力加载。马小杰等[47]曾采用液压加载装置对体外培养的 hPDLSCs 施加 $0\sim$ 200 kPa 的静压力,以模拟正畸牙移动中压力侧 PDLSCs 的受压环境。但更多学者认为重物加力法产生的持续静压力与正畸压力侧牙周膜受力的方式最为接近,并广泛应用于牙周膜细胞的力学生物学研究[48,49],但对 PDLSCs 的研究目前还未见报道。

4.4.2.3 应力对牙周膜干细胞成骨分化的影响

牙周膜是夹在牙槽骨与牙骨质间的一层柔软结缔组织,其丰富的细胞种群对牙槽骨的改建具有不可或缺的作用。自 PDLSCs 从牙周膜中成功分离以来,其向成骨细胞分化的影响因素一直是研究的热点,其中应力刺激无疑是影响其成骨分化的重要因素之一。我们主要研究了周期性张/压应力对 hPDLSCs 成骨分化的影响,并结合国内外同行研究进展作一介绍。

1) 周期性张应变

研究采用四点弯曲细胞力学加载仪对体外培养的 hPDLSCs 进行 3 000 μstrain 的周期性张、压应力加载,对成骨相关因子 Satb2、Runx2 和 Osterix 表达的变化趋势进行了分析。研究结果显示,在 3 000 μstrain 周期性单轴张应变作用下,Satb2 mRNA 3 h 即显著上调,6 h 达到对照组(0 h)的 4.5 倍,并维持在这个水平上;Satb2 蛋白的变化趋势与其 mRNA 相似,并在 6 h 达到峰值,虽然 6 h 后又有所下降,但从 12 h 开始,维持在一个低于 6 h 但显著高于 0 的水平上(见图 4-10 和图 4-11)。Runx2 的 mRNA 表达水平呈现一种"S"形上升的趋势,从 3 h 开始就达到对照组水平的 6 倍,并在这个水平上一直保持至 12 h,12 h 后又有显著上调,达到对照组的 9 倍(见图 4-12);Runx2 蛋白的表达水平在其 mRNA 上调的前提下也呈现逐步上调的趋势(见图 4 - 13)。Osterix mRNA 和蛋白随着加载时间的延长呈现逐步上调的趋势(见图 4 - 14 和图 4 - 15)。

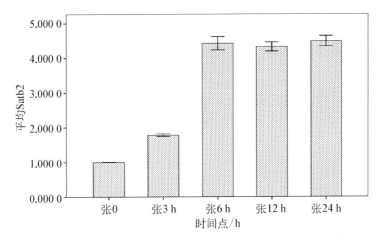

图 4 - 10　3 000 μstrain 周期性张应变作用下 Satb2 mRNA 的表达,结果表示为 mean±SE[44]

Figure 4 - 10　Changes of Satb2 mRNA of hPDLSCs under the stimulation of 3 000 μstrain cyclic tensile strees

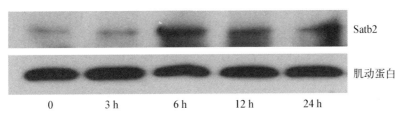

图 4 - 11　3 000 μstrain 周期性张应变作用下 Satb2 蛋白的表达[44]

Figure 4 - 11　Changes of Satb2 protein of hPDLSCs under the stimulation of 3 000 μstrain cyclic tensile strees

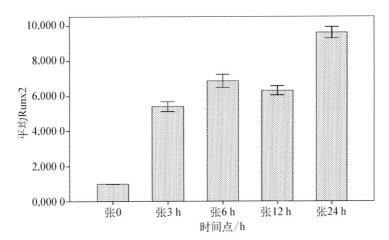

图 4 - 12　3 000 μstrain 周期性张应变作用下 Runx2 mRNA 的表达,结果表示为 mean±SE[44]

Figure 4 - 12　Changes of Runx2 mRNA of hPDLSCs under the stimulation of 3 000 μstrain cyclic tensile strees

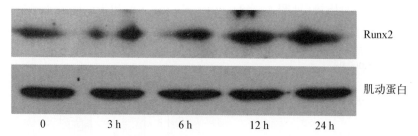

图 4-13　3 000 μstrain 周期性张应变作用下 Runx2 蛋白的表达[44]

Figure 4-13　Changes of Runx2 protein of hPDLSCs under the stimulation of 3 000 μstrain cyclic tensile strees

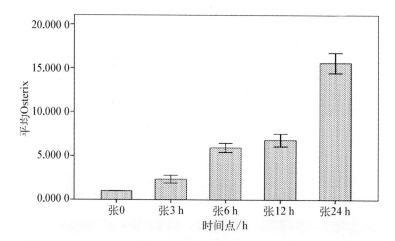

图 4-14　3 000 μstrain 周期性张应变作用下 Osterix mRNA 的表达,结果表示为 mean±SE[44]

Figure 4-14　Changes of Osterix mRNA of hPDLSCs under the stimulation of 3 000 μstrain cyclic tensile strees

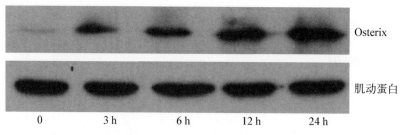

图 4-15　3 000 μstrain 周期性张应变作用下 Osterix 蛋白的表达[44]

Figure 4-15　Changes of Osterix protein of hPDLSCs under the stimulation of 3 000 μstrain cyclic tensile strees

　　Runx2 在干细胞向成骨方向分化的过程中是必需的,其表达可以促进干细胞向骨软骨祖细胞方向分化。骨软骨祖细胞仍有两种分化方向:成骨方向和成软骨方向。只有 Runx2 的表达,是不能最终决定骨软骨祖细胞的终末分化方向的。这一点无论从 Runx2 低表达还是过表达都会抑制成骨细胞的分化得到证明。Osterix 位于 Runx2 的下游,在成骨分化过程中起着关键作用。Runx2 可以增强 Osterix 的转录活性,但是 Osterix 的表达并不只依赖于 Runx2,而是还有其他调节途径。Osterix 可以抑制成软骨分化的转录因子 Sox5 和 Sox9 的表达,从而决定了骨软骨祖细胞向成骨方向分化[50]。研究发现在周期性张应变作用下 Runx2 和 Osterix 的表达都上调,说明周期性张应变可以诱导 hPDLSCs 向成骨方向分化。

应力刺激对 Runx2 起到正向调节的作用,但还有一些因素起到负向调节的作用。Hoxa2 就是抑制 Runx2 表达的重要因子之一。Satb2 可以通过与 Hoxa2 基因的 EⅡ增强子结合,抑制其活性而最终抑制 Hoxa2 的表达[51],Hoxa2 表达下调后,Runx2 就会表达上调,从而促进成骨细胞分化。研究发现,在 3 000 μstrain 周期性单轴张应变作用下,Satb2 mRNA 和蛋白都显著上调。这一结果显示,Satb2 和张应变在促进 Runx2 的表达上可能存在某种协同作用;而一旦确立了成骨分化方向,Satb2 的表达又有所下降,但仍显著高于不加力的对照组,这一结果提示 Satb2 与 Runx2 或(和)Osterix 之间可能存在某种反馈机制,以免 Runx2 过表达而阻碍了成骨细胞的分化成熟,但是这种协同作用和反馈作用的机制还需要进一步研究。

在成骨细胞分化成熟的后期,Satb2 可以通过以下 3 条途径促进成骨基质的分泌(见图 4 - 16)[50]:① 继续抑制 Hoxa2 的表达,促进 Runx2 的表达;② 直接与骨涎蛋白(bone sialoprotein,BSP)基因结合,促进 BSP 的表达;③ 与 Runx2 和另一种成骨分化过程中的重要转录因子 ATF4 发生协同作用,促进骨钙素(osteocalcin,OCN)的表达。ATF4 在成骨细胞分化晚期发挥着重要作用,它和 Runx2 要同时结合于 OCN 基因上才可以促进骨钙素的表达,但是它们在 OCN 基因上的结合位点并不相邻,这就需要一种中介物质来协同两者发挥作用。Satb2 同时具有 Runx2 和 ATF4 的结合位点,它可以将细胞核基质中的 Runx2 和 ATF4 结合在一起形成蛋白复合体,与 OCN 基因结合起到促进 OCN 表达的作用。研究发现,在 3 000 μstrain 周期性张应变作用下,Satb2 mRNA 和蛋白表达都显著上调,提示 Satb2 参与了周期性张应变诱导的 hPDLSCs 的成骨向分化。

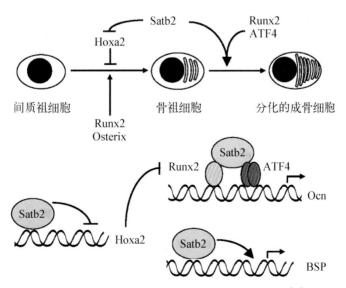

图 4 - 16 Satb2 参与成骨细胞分化和骨基质蛋白分泌示意图[51]

Figure 4 - 16 Roles of Satb2 during osteogenesis

近年来,越来越多的研究证明周期性张应变能诱导 PDLSCs 成骨向分化。Wei 等[40]采用 Flexcell FX-5000T 拉伸系统对体外培养的 hPDLSCs 施加 10%、1.0 Hz、12 h 的周期性等双轴牵张力刺激,通过基因芯片检测正常和加载后 PDLSCs 中 miRNAs 的基因表达差异。结果发现,牵张力诱导了 PDLSCs 的形态变化,增加了碱性磷酸酶(alkaline phosphatase, ALP)的活性及 Runx2、OCN 和 BSP 的表达。Shen 等[41]采用 Flexcell FX-4000T 拉伸系统对 PDLSCs 施加 12%、0.1 Hz 的周期性牵张力,在不同时间点检测 Runx2、ALP 和 OCN 的表达水平,发现三者的基因和蛋白水平在加载 6 h、12 h 和 24 h 时均显著高于未加载组。Yuda 等[52]对 PDLSCs 施加 8%、1 Hz 的周期性牵张力,结果显示应力刺激促进了 PDLSCs 中结缔组织生长因子(CTGF/CCN2)的表达,而 CTGF/CCN2 上调了 PDLSCs 的增殖和迁移,并能诱导 PDLSCs 向成骨、成牙骨质和成纤维细胞分化。

2) 周期性压应力

对成骨细胞的研究显示,1.0 g/cm² 压应力可以刺激人成骨细胞系 Saos-2 高表达 BSP 和 BMP 并且低表达它们的拮抗物,从而诱导成骨[53]。受到该研究结果的启示,研究人员又将不同强度的压应力作用于干细胞系 C2C12,并研究其分化方向,发现 0.5 g/cm² 压应力可以显著增强干细胞成骨标志物(Runx2、Msx2、Dlx5、Osterix)的表达,但同时也可以显著提高成软骨标志物(Sox5、Sox9)的表达水平,这说明压应力可以诱导干细胞向成骨和成软骨方向分化[54]。

研究发现,在 3 000 μstrain 周期性压应力作用下,hPDLSCs 中 Satb2 mRNA 和蛋白的表达随加载时间的延长,逐步上调(见图 4-17 和图 4-18);Runx2 mRNA 在加载 3 h 就达到最高值,之后维持在这一水平直至 24 h,Runx2 蛋白的表达与 Satb2 蛋白相似,也呈逐步上调趋势,24 h 达到最高值(见图 4-19 和图 4-20);Osterix mRNA 在加载的前 3 h 没有明显变化,3 h 后开始上调,至 12 h 达到峰值,之后又有所下降,但仍显著高于 0 h 的表达量,但是 Osterix 蛋白的表达量在整个压应力加载过程中却没有明显变化,始终维持在 0 h 水平

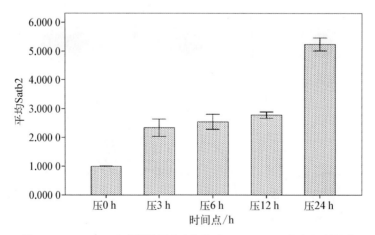

图 4-17　3 000 μstrain 周期性压应力作用下 Satb2 mRNA 的表达,结果表示为 mean±SE[44]

Figure 4-17　Changes of Satb2 mRNA of hPDLSCs under the stimulation of 3 000 μstrain cyclic compressive strees

（见图 4-21 和图 4-22）。总之，Satb2、Runx2 的 mRNA 和蛋白以及 Osterix mRNA 的变化都呈现显著上调的趋势，说明 3 000 μstrain 周期性压应力可以诱导 hPDLSCs 向成骨方向分化；但是 Osterix 蛋白在压应力加载过程中没有明显变化，说明 3 000 μstrain 周期性压应力加载 24 h，并不足以使 hPDLSCs 最终确立成骨分化方向。

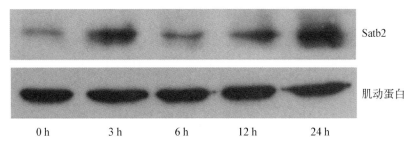

图 4-18 3 000 μstrain 周期性压应力作用下 Satb2 蛋白的表达[44]

Figure 4-18 Changes of Satb2 protein of hPDLSCs under the stimulation of 3 000 μstrain cyclic compressive strees

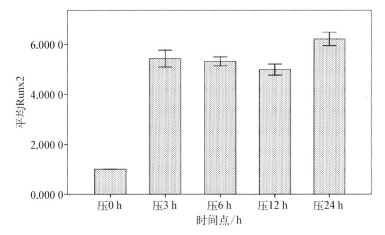

图 4-19 3 000 μstrain 周期性压应力作用下 Runx2 mRNA 的表达，结果表示为 mean±SE[44]

Figure 4-19 Changes of Runx2 mRNA of hPDLSCs under the stimulation of 3 000 μstrain cyclic compressive strees

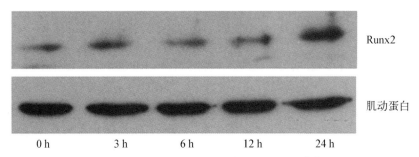

图 4-20 3 000 μstrain 周期性压应力作用下 Runx2 蛋白的表达[44]

Figure 4-20 Changes of Runx2 protein of hPDLSCs under the stimulation of 3 000 μstrain cyclic compressive strees

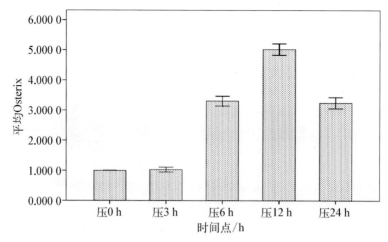

图 4 - 21　3 000 μstrain 周期性压应力作用下 Osterix mRNA 的表达,结果表示为 mean±SE[44]

Figure 4 - 21　Changes of Osterix mRNA of hPDLSCs under the stimulation of 3 000 μstrain cyclic compressive strees

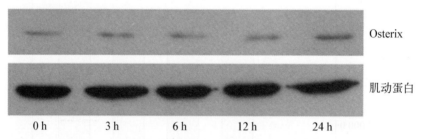

图 4 - 22　3 000 μstrain 周期性压应力作用下 Osterix 蛋白的表达[44]

Figure 4 - 22　Changes of Osterix protein of hPDLSCs under the stimulation of 3 000 μstrain cyclic compressive strees

3) 机械振动力

Zhang 等[44,46]采用振动力学加载装置对 hPDLSCs 按照不同实验设计的时间和力学参数,进行 30 min/d、间隔 24 h 的周期性加载(见图 4 - 23~图 4 - 28)。当强度设置为 0.3 g 时,ALP 活性呈频率依赖性增强,频率 50 Hz 时达峰值,随后缓慢降低;骨钙素的含量在 40~120 Hz 频率范围的振动刺激下较对照组高,频率为 50 Hz 时表达量最高;Runx2 和 Osterix 的 mRNA 和蛋白在 40 Hz、50 Hz、90 Hz 组均表达增强,具有一致性,50 Hz 频率时这两种转录因子上调最明显。当频率固定为 50 Hz 时,0.05 g~0.9 g 强度的微振动刺激下,hPDLSCs 的 Runx2 和 Osterix 的 mRNA 和蛋白在 0.1 g~0.9 g 的强度范围内表达上调,0.3 g 时达峰值,随后缓慢降低;ALP 的 mRNA 在 0.1 g、0.3 g、0.6 g 组表达增强;OCN 的 mRNA 在 0.3 g、0.6 g 组表达上调,两种基因均在 0.3 g 时上调最明显。与对照组相比,产生振动应力后 hPDLSCs 的 F -肌动蛋白应力纤维数目明显增多、变粗而清晰,贯穿细胞呈平行排列。细胞骨架的变化可能是微振动引起 PDLSCs 的生物学效应的机制之一。

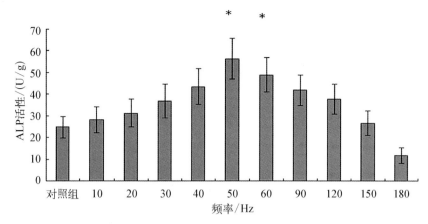

图 4 - 23　振动后各组的 ALP 活性[44]

Figure 4 - 23　ALP activity of hPDLSCs under the stimulation of mechanical vibration

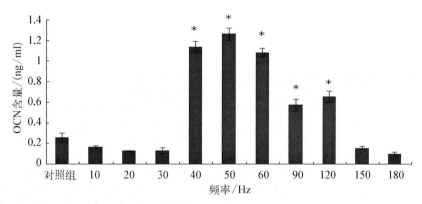

图 4 - 24　振动后各组 OCN 的含量[44]

Figure 4 - 24　OCN expression of hPDLSCs under the stimulation of mechanical vibration

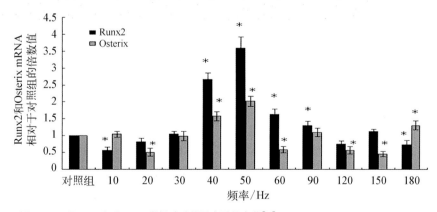

图 4 - 25　Runx2 和 Osterix 微振动后基因水平的变化[44]

Figure 4 - 25　Runx2 mRNA and Osterix mRNA of hPDLSCs under the stimulation of mechanical vibration

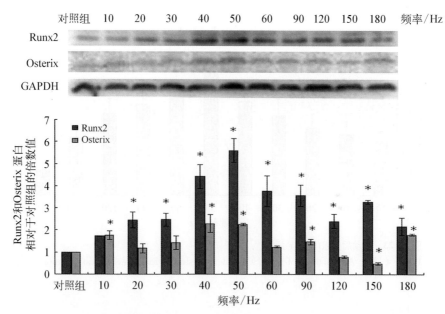

图 4 - 26　Runx2 和 Osterix 微振动后蛋白水平的变化[44]

Figure 4 - 26　Runx2 and Osterix proteins of hPDLSCs under the stimulation of mechanical vibration

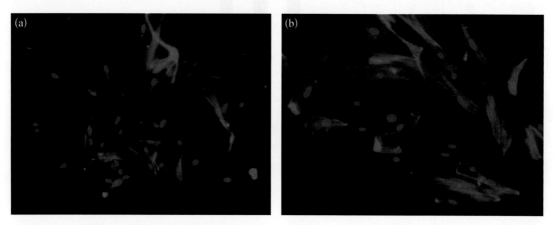

图 4 - 27　人牙周膜干细胞微振动后细胞骨架染色
（a）对照组；（b）微振动组[45]

Figure 4 - 27　Cytoskeleton changes of hPDLSCs caused by mechanical vibration

4.4.2.4　应力对牙周膜干细胞破骨诱导作用的影响

骨的完整性是形成骨的成骨细胞和吸收骨的破骨细胞动态交互作用的结果。成骨细胞除了形成新骨外，还通过表达巨噬细胞集落刺激因子（macrophage colony-stimulating factor，M - CSF）、NF - κB 受体激活剂配体（receptor activator of NF - κB ligand，RANKL）和骨保护素（OPG）调节破骨细胞的形成和功能活化。M - CSF 是诱导破骨细胞前体分化的重要上游因子，在破骨细胞形成早期促进细胞中表面受体 RANK 的表达，破骨细胞通过 RANK 与 RANKL 结合，能进一步分化并行使骨吸收功能。而可溶性受体 OPG 则能和

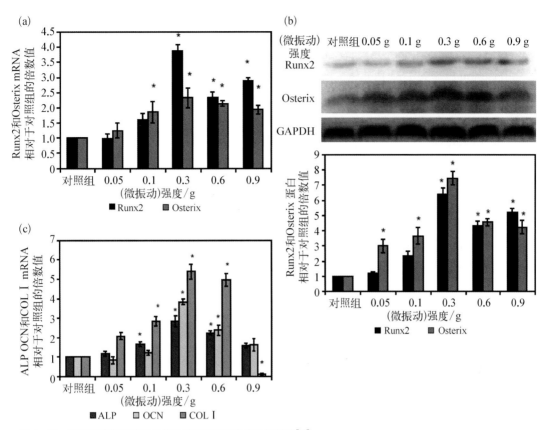

图 4-28 不同强度微振动对成骨因子基因和蛋白表达的影响[46]

（a）Runx2 和 Osterix 的 mRNA 表达水平；（b）Runx2 和 Osterix 的蛋白表达水平；（c）ALP、OCN 和 COL Ⅰ 的 mRNA 表达水平。* $p < 0.05$ 与对照组相比较

Figure 4-28 Changes of osteogenesis related gene and protein of hPDLSCs caused by mechanical vibration

RANK 竞争性地结合 RANKL，从而抑制破骨细胞的形成[39]。故细胞中 RANKL 和 OPG 的相对表达被认为是破骨诱导的决定因素。

在正畸牙移动过程中，成骨和破骨是同时进行的，那么 hPDLSCs 在张、压应力诱导的成骨分化过程中，对破骨诱导起到什么样的调节作用呢？

由于牙周膜在正畸牙槽骨改建过程中的重要作用，学者们对应力作用下牙周膜中 RANKL 和 OPG 的变化也进行了大量的研究并证明了两者在正畸牙槽骨改建过程中发挥了重要的调节作用。Nishijima 等[55]认为，压应力可以显著上调牙周膜细胞（periodontal ligament cells，PDLCs）中 RANKL 的表达，同时显著下调 OPG 的表达，并且这种效应与作用时间及作用力的大小之间存在依赖关系。Kanzaki 等认为流体静压力作用于 PDLCs 可以上调 RANKL 的表达，而 OPG 的表达却没有变化，而周期性张应变却可以使 RANKL 和 OPG 都上调[55]。由此可见，即使细胞相同、应力性质相似的情况下，RANKL 和 OPG 的变化趋势仍然存在较大争议。

对 hPDLSCs 在 3 000 μstrain 周期性张/压应变下 RANKL、OPG 以及 RANKL/OPG 的比值的变化趋势进行研究分析，结果显示，张应变作用下，RANKL 蛋白的表达随时间的延长而逐步上升,并显著高于对照组(见图 4-29);在压应力作用下 RANKL 蛋白的表达呈现高于对照组的逐步下降趋势,但是其表达水平都显著高于对照组水平(见图 4-30);而张应变和压应力对 OPG 蛋白表达的影响是相似的,都是逐步上调的。因此,张应变和压应力在 24 h 内都可以显著上调 PDLSCs 的 RANKL 和 OPG 蛋白的表达水平。张应变作用下,RANKL/OPG 的变化呈现下降—上升的趋势,但始终没有高于对照组的水平(见图 4-31),说明在 3 000 μstrain 张应变诱导的 hPDLSC 成骨分化过程中的 24 h 内,不会产生明显的促进破骨分化作用,反而会产生抑制破骨分化的作用。压应力作用下,RANKL/OPG 呈现上升—下降的趋势,6 h 以前显著高于对照组,最高值出现在 3 h,以后显著低于对照组(见图 4-32),说明在 3 000 μstrain 压应力诱导的 PDLSCs 向软骨祖细胞分化的过程中,早期可能产生促进破骨细胞分化的作用,以后由于 RANKL/OPG 的下降,反而会产生抑制破骨分化的作用。

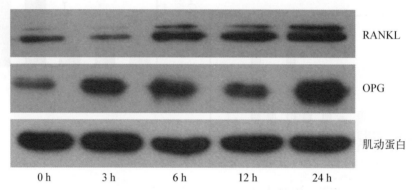

图 4-29　3 000 μstrain 周期性张应变作用下 RANKL 和 OPG 蛋白的表达[44]

Figure 4-29　Changes of RANKL and OPG proteins of hPDLSCs under the stimulation of 3 000 μstrain cyclic tensile strees

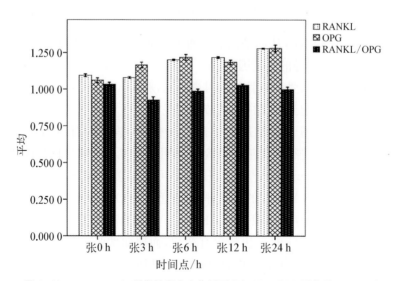

图 4-30　3 000 μstrain 周期性张应变作用下 RANKL、OPG 蛋白及 RANKL/OPG 的表达变化,结果表示为 mean±SE[44]

Figure 4-30　Changes of RANKL, OPG and RANKL/OPG ratio of hPDLSCs under the stimulation of 3 000 μstrain cyclic tensile strees

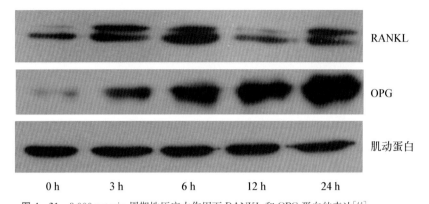

图 4-31 3 000 μstrain 周期性压应力作用下 RANKL 和 OPG 蛋白的表达[44]

Figure 4-31 Changes of RANKL and OPG proteins of hPDLSCs under the stimulation of 3 000 μstrain cyclic compressive strees

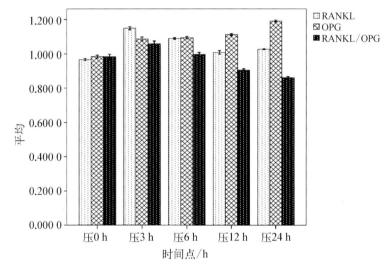

图 4-32 3 000 μstrain 周期性压应力作用下 RANKL、OPG 蛋白及 RANKL/OPG 的表达变化,结果表示为 mean±SE[44]

Figure 4-32 Changes of RANKL, OPG and RANKL/OPG ratio of hPDLSCs under the stimulation of 3 000 μstrain cyclic compressive strees

国内马小杰等[47]研究了不同程度静压力对 hPDLSCs 中 RANKL 和 OPG 表达的影响。结果显示,持续加压 6 h 后,当压力值为 100 kPa 时,hPDLSCs 表达 RANKL 量明显升高,而 OPG 的表达量变化不明显,说明在此压力条件下 hPDLSCs 具有破骨诱导作用。

综上所述,在不同的应力刺激下,hPDLSCs 可以向成骨细胞方向分化,同时对破骨细胞的成熟和功能具有调节作用,而具体是诱导破骨还是抑制破骨,取决于应力刺激的形式和时间。这与正畸临床上选择"最适力"的原则相符,也说明 PDLSCs 确实参与了正畸牙移动中机械力引起的牙周重建过程。但是,目前关于 PDLSCs 的力学生物学相关研究仍然有限,应力刺激调节 PDLSCs 生物学特性的具体机制包括力学信号转导、应力敏感基因等还有待进一步研究。

(张淋坤　张春香　邹慧儒　颜艳)

4.5 缺氧与压应力对牙周膜细胞促破骨细胞形成的影响

当牙齿受到正畸力的作用时,牙周组织会发生包括骨吸收和骨形成在内的一系列复杂的组织改建,从而实现正畸牙移动。在该过程中,牙周膜细胞发挥着不可或缺的重要作用。在压应力区域,牙周膜细胞可促进破骨前体细胞分化为成熟破骨细胞,引起牙槽骨吸收并启动牙移动。在张应变区域,成骨细胞形成骨组织从而建立新的平衡。其中,压应力侧破骨细胞的生成作为正畸牙移动的启动条件备受关注并被广泛研究,但其机制至今并未彻底阐明。

在正畸力作用下,牙周膜组织形成压应力区和张应变区。在压应力区,牙周膜组织内血管受压而趋于闭塞,血液循环及供氧受阻,从而形成局部缺氧的微环境。哺乳动物源性细胞通常会受缺氧诱导因子(hypoxia-inducible factor,HIF)的调节而对外界氧张力条件做出反应,当氧张力下降时,脯氨酰羟化酶可作用于脯氨酸残基激活 HIF 启动一系列生物学反应[57]。HIF 家族中的 HIF-1 是由 HIF-1α 和 HIF-1β 组成的异质二聚体转录因子。缺氧环境中 HIF-1α 在脯氨酰羟化酶作用下构象改变,向细胞核内转移,与 HIF-1β 结合形成 HIF-1 并调控靶点基因的转录[58]。缺氧环境中牙周膜细胞(PDLCs)可通过 HIF-1 上调 RANKL 的表达,另外已证明 HIF-1α 抑制剂可降低大鼠正畸牙移动速度[59]。综上,缺氧刺激可能通过 HIF-1α/RANKL 上调牙周膜细胞促破骨细胞形成的能力从而促进正畸牙移动。

另一方面,压应力刺激是正畸力作用下牙周膜组织受到的直接刺激,其对牙周膜细胞促破骨细胞的调节作用一直是正畸力生物学的研究热点。压应力刺激下,PDLCs 中环氧酶-2(COX-2)、RANKL 的表达均上调,并通过提高成骨细胞表面膜结合型 RANKL 与破骨前体细胞表面 RANK 受体结合实现促进破骨细胞分化成熟的调节作用[60]。也就是说,压应力和缺氧都可能通过牙周膜细胞参与调节破骨细胞分化成熟。而在正畸牙移动中,压应力与缺氧两种刺激实际上同时存在,那么究竟是哪一因素对牙周膜细胞促破骨细胞生成发挥主要作用?

为弄清这一问题,我们利用聚乳酸-羟基乙酸共聚物(poly lactic-co-glycolic acid,PLGA)制备了疏松多孔的膜状三维支架,将牙周膜细胞接种于支架材料构建牙周膜组织模型,并使其分别在正常环境(对照组)、缺氧环境、压应力、缺氧环境+压应力的干预中培养。结果表明,无论是缺氧刺激还是压应力都可以上调 PDLCs 中 RANKL/COX-2/IL-1/VEGF 表达并下调 OPG 表达。在压应力组中,该调节作用在实验前中期(6 h、24 h)达到最大值然后逐渐下降;在缺氧组中,该调节作用逐渐增大至实验中后期(24 h、72 h)达到最大值。缺氧与压应力同时作用时,其对破骨诱导因子表达的调节作用显著大于单独作用组,且在某些时间点呈现出协同效应。

不同刺激干预下牙周膜细胞会在培养基中分泌不同种类和数量的破骨诱导相关因子。将条件培养基用于破骨前体细胞的诱导分化,结果表明无论是压应力或是缺氧刺激都可以上调牙周膜细胞促进破骨前体细胞分化成熟的能力。与破骨相关因子的表达类似,压应力组中破骨细胞数目在实验早期(6 h)达到最高值并逐渐下降,而缺氧组中破骨细胞数目在整个实验呈逐渐上升的趋势。压应力与缺氧共同作用组中,破骨细胞数目显著多于单独作用组,且在实验后期(72 h)呈现出协同效应(见图4-33)。

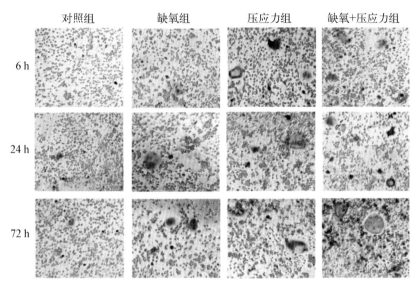

图4-33 TRAP染色显示破骨诱导分化结果

Figure 4-33 TRAP staining after intervention with conditioned media

综合现有的证据,无论是缺氧刺激还是压应力都可以通过各种不同信号通路上调牙周膜细胞RANKL表达促进破骨细胞分化(见图4-34)。另一方面,压应力对牙周膜细胞的调节作用起效快但持续时间较短,而缺氧刺激的调节作用起效慢但持续时间较长。表示当牙齿受到正畸力时,牙周膜细胞首先主要受到压应力刺激促进成熟破骨细胞形成启动牙移动;

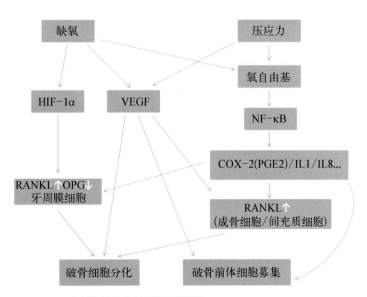

图4-34 缺氧与压应力调节作用示意图

Figure 4-34 Pathways involved in the regulation of osteoclastogenesis from PDLCs under hypoxia and compression

随着加力时间延长,由于毛细血管受压闭塞和破坏造成局部缺氧环境继续维持牙周膜细胞对破骨细胞分化的诱导,实现持续的牙移动。

(易俭如　赵志河)

4.6　甲状旁腺激素对大鼠上颌扩弓中骨改建和复发的影响及机制研究

4.6.1　甲状旁腺激素概述

甲状旁腺激素(parathyroid hormone,PTH)是由甲状旁腺主细胞分泌的系统性调节钙、磷代谢的重要因子[61]。人 PTH(hPTH)是由 84 个氨基酸残基组成的多肽链分子,氨基端 1~34 个氨基酸残基是其主要功能片段[62,63]。研究显示,该片段的氨基端与生物活性有关,能够活化腺苷酸环化酶,而羧基端主要功能是与人 PTH 受体 1(PTHR1)结合,其中第 25~34 氨基酸残基是主要结合位点,第 10~27 氨基酸残基是次要结合位点[64,65]。文献报道多选用人重组 PTH 片段 1~34(rhPTH(1~34))作为实验干预药物[66,67]。

PTH 对骨改建具有双向调节作用,持续给药时促进骨吸收,间隔给药时促进骨形成[66,68]。慢性 PTH 水平增加引起高骨改建率和骨丧失的机制是 PTH 与成骨细胞系的 PTHR1 受体结合,通过上调 RANKL 表达促进破骨细胞活化,过多的破骨细胞使每个骨多细胞单位中骨形成和骨吸收达到负平衡[69,70]。而间断 PTH 增加时由于骨改建率增加,成骨细胞和骨形成快速增加,每个改建单位的骨形成量多于骨吸收量,称为"基于骨改建的骨形成"。同时,PTH 可以促进与初始骨吸收相关的骨形成,通过促进成骨细胞前体细胞增殖、抑制成骨细胞凋亡导致"基于骨塑建的骨形成"。分析基于骨塑建和骨改建的骨形成对于骨细胞 PTH 受体信号通路的影响发现,骨细胞内 PTHR/cAMP 和 PTHR/Wnt 通路活化,参与骨改建与合成代谢[71]。PTH 还可能通过软骨细胞内的钙离子信号通路刺激细胞增殖[72]。

由于 PTH 可以通过依赖或不依赖骨吸收的途径促进骨形成,并且在安全性方面具有保障,每天间隔注射 PTH 是治疗高骨折风险骨质疏松症患者的唯一合成代谢疗法,特立帕肽作为美国食品与药物监督管理局(FDA)批准的药物已用于临床代谢治疗[71],口腔临床方面目前已经应用于正畸牙移动、拔牙窝愈合及颌骨缺损修复等研究[73-76]。作为上颌牙弓狭窄(maxillary constriction)的常用矫治方法,上颌扩弓(maxillary expansion)与正畸牙移动的组织改建过程具有类似之处,都同时存在骨吸收和骨形成,并且成骨方式的交替增加了腭中缝组织改建的复杂性,使扩弓方面的研究存在较多困难与争议。如果将 PTH 应用于上颌扩弓,可能可以通过调节和促进腭中缝牵张成骨的骨改建过程,增加扩弓的骨性效应并减少复发。

4.6.2　甲状旁腺激素在大鼠上颌扩弓的应用

4.6.2.1　大鼠上颌扩弓的组织学基础

Wistar 大鼠是建立上颌扩弓模型的常用实验动物。生长发育期大鼠的腭中缝组织呈现次级软骨(secondary cartilage)表征[77],由中央的间充质样前体细胞层和两侧的肥大软骨细胞层组成,前者具有很大的增殖分化潜力,外侧是骨性上颌骨腭突板,骨缘可见少量成骨细胞。生理状态下腭中缝的成骨方式是软骨内成骨,部位在两侧软骨细胞带外侧的骨缘[78]。上颌扩弓是骨缝牵张成骨(sutural distraction osteogenesis, SDO)的过程[79],早期同时存在软骨内成骨和膜内成骨,前者占主导。随着组织改建的进行,软骨细胞带内侧的膜内成骨逐渐增加。后期由于扩弓力值的衰减,又恢复至软骨内成骨方式[78]。

4.6.2.2 甲状旁腺激素对大鼠上颌扩弓中骨改建和复发的影响及机制研究

研究采用可持续加力的扩弓装置建立 Wistar 大鼠上颌扩弓模型,将全身注射 PTH 作为干预措施,设置空白对照组、PTH 组、扩弓组、扩弓＋PTH 组,每天间隔注射 PTH 溶液 (4 μg/100 g)或等量 PBS 液,5 天时对扩弓装置加力,10 天扩弓结束后对比各组上颌牙弓宽度的变化,制作标本进行组织学和免疫组化染色、Micro － CT、聚合酶联反应(PCR)、Western 印迹等检测,研究 PTH 对大鼠上颌扩弓骨改建的影响。扩弓组和扩弓＋PTH 组留下部分大鼠去除扩弓装置,自然维持 5 天后测量牙弓宽度变化,处死并进行组织学和免疫组化染色,观察扩弓复发的情况。

从临床测量指标来看,PTH 组与空白对照组相比上颌牙弓宽度没有明显增加,而扩弓组和扩弓＋PTH 组扩弓后的牙弓宽度分别是对照组的 2 倍和 3 倍以上,差异均有统计学意义(见图 4－35)。扩弓＋PTH 组较单纯扩弓组复发减少(见图 4－36)。

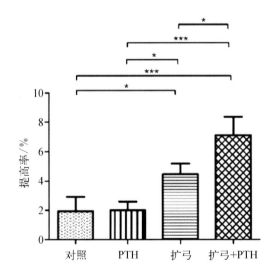
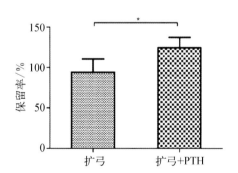

图 4－35 扩弓后牙弓宽度的增加比例
Figure 4－35 Increase ratio of maxillary widths after expansion

图 4－36 扩弓结束后牙弓宽度的维持情况
Figure 4－36 Retention ratio of maxillary widths after expansion

组织学染色和免疫组化结果可以看到,单纯注射 PTH 使腭中缝软骨细胞层边缘开始出现少量破骨细胞和成骨细胞,由于没有扩张力刺激中间间充质样前体细胞增殖分化,与对照组相比并没有出现明显的组织改建。单纯扩弓组扩弓力刺激腭中缝前体细胞增殖分化,破骨细胞、成骨细胞和软骨形成增加,同时通过膜内和软骨内成骨在腭中缝形成类骨质。而在扩弓基础上每天间隔注射 PTH 使腭中缝组织改建更加明显,破骨细胞向两侧骨板深入,软骨形成更多,未成熟的软骨基质增多,肥大软骨细胞退化成骨,腭中缝骨细胞和新骨形成增多。对比扩弓组和扩弓＋PTH 组的复发情况可以看到,加入 PTH 可以有效地抑制扩弓效果复发,组织学和免疫组化染色显示扩弓＋PTH 组的肥大软骨细胞退化,腭中缝有更多骨细胞和新骨形成(见图 4－37～图 4－40)。

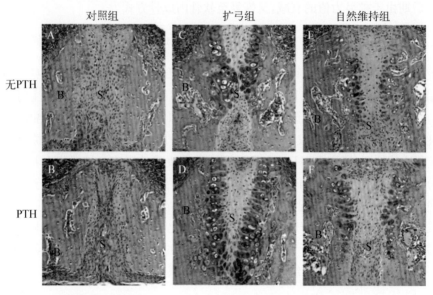

图 4－37 HE 染色结果(×20)
S—腭中缝;B—骨
Figure 4－37 HE staining(×20)

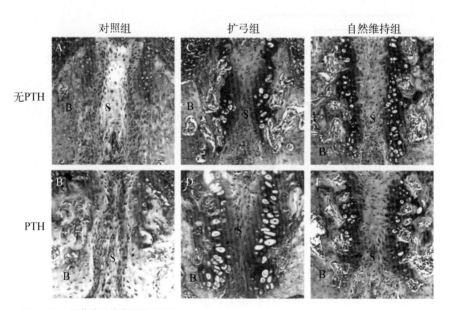

图 4－38 甲苯胺蓝染色结果(×20)
S—腭中缝;B—骨
Figure 4－38 Toluidine blue staining(×20)

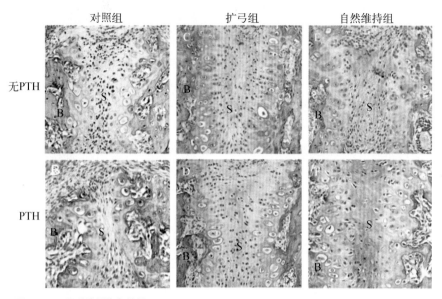

图 4-39 Ⅰ型胶原染色结果(×20)
S—腭中缝;B—骨

Figure 4-39 Collagen Ⅰ staining(×20)

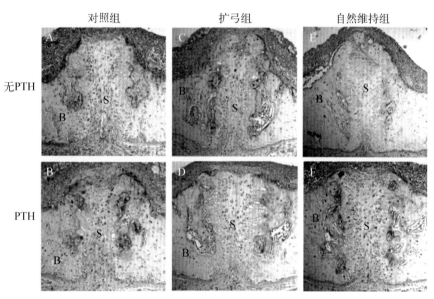

图 4-40 TRAP 染色结果(×10)
S—腭中缝;B—骨

Figure 4-40 TRAP staining(×10)

　　Micro-CT 扫描结果显示扩弓组骨量相对较少且骨小梁间隙增加,说明骨改建和骨吸收增加,而 PTH 组和扩弓+PTH 组的骨量和骨小梁数量增加,且骨小梁间隙减小,说明每天间隔注射 PTH 使成骨效应增强(见图 4-41 和表 4-1)。

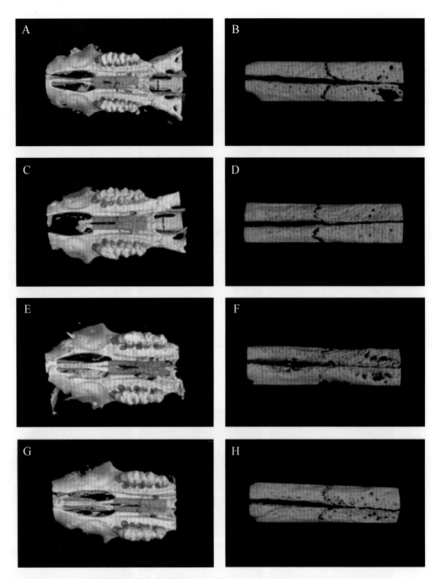

图 4-41　上颌骨重建图像及腭中缝目标区域

A、B. 对照组；C、D. PTH 组；E、F. 扩弓组；G、H. 扩弓＋PTH 组

Figure 4-41　Reconstructed maxilla and midpalatal suture

表 4-1　腭中缝目标区域的骨计量参数

Table 4-1　Bone parameters in midpalatal sutures

组　　别	BV/TV	BS/BV	TbN	TbTh	TbSp
对照组	0.14	12.49	0.86	0.16	0.99
PTH 组	0.15	13.39	1.08	0.15	0.77
扩弓组	0.12	12.05	0.75	0.15	1.18
扩弓＋PTH 组	0.16	13.99	1.11	0.14	0.76

注：BV/TV（bone volume/total volume，骨体积分数），BS/BV（bone surface/bone volume，骨表面积体积比），TbN（trabecular bone number，骨小梁数量），TbTh（trabecular bone thickness，骨小梁厚度），TbSp（trabecular bone separation，骨小梁分离度）。

　　PCR 和 Western 印迹结果显示扩弓＋PTH 组 RANKL、β-catenin、Ⅱ型胶原和 OCN 的 mRNA 和蛋白表达水平均上调(见图 4-42～图 4-44)。RANKL 是成骨细胞及其前体细胞产生的骨吸收促进因子,能够激活破骨细胞前体细胞膜上的特异性受体 RANK,诱导破骨细胞形成及活化,并且参与调控其骨吸收功能[80]。扩弓过程中加入 PTH 与腭中缝成骨细胞系的 PTHR1 受体结合,导致后者 RANKL 表达增加,从而促进骨吸收和骨重建。β-联蛋白是经典的 Wnt 递质,在腭中缝牵张成骨过程中参与调控前体细胞增殖和成骨细胞的成熟[81]。β-catenin 表达升高说明 PTH 活化细胞内 PTHR/Wnt 通路促进骨改建与合成代谢。Ⅱ型胶原(collagen Ⅱ)和 OCN 分别是软骨和骨形成标志物,两者表达增加证实 PTH 促进扩弓中腭中缝的软骨和新骨形成,与前面实验结果一致。

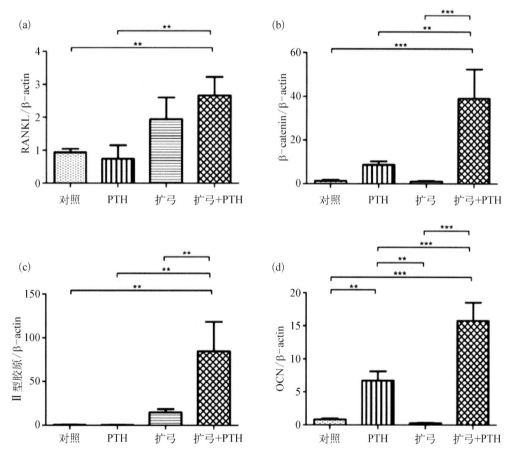

图 4-42　PCR 检测结果
(a) RANKL 的 mRNA 表达水平;(b) β-联蛋白的 mRNA 表达水平;(c) Ⅱ型胶原的 mRNA 表达水平;
(d) OCN 的 mRNA 表达水平。** $p<0.05$ 与对照组相比较;*** $p<0.01$ 与对照组相比较
Figure 4-42　PCR analysis

　　综上所述,与对照组、PTH 组和扩弓组相比,扩弓＋PTH 组的牙弓宽度增加及腭中缝组织改建最为明显,组织学和免疫组化染色显示成骨细胞、破骨细胞、新生软骨和类骨质明显增多,Micro-CT 显示骨量增加,PCR 和 Western 印迹结果证实 RANKL、β-catenin、Ⅱ型胶原和 OCN 表达上调。自然维持 5 天后扩弓组较扩弓＋PTH 组相比,扩弓效果更容易复发,组织学

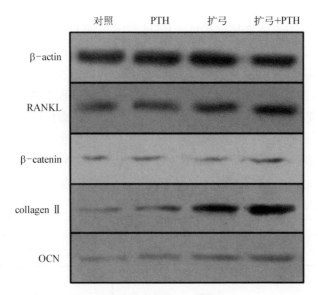

图 4 - 43 Western 印迹电泳条带

Figure 4 - 43 Electrophoretic bands of Western blot analysis

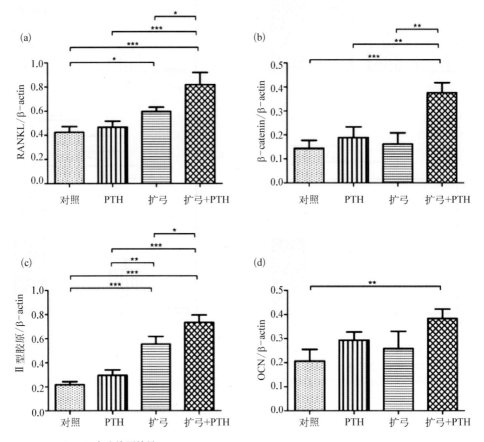

图 4 - 44 Western 印迹检测结果

（a）RANKL 的蛋白表达水平；（b）β-联蛋白的蛋白表达水平；（c）Ⅱ型胶原的蛋白表达水平；（d）OCN 的蛋白表达水平。** $p < 0.05$ 与对照组相比较；*** $p < 0.01$ 与对照组相比较

Figure 4 - 44 Western blot analysis

染色显示后者腭中缝新骨形成更多。由此可以得出,每天间隔注射 PTH 能够促进 Wistar 大鼠上颌扩弓中腭中缝的组织改建和新骨形成,增加骨性扩弓效应,使扩弓效果稳定不易复发。PTH 通过调控上颌扩弓中成骨和破骨相关基因的表达,促进腭中缝组织改建和骨重建,使软骨和新骨形成增多。实验证实了 PTH 对上颌扩弓中骨重建的影响,为临床应用提供了依据和参考。后续还要通过更多的体外细胞实验以及大动物体内实验验证并完善相关研究。

(徐梦婷 赵志河)

4.7 牙周膜参与正畸牙移动破骨诱导的力学生物学

牙周膜中的主要成分是交错的胶原纤维束,其组成的网架结构占据了牙周膜大部分的空间。除此之外,另两种重要成分是细胞和组织液。具有成骨细胞特性的牙周膜成纤维细胞是牙周膜的主体细胞,也是感受正畸矫治力并引起骨改建的直接效应细胞。牙周膜的空腔充满了组织液。咀嚼时,牙相互接触的时间非常短,随着组织液被挤出,牙周膜缓冲了绝大部分压力。但当受到持续应力时,牙周膜的组织液被挤出了所在范围,牙周膜便失去了缓冲能力,从而引发另一种不同的生理反应——相邻牙槽骨的改建。正畸牙移动(orthodontic tooth movement,OTM)的生理过程正是基于这一原理[82]。

4.7.1 牙周膜细胞三维培养及压应力加载模型

大量研究表明,二维培养的 PDLCs 在压应力刺激下,破骨诱导因子 RANKL 的表达会上调,进而促进破骨细胞形成,这是正畸牙移动过程中压力侧的核心生物学过程。但二维培养与体内细胞的三维生长环境差异较大。另外,在生物力学信号转导中起重要作用的细胞和细胞外基质的相互作用,在二维环境下也很难体现出来。

近年来,随着材料学的进步,细胞三维培养得到了快速发展。而在初期将胶原凝胶作为三维支架培养 PDLCs 的研究中,却未探查到压应力作用下 RANKL 表达的上调。研究认为,这一模型的缺陷可能在于胶原凝胶材料无法模拟牙周膜组织的多孔性及弹性模量等特征。随着高分子材料的迅速发展,人工合成材料的选择也日益广泛。聚乳酸-羟基乙酸共聚物(polylactic acid-glycolic acid copolymer,PLGA)是聚乙醇酸(polyglycolic acid,PGA)和聚乳酸(polylactic acid,PLA)两者的共聚物,兼具了 PGA 的细胞黏附性和 PLA 的力学强度,并因其良好的生物相容性以及可降解吸收性,成为组织工程研究中广为运用的一类材料。因此,实验以 PLGA 作为材料合成了多孔膜状支架,将牙周膜细胞接种于支架中进行三维培养,建立了一种 PDLCs 三维培养模型,并通过"重物法"进行应力加载,很好地模拟了正畸牙移动过程中压力侧的受力情况(见图 4-45)。

在适当力值的压应力作用下,该模型中 PDLCs 的 RANKL 以及其余多种破骨诱导因子的基因表达均上调。PLGA 支架与胶原凝胶支架相比,基质硬度有所增加。基质硬度对于调节多种细胞功能和细胞内信号通路都有直接的影响。此外,当牙齿受正畸力时,压力侧牙周膜的组织液被挤出,牙周膜细胞直接感受应力;而模型中支架为多孔材料,受压后培养基

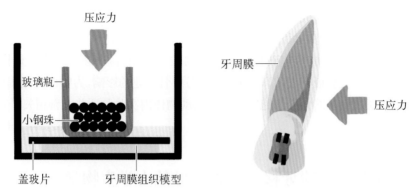

图 4-45 PDLCs 三维培养模型及压应力加载方法[83]

Figure 4-45 3-D culture of human PDLCs and the modified "weight" method for loading compressive force

被挤出,牙周膜细胞也是直接感受应力。因此,弹性模量和多孔性可能是此模型在模拟正畸力这一方面优于以往胶原凝胶模型的主要原因。

4.7.2 牙周膜参与正畸牙移动破骨诱导

越来越多的研究旨在从分子水平探讨力学刺激对基因表达的影响,试图阐释牙周膜细胞机械力信号转导的相关分子结构和路径。信号分子、细胞因子、细胞骨架系统及细胞膜上蛋白受体的表达变化在机械-生物效应转导方面起着十分重要的作用。多种因素通过细胞膜表面的多种通道综合作用,使细胞产生增殖、分化等一系列生物学效应。

正畸力是一种外部机械刺激,可激活牙周组织内细胞的生物学反应。牙周膜细胞受到机械力刺激后,发生形态改变,细胞核、细胞骨架等也发生变化,进而引起一系列生化反应,表现为细胞功能和代谢的改变。在正畸力的作用下,牵张区成骨细胞活跃,主要表现为骨形成;受压区破骨细胞活跃,主要表现为骨吸收,从而引起牙齿移动。而牙周膜压力侧骨吸收的活跃程度就决定了牙齿的移动速度。

4.7.2.1 牙周膜参与正畸牙移动破骨诱导的生物学反应

骨改建的速率主要由成骨细胞系决定,除了骨形成外,它们还负责破骨前体细胞的激活和募集。许多促进骨吸收因子的靶细胞不是破骨细胞,而是成骨细胞。成骨细胞通过多种途径传递信息给破骨细胞及其前体细胞。

1) 成骨细胞相关因子

核因子 κB 受体活化因子配体(RANKL),即与核因子 κB 受体活化因子(RANK)结合的配体,是破骨诱导最重要的因子之一。大量实验证实,RANKL 的表达增高,在正畸压力侧骨改建过程中发挥着重要作用。RANKL/RANK 的结合对于破骨细胞的分化、功能和存活都至关重要。RANKL 与破骨前体细胞表面的 RANK 受体结合,可诱导破骨细胞生成。同时,在细胞集落刺激因子-2(CSF-2)存在的情况下,还能激活破骨细胞的骨溶解效应。研究发现,在正畸压应力作用于牙周膜 3 h 后,牙周膜细胞的 RANKL mRNA 表达增加。有趣的是,可溶性 RANKL 的蛋白水平并未增高。从这一结果可以推测,RANKL mRNA 表达增加,主要生成了膜结合型 RANKL。

相反的,骨保护素(OPG)可竞争性结合 RANKL,从而抑制破骨细胞形成。在正畸牙移动中,OPG 的表达在压力侧降低而在张力侧增加,与 RANKL 表达相反。OPG 在压力侧龈沟液中的浓度在正畸力作用 1 h 后就开始减少,而在 24 h 后表达水平显著低于对照组,这有助于牙周膜细胞的破骨诱导。在压应力作用下,牙周膜细胞生成 OPG 的绝对数量远大于 RANKL,但这并不妨碍后者成功诱导破骨细胞生成。有学者认为,这是因为牙周膜细胞与破骨前体细胞的结合,在局部形成一个相对封闭区,有利于保护膜结合型 RANKL 与 RANK 受体的结合不受细胞间质中 OPG 的影响。

巨噬细胞集落刺激因子(M - CSF),即 CSF - 2,是另一种对于募集破骨前体细胞和影响其分化至关重要的成骨细胞相关因子。在正畸牙移动的早期,M - CSF 在牙周膜和牙槽骨中的成骨细胞和成纤维细胞中被检测到。有研究显示每日局部注射 c - Fms(M - CSF 的受体)的拮抗剂,可以明显抑制牙移动。反之,在大鼠中,局部适量的 M - CSF 可以明显增加破骨细胞的数目,并加快正畸牙移动。

研究证实,甲状旁腺激素相关肽(parathyroid hormone related protein,PTHrP)在牙萌出的骨吸收过程中发挥着重要的作用。PTHrP 促进骨吸收的主要机制是结合成骨细胞系(包括牙周膜成纤维细胞)的 PTHR1 受体,使 RANKL 表达增加,同时可伴有 OPG 表达下调。研究表明,三维培养的牙周膜细胞在持续压应力作用下高表达 PTHrP,可能参与了诱导正畸牙移动过程中的破骨细胞生成。

2) 炎症相关因子

正畸牙移动过程中的炎症反应和多种细胞因子有关。其中,IL - 1β、IL - 6 和 TNF - α 可以刺激破骨细胞分化,促进其功能和存活,对于骨重建过程和牙移动过程有所帮助。正畸力作用 24 h 后,人龈沟液中 IL - 1、IL - 6 和 TNF - α 的蛋白水平均显著增高。IL - 11 是调节生理和病理状态下骨重建过程中成骨-破骨联系的一个重要细胞因子。最近研究发现,在持续压应力作用下,牙周膜细胞中的 IL - 11 表达上调。此外,压应力还可增加 IL - 17 和其受体在成骨细胞中的表达。在没有压应力作用时,单纯增加细胞培养液中 IL - 17 的量可以模拟施加压应力时 M - CSF 和 RANKL 表达上调和 OPG 表达下调的情况。

血管内皮生长因子(vascular endothelial growth factor,VEGF)的拮抗剂可以部分抑制机械应力下 RANKL 和血管内皮生长因子受体-1(VEGFR - 1)的表达,表明 VEGF 可能通过自分泌的形式参与调节机械力刺激下 RANKL 的生成。此外,压力还可刺激环氧合酶-2(COX - 2)的表达,COX - 2 是牙周膜细胞和成骨细胞中催化形成前列腺素(prostaglandin,PG)相关产物的主要酶,可以增加前列腺素 E2(PGE2)的生成。环氧酶 2(COX - 2)和前列腺素 E2(PGE2)参与调控压应力下 RANKL 的表达。同时,压应力还使 PGE2 的受体 EP2 和 EP4 在成骨细胞中的表达增加。

持续压应力作用下,牙周膜细胞的生物学行为可以总结如下:在加力早期,牙周膜细胞表现出明显的诱导破骨细胞生成的能力,可检测到大量破骨诱导因子的上调;但随着加力时间延长,诱导破骨细胞生成的能力减弱,破骨诱导因子的上调减少,而破骨细胞生成的抑制因子表达明显上调[84]。

4.7.2.2 最适正畸力的探索

通过牙周膜细胞三维培养及压应力加载模型探索最适正畸力（optimal orthodontic force，OOF），研究发现，较重的力（15 g/cm² 和 25 g/cm²）对细胞生长增殖的抑制作用相对于较轻的力（5 g/cm²）而言更加明显。正畸力作为一种外界机械刺激，不仅可以促使牙齿移动，还会激活细胞生物学反应使牙在新的位置重建牙周组织的平衡。一旦牙周膜细胞生长增殖受到抑制，牙齿在新的位置上建立平衡的过程就会受到阻滞。虽然施加重力后，牙周膜细胞可以在早期产生更多的破骨诱导因子，从而更快地促进破骨细胞的形成。但当力持续作用时，轻力逐渐缓慢地增强细胞生物学反应，最终也可促使相似数量的破骨细胞生成。同时，轻力也较少抑制牙周膜细胞的生长增殖[85]。

目前，轻力矫治的概念被大家广泛接受。过大的力可能导致牙周膜组织发生玻璃样变或无菌性坏死，而最终造成牙根吸收，或影响牙在新的位置上建立稳定。只要力的大小足够克服矫治器的摩擦力，从而使力施加于牙周膜组织，就足够了。该结果可以为持续轻力在正畸治疗中的应用提供一定理论依据。

（李宇　陆文昕）

4.8　骨细胞分泌骨硬化蛋白调控正畸牙移动压力区的骨吸收

骨细胞是骨组织对力学信号进行感应和转换的主体细胞，可通过其树枝状突起构成的级联网络分泌多种细胞因子，实现对成骨、破骨的双向调控[86]。在骨细胞分泌的众多因子中，骨硬化蛋白（sclerostin）在机械应力诱导下对骨重塑有重要意义[87]。

Sclerostin 由位于人染色体 17q122q21 的基因 SOST 编码，目前研究发现在成骨细胞、破骨细胞、软骨膜细胞、骨细胞中均有表达，但主要由成熟的骨细胞分泌。Sclerostin 能够通过与 Wnt 通路的胞外受体 LRP5/6 结合，促进 β-catenin 磷酸化，降低胞质内 β-catenin 浓度，下调 TCF/LEF 的转录水平，竞争性抑制经典 Wnt 信号途径，从而抑制成骨细胞的分化与活性，导致骨质减少[88]。而当 SOST 发生突变或缺失时，会导致骨硬化病或 Van Buchem 病，其病理特征是骨质异常致密[89]。实验证明，骨细胞对 SOST/sclerostin 的表达和分泌受机械应力刺激的调控，即 SOST/sclerostin 的表达具有机械敏感性：应力增加时，sclerostin 的分泌水平明显降低，引起成骨细胞活化，骨质变密；反之，SOST 基因表达及 sclerostin 的分泌均增加，引起骨质形成减少、骨质疏松[90]。骨细胞以及 sclerostin 在机械应力介导下的骨重塑中扮演了如此关键的作用，而对于正畸力作用下牙槽骨内的机械感受细胞——骨细胞在牙移动骨重塑中扮演了什么角色，以及在正畸力作用下骨硬化蛋白 sclerostin 的分泌变化与骨重塑有何相关性尚未见报道。

骨组织的代谢平衡是由骨形成与骨吸收相互偶联相互制约达到的。很多研究显示，sclerostin 对骨形成具有负性调节作用。而关于 sclerostin 对破骨的影响目前尚无定论。在有骨硬化症与 Van Buchem 病的患者中，骨吸收活动增加、减少、不变都有研究报道。最近，Kogawa 等研究发现骨细胞分泌的 sclerostin 可以通过碳酸酐酶 2（carbonic anhydrase 2，CA2）影响破骨细胞的活性，该课题组还发现 sclerostin 能通过调节骨细胞 RANKL 的分泌量来影响破骨细胞的活性。这些研究都显示，sclerostin 除了对成骨有抑制作用外，对破骨细胞可能也有促进作用。为了探究在正畸牙移动过程中，骨细胞及其分泌的机械应答因子 sclerostin 在牙移动骨重塑中所扮演的角色，我们通过建立大鼠牙移动模型，检测 sclerostin 表达变化以及破骨细胞活化相关性，并进一步建立 SOST 基因敲除小鼠牙移动模型，研究 SOST/sclerostin 表达和分泌对压力侧破骨细胞活化情况的影响，以探索骨细胞分泌 sclerostin 调控正畸牙移动压力区骨吸收的规律，进一步揭示牙移动的生物学机制。

通过免疫组织化学染色并统计分析一个月加力周期内压力侧和张力侧牙槽骨内 sclerostin 的表达变化规律，研究发现，在加力前 1 周内，压力侧牙槽骨内的 sclersotin 表达水平升高并维持在较高的水平，在加力 1 周后逐渐下降，直到 28 天时下降至最低水平（见图 4-46(a)(c)）。而在张力侧，在牙移动机械力施加 1 天后 sclerostin 表达急剧下降至最低水平，一直持续到加力后 28 天（见图 4-46(b)(d)）。

通过抗酒石酸酸性磷酸酶染色（TRAP 染色）并统计分析一个月加力周期内压力侧牙槽骨表面破骨细胞数目的变化规律发现，加力 1 天后，压力侧的活化破骨细胞数目急剧增加，在加力后第 3 天达到最高水平，在加力 1 周后开始逐渐减少，到加力 28 天压力几乎观察不到活化的破骨细胞（见图 4-47）。

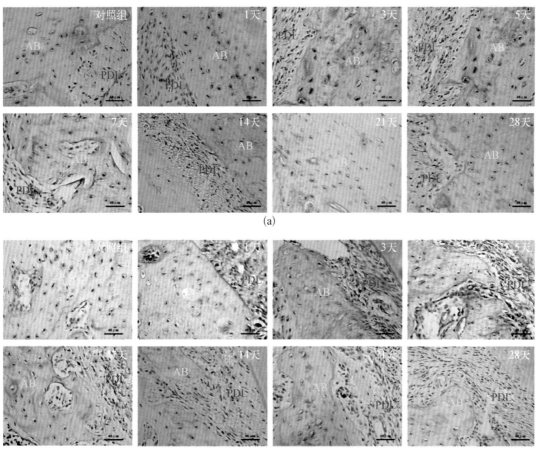

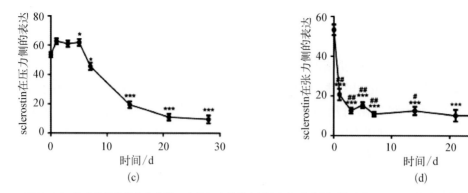

图 4-46 免疫组织化学染色检测一个月加力周期内压力侧和张力侧牙槽骨内 sclerostin 的表达变化规律[91]
（a）加力期间压力侧的 sclerostin 免疫组化染色；（b）加力期间张力侧的 sclerostin 免疫组化染色；（c）加力期间压力侧 sclerostin 免疫组化定量分析；（d）加力期间张力侧 sclerostin 免疫组化定量分析

Figure 4-46 Varying characteristics of sclerostin expression in compressive and tensive alveolar bone during the period of mechanical stimulus in a month using immunohistochemistry (IHC) staining

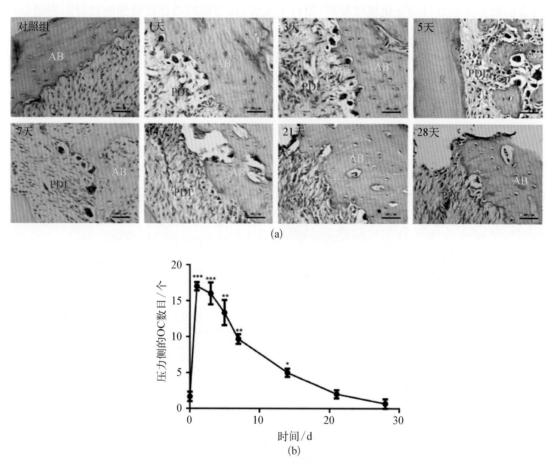

图 4-47 TRAP 染色检测一个月加力周期内压力侧牙槽骨表面破骨细胞数目变化规律[91]
（a）加力期间压力侧 TRAP 染色图；（b）加力期间压力侧破骨细胞计数

Figure 4-47 Varying characteristics of activated osteoclast number on surface of compressive alveolar bone during the period of mechanical stimulus in a month using TRAP staining

通过比较分析压力侧 sclerostin 表达水平变化曲线(见图 4 - 46(c))与压力侧破骨细胞活化数目变化曲线(见图 4 - 47(b)),研究发现,压力侧牙槽骨内 sclerostin 表达水平与该侧破骨细胞活化状况具有极度相似的规律,即压力侧 sclerostin 表达水平与破骨细胞活性变化规律一致。由此推测,在正畸力作用过程中,牙槽骨内骨细胞分泌的 sclerostin 可能与正畸牙移动骨重塑中的骨吸收,即与破骨细胞活化密切相关。

为了验证这一假说,探索 sclerostin 对压力侧破骨细胞活性影响及其在骨吸收中的作用,进一步采用 SOST 基因敲除小鼠(SOST KO)正畸牙移动模型,以野生型小鼠(WT)为对照,通过 TRAP 染色检测在没有 SOST/sclerostin 存在的情况下,压力侧破骨细胞在加力周期内活化情况的变化。

研究发现,SOST 基因敲除小鼠牙移动压力侧在加力后有大量活化的破骨细胞形成,从第 6 天开始下降,在第 10 天时,压力侧仍然有少量活化的破骨细胞;在野生型小鼠中亦观察到相似的破骨细胞活性变化趋势(见图 4 - 48)。

然而,对比野生型组与 SOST 基因敲除组压力侧破骨细胞数目显示(见图 4 - 48),SOST 敲除小鼠牙移动压力侧的破骨细胞活性显著低于野生型组,也就是说,SOST/sclerostin 具有促进破骨细胞活化的效应,表明 SOST/sclerostin 可通过影响破骨细胞活化从而参与牙移动压力侧的骨吸收的调控。

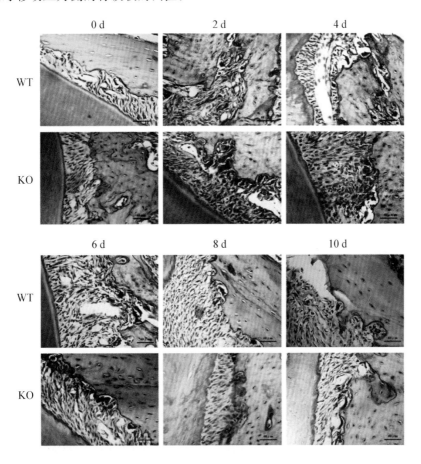

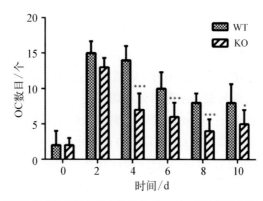

图4-48　TRAP染色检测野生型小鼠(WT)和SOST基因敲除小鼠压力侧牙槽骨表面破骨细胞变化规律[91]

Figure 4-48　Varying characteristics of activated osteoclast number on surface of compressive alveolar bone during mechanical stimulus in wild type (WT) and SOST KO mice using TRAP staining

综上,研究首先发现大鼠正畸牙移动压力侧的sclerostin表达水平变化与该侧活化破骨细胞数目变化规律存在相似性,进而在SOST基因敲除鼠正畸牙移动模型中发现在SOST基因敲除后,其压力侧活化的破骨细胞数目显著少于野生型小鼠。这两个结果都表明,牙槽骨的骨细胞分泌的sclerostin参与了牙移动过程中压力侧的骨吸收,SOST/sclerostin可通过影响破骨细胞活化从而调控牙移动压力侧的骨吸收,参与调控正畸牙移动骨重塑过程。然而,在牙移动过程中,SOST/sclerostin是通过什么途径激活破骨细胞参与骨重塑的,这还需进一步研究来揭示。

(郭永文　舒睿)

4.9　牙骨质细胞(cementocytes)的生物力学特征及流体剪切力作用下成骨破骨分化因子的反应

牙骨质是覆盖在牙根表面的薄层矿化组织,是维持牙和牙周组织联系的重要结构。根据细胞分布和纤维来源,牙骨质分为4种类型,即无细胞无纤维牙骨质、无细胞外源性纤维牙骨质、有细胞内源性纤维牙骨质及有细胞混合纤维牙骨质。牙骨质在解剖学上属于牙体组织,而在功能上则与牙周组织密切相关,它对牙起保护和支持作用,使其固位于牙槽窝内,承担咀嚼力量。同时,牙骨质的不断沉积起到了补偿牙齿的生理性移动和部分病理性变化的作用[92]。

牙骨质的组织结构与密质骨相似,由细胞和矿化的细胞间质组成,而牙骨质细胞与骨细胞也有诸多共同点。骨细胞在骨组织所有细胞中占95%以上,在过去很长一段时间学者们一直认为其是一种无功能的"静止细胞",但最近的骨生物学研究表明,骨细胞除了保持骨组织的基本形态以外,还具有感知、转导力学信号,修饰其细胞周围环境及调节骨代谢等功能[93]。近几年来,牙骨质细胞在全身及局部代谢中所扮演的角色也开始得到越来越多学者的关注。牙骨质细胞是否也同骨细胞一样可以感知外周环境变化及内分泌信号,甚至对牙骨质代谢具有调节作用呢?我们试将牙骨质细胞与骨细胞进行比较,并对现阶段国内外有关牙骨质及其功能的研究进展作一综述。

4.9.1　牙骨质细胞的来源、形态结构

骨细胞起源于成骨细胞。终末分化的成骨细胞被新矿化的骨基质包埋后,其合成活动停止,细胞形态发生改变,突起增多,最终成为骨细胞。

对于成牙骨质细胞的起源现在还存在一定争议。经典的理论认为成牙骨质细胞是由牙囊外胚间层细胞分化而成。近年来的一些研究表明,在牙的发育过程中,赫特维希上皮根鞘细胞发生由上皮细胞向间充质细胞的转变,可分化成为成牙骨质细胞。成牙骨质细胞的形态结构与成骨细胞有很高的相似度,体积较大,多呈立方体,细胞核深染,胞质富含粗糙内质网和高尔基复合体,表明其基因转录及蛋白质合成活动十分活跃。在敲除一些关键性成骨调节因子如 Runx2 、osterix 或其发生基因突变后,骨及细胞性牙骨质生成活动的改变有很多共同点。但是,也有一些体内和体外研究表明,成骨细胞及成牙骨质细胞其实也存在诸多差异。

在细胞性牙骨质生成的过程中,成牙骨细胞以相对快速的多极方式分泌基质生成类牙骨质,而细胞本身则被埋入其中成为牙骨质前体细胞。被包埋的牙骨质前体细胞在初期尚具有分泌功能,此后形态逐渐发生改变,细胞器减少,翼状细胞突变得细长并开始发出细小分枝,分泌活动也减弱。成熟的牙骨质细胞形态类似于骨细胞,细胞体积较小,细小的胞质突起可相互吻合。电镜下观察牙骨质细胞,细胞器排列稀疏,内质网扩张,线粒体稀少。随着基质的不断沉积与包埋,位于深处的牙骨质细胞逐渐缩小,核皱缩,细胞器进一步减少,空泡溶酶体增多,细胞内吞活动减少,甚至发生变性或消失,深层的细胞性牙骨质中可有空陷窝出现[94]。牙骨质细胞与骨细胞的组织形态学差异如图 4 - 49 所示。

4.9.2　牙骨质细胞陷窝-小管系统

包埋骨细胞体与细胞突起的陷窝小管相互通联形成的星网状陷窝小管系统是代谢产物交流及互换的通道。骨细胞通过突起之间的缝隙连接将多个细胞连接在一起,形成一个多核的合胞体,使细胞信号可以在多个细胞间传递。骨细胞间除了通过缝隙连接相互联系外,细胞与陷窝小管之间的环形间隙内所充填的流体、蛋白多糖等也是细胞间相互联络的一个重要方面。这种结构使应力作用下深层的骨细胞与周围血管及骨表面的成骨及破骨细胞等的物质交换与信息传递成为可能。因此,骨细胞是一种细胞动力学群体,当外界环境稳定性发生改变时,可以对不同刺激发生反应。

成熟的牙骨质细胞位于牙骨质基质陷窝内并且具备陷窝-小管系统。和骨细胞一样,牙骨质细胞在被不断生成的基质包埋的同时也能够与外界进行物质交换和信息传递。然而,一些研究表明,牙骨质细胞和骨细胞的胞质突起及陷窝-小管结构是存在差别的。骨细胞的胞质突起数量从 40～100 个不等,牙骨质细胞突起则只有 8～20 个。骨细胞陷窝多呈规则的椭圆形,牙骨质细胞陷窝较之更大,形态相对不规则,陷窝壁厚。有时细胞性牙骨质内陷窝不止含一个细胞,而这在骨细胞系统中几乎不可见。与骨细胞相比,牙骨质细胞突起少,

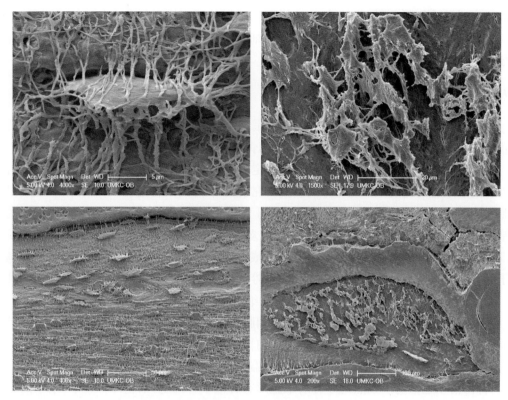

图 4 - 49 牙骨质细胞与骨细胞的组织形态学差异

Figure 4 - 49 Differences in lacunar-canalicular network of cementocytes compared with osteocytes

小管网状结构疏松,排列也不那么有序。邻近的牙骨质细胞间突起存在缝隙连接,具体分子结构是否与骨细胞类似目前并不明确。有学者通过在小鼠体内注射示踪剂证实了牙骨质陷窝-小管系统功能性通道的存在。值得注意的是,示踪剂在骨陷窝内是均质分布的,而在牙骨质细胞周围则分布不均匀,包埋在深层的牙骨质细胞陷窝内染色更深。该实验的结果一方面证明了深层牙骨质细胞间通信的存在,但同时也表明牙骨质的陷窝-小管系统内组织液的循环流动可能不如骨细胞通畅。

骨组织内含丰富的血管,骨细胞在骨组织活跃的重建活动中起到了十分重要的作用。相反,细胞性牙骨质是不含血管的组织,终生不断沉积而成,几乎不存在生理性的重建。牙骨质和骨组织在结构和功能上的差异在一定程度上也表明了牙骨质细胞彼此间的通信与交流在一定程度上不如骨细胞活跃[95]。

4.9.3 牙骨质细胞相关标志物

骨细胞生成的过程需要经历类骨质细胞的形成、类骨质骨细胞矿化及骨细胞的成熟三个阶段,每一个阶段都有相应的高表达基因。类骨质骨细胞表达 E11 主要在树突延伸过程中起重要作用。膜型基质金属蛋白酶 1(membrane-type 1 matrix metalloproteinase, MT1 - MMP)参与细胞外基质降解与重建,对骨陷窝-小管系统的发育至关重要。此外,在类骨质骨细胞的形成阶段 X 连锁磷酸盐调节基因(phosphate-regulating gene with homologies to endopeptidase on the X-chromosome，PHEX）及细胞外基质磷酸化糖蛋白（matrix extracellular phosphoglycoprotein，MEPE)的表达也会增加,而矿化骨细胞会增加牙本质基质蛋白1(dentin matrix protein 1，DMP1)的表达。成熟骨细胞的标志物包括Wnt信号通路调节因子骨硬化蛋白(SOST)及成纤维细胞生长因子(FGF23)。长久以来,这些骨细胞相关标志物在牙骨质细胞中的表达水平和作用机制一直不太明确。Zhao[96]等学者建立了牙骨质细胞系IDG－CM6并对其进行了一系列研究,结果表明,牙骨质表达基因与骨细胞系IDG－SW3类似,包括DMP1/DMP1、PHEX、E11/gp38、MT1－MMP和SOST/sclerostin等。

DMP1因最初发现于大鼠牙本质中而得名,此后的多项研究表明,DMP1在骨组织中的表达水平远高于牙本质。DMP1参与骨的矿化过程,对骨骼的正常形成起着重要的调控作用。动物实验证实,牙骨质细胞也表达DMP1。DMP1基因缺陷的小鼠患有佝偻病,细胞性牙骨质生成减少并出现矿化不全,牙骨质形态发生缺陷,骨陷窝-小管系统异常。

PHEX蛋白在骨和牙的发育过程中都起着十分重要的作用。PHEX基因发生突变可导致遗传性佝偻病——X连锁低磷酸盐血症的发生。已有研究证实在X连锁佝偻病的动物模型之一HYP鼠同样会出现细胞性牙骨质异常。

E11是早期骨细胞表达的标志蛋白,与树突的形成有关。研究表明E11蛋白存在于鼠牙骨质细胞中。在小鼠体内,只有类牙骨质树突中出现特异性的E11蛋白及mRNA免疫染色。IDG－CM6牙骨质细胞系在早期即出现E11的高表达。

MT1－MMP作为早期骨细胞的标志物之一,如发生突变则会由于基质改建功能影响导致骨细胞树突数目减少甚至缺如。实验证实,条件性敲除MT1－MMP会出现细胞性牙骨质形态和分布不正常。

成熟的骨细胞表达骨硬化蛋白,通过对成骨细胞的Wnt信号的抑制作用负向调节骨生成。骨硬化蛋白由SOST基因编码,体内外实验皆证实牙骨质细胞表达SOST,敲除小鼠SOST基因细胞性牙骨质沉积增多,牙槽骨骨量增加,骨皮质厚度和骨密度也有增高[96-101]。

4.9.4　牙骨质细胞的功能

骨组织具有活跃的改建能力,大量研究显示骨细胞是骨组织改造塑形过程的主要调节者。骨组织作为应力感受细胞,可将机械应力转化为生物学反应,产生调节破骨细胞和成骨细胞活性的因子。这些因子可能通过缝隙连接介导的细胞间通信系统和骨陷窝-小管液的流体动力变化来调节成骨及破骨细胞活动,从而指挥骨改建。

核因子NF－κB受体活化因子配体(RANKL)和骨保护素(OPG)是十分重要的骨吸收相关调节因子。RANKL能刺激破骨细胞的分化、活化,抑制破骨细胞凋亡,OPG则通过阻断RANKL的功能,抑制破骨细胞的分化和活化,诱导破骨细胞凋亡。OPG与RANKL的比值是决定破骨细胞的成熟及功能状态的关键,与骨的改建密切相关。在正常生理状况下,牙骨质没有骨组织一样不断改建及重塑的能力,而在牙周炎等病理状态下,牙骨质较牙槽骨具有更强的抗吸收能力。但对牙骨质这种抗吸收能力的具体机制目前尚没有较为深入的研究。与牙槽骨及长骨相比,细胞性牙骨质高表达Tnfrsf11b(OPG基因),而Tnfsf11(RANKL基因)相对较低,导致OPG/RANKL比值较高,能够抑制破骨细胞分化及其功能的发挥。此外,体外研究也表明,IDG-CW6 牙骨质细胞的 OPG/RANKL 比值比 IDG-SW3 骨细胞高。采用流体剪切力对细胞进行加载,骨细胞和牙骨质细胞的表现有所差异,IDG-CM6 细胞系 Tnfrsf11b 表达增加而 Tnfsf11 表达减少,IDG-SW3 细胞系 Tnfsf11 表达增加而 Tnfrsf11b 表达无显著变化,IDG-CM6 的 OPG/RANKL 比值远远高于 IDG-SW3。这样的结果表明在生理状况下或是正畸牙移动的过程中牙骨质的确不易发生吸收。但牙骨质并不是不会吸收,早接触、正畸加载力过大等因素都会导致牙骨质的破骨活动。

骨细胞对骨生成活动的调节主要是通过分泌骨硬化蛋白实现的。骨硬化蛋白表达的变化是一种骨骼对机械刺激的适应性反应(见图 4-50)。研究发现,在机械应力的作用下,皮质骨骨细胞的骨硬化蛋白分泌减少,骨形成增多。相反,当无机械应力刺激骨组织时,SOST 基因或骨硬化蛋白表达明显增加。小鼠 SOST 基因缺失不仅表现为高骨量及骨强度增加,细胞性牙骨质的含量也有所增加。体外实验也证明,和骨细胞一样,对牙骨质细胞加载流体剪切力后 SOST mRNA 表达减少。细胞性牙骨质的生成始于建𬌗之时,从无细胞牙骨质到细胞牙骨质生成的转变可能与牙齿开始承力相关。此外,牙骨质终生不断沉积来补偿切缘或釉质的磨耗,当牙根表面发生小范围吸收,也可因继发性牙骨质生成得到一定修复。在小鼠中,无对颌牙的牙齿伸长,细胞性牙骨质沉积增多,还有研究发现小鼠的牙齿在生理性移动的过程中其牙骨质含量也会增加。由此可见,机械应力刺激会诱导新牙骨质的生成,是否与牙骨质细胞及其骨硬化蛋白的表达相关,尚需更多进一步的研究。

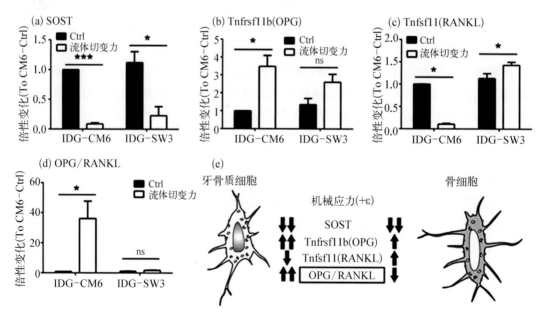

图 4-50 流体剪切力作用下牙骨质细胞与骨细胞中 OPG、RANKL、OPG/RANKL 的表达差异

(a)(b)(c) 分别为小鼠长骨骨细胞(LB)、牙槽骨骨细胞(AB)及牙骨质细胞(CM)中 OPG、RANKL、OPG/RANKL 的表达差异;(d)(e)(f) 分别为牙骨质细胞系 IDG-CM6 及骨细胞细胞系 IDG-SW3 在不同时间点 OPG、RANKL、OPG/RANKL 的表达变化;(g) 为 IDG-CM6 及 IDG-SW3 细胞系在流体剪切力(FFSS)作用下 SOST 基因的表达变化;(h)(i)(j) 为 IDG-CM6 及 IDG-SW3 细胞系在流体剪切力(FFSS)作用下 OPG、RANKL、OPG/RANKL 的表达变化;(k) 为牙骨质细胞与骨细胞在应力作用下 SOST、OPG、RANKL、OPG/RANKL 表达变化的示意图

Figure 4-50 IDG-CM6 cells express OPG and RANKL and exhibit transcriptional changes in response to fluid flow shear stress

早期曾有学者提出,牙骨质细胞参与类牙骨质基质的继发性矿化,而对 IDG - CM6 细胞系的研究也表明牙骨质细胞具备促进矿化作用,影响矿化代谢的疾病如低磷酸盐血症性佝偻病会导致牙骨质细胞陷窝周围的矿化不全。此外牙骨质细胞可能与牙骨质溶解相关,主要表现为陷窝周围牙骨质的吸收。注射副甲状腺提取物及钙、维生素 D 的缺乏可能导致显著的牙骨质溶解及细胞性牙骨质矿化障碍。

骨细胞具有调节矿物质平衡的功能,相关调控分子包括 DMP1、PHEX、FGF23 等。在人及鼠当中,DMP1 或 PHEX 失效会导致人和鼠患低血磷性佝偻病。骨细胞高表达 FGF23,调节全身磷酸盐代谢,而鼠的牙骨质细胞也表达 FGF23。在 DMP1 缺如的鼠及 HYP 鼠中,细胞性牙骨质出现矿化不全,牙骨质细胞也发生改变,敲除 FGF23 基因的鼠也会有相似症状发生。由于牙骨质细胞所表达矿物质代谢相关因子量远不及骨细胞,其是否具有调节矿物质平衡作用有待考证。

目前,对于牙骨质细胞具体功能的研究十分缺乏,牙骨质细胞在牙骨质的发育及行使功能的过程中起到何种作用是未来亟须重点研究的方向。

牙骨质的组织结构与密质骨相似,而牙骨质细胞与骨细胞也有诸多共同点。和骨细胞一样,牙骨质细胞具备陷窝-小管系统,能在彼此之间或与外界进行物质交换和信息传递,骨细胞分泌的多种调控因子在牙骨质细胞中也有表达,但对于牙骨质细胞在牙骨质的发生发育及发挥功能的过程究竟起到何种作用目前尚不明了,有待未来进一步的深入研究。

(赵宁)

4.10 氢氧化钙通过 MAPK 通路调节人牙髓干细胞增殖、迁移以及成骨向分化

外伤、龋齿、牙科备牙或者牙发育不全等都会导致牙髓外露。直接盖髓术将盖髓剂覆盖于新鲜的牙髓表面,促进其硬组织形成,防止牙髓感染以及保持其牙髓活力。一直以来,氢氧化钙作为盖髓剂的金标准在临床使用超过 70 年。氢氧化钙作为盖髓剂主要是基于其独特的生物学性质。首先,氢氧化钙溶于水后呈现较高的 pH 值,对于牙髓暴露位置具有消炎杀菌的作用。同时,高碱性溶液中的钙离子在直接接触牙髓组织时,诱导凝固性坏死,形成矿化屏障,以防止牙髓暴露。氢氧化钙高碱性 pH 也能导致牙本质中负责牙髓修复的一些生长因子的释放,对于后期的组织再生与修复具有重要的作用。氢氧化钙还可以中和破骨细胞分泌的乳酸,并防止矿物质组织的进一步破坏[102,103]。

牙髓干细胞(dental pulp stem cell, DPSC)是从牙髓组织中分离出的成体干细胞。它们表达了骨髓干细胞群类似的干细胞表面标志,具有较高的克隆形成能力、高增殖活性、多向分化的潜能。将牙髓干细胞种植于裸鼠皮下,能产生类似牙本质样结构,髓腔样的间质组织周围包裹着成牙本质细胞。研究表明,牙髓干细胞具有向成骨、脂肪、软骨、牙本质、肌肉和神经分化的潜力。由于易于获取、高增殖活性以及多向分化潜力,牙髓干细胞被看作口腔组

织再生的理想种子细胞[104]。

已有研究表明氢氧化钙能促进牙髓干细胞的增殖、迁移和矿化。但潜在的分子机制尚未揭示。有丝分裂原激活蛋白激酶信号通路控制着广泛的生理过程,如增殖、迁移、基因表达、有丝分裂和凋亡。它包含四个主要的信号通路:ERK、c-Jun、p38 和 BMK1。通过各个通路激酶磷酸化下游的底物进而进行信号转导。已有研究报道,ERK 参与了减数分裂、有丝分裂以及分化细胞的有丝分裂后期的功能调控。同时,ERK 信号通路参与了生物陶瓷引起的牙髓细胞迁移和京尼平(Genipin)促进的牙髓细胞成牙本质向分化[105]。JNK 主要的功能是抑制蛋白质的合成反应。有报道显示 JNK 参与了脂多糖(lipopolysaccharide,LPS)诱导的牙髓细胞成牙本质向分化[106]。p38 调节多种细胞因子的表达。另据报道,p38 参与了LPS 诱导的牙髓细胞成牙本质向分化[107]。基于以上的分析,设想氢氧化钙促进牙髓干细胞的增殖、迁移和矿化可能是通过 MAPK 通路的调节而实现的。

我们将 10 μg/ml 的氢氧化钙与牙髓干细胞共培养,分别于 5、10、30 和 60 min 后取样进行 MAPK 通路磷酸化水平的检测(见图 4-51)。Western 印迹结果显示,p-p38、p-JNK以及 p-ERK 都在 10 min 后迅速激活,直至 60 min 一直处于磷酸化状态。该实验结果表明,氢氧化钙能激活 MAPK 通路中的 p38、JNK 以及 ERK 通路。他们可能在氢氧化钙调节牙髓干细胞生物学行为中发挥重要的作用。

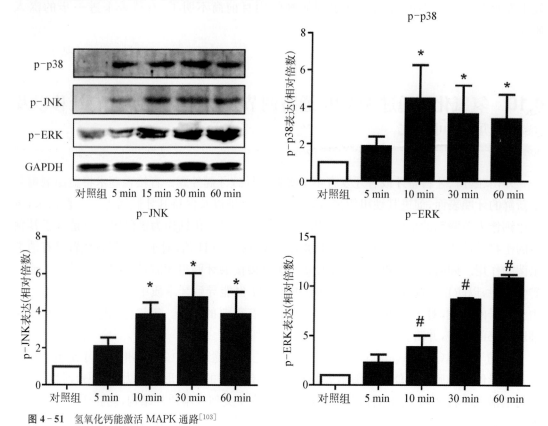

图 4-51　氢氧化钙能激活 MAPK 通路[103]

Figure 4-51　Calcium hydroxide induced the phosphorylation of MAP kinase pathway

据报道,氢氧化钙能促进牙髓干细胞的增殖,但其分子机制尚不清楚。实验采用MAPK抑制剂分别抑制p38、JNK以及ERK通路,进而研究氢氧化钙对牙髓干细胞增殖的影响(见图4-52)。用MTT法检测细胞存活率。在10 μg/ml的氢氧化钙作用下,牙髓干细胞数量有显著的增加。当使用了JNK和p38的抑制剂后,同样在使用10 μg/ml的氢氧化钙的条件下,牙髓干细胞数明显下降,而ERK抑制剂几乎不影响氢氧化钙诱导的细胞增殖。这表明,JNK和p38而不是ERK参与了氢氧化钙诱导的牙髓干细胞增殖。

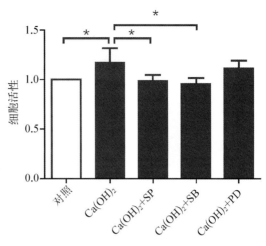

图4-52 p38和JNK通路参与了氢氧化钙调节牙髓干细胞增殖[103]

Figure 4-52 p38和JNK involved in calcium hydroxide induced proliferation in DPSCs

也有文献报道,氢氧化钙能促进牙髓干细胞的细胞迁移。实验分别用p38和ERK、JNK抑制剂对MAPK各个通路进行抑制后,加入10 μg/ml的氢氧化钙于12 h和24 h后观察细胞的迁移(见图4-53)。细胞划痕结果显示,12 h后,p38和ERK抑制剂组细胞迁移受到明显抑制。24 h后,JNK、p38和ERK抑制剂组显著抑制了由于氢氧化钙促使的细胞迁移。ERK通路的抑制更明显地抑制了氢氧化钙引起的细胞迁移。研究结果表明,JNK、p38和ERK参与了氢氧化钙诱导的牙髓干细胞迁移。

为探索氢氧化钙对牙髓干细胞成骨向分化,实验检测了成骨向标志物碱性磷酸酶(alkaline phosphatase,ALP)的表达(见图4-54)。结果表明,氢氧化钙与牙髓干细胞共培养7 d后,明显促进了ALP的表达,而14 d和21 d的培养,进一步促进了ALP的上调。JNK和p38抑制剂明显降低氢氧化钙诱导的ALP表达。然而,ERK抑制剂似乎对氢氧化钙诱导的ALP表达抑制作用较弱。结果表明,JNK和p38相比于ERK在氢氧化钙诱导牙髓干细胞成骨向分化中扮演更重要的角色。

在氢氧化钙对牙髓干细胞成骨功能的研究中,我们还进一步研究了其矿化形成能力(见图4-55)。牙髓干细胞用p38和ERK、JNK抑制剂对MAPK各个通路进行抑制后,分别用普通培养基以及矿化诱导液培养7 d、14 d、21 d以茜素红检测其矿化能力。结果表明:氢氧化钙能促进牙髓干细胞矿化,随着时间增加,矿化程度越明显。然而各个抑制剂组在7 d尚未呈现明显的作用,14 d和21 d矿化结果显示,抑制剂组显著抑制了氢氧化钙导致的牙髓干细胞矿化。说明MAPK家族参与了氢氧化钙介导的牙髓干细胞矿化。

综上所述,研究结果表明,MAPK通路参与了氢氧化钙诱导的牙髓干细胞增殖、迁移和成骨向分化。氢氧化钙能迅速促进JNK、p38和ERK磷酸化。JNK和p38参与到氢氧化钙诱导细胞增殖中。JNK、p38和ERK均参与了氢氧化钙诱导牙髓干细胞迁移、分化和矿化。研究揭示了经典的盖髓剂氢氧化钙对于调节牙髓干细胞的分子机制,为未来的口腔牙髓病治疗及口腔再生医学提供科学研究基础。

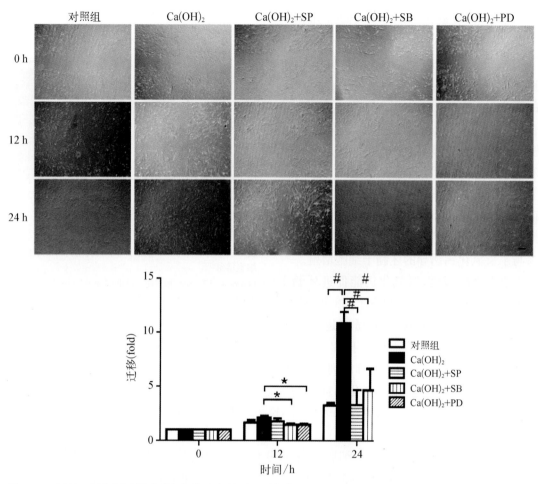

图4-53 MAPK通路参与了氢氧化钙调节牙髓干细胞迁移[103]

Figure 4-53 MAPK involved in calcium hydroxide induced migration in DPSCs

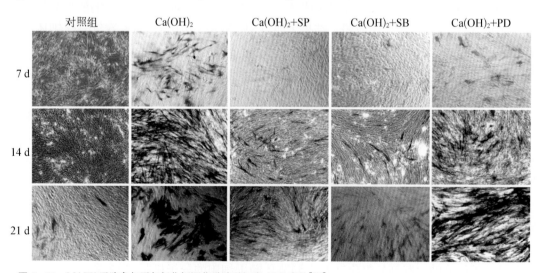

图4-54 MAPK通路参与了氢氧化钙调节牙髓干细胞 ALP 表达[103]

Figure 4-54 MAPK involved in calcium hydroxide induced ALP expression in DPSCs

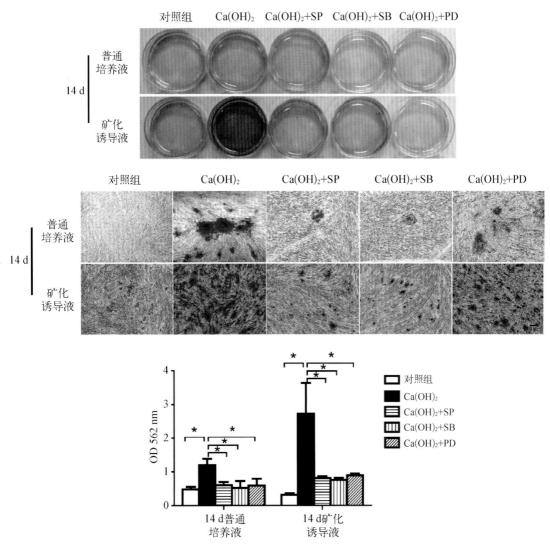

图 4-55 MAPK 通路参与了氢氧化钙调节牙髓干细胞矿化[103]

Figure 4-55 MAPK involved in calcium hydroxide induced mineralization in DPSCs

（郑丽沙）

4.11 体外张应变对大鼠骨髓间充质细胞成骨向分化的影响

大量研究表明,机械力刺激是骨组织代谢及重建过程的重要调节因素。骨骼系统缺少功能刺激会引起骨量减少及骨密度降低,导致废用性骨质疏松等。而适宜的力学刺激却可以在骨折愈合、牵张成骨及正畸牙移动等许多临床治疗中刺激骨组织的重建,达到缺损修复的目的。正畸治疗的生物学基础在于机械刺激诱导下的骨组织重建过程,局部牙槽骨在正畸力作用下发生一系列生物力学和生物学反应,产生压力区和张力区,分别导致骨吸收和新骨生成,最终完成牙齿移动。随着口腔正畸学的快速发展,国内外对正畸治疗的安全性及高效性提出了更高的要求,如何采取促进正畸局部牙槽骨改建、缩短矫治疗程成为新的研究热点。在此前提下,阐明正畸力下牙槽骨改建机理就具有十分重要的理论价值。

骨改建中骨吸收和新骨沉积的细胞学基础分别为破骨细胞和成骨细胞,两者会感受周围力学微环境的变化,调节骨基质的吸收或沉积。研究表明,破骨细胞的分化和成熟受到成骨细胞的调控,故成骨细胞的功能行使是局部牙槽骨改建的核心内容。现已证实,成骨细胞起源于多潜能的骨髓间充质细胞(BMSCs),因此 BMSCs 的分化成熟是骨组织新生的关键细胞学行为。其取材方便,具有很强的自我修复能力和多向分化潜能,因此是目前骨组织工程中最常用的种子细胞之一。多种因素如化学药物、细胞因子、物理刺激、转基因作用等均可以在体外定向诱导 BMSCs 向成骨细胞分化[108-110]。近年来,应力作用下 BMSCs 骨向分化的研究一直是生物力学领域研究的热点。BMSCs 是力学敏感细胞,能够感受细胞外应力刺激,并将其转变成相应化学信号传入胞内,最终指导体内骨改建过程。因此揭示 BMSCs 如何感受和传导机械刺激,引发一系列细胞内生物学反应,成为进一步研究机体如何适应外界力学刺激的关键。

不同性质的应力刺激所导致的细胞反应是不同的。Carter 等[111]力学研究揭示低至中度张应变-静张应变可刺激膜内成骨,静压应力能刺激软骨成骨,高张应变能形成纤维组织网,张应变-高静压应力能生成纤维软骨。不论采用哪种加力方式,力学刺激要诱发细胞内部生物学反应都需要一定的大小,只有力学刺激达到一定阈值,细胞本身的力学传感器才会被激活。但同时力值也不能过大,过大的应力会使细胞不能附着,或使细胞骨架受到损害,同时增加应力使室内部流体环境对实验产生影响。目前比较公认的观点是,生理强度范围内的力学刺激可以促进细胞增殖分化,增加骨量。力学刺激过低,会降低骨量;力学刺激过高,有可能引起骨折。此外,力学加载对细胞的影响还与加力装置及细胞类型等多个因素有关。

在细胞生物力学研究中,虽然至今还没有适合的体外装置真实地产生牙槽骨受到正畸应力刺激的微环境,但现有的 Flexercell 应力加载系统因其具有力学参数单一、重复性强、可控性好等优势,利于我们在体外深入研究力学信号的传导机制。故我们借助 Flexercell 应力系统在体外对细胞施加张应变刺激,检测了不同加力幅度(5%/10%/15%)对大鼠 BMSCs 成骨向分化能力的影响,并从中选取一适宜的作用强度(见图 4-56)。

由图 4-56 可以看出,5%、10% 两种作用幅度的持续张应变对于 BMSCs 早期成骨向分化的影响趋势大体一致,表现在成骨标志基因水平早期升高后期逐渐降低。同 10% 加力组相比,5% 加力组成骨相关基因水平升高幅度较小,促成骨分化效应不明显。而 15% 加力组相关基因水平仅在力学刺激开始后短时间内少量增多(或与对照组基本持平),但随着加力时间的延长则迅速下降,成骨分化呈现抑制趋势。

实验进一步检测了 10% 持续张应变作用下 Runx2 蛋白表达量及 ALP 染色的结果。由图 4-57 可以看出,10% 持续张应变可增高 Runx2 、ALP、COL I mRNA 的表达量,且呈现时间依赖性。Runx2 蛋白表达量在 6 h 显著高于对照组。ALP 定性染色也在加力 24 h 后明显升高。由此可证实,10% 的体外持续张应变可以促进 BMSCs 早期向成骨方向分化。

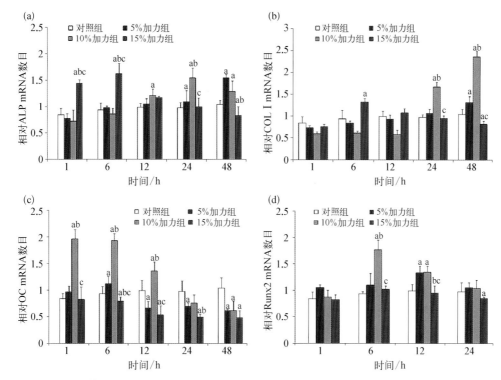

图 4-56　三种幅度持续张应变对 BMSCs 成骨标志基因表达的影响

（a）成骨相关基因 ALP mRNA 表达量变化；（b）成骨相关基因 COL Ⅰ mRNA 表达量变化；（c）成骨相关基因 OC mRNA 表达量变化；（d）成骨相关基因 Runx2 mRNA 表达量变化。aP<0.05,同对照组相比；bP<0.05,同 5%加力组相比；cP<0.05,同 10%加力组相比

Figure 4-56　The effects of different mechanical strain on the expression of osteoblast-related genes in BMSCs

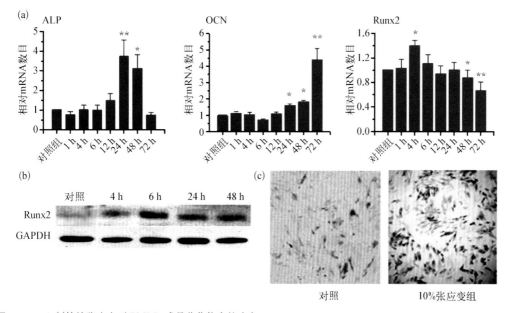

图 4-57　10%持续张应变下 BMSCs 成骨分化能力的改变

（a）成骨相关基因 ALP、OCN 及 Runx2 mRNA 表达量变化；（b）Runx2 蛋白表达变化；（c）ALP 染色变化。* P<0.05,与对照组相比较；** P<0.01,与对照组相比较

Figure 4-57　The effect of 10% CMS on the osteogenic ability of BMSCs

综上可见,体外适宜大小(10%)的张应变可有效促进大鼠 BMSCs 的成骨分化能力,表现为成骨效应基因 ALP、OC 及成骨特异性转录因子 Runx2 基因和蛋白表达显著增多,且呈现时间依赖性。ALP 活性检测及定性染色也在加力后明显上调。根据以上实验结果及既往文献回顾,我们最终选取了加载幅度 10%、频率 1 Hz 持续张应变作用于大鼠 BMSCs,以便能在较短加载时间内深入研究力学信号的传导机制。

(房兵　江凌勇　张鹏　欧阳宁鹃)

4.12　Runx2 在持续张应变介导 BMSCs 骨向分化中的调控作用

Runx2 又称为核心结合因子 α1(core binding factor al, Cbfα1),作为转录因子 Runt 家族成员之一,Runx2 是第一个被证实的成骨细胞特异性转录因子。其可通过调节多个下游靶基因的表达从而在成骨细胞分化的多种信号途径中起中心作用。研究证实,Runx2 能直接刺激多能间充质细胞向成骨细胞系分化,增加未成熟成骨细胞的数量。其特异的 Runt 结构域可以与靶基因启动子区的成骨细胞特异顺式作用元件结合,进而调控下游基因如 I 型胶原、骨钙素、骨涎蛋白等的表达,增加细胞外基质蛋白的合成,最终促进骨的形成[112]。Runx2 受到多条参与成骨向分化的信号通路调控,例如成纤维细胞生长因子[113]、细胞外基质蛋白[114]、骨形成蛋白[115]、Wnt 信号通路[116]等。此外,一些成骨相关的转录因子如 Dlx5、Msx2、Twist、PLZF 等都参与 Runx2 的表达调控[117]。

近几年越来越多的证据表明力学信号在调控干细胞骨向分化时扮演了重要角色,而Runx2 是这一调节锁链上的关键转录因子,是多种可能分子机制的交汇点。Ziros 等[118]证实 Runx2 分子是力学信号作用于人牙周膜细胞的靶分子,牵张力能迅速增加 Runx2 与成骨细胞特异性元件 2 的结合力,同时 ERK1/2 磷酸化程度呈时间依赖性。大鼠肌腱来源的干细胞(TDSCs)在机械张应变作用下 Runx2、ALP 活性及 I 型胶原等成骨标志基因水平明显升高。Li 等[119]证实,流体剪切力作用于前成骨细胞可诱导 ERK1/2 入核,进而磷酸化Runx2 特定位点 S301 及 S319,最终使得成骨标志基因表达水平增高,体内实验也得到了相似的结论。

故实验借助 RNA 干扰技术,针对 Runx2 基因设计 siRNA 并将其转染 BMSCs,观察暂时沉默 Runx2 表达对应力介导下细胞成骨向分化的影响,验证 Runx2 分子在该过程中的关键转录作用。结果如图 4-58 显示,Runx2 siRNA 转染 BMSCs 后其自身蛋白表达受到了抑制,进而影响到其下游成骨相关标志基因(ALP、COL I、OC)的转录,各自 mRNA 水平均有不同程度的降低。此外,RNA 阳性干扰组 ALP 染色也明显减弱。以上均可以表明,暂时沉默 Runx2 后 BMSCs 在张应变刺激下早期成骨能力明显下降,从而进一步验证了 Runx2 在体外力学信号传导过程中的关键作用。

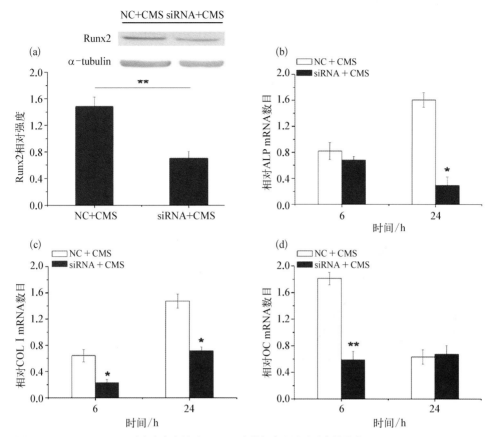

图 4-58　Runx2 siRNA 对张应变介导下 BMSCs 成骨标志基因及蛋白的影响

(a) Runx2 蛋白水平的变化;(b)~(d) 成骨标志基因 ALP、COL Ⅰ 及 OC mRNA 水平的变化。* $P <$ 0.05,与对照组相比较;** $P <$ 0.01,与对照组相比较

Figure 4-58　The effect of Runx2 interfering on the osteogenesis-related genes in mechanically stretched BMSCs

（房兵　江凌勇　张鹏　欧阳宁鹃）

4.13　体外张应变对于大鼠骨髓基质干细胞骨向分化影响的基因芯片分析

　　力学刺激是维持细胞生理功能重要的细胞外刺激,它能够调节细胞的新陈代谢和基因表达,在骨骼系统的发育和改建中起重要的作用。前期研究已明确体外适宜的张应变可有效促进大鼠 BMSCs 早期成骨向分化,且 Runx2 在体外力学信号传导过程中起关键作用。BMSCs 受到机械刺激后只有将其转变成相应化学信号传入胞内,进而经过一系列级联反应,才能最终指导体内骨形成和改建过程。由于力学信号通路调控的复杂性,BMSCs 如何感知外界机械刺激并将其转变为生物信号的机制至今仍未完全阐明。

　　基因芯片也叫 DNA 芯片、DNA 微阵列、寡核普酸阵列,属于生物芯片的一种。它采用原位合成或显微打印手段将大量的靶基因片段有序地、高密度地固化于支持物表面,然后与荧光染料标记的探针样品进行杂交,通过检测每个探针分子的杂交信号强度并经计算机分析和数据处理,获取样品分子的数量和序列信息,从而对基因序列和功能进行大规模、快速、高效的研究。随着人类基因组计划的完成,基因组学研究的重心从结构基因组学转向功能基因组学。基因芯片本身高通量、简便、多参数及平行化的优点使得大规模检测不同样品的基因表达差异成为现实,其克服了传统核酸印迹杂交技术低效、复杂、检测目的基因数量少等缺点,至今已在生物学和医学领域得到广泛应用,已经成为分析基因表达谱、发现新基因、基因突变、多态性分析及检测基因转录调控等方面的高效分析手段之一。故实验试图通过高通量基因芯片技术,分析张应变加载前后 BMSCs 差异基因表达谱,以基因水平变化为切入点,筛选出力学诱导下成骨分化密切相关的差异基因和信号通路,为进一步探索正畸牙槽骨改建提供新的靶点。

基因本体论分类(gene ontology, GO)是较常见的芯片数据基因功能分类,其主要包括分子功能、生物学过程及细胞组分(见图 4-59 和表 4-2)。该分类可显示导致样本性状差异的最重要的功能差别,其所属基因即为进一步验证的重要目标基因。芯片检测结果显示,与对照组相比张应变加载组共有 1 244 条差异表达基因,其中上调基因有 793 条,下调基因有 451 条。经过 GO 分类可发现差异基因主要涉及的生物学过程按照富集度由高到低包括

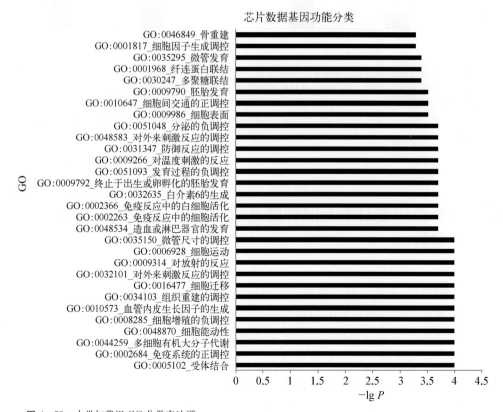

图 4-59　力学加载组 GO 分类表达谱

Figure 4-59　Differentially expressed GO term in mechanical strain group

受体结合、免疫反应调节、多细胞器官代谢、细胞迁移、组织改建等过程。这些功能涉及细胞生长、分化、代谢、免疫调节等多个层面的活动,反映出整个调控机制的复杂性。而这些筛选出的差异表达基因功能并不是独立的,其可通过调节多个生物学活动来参与力学诱导下的骨改建过程,基因间的相互作用构成了一个纵横交错的立体网络。实验研究重点在于关注力学刺激下成骨向分化过程,而该过程属于骨改建过程。这些基因本身以及它们参与调控的信号通路均有可能成为进一步研究机械力信号转导及调控 BMSCs 成骨分化过程的新靶点,具有潜在的临床应用意义。

表 4-2　力学加载组 GO 分类表达谱

Table 4-2　Differentially expressed GO term in mechanical strain group

GO 编号	GO 描述	差异基因数	总数	P 值
GO:0005102	受体结合	65	975	0.000 7
GO:0002684	免疫系统正调控	27	279	0.000 5
GO:0044259	多细胞生物大分子代谢	9	43	0.001
GO:0048870	细胞移动	45	602	0.000 8
GO:0008285	细胞增殖负调控	32	365	0.000 6
GO:0010573	血管内皮生长因子生成	5	9	0.000 9
GO:0034103	组织重塑调控	17	141	0.000 9
GO:0016477	细胞迁移	43	568	0.000 9
GO:0032101	对外源性刺激反应的调控	21	198	0.000 9
GO:0009314	辐射反应	26	271	0.000 7
GO:0006928	细胞运动	53	741	0.000 6
GO:0035150	管腔大小调节	16	126	0.000 9
GO:0048534	造血淋巴器官发育	36	453	0.001 2
GO:0002263	免疫应答过程中的细胞活化	8	34	0.001 2
GO:0002366	免疫应答过程中的白细胞活化	8	34	0.001 2
GO:0032635	白介素 6 生成	8	35	0.001 3
GO:0009792	出生或孵化过程中胚胎发育结束	38	490	0.001 2
GO:0051093	发育过程中的负调控	53	766	0.001 2
GO:0009266	温度刺激应答	16	135	0.001 5
GO:0031347	防御反应调节	17	147	0.001 3
GO:0048583	刺激反应调节	40	521	0.001 1
GO:0051048	分泌负调节	13	94	0.001 5
GO:0009986	细胞表面	35	447	0.001 7
GO:0010647	细胞通讯的正调控	35	453	0.002 1
GO:0009790	胚胎发育	55	817	0.001 6
GO:0030247	多聚糖结合	17	155	0.002 2

（续表）

GO 编号	GO 描述	差异基因数	总数	P 值
GO:0001968	纤连蛋白结合	5	12	0.002 1
GO:0035295	管腔发育	27	315	0.002 2
GO:0001817	细胞因子合成调控	18	174	0.002 7
GO:0046849	骨重塑	17	159	0.002 7

　　实验进一步对差异表达的基因谱进行 KEGG pathway 分析，获得了差异表达基因所参与的细胞活动的信号调节通路，包括细胞因子与其受体相互作用信号通路、风湿性关节炎信号通路、造血干细胞信号通路、MAPK 信号通路等。其中排名前 20 位的信号通路中，已证实与力学介导下的成骨向分化关系密切的主要包括 MAPK 信号通路、黏着斑信号通路、JAK - STAT信号通路及 TGF - β信号通路(见表 4 - 3)。

表 4 - 3　差异基因所涉及信号通路

Table 4 - 3　Relative signaling pathways of differentially expressed genes

通　路　名　称	差异基因数	总　数	P 值
细胞因子-细胞因子受体相互作用	25	207	0
类风湿关节炎	15	82	0
造血细胞系	12	79	0
MAPK 信号通路	23	269	0
蛋白质消化及吸收	12	78	0
细胞外基质-受体相互作用	11	76	0.000 1
补体和凝血家族	10	69	0.000 1
黏着斑	17	188	0.000 1
细胞黏附分子	14	157	0.000 2
趋化因子信号通路	15	178	0.000 3
移植物宿主排异疾病	8	60	0.000 3
Ⅰ型糖尿病	8	69	0.001 3
缝隙连接	9	89	0.001 3
自然杀伤细胞介导的细胞毒性反应	9	102	0.002
JAK - STAT 信号通路	11	147	0.003 6
神经活性配体-受体相互作用	17	284	0.004 2
钙离子信号通路	12	186	0.005 6
凋亡	7	91	0.007 7
破骨细胞分化	8	119	0.008 9
TGF - β信号通路	6	85	0.009 8

JAK 是一类非受体蛋白酪氨酸激酶,其可通过细胞因子受体与其相应配基结合后活化,进而磷酸化下游蛋白 STAT,促使其转位到细胞核诱导目的基因的表达,从而参与调控细胞增殖、凋亡、分化、细胞免疫等重要的生理病理过程[120]。近几年,JAK - STAT3 信号通路在骨改建中的作用研究越来越多。Li 等[121]发现选择性抑制 STAT3 除骨量减少外,骨组织对于机械负载的反应性也降低,而这一过程可能与 FAK/STAT 通路相关。Itoh 等[122]研究表明,STAT3 可以通过 BMP2 及 Dex 上调成骨细胞中 ALP 的表达量。

局部黏着斑激酶(focal adhesion kinase,FAK)是一种多功能非受体型酪氨酸蛋白激酶,在细胞接触及细胞与胞外基质的黏附过程中发挥十分重要的作用,调节细胞生存、增殖、迁移和侵袭等生物学行为[123]。在人骨髓间充质干细胞中,层黏连蛋白可通过激活 ERK1/2 - Runx2 促进成骨向基因表达,而 FAK 在整合素-细胞外基质的信号传递及 ERK 的激活中起到了重要作用[124]。在应力加载的牙周膜细胞中,ROCK 和 FAK 通路的激活可以介导 ERK 调控下骨桥蛋白表达水平的增加[125]。

转化生长因子β(TGF - β)家族由一类结构功能相关的多肽生长因子组成,其中包括 TGF - βs、活化素、骨形态发生蛋白(BMPs)等,除了影响细胞的增殖、分化,还在胚胎发育、胞外基质形成、骨的形成和重建等方面起着重要作用[126]。大量研究表明,BMPs 分子是骨形态发生最早期的信号分子,在成骨分化及骨形成方面具有特异性诱导作用。BMPs 可同细胞膜上的特异性受体结合,进而磷酸化 Smad 蛋白传递信号,进而上调成骨细胞特异性转录因子(Runx2/osterix)基因转录,最终诱导 BMSCs 向成骨细胞分化及骨形成[127]。BMP-2/4/6/7/9 能显著诱导小鼠胚间充质细胞系 C3H10T1/2 中骨钙素的表达和细胞矿化程度[128]。

回顾以往文献并结合芯片结果,我们从骨改建功能中涉及的差异表达基因挑选出以下几个基因进行 qRT - PCR 验证:FGF1(fibroblast growth factor 1,成纤维细胞生长因子1)、Il6(interleukin - 6,白细胞介素 6)、Jag1(Jagged1)、SFRP2(secreted Frizzled-related protein 2,分泌型卷曲相关蛋白2)。qRT - PCR 检测结果显示,Jag1 及 SFRP2 基因差异表达倍数比芯片结果略低,FGF1 与 Il6 基因差异表达倍数略高于芯片结果(见图 4 - 60)。但从总体上来看,4 个分子的差异表达趋势变化与芯片结果基本一致,说明芯片实验结果可信。这些差异表达基因和多条信号通路可能在力学诱导 BMSCs 骨向分化过程中发挥重要调控作用,对于这些基因功能的进一步研究有助于我们更为全面地了解力学信号在骨组织细胞中的传导机制。

(房兵　江凌勇　张鹏　欧阳宁鹃)

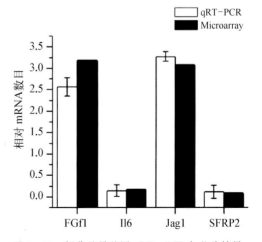

图 4 - 60　部分差异基因 qRT - PCR 与芯片结果比较

Figure 4 - 60　Comparison of RT - PCR and microarray results for several differentially expressed genes

4.14 MAPKs – Runx2 信号通路在张应变介导骨质疏松大鼠 BMSCs 骨向分化中的调控作用

丝裂素活化蛋白激酶(mitogen activated protein kinase, MAPKs)是一类分布于胞浆中具有丝氨酸和酪氨酸双重磷酸化能力的蛋白激酶,参与细胞的形成、运动、凋亡、分化及生长增殖等多种生理过程[129]。在哺乳动物中, MAPKs 家族相关成员蛋白包括细胞外调节蛋白激酶(extracellular regulated protein kinases, ERK)、应激活化蛋白激酶(c - JUN N-terminal kinase, JNK)及 p38 激酶。其中 ERK 旁路主要参与细胞增殖、转化等生物学效应, p38 旁路在多种细胞的炎症反应、细胞周期调控、细胞命运的决定方面发挥重要作用,而 JNK 旁路则主要参与细胞对外界的应激反应[130]。研究证实, MAPKs 信号通路参与了成骨细胞分化的调控,且该信号通路可以被细胞外基质、骨形成蛋白、成纤维细胞生长因子等成骨诱导因素所激活,通过调控成骨特异性转录因子 Runx2 表达,从而在骨向分化过程中发挥重要的调节作用[131]。Xiao 等[132]研究表明,在未分化的成骨细胞系中过表达野生型 MEK 可显著刺激依赖于 Runx2 的下游基因如骨钙蛋白 mRNA 的表达,明显提高共转染 Runx2 诱导的小鼠骨钙蛋白启动子的转录活性,而突变型的 MEK 则表现为抑制效应。此外, MEK 可以磷酸化激活 Runx2 分子从而提高其转录活性。因此, MAPKs 磷酸化通路对 Runx2 活性的调节在成骨标志性基因表达调控中起着非常重要的作用。

细胞受到机械刺激后,只有将其转变成相应化学信号传入胞内,才能引起一系列下游反应,指导体内骨形成和改建过程,揭示细胞如何感受和传导机械刺激,最终导致细胞内生物学效应,成为进一步研究机体如何对外界物理环境产生反应与适应的关键。近几年的研究表明 MAPKs 是细胞受到机械力作用后最早出现的信号反应之一,应力可以通过 Ras/MAPKs 通路对成骨细胞增殖分化活动进行干预调节[133]。Simmons 等[134]对人骨髓基质干细胞施加周期性双轴应变,发现应力可激活 ERK1/2 及 p38 MAPKs 信号通路,同时钙盐沉积较对照组增加。

随着社会进步,为恢复咀嚼功能、获得良好咬合而选择正畸治疗的中老年患者与日俱增,其中绝经后妇女占了大多数,而这一部分患者往往伴有骨质疏松症。骨质疏松症是一种常见的骨代谢异常疾病,以骨密度降低、骨组织结构退化、骨折发生率增加为特征。已明确的是,在骨质疏松这一病理状态下,以骨吸收与骨形成为基础的正畸牙移动过程会受到相应的影响。同时,在去势大鼠正畸牙移动的过程中,牙齿移动速度加快、复发趋势增强,牙槽骨骨吸收活跃,牙周组织改建较快,易有牙周组织创伤性改变及牙槽骨吸收等情况出现[135];同时,去势大鼠的牙槽骨骨转换率在应力的作用下升高,成骨、破骨活性均增强[136]。

机械刺激在骨组织的正常代谢和重建过程中发挥了十分重要的作用,包括成骨细胞在内的多种应力感受细胞能够通过一系列级联反应感知并传导力学信号,产生最终效应。然而,尚缺乏生物力学刺激下关于骨质疏松状态牙槽骨改建的相关研究,去势大鼠骨髓基质干细胞将机械刺激转化为生物信号的具体机制也不明确。本节通过建立去势大鼠骨髓基质干细胞体外应力加载模型,从分子生物学水平探究张应变对 OVX BMSCs 成骨分化的影响,并对其中的信号调控机制进行初探,为深入阐明骨质疏松状态下牙槽骨的改建机理提供了一定的实验基础。

实验首先观察在张应变作用下 OVX BMSCs 成骨分化能力的改变。由图 4-61 结果可见,10%间歇张应变作用下 OVX BMSCs 成骨标志基因及蛋白水平明显升高,并呈现时间依赖性,且 ALP 染色也表示成骨能力增强。

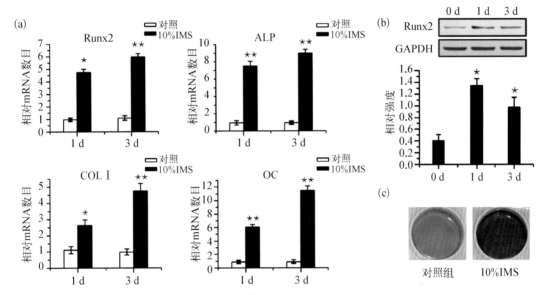

图 4-61　10%间歇张应变下 OVX BMSCs 成骨分化能力的改变
(a) 成骨标志基因 Runx2、ALP、COL Ⅰ 及 OC mRNA 水平的变化;(b) Runx2 蛋白水平的变化;(c) ALP 染色变化。* $P<0.05$,与对照组相比较;** $P<0.01$,与对照组相比较

Figure 4-61　The effect of 10% IMS on the osteogenic ability of OVX BMSCs

进而实验检测了张应变作用下 MAPKs 通路的激活情况,并通过加入 MAPKs 通路特异性阻断剂,检测张应变介导下细胞 Runx2 分子及成骨标志基因水平的变化,探讨启动 OVX BMSCs 骨向分化的上游信号转导机制。结果显示,张应变作用下,MAPKs 信号通路中 ERK1/2 和 p38 分子在早期即被迅速激活,表现为各自蛋白磷酸化水平在加力初始阶段即达到峰值,且大量表达于细胞核中(见图 4-62)。JNK 分子的蛋白水平在力学刺激下无明显改变。加入 ERK1/2 通路特异性阻断剂后,ERK1/2 分子暂时处于失活状态,力学刺激下 Runx2 蛋白表达的上调明显降低,进而导致下游成骨相关基因 ALP、COL Ⅰ 及 OC 的 mRNA 水平的降低。此外,作为 BMSCs 成骨分化重要指标之一的 ALP 活性也受到抑制,OVX BMSCs 早期成骨能力下降(见图 4-63)。而 p38 通路被阻断后,OVX BMSCs 成骨分化的标志基因及蛋白表达水平与对照组基本持平,提示其早期成骨能力无显著改变(见图 4-64)。

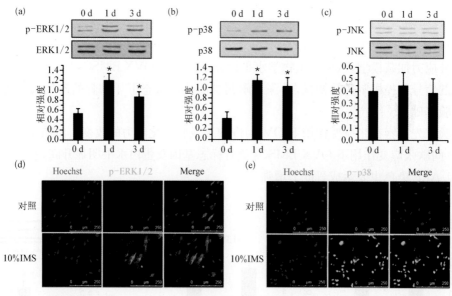

图 4-62 间歇张应变作用下 ERK1/2、p38 及 JNK 分子磷酸化水平的改变

（a）ERK1/2 分子磷酸化水平的改变；（b）p38 分子磷酸化水平的改变；（c）JNK 分子磷酸化水平的改变；（d）免疫荧光检测 p-ERK1/2 分子胞内定位的变化；（e）免疫荧光检测 p-p38 分子胞内定位的变化。＊$P<0.05$，与对照组相比较；＊＊$P<0.01$，与对照组相比较

Figure 4-62 The changes of phosphorylation of ERK1/2，p38 and JNK protein levels after exposure to IMS

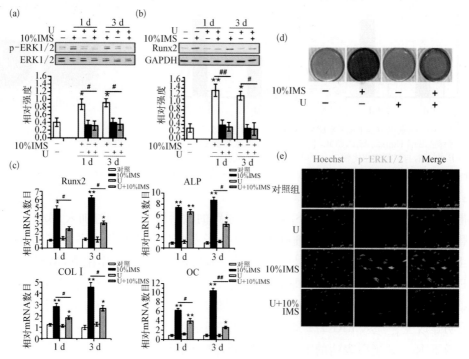

图 4-63 间歇张应变作用下 ERK1/2 阻断剂对于 Runx2 介导的 OVX BMSCs 成骨向分化的影响

（a）ERK1/2 分子磷酸化水平的改变；（b）Runx2 蛋白水平变化；（c）成骨标志基因 Runx2、ALP、COL I 及 OC mRNA 水平变化；（d）ALP 染色变化；（e）免疫荧光检测 p-ERK1/2 分子胞内定位的变化。＊$P<0.05$，＊＊$P<0.01$ 与对照组相比较

Figure 4-63 The effects of ERK1/2 inhibitor on IMS-induced osteoblastic differentiation of OVX BMSCs through Runx2 activation

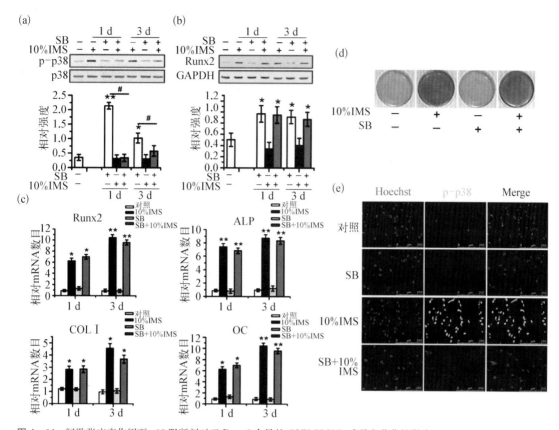

图 4-64 间歇张应变作用下 p38 阻断剂对于 Runx2 介导的 OVX BMSCs 成骨向分化的影响

(a) p38 分子磷酸化水平的改变；(b) Runx2 蛋白水平变化；(c) 成骨标志基因 Runx2、ALP、COL I 及 OC mRNA 水平变化；(d) ALP 染色变化；(e) 免疫荧光检测 p-p38 分子胞内定位的变化。* $P<0.05$，** $P<0.01$ 与对照组相比较

Figure 4-64 The effects of p38 inhibitor on IMS-induced osteoblastic differentiation of OVX BMSCs through Runx2 activation

　　以上结果证实，张应变作用启动了信号转导通路上游 MAPKs 通路中 ERK1/2 及 p38 分子表达，随后外界力学信号逐级传递至 Runx2 转录因子调控其自身转录活性，参与应力介导下 OVX BMSCs 早期成骨向分化过程。但两条旁路在该过程中发挥不同的调节作用。ERK1/2 分子暂时处于失活状态，下游 Runx2 蛋白及成骨标志基因水平的降低，反向验证了 ERK1/2-Runx2 信号通路在外界力学信号启动 OVX BMSCs 成骨向分化过程中发挥了正性调控作用。而 p38 分子表达虽然在张应变下可以激活，但在成骨分化过程中的调控作用不明显。

（房兵　江凌勇　张鹏　欧阳宁鹃）

4.15 PI3K/Akt 通路在持续张应变介导 OVX BMSCs 骨向分化中的调控作用

　　磷脂酰肌醇-3 激酶(phosphatidylinositol 3-kinase, PI3K)信号通路广泛存在于细胞中，在细胞多种生物学过程中发挥着重要作用。Akt 又称蛋白激酶 B，是 PI3K 下游所生成的脂质产物。当 PI3K 激活后，脂质产物 PIP3 招募激酶 PDK1 进入细胞膜，Akt 继而被 PDK1 在位点 T308 磷酸化、被 mTORC2 在位点 S473 磷酸化，全面活化[137]。近年的研究表明，PI3K/Akt 信号通路能参与调控成骨细胞和破骨细胞的增殖、分化及凋亡，并与 MAPK、mTOR、Src 等信号通路间存在着相互关联。在体外敲除 PI3K 通路抑制剂因子 Pten 后，包括 Akt 在内的多条下游通路激活，细胞凋亡趋势显著下降[138]。Liu 等人表明，在大鼠肌腱干细胞的骨向分化中，PI3K/Akt 通路的磷酸化发挥了积极作用，PGE2 可激活 Akt 通路，在 BMP2 诱导下的 Smad 蛋白磷酸化及 Runx2 激活中起调节作用[139]。

此外，PI3K/Akt 对于力学信号也十分敏感，可在力学刺激下活化。Case 等的研究证实，在力学刺激下间充质干细胞中的 mTORC2 活化，进而激活下游的 Akt，抑制了 GSKβ 的活性，通过改变 β-catenin 定位抑制成脂，促进成骨[140]。根据 Sen 等人的研究，mTORC2 能在力学刺激下激活其下游的 Akt，调控细胞骨架的重构，抑制骨髓基质干细胞的成脂过程，促进 β-catenin 的活性及成骨向分化[141]。在剪切力的作用下，细胞内钙离子水平及一氧化氮合成增加，分别通过下游的黏附斑激酶和蛋白激酶 G 激活 Src/Akt/β-catenin 信号通路，共同调控成骨细胞的增殖和骨向分化[142]。

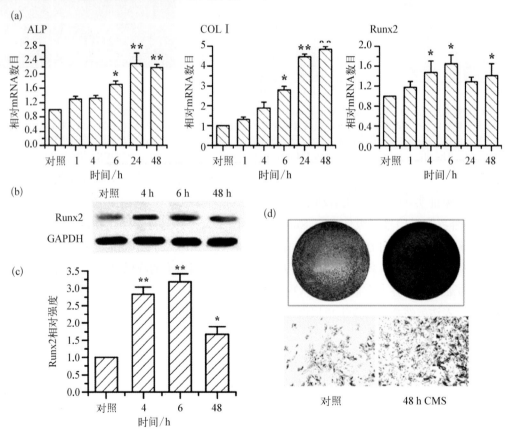

图 4-65 10%持续张应变下 OVX BMSCs 成骨分化能力的改变
(a) ALP、COL Ⅰ、Runx2 mRNA 表达变化；(b) Runx2 蛋白表达水平变化；(c) Runx2 蛋白表达水平变化计量分析；(d) ALP 染色变化。＊$P<0.05$，与对照组相比较；＊＊$P<0.01$，与对照组相比较

Figure 4-65 The effect of 10% CMS on the osteogenic ability of OVX BMSCs

因此在前述研究结果的基础上,实验使用去势大鼠来源的 BMSCs 探讨 PI3K/Akt 通路在力学信号传导过程中的作用,并通过 Akt 通路阻断剂 LY294002 的加入抑制 Akt 信号通路,检测其对 BMSCs 成骨分化能力及调控成骨相关蛋白 Runx2 的影响。由图 4 - 65 可见,在持续张应变作用下 OVX BMSCs 的成骨标志基因 ALP 及 COL Ⅰ 表达显著上升,且表现为时间依赖性。特异性转录因子 Runx2 基因及蛋白水平也随时间延长而增多,表明 OVX BMSCs 在体外持续张应变作用下早期成骨分化能力提高。

继而实验观察了 PI3K/Akt 通路在力学刺激下的表达变化情况。如图 4 - 66 所示,持续张应变作用下 Akt 通路可迅速被激活,p - Akt 分子表达在加力开始 15 min 后即明显升高,在 30 min 时依旧保持较高水平($P < 0.01$),随后开始逐渐下降。免疫荧光结果与蛋白结果相似,p - Akt 于 1 h 大量表达,主要分布于胞核。加入阻断剂 LY294002 后,活化 Akt 分子的蛋白表达受到了显著抑制,并在整个加力过程中保持与对照组相当的水平(见图 4 - 67)。

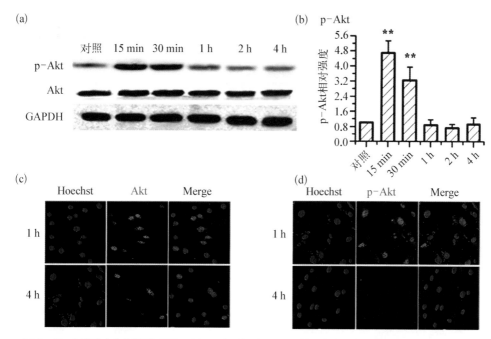

图 4 - 66 持续张应变作用下,OVX BMSCs 中 Akt 及 p - Akt 的蛋白表达变化
(a) Akt 分子磷酸化水平的改变;(b) Akt 分子磷酸化水平改变计量分析;(c) 免疫荧光检测 Akt 分子胞内定位的变化;(d) 免疫荧光检测 p - Akt 分子胞内定位的变化。＊＊$P < 0.01$,与对照组相比较
Figure 4 - 66 The protein level of Akt and p-Akt under CMS

随后,实验检测了阻断剂作用下 OVX BMSCs 成骨向分化能力的变化。由图 4 - 68 可知,加入阻断剂 LY294002 后,作为骨髓基质干细胞骨向分化重要指标之一的 ALP 活性受到了明显抑制,成骨向分化标志基因 ALP、COL Ⅰ 及 Runx2 的 mRNA 水平也有所降低,同时 Runx2 的蛋白表达也发生了明显下降。以上结果提示,PI3K/Akt 通路在 OVX BMSCs 的成骨向分化过程中发挥了重要作用。力学刺激的施加,启动了 PI3K/Akt 通路,上调了 p - Akt 的表达,随后力学信号传递至 Runx2 转录因子,调控其转录活性,进而调控下游成骨向基因,调控 OVX BMSCs 成骨向分化能力。

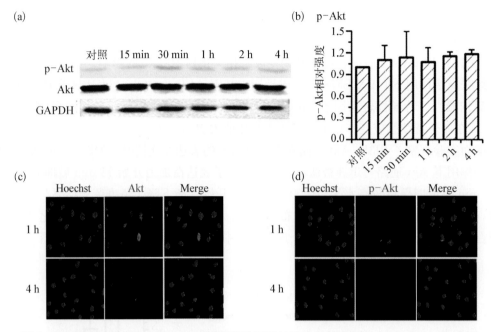

图 4-67 持续张应变作用下,加入 Akt 通路阻断剂 LY294002 后 OVX BMSCs 中 Akt 及 p-Akt 的蛋白表达变化

(a) Akt 分子磷酸化水平的改变;(b) Akt 分子磷酸化水平改变计量分析;(c) 免疫荧光检测 Akt 分子胞内定位的变化;(d) 免疫荧光检测 p-Akt 分子胞内定位的变化。$**P<0.01$,与对照组相比较

Figure 4-67 The protein level of Akt and p-Akt after exposure to CMS with pre-treatment of LY294002

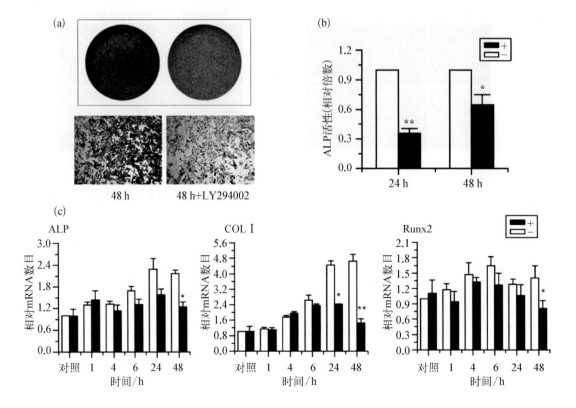

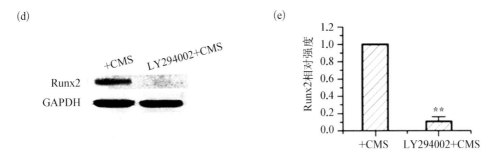

图 4 - 68 间歇张应变作用下 Akt 阻断剂对于 Runx2 介导的 OVX BMSCs 成骨向分化的影响

(a) ALP 染色变化;(b) ALP 半定量检测;(c) ALP、COL Ⅰ、Runx2 的 mRNA 表达变化;(d) Runx2 蛋白表达水平变化;(e) Runx2 蛋白表达水平变化计量分析。* $P<0.05$,* * $P<0.01$ 与对照组相比较

Figure 4 - 68 Effects of Akt inhibitor on IMS-induced osteoblastic differentiation of OVX BMSCs through Runx2 activation

(房兵　江凌勇　张鹏　欧阳宁鹃)

4.16　FoxOs 在体外张应变介导骨向分化中的调控作用

叉头框 Fox(Forkhead box)基因源于果蝇的"叉头"突变,目前已发现 90 多个 Fox 家族相关基因,广泛存在于从酵母到哺乳类的真核生物中,其共同特征是 DNA 结合区均具有翼状螺旋结构。FoxO 是 Fox 家族中最早发现的一类亚族,在哺乳动物中 FoxOs 家族共包括四个同源基因,分别为 FoxO1、FoxO3、FoxO4 及 FoxO6。这四种亚型在体内的分布略有不同,其中 FoxO1 和 FoxO3 分子几乎分布于机体所有组织,FoxO4 分子主要表达在肌肉、肾脏和肠道组织中,而 FoxO6 的结构功能与另外三种有所不同,主要在脑和肝脏等组织表达中。

FoxOs 家族基因在进化上具有高度保守性,氨基酸序列中有四个不同的功能区——叉头框(Forkhead)区、核定位信号区、核输出信号区和转录激活区。其中叉头框区是由 110 个保守氨基酸序列组成的 DNA 结合区,3 个 α-螺旋形成的螺旋-转角-螺旋结构与两侧各一个环状的翼共同组成 Forkhead 区,呈非对称结构。FoxOs 家族的 DNA 结合区可识别两个反应元件,分别为 Daf - 16 家族结合元件 5′- GTAAA(T/C)AA 和胰岛素反应元件 5′- (C/A)(A/C)AAA(C/T)AA。

FoxOs 家族成员在机体许多生理及病理过程中均发挥着重要的作用,可参与细胞增殖、凋亡、分化、细胞自噬、肿瘤发生、糖代谢、炎症及氧化应激等过程。在糖代谢方面,FoxO1 主要参与糖异生,对维持机体血糖水平的稳定发挥着重要作用。转基因小鼠中过表达 FoxO1 会造成血糖水平的紊乱。肝脏中特异性失活 FoxO1 则会因为葡萄糖的产生减少而导致机体血糖水平的降低[143]。在肿瘤发生方面,FoxOs 可以通过 FasL 和 Bcl - 2 等多途径活化前凋亡因子胱冬裂酶(caspase),诱导细胞凋亡,从而抑制肿瘤细胞的存活,发挥抑癌因子的作用[144]。

此外在保护细胞抵抗氧化应激方面,FoxOs 能够活化抗氧化基因的表达从而降低氧化应激引发的细胞凋亡反应。在骨骼系统内 FoxOs 转录因子可通过上调抗氧化酶水平,成为维持氧化还原平衡的主要调节者。成骨细胞中条件敲除 FoxO1/3/4 会导致谷胱甘肽等抗氧化物的表达降低，机体氧化应激水平增高，成骨细胞凋亡增多，最终导致机体成骨能力的抑制[145]。而当给予 FoxO1 缺乏小鼠抗氧化剂后，其成骨细胞的氧化应激状态得以恢复，成骨细胞数量、成骨率和骨骼体积均得到恢复。

近年来的研究发现，FoxOs 与骨组织的生成和代谢密切相关，在间充质细胞以及前成骨细胞的成骨向分化中发挥着重要作用，并可能通过间接机制抑制破骨细胞的形成。其可通过与 ATF4、Runx2 等蛋白或基因启动子的相互作用，影响相关蛋白质合成及 FoxOs 下游靶基因的转录活性，从而参与成骨向分化过程的调控。除了对 Runx2 转录活性的调控，FoxO1还能直接作用于 ALP 启动子上的应答原件激活其转录过程，从而促进 ALP 的表达[146]。然而也有证据表明，FoxO 在成骨代谢方面发挥了负性调节作用。FoxO1 能通过与骨钙素基因的启动子直接结合，以及与 Runx2 相互作用抑制其转录活性进而抑制骨钙素的表达[147]。由此可见，FoxOs 转录因子对于成骨分化的调控是一个复杂的调控网络，其在不同机体微环境中发挥着不同的调节作用。

因力学加载属于一种常见的细胞外来刺激，因此在上述基因芯片的结果中，实验对调控外来刺激反应分类内的差异基因进行了分析，发现其中上调倍数最为显著的差异基因为FoxO1 分子，在力学加载后表达上调 2.26 倍。而近年来的研究表明，FoxOs 家族是间充质干细胞及前成骨细胞骨向分化过程中的早期调控分子，可直接作用于 Runx2 的启动子区域，激活成骨相关靶基因的表达。已知适当大小的牵张力可以有效促进 BMSCs 向成骨细胞的转化，而目前对应力作用下骨改建机理的研究主要聚焦在 BMSCs 本身对机械力产生的应答以及 BMSCs 骨向分化的调控机理上。那么作为转录因子家族的 FoxOs 是否也可参与到应力介导的骨向分化过程中呢？在其中发挥正向调控还是负向调控作用呢？实验以大鼠BMSCs 及小鼠前成骨细胞系 MC3T3 - E1 为研究对象，观察了在应力作用下转录因子FoxOs 家族成员 FoxO1/3/4 表达水平及胞内定位情况的变化（见图 4 - 69～图 4 - 72）。并进一步借助 RNA 干扰及基因过表达技术从正反两方面检测 FoxO1/3 表达变化对应力介导下成骨分化的影响，以及与 Runx2 分子间的相互作用。结果显示，体外张应变作用可以激活大鼠 BMSCs FoxOs 家族成员 FoxO1/3 分子的表达，与对照组相比其基因水平在加力后不同时间点明显升高。蛋白表达变化与基因相符。而 FoxO4 分子对力学加载无响应。

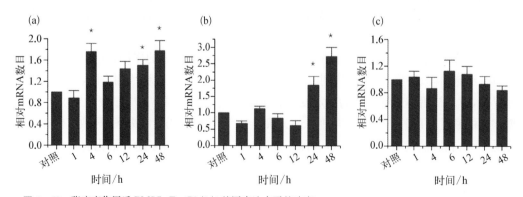

图 4 - 69　张应变作用后 BMSCs FoxO1/3/4 基因表达水平的改变
(a) FoxO1；(b) FoxO3；(c) FoxO4
Figure 4 - 69　The mRNA changes of FoxO1/3/4 of BMSCs following mechanical strain treatment

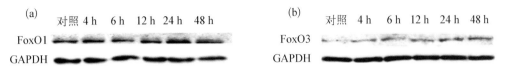

图4-70 张应变作用后 BMSCs FoxO1/3 蛋白表达量的变化
(a) FoxO1；(b) FoxO3

Figure 4-70 The change of FoxO1/3 protein level following mechanical strain treatment

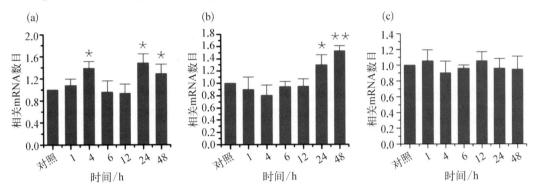

图4-71 张应变作用后 MC3T3-E1 FoxO1/3/4 基因表达水平的改变
(a) FoxO1；(b) FoxO3；(c) FoxO4

Figure 4-71 The mRNA changes of FoxO1/3/4 of MC3T3-E1 following mechanical strain treatment

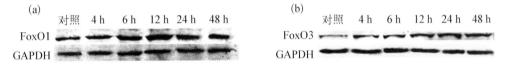

图4-72 张应变作用后 MC3T3-E1 FoxO1/3 蛋白表达量的变化
(a) FoxO1；(b) FoxO3

Figure 4-72 The change of FoxO1/3 protein level following mechanical strain treatment

张应变作用下 MC3T3-E1 细胞系中 FoxO1/3 mRNA 及蛋白表达变化规律与大鼠 BMSCs 结果较为类似。FoxO4 mRNA 水平在张应变刺激后无明显变化。

免疫荧光结果显示(见图4-73和图4-74),当无力学刺激时 FoxO1 荧光强度最弱,镜下几乎不可见。6 h 时 FoxO1 荧光表达量开始增加,且较多胞核聚集,胞浆也均匀可见。随着力学刺激时间的延长,在 24 h FoxO1 荧光强度无显著变化,但大部分由胞核转位至胞浆,可见胞核红色荧光缺如,且与 Runx2 分子在核内存在一定程度的共定位。

图4-74 显示了 FoxO3 分子在力学刺激下的定位情况。与对照组相比 6 h FoxO3 的荧光强度开始增加,较多胞核聚集。24 h 荧光强度最强,且明显定位于胞核内。其荧光强度及胞内定位变化与 Runx2 分子比较一致,这也显示在力学刺激下 FoxO3 与 Runx2 两者间相互作用的可能性,为深入探索 FoxO3-Runx2 这一调控轴在力学诱导下骨向分化过程提供前期基础。

通过前面的文献回顾,我们已知 FoxOs 分子与 Runx2 在某种程度上可以共同对成骨细胞分化进行调控,是间充质干细胞分化为成骨细胞的一个早期调控分子。上述结果也证实,FoxOs 家族成员 FoxO1/3 在力学刺激下有明显的应答,且免疫荧光检测与 Runx2 分子存在核内共定位。故我们进一步借助 RNA 干扰及基因过表达技术,针对 FoxO1/3 基因设计

siRNA 和过表达质粒并将其转染 MC3T3 - E1 细胞系,从正反两方面验证 FoxO1/3 表达变化对应力介导下骨向分化的影响,以及与 Runx2 分子间的相互作用。

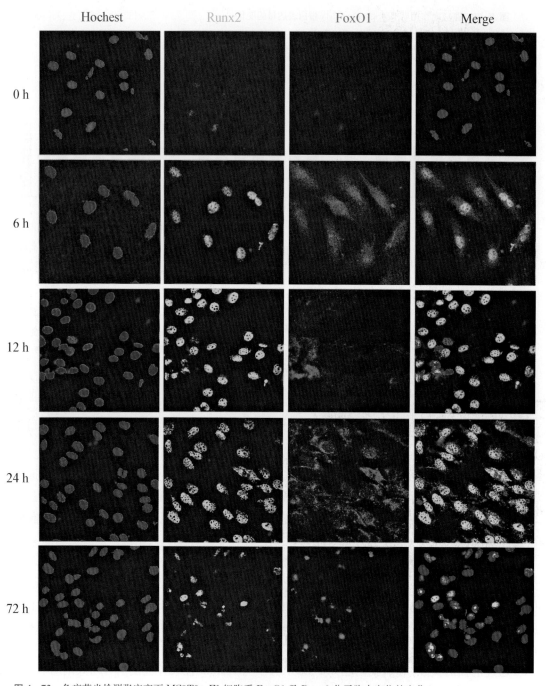

图 4 - 73　免疫荧光检测张应变下 MC3T3 - E1 细胞系 FoxO1 及 Runx2 分子胞内定位的变化(×200)

Figure 4 - 73　Immunofluorescent localization of FoxO1 and Runx2 of MC3T3 - E1 after application of mechanical strain (×200)

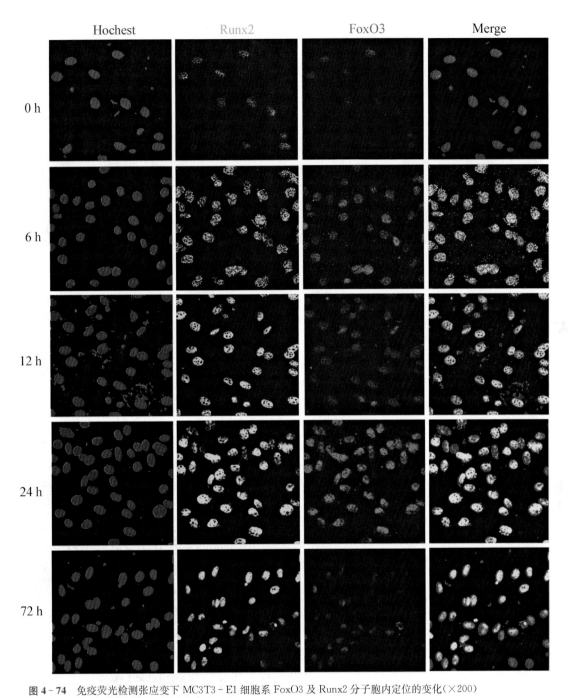

图 4 - 74　免疫荧光检测张应变下 MC3T3 - E1 细胞系 FoxO3 及 Runx2 分子胞内定位的变化（×200）

Figure 4 - 74　Immunofluorescent localization of FoxO3 and Runx2 of MC3T3 - E1 after application of mechanical strain（×200）

如图 4-75 所示,加力后 24 h FoxO1-siRNA 组 Runx2 mRNA 水平略有降低,成骨标志基因 ALP 及 OC 基因水平在加力后 48 h 也呈现下降趋势,但与阴性对照组相比均无显著性差异。干扰组 Runx2 蛋白表达水平也与对照组基本持平。酶活性检测显示 FoxO1 干扰后 ALP 活性无明显变化。以上结果表明,暂时抑制 FoxO1 基因表达对应力介导下 MC3T3-E1骨向分化能力无显著影响。

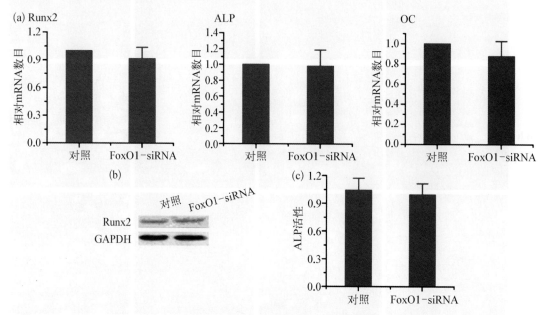

图 4-75 FoxO1-siRNA 对张应变介导下 MC3T3-E1 成骨分化能力的影响
(a) 成骨标志基因 Runx2(24 h)、ALP 及 OC(48 h)mRNA 水平的变化;(b) Runx2 蛋白水平的变化(24 h);(c) ALP 活性的改变(48 h)。* $P<0.05$,与对照组相比较;** $P<0.01$,与对照组相比较

Figure 4-75 The effect of FoxO1 interfering on the osteogenic ability of MC3T3-E1 under CMS

与 FoxO1 干扰组结果类似的是,干扰 FoxO3 基因表达后转录因子 Runx2 基因及蛋白水平无显著降低。但成骨相关基因 ALP 及 OC 基因水平在加力后 48 h 均出现不同程度的降低(见图 4-76)。且加力后 48 h 干扰组碱性磷酸酶活性也受到一定程度的抑制。综上发现,暂时沉默 FoxO3 基因表达后张应变介导下 MC3T3-E1 骨向分化能力减弱,FoxO3 分子可能参与力学诱导下的成骨分化调控。

由上述结果可知,干扰 FoxO3 基因表达后张应变介导下 MC3T3-E1 骨向分化标志基因 ALP 及 OC 表达水平均降低,且 ALP 酶活性也受到一定的抑制,但成骨分化特异性转录因子 Runx2 的表达却未发生显著变化。回顾以往文献,在参与骨形成及改建的过程中,FoxOs 除了可以与转录因子 Runx2 相互作用调控其转录活性,还能够直接作用于 ALP 的启动子区域,影响其转录过程。因此为了进一步明确 FoxO3 分子究竟如何参与力学诱导下的成骨分化调控,实验又检测了 FoxO3 干扰的情况下 MC3T3-E1 细胞系 ALP 转录活性是否受到影响。结果如图4-77所示,相比空白对照组而言,单纯转染 ALP 启动子克隆组其荧光强度增加了约 5 倍($P<0.05$)。而同时转染 FoxO3-siRNA 则会使荧光强度明显降低,ALP 转录活性受到抑制。这也提示 FoxO3 分子可能通过直接作用于 ALP 启动子区的应答

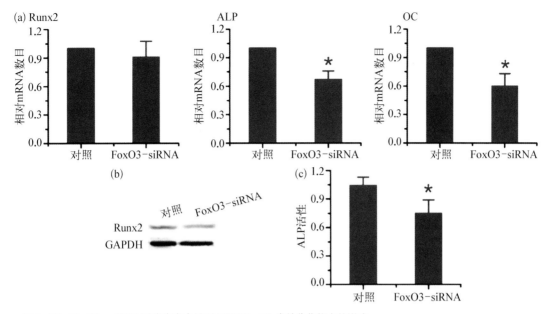

图 4 - 76 FoxO3 - siRNA 对张应变介导下 MC3T3 - E1 成骨分化能力的影响
(a) 成骨标志基因 Runx2(24 h)、ALP 及 OC(48 h)mRNA 水平的变化；(b) Runx2 蛋白水平的变化(24 h)；(c) ALP 活性的改变(48 h)。＊$P<0.05$，与对照组相比较；＊＊$P<0.01$，与对照组相比较

Figure 4 - 76 The effect of FoxO3 interfering on the osteogenic ability of MC3T3 - E1 under CMS

元件，从而间接调控力学介导下的成骨分化过程。

为了检测 FoxO1/3 基因过表达对张应变介导下 MC3T3 - E1 骨向分化能力的影响，在成功转染过表达质粒后 48 h 开始对细胞进行张应变刺激。图 4 - 78 显示，过表达 FoxO1 基因后 Runx2 及 ALP mRNA 水平出现轻微升高的趋势，但与对照组差异无统计学意义。OC 基因水平与对照组基本持平。ALP 酶活性检测结果与基因变化趋势保持一致(见图 4 - 79)。过表达 FoxO3 基因后，ALP 及 OC mRNA 表达量在 24 h 时较对照组明显增多(见图 4 - 80)。作为成骨分化重要指标之一的 ALP 酶活性检测也显著高于对照组水平(见图 4 - 81)。但 Runx2 转录因子的水平却没有显著差异(见图4 - 80)。

体外张应变可有效促进 MC3T3 - E1 细胞系向成骨方向分化，表现为成骨相关基因 Runx2、ALP 及

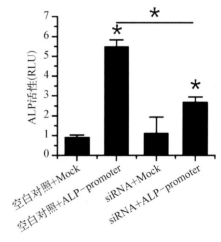

图 4 - 77 FoxO3 - siRNA 对张应变介导下 MC3T3 - E1 ALP 转录活性的影响
＊$P<0.05$，与对照组相比较，存在显著不同

Figure 4 - 77 The effect of FoxO3 interfering on transcription activity of ALP in mechanically stretched MC3T3 - E1

OC 含量增多，且 ALP 活性也明显上调。在转染特异性 FoxO1 - siRNA 后，相关基因表达水平在加力开始后不同时间点有降低趋势，但差异无统计学意义。Western 印迹检测 Runx2 蛋白水平表达的变化也无显著下调。干扰 FoxO3 基因表达后，MC3T3 - E1 细胞系在应力下成骨分化能力出现明显降低，表现为阳性干扰组被活化的 ALP 及 OC 表达量下调

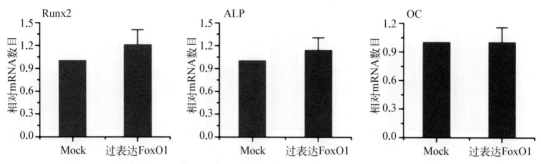

图 4 - 78　FoxO1 过表达质粒对于成骨标志基因表达的影响(24 h)

Figure 4 - 78　The effects of overexpression plasmid of FoxO1 on osteogenesis-related genes (24 h)

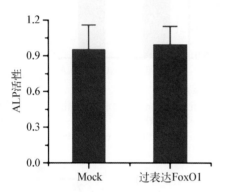

图 4 - 79　FoxO1 过表达质粒对 ALP 活性的影响(24 h)

Figure 4 - 79　The effects of overexpression plasmid of FoxO1 on ALP activity (24 h)

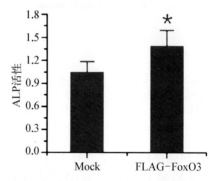

图 4 - 81　FoxO3 过表达质粒对 ALP 活性的影响(24 h)

Figure 4 - 81　The effects of overexpression plasmid of FoxO3 on ALP activity (24 h)

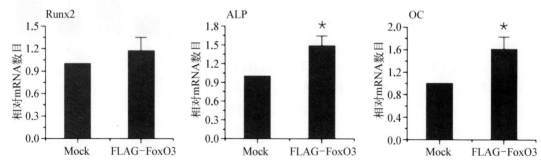

图 4 - 80　FoxO3 过表达质粒对于成骨标志基因表达的影响(24 h)

Figure 4 - 80　The effects of overexpression plasmid of FoxO3 on osteogenesis-related genes (24 h)

($P<0.05$),且 ALP 活性也被抑制,FoxO3 基因暂时缺陷可减弱 MC3T3 - E1 成骨分化能力。但值得注意的是,在上述过程中作为关键转录因子的 Runx2,其基因和蛋白水平均未见明显变化。这与以往多数文献报道 FoxOs 可以直接与 Runx2 启动子相互作用调控其转录活性,进而激活成骨相关基因的表达影响成骨过程的结果不相符。但也有文献指出[146],

FoxOs 还能直接对 ALP 进行转录水平的调节，而不通过上游 Runx2 这一关键节点。那么在力学刺激下，FoxO3 是否也有相同的作用模式？带着这一假设，我们又进一步检测了在 FoxO3 - siRNA 转染后 ALP 自身转录活性的改变情况。由结果可见，单纯力学加载下 ALP 转录活性上调的现象在 FoxO3 阳性干扰组明显减弱。ALP 是成骨细胞分泌的一种酶，其高表达是成骨细胞分化的特异性标志之一。实验中降低 FoxO3 分子水平对力学刺激下 Runx2 分子表达的上调无显著影响，但可抑制其下游 ALP 的转录过程，进而造成其基因及酶活性的下调。故我们推测在张应变加载这一模式下，FoxO3 分子可能不直接通过 Runx2 介导下游成骨相关基因 ALP 的表达，而是作用于 ALP 启动子区的应答元件，从而间接调控力学介导下的成骨分化过程。

过表达 FoxO1 组与对照组相比，成骨相关基因 ALP 及 OC 表达量在加力后 24 h 少量增多，ALP 活性也出现小幅波动，但同样无统计学差异。反观 FoxO3 过表达组，相关成骨指标均不同程度显著增强，但同样的结果是 Runx2 分子的表达没有受到影响。以上数据从另一个方面证实了 FoxO3 可在体外力学信号介导骨向分化中发挥正调控作用，而这一过程可能不直接通过 Runx2 这一调控点。那么 FoxO3 究竟是与 Runx2 分子形成转录复合物参与调控下游靶基因如 ALP 的转录激活？又或是直接与下游 ALP 基因的启动子元件相结合促进其转录，最终参与应力介导下的成骨分化过程？以上这些假设需要进一步通过免疫共沉淀技术或染色质免疫共沉淀技术得以验证。

（房兵　江凌勇　张鹏　欧阳宁鹃）

参考文献

[1] Taylor A F, Saunders M M, Shingle D L, et al. Mechanically stimulated osteocytes regulate osteoblastic activity via gap junctions [J]. American Journal of Physiology — Cell Physiology, 2007, 292(1): C545 - 552.

[2] Cherian P P, Siller-Jackson A, Gu Set, et al. Mechanical strain opens connexin 43 hemichannels in osteocytes: a novel mechanism for the release of prostaglandin [J]. Molecular Biology of the Cell, 2005, 16(7): 3100 - 3106.

[3] 夏维波. 磷稳态的调节与骨骼矿化[J]. 中华骨质疏松和骨矿盐疾病杂, 2011, 4(4): 217 - 223.

[4] Knothe T, Melissa L. "Whither flows the fluid in bone?" An osteocyte's perspective [J]. J Biomech, 2003, 36(10): 1409 - 1424.

[5] Gluhak-Heinrich J, Ye L, Bonewald L F, et al. Mechanical loading stimulates dentin matrix protein 1(DMP1) expression in osteocytes in vivo [J]. J Bone Miner Res, 2003, 18(5): 807 - 817.

[6] Steward A J, Kelly D J. Mechanical regulation of mesenchymal stem cell differentiation [J]. J Anat, 2015, 227(6): 717 - 731.

[7] Guilak F, Butler D L, Goldstein S A, et al. Biomechanics and mechanobiology in functional tissue engineering [J]. J Biomech, 2014, 47(9): 1933 - 1940.

[8] Darling E M, Topel M, Zauscher S, et al. Viscoelastic properties of human mesenchymally-derived stem cells and primary osteoblasts, chondrocytes, and adipocytes [J]. J Biomech, 2008, 41(2): 454 - 464.

[9] Sumanasinghe R D, Bernacki S H, Loboa E G. Osteogenic differentiation of human mesenchymal stem cells in collagen matrices: effect of uniaxial cyclic tensile strain on bone morphogenetic protein (BMP - 2) mRNA expression [J]. Tissue Eng, 2006, 12(12): 3459 - 3465.

[10] Datta N, Pham Q P, Sharma U, et al. In vitro generated extracellular matrix and fluid shear stress synergistically enhance 3D osteoblastic differentiation [J]. Proc Natl Acad Sci USA, 2006, 103(8): 2488 - 2493.

[11] Liu J, Zhao Z, Li J, et al. Hydrostatic pressures promote initial osteodifferentiation with ERK1/2 not p38 MAPK signaling involved [J]. J Cell Biochem, 2009, 107(2): 224 - 232.

[12] Liu J, Zhou H, Weir M D, et al. Fast-degradable microbeads encapsulating human umbilical cord stem cells in alginate for muscle tissue engineering [J]. Tissue Eng Part A, 2012, 18(21 - 22): 2303 - 2314.

[13] Kilian K A, Bugarija B, Lahn B T, et al. Geometric cues for directing the differentiation of mesenchymal stem cells [J]. Proc Natl Acad Sci USA, 2010, 107(11): 4872 - 4877.

[14] Hao J, Zhang Y, Wang Y, et al. Role of extracellular matrix and YAP/TAZ in cell fate determination [J]. Cell Signal, 2013, 26(2): 186 - 191.

[15] Finch-Edmondson M L, Strauss R P, Passman A M, et al. TAZ protein accumulation is negatively regulated by YAP abundance in mammalian cells [J]. J Biol Chem, 2015, 290(46): 27928 - 27938.

[16] Dupont S, Morsut L, Aragona M, et al. Role of YAP/TAZ in mechanotransduction [J]. Nature, 2011, 474(7350): 179 - 183.

[17] Even-Ram S, Artym V, Yamada K M. Matrix control of stem cell fate [J]. Cell, 2006, 126: 645 - 647.

[18] Yang C, Tibbitt M W, Basta L, et al. Mechanical memory and dosing influence stem cell fate [J]. Nat Mater, 2014, 13(6): 645 - 652.

[19] Hao J, Zhang Y, Jing D, et al. Mechanobiology of mesenchymal stem cells: Perspective into mechanical induction of MSC fate [J]. Acta Biomater, 2015, 20: 1 - 9.

[20] Tang N, Zhao Z H, Zhang L K, et al. Up-regulated osteogenic transcription factors during early response of human periodontal ligament stem cells to cyclic tensile strain [J]. Arch Med Sci, 2012, 8(3): 422 - 430.

[21] Zhang C X, Li J, Zhang L K, et al. Effects of mechanical vibration on proliferation and osteogenic differentiation of human periodontal ligament stem cells [J]. Archives of Oral Biology, 2012, 57(10): 1395 - 1407.

[22] Chong L Y, Chien L Y, Chung M C, et al. Controlling the proliferation and differentiation stages to initiate periodontal regeneration [J]. Connect Tissue Res, 2013, 54(2): 101 - 107.

[23] Song Z C, Zhou W, Shu R, et al. Hypoxia induces apoptosis and autophagic cell death in human periodontal ligament cells through HIF - 1α pathway [J]. Cell Prolif, 2012, 45(3): 239 - 248.

[24] Takahashi M, Okubo N, Chosa N, et al. Fibroblast growth factor - 1 - induced ERK1/2 signaling reciprocally regulates proliferation and smooth muscle cell differentiation of ligament-derived endothelial progenitor cell-like cells [J]. Int J Mol Med, 2012, 29(3): 357 - 364.

[25] Fortino V R, Chen R S, Pelaez D, et al. Neurogenesis of neural crest-derived periodontal ligament stem cells by EGF and bFGF [J]. J Cell Physiol, 2014, 229(4): 479 - 488.

[26] Hasegawa T. Fibroblast growth factor 2 inhibits the expression of stromal cell-derived factor 1α in periodontal ligament cells derived from human permanent teeth in vitro [J]. Int J Mol Med, 2011, 33(2): 256 - 260.

[27] Lei G, Yan M, Wang Z, et al. Dentinogenic capacity: immature root papilla stem cells versus mature root pulp stem cells [J]. Biol Cell, 2011, 103(4): 185 - 196.

[28] Yu Y, Mu J, Fan Z, et al. Insulin-like growth factor 1 enhances the proliferation and osteogenic differentiation of human periodontal ligament stem cells via ERK and JNK MAPK pathways [J]. Histochem Cell Biol, 2012, 137(4): 513 - 525.

[29] Aukkarasongsup P, Haruyama N, Matsumoto T, et al. Periostin inhibits hypoxia-induced apoptosis in human periodontal ligament cells via TGF-beta signaling [J]. Biochem Biophys Res Commun, 2013, 441(1): 126 - 132.

[30] Yoshida M, Okubo N, Chosa N, et al. TGF - β - operated growth inhibition and translineage commitment into smooth muscle cells of periodontal ligament-derived endothelial progenitor cells through Smad- and p38 MAPK-dependent signals [J]. Int J Biol Sci, 2012, 8(7): 1062 - 1074.

[31] Ochiai H, Okada S, Saito A, et al. Inhibition of insulin-like growth factor - 1 (IGF - 1) expression by prolonged transforming growth factor - 1 (TGF - 1) administration suppresses osteoblast differentiation [J]. Journal of Biological Chemistry, 2012, 287(27): 22654 - 22661.

[32] Watanabe T, Yasue A, Tanaka E. Hypoxia-inducible factor-1alpha is required for transforming growth factor-beta1 - induced type I collagen, periostin and alpha-smooth muscle actin expression in human periodontal ligament cells [J]. Arch Oral Biol, 2014, 59(6): 595 - 600.

[33] Hakki S S, Bozkurt B, Hakki E E, et al. Bone morphogenetic protein - 2, - 6, and - 7 differently regulate osteogenic differentiation of human periodontal ligament stem cells [J]. J Biomed Mater Res B Appl Biomater, 2014, 102(1): 119 - 130.

[34] Kim S Y, An S Y, Lee J S, et al. Zanthoxylum schinifolium enhances the osteogenic potential of periodontal ligament stem cells [J]. In Vitro Cell Dev Biol Anim, 2015, 51(2): 165 - 173.

［35］ Hakki S S, Bozkurt B, Hakki E E, et al. Bone morphogenetic protein－2，－6，and－7 differently regulate osteogenic differentiation of human periodontal ligament stem cells［J］. J Biomed Mater Res B Appl Biomater, 2014, 102(1)：119－130.

［36］ Zhang B, Li Y, Zhou Q, et al. Estrogen deficiency leads to impaired osteogenic differentiation of periodontal ligament stem cells in rats［J］. Tohoku J Exp Med, 2011, 223(3)：177－186.

［37］ Liu W, Konemam A, Guo T, et al. Canollical Wnt signaling differently modulate osteogenic differentiation of mesenchymal stem cells derived from bone marrow and from periodontal ligament under inflammatory conditions［J］. Biochjm Biophys Acta, 2014, 1840(3)：1125－1134.

［38］ Liu N, Shi S, Deng M, et al. High levels of beta-catenin signaling reduce osteogenic differentiation of stem cells in inflammatory microenvironments through inhibition of the noncanonical Wnt pathway［J］. J Bone Miner Res, 2011, 26(9)：2082－2095.

［39］ Boyce B F. Advances in the regulation of osteoclasts and osteoclast functions［J］. J Dent Res, 2013, 92(10)：860－867.

［40］ Wei F L, Wang J H, Ding G, et al. Mechanical force-induced specific microRNA expression in human periodontal ligament stem cells［J］. Cells Tissues Organs, 2014, 199(5－6)：353－363.

［41］ Shen T, Qiu L, Chang H, et al. Cyclic tension promotes osteogenic differentiation in human periodontal ligament stem cells［J］. Int J Clin Exp Pathol, 2014, 7(11)：7872－7880.

［42］ Tang N, Zhao Z, Zhang L, et al. Up-regulated osteogenic transcription factors during early response of human periodontal ligament stem cells to cyclic tensile strain［J］. Arch Med Sci, 2012, 8(3)：422－430.

［43］ 孙传喜,张淋坤,封小霞,等.周期性张应变作用下人牙周膜干细胞Dlx5和Msx2表达的变化［J］.四川大学学报(医学版),2011,42(6)：823－836.

［44］ Zhang C, Li J, Zhang L, et al. Effects of mechanical vibration on proliferation and osteogenic differentiation of human periodontal ligament stem cells［J］. Arch Oral Biol, 2012, 57(10)：1395－1407.

［45］ Zhang C, Lu Y, Zhang L, et al. Influence of different intensities of vibration on proliferation and differentiation of human periodontal ligament stem cells［J］. Arch Med Sci, 2015, 11(3)：638－646.

［46］ 马小杰,刘文佳,杨振华,等.静压力对人牙周膜干细胞骨向分化能力的影响［J］.牙体牙髓牙周病学杂志,2015,25(3)：137－141.

［47］ Kanzaki H, Chiba M, Shimizu Y, et al. Periodontal ligament cells under mechanical stress induce osteoclastogenesis by receptor activator of nuclear factor kappaB ligand up-regulation via prostaglandin E2 synthesis［J］. J Bone Miner Res, 2002, 17(2)：210－220.

［48］ Cao H, Kou X, Yang R, et al. Force-induced Adrb2 in periodontal ligament cells promotes tooth movement［J］. J Dent Res, 2014, 93(11)：1163－1169.

［49］ Tai G, Polak J M, Bishop A E, et al. Differentiation of osteoblasts from murine embryonic stem cells by overexpression of the transcriptional factor osterix［J］. Tissue Eng, 2004, 10(9－10)：1456－1466.

［50］ Dobreva G, Chahrour M, Dautzenberg M, et al. SATB2 is a multifunctional determinant of craniofacial patterning and osteoblast differentiation［J］. Cell, 2006, 125(5)：971－986.

［51］ Yuda A, Maeda d, Fujii S, et al. Effect of CTGF/CCN2 on osteo/cementoblastic and fibroblastic differentiation of a human periodontal ligament stem/progenitor cell line［J］. J Cell Physiol, 2015, 230(1)：150－159.

［52］ Enomoto H, Enomoto-Iwamoto M, Iwamoto M, et al. Cbfa1 is a positive regulatory factor in chondrocyte maturation［J］. Journal of Biological Chemistry, 2000, 275(12)：8695－8702.

［53］ Yanagisawa M, Suzuki N, Mitsui N, et al. Effects of compressive force on the differentiation of pluripotent mesenchymal cells［J］. Life Sci, 2007, 81(5)：405－412.

［54］ Nishijima Y, Yamaguchi M, Kojima T, et al. Levels of RANKL and OPG in gingival crevicular fluid during orthodontic tooth movement and effect of compression force on releases from periodontal ligament cells in vitro［J］. Orthod Craniofac Res, 2006, 9(2)：63－70.

［55］ Kanzaki H, Chiba M, Sato A, et al. Cyclical tensile force on periodontal ligament cells inhibits osteoclastogenesis through OPG induction［J］. J Dent Res, 2006, 85(5)：457－462.

［56］ 张淋坤.周期性应力作用下人牙周膜干细胞成骨分化和破骨调节作用的研究［D］.成都：四川大学,2010.

［57］ Bruick R K, McKnight S L. A conserved family of prolyl－4－hydroxylases that modify HIF［J］. Science, 2001, 294(5545)：1337－1340.

［58］ Loboda A, Jozkowicz A, Dulak J. HIF－1 and HIF－2 transcription factors —— similar but not identical［J］. Mol

Cells, 2010, 29(5): 435－442.

[59] Chae H S, Park H J, Hwang H R, et al. The effect of antioxidants on the production of pro-inflammatory cytokines and orthodontic tooth movement [J]. Mol Cells, 2011, 32(2): 189－196.

[60] Wise G E, King G J. Mechanisms of tooth eruption and orthodontic tooth movement [J]. J Dent Res, 2008, 87(5): 414－434.

[61] Keutmann H T, Sauer M M, Hendy G N, et al. Complete amino acid sequence of human parathyroid hormone [J]. Biochemistry, 1978, 17(26): 5723－5729.

[62] Gronwald W, Schomburg D, Harder M P, et al. Structure of recombinant human parathyroid hormone in solution using multidimensional NMR spectroscopy [J]. Biol Chem Hoppe Seyler, 1996, 377(3): 175－186.

[63] Wray V, Federau T, Gronwald W, et al. The structure of human parathyroid hormone from a study of fragments in solution using 1H NMR spectroscopy and its biological implications [J]. Biochemistry, 1994, 33(7): 1684－1693.

[64] Neugebauer W, Gagnon L, Whitfield J, et al. Structure and protein kinase C stimulating activities of lactam analogues of human parathyroid hormone fragment [J]. Int J Pept Protein Res, 1994, 43(6): 555－562.

[65] Barden J A and Cuthbertson R M. Stabilized NMR structure of human parathyroid hormone(1－34) [J]. Eur J Biochem, 1993, 215(2): 315－321.

[66] Jiang Y, Zhao J J, Mitlak B H, et al. Recombinant human parathyroid hormone (1－34) [teriparatide] improves both cortical and cancellous bone structure [J]. J Bone Miner Res, 2003, 18(11): 1932－1941.

[67] Corsini M S, Faraco F N, Castro A A, et al. Effect of systemic intermittent administration of human parathyroid hormone (rhPTH[1－34]) on the resistance to reverse torque in rabbit tibiae [J]. J Oral Implantol, 2008, 34(6): 298－302.

[68] Grosso M J, Courtland H W, Yang X, et al. Intermittent PTH administration and mechanical loading are anabolic for periprosthetic cancellous bone [J]. J Orthop Res, 2015, 33(2): 163－173.

[69] 曹国凡,舒磊,苗登顺.甲状旁激素与骨质代谢相关研究进展[J].国际骨科学杂志,2007,(2): 69－70.

[70] 苏欣,廖二元.甲状旁腺激素及其拟似剂治疗骨质疏松症的研究进展[J].国际内科学杂志,2007,37(11): 645－648.

[71] Rhee Y, Lee E Y, Lezcano V, et al. Resorption controls bone anabolism driven by parathyroid hormone (PTH) receptor signaling in osteocytes [J]. J Biol Chem, 2013, 288(41): 29809－29820.

[72] Schluter K D, Hellstern H, Wingender E, et al. The central part of parathyroid hormone stimulates thymidine incorporation of chondrocytes [J]. J Biol Chem, 1989, 264(19): 11087－11092.

[73] Soma S, Matsumoto S, Higuchi Y, et al. Local and chronic application of PTH accelerates tooth movement in rats [J]. J Dent Res, 2000, 79(9): 1717－1724.

[74] Kuroshima S, Kovacic B L, Kozloff K M, et al. Intra-oral PTH administration promotes tooth extraction socket healing [J]. J Dent Res, 2013, 92(6): 553－559.

[75] Chan H L, Mccauley L K. Parathyroid hormone applications in the craniofacial skeleton [J]. J Dent Res, 2013, 92(1): 18－25.

[76] Soma S, Iwamoto M, Higuchi Y, et al. Effects of continuous infusion of PTH on experimental tooth movement in rats [J]. J Bone Miner Res, 1999, 14(4): 546－554.

[77] Hinton R J. Response of the intermaxillary suture cartilage to alterations in masticatory function [J]. Anat Rec, 1988, 220(4): 376－387.

[78] 马俊青.大鼠腭中缝牵张成骨的蛋白组学研究[D].南京: 南京医科大学,2008.

[79] Hou B, Fukai N, Olsen B R. Mechanical force-induced midpalatal suture remodeling in mice [J]. Bone, 2007, 40(6): 1483－1493.

[80] 奚正德,胡峻熊.RANKL-RANK 信号传导与破骨细胞生成及骨病[J].中国骨质疏松杂志,2008,14(4): 285－293.

[81] Tang G H, Xu J, Chen R J, et al. Lithium delivery enhances bone growth during midpalatal expansion [J]. J Dent Res, 2011, 90(3): 336－340.

[82] 赵志河,李宇.正畸牙移动细胞生物力学研究进展[J]. 医用生物力学,2010,25(6): 393－398.

[83] Li Y, Zheng W, Liu J S, et al. Expression of osteoclastogenesis inducers in a tissue model of periodontal ligament under compression [J]. Journal of Dental Research, 2010, 90(1): 115－120.

[84] Wu J, Li Y, Fan X, et al. Analysis of gene expression profile of periodontal ligament cells subjected to cyclic compressive force [J]. Dna & Cell Biology, 2011, 30(11): 865－873.

[85] Li M, Yi J, Yan Y, et al. Investigation of optimal orthodontic force at the cellular level through three-dimensionally cultured periodontal ligament cells [J]. European Journal of Orthodontics, 2015, 18(1): 99－111.

[86] Bonewald L F. The amazing osteocyte [J]. J Bone Miner Res, 2011, 26(2): 229-238.

[87] Bellido T. Osteocyte-Driven bone remodeling [J]. Calcif Tissue Int, 2014, 94(1): 25-34.

[88] Chang M K, Kramer I, Keller H, et al. Reversing LRP5 - dependent osteoporosis and SOST-deficiency induced sclerosing bone disorders by altering WNT signaling activity [J]. J Bone Miner Res, 2014, 29(1): 29-42.

[89] van Lierop A H, Hamdy N A, van Egmond M E, et al. Van Buchem disease: clinical, biochemical, and densitometric features of patients and disease carriers [J]. J Bone Miner Res, 2013, 28(4): 848-854.

[90] Kogawa M, Wijenayaka A R, Ormsby R T, et al. Sclerostin regulates release of bone mineral by osteocytes by induction of carbonic anhydrase 2 [J]. J Bone Miner Res, 2013, 28(2): 2436-2448.

[91] 舒睿.骨细胞分泌 sclreostin 在牙移动骨重塑中的作用研究[D].成都：四川大学,2014.

[92] Ayasaka N, Kondo T, Goto T, et al. Differences in the transport systems between cementocytes and osteocytes in rats using microperoxidase as a tracer [J]. Archives of oral biology, 1992, 37(5): 363-369.

[93] Bonewald L F. The amazing osteocyte [J]. Journal of bone and mineral research: the official journal of the American Society for Bone and Mineral Research, 2011, 26(2): 229-238.

[94] Bosshardt D D, Selvig K A. Dental cementum: the dynamic tissue covering of the root [J]. Periodontol, 1997, 2000 (13): 41-75.

[95] Cheng H, Caterson B, Neame P J, et al. Differential distribution of lumican and fibromodulin in tooth cementum [J]. Connect Tissue Res, 1996, 34(2): 87-96.

[96] Cheng H, Caterson B, Yamauchi M. Identification and immunolocalization of chondroitin sulfate proteoglycans in tooth cementum [J]. Connect Tissue Res, 1999, 40(1): 37-47.

[97] Dallas S L, Prideaux M, Bonewald L F. The osteocyte: an endocrine cell ... and more [J]. Endocrine reviews, 2013, 34(5): 658-690.

[98] Feng J Q, Huang H, Lu Y, et al. The dentin matrix protein 1 (DMP1) is specifically expressed in mineralized, but not soft, tissues during development [J]. Journal of dental research, 2003, 82(10): 776-780.

[99] Huang X F, Chai Y. Molecular regulatory mechanism of tooth root development [J]. Int J Oral Sci, 2012, 4(4): 177-181.

[100] Jager A, Gotz W, Lossdorfer S, et al. Localization of SOST/sclerostin in cementocytes in vivo and in mineralizing periodontal ligament cells in vitro [J]. J Periodontal Res, 2010, 45(2): 246-254.

[101] Zhao N, Nociti F H, Jr Duan P, et al. Isolation and functional analysis of an immortalized murine cementocyte cell line, IDG - CM6 [J]. J Bone Mineral Res, 2016, 31(2): 430-442.

[102] Foreman P C, Barnes I E. Review of calcium hydroxide [J]. Int Endod J, 1990, 23(6): 283-297.

[103] Chen L, Zheng L, Jiang J, et al. Calcium hydroxide-induced proliferation, migration, osteogenic differentiation, and mineralization via the mitogen-activated proteinKinase pathway in human dental pulp stem cells [J]. J ENDODONT, 2016, 42(9): 1355-1361.

[104] Ji Y M, Jeon S H, Park J Y, et al. Dental stem cell therapy with calcium hydroxide in dental pulp capping [J]. Tissue Eng Part A, 2010, 16(6): 1823-1833.

[105] Zhang J, Zhu L X, Cheng X, et al. Promotion of dental pulp cell migration and pulp repair by a bioceramic putty involving FGFR-mediated signaling pathways [J]. J Dent Res, 2015, 94(6): 853-862.

[106] Li D, Fu L, Zhang Y, et al. The effects of LPS on adhesion and migration of human dental pulp stem cells in vitro [J]. J Dent, 2014, 42(10): 1327-1334.

[107] He W, Wang Z, Luo Z, et al. LPS promote the odontoblastic differentiation of human dental pulp stem cells via MAPK signaling pathway [J]. J Cell Physiol, 2015, 230(3): 554-561.

[108] Osyczka A M, Diefenderfer D L, Bhargave G, et al. Different effects of BMP - 2 on marrow stromal cells from human and rat bone [J]. Cells Tissues Organs, 2004, 176(1-3): 109-119.

[109] Wang F S, Wang C J, Chen Y J, et al. Ras induction of superoxide activates ERK-dependent angiogenic transcription factor HIF - 1alpha and VEGF - A expression in shock wave-stimulated osteoblasts [J]. J Biol Chem, 2004, 279(11): 10331-10337.

[110] Porter R M, Huckle W R, Goldstein A S. Effect of dexamethasone withdrawal on osteoblastic differentiation of bone marrow stromal cells [J]. J Cell Biochem, 2003, 90(1): 13-22.

[111] Carter D R, Beaupre G S, Giori N J, et al. Mechanobiology of skeletal regeneration [J]. Clin Orthop Relat Res, 1998,355(355): S41-55.

[112] Lian J B, Javed A, Zaidi S K, et al. Regulatory controls for osteoblast growth and differentiation: role of Runx/

Cbfa/AML factors [J]. Crit Rev Eukaryot Gene Expr, 2004, 14(2): 1 - 41.

[113] Nugent M A, Iozzo R V. Fibroblast growth factor - 2 [J]. Int J Biochem Cell Biol, 2000, 32(3): 115 - 120.

[114] Nakashima K, de Crombrugghe B. Transcriptional mechanisms in osteoblast differentiation and bone formation [J]. Trends Genet, 2003, 19(8): 458 - 466.

[115] Xiao G, Gopalakrishnan R, Jiang D, et al. Bone morphogenetic proteins, extracellular matrix, and mitogen-activated protein kinase signaling pathways are required for osteoblast-specific gene expression and differentiation in MC3T3 - E1 cells [J]. J Bone Miner Res, 2002, 17(1): 101 - 110.

[116] Gaur T, Lengner C J, Hovhannisyan H, et al. Canonical Wnt signaling promotes osteogenesis by directly stimulating Runx2 gene expression [J]. J Biol Chem, 2005, 280(39): 33132 - 33140.

[117] Liu T M, Lee E H. Transcriptional regulatory cascades in Runx2 - dependent bone development [J]. Tissue Eng Part B Rev, 2013, 19(3): 254 - 263.

[118] Ziros P G, Gil A P, Georgakopoulos T, et al. The bone-specific transcriptional regulator Cbfa1 is a target of mechanical signals in osteoblastic cells [J]. J Biol Chem, 2002, 277(26): 23934 - 23941.

[119] Li Y, Ge C, Long J P, et al. Biomechanical stimulation of osteoblast gene expression requires phosphorylation of the Runx2 transcription factor [J]. J Bone Miner Res, 2012, 27(6): 1263 - 1274.

[120] Stepkowski S M, Chen W, Ross J A, et al. STAT3: an important regulator of multiple cytokine functions [J]. Transplantation, 2008, 85(10): 1372 - 1377.

[121] Li J. JAK-STAT and bone metabolism [J]. JAKSTAT, 2013, 2(3): e23930.

[122] Itoh S, Udagawa N, Takahashi N, et al. A critical role for interleukin - 6 family-mediated Stat3 activation in osteoblast differentiation and bone formation [J]. Bone, 2006, 39(3): 505 - 512.

[123] Hao H, Naomoto Y, Bao X, et al. Focal adhesion kinase as potential target for cancer therapy (Review) [J]. Oncology reports, 2009, 22(5): 973 - 979.

[124] Salasznyk R M, Klees R F, Boskey A, et al. Activation of FAK is necessary for the osteogenic differentiation of human mesenchymal stem cells on laminin - 5 [J]. J Cell Biochem, 2007, 100(2): 499 - 514.

[125] Hong S Y, Jeon Y M, Lee H J, et al. Activation of RhoA and FAK induces ERK-mediated osteopontin expression in mechanical force-subjected periodontal ligament fibroblasts [J]. Mol Cell Biochem, 2010, 335(2): 263 - 272.

[126] Nohe A, Keating E, Knaus P, et al. Signal transduction of bone morphogenetic protein receptors [J]. Cell Signal, 2004, 16(3): 291 - 299.

[127] Edgar A J, Dover S L, Lodrick M N, et al. Bone morphogenetic protein - 2 induces expression of murine zinc finger transcription factor ZNF450 [J]. J Cell Biochem, 2005, 94(1): 202 - 215.

[128] Cheng H, Jiang W, Phillips F M, et al. Osteogenic activity of the fourteen types of human bone morphogenetic proteins (BMPs) [J]. J Bone Joint Surg Am, 2003, 85 - A: 1544 - 1552.

[129] Aplin A E, Howe A, Alahari S K, et al. Signal transduction and signal modulation by cell adhesion receptors: the role of integrins, cadherins, immunoglobulin-cell adhesion molecules, and selectins [J]. Pharmacological reviews, 1998, 50(2): 197 - 263.

[130] Chang L, Karin M. Mammalian MAP kinase signalling cascades [J]. Nature, 2001, 410: 37 - 40.

[131] Franceschi R T, Xiao G. Regulation of the osteoblast-specific transcription factor, Runx2: responsiveness to multiple signal transduction pathways [J]. J Cell Biochem, 2003, 88(3): 446 - 454.

[132] Xiao G, Jiang D, Thomas P, et al. MAPK pathways activate and phosphorylate the osteoblast-specific transcription factor, Cbfa1 [J]. J Biol Chem, 2000, 275(6): 4453 - 4459.

[133] Kanno T, Takahashi T, Tsujisawa T, et al. Mechanical stress-mediated Runx2 activation is dependent on Ras/ERK1/2 MAPK signaling in osteoblasts [J]. J Cell Biochem, 2007, 101(5): 1266 - 1277.

[134] Simmons C A, Matlis S, Thornton A J, et al. Cyclic strain enhances matrix mineralization by adult human mesenchymal stem cells via the extracellular signal-regulated kinase (ERK1/2) signaling pathway [J]. J Biomech, 2003, 36(8): 1087 - 1096.

[135] Brennan-Calanan R M, Genco R J, Wilding G E, et al. Osteoporosis and oral infection: independent risk factors for oral bone loss [J]. J Dent Res, 2008, 87(4): 323 - 327.

[136] Tanaka M, Toyooka E, Kohno S, et al. Long-term changes in trabecular structure of aged rat alveolar bone after ovariectomy [J]. Oral surgery, oral medicine, oral pathology, oral radiology, and endodontics, 2003, 95(4): 495 - 502.

[137] Sarbassov D D, Guertin D A, Ali S M, et al. Phosphorylation and regulation of Akt/PKB by the rictor-mTOR

complex [J]. Science, 2005, 307(5712): 1098 - 1101.

[138] Liu X, Bruxvoort K J, Zylstra C R, et al. Lifelong accumulation of bone in mice lacking Pten in osteoblasts [J]. Proc Natl Acad Sci U S A, 2007, 104(7): 2259 - 2264.

[139] Liu J, Chen L, Tao X, et al. Phosphoinositide 3 - kinase/Akt signaling is essential for prostaglandin E2 - induced osteogenic differentiation of rat tendon stem cells [J]. Biochem Biophys Res Commun, 2013, 435(4): 514 - 519.

[140] Case N, Thomas J, Sen B, et al. Mechanical regulation of glycogen synthase kinase 3beta (GSK3beta) in mesenchymal stem cells is dependent on Akt protein serine 473 phosphorylation via mTORC2 protein [J]. J Biol Chem, 2011, 286(45): 39450 - 39456.

[141] Sen B, Xie Z, Case N, et al. mTORC2 regulates mechanically induced cytoskeletal reorganization and lineage selection in marrow-derived mesenchymal stem cells [J]. J Bone Miner Res, 2014, 29(1): 78 - 89.

[142] Rangaswami H, Schwappacher R, Tran T, et al. Protein kinase G and focal adhesion kinase converge on Src/Akt/beta-catenin signaling module in osteoblast mechanotransduction [J]. J Biol Chem, 2012, 287(25): 21509 - 21519.

[143] Matsumoto M, Pocai A, Rossetti L, et al. Impaired regulation of hepatic glucose production in mice lacking the forkhead transcription factor FoxO1 in liver [J]. Cell Metab, 2007, 6(3): 208 - 216.

[144] Modur V, Nagarajan R, Evers B M, et al. FOXO proteins regulate tumor necrosis factor-related apoptosis inducing ligand expression. Implications for PTEN mutation in prostate cancer [J]. J Biol Chem, 2002, 277 (49): 47928 - 47937.

[145] Rached M T, Kode A, Lu X, et al. FoxO1 is a positive regulator of bone formation by favoring protein synthesis and resistance to oxidative stress in osteoblasts [J]. Cell Metab, 2010, 11(2): 147 - 160.

[146] Hatta M, Daitoku H, Matsuzaki H, et al. Regulation of alkaline phosphatase promoter activity by forkhead transcription factor FKHR [J]. Int J Mol Med, 2002, 9(2): 147 - 152.

[147] Rached M T, Kode A, Silva B C, et al. FoxO1 expression in osteoblasts regulates glucose homeostasis through regulation of osteocalcin in mice [J]. The Journal of clinical investigation, 2010, 120(1): 357 - 368.

5 软骨力学生物学

人体内有三类软骨,其中透明软骨(hyaline cartilage)是最常见的软骨类型,包括肋软骨、关节软骨等;弹性软骨(elastic cartilage)则包括会厌软骨、外耳软骨等;还有一类纤维软骨,位于脊椎中的软骨就属于此类。

体内的大多数软骨,尤其是关节软骨处于一个复杂的生物力学环境之中,软骨正常生理状态的维持,以及病理状态的发生发展、后继修复都与其所处的力学环境息息相关。全面认识软骨的力学生物学特点,对科研和临床工作有着十分重要的意义。软骨中的透明软骨分布最广,结构也最典型,历来对其研究较为透彻,是本章的主要讲述对象。

5.1 软骨的特点及其力学生物学

软骨和骨一样,都是属于支持性结缔组织,由软骨细胞(chondrocyte)和软骨细胞外基质(extracellular matrix,ECM)组成。其中软骨细胞是一种终末分化细胞,是软骨内的唯一细胞成分,位于软骨陷窝之中。软骨细胞参与了细胞基质的合成、组合以及降解[1]。由于压应力、张应变、液体流动速度以及流体静压力等软骨细胞周围力学环境的改变,会直接影响软骨细胞的功能活性。软骨细胞之间没有直接的细胞间接触,同时由于软骨内没有血管和淋巴管的存在,软骨细胞与关节液的物质交换主要依靠基质的扩散和对流作用。营养物质和氧气的运输和交换主要通过应力载荷的物理效果来实现[2]。软骨细胞的形态随其在软骨中所处的位置不同,各区域受力状况的变化直接影响了软骨细胞的形态和力学生物学环境(见图5-1)。位于软骨中、下层的软骨细胞,软骨基质中的液体成分较少流出,细胞主要承受流体静压力,细胞形态呈圆形。软骨表层在受力后,其中的液体成分会流出软骨,位于其中的软骨细胞则会承受固体基质的压缩应变,细胞形态呈扁平状,其数量相较其他层更多[4]。当然这种压缩不是无限制的,随着液体从软骨表层流出,会在软骨表面固化,从而阻止基质外液体的进一步流出[4]。软骨的这一力学生物学特性在软骨的物质交换中也起着重要的作用。

胶原、软骨细胞聚合素(aggrecan)、蛋白多糖(proteoglycans)等共同构成了软骨的细胞外基质的固体成分(见图5-2)。胶原排列组成网架结构,赋予软骨一定的形状和硬度,大约占软骨干重的50%~75%[6]。关节软骨中主要含有Ⅱ型(占胶原总数的80%~90%)、Ⅴ、Ⅵ、Ⅸ、Ⅹ和Ⅺ型胶原[7]。这些胶原所形成的胶原纤维的粗细以及其结构随其所处的软骨位

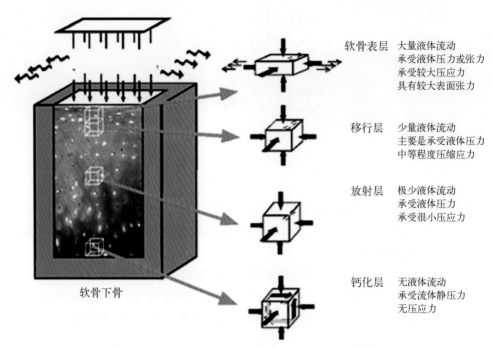

软骨表层　大量液体流动
　　　　　承受液体压力或张力
　　　　　承受较大压应力
　　　　　具有较大表面张力

移行层　　少量液体流动
　　　　　主要是承受液体压力
　　　　　中等程度压缩应力

放射层　　极少液体流动
　　　　　承受液体压力
　　　　　承受很小压应力

钙化层　　无液体流动
　　　　　承受流体静压力
　　　　　无压应力

软骨下骨

图5-1 在间断关节载荷和运动下,体内关节软骨各层结构力学环境示意图[3]

Figure 5-1 The in vivo mechanical environment of articular cartilage under intermittent joint loading and motion

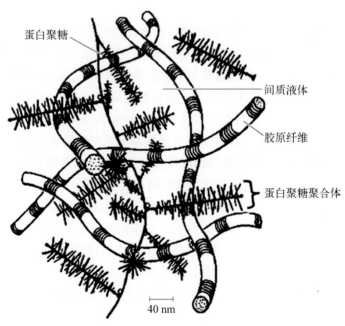

蛋白聚糖

间质液体

胶原纤维

蛋白聚糖聚合体

40 nm

图5-2 软骨结构示意图[5]

Figure 5-2 Schematic depiction of cartilage structure

置不同而各异。胶原纤维的存在只与软骨的抗张强度和硬度有关,而与软骨的抗压强度无关[8]。软骨细胞外基质中的胶原之间通过两种类型的交联相互连接在一起,一种是通过胶原之间物理性地相互编织在一起,除非出现胶原纤维的断裂,这种交联很难被破坏。另外一种就是非物理性的胶原之间直接的或者间接的发生某种联系,但是并没有发生物理性的相互编织[9]。基质中胶原纤维交联及其密度和走行直接影响了软骨的拉伸模量。在较低的拉伸应力作用下,首先出现的是基质内胶原纤维的重排,因此其应力应变曲线是非线性的。当拉伸应力进一步增大之后,则主要表现为胶原纤维的拉伸[10]。

在关节软骨 ECM 中,蛋白多糖主要以两种形式存在。一种是聚集蛋白聚糖,是软骨的主要结构成分之一,由核心蛋白和糖胺多糖组成单体,再与透明质酸非共价结合。另一种形式为非聚合的蛋白多糖,是由 3 种富含亮氨酸的小分子修饰蛋白(decorin)、二聚糖(biglycan)以及纤调蛋白[聚糖](fibromodulin)组成[11]。蛋白多糖大约占软骨干重的30%～35%[6]。由于蛋白多糖含有硫酸角质素和硫酸软骨素糖胺多糖,拥有带负性电荷的羟基和硫酸基团。由这些负性电荷所形成的排斥力和渗透压梯度使得组织出现膨胀压,从而影响软骨的水合状态及其对应力加载和形状改变的力学反应。为了维持软骨基质内的电荷平衡,软骨基质内含有大量的钠离子等阳性电荷。这样,软骨内的离子密度就远大于关节液,从而形成 Donnan 渗透压差。这一渗透压差和上述的膨胀压一起,导致液体从关节液流入软骨基质。蛋白多糖的硫酸软骨素 4/6 支链与胶原纤维发生静电连接,从而使细胞外基质成为一个相互交联的整体[12]。尤其是在软骨的表层,这种连接更加紧密,以对抗关节运动中的复杂力学环境。软骨形成之后,细胞外基质中的胶原纤维和蛋白多糖的半衰期分别是 100 年和 3～24 年[7]。

软骨细胞外基质根据其所处位置不同,分为软骨细胞周围区域(pericellular matrix,PCM)、软骨细胞周边区域(territorial matrix)以及区间区域(interterritorial matrix)。其中,区间区域的细胞外基质是其主要组成部分。含有较多Ⅵ型胶原纤维和蛋白多糖的软骨细胞周围区域,连同软骨细胞及其周围的囊性结构共同称为软骨细胞复合体(chondrin),这一特殊结构可能参与了软骨细胞对外界生物力学刺激的感知和反应。软骨细胞外基质的维持及其缓慢更新的实现,有赖于软骨细胞的生物合成活性。其中,位于放射层中的关节软骨呈簇状排列,其基质合成能力是各层中最强的[13]。

由于软骨在组织形态上可分为四层微结构,即软骨表层、移行层、放射层和钙化层,各层具有不同的结构和力学特性[4]。软骨表层直接参与关节的滑动过程,是关节软骨最薄的一层。表层软骨是关节软骨中含水量最多的一层,达到了 85%。其胶原纤维平行于关节表面,紧密地排列其中,其含量也是软骨中最高的。移行层位于表层之下,其力学环境相对简单,其中的胶原纤维相对表层排列相对无序,纤维直径更大[14]。放射层中的胶原纤维是最粗的,垂直于软骨下骨排列其中。放射层的含水量是关节软骨中最低的,约为 60%。钙化层是关节软骨与骨之间的过渡层,约占关节软骨总厚度的 5%,其内富含钙盐结晶,蛋白多糖含量较低,其钙化程度与骨相当,其内的胶原纤维延伸到关节下骨之中,将关节软骨与关节下骨紧密地连接在一起。

关节软骨是一种典型的黏弹性组织。当压应力施加在关节软骨上时,液体从软骨中向外流出,软骨体积变小。压应力载荷由软骨的固态基质以及膨胀压承担。移除压应力之后,在软骨基质的弹性作用以及基质内增大的渗透压作用下,关节软骨能够迅速恢复其原有的体积。压应力载荷下,关节软骨内液体的流动要受到软骨基质渗透性的影响。蛋白多糖的膨胀压以及基质内微孔大小都会影响液体的流动。压应力作用下,基质内的膨胀压和微孔大小都会受影响,它们和上述的软骨表面形成的固化膜一起,共同防止关节软骨内的液体过度流出关节软骨。在阻止基质内液体过度流出的同时,关节软骨的溶胀行为也有效地阻止关节软骨的过度形变。有研究证实,基质中的液体流出仅局限于关节软骨的表层以及部分移行层。因此,在关节载荷下,关节软骨的形变量非常小。在经历最初的几次加载循环之后,关节软骨形变便进入平台状态,更多的应力加载循环不会进一步改变关节软骨的形态[15]。

关节软骨的结构和组成是不断变化的,正常的应力刺激对维持关节软骨的健康和功能十分重要。在关节软骨发育过程中,关节载荷的大小、方向以及时相决定的特定生物力学环境,使得关节软骨具有特定的形状和表面外形。关节软骨随着年龄的增长逐渐变薄。因此,软骨细胞能够感知周围力学环境的状态和变化,并且通过对目的基因的调控来将这种感知转变为生物学行为。细胞外基质、细胞生长调控蛋白、细胞因子、生长因子以及金属蛋白酶等很多蛋白都参与到软骨细胞感知应力变化中[3](见图 5-3)。在异常的生物力学环境之下,关节软骨会发生破坏。这种破坏主要表现为关节软骨渗透性增强、含水量增加、厚度增大以及强度减弱。破坏从表层开始,然后以约 45°的角度向深层关节软骨延伸,直至矿化软骨。

如前所述,软骨内没有血管,不能够将循环系统内的干细胞输送到软骨缺损处。同时,软骨细胞和前体细胞都被细胞外基质包裹在细胞陷窝中,无法在软骨组织内自由游走,也就无法游走到软骨缺损处,导致了软骨的自我修复能力非常低[7]。因此,人们曾经一度认为软骨几乎没有自我修复能力。

尽管目前尚没有足够的实验证据,证明这种再生的软骨组织的特性存在,最近的研究发现使用牵张装置降低关节软骨的压力之后,关节软骨具有一定的自我修复能力[2]。相当于千分之一正常步行所给予的关节软骨的压力的液体静压力不仅可以使软骨细胞存活下来,同时还可以促进软骨组织的再生,而且这种再生能力在去除牵张装置之后,仍然可以持续[16]。

(谭理军)

5.2 延迟应力加载在骨髓间充质干细胞成软骨分化过程中的效应及其机制研究

颞下颌关节紊乱综合征(Temporomandibular Joint Dysfunction Syndrome)是口腔颌面部常见的疾病之一。本症的主要特点为关节区酸胀疼痛、运动时弹响、张口运动障碍等。多数属关节功能失调但预后良好;不过极少数病例也可发生器质性改变,即颞下颌关节骨关节炎。在影像学表现为关节骨、软骨和关节盘结构和功能的异常;在组织病理学表现为关节盘穿孔、关节骨质破裂伴关节骨质退行性变,严重影响患者的身心健康。然而,由于软骨组织缺乏充足的血供和营养,再生及自我修复能力十分有限,临床上的治疗以对症和姑息治疗为主,尚无有效的

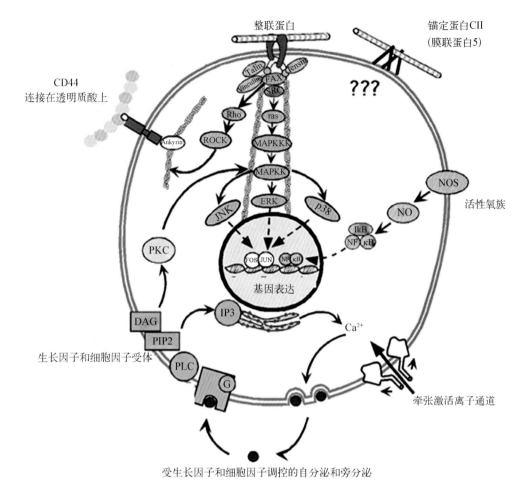

图 5 - 3 软骨生长改建和分化中可能的力学信号转导通路[3]

Figure 5 - 3 Possible mechanotransduction pathways in chondrocyte

根治手段。尽管骨髓刺激、骨髓移植等治疗手段应用于软骨再生,但持续、有效的软骨组织修复还未见报道。因此,探索全新的用于软骨再生的治疗手段将是再生医学研究的重点问题。

近年来,随着组织工程的蓬勃发展,利用间充质干细胞(mesenchymal stem cells,MSCs)构建工程化软骨是软骨组织再生修复最有前景的治疗模式之一。MSCs 取材容易、遗传背景稳定且体内植入反应较弱,是构建工程化软骨理想的种子细胞。然而,体外诱导 MSCs 成软骨分化需要高密度接种细胞(10^7 个/ml 以上)来重现软骨胚胎发育过程中的 MSCs 聚集状态,但如此高的接种密度会降低细胞团块通透性,影响其表型维持。体内研究则证实,MSCs 修复软骨缺损时分化为不同类型的细胞,包括软骨细胞、纤维软骨细胞,以及肥大化的软骨细胞,形成软骨样、纤维样及肥大化的混合组织,并最终导致软骨修复的失败。由此可见,诱导 MSCs 向软骨细胞定向分化并稳定维持其分化表型是实现软骨再生的重要条件。

MSCs 的分化受到多种因素的调节,但总的来说主要来自两方面:化学刺激和物理(机械)刺激。诱导 MSCs 成软骨分化的常规方法是添加转化生长因子(transforming growth factor-beta,TGF - β)和碱性成纤维细胞生长因子(basic fibroblast growth factor,b - FGF)

等细胞因子。但大量实验已证实,单纯化学刺激很难稳定维持 MSCs 的软骨分化表型。近年来,随着学科的交叉与融合,机体的力学过程与生物学过程之间的相互关系得到了大量研究,力学转导过程(mechanotransduction)在决定干细胞命运以及维持其分化表型上的决定性作用得到了证实。力学转导就是细胞感知细胞外机械刺激及其生长环境力学特性的改变,并将这些力学信号转化为胞内化学信号,最终影响细胞生物学行为的过程[17]。

外源性应力和内源性应力是力学刺激的两种基本形式。细胞及其亚细胞组分可以感受各种胞外力学刺激,如重力、肌肉收缩力、流体剪切力等,这些力学刺激统称为外源性应力(external force)或加载应力(applied force)。软骨和关节是应力承载区,适宜的外源性应力刺激对于维持软骨功能、促进软骨再生非常重要。学者们通过施加超声、电磁静压、周期性动压等外源性应力刺激来调控 MSCs 成软骨分化,取得了显著的成效。Mouw[18]等报道,单纯力学刺激即可诱导部分兔 MSCs 分化为软骨细胞,证实了应力刺激在 MSCs 成软骨分化过程的重要调控效应[19]。

除外源性应力外,胞外力学刺激的另一种力学转导过程逐渐成为研究热点,其刺激源来自细胞外基质(extracellular matrix,ECM)的硬度、柔度、弹性等,统称为内源性应力(internal force)或细胞生成应力(cell-generated force)。基质硬度(substrate rigidity,or stiffness)是细胞微环境中最重要[20]的内源性力学刺激来源,细胞通过细胞骨架黏附于基质表面形成黏附斑(focal adhesion,FA),而基质硬度通过溶解细胞黏附的肌动蛋白-肌球蛋白张力纤维,改变细胞与基质黏附力的大小,形成内源性应力刺激,并介导该力学信号向胞内转导,完成内源性力学转导过程。Engler 等[21]在 2006 年报道,在化学刺激相同的情况下,基质硬度的改变可调控 MSCs 的分化方向:当基质硬度与人体脑组织硬度相同时(约 1 kPa),可诱导 MSCs 成神经元向分化;当基质硬度与骨骼肌硬度相同时(约 10 kPa),可诱导 MSCs 成肌向分化;当基质硬度与胶质骨硬度相同时(约 100 kPa),可诱导 MSCs 成骨向分化。这说明基质硬度刺激对 MSCs 的分化起到了至关重要的调控作用。目前明确,以 ECM 硬度、基质地表形貌和细胞固有形态为代表的内源性应力可调控 MSCs 的分化方向并有助于其表型稳定。目前这方面的研究尚处于起步阶段,这一系列力学信号转导基制尚不清楚。

5.2.1　延迟应力加载对 MSCs 成软骨分化的影响以及机制

5.2.1.1　成软骨分化调控的时序性

一直以来,学者们为了更好地研究不同机械刺激在软骨组织工程中的应用,开发了不同种类的生物反应装置,以求最大限度地模拟生物体内关节的受力状态。学者们运用超声、电磁、压缩力、牵张力、循环流体静压力和层流剪切力等从单轴向和多轴向进行力学加载,从而模拟软骨关节内复杂的力学环境,以此研究机械外力对 MSCs 成软骨分化的影响。但外源性机械应力调控 MSCs 成软骨分化是一种复杂的力-化学-生物学过程,仍有许多影响因素还不清楚,其详细的分子机制尚待深入研究。且因机体内软骨组织受力组成复杂,单纯压缩力难以真实模拟软骨细胞的力学模型,尚需不断改进。

在脊椎动物骨骼系统的发生过程中,除颅盖骨、上颌骨等少数骨骼由间充质细胞直接分化为成骨细胞,以膜内成骨的方式形成外,构成肢体的大部分骨骼都是经软骨内成骨的方式发生的。软骨内成骨的基本过程是:未分化的间充质干细胞高度浓缩聚集,在各种系统和局部因素的调节下,形成前软骨细胞;这些软骨细胞经过增殖、分化、肥大、钙化等一系列细胞演化过程,形成以基质小胞为中心的细胞外钙化基质,继之以血管侵入,骨基质代替软骨基质,逐步形成成熟的骨骼。目前已知有很多转录因子比如 cbfa1/Runx2、Ihh 和 Sox9,在软骨生成和软骨内成骨阶段对骨骼的发生进行了调控,如 Ihh(Indian hedgehog)和甲状旁腺激素相关肽(PTHrP)能促进软骨细胞增殖;Sox 蛋白则参与了软骨内成骨的调节;骨形成蛋白能促进软骨细胞肥大;转录生长因子、成纤维细胞生长因子则抑制软骨细胞的增殖与肥大。这些转录因子和调控因子在参与调控成软骨分化时均依据严格的时序性规律。

机械应力对软骨分化的调控骨过程与多种影响因素有关,除了力学加载的形式、大小、频率等力学因素外,时间因素也是一个不容忽视的参数。通常研究更多关注力学加载的时间,而对于加力介入的时间点的研究则较少。然后,由于成软骨分化调控的时序性,适当地选择力学刺激的介入时间就显得非常重要。

我们对大鼠骨髓来源 MSCs 的成软骨分化规律进行了深入研究,发现软骨诱导前 7 天是软骨细胞分化的迸发期,7 天后分化相对稳定,增速下降。因而我们选择以成软骨分化的第 7 天作为压应力刺激的介入时间,研究延迟应力加载对软骨分化的影响(见图 5-4)。

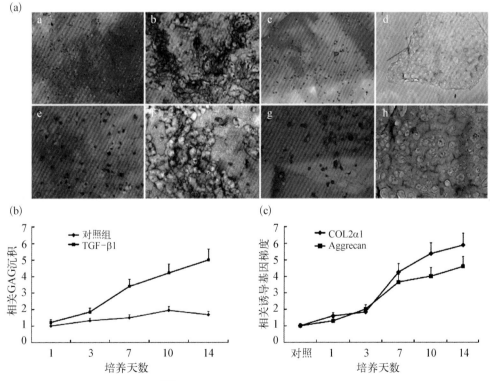

图 5-4 软骨细胞表型表达规律[19]

(a) a/e:苏木精染色/伊红染色;b/f:甲苯胺蓝染色;c/g:番红精染色;d/h:Ⅱ型胶原免疫组化染色;
(b) 糖胺多糖(GAG)定量分析;(c) ECM 基因表达:COL2α1 mRNA 和蛋白多糖 mRNA

Figure 5-4 Chondrocyte phenotypes expression patterns

5.2.1.2 研究采用的应力加载及实验设计方案

1) 加力装置

我们应用了与四川大学生物力学实验室合作开发研制的脉动式细胞力学数控加载系统（专利号 ZL2009 20243788.3）。体外细胞压力加载装置如图 5-5 所示，系统由中央处理电路、输入系统、显示系统、直流电机、推进汽缸、加压小室、高压气瓶以及温控装置组成。该系统工作原理是：将细胞培养板/皿/瓶等放置于细胞培养小室内，通过电机推动与培养小室相连通的汽缸，从而调节细胞培养小室内的气压。该装置由 C++builder 5 软件控制，可以精确地调节细胞承受的压强大小，并灵活地进行静态/动态脉冲模式的转换。应力加载过程中，将细胞加压腔置于恒温水箱内，维持标准细胞培养环境，即 37℃、饱和湿度和 5% CO_2/95%空气混合气体。对照组细胞置于 CO_2 孵箱内培养。

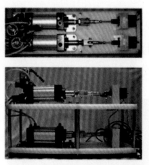
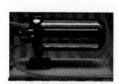
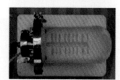
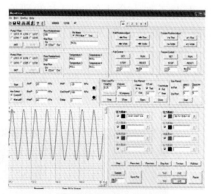

直线步进电机和气缸　　　　细胞加压腔　　　　动压力：10~30 kPa/0.25 Hz，1 h/1 d

图 5-5 脉动式气压细胞力学加载系统[22]

Figure 5-5 The computer-operated pressure system

2) 加力参数

加力参数如表 5-1 所示。

表 5-1 加力参数

Table 5-1 Mechanical parameters

力 学 参 数	参 数 值
应力形式	压应力
应力大小	静压力：20 kPa 动压力：10~36 kPa，平均 20 kPa
频　率	0.25 Hz
加力介入的时间点	软骨诱导第 8 天
加载时间	每天加载 1 h 并分别持续 1 d、3 d、5 d、7 d

5.2.2 周期性动压对 MSCs 成软骨分化过程中细胞增殖的影响

损伤后的软骨组织几乎没有自我修复功能，只有在软骨损伤伴随软骨下骨损伤时，才会出现小的纤维性修复组织，因此，关节软骨缺损的治疗长期以来一直是临床上的难题。随着生物材料和细胞生物学的发展，以细胞为基础的组织工程在受损软骨修复中极具发展前景。骨髓间充质干细胞(MSCs)又称骨髓基质细胞(bone marrow stromal cells，BMSCs)，是一类具有自我更新和多向分化潜能的成体干细胞，是骨、软骨、肌肉、神经系统、心肌等组织损伤修复潜在的细胞来源，其作为种子细胞能够根据微环境信号的指令分别分化为成骨细胞和软骨细胞，是一种理想的组织工程种子细胞[21]。

软骨组织的形成是分阶段的渐进过程。软骨内成骨的基本过程是：未分化的 MSCs 高度浓缩聚集，形成前软骨细胞，而后经过增殖、分化、肥大、钙化等一系列过程而成骨。此过程受各种系统和局部因素的调节，其中，一定数量的具有增殖活性的细胞是成软骨分化的前提条件。软骨形成最早的形态学变化为细胞之间的距离减小，细胞间形成紧密接触(cellular condensation)。细胞局部聚集是干细胞在体外成软骨诱导的首要条件，这对软骨诱导分化细胞信号的启动以及软骨相关特异性基因的激活起着十分重要的作用[23]。细胞密度决定了细胞之间相互联系的程度，从而决定能否启动干细胞向软骨分化。高密度培养能够加强细胞间交流，维持软骨细胞的表型，同时，可促进去分化的软骨细胞再分化，细胞密度越大越有利于合成软骨基质。软骨细胞的高密度培养能够促进 MSCs 分化为软骨细胞，并能使软骨组织特有的 ECM 以及典型的蛋白多糖和 Ⅱ 型胶原在一定时间内迅速形成。

目前体外诱导 MSCs 软骨向分化培养体系中，如 Pellet 离心管培养、micromass 培养，前者是通过离心的方法将细胞聚集成团，后者是通过高密度细胞悬液制成，两者均需要高密度的接种细胞，目的是使软骨细胞处于相对缺氧的环境，从而有利于增加细胞与细胞、细胞与细胞外基质之间的相互作用，这样就形成类似于胚胎发育的过程，缩短体外诱导时间。细胞的高代谢率保证了更多的细胞能够从二维增殖到软骨分化的存活率。

但与此同时，高密度的细胞培养体系也会影响营养物质及氧气的供给，从而影响成软骨分化中的细胞活性以及数量。尽管有报道称低氧能够促进干细胞的软骨形成，但是最佳的细胞密度和氧张力的关系尚未明确。本实验发现，在成软骨诱导开始后，细胞增殖活性显著下降，可能因为高密度的培养体系，使得成软骨过程中细胞团中心养分供应不足，中心细胞坏死或者凋亡所造成。

我们的前期研究，通过对大鼠 BMSCs 的分离、培养以及成软骨向诱导，初步了解了大鼠 BMSCs 成软骨诱导过程中细胞活性的变化时相，发现大鼠 BMSCs 经成软骨向诱导可成功培养出具有成软骨细胞表型的大鼠 BMSCs，大鼠 BMSCs 成软骨诱导后，细胞数量及细胞活性均发生明显下降，其中细胞活性以第 3 天为最高，细胞数量在第 7 天最高。因此将大鼠 BMSCs 成软骨诱导第 1～7 天作为实验介入时间，是体外研究大鼠 BMSCs 软骨分化细胞增殖的最佳时期(见图 5-6 和图 5-7)。

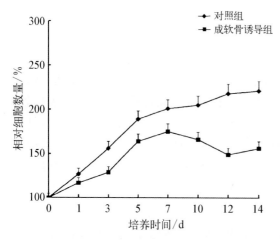

图 5-6 大鼠 BMSCs 成软骨诱导及对照组细胞生长曲线[24]

Figure 5 - 6 The changes of cell number in chondrogenic induction of rat BMSCs compared with those in control group

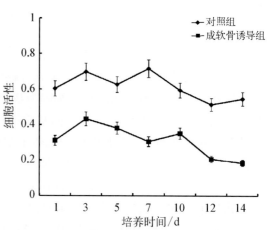

图 5-7 大鼠 BMSCs 成软骨向诱导分化的细胞活性变化[24]

Figure 5 - 7 The changes of cell viability in chondrogenic induction of rat BMSCs compared with those in control group

力学刺激对于正常关节软骨的发育和重塑发挥着不可或缺的作用[17]。在生理情况下，关节软骨处于各种力学刺激条件中，如挤压力和剪切力。生理频率下的动态压应力和循环性牵张力能够促进关节软骨中细胞增殖。机械性刺激可以抑制或促进软骨细胞的成熟。切除动物咬肌后，在髁突软骨组织增殖层中，IL-1β 阳性细胞增加，Sox9 表达阳性细胞明显下降[25]。由于咬肌切除导致的关节活动减少，导致髁突软骨细胞分化减少，从而引起髁突软骨厚度的减小。循环性机械刺激能够有效地促进体内软骨细胞的增殖[26]。

以软骨细胞作为种子细胞的组织工程研究发现，应力刺激是软骨发育工程中不可或缺的条件，适当的流体剪切力、张应变均可促进软骨的增殖。一定频率的压力刺激可明显促进组织

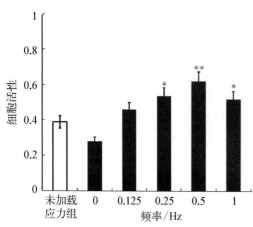

图 5-8 不同频率的动态压力对成软骨诱导的大鼠 BMSCs 细胞活性的影响[24]

Figure 5 - 8 The effects of cell viability under dynamic compression of different frequencies during chondrogenic induction of rat BMSCs

工程软骨的形成[24]。在力学刺激下，以往认为对于体外进行成软骨分化诱导必不可少的 TGF-β 家族因子也不再重要。单纯使用压应力也能够在体外成功诱导兔 BMSCs 成软骨分化，其效果等同于单独使用 TGF-β 以及力学刺激与 TGF-β 联合诱导细胞成软骨分化；动态压应力通过介导 TGF-β 的合成促进兔 BMSCs 软骨向分化。体内外的应力环境能够为软骨细胞提供一个排除废物的途径，能够维持适当浓度的营养以及氧浓度，这一环境有利于细胞的增殖和分化。在建立的大鼠 BMSCs 成软骨分化的体外细胞培养体系的基础上，我们采用自主研发的数控压应力加载系统，对大鼠 BMSCs 成软骨分化初期施加一定的周期性动态压应力刺激，检测并比

较细胞在应力作用下增殖活性的变化。研究发现,在不同频率刺激下,成软骨诱导的大鼠 BMSCs 细胞活性呈明显变化。其中在 0.5 Hz 状态下,细胞活性最高($p<0.01$),如图 5-8 所示。选用频率 0.5 Hz 的动态压应力作为应力刺激,对成软骨向分化的大鼠 BMSCs 进行应力刺激,发现在应力作用下,成软骨诱导的大鼠 BMSCs 细胞活性在第 3 天达到最高,之后逐渐下降至第 7 天,细胞活性趋于稳定(见图 5-9)。

Ⅱ型胶原是维持软骨结构与功能的重要组成部分。它由软骨细胞分泌产生,是软骨细胞分化中十分重要的标志物。成软骨分化中,细胞增殖同时就开始表达Ⅱ型胶原蛋白。以往研究也认为,周期性压应力或牵张力都能够上调Ⅱ型胶

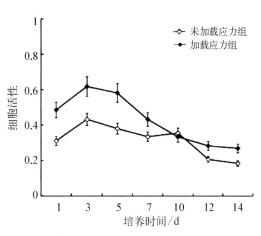

图 5-9 体外应力加载后成软骨诱导的大鼠 BMSCs 细胞增殖活性变化[24]

Figure 5-9 The changes of cell viability under dynamic compression during chondrogenic induction of rat BMSCs

原的表达。研究结果显示,在成软骨诱导开始后,Ⅱ型胶原表达逐渐增多,提示细胞成软骨向分化,且动态压应力能够在成软骨分化早期,即细胞增殖期促进Ⅱ型胶原的表达。Ihh 基因编码的蛋白主要来源于生长板中肥大前的软骨细胞。Ihh 可在软骨细胞分化的多个阶段阻断其通路,具有直接和间接的调控作用。Ihh 还可间接地通过与甲状旁腺素/甲状旁腺素相关肽受体(parathyroidhormone/parathyroid hormone-related peptidereceptors,PTH/PTHrP receptors,PPR)形成一个负反馈环路协调软骨细胞的增殖、成熟与分化。Ihh 可以促进软骨细胞增殖,并促进软骨细胞由增殖期向肥大期转化,PTHrP 可以使软骨细胞维持在增殖状态,抑制增殖性软骨细胞的肥大化分化,并下调 Ihh 的表达。另外,Ihh 也可以不依赖于 PTHrP 直接调控软骨细胞增殖。研究发现,成软骨诱导的大鼠 BMSCs 从第 1 天开始表达 COL2α1,随着时间的延长,COL2α1 表达水平逐渐上升,如图 5-10 所示。而 Ihh 的表达在第 5 天达到高峰(见图 5-11)。

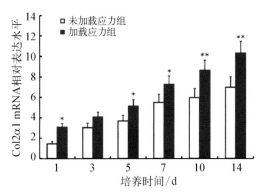

图 5-10 大鼠 BMSCs 成软骨诱导分化中 COL2α1 的表达变化[24]

Figure 5-10 The changes of COL2α1 expression during chondrogenic induction of rat BMSCs

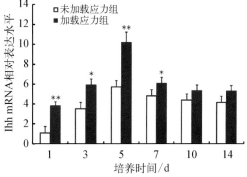

图 5-11 大鼠 BMSCs 成软骨诱导分化中 Ihh 的表达变化($*p<0.05$,$**p<0.01$)[24]

Figure 5-11 The changes of Ihh expression in chondrogenic induction of rat BMSCs

细胞周期的运行主要是通过细胞周期蛋白(cyclin)随细胞周期的不同时期进行合成和降解,通过细胞周期蛋白依赖性激酶(cyclin dependent kinase,CDK)有序的磷酸化以及去磷酸化来调节。细胞从 G1 期进入 S 期需要 cyclin 和 CDK 形成的活性酶复合物(cyclin/CDKs),其中 cyclin D1/CDK4 和 cyclin E/CDK2 在此细胞周期进程中发挥着重要作用。Cyclin D1 和 CDK4 均为重要的细胞周期蛋白调控基因。在 G1 后期,cyclin D1 合成、积聚,与蛋白激酶 CDK4/6 相结合,激活 CDK4/6 的蛋白激酶活性,作用于 Rb 蛋白使之磷酸化,释放转录因子 E2F。E2F 能活化 DNA 聚合酶、胸腺激酶等与 DNA 合成密切相关的重要酶类基因的转录,促使与 DNA 复制有关的酶蛋白基因表达,从而启动细胞 DNA 的复制。即 cyclin D1 和 CDK4 作为细胞分裂周期起始点 G1/S 期的正性调节因子,驱动细胞由 G1 期潜行,使细胞分裂加速,从而促进细胞的增殖。

研究发现,在大鼠 BMSCs 成软骨诱导分化早期,Ihh、cyclin D1 以及 CDK4 表达活跃,并且在应力刺激下表达增加,提示动态压应力刺激可能通过增强了 cyclin D1 以及 CDK4 的表达,促进细胞增殖(见图 5 - 12)。

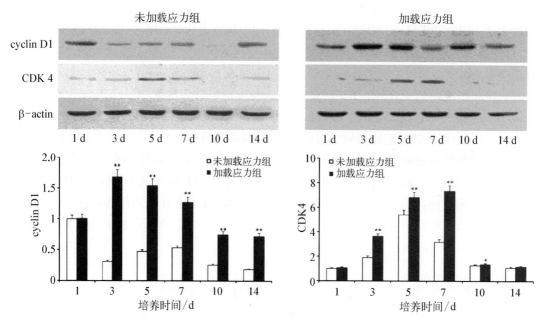

图 5 - 12 成软骨诱导分化的大鼠 BMSCs 细胞周期蛋白的表达[24]

Figure 5 - 12 The expression of cell cycle regulators cyclin in chondrogenic induction of rat BMSCs

外源压应力可激活软骨细胞表面的压力敏感性离子通道,刺激细胞释放钙离子、cAMP 等第二信使,促使蛋白磷酸化,生长因子分泌增加,从而促进细胞增殖和细胞外基质的分泌[26]。机械刺激从细胞外传递至细胞内依赖于多条信号通路。软骨细胞具有多种机械敏感性通道;并且也发现多种整合素介导的信号通路。软骨细胞受应力刺激后最早表现是细胞内钙离子浓度升高,这可能是细胞进行力信号传导的起始信号。钙离子通道参与了调节细胞增殖与分化。而应力刺激所致的钙离子以及整合素参与的软骨细胞力传导信号最终都会汇合于 ERK - MAPK 通路[28]。

1) MEK/ERK 对软骨向分化的大鼠 BMSCs 的细胞活性的影响

目前对于丝裂原活化蛋白激酶(mitogen activated protein kinase，MAPK)信号通路的研究，主要集中于以下 3 条，即细胞外信号调节激酶(extracellular signal-regulated kinase，ERK)、c‐Jun N 端激酶(JNK/SAPK)、p38。其中，p38 与 ERK1/2 都参与了软骨分化。ERK1/2 参与了软骨细胞增殖和基质合成，促进增殖以及抑制蛋白多糖的合成。ERK 与 p38 MAPK 作用于软骨细胞的增殖和分化，两种细胞通路在特定的时间点作用。快速施加静态压应力所增强的细胞增殖，能够被 ERK1/2 拮抗剂所抑制。而研究发现，无论有无外源性压应力刺激，MEK/ERK 以及 p38 MAPK 抑制剂都没有对成软骨诱导分化中的大鼠 BMSCs 细胞增殖活性产生影响，提示动态压应力所引起的成软骨向细胞增殖活性的升高，并非通过 MEK/ERK 以及 p38 MAPK 所介导，如图 5‐13 和图 5‐14 所示。

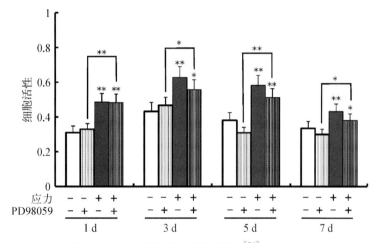

图 5‐13　PD98059 和应力刺激对细胞活性的影响[24]

Figure 5‐13　Influence of inhibitors of MEK/ERK and p38 MAPK on cell viability under compressive conditions

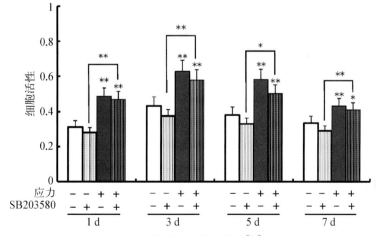

图 5‐14　SB203580 和应力刺激对细胞活性的影响[24]

Figure 5‐14　Influence of inhibitors of MEK/ERK and p38 MAPK on cell viability under compressive conditions

2) BMP 对软骨向分化的大鼠 BMSCs 的细胞活性的影响

骨形成蛋白(bone morphogenetic protein,BMP)是一种具有多功能的生长因子,能够影响细胞的生长、分化和凋亡。多种 BMP 家族成员能够诱导 BMSCs 成软骨方向分化,刺激软骨细胞生长及基质合成,促进软骨细胞合成代谢,增加蛋白聚糖和 Ⅱ 型胶原表达。其中最为活跃的 BMP-2 能够明显促进培养的软骨细胞的生长和成熟。实验证实,BMP-2 能够显著增强细胞周期蛋白 CDK4 的表达,从而促进细胞增殖,BMP-2 激活的信号转导途径主要为 Smad 途径和 MAPK 途径。

Noggin 是 BMPs 的特异性拮抗剂,可与 BMPs 结合形成指环样结构,抑制 BMPs 与其受体结合(见图 5-15)。BMPs 拮抗剂 noggin 能够降低大鼠 BMSCs 成软骨诱导分化过程中细胞增殖期的增殖活性,其抑制效应在诱导的第 3 天即观察到,并一直持续在整个观察期。在外源性应力刺激作用下,noggin 也明显降低细胞的增殖活性,细胞活性明显低于非处理组。加力状态下 noggin 处理组细胞的细胞活性甚至与非加力状态下细胞的细胞活性相当,说明 noggin 确实能够抑制力学刺激对细胞增殖的上调。但加力状态下 noggin 处理组细胞的细胞活性仍高于非加力状态下 noggin 处理组细胞的细胞活性,这说明 noggin 并不能完全阻断力学刺激对成软骨诱导分化的大鼠 BMSCs 增殖期细胞增殖活性的上调。

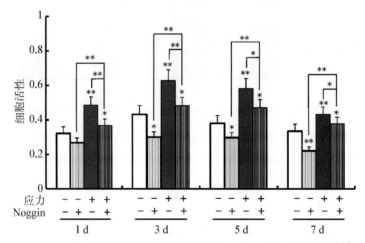

图 5-15 noggin 与压应力刺激对成软骨诱导分化中 BMSCs 细胞活性的影响[24]

Figure 5-15 Influence of cell viability under noggin and compressive stimulation during chondrogenic induction of BMSCs

Noggin 通过抑制 BMPs 信号降低了成软骨分化中大鼠 BMSCs 的增殖期细胞活性,但并没有完全消除外源性压应力刺激所上调的细胞活性,说明 BMPs 信号参与了外源性力学刺激对成软骨分化中大鼠 BMSCs 细胞增殖的调控,但不是其中唯一的信号,也就是说,力学信号可能通过包括 BMPs 信号通路在内的多种细胞力学转导通路促进细胞增殖。

3) BMPs 对软骨向分化的大鼠 BMSCs Ihh 表达水平的影响

软骨细胞增殖依赖于 Ihh 与 BMPs 的同时作用。BMPs 信号调控与 Ihh 是相互独立的,BMPs 信号调控独立于 Ihh/PTHrP 信号通路;BMPs 并非 Ihh 下游的调控因子,因为 BMPs 拮抗剂 noggin 对 Ihh 所介导的软骨肥大以及 PTHrP 表达并无影响。

软骨组织的培养体系中加入 noggin,Ihh 和 PTHrP 表达减少,最终软骨块较对照组小,提示两者之间存在一定的联系(见图 5-16)。机械压应力通过 Ihh 上调 BMP-2/4 的表达,并且 BMPs 拮抗剂 noggin 能够抑制机械应力刺激所增强的细胞增殖。这些研究提示在机械传导中,BMPs 处于 Ihh 的下游。

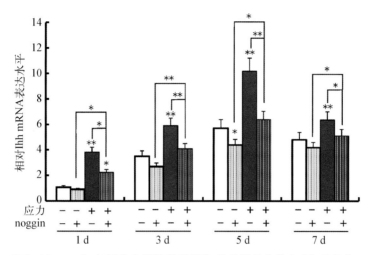

图 5-16 noggin 与压应力刺激对 BMSCs 软骨诱导分化中 Ihh 表达的影响[24]

Figure 5-16 Influence of Ihh expression under noggin and compressive stimulation during chondrogenic induction of BMSCs

研究发现,应力刺激显著提高了成软骨诱导中的大鼠 BMSCs Ihh 的表达水平($p < 0.01$)。当 BMPs 通路抑制剂与应力刺激同时作用于成软骨诱导分化中的大鼠 BMSCs 时,Ihh 表达水平与对照组相比,无明显差异($p > 0.05$)。当 noggin 抑制作用同时存在时,应力刺激能够提高成软骨诱导分化中大鼠 BMSCs 表达 Ihh 的水平($p < 0.05$);在相同应力刺激作用下,noggin 拮抗剂能够显著降低成软骨诱导分化中大鼠 BMSCs 表达 Ihh 的水平。

故可以得出:力学刺激调控着成软骨诱导分化中大鼠 BMSCs 细胞增殖,在此过程中,MEK/ERK、p38 MAPK 信号通路并未参与其中;BMPs 信号参与了外源性力学刺激对成软骨分化中大鼠 BMSCs 细胞增殖的调控,但不是其中唯一的信号。

5.2.3 周期性动压对 MSCs 成软骨分化过程中细胞分化的影响

机械刺激能够直接影响干细胞的命运,但机械刺激调控 MSCs 成软骨分化的具体机制仍不清楚。动压力,尤其是周期性动压力,是软骨组织工程和生物力学领域应用最为广泛的力学刺激系统[29],常用于研究利用 MSCs 进行软骨修复和重建时机械刺激的作用。

MSCs 成软骨分化是严格程序化的过程,其分化的各阶段受不同转录因子调控,例如 Sox9 调节软骨细胞早期分化,Ihh-PTH/PTHrP 调节细胞的增殖和肥大,BMP-Runx2/Cbfa1 调节软骨细胞肥大和终末矿化。对于 MSCs 最初的分化,生长因子比机械刺激的诱导作用更强。动力载荷在生长因子存在的条件下,能够明显促进 MSCs 成软骨分化,尤其是软骨形成预培养阶段已经完成的条件下。MSCs 对机械刺激的应答与 MSCs 分化阶段及生长环境密切相关。生长因子 TGF‑β3 中断后延迟加载应力,比从实验开始即加载应力能显著增加组织的机械性能[30]。MSCs 在 TGF‑β1 存在的情况下,对周期性动压力的反应取决于机械载荷何时施加,在较早的时间点施加(第 8 天)应力,会降低蛋白多糖基因的表达;而在较晚的时间点(第 16 天)施加应力则增加软骨形成基因的表达[31]。这表明,MSCs 的力学响应性能随着成软骨分化的阶段和细胞外基质的变化而不同。然而既往的研究,大多着眼于力学刺激的性质对软骨分化的调控,但很少定位细胞的分化阶段。

因此我们希望能够找到最佳的机械载荷施加时间点,重点研究 BMSCs 开始稳定表现出典型的软骨特征的时期。通过序列使用生长因子和机械载荷,找到更优的方案实现 MSCs 成软骨分化。我们[19]对大鼠 BMSCs 原代成软骨诱导培养 7 天后,测定细胞表型表达发现,软骨诱导前 7 天是细胞分化的迸发期,第 7 天 BMSCs 开始呈现典型的软骨表型,7 天后分化相对稳定,增速下降。

因此,我们将软骨诱导培养 7 天作为关键的时间点,小鼠骨髓干细胞在软骨诱导培养基中培养 7 天后,开始加载周期性动压力。观察延迟应力加载后的组织学变化发现:应力加载 7 天后,细胞在藻酸胶基质中仍然保持圆形并且均匀分布[见图 5‑17(a)],软骨细胞特异性 II 型胶原显著增加[见图 5‑17(b)]。延迟应力加载时,不论是否中断外源性 TGF‑β1 的添加,延迟应力加载均促进其 II 型胶原、糖胺多糖(GAG)的表达,并且 TGF‑β1 和延迟应力共同作用时,这些蛋白表达增量更为明显[见图 5‑17(c)]。

我们还深入研究了延迟加载试验对软骨相关基因的调控,观察到两个共同的趋势:第一,不管是 TGF‑β1 中断组还是 TGF‑β1 延续组,延迟应力加载均促进软骨分化相关基因(COL2α1、Aggrecan、Sox9、Ihh、Runx2)的表达(见图 5‑18)。并且和对照组相比,加力组软

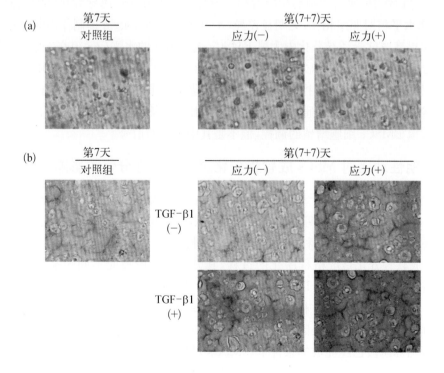

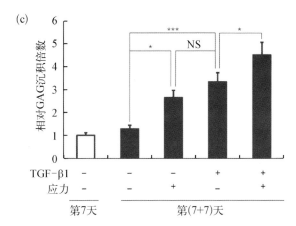

图 5-17 延迟应力加载后的组织学变化(×400)[19]

(a) 倒置显微镜图像;(b) Ⅱ型胶原免疫组化;(c) 糖胺多糖(GAG)定量分析

Figure 5-17 Tissue extracellular matrix deposition over delayed mechanical loading (400)

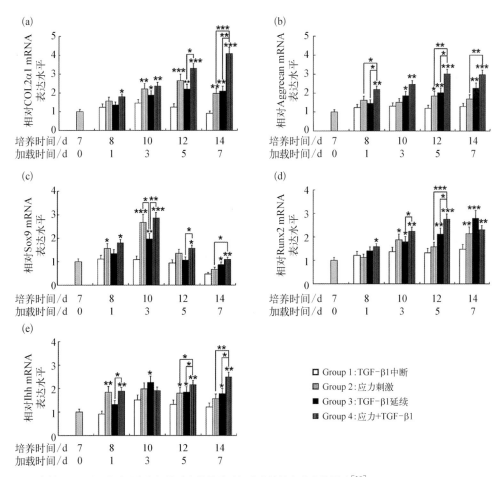

图 5-18 中断 TGF-β1 后延迟应力加载对小鼠骨髓干细胞成软骨向分化的影响[19]

(a) COL2α1;(b) Aggrecan;(c) Sox9;(d) Runx2;(e) Ihh

Figure 5-18 Delayed mechanical stress relayed chondrogenic differentiation of rat BMSCs initiated by TGF-β1 treatment

骨分化相关基因的 mRNA 水平在任一时点都比不加力组高,TGF-β1 和延迟应力共同作用时,这些基因的表达增量更为明显。第二,应力对软骨相关基因的调节效应类似于 TGF-β1 的持续添加,尤其是 COL2α1 和 Aggrecan 的 mRNA 水平,在 TGF-β1 延续组和单纯延迟应力加载组的增加量没有明显差别。

5.2.4 TGF/β-Smads 在周期性动压对 MSCs 成软骨分化过程中调节细胞分化的机制

目前,TGF-β 作为软骨分化的细胞内核心信号,是维持软骨表型最重要的细胞因子,添加 TGF-β 家族成员是诱导 MSCs 成软骨分化的必备条件之一[32]。机械刺激可能激活内源性 TGF-β 信号转导,进而促进 MSCs 向成软骨细胞系分化[33]。并且上述的研究也表明,在软骨分化的第 8 天加入应力刺激,类似于添加外源性 TGF-β。为了进一步探寻延迟应力加载能否促进内源性 TGF-β 的表达,从而在一定程度上替代外源性 TGF-β 的添加。我们对 TGF 蛋白及基因的表达进行了研究:中断外源性 TGF-β 后,延迟应力加载能够促进内源性 TGF-β1 的蛋白和基因表达。同时,TGF-β1 总蛋白及其活化体均增加,表明压应力不仅能够增加 TGF-β1 蛋白的合成,还能促进其活化,如图 5-19 所示。

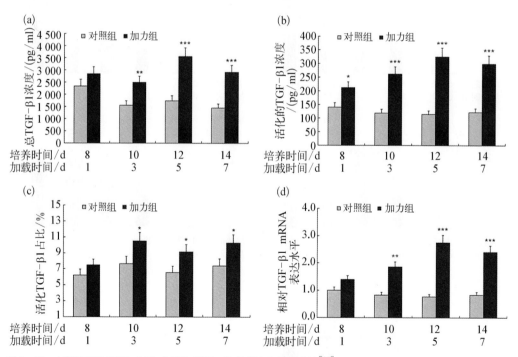

图 5-19 中断外源性 TGF-β 后,内源性 TGF-β1 的蛋白和基因表达[19]
(a) 总 TGF-β1 蛋白表达;(b) 活化 TGF-β1 蛋白表达;(c) 活化 TGF-β1 占比率;(d) TGF-β1 mRNA 表达
Figure 5-19 Results show that delayed stress can stimulate both TGF-β1 protein secretion and genetranscription even when exogenous TGF-β1 was removed away from the chondrogenic culture system

确认 TGF-β1 参与了延迟应力加载促进的成软骨分化后,我们通过抑制试验,进一步研究了 TGF-β1 在其中的具体作用。我们使用了 SB431542 来阻断 TGF-β1,SB431542 通过与 TGF－β1 竞争性结合 TβRI 的 ATP 结合位点来抑制 TGF－β1 的磷酸化(见图 5－20)。结果表明,即使中止添加外源性 TGF－β1,延迟应力加载,也能增加 COL2α1、Aggrecan、Sox9、Runx2 和 Ihh 基因的表达。抑制 TGF－β 信号能降低加力状态下软骨分化相关基因的表达,但不能完全阻断这些关键基因的表达。以上结果说明:延迟刺激促进 TGF－β1 基因和蛋白的表达,抑制 TGF－β 信号则降低应力促进的软骨分化相关基因的表达。

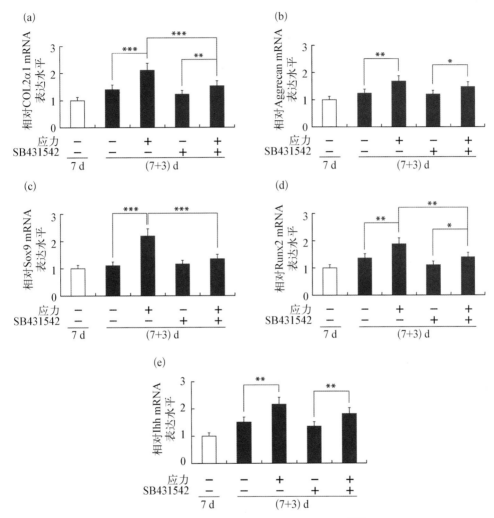

图 5－20 TGF－β 抑制剂(SB431542)对应力刺激下软骨相关基因的表达[19]
(a) COL2α1;(b) Aggrecan;(c) Sox9;(d) Runx2;(e) Ihh
Figure 5－20 SB431542 influenced the delayed stress-induced gene expression

那么,应力刺激是如何通过 TGF－β 信号调控软骨细胞分化的呢? TGF－β 信号因其作用多样性在机械力转导中的作用十分复杂,它和很多下游级联信号相关联[34]。TGF－β 与受体结合后主要通过 Smad 信号促进目标基因的表达,但也通过非 Smad 依赖的途径来调控靶基因的表达。Smad2 和 Smad3 被认为是细胞外 TGF－β 细胞内信号继承者,也是其他 TGF－β 下游级联信号的重要调节者[35]。

因此,在确定 TGF-β 参与了延迟应力加载诱导的软骨分化后,我们进一步研究了 Smad2/3 蛋白的磷酸化及机械刺激下的转录活性(见图 5-21)。结果显示,不论是否在软骨培养第 7 天后中断 TGF-β1 的添加,在第 8 天进行延迟应力加载均会促进 Smad2/3 蛋白的磷酸化,以及随之进行的核转位。这表明,适当时机加载的应力刺激可以替代外源性 TGF-β1 通过直接促进内源性 TGF-β1 的产生以及间接增强 TGF-β1 下游信号。进一步的发现揭示:这两种受体激活型 Smads 以不同的方式激活。Smad2 磷酸化随时间增加而稳定增加;而 Smad3 则呈现出短暂而快速的磷酸化。这可能是因为 Smad2 的激活相对稳定,而 Smad3 对力学刺激的响应更加敏感。在 TGF-β 诱导的成软骨分化中,Smad3 比 Smad2 占有更重要的地位。免疫荧光显示,在中断 TGF-β1 后,p-Smad2/3 表达减弱;在 TGF-β1 维持组,p-Smad2/3 表达主要在胞核;单纯施加应力刺激,p-Smad2/3 表达增加,但主要表达在胞质中;同时维持 TGF-β1 和应力刺激,p-Smad2/3 在细胞质和细胞核的表达都增加(见图 5-22)。因此,可以发现应力刺激趋向于促进 Smad 的磷酸化,而 TGF-β1 似乎更趋向于促进 Smad 核转移。

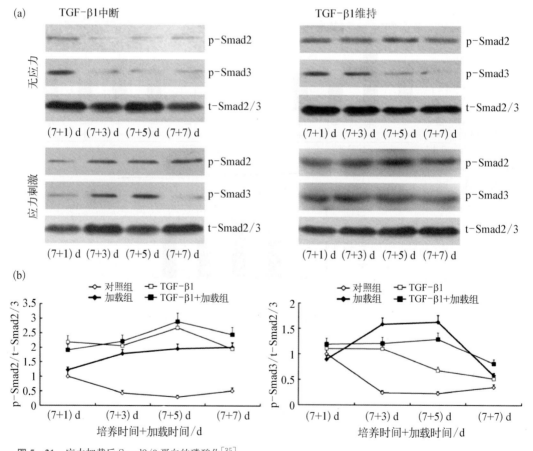

图 5-21　应力加载后 Smad2/3 蛋白的磷酸化[35]

(a) Western 印迹结果;(b) Smad2 和 Smad3 磷酸化模式

Figure 5-21　Phosphorylation and location of Smad2/3 affected by compressive stress were activated by continued TGF-β1 or delayed stress, but in different patterns

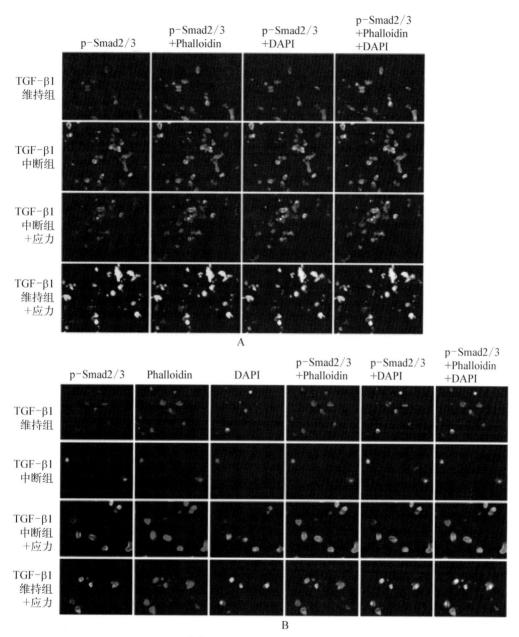

图 5 - 22　p‐Smad2/3 免疫荧光分析[19]

p‐Smad2/3 以 FITC 标记(绿色);细胞骨架被 TRITC 标记 (红色);细胞核被 DAPI 标记(蓝色);A. ×100;B. ×400

Figure 5 - 22　Immunofluorescent localization of p‐Smad2/3 upon mechanical stimulation

　　在 TβRI 抑制试验中,我们还发现,动压力诱导的软骨形成基因的表达并没有被 SB431542 完全抑制。这表明除了 TGF‐β/Smads 信号通路外,机械应力还通过其他的众多信号通路来调节软骨分化。在 TGF‐β 信号激活时,Smad 蛋白还可能与不同的非 Smad 信号通路相互作用[35,36]。因此我们对 TGF‐β 相关的其他信号通路也进行了研究,如

图 5-23 所示。结果显示,在第 8 天开始延迟应力加载 3 天后,p-p38 和 RhoB 蛋白增加水平类似于添加 TGF-β。使用 SB431542 抑制 TGF-β1 后,同样加载延迟应力,p-p38 和 RhoB 增加水平有不同程度的降低。应力加载也在一定程度上增加了 p-ERK1/2 和 Wnt7a 的水平,但其水平并不受 SB431542 的影响。在机械刺激下,他们似乎不受 TGF-β 水平的影响。

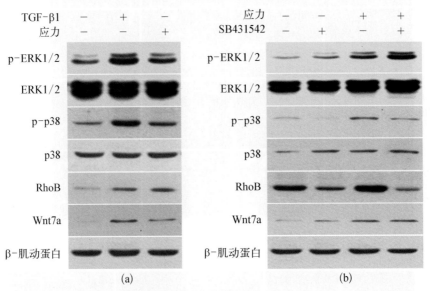

图 5-23 应力加载后 TGF-β 相关其他信号通路基因的表达[19]
(a) 在诱导第 8 天介入应力刺激,p-ERK1/2、p-p38、RhoB、Wnt7a 均有明显变化(图示为应力加载 3 天后);(b) 在 TGF-β 抑制剂 SB431542 作用下,应力激活的 p-p38 和 RhoB 降低,但 p-ERK1/2 和 Wnt7a 变化不大
Figure 5-23 TGF-β related signal pathway gene expression affected by compressive stress

通过以上研究,我们认为,适当的延迟压应力加载可以有效替代 TGF-β1 诱导成软骨分化,但是延迟应力加载调节软骨形成可能是多层面复杂的信号通路独立或共同参与的。力学环境下的不同阶段的软骨分化受到 TGF-β 和其他信号通路形成的复杂信号网络共同作用调控。

5.2.5 p38 MAPK 在周期性动压对 MSCs 成软骨分化过程中调节细胞分化的机制

机械刺激可以通过改变细胞增殖、胞外基质基因表达、软骨基质生物合成等调控间充质干细胞(MSCs)的成软骨分化。然而生物力学刺激是如何促进干细胞成软骨分化以及软骨生成这一复杂的分子机制问题,是近年来的研究热点。分子信号转导起始于外源性化学与机械刺激,在决定干细胞分化方向上起着重要作用。

有研究表明 p38 MAPK 通路影响和调控 TGF-β1 信号表达[37,38],阻断该通路可使 TGF-β1 诱导下的 MSCs 成软骨分化受到明显抑制[38],而相反,将软骨细胞阻断 p38 MAPK 通路后似乎可以增强软骨表型表达[39]。除了参与单纯化学诱导的细胞分化,p38

MAPK 通路还调控干细胞对机械刺激的广泛应答[40]。有研究显示,阻断 p38 MAPK 会抑制以微重力为机械刺激下的 MSCs 成软骨标志基因表达[41],并认为成软骨诱导化学因子 TGF-β1 激活 p38 MAPK 通路后机械刺激将取代化学诱导继续发挥作用。此外,该通路在动态压缩应力诱导干细胞成软骨分化过程中也起着重要作用。研究报道当动压力作用于多能间充质细胞系 C2C12 后 p38 MAPK 磷酸化逐步上调,提示动压力可能通过 p38 MAPK 信号通路使细胞向成骨或成软骨方向分化[42]。

那么,p38 MAPK 通路在周期性动压力作用下的 MSCs 成软骨分化过程中到底扮演何种角色仍需进一步的探讨。根据前期的研究,在成软骨诱导培养第 8 天开始体外加载动态压缩应力、COL2α1、Aggrecan 等软骨相关标志基因表达明显上调(见图 5-24 和图 5-25)。以此为基础,研究发现在不施加机械刺激时 p38 MAPK 通路会被成软骨诱导细胞因子延迟性缓慢激活;相反,在不论是否添加化学诱导剂的情况下,p38 MAPK 会被周期性动压力瞬时性激活。在普通培养基条件下,干细胞获得机械刺激后 p38 MAPK 快速磷酸化,相对于未加力对照组,其磷酸化增加倍数在加力 3 天后达到峰值。不同的是,对于成软骨培养基培养条件,机械力诱导的干细胞 p38 MAPK 通路磷酸化水平在早期阶段上调,并在中后期阶段保持一个相对稳定的高水平,不过,其中加力组较对照组的磷酸化水平增加倍数在加力 1 天和 3 天时呈现明显增长,在 5 天和 7 天检测时则出现下降。可见 p38 MAPK 通路被动压力激活的方式确实是快速而短暂的。

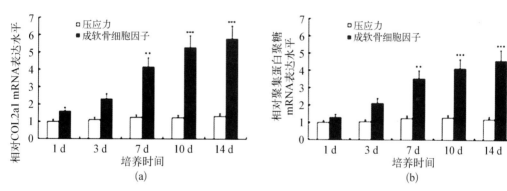

图 5-24 动压力作用下 COL2α1 和聚集蛋白聚糖(aggrecan)成软骨标志基因表达。培养第 8 天开始加载动压力,无论是否添加成软骨化学诱导剂,干细胞 COL2α1 和聚集蛋白聚糖 mRNA 水平均上调[22]
(a) COL2α1 mRNA 表达;(b) 聚集蛋白聚糖 mRNA 表达

Figure 5-24 Gene expression of COL2α1 and aggrecan stimulated by dynamic compressive stress in the process of chondrogenesis. The mRNA expression of both COL2α1 and aggrecan was upregulated by dynamic compressive stress introduced on day 8, no matter the alginate beads were cultured with chondrogenic medium or not

进一步研究中,将 p38 MAPK 通路进行化学剂阻断,结果显示不论在化学还是机械应力诱导环境中,MSCs 的成软骨分化倾向都被不同程度抑制(见图 5-26)。我们采用 SB203580 化学抑制剂将 p38 MAPK 通路进行阻断,对软骨相关基因 COL2α1、聚集蛋白聚糖、Sox9、Runx2、Ihh 进行基因表达检测。发现在普通培养条件下,抑制剂组 COL2α1 和聚集蛋白聚糖 mRNA 表达水平较非抑制剂组仅有不明显下调(见图 5-26(a)、(b)),而在成软骨诱导条件下,这种下调则变得非常显著(见图 5-26(c)、(d))。此外,我们认为动压力对成软骨相关基因表达的影响取决于是否添加成软骨诱导剂。研究中发现,当使用成软骨培养基时,

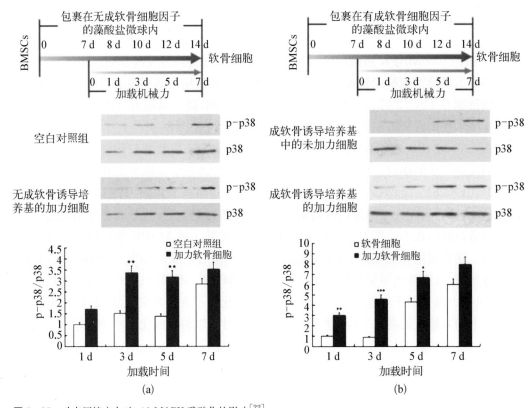

图 5-25 动态压缩应力对 p38 MAPK 磷酸化的影响[22]

(a) 普通培养基中细胞 p38 MAPK 的磷酸化表达；(b) 成软骨诱导培养基中细胞 p38 MAPK 的磷酸化表达

Figure 5-25 The effects of compressive stress on p38 MAPK phosphorylation

阻断剂对 COL2α1 和聚集蛋白聚糖表达的抑制持续在整个加力过程中［见图 5-26(c)(d)］，而普通培养条件下，仅在加力 1 天和 3 天时明显检测到此抑制作用［见图 5-26(a)(b)］。值得注意的是，即使在阻断 p38 MAPK 通路的情况下，加力组的 COL2α1 和聚集蛋白聚糖表达依旧高于非加力组［见图 5-26(c)(d)］，表明力学刺激作用下的成软骨相关基因表达并未完全被 SB203580 阻断，推测 p38 MAPK 通路并非是参与这一过程力-化学信号转导的唯一正向调控分子通路。阻断剂 SB203580 以 3 μmol/L 的终浓度添加入普通培养基/成软骨诱导培养基，BMSCs 于加力前 2 小时换液，用 PT-PCR 检测 COL2α1 和聚集蛋白聚糖（Aggrecan）的基因表达。

此外，转录因子 Sox9 调控 COL2α1 和聚集蛋白聚糖表达，是软骨基质合成过程的重要相关基因，Runx2 和 Ihh 与软骨细胞肥大相关，是软骨细胞分化和成熟的重要调控基因。研究显示 Sox9 与 COL2α1 和聚集蛋白聚糖表达具有一致性，在动压力作用下表达上调，而在 p38 MAPK 通路阻断后表达下降［见图 5-27(a)］。值得一提的是，Sox9 mRNA 表达对短时间内的力学刺激更敏感，加力 1 天较 5 天后的 Sox9 基因表达水平反而更高。相反，Runx2 表达会随着成软骨培养进程而上升，加力 5 天较 1 天后其基因水平明显升高。总的来说，在力学刺激条件下，阻断 p38 MAPK 通路对化学诱导培养条件下干细胞 Sox9、Runx2、COL2α1、聚集蛋白聚糖等基因表达的影响较非化学诱导培养条件更显著。

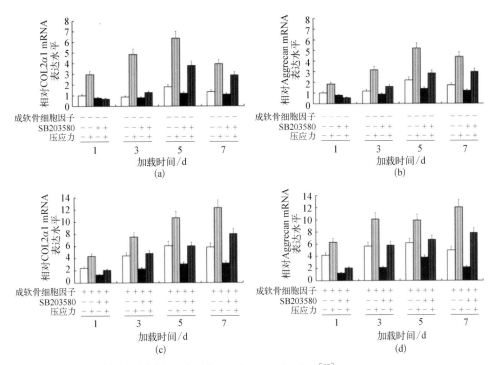

图 5 - 26 p38 阻断剂对压应力诱导的成软骨标志基因表达的影响[22]
(a) 普通培养基中 COL2α1 mRNA 表达;(b) 普通培养基中 Aggrecan mRNA 表达;(c) 成软骨诱导培养基中 COL2α1 mRNA 表达;(d) 成软骨诱导培养基中 Aggrecan mRNA 表达

Figure 5 - 26 The influence of p38 inhibitor on the stress-induced chondrocyte-specific genes

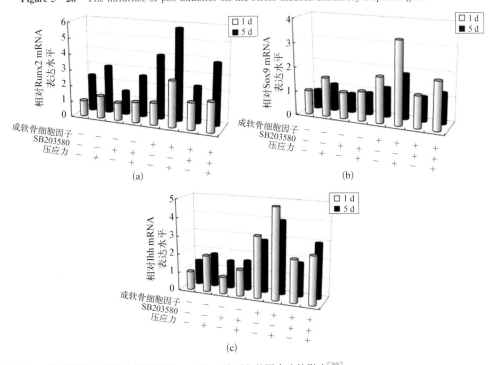

图 5 - 27 p38 阻断剂对压应力诱导的 Runx2、Sox9 和 Ihh 基因表达的影响[22]
(a) Runx2 mRNA 表达;(b) Sox9 mRNA 表达;(c) Ihh mRNA 表达

Figure 5 - 27 The effects of p38 inhibitor on gene expression of Runx2, Sox9 and Ihh under compressive stimulation

通过上述研究,我们认为,p38 MAPK 通路在周期性动压力作用下的 MSCs 成软骨分化过程中起重要作用,p38 MAPK 通路是力-化学-生物学信号转导的必经之路,也是成软骨相关分子转录的必要调控者。

5.2.6 周期性动态压应力对 MSCs 成软骨分化过程中氧压以及 pH 的影响

骨髓间充质干细胞(bone mesenchymal stem cells, BMSCs)是目前备受关注的一类具有多向分化潜能的干细胞,在体外特定的诱导条件下可分化为骨、软骨、脂肪、肌肉、神经、肌腱及韧带等组织。MSCs 来源充足、取材方便,MSCs 的生物学特性使之成为软骨组织工程的理想"种子"细胞[43]。

正常关节软骨组织在生理状态下始终伴随着力学因素的作用,力学刺激对软骨细胞的功能及软骨组织的正常发育与成熟具有重要影响。力学刺激(mechanical stimuli)在组织工程化软骨的构建过程中起着重要作用。因此,体外培养过程中模拟真实的体内力学环境对软骨细胞生长、增殖、分化具有重要意义。

软骨细胞融合了多种微环境因素来加强分化反应,在成软骨分化(chondrogenic differentiation)过程中的力学信号(mechanical signaling)规律现在也成为关注热点。为了用力学方法促进组织工程化软骨(tissue-engineered chondrogenesis)形成,对调整软骨形成过程中化学因子在力学刺激的相互作用的透彻理解是很有必要的。通过调整气压施加动态和静态静水压力于培养基来研究大鼠 MSCs 和它们的微环境之间的相互作用,由于关节的内在自我修复能力有限,因此关节软骨修复表现出较大的挑战。干细胞构建功能性组织工程化方式被认为是修复软骨的很有前景的治疗方式,MSCs 被认为是临床治疗中细胞来源的潜在候选细胞。天然软骨是一种水合组织,可以抵抗和分散日常活动的机械应力。因此,进一步探索和优化力学因素对 MSCs 的影响对于 MSCs 在软骨修复的成功应用是很有必要的。

物理因素和化学成分等微环境因素对于 MSCs 成软骨分化具有至关重要的意义,大量研究都已经分别表明这些因素的影响力。例如,应用生理限度内的液体静压力(hydrostatic pressures)诱导 MSCs 成软骨分化,根据软骨细胞样基因表达下 MSCs 的分化与软骨样细胞外基质(ECMs)的沉积均有促进。微环境中的化学成分如氧气和 pH 值同样重要,多项研究表明环境中的氧气与细胞外酸度与软骨细胞前体细胞的成软骨分化和软骨细胞的行为有密切联系。

但是,前期的研究可能忽略了液体静压力和上述的化学调节器有时会相互作用,尤其是当压缩气体产生应力作用于培养基时。也许由于忽略液体静压力和化学微环境之间复杂的相互影响可能会削弱我们对 MSCs 真实的生物力学反应的理解。为了加强现有的理解,我们的研究构建了一个载荷系统,此系统的气体环境和细胞外酸度可以监控。通过改变培养基表面气压来比较动态和静态压力下的影响,试图对影响 MSCs 成软骨化的相关微环境的化学特性做一个初步阐明。

5.2.6.1 微生物培养基中微环境的改变

图 5-28 给出了培养基化学性质随着力的加载而改变的曲线。其中虚线显示基线的水平,相当于对照组细胞加力前的水平,pH 值、$p(O_2)$、$p(CO_2)$ 于整个过程中都在基线附近保持稳定。

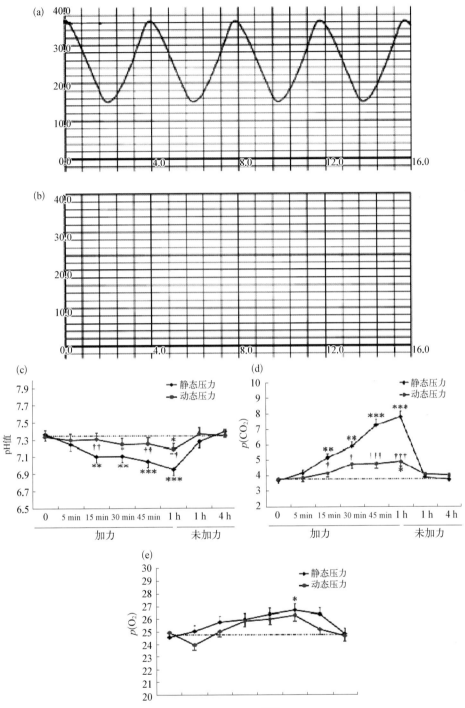

图 5 - 28 动、静态压力对培养于藻酸盐微球的细胞微环境的影响[26]

(a) 样本暴露于正弦曲线的动态压力下((a),0.25 Hz)或静态压力下((b),0 Hz)的屏幕截图;(c) 加力后培养基微环境的改变,取样本于以下时间点:加力时 0 min、5 min、15 min、30 min、45 min、1 h,及去力后 1 h、4 h,被选的培养基做血气分析;虚线显示基线水平,相当于对照组加力前的水平;(d)1 pH;(d)2 $p(O_2)$;(c) 3$p(CO_2)$;∗ 动/静态压力与未加力对照组之间差异有意义;+动态和静态压力之间差异有意义;∗ +$P<0.05$;∗∗ ++$P<0.01$;∗∗∗ +++$P<0.001$

Figure 5 - 28 The influences of dynamic and static hydrostatic pressures on microenvironment of cells cultured in alginate beads

$p(O_2)$在动态和静态的压力下,改变的方式一样,在加载下略有升高。然而,pH 值和$p(CO_2)$在不同种类压力下改变方式不同。pH 值在动态压力下会在基线下方略有波动;在静态压力下,pH 值会大幅下降,并且在加载结束时达到底部。

$p(CO_2)$在加载动态压力下缓慢上升,但是在静态压力下飙升,在加载结束时达到峰值,约为加力前的两倍。所有参数在加力后 4 h 最终接近基准线水平并保持稳定。相似结果也出现在没有细胞结构的培养基取样中。所有参数每天改变方式都是一样的。

一直以来,生成功能性软骨等同物用于潜在的临床使用,在成软骨化的微环境中培养 MSCs 就备受期待。现有的设备可以通过施加不同的力学和化学因素来改变成软骨化的微环境。前期的研究证实加载于设备中的 MSCs 可以感觉到力学刺激并且连续刺激可以促进成软骨分化,但这些研究忽略了细胞在加力的同时培养基也在变化这个事实,这可能也会影响细胞的力学生物学反应。依据我们的结果,当应力通过密封加气压到培养基上时,稀释气体的密度和培养基的酸度会在加力的同时发生改变。确切来说,相比动态压力,静态压力更会减少 pH 值,大部分是因为培养基中溶解的CO_2积累,相比而言,动态压力几乎维持$p(H)$和$p(CO_2)$的稳定。这可能是细胞受到一定量气压作用的一段正弦曲线波动的结果,气压可能会增强密封室与培养基间的气体交换从而对CO_2积累有一定缓冲。氧分压在两种压力下未见明显增加,所以系统内氧供有保障。系统内培养基内改变的参数不同于细胞代谢,主要是加力的结果,因为当细胞移除培养基和每天加力替换为新鲜培养基时,相似的变化仍会发生。事实上 MSCs 的生物反应从长远来看可能已经影响到培养基环境,但是在我们的研究中,当监控几小时后,它们好像并没有显著改变化学参数。

5.2.6.2　ECMs 沉积的组织学分析

软骨形成培养 14 天后,没有压力的对照组细胞展现出典型的圆形软骨细胞,甲苯胺蓝染色组和番红精染色组可见丰富的蛋白多糖,免疫组化染色可见Ⅱ型胶原(见图 5-29)。在施加了 7 天动态压力后,细胞仍然展现一样的形态,但是 ECMs 和Ⅱ型胶原染色加深。相比之下,细胞在静态压力下展现出比较少的 ECMs 沉积和Ⅱ型胶原,染色和对照组表现相似。

5.2.6.3　在流体动力压力下糖胺聚糖(GAG)合成反应的作用

在空载的对照组中 GAG 逐渐累积在藻酸盐微球和培养基中。从第 8 天开始,给细胞施加动态压力,GAG 在藻酸盐微球和培养基里加速分泌,并且在加力后 3、5、7 天后显著多于空载的对照组。相比之下,随着细胞暴露在静态压力下,藻酸盐微球中的 GAG 含量在前 3 天上升,后来日益下降。同时,培养基中持续增多[26](见图 5-30)。

组化染色和 GAG 定量分析表明静态压力相较于动态压力而言,对组织学表现和静态压力下培养期末细胞团细胞外基质合成产生不利影响。虽然在静态压力作用下前 3 天藻酸盐微球内 GAG 沉积量增加,但其损失速度高于其产生速度。这导致藻酸盐微球内 GAG 沉积量在培养 12～14 d 后才回归到对照组水平。相比之下,在动态压力下,GAG 在小球和培养基内都在连续积累,这表明动态压力对 GAG 合成有很强的协同效应。与之前的试验结果一致,由于细胞外大分子因压力诱导液体流动致被动扩散速率增加,压应力的应用增加了新合

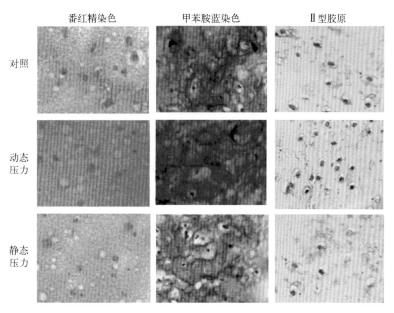

图 5-29　动静态压力下成软骨 BMSCs(×200)的表型改变[26]

Figure 5-29　Phenotypical alterations of chondrogenic BMSCs (×200) stimulated by dynamic and static pressure

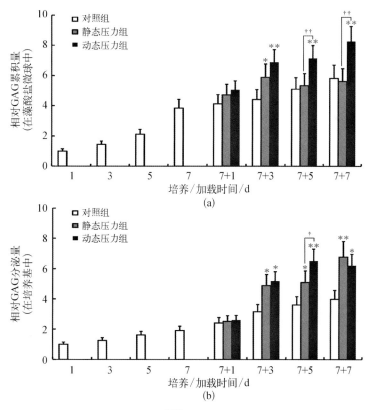

图 5-30　压力刺激下 GAG 沉积[26]

(a) 藻酸盐微球；(b) 培养基；* $P < 0.05$；** $P < 0.01$

Figure 5-30　GAG deposition stimulated by pressures

成的 GAG 向培养基的释放量。但是，不像之前试验所下的结论，虽然动态压力导致液体流动速度增强，但并没有较大的释放量，这可能是因为静态压力酸化了培养基环境。根据另一个早期的研究，增加的 GAG 倾向于扩散，因此可以推断，正是静态压力产生的培养基酸化逐渐抵消并最终颠覆压力自身所产生的协同效应。相比之下，在动态压力下，有效的气体交换用来缓冲培养基并保持其稳态可以连续不断地促进软骨形成。

5.2.6.4　流体动力学压力下对软骨基因表达的作用

在加载实验中显示两种类型压力对于软骨基因转录有协同作用，但是静态压力产生的作用相比来说不够持久显著(见图 5 - 31(a))。基于在无压力条件下持续性增加的趋势，在整个加载实验过程中动态压力能显著提高 COL2α1、蛋白多糖和 Sox9 中 mRNA 的水平。相比而言，静态压力可以在前 3 天或 5 天提高 mRNA 表达，但是数量级要小于处于动态压力下的表达。

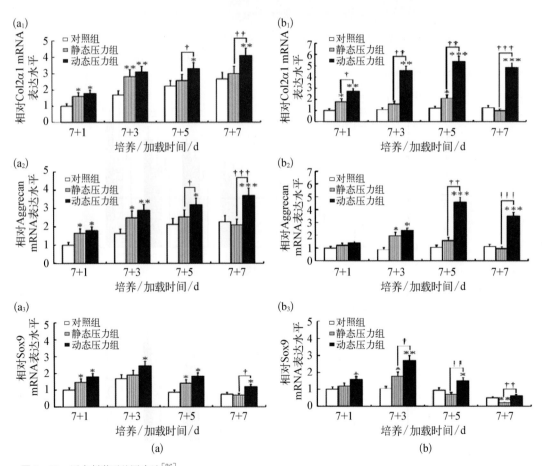

图 5 - 31　压力刺激下基因表达[26]

(a) 连续供给 TGF - β1 时成软骨基因的表达；(b) 第 8 天停止 TGF - β1 供给时成软骨基因的表达；(a_1/b_1) COL2α1；(a_2/b_2) 糖胺聚糖；(a_3/b_3) Sox9；* $P<0.05$；** $P<0.01$；*** $P<0.001$

Figure 5 - 31　Gene expression stimulated by pressures

第8天外源性的 TGF-β1 开始停止供给后,软骨基因的表达在无压力下停止增加(见图 5-31(b))。动态压力下至少5天内 COL2α1、蛋白多糖和 Sox9 的表达显著提高。相比而言,静态压力下的提高作用却是比较短暂的,常出现在加力的第3天或第5天。软骨基因的 mRNA 水平在短暂升高后开始下降,在实验最后,有的甚至低于没有加力的对照组。

5.2.6.5 内源性的 TGF-β1 分泌

当在第8天停止对软骨培养基供给外源性的 TGF-β1 后,对照组细胞的 TGF-β1 浓度开始下降。动态压力在整个实验过程中可以持续提高 TGF-β1 水平,无论是活化的[见图 5-32(a)]还是混合的(活化的和潜在的)[见图 5-32(b)]。相比而言,在静态压力下活化的 TGF-β1 浓度升高持续时间较短。活化的 TGF-β1 浓度高峰在施加动态压力的第3天开始下降。对于混合 TGF-β1,静态力下提高5天后随之下降。

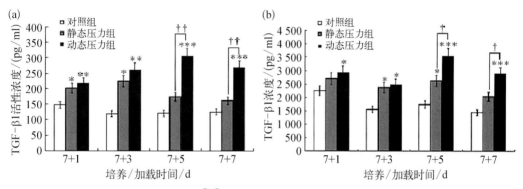

图 5-32 压力刺激下 TGF-β1 蛋白分泌[26]

(a) 第8天停止 TGF-β1 供给后,压力刺激下不同压力组 TGF-β1 活性浓度变化;(b) 相应 TGF-β1 浓度改变

* $P<0.05$;** $P<0.01$;*** $P<0.001$

Figure 5-32 TGF-β1 protein secretion stimulated by pressures

以前的研究表明,化学微环境可能参与了力学刺激下的软骨形成,但其内在机制尚不明了。TGF-β1 是用于诱导软骨形成的最重要的生长因子,且在最近的报道中认为在成软骨分化中参与细胞对力学刺激应答。之前发现动态压力可以补偿因中断 TGF-β1 软骨形成的减少量,并且可以通过活化内源性 TGF-β1 继续成软骨分化。与之前的研究一致,在无TGF-β1 的培养基中,动态压力下内源性 TGF-β1 持续激活,但在静态压力下激活过程却仅维持片刻。这种激活内源性 TGF-β1 的暂时对比类似在无 TGF-β1 培养基中加载两种类型压力的软骨形成基因的表达。这些数据表明,内源性 TGF-β1 活化可能用于培养微环境的必要通路来理解 TGF-β1 在压应力作用下的调控作用。

总之,我们积极地阐明了对动态和静态静水压力下大鼠 MSCs 的差异导致培养微环境的不同变化。结果表明载荷诱导酸化培养基可能对软骨形成有不利影响,因此,通过有效的气体交换和一个必不可少的缓冲系统来保持培养基微环境的稳态,从而优化影响 MSCs 成软骨化的力学因子。

(李娟　王娅婷　蒋福林　万凌云)

5.3 LIPUS 对 BMSCs 成软骨及软骨内成骨趋势的影响

1880 年发现压电效应之后，科学家发现逆向利用这一效应可以产生高频的声波，于是超声波诞生了。自从 Pohlman 于 1938 年将超声（ultrasound，US）治疗引入临床工作以来，其在临床医疗和科学研究中有着广泛的应用。第一个用于加速骨折愈合的临床效果的超声应用报道出现于 1953 年，观察发现超声治疗可以加速骨折的愈合，缩短骨折后功能恢复的时间。超声波长期用于促进骨折愈合，尤其对骨折延迟愈合和骨折迁延不愈有明显的临床效果。现有研究证实，通过对成骨、成软骨以及软骨内成骨等多方面的作用，超声治疗可有效促进骨折愈合。

5.3.1 LIPUS 对 BMSCs 成软骨分化以及肥大化的影响

目前一般认为，超声波的生物学效应可能源自 3 个方面的效应。第 1 个是热效应，超声波穿过组织时，其能量被吸收而产热。热效应可以增加血流速度，延伸纤维组织，减轻疼痛和肌肉痉挛。由于热效应十分微弱，特别是对于低强度超声，目前普遍认为热效应在低强度脉冲超声（low-intensity pulsed ultrasound，LIPUS）的生物学效应中可以忽略不计。第 2 个是机械效应，超声波穿过组织时，会使所经过的组织产生振动。伴随着组织振动，组织内出现声波流和空泡效应。声波流是发生在细胞膜、空泡等振动的组织结构周围的小规模液体涡流；空泡效应是声场内气体空隙的脉动。这种组织内稳定的声波流和空泡效应可以改变物质扩散速度、细胞膜的通透性以及组织的生物学特性。研究证实，超声波通过这一效应可以改变细胞膜的通透性、细胞的活性以及微循环血流压力[44]。第 3 个是压电效应，生理状态下，机械应力作用下，骨会产生电势。超声通过压电效应改变骨组织的电位，从而弥补骨折期间缺乏正常生理载荷而导致的正常骨骼内电势缺失。

在对超声用于治疗骨折的研究中发现，超声刺激可以有效促进不同生理过程中的成骨分化、成软骨分化以及软骨内矿化的进程；可以促进骨髓基质干细胞向成骨细胞分化，促进细胞增殖以及碱性磷酸酶的合成；可以促进骨折部位的软骨内成骨[45]；可以加速干细胞成软骨分化，促进软骨细胞外基质的合成[46]。

为了了解超声对 BMSCs 成软骨分化及其后继的软骨内成骨的作用趋势，我们采用体外大鼠 BMSC 细胞微球成软骨分化和肥大化模型，研究 US 对其过程的影响[47]。细胞微球分别在成软骨培养基中培养 4 周作为成软骨模型，或者在成软骨培养基中培养 3 周后再在肥大化培养基中培养 1 周作为肥大化模型。通过自行设计制造的超声发生器（见图 5-33），施加超声刺激，设置为：脉冲重复频率 1 MHz，工作频率 1 kHz，占空比 20%，每天施加 15 分钟。成软骨分化阶段超声刺激按照其强度大小分为 3 组：US1 组，超声强度峰值为 100 mW/cm²；US2 组，峰值为 150 mW/cm²；US3 组，峰值为 200 mW/cm²。在成软骨的研究中，我们发现 150 mW/cm² 的超声刺激生物学活性最强，在肥大化阶段我们采用了 150 mW/cm² 作为唯一刺激强度。

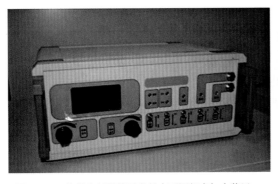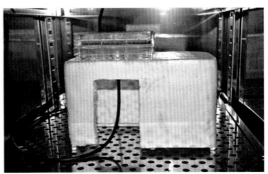

图 5-33 笔者自行设计开发的全可调超声加力装置

Figure 5-33 Adjustable ultrasound generator designed by our group

在体外成软骨分化模型中，US可以促进成软骨相关基因的表达，增加软骨细胞外基质的表达量。US刺激组的细胞微球结构较对照组更加致密，番红O染色更深（见图5-34）。

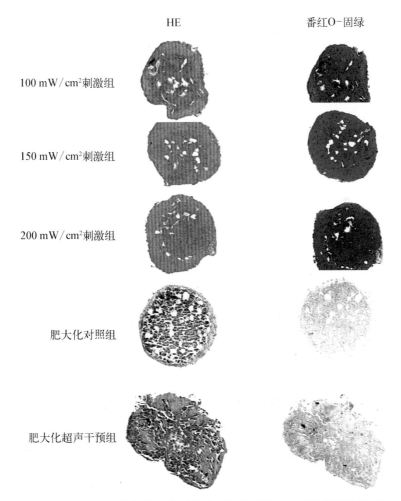

图 5-34 LIPUS干预下干细胞微球的苏木精-伊红染色（HE）及番红O-固绿染色（标尺=100 μm）

Figure 5-34 HE and Safranin red O staining of rat BMSC pellet after LIPUS stimulation

免疫组化染色发现,超声增高了细胞外基质中Ⅱ型胶原的表达,US2 和 US3 组的表达高于 US1 组(见图 5 - 35)。实时(real-time)PCR 检测结果发现,US2 和 US3 组的Ⅱ型胶原 mRNA 表达高于 US1 组,并且 US2 组还增高了 TGF - β3 的表达。在成软骨培养条件下, US 还会抑制肥大化以及成骨相关基因的表达。US 降低了成软骨分化细胞微球中Ⅰ型胶 原和 BSP 蛋白的表达。基因检测发现超声降低了 COL Ⅰ0a1、Runx2 mRNA 基因的表达。 此外 US1 组和 US2 组还显著降低了 Osterix mRNA 的表达。

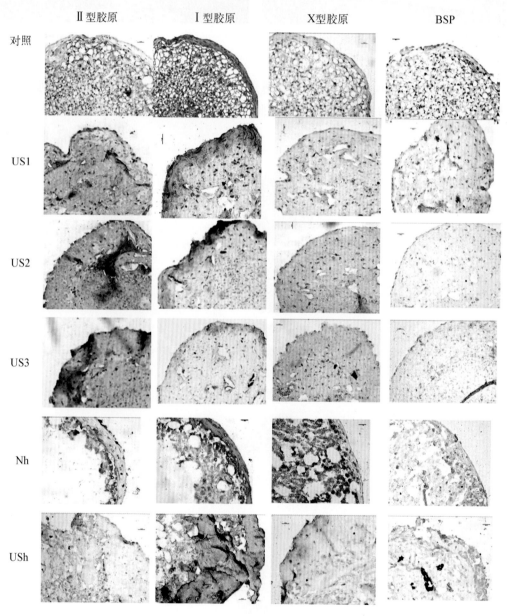

图 5 - 35　实验各免疫组化染色结果及目标蛋白染色 MOD 均值(标尺＝10 μm)

Figure 5 - 35　Immunhistochemisty results of collagen Ⅱ，collagen Ⅰ，collagen X and BSP in BMSC pellets with US stimulation

在肥大化模型中,US 可以促进细胞微球的肥大化。US 降低了细胞微球中 II 型胶原和 X 型胶原蛋白的表达,提高了 I 型胶原蛋白的表达并使其在微球中的分布更加广泛。Real-time PCR 也取得了相似的结果。

研究发现,US 作为生物反应器的一种,可以有效地促进各类生物学进程的发展。在不同的成软骨和肥大化的微环境下,US 刺激扮演着加速器的角色。US 的效用是非指向性的,在成软骨微环境中,US 可以促进干细胞成软骨分化,同时有利于维持成软骨分化效果,抑制其进入肥大化阶段。在肥大化培养微环境中,US 转为抑制软骨表型的维持,促进成软骨分化后的干细胞微球向肥大化方向发展。从目前研究来看,US 是成软骨分化以及肥大化的加速因素,而不是决定因素。

5.3.2 LIPUS 对软骨的影响

超声刺激不需要直接接触关节软骨,可在关节软骨不承受负重的情况下施加能量。前期已有短期实验研究发现超声刺激可以增强软骨内的基质合成,对关节软骨有保护作用[48]。为了进一步研究 US 对软骨及软骨细胞的作用,我们采用六月龄猪股骨膝关节软骨块体外培养模型进行研究。在关节软骨承重区取全厚软骨,切成 $2 \times 3 \ mm^2$ 的软骨块,培养在含有 10% 胎牛血清的 DMEM(dulbecco's modified eagle medium,一种含各种氨基酸和葡萄糖的培养基)培养基中。实验组采用的超声刺激设置为:脉冲重复频率 1 MHz,工作频率 1 kHz,占空比 20%,最大超声强度 150 mW/cm²,每天施加 20 min,共持续 4 周。

对照组关节软骨块在 1 周之后就出现了明显的退化现象,番红 O 染色降低(蛋白多糖丢失),关节软骨表面失去了光滑的外形,出现了明显的纤维化。这种退化现象随着时间的推移变得越发明显(见图 5-36)。US 干预有效地阻止了蛋白多糖的丢失,软骨块没有出现退化的现象。位于软骨表面和切口位置的细胞表现得很活跃,在切口位置还观察到了明显的细胞增殖和新组织形成并突破边界,在第 4 周还观察到了细胞簇的出现(见图 5-37)。新生

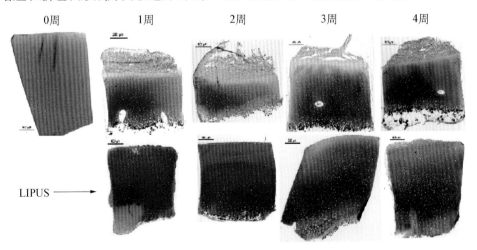

图 5-36 不同时间点猪股骨膝关节软骨番红 O 染色比较

Figure 5-36 Histological sections of porcine knee cartilage explants cultured for up to four weeks as explant cultures

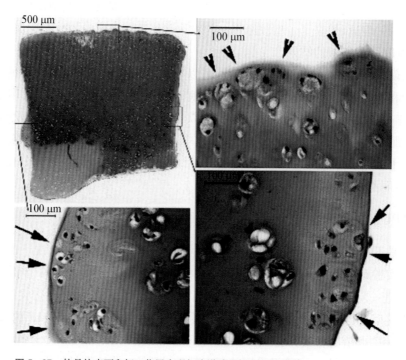

图 5 - 37 软骨块表面和切口位置出现细胞增殖和新生组织形成

Figure 5 - 37 the cell proliferation occurring especially at the cutting edges, but also at the surface of the articular cartilage

组织与透明软骨相似,但与原有软骨组织不同,其番红 O 染色较浅。由于新生组织内 II 型胶原含量减少、I 型胶原含量增多,也不能排除新生组织有可能是纤维软骨,但是其具体的组织学特性目前尚不清楚。对照组软骨块中的聚集蛋白聚糖(aggrecan)、II 型和 X 型胶原的 mRNA 随着培养时间的延长,其表达逐渐降低,I 型胶原 mRNA 则逐渐轻微升高。US 刺激对体外培养的软骨块具有一定的保护作用,相比对照组,其 aggrecan 和 II 型胶原 mRNA 的表达减少。这是因为,正常的软骨组织中 II 型胶原的表达量相对较低,只有当软骨处于骨关节炎等病理状态的时候,其表达量才会增加。

如前所述,软骨需要在间断应力的作用下才能保持正常的生理结构。研究结果发现,US 这样的物理刺激也能够有效地促进营养物质和代谢产物的扩散,维持软骨的正常物质代谢,从而保持软骨的完整性。但是其机理尚有待进一步研究证实。

(谭理军)

参考文献

[1] Grodzinsky A J, Frank E H, Kim Y J, et al. The role of specific macromolecules in cell-matrix interactions and in matrix function: physiochemical and mechanical mediators of chondrocyte biosynthesis. In: Comper W D, editor. Extracellular matrix, vol. II: molecular components and interactions [M]. Amsterdam: Harwood Academic Publishers, 1996.

[2] Tan L J, Ren Y J, van Kooten T G, et al. Low-intensity pulsed ultrasound (LIPUS) and pulsed electromagnetic

field (PEMF) treatments affect degeneration of cultured articular cartilage explants [J]. Int Orthop, 2015,39(3): 549 - 557.

[3] Wong M, Carter D R. Articular cartilage functional histomorphology and mechanobiology: a research perspective [J]. Bone, 2003, 33(1): 1 - 13.

[4] 戴尅戎.力学生物学在骨与软骨研究中的应用[J].中华骨科杂志,2006, 26(6): 429 - 431.

[5] Mow V C, Proctor C S, Kelly M A. Biomechanics of articular cartilage. Nordin M, Frankel V H, editors. Basic biomechanics of the mucoskeletal system [M]. 2nd ed. Philadelphia, PA: Lea and Febiger, 1989: 31 - 57.

[6] Buckwalter J A, Hunziker E B, Rosenberg L C, et al. Articular cartilage: composition and structure. In: Wo S I, Buckwalter J A, editors. Injury and repair of musculoskeletal soft tissues [M]. 2nd ed. Park Ridge: American Academy of Orthopaedic Surgeons, 1991.

[7] Vinatier C, Bouffi C, Merceron C, et al. Cartilage tissue engineering: towards a biomaterial-assisted mesenchymal stem cell therapy [J]. Current Stem Cell Research & Therapy, 2009, 4(4): 318 - 329.

[8] Roth V, Mow V C. The intrinsic tensile behavior of the matrix of bovine articular cartilage and its variation with age [J]. J Bone Joint Surg Am, 1980, 62(7): 1102 - 1017.

[9] Broom N, Chen M G, Hardy A. A degeneration-based hypothesis for interpreting fibrillar changes in the osteoarthritic cartilage matrix [J]. J Anat, 2001, 199(6): 683 - 698.

[10] Huang C H, Mow V C, Ateshian G A. The role of flow-independent viscoelasticity in the biphasic tensile and compressive responses of articular cartilage [J]. J Biomech Eng, 2001, 123(5): 410 - 417.

[11] 解志杰,许建中.关节软骨的结构和代谢与年龄相关的变化[J].中华老年医学杂志,2000,19(5): 394 - 396.

[12] Junqueira L C, Carneiro J. Basic histology [M]. 4th ed. Los Altos: Lange Medical, 1983.

[13] Wong M, Wuethrich P, Buschmann M D, et al. Chondrocyte biosynthesis correlates with local tissue strain in statically compressed adult articular cartilage [J]. J Orthop Res, 1997, 15(2): 189 - 196.

[14] Hasler E M, Herzog W, Wu J Z, et al. Articular cartilage biomechanics: theoretical models, material properties, and biosynthesis response [J]. Clin Rev Biomech Eng, 1999, 27(6): 415 - 488.

[15] Eckstein F, Lemberger B, Stammberger T, et al. Patellar cartilage deformation in vivo after static versus dynamic loading [J]. J Biomech, 2000, 33(7): 819 - 825.

[16] Lafeber F P, Intema F, van Roermund P M, et al. Unloading joints to treat osteoarthritis, including joint distraction [J]. Curr Opin Rheumatol, 2006, 18(5): 519 - 525.

[17] Huang A H, Farrell M J, Mauck R L. Mechanics and mechanobiology of mesenchymal stem cell-based engineered cartilage [J]. J Biomech, 2010, 43(1): 128 - 136.

[18] Mouw J K, Connelly J T, Wilson C G, et al. Dynamic compression regulates the expression and synthesis of chondrocyte-specific matrix molecules in bone marrow stromal cells [J]. Stem Cells, 2007, 25(3): 655e63.

[19] Li J, Wang J, Zou Y, et al. The influence of delayed compressive stress on TGF - β1 - induced chondrogenic differentiation of rat BMSCs through Smad-dependent and Smad-independent pathways [J]. Biomaterials, 2012, 33(33): 8395 - 8405.

[20] Guilak F, Cohen D M, Estes B T, et al. Control of stem cell fate by physical interactions with the extracellular matrix [J]. Cell stem cell, 2009, 5(1): 17 - 26.

[21] Engler A J, Sen S, Sweeney H L, et al. Matrix elasticity directs stem cell lineage specification [J]. Cell, 2006, 126(4): 677 - 689.

[22] Li J, Zhao Z, Yang J, et al. p38 MAPK mediated in compressive stress-induced chondrogenesis of rat bone marrow MSCs in 3D alginate scaffolds [J]. J Cell Physiol, 2009, 221(3): 609 - 617.

[23] George M, Chepenik K P, Schneiderman M H. Proliferation of cells undergoing chondrogenesis in vitro [J]. Differentiation, 1983, 24(3): 245 - 249.

[24] Wan L Q, Mow V C.述评:关节软骨的细胞与分子生物力学[J].医用生物力学,2008,23(1): 1 - 18.

[25] Ye R, Hao J, Song J, et al. Microenvironment is involved in cellular response to hydrostatic pressures during chondrogenesis of mesenchymal stem cells [J]. J Cell Biochem, 2014, 115(6): 1089 - 1096.

[26] Wang Y, Wang J, Bai D, et al. Cell proliferation is promoted by compressive stress during early stage of chondrogenic differentiation of rat BMSCs [J]. Journal of Cellular Physiology, 2013, 228(9): 1935 - 1942.

[27] Lim S, Kaldis P. Loss of Cdk2 and Cdk4 induces a switch from proliferation to differentiation in neural stem cells [J]. Stem Cells, 2012, 30(7): 1509 - 1520.

[28] Dong Y, Sui L, Sugimoto K, et al. Cyclin D1 - CDK4 complex, a possible critical factor for cell proliferation and

prognosis in laryngeal squamous cell carcinomas [J]. Int J Cancer, 2001, 95(4): 209 - 215.

[29] Grad S, Eglin D, Alini M, et al. Physical stimulation of chondrogenic cells in vitro: a review [J]. Clin Orthop Relat Res, 2011, 469(10): 2764 - 2772.

[30] Lima E G, Bian L, Ng K W, et al. The beneficial effect of delayed compressive loading on tissue-engineered cartilage constructs cultured with TGF - β3 [J]. Osteoarthritis Cartilage, 2007, 15(9): 1025 - 1033.

[31] Mouw J K, Connelly J T, Wilson C G, et al. Dynamic compression regulates the expression and synthesis of chondrocyte-specific matrix molecules in bone marrow stromal cells[J]. Stem Cells, 2007, 25(3): 655 - 663.

[32] Li T F, O'keefe R J, Chen D. TGF - β signaling in chondrocytes [J]. Front Biosci, 2005, 10(Suppl 1): 681 - 688.

[33] Li Z, Kupcsik L, Yao S J, et al. Mechanical load modulates chondrogenesis of human mesenchymal stem cells through the TGF - β pathway [J]. J Cell Mol Med, 2010, 14(6a): 1338 - 1346.

[34] Huang S S, Huang J S. TGF - β control of cell proliferation [J]. J Cell Biochem, 2005, 96(3): 447 - 462.

[35] Tuli R, Tuli S, Nandi S, et al. Transforming growth factor - β - mediated chondrogenesis of human mesenchymal progenitor cells involves N - cadherin and mitogen-activated protein kinase and Wnt signaling cross-talk [J]. Journal of Biological Chemistry, 2003, 278(42): 41227 - 41236.

[36] Moustakas A, Heldin C H. Non-Smad TGF - β signals[J]. Journal of cell science, 2005, 118(16): 3573 - 3584.

[37] Li J, Zhao Z, Liu J, et al. MEK/ERK and p38 MAPK regulate chondrogenesis of rat bone marrow mesenchymal stem cells through delicate interaction with TGF - β1/Smads pathway [J]. Cell proliferation, 2010, 43 (4): 333 - 343.

[38] Mcmahon L A, Prendergast P J, Campbell V A. A comparison of the involvement of p38, ERK1/2 and PI3K in growth factor-induced chondrogenic differentiation of mesenchymal stem cells [J]. Biochemical and biophysical research communications, 2008, 368(4): 990 - 995.

[39] Rosenzweig D H, Ou S J, Quinn T M. p38 mitogen-activated protein kinase promotes dedifferentiation of primary articular chondrocytes in monolayer culture [J]. J Cell Mol Med, 2013, 17(4): 508 - 517.

[40] Shiratsuchi H, Basson M D. Activation of p38 MAPKα by extracellular pressure mediates the stimulation of macrophage phagocytosis by pressure [J]. American Journal of Physiology-Cell Physiology, 2005, 288 (5): C1083 - C1093.

[41] Yu B, Yu D, Cao L, et al. Simulated microgravity using a rotary cell culture system promotes chondrogenesis of human adipose-derived mesenchymal stem cells via the p38 MAPK pathway [J]. Biochemical and biophysical research communications, 2011, 414(2): 412 - 418.

[42] Yanagisawa M, Suzuki N, Mitsui N, et al. Effects of compressive force on the differentiation of pluripotent mesenchymal cells[J]. Life sciences, 2007, 81(5): 405 - 412.

[43] 姜宗来.我国生物力学研究现状与展望[J].中国生物医学工程学报,2011,30(2): 161 - 168.

[44] Rawool N M, Goldberg B B, Forsberg F, et al. Power Doppler assessment of vascular changes during fracture treatment with low-intensity ultrasound [J]. Journal of ultrasound in medicine: official journal of the American Institute of Ultrasound in Medicine, 2003, 22(2): 145 - 153.

[45] Angle S, Sena K, Sumner D, et al. Osteogenic differentiation of rat bone marrow stromal cells by various intensities of low-intensity pulsed ultrasound [J]. Ultrasonics, 2011, 51(3): 281 - 288.

[46] Choi B H, Woo J I, Min B H, et al. Low-intensity ultrasound stimulates the viability and matrix gene expression of human articular chondrocytes in alginate bead culture [J]. J Biomed Mater Res A, 2006, 79A(4): 858 - 864.

[47] Wang J, Tang N, Xiao Q, et al. The potential application of pulsed ultrasound on bone defect repair via developmental engineering: An in vitro study [J]. Artif Organs, 2006, 40(5): 505 - 513.

[48] Boopalan P R, Arumugam S, Livingston A, et al. Pulsed electromagnetic field therapy results in healing of full thickness articular cartilage defect [J]. Int Orthop, 2011, 35(1): 143 - 148.

6　口周肌肉力学生物学

口周肌肉主要包括表情肌和咀嚼肌。表情肌位置浅表,大多起自颅骨的不同部位,止于面部皮肤;而咀嚼肌作为下颌运动的动力,在参与下颌运动并发挥多种功能如咀嚼、吞咽、语言等时可以精确地控制下颌的位置,并快速灵活地调节其张力以满足不同功能的需求,保证有效地行使各种口腔功能。探讨口周肌肉,特别是咀嚼肌群的力学生物学,对于深入了解口颌面部肌肉运动的生物力学特点、辅助临床诊断和治疗有着重要意义。

6.1　咀嚼肌及其生物力学

咀嚼肌作为口颌系统的重要组成部分,与咬合、颞下颌关节之间相互协调,保持和稳定口颌系统的生理平衡,同时参与下颌运动,实现咀嚼、吞咽、语言等功能。在下颌的运动过程中,受神经系统的支配,咀嚼肌可以准确、快速地调节肌张力,实现各种口腔功能。咀嚼肌系统拥有如此复杂的功能有赖于其特定的肌纤维组成及其生物力学特点。

6.1.1　骨骼肌的基本结构

骨骼肌组织主要由肌细胞组成,呈细长纤维形,又称为肌纤维(见图 6-1)。肌纤维的细胞膜称肌膜,细胞质称肌浆,一条肌纤维内含几十个甚至几百个细胞核,位于肌浆的周边即肌膜下方。肌浆内主要由含有收缩蛋白的肌原纤维组成。肌原纤维呈细丝状,直径为 $1\sim2\,\mu m$,其长轴与肌纤维长轴相平行。肌原纤维由许多排列规则的更细的肌丝,即粗肌丝和细肌丝所构成。粗肌丝又称肌球蛋白丝,直径约为 15 nm,主要由肌球蛋白分子构成;肌球蛋白分子聚集成粗肌丝时,蛋白分子尾部构成肌丝主干,头朝外凸形成横桥。细肌丝由肌动蛋白、原肌球蛋白和肌钙蛋白组成,直径约为 9 nm。粗、细肌丝穿插排列形成特有的重叠结构——肌小节构成肌纤维收缩功能的结构单位(见图 6-2)。

肌球蛋白分子含有 6 条多肽链,由 2 条重链(MyHC)和 4 条轻链(MyLC)组成。重链 C 末端呈 α 大螺旋,沿其长轴缠绕形成双链螺旋结构,分子末端呈杆状;重链另一端折叠形成两个分离的球形头,具有 ATP 酶活性和与肌动蛋白结合的能力。采用 ATPase 反应法将骨骼肌肌纤维分为 Ⅰ、Ⅱa 和 Ⅱb 三种类型。Ⅰ 型纤维是慢缩纤维,可进行有氧代谢,容易启动且不易疲劳;Ⅱa 型纤维是快缩纤维,既可进行有氧代谢,又能无氧糖酵解提供能量,因此不

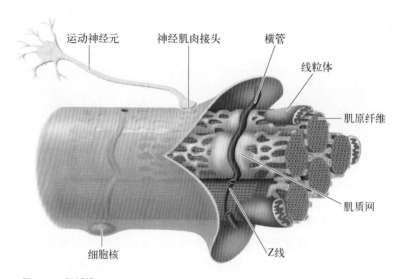

图 6 - 1　肌纤维

Figure 6 - 1　Myofiber

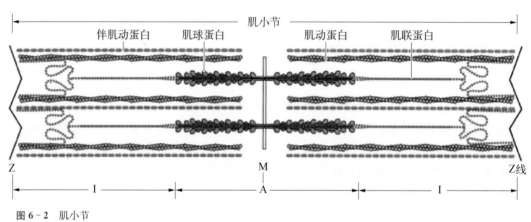

图 6 - 2　肌小节

Figure 6 - 2　Sarcomere

易疲劳,适于持久运动,但张力较低;Ⅱb型纤维也是快缩纤维,主要依赖无氧糖酵解,适合于短时间、爆发性运动。现已证实,哺乳动物骨骼肌纤维的 MyHC 有十余种亚型[1,2],其中 MyHC-Ⅰ、MyHC-Ⅱa、MyHC-Ⅱx 和 MyHC-Ⅱb 广泛分布于各种骨骼肌中,其他 MyHC 异构型存在于特定骨骼肌或发育阶段。研究表明,不同类型骨骼肌纤维内一些重要的结构和功能蛋白的分子组成和抗原性有所不同,其中以 MyHC 的差异最为显著。

　　研究表明,成熟骨骼肌仍保持高度可塑性。发育、年龄、激素、神经、肌肉功能状态等各种因素均对骨骼肌纤维的特异蛋白质表达产生影响,甚至改变肌纤维的种类和组成。骨骼肌纤维本身所具有的 MyHC 异构型特征的改变,反映了骨骼肌在结构和功能上对外界刺激的适应性改变。

6.1.2　咀嚼肌及其生物力学特点

　　咀嚼肌属于骨骼肌,但咀嚼肌肌纤维含有许多混合型纤维[2,3]。通常混合型肌纤维存在于四肢肌,是一种肌纤维型转变成另一种肌纤维型的过渡型,主要存在于废用性肌肉或再生性肌纤维[4]。咀嚼肌的混合型肌纤维收缩特性介于 MyHC-Ⅰ和 MyHC-Ⅱa 两种异构型之间,可精细调整收缩力量和速度,从而满足咀嚼肌的不同功能需求。此外,咀嚼肌的Ⅰ型纤维直径比Ⅱ型纤维大,而四肢肌恰好相反;同时,咀嚼肌的肌纤维面积比四肢肌小[5],而较小的肌纤维有利于氧和营养的交换,满足咀嚼肌的功能运动。Morris[6]研究发现,咬肌中的 MyHC-Ⅰ型肌纤维的收缩速度较慢,且收缩变异更大。

咀嚼肌中开、闭颌肌的肌纤维类型和比例也有所不同[7]。已有研究表明,人类闭颌肌中Ⅰ型纤维占 70%～80%,Ⅱa 型纤维在闭颌肌中大约占 30%;而开颌肌中Ⅰ型纤维的比率为40%～45%,Ⅱa 型纤维的比率为 50%左右。同时,闭颌肌含 40%混合型纤维,而开颌肌中仅含 10%左右[8,9]。两者之间纤维类型及比例的不同反映出两者承担的生理功能不同;开颌肌更多地参与快速肌张力运动;而闭颌肌则适合从事相对缓慢的肌张力及功能运动。

此外,咀嚼肌中不同的肌群肌纤维组成也可能不同[9],如闭合肌中的颞肌纤维横切面积最大,且相比咬肌和翼内肌含有较多的Ⅰ型和Ⅱa 型肌纤维,表明颞肌在功能运动时更耐疲劳。开颌肌除二腹肌外,其他各肌群肌纤维型与横截面积无明显差异,而二腹肌的后腹较前腹部含有更多的Ⅱa 型肌纤维,表明二腹肌前、后腹部有可能承担各自相对独立的肌张力和功能运动。

同一咀嚼肌不同部位的肌纤维组成类型也可能存在不均一性,特别是闭颌肌[9]。这可能与遗传、肌张力和结构等有关。通常来说,肌肉的深部和前部比后部和表浅部含有更多的Ⅰ型肌纤维。

同骨骼肌一样,咀嚼肌纤维在不同条件下也可能发生转化,主要同年龄、激素、下颌功能负荷以及颅颌面形态等因素有关。Monemi 等[10]研究发现,随着年龄增长,咬肌纤维由慢型向快缩型转化,Ⅰ型肌纤维减少,Ⅱ型肌纤维增多,可能是由于老年骨质疏松、牙列缺损等造成咬合力降低,咬肌功能负荷下降,随之肌纤维发生转化。而长期单侧咀嚼,食用精细食物可导致非咀嚼侧或相关颌骨肌纤维的衰退,发生由慢向快的转化[11]。国内学者刘文静等也发现偏侧咀嚼可改变咬肌纤维 MyHC 表型特征,功能状态的变化导致双侧肌纤维型发生转化,Ⅰ型肌纤维比例增加;同时,双侧收缩特性发生不对称变化[12]。颅颌面形态的改变可使咀嚼肌纤维型发生适应性变化。已有研究表明,下颌垂直距离、矢状关系的改变,均可引起与功能相关的颌骨肌纤维型发生适应性转化。

6.2　成肌细胞骨架及相关因子的表达变化

力学环境下咀嚼肌组织形态与功能的改建是功能矫形治疗的关键以及疗效维持与巩固的基础[13,14],近十几年来这一理论已被大多数学者所接受与认可。组织形态和功能的变化主要是由其组成成分——细胞的形态和功能变化所决定的,而细胞骨架是细胞形态的基础,同时参与细胞的多种功能,并调节受体介导的信号转导。因此,研究力学环境下咀嚼肌成肌细胞骨架以及相关因子的表达变化,对于完善成肌细胞的细胞生物力学机制具有重要意义。

6.2.1 细胞骨架

细胞骨架(cytoskeleton,CSK)是位于细胞膜内侧面的蛋白质纤维网架体系,是细胞的支撑体系和胞质其他成分的依附支架(见图6-3和图6-4),是细胞形态的基础。同时,细胞骨架具有产生主动变形和抵抗被动变形的能力,是跨膜力传递的主要环节之一[15],当外部刺激(如应力作用)超过其抵抗变形能力的时候,它产生适应性形变。此外,细胞骨架还参与细胞的多种功能,调节受体介导的信号转导。细胞骨架主要由微管、微丝和粗细介于两者之间的中间丝组成。微管主要由微管蛋白(tubulin)组装成直径约为24 nm的细长中空的圆管状结构;微丝是由肌动蛋白组装而成的直径为7 nm的丝状结构;中间丝是介于微管和微丝之间的类绳索状结构。此外,细胞骨架还包含一些与其分布和功能发挥相关的细胞骨架结合蛋白,如微管相关蛋白(MAPs)、马达蛋白(motor protein)等。

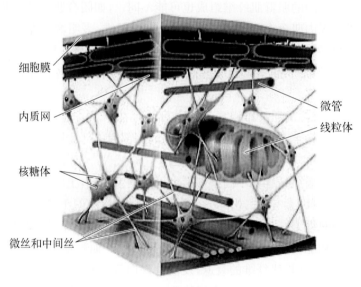

图6-3 细胞骨架
Figure 6-3 Cytoskeleton

细胞骨架是细胞形态的基础,有学者从结构力学的观点来解释细胞结构形态的维持与变化,提出了细胞骨架张力完整性的概念,认为细胞骨架张力完整性是细胞形态与功能的基础[16]。Pourati等[17]通过对内皮细胞的实验,发现肌动蛋白网络是主要承受张力的细胞骨架成分,肌动蛋白微丝在细胞形状的确定和维持方面起主要作用,并负责细胞力的产生,它们所表现出的许多行为都可用一个张力完整性网络的动态重组来表示。学者们对张力完整性网络提出了一些猜想,按照结构力学的理论建立并描述了活细胞的张力完整性数学模型[18]。细胞骨架的张力完整性是细胞形变的主要决定因素,在机械应力的作用下细胞骨架的所有构件为了分散张力和压力而发生整体重排,从而导致细胞发生形变。

成肌细胞属于贴壁生长细胞,机械牵张力作用于细胞贴壁侧的细胞膜,膜上分子感受器通过细胞骨架传导将机械力传到细胞的各个部位,使相应的效应分子功能发生变化,对细胞的增殖、分裂、运动等产生影响,最后导致细胞形态与功能的变化。对机械力起响应的结构主要是微丝,其由双股聚合肌动蛋白螺旋式组成。

机械力对细胞骨架的影响,包括复杂的力学因素与生化因素的相互作用,细胞形态学变化是细胞骨架系统主动变化的结果,是细胞骨架的内在改变引起的外在表现,并不是成肌细胞对力学刺激的被动适应。微丝的这种改变是可逆的,外力刺激去除后微丝得到了重建或改建。细胞通过附着斑形式固定于加力板,附着斑的细胞侧连着细胞骨架。当受到外力作用时,加力板产生牵张变形,所产生的应变通过附着斑传递到细胞骨架,使细胞骨架的结构和形态发生改变,细胞的化学信号传导通道随之发生变化,导致细胞蛋白质合成增

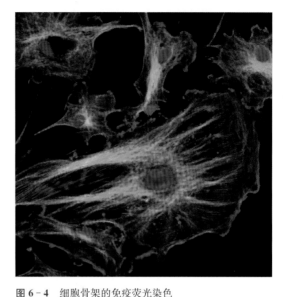

图 6-4　细胞骨架的免疫荧光染色

Figure 6-4　Immunofluorescent staining of cytoskeleton

加、肌动蛋白纤维增粗、排列方向改变、细胞的长轴转向应力方向等一系列变化,以适应外力的作用。

李志华[19]研究发现,在较小应力的周期性机械牵张下成肌细胞微丝结构有明显变化,短时间加力,对照组细胞微丝结构粗壮,排列整齐,有一定方向性,呈束状或膜状,为正常成肌细胞的微丝形态,而加力组微丝纤维出现排列紊乱、丝状结构变细变短,荧光强度下降,与对照组间平均荧光强度有统计学的显著差异。随着加力时间的延长,加力组微丝纤维开始重新排列,微丝结构逐渐变得粗壮,排列整齐,和对照组相比,加力组微丝结构的方向呈现对力场方向的顺应。加力时间超过 12 h 后,加力组和对照组细胞骨架微丝的荧光强度无显著性差异。同时,发现成肌细胞在受到长时间机械力作用后,其细胞骨架微丝可以发生顺应力场方向的改建,其过程和时间密切相关。在改建的初始阶段微丝结构发生紊乱,随着加力时间的延长其结构逐步得到恢复。细胞骨架微丝的形态结构在加力初始阶段的表现可能是由于细胞力学环境改变而发生解聚,细胞骨架具有抵抗被动形变的能力,当应力刺激超过细胞骨架的抵抗能力时,细胞骨架开始出现时间依赖性的主动顺应。成肌细胞骨架微丝结构在加力初期的解聚并不随加力时间的延长而加重,相反通过自身调节重建,以适应力学环境的改变。由此推测,细胞骨架改建的过程非常复杂,并且受多种因素的影响[20-22]。

6.2.2　细胞骨架与 α-肌动蛋白

咀嚼肌属于骨骼肌,且决定成肌细胞形态最重要的蛋白结构是细胞骨架中的微丝,即肌动蛋白。肌动蛋白必须通过与肌动蛋白结合蛋白(actin-linking protein)发生一系列的反应才能接受胞外刺激并产生应答,肌动蛋白结合蛋白是细胞骨架的调节蛋白[23,24],其中 α 肌动蛋白(α-actin)是细胞骨架中一种重要的肌动蛋白结合蛋白。它通过末端结构域与肌动蛋白结合、交联成束和共同定位,维持细胞的特殊形态、赋予细胞韧性和强度。还通过相关蛋

白包括整合素(integrins)、钙黏素(cadherin)以及细胞信号传导通路中的信号分子等的协同作用,在稳定细胞黏附、调节细胞形状及细胞运动中发挥着重要作用,是细胞骨架与细胞运动研究中的热点蛋白。细胞在应力应变作用下,长轴取向会发生变化,其发生机理尚未明确,有学者推测与细胞骨架的变化有关。由于构成细胞骨架的肌动蛋白微丝成束及其在细胞内的定位对细胞运动起着直接的决定作用,因而α-肌动蛋白通过其与肌动蛋白交联成束维持细胞的形态并调节细胞运动和稳定细胞黏附。

Wang 等[25]研究了应力应变下 α-肌动蛋白的表达变化,以有利于进一步了解应力作用下细胞骨架变化的过程和机理。结果发现,在周期性牵张应变状态下,成肌细胞 α- actin 的 mRNA 表达量均随时间的增加而逐渐减少,且同一组内两两比较均有统计学差异。结合其他学者的研究[26,27],ECM -整合素-细胞骨架蛋白等所构成的黏着斑(focal adhesion plaque,FAP)是整合素介导信号转导的结构基础,当成肌细胞受到应力作用时,黏着斑内整合素 β1 与应力纤维重排,FAP 通过磷酸化 α- actin 的残基而降低它与肌动蛋白微丝的结合能力;同时,α-肌动蛋白又通过与三磷酸磷脂酰肌醇(PIP3)结合直接改变黏着斑的结构,中断自身与整合素 β 亚基的相互作用;而 PIP3 又可增强蛋白水解酶对 α-肌动蛋白的作用,破坏与肌动蛋白微丝的结合。这个过程的结果是促进了细胞骨架的流动,导致细胞运动和迁移。但在此过程中,由于未结合肌动蛋白的 α- actin 大量增多,导致细胞负反馈调节 α- actin 的 mRNA 表达逐渐下降。

6.2.3 细胞骨架与整合素 β1

整合素家族是由联系细胞内环境和细胞外基质的一类糖蛋白组成的细胞膜黏附受体家族。其每个成员的分子都是由一个 α 亚单位和一个 β 亚单位组成的异源二聚体,由胞膜外区、跨膜区和胞浆区三部分组成。胞外区与分布在相邻细胞或细胞外基质的配体分子结合,而胞浆区主要与细胞骨架相互作用[28]。在细胞内的黏着斑处,整合素 β1 通过接头蛋白与肌动蛋白束状结构连接。"ECM -整合素-细胞骨架蛋白"所构成的局部黏着斑复合物是整合素信号转导的结构基础。当整合素与细胞外基质(extracellular matrin,ECM)分子结合后引发一系列变化,包括:细胞膜表面整合素分子和胞质中与之相关的信号分子发生聚集,引起肌动蛋白丝的装配,并进而通过正反馈引起更多整合素分子的聚集,从而在细胞膜两侧形成"ECM -整合素-细胞骨架蛋白"的连接,即局部黏着斑(FAP),进而发生细胞骨架结构的改变,并依靠细胞骨架传递信息,改变细胞黏附和迁移能力[29]。在细胞生物力学研究中,机械力引起整合素的聚集并在其附近形成以细胞骨架为支柱的黏着斑复合物,被认为是力学信号转导过程得以顺利进行的一个条件[30];机械力作用于整合素将引起细胞骨架结构变化、信号转导通路的激活以及基因的表达。

由于整合素形成了连接 ECM 与细胞内细胞骨架蛋白的桥梁。许多信号蛋白通过与局部黏着斑复合物结合,在整合素介导的信号转导中发挥作用,如局部黏着斑激酶(focal adhesion kinase,FAK)、整合素连接激酶(integrin linked kinase,ILK)、三磷酸肌醇激酶(phosphatidylinositol - 3 kinase,PI3K)等。整合素 β 胞浆区是 FAK 激活所必需的,其中整合素 β1 在局部黏着斑的构成上起重要作用。在成纤维细胞,FAK 磷酸化需要整合素 β1 胞浆区的存在。因此,β1 胞浆区的结构信息对 FAK 激活极其重要。研究发现,机械性拉伸应力作用下,整合素 β1 及其 mRNA 明显升高[31]。2004 年,王栋等[32]的研究表明静态条件下细胞表面整合素 β1 含量少;而随着层流剪切力作用时间的延长,整合素 β1 表达逐渐增多,在 12 h 达到峰值,后又下降。2005 年,李继华等[33]的研究也表明应力作用下整合素 β1 表达变化呈明显的时效性,初期升高,到达峰值后逐渐下降。

ILK 是一有功能的 Ser/Thr 蛋白激酶,它能自我磷酸化,并可直接磷酸化整合素 β1 的胞浆结构域:PKB/Akt 的 Ser473 位点,而 ILK 对 PKB/Akt 的完全激活依赖于蛋白激酶 PI-3K。FAK 等和 ILK 在桩蛋白结合位点附近,为多条信号途径协同交叉作用提供了结构基础。在体外,ILK 能磷酸化整合素 β1 亚单位胞浆区肽段 Ser785 丝氨酸位点,并且在哺乳动物细胞裂解物中能和整合素 β1 亚单位发生免疫共沉淀。ILK 的激酶活性能因黏着到纤黏连蛋白上而特异性激活。在正常小鼠表皮中,ILK 只在基底部的增殖性角质层细胞中表达,而不在基底部上部的终末分化的角质层细胞中表达。ILK 的这种高度限制性表达模式与整合素 β1 的表达模式相似。以上种种现象都表明了 ILK 可能是整合素信号传导中的调节子,在跨膜信号转导中起着重要作用从而调控细胞黏着、生存、分化和凋亡。因此,ILK 可能是整合素信号传导中的调节子,在整合素介导的力学信号转导途径中,是一个极为重要的节点。

Fan[34]等发现,在周期性牵张力作用下,成肌细胞整合素 β1 和 ILK 的表达具有相似的变化趋势,均随时间的增加逐渐增加,在 12 小时开始逐渐下降,结果同以往的研究一致。由于成肌细胞在机械力作用下可以产生顺应性变化,因此,可以认为机械牵张力下,细胞发生的变形使黏着斑内整合素 β1 与应力纤维重排。为了促进细胞的迁移与重新黏附,细胞反射性地引起整合素 β1 表达增加。结合应力作用下 α-actin 的表达变化结果,可以推测,随着牵张力作用时间的不断增加,FAP 及细胞骨架结构将发生重排,α-肌动蛋白 mRNA 的表达量会逐渐缓慢地回升到某一水平(可能为整合素 β1 下降到正常水平时),此时细胞的形态将发生顺应性变化,当牵张力去除后,其形态恢复的趋势将变到最小。

6.2.4 成肌细胞与 MGF

骨骼肌是一种高度可塑的组织,运动训练只是特异性地引起训练肌肥大,而对其他部位组织无明显影响,反映肌组织内一定存在调控肌肉生长的局部因素。机械生长因子(mechano-growth factor,MGF)[35]就是机械牵张导致肌肉局部增长的调控因子之一。它是类胰岛素一号增长因子(insulin-like growth factor 1,IGF-1)的一种异构体,又不同于肝源性 IGF-1。由于肌组织的改建是一个相对缓慢的过程,如何缩短疗程是各国学者一直探索的问题,因此,研究应力状态下 MGF 的表达变化对于探讨肌组织改建的机理具有重要的现实意义。

骨骼肌对多种机体生理或病理状态具有很强的适应能力,如生长、训练、损伤和应力负荷等。Goldspink 等[35]在研究中发现机械牵张导致肌肉局部增长的调控因子是 IGF-1 的一种异构体,由于在肌肉训练后显著上调,故命名为机械生长因子(mechano-growth factor,MGF)。MGF 是骨骼肌在力学刺激下通过旁分泌/自分泌的方式进行表达的因子。有研究表明,MGF 可能具有激活卫星细胞、促进细胞增殖、同时抑制其分化的作用[36,37]。拉伸是诱导 MGF 表达最主要的刺激方式,在每小时 4% 应变的周期性拉伸下胫骨前肌 MGF 表达最显著[37]。2003 年,有学者研究[38]发现,当采用机械力刺激鼠的胫骨前肌时,MGF mRNA 表达在 24 h 内逐渐升高达峰值,随后下降。在对受力刺激的肌肉进行活组织检查时发现 MGF mRNA 增加,而对侧控制对照组肌肉中 MGF 却没有增加。这表明只有在力学刺激下,MGF 才显著表达。有学者推测[37],MGF 很可能是细胞力转导信号途径的最终产物。

Li[39]等研究发现,在周期性牵张力作用下,MGF mRNA 的表达随时间的延长逐渐增加,在 8～12 h 表达最为明显,之后又逐渐下降,在 24 h 达到 4 h 左右的表达水平。结论同一些学者的结果一致。由于 MGF 具有激活肌卫星细胞、促进细胞增殖的作用,因此这种趋势从细胞水平对临床矫形治疗中力的作用时间作出了可能对应的解释,但 MGF 是如何发挥其作用的,还有待于进一步的研究。

6.2.5 桩蛋白

桩蛋白(paxillin)基因桩的编码约包含 559 个氨基酸,其表达产物是一种分子质量为(65～70) kDa 的细胞骨架磷酸蛋白,主要定位于局部黏着斑(focal adhesion),是黏着斑蛋白(vinculin)的结合蛋白。近来研究发现,虽然桩蛋白分子本身可能不具有酶活性,但因为其分子中含有多种结构域,能够和一系列的信号蛋白和结构蛋白结合,决定了桩蛋白可以作为一种"码头"或"支架"将来自上游的信号整合而后高效地向下游传递。桩蛋白作为一种信号结合蛋白,在多种细胞外刺激引起的细胞信号转导中发挥作用。许多细胞因子和生长因子可以刺激桩蛋白的酪氨酸磷酸化,其中 FAK 和 Src 激酶发挥了重要作用。研究证实,整合素、聚集的细胞骨架蛋白如桩蛋白、踝蛋白和磷酸化的信号分子如黏着斑激酶 FAK、Src、p130Cas 等构成形态学上的黏着斑,并与细胞骨架相连。FAK、Cas 和桩蛋白作为信号蛋白,参与整合素介导的信号转导。在此过程中,整合素的胞外结构域与配基结合,激活整合素,同时募集多个 FAK 分子到黏着斑处,使得 FAK 酪氨酸磷酸化而被激活。桩蛋白和 Cas 可能也参与了这一激活过程。激活的 FAK 与 Src 的 SH2 结构域结合,使这两种酪氨酸激酶相互激活,引起进一步的信号转导。桩蛋白是 FAK 和 Src 的底物,桩蛋白磷酸化后产生了其他一些含 SH2 结构域蛋白的结合位点,其中 Crk 是与之结合的主要接头蛋白,Crk 的 SH3 区可与 C3G 结合。C3G 是目前公认的 Ras 的鸟苷酸交换因子,因此,桩蛋白的酪氨酸磷酸化可通过 Crk 激活 Ras 的途径完成。另外,在 Crk 下游还有其他的一些富含脯氨酸序列的效应蛋白质,如 SOS、DOCK180、Ab1 等。它们通过与 Crk 的 SH3 结合,定位于黏着斑,进而激活一些小分子量 GTP 酶的活性,调节下游的信号通路。综上可得,桩蛋白分子在整合素介导的信号转导通路中起着信号传递"中转站"的作用。

作为对机械应力刺激的反应,整合素介导的 FAK 自磷酸化能够引起桩蛋白、踝蛋白等细胞骨架蛋白的酪氨酸磷酸化和快速细胞骨架蛋白的重组。机械牵拉刺激可增加 pp125FAK 和桩蛋白的酪氨酸磷酸化,也改变了纽蛋白、整合素等在细胞上的分布位置。

邹蕊[40]等研究发现,机械张应变刺激可诱导桩蛋白的磷酸化过程,并表现出时间规律性。2 000 μstrain 的张应变刺激激活桩蛋白的磷酸化过程的效应比 1 000 μstrain 的张应变刺激更明显、更迅速。同时,实验结果提示力学刺激所引发的蛋白质磷酸化和去磷酸化过程极为迅速,在细胞接受外界刺激早期即发生变化,说明桩蛋白是成肌细胞力学信号转导通路中的早期信号分子。这与以往的研究结果相似。

(杨璞)

参 考 文 献

[1] Ren M, Mu L. Intrinsic properties of the adult human mylohyoid muscle: neural organization, fiber-type distribution, and myosin heavy chain expression [J]. Dysphagia, 2005, 20(3): 182 – 194.

[2] Mu L, Su H, Wang J, et al. Adult human mylohyoid muscle fibers express slow-tonic, alpha-cardiac, and developmental myosin heavy-chain isoforms [J]. Anat Rec A Discov Mol Cell Evol Biol, 2004, 279(2): 749 – 760.

[3] Korfage J A, van Wessel T, Langenbach G E, et al. Postnatal transitions in myosin heavy chain isoforms of the rabbit superficial masseter and digastric muscle [J]. J Anat, 2006, 208(6): 743 – 751.

[4] Pette D, Sketelj J, Skorjanc D, et al. Partial fast-to-slow conversion of regenerating rat fast-twitch muscle by chronic low-frequency stimulation [J]. J Muscle Res Cell Motil, 2002, 23(3): 215 – 221.

[5] Korfage J A, Schueler Y T, Brugman P, et al. Differences in myosin heavy-chain composition between human jaw-closing muscles and supra-andinfrahyoid muscles [J]. Arch Oral Biol, 2001, 46(9): 821 – 827.

[6] Morris T J, Brandon C A, Horton M J, et al. Maximum shortening velocity and myosin heavy-chain isoform expression in human masseter muscle fibers [J]. J Dent Res, 2001, 80(9): 1845 – 1848.

[7] Sano R, Tanaka E, Korfage J A, et al. Heterogeneity of fiber characteristics in the rat masseter and digastric muscles [J]. J Anat, 2007, 211(4): 464 – 470.

[8] Korfage J A, van Eijden T M. Myosin heavy-chain isoform composition of human single jaw-muscle fibers [J]. J Dent Res, 2003, 82(6): 481 – 485.

[9] Korfage J A, Brugman P, van Eijden T M. Intermuscular and intramuscular differences in myosin heavy chain composition of the human masticatory muscles [J]. J Neurol Sci, 2000, 178(2): 95 – 106.

[10] Monemi M, Eriksson P O, Kadi F, et al. Opposite changes in myosin heavy chain composition of human masseter and biceps brachii muscles duringaging [J]. J Muscle Res Cell Motil, 1999, 20(4): 351 – 361.

[11] Saito T, Ohnuki Y, Yamane A, et al. Effects of diet consistency on the myosin heavy chain mRNAs of rat masseter muscle during postnatal development [J]. Arch Oral Biol, 2002, 47(2): 109 – 115.

[12] 刘文静,刘静.偏侧咀嚼可改变咬肌肌纤维 MyHC 表型特征,使双侧肌纤维型的转化及收缩特性发生不对称变化 [G].第八届全国颞下颌关节病学及殆学大会论文汇编,2011.

[13] Collett. Current concepts on functional appliances and mandibular growth stimulation [J]. Aust Dent J, 2000, 45(3): 173 – 178.

[14] Mills C M. Functional therapy [J]. Am J Orthod Dentofacial Orthop, 2001, 119(6): 10 – 11.

[15] Maniotis A J, Chen C S, Ingber D E. Demonstration of mechanical connections between integrins, cytoskeletal filaments, and nucleoplasm thatstabilize nuclear structure [J]. Proc Natl Acad Sci USA, 1997, 94(3): 849 – 854.

[16] 唐丽灵,王远亮,潘君,等.细胞结构的张力完整性[J].生物化学与生物物理进展,2001,28(2): 160 – 163.

[17] Pourati J, Maniotis A, Spiegel D, et al. Is cytoskeletal tension a major determinant of cell deformability in adherent endothelial cells? [J]. Am J Physiol, 1998, 274(5): C1283 – 1289.

[18] Ingber D E. Tensegrity: the architectural basis of cellular mechanotransduction [J]. Annu Rev Physiol, 1997, 59: 575 – 599.

[19] 李志华.周期性牵张应变作用下大鼠成肌细胞形态改变力学响应机制的研究[D].成都:四川大学,2004.

[20] 陈伟辉,乔鞠,田卫东,等.不同流动剪切力对原代大鼠成骨细胞骨架的调节作用[J].广东牙病防治,2003,11(2): 83 – 85.

[21] 陈新民,胡军,麻健丰,等.激光免疫测定拉伸应变和加载时间对人牙周膜成纤维细胞形态和骨架的影响[J].生物医学工程学杂志,2003,20(3): 439 – 442.

[22] 邹蕊,宋锦璘,赵志河.机械张应变对 PLGA -胶原复合支架上大鼠成肌细胞桩蛋白表达变化的影响[J].中国美容医学,2011,20(11): 1750 – 1753.

[23] Basdra E K, Kohl A, Komposch G. Mechanical stretching of periodontal ligament fibroblasts — a study on cytoskeletal involvement [J]. J Orofac Orthop, 1996, 57(1): 24 - 30.

[24] Wang Y, Zhao Z, Li Y, et al. Up-regulated alpha-actin expression is associated with cell adhesion ability in 3 - D cultured myocytes subjected to mechanical stimulation [J]. Mol Cell Biochem, 2010, 338(1 - 2): 175.

[25] Li J, Rao H, Burkin D, et al. The muscle integrin binding protein (MIBP) interacts with alpha 7 beta 1 integrin and regulates cell adhesion and laminin matrix deposition [J]. Developmental Biology, 2003, 261(1): 209 - 219.

[26] Brown N H, et al. Talin is essential for integrin function in Drosophila [J]. Developmental Cell, 2002, 3(4): 569 - 579.

[27] Izaguirre G, Aguirre L, Hu Y P, et al. The cytoskeletal/non-muscle isoform of alpha-actinin is phosphorylated on its actin-binding domain by the focal adhesion kinase [J]. Journal of Biological Chemistry, 2001, 276(31): 28676 - 28685.

[28] Greenwood J A, Theibert A B, Prestwich G D, et al. Restructuring of focal adhesion plaques by PI 3 - kinase: Regulation by PtdIns (3,4,5)- P - 3 binding to alpha-actinin [J]. Journal of Cell Biology, 2000, 150(3): 627 - 641.

[29] Brakebusch C, Bouvard D, Stanchi F, et al. Integrins in invasive growth [J]. Journal of Clinical Investigation, 2002, 109(8): 999 - 1006.

[30] Bakre M M, Zhu Y, Yin H, et al. Parathyroid hormone-related peptide is a naturally occurring, protein kinase A-dependent angiogenesis inhibitor [J]. Nature Medicine, 2002, 8(9): 995 - 1003.

[31] Riveline D, Zamir E, Balaban N Q, et al. Focal contacts as mechanosensors: Externally applied local mechanical force induces growth of focal contacts by an mDia1-dependent and ROCK-independent mechanism [J]. Journal of Cell Biology, 2001, 153(6): 1175 - 1185.

[32] 宋宏杰.流体剪切力对大鼠成骨细胞整合素 β1、α$_v$ 及骨保护素、骨保护素配体的影响[D].成都：四川大学,2005.

[33] 王栋,等.剪切力条件下与血管平滑肌细胞联合培养的内皮细胞整合素 β1 和 F - actin 的变化[J].医用生物力学, 2004, 19(1): 2 - 5.

[34] 李继华,等. 牵张成骨时整合素 β1 在细胞内外张应变传递中的作用[J]. 口腔医学研究,2005, 21(2): 127 - 129.

[35] Fan X, Zou R, Zhao Z, et al. Tensile strain induces integrin beta1 and ILK expression higher and faster in 3D cultured rat skeletal myoblasts than in 2D cultures [J].Tissue Cell, 2009, 41(4): 266 - 270.

[36] Goldspink G. Research on mechano growth factor: its potential for optimising physical training as well as misuse in doping [J]. British Journal of Sports Medicine, 2005, 39(11): 787 - 788.

[37] Goldspink G. Skeletal muscle as an artificial endocrine tissue [J]. Best-Pract-Res-Clin-Endocrinol-Metab, 2003, 17(2): 211 - 222.

[38] 鲜成玉,王远亮,唐丽灵.IGF21 剪接变构体：力生长因子[J].生理科学进展,2005,36(4): 322 - 324.

[39] Hameed M, Orrell R W, Cobbold M, et al. Expression of IGF - 1 splice variants in young and old human skeletal muscle after high resistance exercise [J]. Journal of Physiology-London, 2003, 547(1): 247 - 254.

[40] Li Y, Zhao Z, Song J, et al. Cyclic force upregulates mechano-growth factor and elevates cell proliferation in 3D cultured skeletal myoblasts [J]. Arch Biochem Biophys, 2009, 490(2): 171 - 176.

7 牙周膜重建的力学生物学

正畸矫治是通过对错位牙或牙弓施加一定大小、方向、时间作用的正畸力,引起牙周组织在生理限度内的组织改建,以实现牙齿移动、恢复和重建咬合平衡与协调。在这个过程中,正畸力学载荷作为一种外界刺激,通过在牙周膜内形成不同的应力分区,使牙周局部的微环境发生改变,诱导牙周膜内一系列生物学变化,实现牙周组织的改建和平衡。

7.1 牙周膜重建的力学生物学

牙周组织(periodontium)由牙周膜、牙骨质、牙槽骨和牙龈组成。其中,牙周膜作为连接牙体组织和牙槽骨的介质,是正畸牙移动的基础,在牙移动中起到了关键性的作用。

7.1.1 正畸牙移动牙周膜重建的生物学基础

7.1.1.1 正常牙周膜结构和功能

牙周膜(periodontal membrane)是围绕牙根并连接牙根和牙槽骨的致密结缔组织。其厚度为 0.15~0.38 mm,根中 1/3 最薄。主要由纤维、细胞和基质组成,并富含神经、血管和淋巴管。其中大量的胶原纤维将牙固定在牙槽窝内并传导调节牙齿所承受的应力,具有悬韧带的作用,故又称牙周韧带(periodontal ligament)。牙周膜具有一定的伸缩性,牙周膜纤维在静止状态下略呈波纹状,遇到拉力时被拉平伸长,遇到压力后波状弯曲增大,纤维稍缩短,使牙有微小的生理性动度。主纤维在不同的位置上,其排列方向和功能虽不相同,但又可互相协调,共同支持和稳固牙齿来完成咀嚼功能。当牙承受垂直压力时,除根尖纤维外,几乎全部纤维呈紧张状态并将此力传递至牙槽骨,可担负较大殆力;当受到侧向压力时,仅使部分纤维呈紧张状态,易造成牙周膜纤维和牙槽嵴的损伤。不成熟的弹力纤维分布在胶原纤维之间,可增加牙周胶原纤维的稳定性和硬度,便于在咀嚼压力下保持血流的通畅。

牙周膜细胞主要有成纤维细胞、成骨细胞、成牙骨质细胞,此外还有少量剩余上皮细胞,以及未分化的间充质细胞、肥大细胞和巨噬细胞等。牙周膜内的细胞成分是正畸力加载后牙周生物学组织改建的来源。

牙周膜基质代表了所有结缔组织内细胞之外或纤维间的成分,由蛋白多糖构成。基质充满在细胞、纤维、血管和神经之间。

牙周膜内有机械感受器和疼痛感受器。牙周膜和其两侧的牙槽骨、牙骨质往往随着牙齿生理功能的需要而不断地塑建,如牙的萌出和生理移动等。

1) 纤维

牙周膜的纤维主要由胶原纤维和不成熟的弹力纤维组成,其中胶原纤维数量最多,是构成牙周膜的主要成分,主要为Ⅰ型胶原,少部分为Ⅲ型胶原。胶原由成纤维细胞合成,在细胞外聚合形成纤维并汇集成粗大的纤维束,且具有一定的排列方向的称为主纤维。主纤维束之间的疏松的纤维组织,称间隙纤维。主纤维一端埋入牙骨质,另一端埋入牙槽骨,仅在牙颈部游离分布在牙龈固有层中的埋在牙骨质及牙槽骨中的主纤维称为穿通纤维或Sharpey纤维。

2) 细胞

牙周膜中主要有4种类型的细胞:结缔组织细胞、Malassez上皮剩余细胞、防御细胞(巨噬细胞、肥大细胞和嗜酸性粒细胞)以及与神经、血管相关的细胞。结缔组织细胞包括成纤维细胞、成牙骨质细胞、成骨细胞、破骨细胞及未分化的间充质细胞。

(1)成纤维细胞是牙周膜中最主要,在功能上也最重要的细胞,其主要功能是合成胶原,并降解陈旧的胶原纤维,使牙周膜中的胶原能不断重建。成纤维细胞还可能发育为成牙骨质细胞和成骨细胞,参与牙骨质和牙槽骨的重建。此外成纤维细胞还与牙周膜中的基质形成有关。

(2)成牙骨质细胞分布在邻近牙骨质处的牙周膜中,其功能是形成牙骨质。

(3)成骨细胞位于新形成的牙槽骨表面,能分泌胶原纤维和骨基质,矿化后成为骨间质,还可发育为骨细胞。

(4)破骨细胞位于骨吸收部位的陷窝内,可使骨或牙骨质发生吸收,当骨吸收停止时,破骨细胞即消失。

(5)未分化的间充质细胞是牙周膜中另一重要的细胞成分,这种细胞位于血管周围5 μm内的区域,具有多向分化潜能,可分化为成纤维细胞、成牙骨质细胞和成骨细胞,是牙周膜中新生细胞的来源,在牙周膜的更新和塑建中具有重要作用。

(6)Malassez上皮剩余细胞是牙根发育过程中上皮根鞘的残余部分,位于牙骨质附近的纤维间隙中,呈条索状或团块状,与牙根表面平行排列,在根尖区和牙颈部较多。当受到刺激时可增殖成为牙源性肿瘤或颌骨囊肿的上皮来源。

3) 基质

基质是充填在牙周膜的纤维束间和细胞间的大量无结构的胶质状物质,其成分与其他结缔组织相似,但组成比例不同。

此外,牙周膜内还有牙骨质小体、血管、淋巴管、神经等组织。

4) 牙周膜的功能

(1)支持功能。基质在维持牙周膜的代谢、保持细胞的形态、运动和分化方面起重要作用,在牙承受咀嚼力时,也具有明显的支持作用。

（2）感觉功能。将咬合力均匀分散传递给牙骨质、牙槽骨，这也是牙周组织能承担强大力而不致于受损伤的重要原因。

（3）营养功能。牙周膜中丰富的血供不仅营养牙周膜本身，也营养牙骨质和牙槽骨。

（4）形成功能。牙周膜具有自我更新和塑建的重要特征。成纤维细胞不仅能合成胶原、基质、弹力纤维和糖蛋白，还能吸收和吞噬陈旧胶原，以此维持牙周膜的稳定和功能。成骨细胞和成牙骨质细胞则不断形成新的牙骨质和牙槽骨，新生的牙周膜纤维被埋在其中，以保证牙和牙周膜的正常附着联系。牙周膜和其两侧的牙槽骨、牙骨质往往随着牙齿生理功能的需要而不断塑建，如牙的萌出和生理移动等。

7.1.1.2 牙周组织重建的发生

牙周膜是正畸力的感受器和效应器，牙周膜内的细胞成分是牙周生物学组织改建的来源，牙周骨组织塑建是通过成骨细胞和破骨细胞的共同作用来实现的。

1）牙周膜的重建

牙周膜是牙移动发生的基础。根骨黏连牙和种植体在正畸应力加载下均不能发生相应的改建移动，证明了牙周膜在牙移动中的重要性。根骨黏连牙的特征为局部牙周膜缺失，取而代之的是骨桥结构，而种植体无论是否发生骨整合，它们都是缺乏牙周膜的，在这两种情况下对正畸应力均不会产生明显的生物学反应。从生物材料的角度来看，牙周膜是一个复杂的纤维增强型材料，是以黏弹、非线性的方式承担应力，其特征为先产生一个瞬时移位，继而发生渐进（蠕变式）的位移，在大概 5 h 后达到最大值，牙周膜中的流体单位在传递和承担牙齿的应力方面起到了非常重要的作用。

在正畸牙移动过程中，牙周膜细胞在受到应力后细胞的增殖和凋亡能力均增强，这个过程决定了牙周膜中各细胞成分的构成，反映了特殊的力学生物学机制。牙周膜会发生自身基质的降解与重建过程，牙周膜细胞外基质主要成分为胶原蛋白、弹性蛋白和纤维连接蛋白，在受力后均表现为表达增强，金属基质蛋白酶（matrix metalloproteinases，MMPs）和其特异性抑制剂金属蛋白酶组织抑制剂（tissue inhibitors of metalloproteinases，TIMPs）以协调的方式调节胶原重塑。在牙移动过程中 MMP - 2, 8, 9, 13 和 TIMP - 1, 2, 3 在牙周膜的表达水平均有暂时性的增加，然而这些基因在张力侧和压力侧的表达水平不同，提示了胶原蛋白重塑是由力学来调节的。正畸力作用下，压力侧和张力侧胶原合成均发生上调，但压力侧主要合成Ⅲ型胶原，而张力侧主要合成Ⅰ型胶原。在压力侧，牙周膜和牙槽骨首先出现降解，为维持两者之间的附着继而会形成新的牙周膜组织，牙周膜成纤维细胞受力激活，牙周膜基质大量重建；在张力侧，在新骨形成的同时牙周膜主纤维束嵌入形成 Sharpey 纤维，为维持牙周膜的宽度，新的牙周膜纤维及基质形成，保证牙齿与牙槽骨的稳定连接。

2）成骨细胞的发生与骨形成

从遗传学的角度讲，成骨细胞是一种特殊的成纤维细胞。所有成纤维细胞表达的基因成骨细胞均表达，同时成骨细胞可特异性表达 Runx2（runt-related transcription factor 2）转录因子和骨钙素（osteocalcin，OC）。成骨细胞来源于间充质干细胞（mesenchymal stem cell，MSC），随着发育依次分化为骨祖细胞、成骨前体细胞、成骨细胞和骨细胞（见图 7 - 1）。

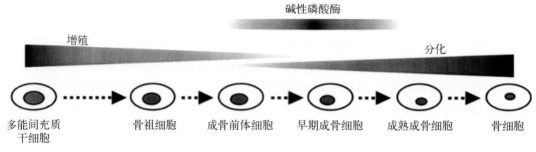

图7-1 成骨细胞的发育

Figure 7-1 The development of osteoblasts

在成骨细胞分化过程中,成骨细胞会分泌表达一系列成骨蛋白,包括碱性磷酸酶(alkaline phosphatase,ALP或AP)和多种细胞外基质蛋白(extracellular matrix protein,ECMP)。ECMP包括骨钙素(OC)、骨桥蛋白(osteopontin,OPN)、骨涎蛋白(bone sialoprotein,BSP)和I型胶原(collagen I)等,其参与骨形成过程并通过分泌一些细胞因子从而行使调节作用。如Runx2转录因子,作为成骨细胞特异转录因子,被证实是在调节成骨细胞分化和骨形成中起重要作用的关键分子。与Runx2结合的基因序列OSE2(osteoblastspecific cis-acting element 2)存在于成骨细胞表型相关基因的启动子区域,这些基因包括骨桥蛋白、骨钙素以及I型胶原,OSE2可以调控它们的表达。进一步研究表明,Runx2决定着由多能间充质干细胞来源的成骨细胞系,在早期能加速向成骨细胞分化,但在晚期则是抑制其向成骨分化。

3)破骨细胞的形成与骨吸收

有关破骨细胞的来源,学术界一直存在争议。目前认为它来源于骨髓造血干细胞,由多个单核前体细胞融合而成。血中的单核细胞或组织中的吞噬细胞不能转变成破骨细胞,因为所有这些细胞仅含有成熟的、不能分裂的、晚期的单核吞噬细胞,只有早期未成熟的增殖性单核吞噬细胞才是破骨细胞的前体细胞。核因子-κB受体活化因子配体(receptor activator of nuclear factor κB ligand,RANKL)是诱导破骨细胞生成的重要因子,有可溶型(sRANKL)和细胞膜整合型(mRANKL)两种形式。前者表达于成骨细胞或基质细胞,后者见于T细胞,都能与破骨前体细胞膜上的特异性受体RANK结合。生理状态下,破骨细胞的发生需与成骨细胞或间质细胞紧密接触,mRANKL恰可发挥作用,这一过程受成骨细胞分泌的另一种因子——骨保护素(osteoprotegerin,OPG)的调节。OPG作为RANKL的非功能受体,可阻碍RANKL与RANK结合。图7-2给出了OPG/RANKL与破骨细胞分化示意图。在病理条件下,如风湿性关节炎,T细胞可产生sRANKL,直接与破骨前体细胞表面的RANK结合,使细胞发生一系列变化,实现信号传导,引导基因表达,从而发挥作用。

4)成骨细胞和破骨细胞的功能及相互关系

成骨细胞具有合成胶原、蛋白多糖和糖蛋白的作用,其细胞内合成过程与成纤维细胞或软骨细胞相似。成骨细胞分泌骨胶纤维和有机基质,称为类骨质(osteoid),同时以细胞膜出芽方式向类骨质中释放一些膜包小泡,称为基质小泡(matrix vesicle)。基质小泡直径约为

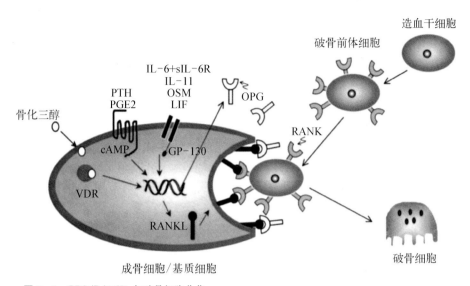

图 7-2　OPG/RANKL 与破骨细胞分化

Figure 7-2　The differentiation of OPG/RANKEL and osteoclast

0.1 μm，膜上有 ALP、焦磷酸酶和 ATP 酶，并含有酸性磷脂，小泡内含钙、小的骨盐结晶和钙结合蛋白。基质小泡在类骨质钙化的起始过程中起重要作用。一个成骨细胞在 3～4 d 内可分泌其三倍体积的基质，然后自身埋于其中，即变为骨细胞。除合成骨基质外，成骨细胞还具有引起骨质矿化和调节细胞外液及骨液（bone fluid）间电解质流动的作用。

　　破骨细胞的数量较少，主要分布在骨质表面的小凹陷内及骨内血管通道周围。它是一种多核巨细胞，直径约为 100 μm，含有 2～50 个细胞核，其胞浆嗜碱性，但随着细胞的老化渐变为嗜酸性。在破骨细胞吸收骨基质有机物和矿物质的过程中，造成基质表面不规则，形成近似细胞形状的陷窝，称为 Howship 陷窝。破骨细胞有溶解和吸收骨基质的作用。当其功能活跃时，破骨细胞与骨基质接触，亮区紧贴骨基质表面，形成一道以胞质构成的环形围堤，将其所包围的皱褶缘区形成一个封闭的溶骨微环境。破骨细胞向此区释放多种蛋白酶、碳酸酐酶、柠檬酸和乳酸等，在酶和酸的作用下使骨基质溶解。在酸性条件下，骨内无机矿物质自破骨细胞皱褶缘吞饮，于皱褶缘基质内形成一些吞饮泡或吞噬泡，于破骨细胞内，无机质被降解后以钙离子的形式排入血流中。无机质的丢失使骨基质内的胶原纤维裸露，在多种酶作用下溶解。

　　随着新技术的发展，许多在调节破骨细胞分化和功能中发挥重要作用的可溶性膜结合因子被分离和鉴别。1981 年，Rodan 和 Martin 提出成骨细胞参与破骨细胞形成的假说。1988 年，Takahashi 在此理论基础上建立了骨吸收刺激因子作用下脾细胞和成骨细胞/骨髓基质细胞的共培养体系，成功诱导形成了破骨样细胞（osteoclast-like cells，OCLs）。其中，成骨细胞/骨髓基质细胞和破骨前体细胞间的相互作用是 OCLs 形成的关键。间充质干细胞/成骨细胞所表达的破骨诱导关键性决定因子 RANKL 与 OPG 表达的比值决定其对破骨前体细胞的诱导分化能力。OPG/RANKL/RANK 系统是近年来骨科研究领域中的重大突破之一，学者们发现许多激素、细胞因子等均通过直接或间接地调节 OPG、RANKL 的表达，来调控 OPG、RANKL 和 RANK 之间的比例,从而介导破骨细胞的分化和功能。

Gori 等研究显示,间充质-成骨分化方向上 OPG 与 RANKL 的表达和破骨诱导生成功能是受成骨分化程度所调控的[1]。未分化的骨髓基质细胞表达高 RANKL/OPG 比值,能启动和支持破骨诱导生成作用;但当其分化为成熟成骨细胞时,则丧失该能力。人成骨细胞 RANKL 因子的表达与其分化状态有关,未成熟的成骨细胞在促成骨因子刺激下也有表达潜在的前破骨诱导生成的作用,而且成骨细胞所兼有的成骨和破骨双重角色可能是由成骨分化的不同成熟状态来分别扮演的。较多研究结果支持未成熟的成骨细胞主导破骨形成,而较成熟的成骨细胞拥有成骨表型。Runx2 与 Smad 蛋白可能相互作用参与介导 TGF-β 对骨保护蛋白(OPG)转录的诱导作用。Runx2 也是前成骨细胞/干细胞表达 RANKL 所必需。Runx2$^{-/-}$ 小鼠的成骨细胞在破骨诱导形成方面效率较低。而 Runx2 过表达的转基因小鼠由于骨的吸收与形成均增加,因而显示出一个高的骨周转率。Enomoto[2] 等研究发现 Runx2 可通过诱导 RANKL 和抑制 OPG 表达来促进破骨分化。Notoya[3] 等研究了 Runx2$^{-/-}$ 小鼠的成骨细胞在 vitamin D 调控下的 RANKL 和 OPG 表达,结果显示 Runx2 在其中并未发挥重要作用。对 RANKL 基因启动子区域的进一步研究将有助于揭示 RANKL 诱导激活的机制。

破骨细胞是一种相对惰性细胞,许多促进骨吸收因子的靶细胞不是破骨细胞,而是成骨细胞。成骨细胞一方面分泌合成多种成骨蛋白参与骨形成;同时通过表达分泌一系列破骨细胞分化调控蛋白参与调控破骨细胞的分化成熟。成骨细胞与破骨细胞前体之间的交互作用通过细胞黏附分子的相互识别实现。成骨细胞通过分泌表达 RANKL、细胞间黏附分子-1(ICAM-1)、OPG、巨噬细胞集落刺激因子(macrophage colony-stimulating factor,M-CSF 或 CSF-1)等多种细胞因子间接参与对破骨细胞分化和功能的调节。RANKL 和 ICAM-1 的表达水平在一定程度上可反映成骨细胞促进破骨细胞分化成熟的能力。

7.1.2 牙移动中牙周组织变化的一般规律

正畸治疗过程通常可分为两个阶段,即生物力学阶段和生物学阶段。生物力学阶段是指矫治器产生的各种矫治力作用于牙、颌、颅面硬软组织;生物学阶段是指应力使牙颌系统发生组织学塑建。

1957 年,Reitan 研究了一例 12 岁患者的尖牙远中移动情况,首先提出牙移动的一般规律表现为快速—迟缓—快速 3 个阶段。① 第 1 个快速牙移动阶段:受力后 5～7 d 内,牙周膜和牙槽骨受压力后发生弹性改变及牙机械性移位,其位置变化大,错位牙移动明显;② 迟缓阶段:受力后的第 7～21 d,牙周膜和牙槽骨的弹性变化已达极限,牙无机械性移位,牙位置变化不大,而主要是组织变化(在压力侧牙槽骨与牙体之间的牙周膜发生透明样变性,阻止了牙齿的进一步移动,该期主要为透明样变的形成和透明样变的清除,为下一步的快速牙移动作生物学准备);③ 第 2 个快速牙移动阶段:加力后第 4 周,经组织学塑建、压力侧透明样变清除,压力侧的牙槽骨与牙体之间经骨吸收形成了较大的间隙,如仍有适当的矫治力,则牙移动又发生显著变化,该期为生物学的牙快速移动。此规律亦被临床实践所证实。这一系列的组织变化必须在一定的生理范围内进行,并且符合生物机械学原则,不应该引起病理性损伤。

2008年，Henneman等提出了另一个正畸牙移动理论模型，该模型包含正畸牙移动4个阶段：牙周基质变形及流体流动、细胞形变、细胞激活及分化、牙周膜改建及骨重建（见图7-3）。

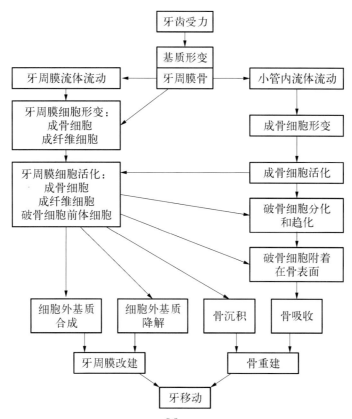

图7-3 正畸牙齿移动理论模型[4]

Figure 7-3 The theoretical model of orthodontic tooth movement

7.1.2.1 牙周膜的变化

正畸治疗中，矫治力作用于牙体后，牙周膜一侧受牵引，而另一侧受压迫，前者称为张力侧，后者称为压力侧。温和而持续的矫治力作用于牙体后，牙周膜产生代谢改变，在压力侧牙周膜组织受挤压而紧缩，牙周间隙变窄，血管受压血流量减少，胶原纤维和基质降解吸收，并分化出破骨细胞，这些变化在加力48~72 h即可出现。张力侧的牙周膜纤维沿张力方向被拉伸变长，牙周间隙增宽，胶原纤维和基质增生，并由成纤维细胞增殖，成骨细胞分化，成骨细胞在骨表面形成骨样组织，沿拉伸纤维束沉积并包埋。此时牙有一定程度的松动，牙周膜方向也有变化。直到牙周纤维经过调整再排列与重新附着，由改型的牙周膜将牙支持在新的位置上，并恢复正常牙周间隙的宽度。如矫治力过大，压力侧的牙周膜中的血管可因过度受压而使局部缺血，或血管被压迫而局部出血，导致血栓形成及无细胞区的透明样变性。当牙周膜内细胞发生坏死后，局部的成骨细胞和破骨细胞的分化终止，成为无细胞区的结构,这即是牙周膜透明样变性,导致牙移动停滞。当牙周膜发生广泛区域的透明样变性时,大多伴有明显的牙槽骨潜掘式吸收。当此类骨吸收在透明样变性的牙周膜外侧连接时,牙周膜间隙增宽,同时促进透明样变性组织的消除,在透明样变性的中心区域逐渐发生纤维组织的更换。最近有研究表明,在整个牙齿移动过程中,不论是适当的力还是过大的力,牙周膜都存在程度不等的透明样变。过大的力加力 6～12 h 后,压力侧出现透明样变性区,2～3 d 后形成大面积的透明样变性区。透明样变性组织的吸收和消除需要 20～25 d;张力侧主纤维与张力的方向排列一致(见图 7 - 4)。

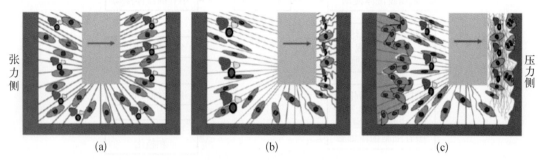

图 7 - 4　正畸应力加载后牙、牙周膜、牙槽骨示意图[4]
(a) 后牙示意图;(b) 牙周膜示意图;(c) 牙槽骨示意图

Figure 7 - 4　The response of teeth, periodontal ligment and alveolar bone after orthodontic stress

7.1.2.2　牙槽骨的生物学反应

在张力侧牙槽骨的内侧面,成骨细胞活跃,有新骨沉积,镜下可见骨面覆盖一薄层呈淡红色的类骨质,紧靠类骨质边缘的牙周膜中排列一层成骨细胞,骨内由夏贝式纤维(Sharpey's fibers)埋入称为束骨。在压力侧牙槽骨的牙周膜面,固有牙槽骨被吸收,表面出现蚕食状吸收陷窝,其陷窝区的牙周膜中常见破骨细胞,牙槽骨的吸收主要由破骨细胞完成。此外,与其相对应松质骨面上出现新骨沉积,有成骨细胞出现。骨组织的变化甚至涉及牙槽内外骨板,也出现相应的增生和吸收,以维持原有的牙槽结构和骨量。松质骨内还出现新的骨小梁,其方向都是顺着矫治力的方向横向排列,称过渡性骨,在其一端也会出现相应的吸收及破骨细胞;另一端增生成骨细胞。矫治完成后,也逐渐被正常结构所代替而且骨小梁也恢复。由过渡性骨到正常骨,大约需要半年到 1 年的调整时间,在这一时期内必须使用保持器,以防止牙齿恢复到矫治前的位置。尽管牙移动时,牙槽骨和牙周膜都有大量改型,但牙周膜间隙最终还是恢复到正常宽度,牙槽骨还是恢复原有的形态与结构。

牙槽骨的吸收有两种形式:① 直接性骨吸收,发生在受压牙槽骨正表面的骨吸收,其条件是没有透明样变性或透明样变被清除之后;② 间接性骨吸收或潜掘式骨吸收,牙周膜受压后形成无细胞的透明样变性结构,因此不可能出现直接性骨吸收,此时,破骨细胞在相应透明样变组织区的牙槽骨髓腔侧或从透明样变周围的牙槽骨表面进行挖掘性骨吸收。可见,适当的力和过大的力所产生的效果完全不同。适当的力所产生的主要是直接性吸收(少量挖掘性吸收),牙齿随破骨/成骨的塑建过程而逐渐移动;过大的力所产生的主要是间接性吸收(挖掘性吸收),要待挖掘性吸收完成后牙齿才能移动。

7.1.3 牙移动力学信号转导机制

机械力刺激信号如何传递至细胞,转化为生物学信号而被细胞所感知,并影响细胞功能调整的确切机制尚不清楚。目前观点认为牙周膜细胞在受到机械应力刺激后,通过信号传导途径将这些信号转导进入细胞内,促使细胞因子、第二信使、NO 及一些早期迅速反应基因(c-fos、c-jun 和 Egr-1)的合成,从而调节细胞的增殖和分化,影响骨塑建。

7.1.3.1 "扳机"触发型反应方式

骨和骨样细胞对机械信号的反应为"扳机"触发型,而非剂量依赖型。即机械信号只有达到一定程度,细胞才能对其有所反应;而且一旦发生反应,刺激强度的增加所起作用就很少。

7.1.3.2 离子通道

Vadiakas[5]等发现在培养 7 d 的成骨细胞中,机械力可刺激钙离子的渗入,但培养 3 d 的成骨细胞中无此现象。钙离子通道阻滞剂只有早期加入(培养 4 d 以前)才可降低由机械力导致的钙渗入增加。Davidson[6]等用 Patch-clamp 技术记录机械刺激对成骨细胞离子通道的激活作用。研究发现三类机械敏感型离子通道,随后通过传导率、离子的选择性和对膜张力的敏感性进行比较。当增加细胞膜张力时,传导率最大的是 K^+ 通道(160 pS),表现为开放间期缩短,爆发开放期延长。另外两个压力依赖离子通道的传导率小,为 60 pS 和 20 pS,前者为阳离子非选择性通道。

7.1.3.3 细胞骨架

Meazzini[7]等认为在成骨细胞中,微丝结构的完整性对于机械刺激的信号转导至关重要。成骨细胞内细胞骨架数量和质量的变化可能是机械刺激的信号转导途径的重要组成部分。研究发现,机械应变可使细胞灶性附着复合体的主要蛋白纽带蛋白和纤维结合素(fibronectin)合成有蓄积增加,张力纤维和灶性黏着复合体数量增加,体积增大。这些证据表明,机械应变可导致细胞骨架和细胞外基质蛋白的协调变化,以促进成骨细胞与细胞间质更紧密连接。机械应变可能是由于细胞间质变形,或液体流动而形成沿细胞壁的剪切力被细胞感知。说明细胞和细胞间质间存在特异性紧密接触。实验表明,成骨细胞和骨细胞在与胸外基质蛋白黏连上相似,通过纽带蛋白染色,证实存在黏连吸盘。黏连作用受整合素 B-1(integrin b-1)调节。细胞通过纽带蛋白处的小接触点与胞外基质连接。因此认为,骨基质与细胞骨架之间的连接提供了细胞外机械信号向胞内传导的途径。

7.1.3.4 蛋白激酶

蛋白激酶是第二信使的主要靶蛋白,通过传递受体的信号,对多种细胞功能产生影响。H-7 是蛋白激酶 C、cAMP 依赖的蛋白激酶和 cGMP 依赖的蛋白激酶的抑制剂。Inoue[8]等发现离心力可导致³H 胸腺嘧啶掺入量升高,DNA 合成增加,表明机械力对体外培养细胞的干预发生在细胞周期的 G1 期,即 DNA 合成旺盛期。给处于离心力环境中培养的成骨细胞中加入 H-7,可消除离心力导致的 ^{3}H 胸腺嘧啶掺入量升高,提示机械力有效的影响作用是由蛋白激酶参考,发生在生长-信号通路的早期。

7.1.3.5 机械信号感觉途径

许多学者认为机械信号是由于机械力直接引起细胞变形而被感受,也有学者提出是由于机械力引起细胞液流动,而被细胞感受。Weinbaum[9] 等提出一个假说,指出骨细胞对很大的流体压力无反应,但能被作用于骨细胞突起上较少的流体剪切力所激活,释放细胞内的钙离子。这种钙离子能调节骨细胞间细胞突起接头处蛋白亲水孔的开闭,从而控制通过骨细胞网络的细胞内离子流的多少,控制骨的塑建过程。液体流动有两种不同的方式影响细胞,一种是剪切力的直接作用,另一种是液体流动导致带电离子在细胞表面移动。后者对细胞膜表面的作用也不同,可能是直接影响细胞的离子平衡;也可能是间接作用,例如激活电压型离子通道。为了区别流体剪切力产生刺激的种类,用甲基纤维素增加介质的黏稠度进行对比。甲基纤维素不含带电基团,对液体流动间接所致的电学因素无影响。实验观察到,当液体流速保持不变,介质黏稠度增加 80 倍(含 1.2% 甲基纤维素)时,成骨细胞的 NO 合成量有实质性增加。这表明由增加液体流动导致的 NO 合成升高归因于机械因素而非电学变化。

7.1.4 正畸牙移动牙周组织重建的生物学调节机制

7.1.4.1 细胞因子网络调控

1) 细胞因子网络

正畸牙移动过程的实质,是牙及牙周组织的塑建过程。细胞因子网络(cytokine network)的调节在牙周组织的代谢转换过程中发挥着极其重要的作用。

MMPs 是参与 ECM 降解与重建的关键蛋白酶之一,ECM 的正常生理代谢依赖于 MMPs 及其抑制因子 TIMPs 两者之间的动态平衡关系。Bildt[10] 等研究了正畸移动牙齿的骨吸收侧(压力侧)和沉积侧(张力侧)龈沟液中 MMPs 和 TIMPs 表达水平的差异,结果显示:与对照牙相比,正畸牙两侧龈沟液中均发现高水平的 MMPs 和 TIMPs,且检出了活化 MMP-1 的表达;在正畸牙的骨沉积侧,TIMP-1 的表达明显高于骨吸收侧,而明胶酶类如 MMP-9 的高表达则主要出现在骨吸收侧。动物实验研究显示,对大鼠牙齿施加 50 g 的力学刺激后,牙周膜中Ⅰ型胶原和 MMP-1 的表达明显增加,而 TIMP-1 的表达下调。在 OTM 过程中,MMPs 和 TIMPs 在压力侧和张力侧具有不同水平的表达,表明 MMPs 和 TIMPs 积极参与牙周组织的降解与重建过程,而不同的应力作用对牙周膜中两者表达的调控作用也不同,提示在正畸矫治过程中,正畸力的合理运用对牙周组织的成功重建和重建速度具有重要的影响。

骨和软骨是生长因子的储存库,它包括 IGF、TGF-β、PDGF、bFGF 和 aFGF、BMP 等。成骨细胞能生成大量上述因子,它们以自分泌和旁分泌的方式作用,并受全身激素和局部机械刺激调控,在局部骨形成的调节中起着重要作用。而 PGE2、IL - 1、IL - 6、TNF - α、EGF 等骨吸收因子则可促进骨吸收,加快牙齿移动,PGE2 的作用尤其重要(见图 7 - 5)。

体内是一个复杂的生化环境,不可能存在单一的细胞因子,不同细胞因子之间相互作用,相互影响,形成复杂的调控网络,调节骨的形成和吸收,共同完成对骨塑建的调控。

压力刺激诱导牙周膜细胞 COX - 2 表达,COX - 2 继而上调 PGE2 分泌;增加的 PGE2 通过自分泌方式作用于牙周膜细胞,促进其 RANKL 表达,而同时 OPG 的表达无明显变化。压力刺激诱发的这一平衡的变化就会刺激局部破骨前体细胞分化形成破骨细胞[3]。

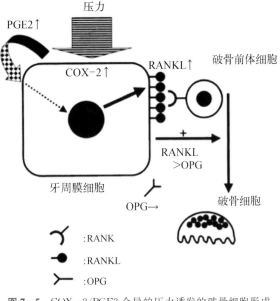

图 7 - 5 COX - 2/PGE2 介导的压力诱发的破骨细胞形成机制[3]

Figure 7 - 5 The mechanism of osteoclastogenesis induced by COX - 2/PGE2

2) 参与牙周组织重建的重要细胞因子

正畸牙移动是周期性牙周膜和骨组织吸收和重建的过程,同时也是一非感染性、微创伤性的炎性反应过程,在这个过程中,炎性细胞激起分泌的炎性相关因子有重要的意义。

(1) 转化生长因子 β(transforming growth factor β, TGF - β)是一类多功能的复杂细胞因子,在骨及骨环境的递质中广泛存在,对于参与骨新生与骨吸收的细胞均有重要作用,并对其他激素及生长因子有调控作用。在体外研究中,Sakai[11]等发现对培养的人成骨细胞施加周期性应力后,TGF - β 的释放明显增加,促进骨的形成。

(2) 胰岛素样生长因子 (insulin-like growth factor, IGF) 是一类既有胰岛素样合成代谢作用又有生长促进作用的多肽。以往研究表明 IGF 是软骨分化、代谢的重要调节因子,在骨塑建的吸收期,成骨细胞释放的 IGF 增多,促进成骨细胞前体的增殖,刺激 DNA 的合成,导致骨表面有增殖活性的成骨细胞数目增多,最终形成骨基质来补充骨吸收所导致的骨丢失。IGF 在把应力刺激信号转导成细胞内生化信号促进细胞增殖中的作用日益受到重视。研究结果表明,应力可以调控骨细胞、软骨细胞中的 IGF mRNA 表达,在骨形成过程中 IGF 起着重要的调节作用。最近研究还发现 TGF - β 和 IGF - 1 有协同作用。

(3) 碱性成纤维细胞生长因子 (basic fibroblast growth factor, bFGF)是来源于中胚层和神经外胚层细胞的一种强有丝分裂剂,它可促进细胞增殖,调节细胞分化及代谢。研究发现发现 bFGF 的信号传导功能与循环流动力刺激如何作用于成骨细胞有关,应力刺激酪氨酸磷酸化 Egr - 1 mRNA 上调,通过 bFGF 作用于许多蛋白如 ERK2,Shc,使其活化。机械力刺激人成骨样细胞后 8 h,bFGF mRNA 表达下降,16 h 后 bFGF mRNA 水平开始增高,24 h 后明显增高,促进骨细胞的增殖及胶原蛋白的合成。

（4）血小板衍生生长因子(platelet-derived growth factor, PDGF)是一种阳离子多肽。机械力刺激下,PDGF-α表达水平的增高可引起成骨细胞增殖。对人胚成骨样细胞的培养中发现,PDGF对人胚成骨样细胞DNA合成有明显的促进作用,对胶原蛋白和碱性磷酸酶合成无明显的促进或抑制作用。

（5）白细胞介素1(interleukin-1, IL-1)是一种具有多种生物学活性的细胞因子,应力刺激作用下,IL-1明显在压力区刺激骨吸收,有利于骨塑建的过程。对人骨细胞在应力刺激下的电生理反应进行研究发现IL-1β通过自分泌或旁分泌循环导致细胞膜进行超极化,在调节骨塑建过程中有潜在的重要性。

（6）肿瘤坏死因子(tumor necrosis factor, TNF)能作用于非肿瘤性靶细胞,促进骨吸收,其作用仅次于IL-1。TNF-α能增加破骨细胞数量,减少骨基质钙化,刺激破骨细胞性骨吸收,抑制骨胶原蛋白合成。另外,TNF能抑制软骨细胞合成蛋白多糖,诱导细胞凋亡,在骨塑建过程中有重要作用。

（7）白细胞介素6(interleukin-6, IL-6)是一种基因多向性的细胞因子,具有广泛的生物学功能,尤其是具有许多内分泌和新陈代谢方面的作用。它能迅速刺激生长激素的分泌,在受到压力时分泌,刺激骨吸收。近年来,不少研究指出,IL-6是骨吸收的重要调节者,可促进破骨细胞的骨吸收功能,具有明显的破骨细胞激活因子活性。还有学者认为IL-6可作为IL-1和TNF的放大因子,增强IL-1和TNF的生物效应,引导破骨细胞分化因子的表达,促进单核细胞融合,刺激多核破骨细胞的分化成熟(见图7-6)。

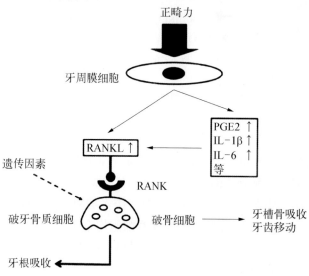

图7-6 正畸力加载诱发的局部炎性细胞因子与骨及牙根吸收[12]

Figure 7-6 The bone and root resorption and local inflammatory cytokines induced by orthodontic stress

7.1.4.2 转录及蛋白水平调控

1) RANKL/RANK/OPG 系统

RANKL/RANK/OPG系统是近年来骨研究领域中的重大突破,研究发现多种信号均可通过该系统影响破骨细胞的分化和功能,从而调控骨形成与骨吸收,使骨的结构与功能相适应。

（1）核因子 κB 受体活化因子配体(receptor activator of nuclear factor - κB ligand, RANKL)又称肿瘤坏死因子相关活化诱导细胞因子(TNF-related activation-induced cytokine, TRANCE)、骨保护素配体(OPG ligand, OPGL),它由317个氨基酸组成,为Ⅱ型跨膜蛋白。RANKL基因位于染色体13q14,其表达受多种因子调控,如 $1\alpha,25$-$(OH)_2 D_3$、

TGF-β、PTH 等[4]。RANKL 在体内以细胞膜整合型和可溶型两种形式存在,前者主要表达于成骨细胞/间质细胞,后者主要见于 T 细胞。RANKL 能直接启动破骨细胞前体细胞或破骨细胞的细胞内信号转导过程,最终分化为有功能的破骨细胞,调节破骨细胞的吸收功能,增加其活性。

(2) 核因子 κB 受体活化因子(receptor activator of nuclear factor-κB, RANK)是具有616 个氨基酸的肽段,为 I 型跨膜蛋白,主要在单核巨噬细胞系,包括破骨细胞前体细胞、淋巴细胞、树突状细胞及成骨细胞中表达。RANK 是 RANKL 的唯一受体,通过细胞-细胞依赖式接触识别并结合 RANKL。

(3) 骨保护素(osteoprotegerin, OPG)最初命名为破骨细胞生成抑制因子(osteoclastogenesis inhibitory factor, OCIF),是一种分泌性糖蛋白,是由其前肽切除 21 个氨基酸生成的成熟肽,共含有 7 个功能区(D1～D7),其中 N 端的 D1～D4 区与肿瘤坏死因子受体超家族其他蛋白质的细胞外区相似,参与配体结合,与抑制破骨细胞的作用直接相关。OPG 除在骨组织中有较高表达外,在心、肝、肺、肾等多种组织中均有表达,其表达亦受多种细胞因子的调节。OPG 可与 RANKL 特异性结合,竞争性抑制 RANKL 与 RANK 的结合,从而抑制RANKL 的活性,进而发挥抑制破骨细胞分化成熟、诱导破骨细胞凋亡的作用。OPG 还可与肿瘤坏死因子相关凋亡诱导配体(TNF-related apoptosis-inducing ligand, TRAIL)结合,也可诱导破骨细胞凋亡。

2) RANKL/RANK/OPG 系统对骨代谢的调节

在骨塑建与骨重建中,成骨与破骨的动态平衡是由 OPG 和 RANKL 之间的比例来决定的。RANKL/RANK/OPG 系统对骨代谢分别可发挥正性调节和负性调节作用。

(1) 正性调节。RANKL 与受体 RANK 结合后,可诱导破骨细胞前体细胞分化为破骨细胞,还可促进破骨细胞的骨吸收活性,延长破骨细胞的寿命并抑制其凋亡。RANKL/RANK/OPG 系统调节破骨细胞分化的具体机制分为以下几个阶段:

a. TRAF6 的激活。膜整合型和可溶型 RANKL 通过与破骨细胞受体 RANK 的胞外结构域结合,并在巨噬细胞集落刺激因子(macrophage colony-stimulating factor, M-CSF)存在时通过 RANK 的胞浆结构域与肿瘤坏死因子受体相关因子(TNF receptor-associated factors, TRAF)调节蛋白结合。TRAF 家族成员 TRAF6 在破骨细胞的分化和激活中具有重要作用。Lomaga[13]等发现 TRAF6$^{-/-}$鼠具有大量的无能破骨细胞,并表现为骨硬化症,表明 TRAF6 在破骨细胞前体细胞分化为破骨细胞中及在成熟破骨细胞的骨吸收过程中都具有重要调节作用。已经证实,TRAF6 仅激活经典的核因子 κB(NF-κB)途径,其余TNFR 也可激活经典或非经典的 NF-κB 途径,但 TRAF3 在其激活的 NF-κB 途径中起负性调节作用。

b. NF-κB 的激活。TRAF6 迅速激活其下游分子 NF-κB,主要通过经典途径:TRAF6 与 RANK 结合,诱导 TRAF6 的三聚体化,形成信号复合物激活 TAK1;TAK1 通过NF-κB 诱导激酶的磷酸化间接激活 I-κB 激酶,导致 I-κB 磷酸化,使 NF-κB 与 I-κB形成的复合物降解,NF-κB 从胞浆转位到胞核,诱导靶基因表达。NF-κB 激活后,可激活抗凋亡激酶 Akt,抑制破骨细胞的凋亡,但具体机制尚不清楚。NF-κB 是 RANK 下游重要的转录因子,NF-κB 抑制剂对破骨细胞生成的抑制效应在早期比后期更严重,表明 NF-κB 在 RANKL 引起的快速早期反应基因的激活中发挥作用。NF-κB 缺失鼠由于破骨细胞缺乏将导致严重的骨硬化症。

c. NFATc1(nuclear factor of activated T cell 1,NFATc1)的激活。NFATc1 的 mRNA 由 RANKL 选择性诱导,在破骨细胞生成的早期,NFATc1 是 NF-κB 的一个重要基因靶点。NF-κB 抑制剂可抑制 RANKL 刺激引起的 NFATc1 的诱导。在 RANKL 刺激后的数分钟内,NF-κB 与 NFATc2(此前在破骨细胞前体细胞中呈持续低表达)共同激活 NFATc1 激活剂,以引起 NFATc1 的充分激活。NFATc1 有自身放大作用,NFATc1 激活后与促进剂结合,使 NFATc1 大量产生。NFATc1 形成破骨细胞特异性转录复合物,有效诱导破骨细胞的特异性基因如耐酒石酸酸性磷酸酶(TRAP)、降钙素受体及组织蛋白酶 K 的表达,促进破骨细胞的分化;IFN-β 可以阻断这一过程。

d. 以协同刺激信号酪氨酸为基础的免疫受体活化模体(immunoreceptor tyrosine-based activation motif,ITAM)。ITAM 介导的信号可以引起细胞内的 Ca^{2+} 动员,诱导激活 NFATc1,也可与 RANK 一同刺激,通过 ITAM 磷酸化激活 SyK 和磷脂酶 C 而激活钙信号,诱导 NFATc1 并激活。对 RANK 如何与 ITAM 信号共同特异性地诱导破骨细胞形成还不完全清楚,但是 RANKL 能刺激 ITAM 磷酸化,并可引起免疫样受体如 OSCAR 的表达,因而放大 ITAM 信号。

(2) 负性调节。

a. 骨保护素(OPG)。OPG 能与 RANKL 特异性结合,通过防止 RANKL 与 RANK 结合从而抑制 RANKL 活性,还可与 TRAIL 结合,在体内诱导破骨细胞凋亡。然而,OPG 与 TRAIL 的结合力小于与 RANKL 的,表明 RANKL 是 OPG 的主要受体。TRAIL 和 OPG 之间的潜在相互作用表明这些分子之间存在交叉调节机制。在骨代谢调节中,OPG 作为 RANKL 的一种可溶性诱饵受体,是破骨细胞形成的负调节因子。缺乏 OPG 的鼠会发生骨质疏松,表明 RANKL 和 OPG 之间的平衡决定骨吸收的程度。

b. 干扰素 β(IFN-β)。当鼠 IFN-β 基因突变,或鼠缺乏 IFN-α/β 受体成分 IFNAR1(IFNAR1$^{-/-}$鼠)时都会造成小梁骨骨量的减少和严重的骨质减少症。在 IFN-β 敲除鼠中发现 TRAP 阳性的破骨细胞数目增加。而 RANKL 信号可依赖 Fos 模式在破骨细胞前体细胞诱导 IFN-β 产生,IFN-β 的产生又导致 Fos 的表达受抑制,使 Fos 依赖的靶基因 NFATc1 的转录水平降低,这就形成对 RANKL 信号的负反馈调节。所以 IFN-β 是 RANKL 信号的潜在负调节者,正如 OPG 一样。

c. 干扰素 γ(IFN-γ)。将受到 RANKL 刺激的骨髓单核巨噬细胞与抗 CD3 抗体激活的 T 细胞共同培养时,破骨细胞形成受到严重抑制,而当激活的 T 细胞与 IFN-γ 受体$^{-/-}$的骨髓单核巨噬细胞共同培养时,对破骨细胞形成的抑制作用则完全消失。这表明,IFN-γ 是激活 T 细胞引起 RANKL 诱导破骨细胞形成受抑的重要物质,当激活 T 细胞产生一定量 IFN-γ 时,T 细胞则抗破骨细胞形成。激活的 T 细胞对破骨细胞形成不仅起到正调节作用而且还有负调节作用。经 IFN-γ 处理的骨髓单核巨噬细胞,RANKL 诱导的 NF-κB 激活水平显著受抑,伴有 TRAF6 表达严重受抑,说明 TRAF6 表达下调可能是 IFN-γ 引起破骨细胞形成受抑的环节。IFN-γ引起TRAF6表达下调是在蛋白水平,而不是mRNA水平。经RANKL刺激后TRAF6水平上升,在IFN-γ缺乏时TRAF6蛋白水平合成量大于降解量,而加入IFN-γ可以逆转这一过程。IFN-γ单独对TRAF6表达没有影响,这表明IFN-γ引起TRAF6降解加速需要RANKL信号。

RANKL/RANK/OPG系统是调节骨吸收和钙代谢的终极通路。成骨细胞和间质细胞在生理状态下表达一定量的RANKL,促进破骨细胞的分化和骨吸收,同时又分泌相应数量的OPG,防止骨过度吸收。因此RANKL/OPG的比例协调是维持局部骨形成和骨吸收平衡的关键,从而调控骨塑建与骨重建过程。

(王军)

7.2　SDF-1及bFGF在骨髓干细胞介导牙周膜再生中的影响研究

牙齿缺失的一个重要病因是牙周疾病导致的牙周组织缺损。牙周组织再生的困难性导致了牙周疾病的治疗很大程度上还局限于阻止炎症对牙周组织进一步破坏的层面上,而对于如何重建牙周组织尤其是牙周膜再生基本还处于实验室研究阶段,但由于此项研究有着重大的临床意义,因此牙周膜再生作为难点和重点问题受到广泛关注。

牙周膜是牙根与牙槽骨之间的一层结缔组织,是重要的牙周支持组织,主要由成纤维细胞、成牙骨质细胞和一些未分化的间充质细胞组成。正常情况下,牙周组织具有自身的更新和修复能力,其修复活动是通过牙周膜细胞自我更新实现的。在疾病或在受到外界刺激时,通过牙周膜中细胞的不断增殖和分化使组织再生。大量研究表明,牙周膜细胞具有异质性,即牙周膜中存在多细胞亚群,这些细胞亚群可处于不同的分化阶段或具有不定向的分化趋势。牙周组织的修复活动是通过牙周膜中不同细胞亚群的定向迁移和分化实现的。

牙周再生的愈合过程是一个非常复杂的过程,涉及血凝块和血肿形成、免疫细胞浸润和炎症反应、周围细胞的动员3个相互叠加又有区别的阶段。其中,细胞增殖分化形成骨、牙骨质和牙周膜3种结构是决定修复结果的核心环节,该过程受细胞生存的微环境所影响。这已得到许多研究的证明,如Spees等用热休克方法刺激了上皮细胞,发现与上皮细胞共培养的间充质干细胞(mesenchymal stem cells,MSCs)能迅速表达上皮细胞的表型标志,说明局部相关细胞损害刺激可能在MSCs分化中起重要作用[14]。另外有学者提出体内移植的MSCs能在局部微环境中通过基因重组编程(reprogramming),分化成与其周围细胞生物学特性相似的细胞。微环境对干细胞的这种诱导分化现象,称为"局部专一诱导性分化"(site-specific differentiation)[15]。

近年来,颅面部组织工程为牙周组织再生带来了希望。普遍认为牙周再生的四大关键因素为种子细胞、支架材料、血供和生物信号分子。其核心问题是种子细胞的选择和分化调控及功能表现。目前认为,牙周膜的再生非常困难,如果牙周膜受到破坏,很容易失去抗感染以及自我更新和修复的能力。临床上,可以看到部分脱位牙病例,因为牙周膜细胞数量和功能的减弱或消失,牙周膜无法再生,虽然根面残余的牙周膜可能暂时幸存,但愈合多半是以固着性黏连完成,牙根会逐渐吸收并被周围骨组织所替代直至丧失。所以牙周膜再生成功的关键是如何保持或重新获得有活性的牙周膜配体细胞(periodontal ligament cells, PDLCs)。

7.2.1 牙周膜再生种子细胞的筛选

1) 牙周膜干细胞(peridontal ligament stem cells,PDLSCs)

牙周膜干细胞属于成体干细胞的一种,Seo[16]等的研究表明牙周膜含有较多的单克隆干细胞,这些干细胞具有分化为牙髓母细胞、脂肪细胞和纤维母细胞的能力,甚至在体外微环境作用下还能分化为成牙骨质细胞和成骨细胞。PDLSCs具有和其他间充质干细胞同样的形成成纤维样细胞克隆的能力,也可表达STRO-1、CD146,提示PDLSCs可能来源于血管周围的MSCs群,在移植到免疫缺陷的小鼠体内时,牙周膜干细胞能形成沿牙周膜结缔组织方向走行的牙骨质样结构。虽然牙周膜干细胞修复牙周缺损已经证实[17],但作为未来临床推广应用,PDLSCs的获得相对困难,不易满足临床治疗的需要。

2) 牙周膜细胞

牙周膜细胞是构成牙周组织的主要细胞,在牙周支持组织的发育、功能和再生中发挥重要作用。近年来,研究者发现牙周膜细胞具有异质性,包含异质性细胞群,即由不同的亚型组成,细胞间存在差异,在表现型及功能上有所不同,其子代能增殖产生成纤维细胞、成骨细胞和成牙骨质细胞,这些细胞亚型可处于不同的分化阶段或具有不定向的分化趋势,牙周组织再生修复与牙周膜细胞的异质性有密切关系。由于牙周膜细胞直接来自牙周组织,具有很强的分化增殖能力,在牙周再生中发挥着重要作用,所以可作为牙周组织工程研究的种子细胞,但需进一步研究细胞外环境的诱导作用。牙周膜细胞作为一个细胞群体,其中含有大量终末分化的功能细胞,其组织再生能力有限。

3) 骨髓干细胞(bone marrow-derived stem cells,BMSCs)

骨髓干细胞的获得相对更加便捷,培养方法也简单成熟。Kramer[5]等发现,骨髓来源的MSCs与牙周膜细胞体外共培养后,可分化为牙周膜纤维细胞,同时获得后者典型的生物学特性,用免疫组化和原位杂交等方法检测共培养后的MSCs和PDLCs,发现MSCs骨钙素(osteocalcin, OC)和骨桥蛋白(osteopontin, OPN)的表达量明显增加,而骨涎蛋白(bone sialop rotein, BSP)的表达量明显降低,这正是牙周膜细胞的特性。在一定的局部环境中,骨髓中存在着牙周膜细胞、牙槽骨细胞和牙骨质细胞的共同前体细胞,这种多潜能的干细胞即为间充质干细胞,这也为利用骨髓来源的MSCs(BMSCs)修复牙周组织提供了新的理论基础。另外,BMSCs具有独特的免疫调节作用,能够抑制细胞毒性T淋巴细胞的增殖。即使是已经分化了的MSCs也可抑制T淋巴细胞的增殖。研究发现[18],将同种异体的或异种的MSC通过局部直接注射、蛛网膜下腔植入、动脉和静脉移植等途径植入受体后,在受体内并未发生免疫排斥,表明骨髓干细胞具有特殊的免疫学特征:① 表达组织相容性复合物Ⅰ而不表达组织相容性复合物Ⅱ,且缺乏共刺激因子的表达,因此免疫原性较弱;② 能直接或间接抑制T细胞的功能,同时对CD4+和CD8+淋巴细胞也有抑制作用;③ 具有免疫调节的功能。正是由于骨髓干细胞除具有自我更新和多向分化的潜能外,还具有很强的可塑性,在一定的诱导条件下能分化为多种细胞,且取材方便、培养容易、增殖较快,同时还具有特殊的免疫学特征,因此认为 BMSCs 适合于自体移植,具有对病灶的趋化特性,是良好的转基因治疗的靶细胞。

7.2.2 支架材料的选择

当缺损区细胞逐渐填满创区而相互接触时,细胞就停止生长不致堆积,这种现象称为接触抑制,因此,牙周再生需要给予一定的空间,以确保牙周组织前体细胞增殖分化并发挥其功能。另外裸根附近的细胞竞相迁居于根面,通常是骨的前体细胞自牙槽窝壁游到并居住于受伤的牙根,而不是运动较慢的牙周韧带细胞,因此应用植入材料的作用之一就是防止其他细胞定植于牙根表面,尽可能保护牙周膜前体细胞在牙根表面的增殖分化。

牙周组织工程材料的研究思路目前主要是通过构建细胞与生物材料复合物,细胞在支架材料中生长、增殖,分泌细胞外基质并取代逐渐降解的生物材料,最终重建牙周组织。现在实验研究中常采用的几种材料分别是胶原凝胶、藻酸盐凝胶、Bio-Oss、Bio-Oss collagen 复合体、骨衍生材料及其他生物合成材料如 β-TCP、珊瑚人工骨材料、生物活性玻璃、壳聚糖、注射型磷酸钙骨水泥等。

研究中选择的主要成分为 Ⅰ 型胶原的胶原膜材料(由四川大学材料学院蒋波教授提供)。Ⅰ 型胶原属于成纤维胶原,含量丰富,存在于多种结缔组织中,它具有多方面的生物活性,不仅是非常重要的组织支持物,而且是细胞外间质的重要成分。Ⅰ 型胶原生物相容性好,降解速度可调,而且可参与组织修复,是一类优良的可引导组织再生的生物材料。Ⅰ 型胶原作为体外细胞培养支架时,有促进细胞黏附和诱导生长分化的作用,是良好的培养黏附剂。另外,它的降解产物还能被细胞利用合成新的基质。其次,Ⅰ 型胶原不产生毒性代谢产物,不影响内环境 pH 值,因此不会影响细胞的生长增殖。而其他材料如 PLGA 等,降解后会产酸,对细胞生长环境的 pH 值有一定影响,从而可能影响细胞的增殖和代谢。

7.2.3 生长因子

生长因子是一类生物活性因子,与靶细胞上的相应受体结合,调节细胞生长、伤口愈合及组织再生的有关基因,调节影响不同类型细胞的增殖、分化、趋化、移行、代谢、免疫应答、物质合成等,在组织的修复中发挥重要作用。与牙周组织再生相关的生长因子主要有碱性成纤维细胞生长因子、骨诱导形成蛋白、釉基质蛋白、胰岛素样生长因子、血小板衍生生长因子、转化生长因子 β 等。在牙周组织的修复中,不同种类的生长因子对牙周细胞合成能力有剂量依赖性增强效应,对牙周组织有选择性趋化作用,能调节和促进牙周组织的修复。如何利用生长因子的联合效应,对种子细胞向所需要的方向分化诱导是目前研究的重点。

1) 基质细胞衍生因子-1(stromal cell derived factor-1,SDF-1)

基质细胞衍生因子-1(SDF-1)及其受体 CXCR4 广泛地表达于多种细胞和组织中,包括免疫细胞、脑、心脏、肝、脾、肺和肾,在免疫系统、循环系统及中枢神经系统的发育中有重要的作用。SDF-1/CXCR4 生物学轴是指由 SDF-1 与其受体 CXCR4 相互作用而构成的一个与细胞间信号传导、细胞迁移有密切关系的偶联分子对,其本质在于 CXCR4 对其配体 SDF-1 的高度亲和力和绝对特异性,其转导特定的信号并介导不同的效应,在胚胎发育、介导免疫和炎症反应、参与组织修复、参与恶性肿瘤的浸润和转移、调控干细胞迁移及归巢等一系列重要的生理及病理过程中发挥重要的导向、驱动和定位作用。

SDF-1 作为一类对免疫细胞有趋化作用的小分子蛋白,对 BMSC 和 PDLSCs 都有趋化作用。SDF-1 调控干细胞向靶组织的迁移分化,也许是今后研究的一个新思路。那么在口腔领域的研究中不同的刺激将会使其怎么变化从而发挥调控作用呢?

Kim[19] 的研究利用 SDF-1 的趋化作用,在未植入种子细胞的条件下,在小鼠牙槽窝内植入复合 SDF-1 的具有牙齿外形的生物材料,检测到有类似牙齿的结构再生。SDF-1 在促进植入干细胞增殖的同时,调控外源性 BMSC 的定植和趋化体内干细胞向靶组织的迁移分化并且促进干细胞 I 型胶原分泌增加,从而可能促进牙周膜纤维的重建再生。

2) 碱性成纤维细胞因子(basic fibroblast growth factor,bFGF)

bFGF 也是一个对于牙周尤其是牙周膜再生有重要意义的细胞因子,bFGF 对干细胞增殖作用明显,BMSCs 的碱性磷酸酶(alkaline phosphatase,ALP)均有降低,而牙周膜细胞标志性基因之一 S100 钙离子结合蛋白 A4(S100 calcium-binding protein A4,S100A4)的表达有不同程度升高,S100A4 也是稳定牙周膜不被矿化的基因之一。这进一步证明 BMSCs 的分化受到微环境的影响,而 bFGF 则可以诱导其向具有牙周膜纤维细胞特性的方向分化,并且可以促进抑制牙周膜矿化的基因如 S100A4 的表达增加,从而有利于形成牙周膜的再生。最新研究发现 bFGF 可以促进再植牙形成新的牙周膜纤维,并在防止再植牙骨性黏连和牙根吸收方面有一定作用。有学者推测 bFGF 促进牙周再生的重要原因之一就是 bFGF 能促进 G0 静止期内皮细胞增殖,对新生血管形成的毛细血管基底膜降解、内皮细胞迁移增生等多个环节均有明显促进作用,能促进创区局部血管的形成,为移植细胞的存活和牙周愈合早期细胞活动创造必要条件。有研究表明 bFGF 通过与 MSCs 表面的 bFGFR 结合,促进 MSCs 的分裂增殖,是 MSCs 体外扩增最常用的手段之一。

3) SDF-1 和 bFGF 对 BMSCs 增殖和分化及趋化的影响

牙周膜在体内能够维持结构稳定及良好的功能状态,在牙周组织再生中防止骨与牙骨质黏连,这一特点与牙周膜中生物活性物质的调节作用有关。牙周膜的一个重要特点是在整个生命过程中维持正常的宽度,虽然 PDLC 有形成矿化组织的能力,但体内的牙周膜能够保持生理性的未矿化状态,维持其结构和功能稳定,推测可能在牙周膜中存在一种调节机制可以抑制成骨细胞分化,维持和平衡牙周膜成纤维细胞表型,在骨改建中能够控制骨生成的程度。一系列研究显示,存在的一些蛋白分子包括 S100A4、Ⅲ 型胶原等生物活性物质均具有抑制矿化的作用,可能参与维持牙周膜结构和功能的稳定。Ⅲ 型胶原占牙周膜的 11.73%,是牙周膜重要组成成分之一,而且 Ⅲ 型胶原的高表达水平可能表明干细胞正在分泌修复过程的信号。S100A4 是 S100 钙结合蛋白质家族成员,是一种相对分子质量为 1.2×10^4 的酸性蛋白质,由 PDLC 合成和分泌,可能作为维持牙周膜间隙避免矿化的调节因子。重组鼠 S100A4 蛋白质以浓度依赖方式抑制骨髓细胞矿化结节形成。S100A4 在成骨细胞分化期间的瞬间表达模式和对成骨细胞分化与体外矿化的抑制作用提示 S100A4 可能是一个新的负调节因子,通过调节成骨细胞分化过程调节基质矿化,是一种细胞外矿化抑制剂。有研究认为 S100A4 可能通过与 Ca^{2+} 和细胞骨架系统结合参与 PDLC 对机械张力的反应。也有学者通过干扰核糖核酸抑制人牙周韧带 S100A4,发现骨桥蛋白(OPN)和骨钙素(OCN)等成骨细胞标志以及成骨细胞特有的转录因子 Runx2/Cbfa1 和 Osterix 表达增加,提示 S100A4 抑制牙周膜中成骨细胞基因的表达及抑制矿化,与未矿化前成骨细胞表型有关。

Ⅰ型胶原(COL Ⅰ)是牙周膜纤维中最主要的成分之一,占牙周膜的 78.6%,是牙周韧带组织和骨基质的主要组成部分,是骨生成和胶原形成的一个标志物。

ALP 是骨组织成熟矿化的标志之一,是牙周干细胞向成骨分化的一个标志。碱性磷酸酶是成骨细胞沉积钙盐的必需物,可从侧面反映细胞的成骨活性,用来和成纤维细胞鉴别,也是成骨细胞分化最早的指标。碱性磷酸酶被认为与骨骼的形成有关。

CXCR4 是 SDF-1 唯一作用的趋化受体,如果表达增加,那么 SDF-1 对该细胞的趋化作用增强。同时,CXCR4 表达的上升能够激活外源性 SDF-1,再反过来加强细胞的迁移和趋化。

实验研究发现,SDF-1 和 bFGF 对 BMSCs 进行处理后,目的蛋白的表达变化和基因变化趋势基本一致。SDF-1 和 bFGF 都可以增加Ⅰ型胶原蛋白的表达,但是 SDF-1 更能显著刺激 BMSCs 产生Ⅰ型胶原蛋白;而对于Ⅲ型胶原蛋白来说,bFGF 对其的表达上升比 SDF-1 的作用更为明显。bFGF 可以抑制 ALP 蛋白的表达,而 SDF-1 对 ALP 的表达没有影响,SDF-1 和 bFGF 都可以显著增加 S100A4 的表达。另外,SDF-1 能够非常显著地增加处理细胞的 CXCR4 蛋白的表达,但是 bFGF 对其没有作用。

因此总的来说,SDF-1 和 bFGF 能够不同程度地刺激Ⅰ型胶原、Ⅲ型胶原和 S100A4 的表达。已知Ⅰ型胶原是牙周膜纤维中最主要的成分之一,而Ⅲ型胶原与 S100A4 能阻止矿化基质的沉积,可能对维持正常牙周膜间隙不被矿化有一定的作用,因此体外实验可以证明 BMSCs 在 SDF-1 和 bFGF 的刺激下,可能朝着牙周膜纤维细胞方向分化并且使相关的抑制矿化的基因和蛋白表达增加,这就为下一步在体内实验中使用 SDF-1 和 bFGF 来促进 BMSCs 向牙周膜成纤维细胞分化从而促进牙周再生提供了一个有力的支持和证据。其次,在抑制 ALP 蛋白表达方面,bFGF 的作用比较显著,而 SDF-1 无明显的抑制作用,若 ALP 的表达增加,证明钙盐沉积增加,这对于牙周软组织——牙周膜的再生来说并不是一个有利的环境,而使用了 bFGF 后,ALP 的表达明显受到抑制,因此对于牙周膜再生的环境来说是非常有利的。这些体外研究结果与之前其他学者在体内研究观察到的现象是相符合的,有研究证实 bFGF 可以诱导未分化细胞的血管生成、趋化和增殖,是一种与牙周组织再生有密切关系的细胞因子,可以促进新的牙周膜形成,防止牙根与牙槽骨黏连、防止牙根吸收。Sae-Lim[20] 等也报道如在脱位牙牙槽窝中填满 bFGF,将牙植入后,可能刺激牙周组织中的未分化细胞分化并再生为期望的牙周组织。另外,研究发现,经过 SDF-1 处理过的 BMSCs,其 CXCR4 的表达明显增加,因此,推测如将这一结果应用于体内实验,那么受到趋化的干细胞的数量也会随着增加,从而一方面增加植入的干细胞在所需部位的定植率,一方面趋化体内的干细胞到所需部位。

4）SDF-1 及 bFGF 对 BMSCs 介导的体内牙周膜重建的影响

从临床指标、影像学检查、组织学检测、Micro-CT 的结果综合分析，发现经过 SDF-1 和 bFGF 处理联合干细胞组织工程的组别成功率最高，临床牙周状况优于对照组和单纯采用干细胞组织工程的组别，影像学上前者可见较为明显的牙周膜间隙。另外，组织切片中，可以看到经过 SDF-1 和 bFGF 处理联合干细胞组织工程的组别牙根吸收最少，牙周膜纤维的重建最为明显，纤维的排列方向最为有序，新的牙骨质形成最多。这与之前报道的 bFGF 可以刺激局部牙骨质形成，是相吻合的。而从 Micro-CT 的结果来看则更为直观，对照组可以看到其中有一个牙根已经发生了严重的牙根吸收，其周围的牙槽骨也基本吸收了，在经过 SDF-1 和 bFGF 处理的组别中，牙根和牙槽骨吸收最少。有报道局部应用 bFGF 可以在创伤早期刺激牙周残余组织中的未分化细胞分化从而影响周围牙周组织的再生。研究发现在应用 bFGF 和 SDF-1 的 G3 组中，牙周膜愈合更为明显，在牙根面上有新的牙骨质形成，坏死区减少。而产生这一结果的原因基本都可以通过第二部分中体内实验的结果得到一些解释。

另外，研究还发现在 SDF-1 和 bFGF 处理后的标本中，炎症细胞的浸润更少。推测 SDF-1 募集 BMSCs 到病损区域的同时可能也募集了宿主防御细胞，其在参与创伤愈合及组织修复的过程中也参与了宿主防御细胞的免疫监视。另外以往有研究表明，机体对于生物材料的炎症反应是由肥大细胞的活性所介导，而 CXCR4 表达阳性的肥大细胞在体外对 SDF-1 的浓度梯度有一定的效应，这提示 SDF-1 可能会通过此机制调节炎症反应。

综上研究提示在干细胞组织工程中，干细胞的归巢作用和细胞因子对于组织工程微环境的影响是非常重要的，这可以作为未来进一步研究的方向。另外，对于临床上再植牙成功率的提高，也提供了一种新的方法和思路。

5）其他细胞因子对牙周膜再生的影响

近年来，釉基质蛋白衍生物（enamel matrixp rotein derivative，EMD）对牙周再生的作用越来越被口腔学术界重视，临床观察到治疗后牙周袋深度明显减小、临床附着水平明显改善，其主要作用是应用于牙骨质发育中可以诱导牙囊细胞分化为成牙骨质细胞的机理，试图通过重新启动牙周组织发育的途径，解决目前牙周组织再生难以实现的现状。

7.2.4 结语

牙周膜的再生是目前解决再植牙、移植牙以及牙周病牙周组织修复的关键问题，是目前牙周组织再生中的难点和重点。

牙周膜的一个重要特征是一直能维持自身正常的宽度，虽然 PDLCs 有形成矿化组织的能力，但体内的牙周膜能够保持生理性的未矿化状态，维持其结构和功能稳定，推测牙周膜中可能存在一种调节机制，可以抑制成骨细胞分化，维持和平衡牙周膜成纤维细胞表型，控制骨改建中骨生成的程度。PDLCs 可能表达某些调节因子抑制骨及牙骨质的形成，从而维持牙周韧带的正常宽度，并与周围的矿化组织保持动态平衡。深入研究牙周膜维持其结构和功能的作用机制，对进一步促进正畸牙移动骨改建、牙周修复与再生以及种植体周围牙周结缔组织附着形成具有重要意义。

另外，目前干细胞的研究新理念是旨在致力于开发内源性的再生技术（而非体外重组组织），即构建人工化的细胞外基质（ECM）以建立与细胞之间的关键性信号联系，激活干细胞从内源性细胞库（即细胞巢）迁移，刺激自我修复机制，并释放自身内在的再生能力。干细胞归巢的理念正越来越多地应用于牙周组织工程和牙周膜再生中，也许这正是牙周膜再生未来发展的一个方向，值得深入探讨和研究。

（赵志河　魏悟）

7.3　SDF‑1 与 PDGF‑BB 缓释膜介导的再植牙牙周组织再生及机制

完全性牙脱位（avulsed tooth）发生率高，占牙外伤总数的 16%[21,22]，它将直接妨碍患者咀嚼、吞咽、发音等功能，同时严重影响患者的容貌及心理健康[23]，已成为口腔临床常见的严重问题。脱位牙原位再植是临床常用的治疗方法，但由于患者缺乏相应的医学常识等各种原因导致几乎全属于延迟再植（离体时间≥2 h），其预后往往发生根黏连，导致牙周膜（periodontal ligament，PDL）的缺失，从而使再植牙在承受咀嚼力时丧失了缓冲、分散应力及感知等功能。如何促进延迟再植牙的牙周膜功能性再生仍是一个亟待解决的医学难题。

现就内源性牙周组织工程理念用于脱位牙延迟再植中的可行性作以下探索分析。

组织工程的快速发展，为脱位牙的治疗提供了新的思路。许多学者尝试将骨髓间充质干细胞（BMSCs）及牙周膜干细胞（periodontal ligament stem cells，PDLSCs）经在体外三维支架材料培养后植入牙周缺损部位实现该部位的牙周组织再生[24-30]。虽然外源性组织工程技术在促进牙周缺损修复的体内外研究都取得很大的成就[25,30-33]，但目前它本身具有的种属匹配、繁琐的体外培养、运输过程、潜在的免疫排斥及致瘤性等缺点，成为严重阻碍它在转化医学方面成功的瓶颈。

内源性组织工程（endogenous regenerative technology，ERT）可避免外源性组织工程技术的上述缺点，易实现临床医学转化。它的机理是通过生物活性因子召集机体自身的干细胞及前体细胞迁移至损伤部位，分化成该部位的成体细胞，增殖，完成修复，又称细胞归巢（cell homing）[33]。近年 Lancet、Nature Medicine 杂志报道应用细胞归巢理念结合支架材料促进兔肱骨关节头再生[34]、角膜组织的愈合[35]及肌肉样组织的再生[36]。因此，尝试将细胞归巢理念运用于延迟再植脱位牙的牙周组织再生中可能是目前最有希望应用于临床治疗脱位牙的解决思路。

生长因子、支架材料是内源性组织工程的核心二要素。局部注射 bFGF 溶液或使用渗透泵并不能促进兔颅骨缺损的修复，而含有 bFGF 的明胶可促进骨缺损的修复[37]。这提示：① 三维缓释支架材料在缺损修复中发挥着不可替代的占位作用；② 生长因子具有半衰期短、易降解等缺点，其发挥特定的作用必须依赖于缓释支架体系。因此，设计出合理的缓释生长因子支架体系是充分发挥细胞归巢理念在组织工程中作用的决定因素。

实验设想通过创新性地构建能够黏附牙根表面的模拟天然牙周膜的个体化缓释生长因子支架材料，促进天然牙延迟再植后的牙周膜再生，实现脱位牙治疗的突破性进展，那么也就转化为解决关于生长因子、缓释支架载体材料及制备工艺技术的选择问题。

第一,选择基底细胞衍生因子(SDF-1)作为激发干细胞归巢的活性因子。Yashiro 等[38]通过细胞基因芯片研究发现牙周膜细胞高表达 CXCL12,可见,SDF-1 在正常牙周膜组织中有重要的调控作用。

第二,选取Ⅰ型胶原作为模拟天然牙周膜的支架材料及缓释载体。Engler 等[39,40]研究发现细胞所处的基质硬度能有效调控 MSCs 的定向分化。天然牙周膜成分主要由胶原纤维组成,应用胶原支架材料的组织引导再生术可促进牙周炎患者牙周组织再生、附着龈的获得[41]。

第三,设想实施中的难点是制备黏附牙根表面的个体化三维缓释支架材料所需的工艺技术。选择何种技术既能根据牙根形态制备厚度一致的黏附牙根表面的个体化支架材料,又能在制备过程中保证生长因子及胶原蛋白的活性?商品化及普遍应用的支架材料为规则形状,不能随牙根弧形改变。将水溶性的支架材料溶解后仅靠冻干技术尚不能制备成个体化有均匀厚度黏附牙根表面的材料。在前期实验中,发现不冻干的 collagen gel 具有受力易形变、缓释有效时间短等缺点。静电纺丝(electrospinning)已成为一种比较成熟的膜制备技术,设想应用电纺技术制备黏附在牙根表面的膜支架材料。但由于静电纺丝技术所需的溶剂都是有机溶剂,其可能对蛋白活性造成不可逆的影响,并且电纺 collagen 会丧失它本身模拟细胞外基质的特性,仅仅是一种制备普通明胶的昂贵方式[42]。因此,实验创新性地联合应用电纺 PLGA 技术和冷冻干燥 collagen 技术取其长避其短解决这个问题。

7.3.1 个体化 PLGA-胶原膜

聚乳酸-羟基乙酸共聚物(PLGA)是一类可降解的高分子生物材料。它具有生物相容性好、化学性质稳定、机械性能优良等优点,终产物为 CO_2 和 H_2O,所以用它作为体内植入材料,安全性高。PLGA 是聚乳酸(PLA)和聚乙醇酸(PGA)按照一定比例结合的共聚物。PLA 分子中有侧甲基,所以其亲水性较差,但降解速率慢;与其相反,PGA 亲水性较好,但降解速率过快,所以将两者按不同的比例共聚成具有不同力学性能和降解速率的 PLGA 共聚物,就可以达到不同实验要求的生物材料,为了得到相对比较高的强度、降解时间较长的 PLGA,选取 PLA:PGA=75:25。

胶原是一种天然生物材料,广泛用于生物领域及医学领域。它为螺旋四级结构,材料为多孔性,孔径为 $100\sim200\ \mu m$,具有高度生物相容性;其结构及成分类似体内的细胞外基质,所以有助于细胞的黏附及细胞分泌物的相互联系[43,44]。胶原支架的结构会相应引导再生组织的结构[45]。

根据两种材料的优缺点,取其优点补偿缺点,两者结合起来用。如图 7-7 所示,扫描电镜显示 PLGA 电纺丝表面光滑、多孔、无球、无断裂等。牛胶原溶液冷冻干燥后扫描电镜显示此胶原材料为多孔型材料。电纺丝 PLGA-胶原均匀一致地黏附在牙根表面,呈三维结构。含有 200 ng SDF-1α,37℃、54 r/min 恒温摇床振荡 24 h 后,胶原电纺膜释放速率达最大即 11.59 ng/ml,第 1 个突释期到来,而后释放速率下降。9~17 d 为稳定释放期,19 d 时第 2 个快速期开始,于 25 d 释放速率减至 0.7 ng/ml。总之,PLGA-collagen 胶原膜具备大约一个月的缓释效能(见图 7-8)。

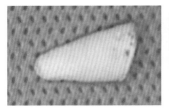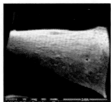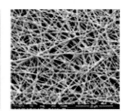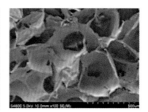

图 7 - 7 PLGA - 胶原膜
Figure 7 - 7 PLGA - collagen film

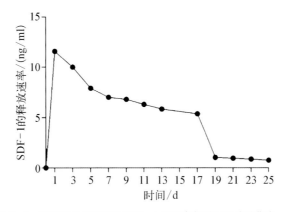

图 7 - 8 胶原多孔材料释放 SDF - 1 的速率与时间的关系曲线
Figure 7 - 8 Release velocity of SDF - 1 by collagen scaffold

7.3.2 体外预实验验证生长因子对 hMSC、hPDLSCs 迁移速率的影响

如图 7 - 9 和图 7 - 10 所示，1% FBS 培养组为阴性对照，10% FBS 培养组为阳性对照，1% FBS + PDGF - BB 组为实验组，划痕实验结果显示，6 h 时，上述各组之间几乎无统计学差异；24 h 时，阳性组和实验组 PDLSCs 迁移明显多于阴性对照组，实验组与阳性组无差异；48 h 时，实验组细胞迁移至划痕处并填满，与无划痕处没有差异。Transwell 实验显示，20 h 后，阳性对照组和实验组 hMSC 及 PDLSCs 细胞迁移明显快于阴性对照组，实验组细胞迁移速率与阳性对照组也有显著统计学差异。

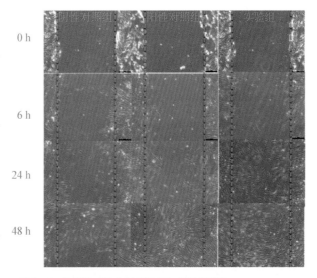

图 7 - 9 PDGF - BB 介导 PDLSCs 的划痕实验
Figure 7 - 9 PDGF - BB improved PDLSCs migration in horizontal direction

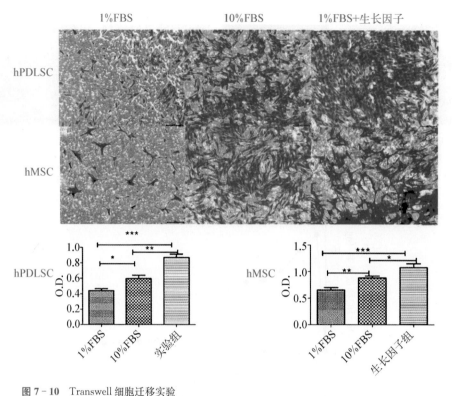

图 7 - 10　Transwell 细胞迁移实验

Figure 7 - 10　PDGF - BB improved PDLSCs and hMSC in vertical direction

7.3.3　经体内实验证明内源性细胞归巢在脱位牙牙周再生的潜能

实验首先建立动物模型：全麻后，经拔牙、刮除牙周膜、根管治疗、牙根表面黏附材料、冻干、消毒等步骤制备好无菌的黏附牙根表面的 PLGA -胶原膜。拔牙后的 14 天，刮匙搔刮牙槽窝内壁，刮除肉芽组织，用 0.2％氯己定反复冲洗牙槽窝，牙齿原位再植，颊舌侧黏膜翻瓣缝合（见图 7 - 11）。再植 2 月后，根尖片显示无支架材料组牙根与牙槽骨之间宽度变窄，界限不清（见图 7 - 12）。支架组和生长因子组牙根吸收程度轻，牙根与牙槽骨可见牙根周边低密度影，提示牙根和牙槽骨之间有一定宽度的软组织。除此之外，发现牙槽窝周壁有硬骨板。其亚组详情为：无生长因子组牙根表面略粗糙，牙周宽度略窄，硬骨板不连续；生长因子组牙根表面基本光滑，牙根吸收程度更小，牙周膜宽度宽，硬骨板基本连续。不同生长因子组根尖片基本无差别。如图 7 - 12 所示牙 PLGA -胶原组牙根吸收有轻中度吸收，再植牙表面基本光滑，有的略显粗糙，无生长因子支架组根面有凹陷性吸收；含有生长因子的PLGA -胶原支架组牙根表面光滑，个别牙根颈部有吸收。

缓释 SDF - 1 的 PLGA -胶原对无牙周膜延迟再植牙牙周组织再生影响的组织学变化如图 7 - 13 和图 7 - 14 所示，除无支架组，其他亚组都有新生的结缔组织形成，包括牙骨质形成，牙周膜样组织再生，牙槽骨的修复。具体过程如下。

无材料组的所有牙齿都发生了骨黏连，牙根表面与牙槽骨直接相连，牙根和牙槽骨直接融合在一起；偏光镜下可见，无牙周膜层、牙根和牙槽骨直接相连。

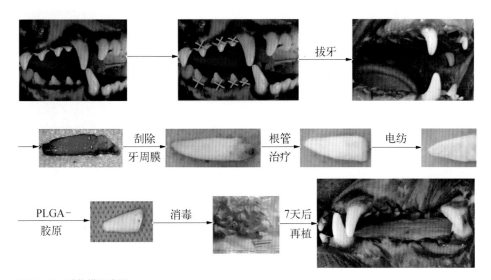

图 7 - 11　动物模型步骤
Figure 7 - 11　Animal model

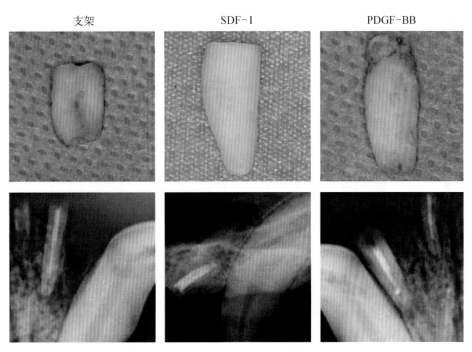

图 7 - 12　再植 2 月后不同组别再植牙的牙根吸收情况
Figure 7 - 12　Root resorption of replanted tooth by macroscopic view and x-ray

无生长因子支架组发生牙周组织的再生,牙根发生表面性牙根吸收与牙骨质修复,牙根与牙槽骨之间充满胞浆丰富的纤维细胞,新生的牙周膜组织排列紧密,其间有新生的血管形成;高倍镜下,方向性略差,牙槽骨表面有炎症细胞;偏光镜下可见,牙根表面与牙槽骨之间有淡红色的胶原形成。

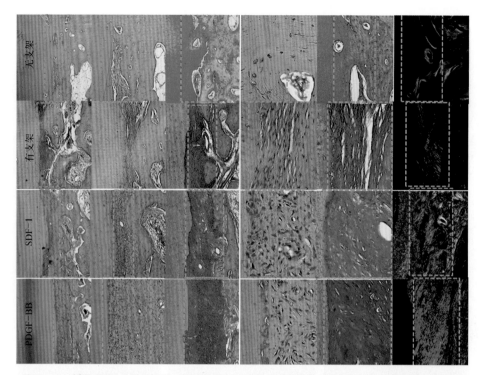

图 7 - 13 缓释 SDF - 1 及 PDGF - BB 的 PLGA - 胶原对无牙周膜延迟再植牙牙周组织再生影响的组织学变化

Figure 7 - 13 The effects of SDF - 1 /PDGF - BB on peridontal regeneration after tooth replantation

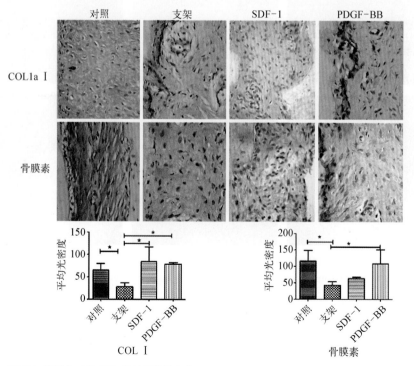

图 7 - 14 PLGA - 胶原各亚组 COL Ⅰ 及骨膜的表达

Figure 7 - 14 SDF - 1/PDGF - BB significantly improved expression of colla I and periostin

含有 SDF-1 支架组,牙根表面略有吸收,比无生长因子组轻,新生的牙周膜样组织排列紧密,具有一定的方向性;偏光镜下可见比较明显的红色,表示大量的 I 型胶原形成。

含有 PDGF-BB 支架组,牙根表面偶尔有吸收,表面光滑,有新生的牙骨质修复;新生的牙周膜紧密,排列方向性强,牙槽骨表面无炎症;偏光镜下可见比较亮的红色胶原组织形成,提示再生的牙周膜组织含有接近正常牙周组织的 I 型胶原。通过 HE 染色、天狼猩红染色及 COL I、骨膜素(periostin)免疫组化检测初步断定牙根和牙槽骨之间再生组织具有组织特异性,为牙周膜。

7.3.4 SDF-1/PDGF-BB 促进干细胞归巢及血管形成

生长因子支架组的再生组织表达牙周组织特有的基因(collagen I、periostin、scleraxis)比较高,并且不同生长因子组别差别不大。生长因子支架组的再生组织高表达干细胞标记物 nestin 与血管生长因子及相应的受体,表示通过召集干细胞及新生血管促进组织再生。SDF-1 生长因子支架组不仅通过 CXCR4,更重要的是主要通过 CXCR7 发挥其趋向及召集干细胞归巢作用。

含有 SDF-1 及 PDGF-BB 的 PLGA-胶原膜可能通过促进新生血管形成,募集干细胞归巢,实现延迟再植牙的牙周膜再生(见图 7-15~图 7-17)。定量聚合酶增链反应(qPCR)

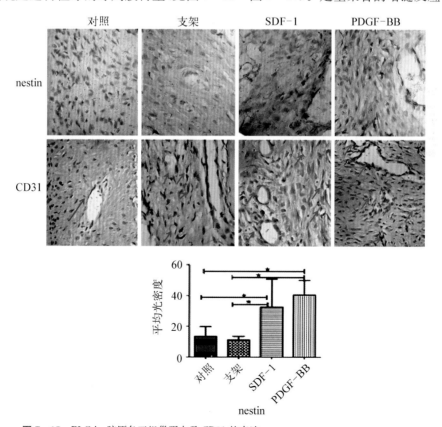

图 7-15 PLGA-胶原各亚组巢蛋白及 CD31 的表达
Figure 7-15 SDF-1/PDGF-BB significantly improved expression of nestin and CD31

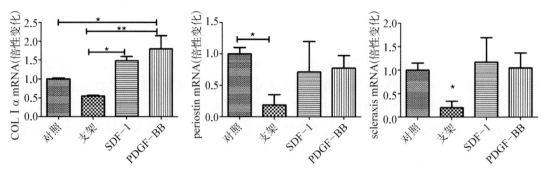

图 7 - 16 PLGA - 胶原各亚组代表牙周组织的相关基因表达

Figure 7 - 16 SDF - 1/PDGF - BB significantly improved gene expression of COL Ⅰ, periostin and scleraxis

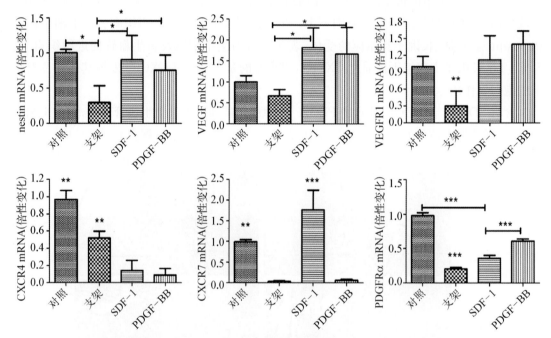

图 7 - 17 PLGA - 胶原各组与牙周组织再生可能相关的基因表达变化

Figure 7 - 17 SDF - 1/PDGF - BB significantly improved gene expression of nestin, VEGF, VEGFR1, CXCR4, CXCR7 and PDGFRα

再一次证明：牙根表面的新生组织为牙周膜，并且表明外源性的生长因子能够在早期充分激活局部牙周膜干细胞及骨髓间充质干细胞归巢，满足缺损部位的需要。SDF - 1 与其受体 CXCR7 结合，促进 nestin 阳性表达干细胞归巢，并促进血管内皮生长因子(VEGF)及 1 型血管内皮生长因子受体(VEGFR1)表达，促进血管形成，从而更加正向调控干细胞归巢；PDGF - BB 与其受体血小板源性生长因子受体(PDGFR)A 结合，发挥促进召集干细胞归巢及血管形成的作用。

将牙齿拔出后，牙髓腔根管治疗，牙周膜刮掉，附上材料，然后环氧乙烷消毒；同时此期间内牙槽窝未干预或者实验组胶原填塞；7 天后再植时，大力度的刮除牙槽窝周边，刮净肉芽组织，此过程可能损伤牙槽窝残留的牙周膜细胞。在这样的实验设计情况下，牙周膜组织再生成功。由此推测有以下原因。

第一,牙周组织再生比较适合应用内源性组织工程原理来实现。内源性组织工程即当损伤部位发生时,机体自身发出信号,动员身体各部位参与损伤部位的修复。详细如下,当受损发生后,机体自身发出信号,同时外源性的生长因子也参与召集过程,从而动员附近组织相关的已分化的细胞及干细胞龛通过局部的小血管以及远处的骨髓腔等再通过大血液循环来到损伤部位,提供细胞及相关的因子,从而开始组织的修复。内源性组织工程以前主要应用于血液循环相对丰富的部位比如心脏、肝等。而表面上看,其理念并不适合牙周膜,因为牙周膜处于牙齿和牙槽骨两个硬组织之间,来源与两边组织不一样,并且周边血运也不丰富。但它也有全身其他器官所没有的优势,它有很多相同的器官,可以通过骨松质间丰富的血运联系,从此点来讲,牙周膜再生比较适合发动局部的干细胞及牙周膜细胞通过骨松质血液达到损伤部位从而促进牙周组织再生,因此将此称为局部的内源性组织工程理念或者局部的细胞归巢(local cell homing)。

第二,生长因子 SDF-1 及 PDGF-BB 在召集干细胞,促进其向牙周膜细胞方向分化及促进组织增殖等过程中都起到了不可估量的作用。SDF-1 是经典的趋化因子,可召集干细胞以及相关细胞方向性移动[46]。快速牵张成骨技术的速率是传统的牵张成骨速率的两倍,但由于成骨速度跟不上牵张的速率导致快速牵张成骨失败。但局部应用 SDF-1 加快召集内皮前体细胞至牵张部位,从而可成功应用快速牵张技术[47]。Kim[48] 等用 3D 打印技术制备的具有孔隙的牙齿模样的 PCL-HA 支架材料,将含有 SDF-1 及 BMP-7 的胶原灌注于支架材料空隙中,植入大鼠切牙的牙槽窝或者皮下,9 周后发现生长因子组血管形成数量多、细胞多,类牙周组织形成。PDGF-BB 为血小板生长因子,在牙髓组织再生方面起召集干细胞趋向、促进血管与细胞外基质的形成、分化及增殖相关细胞的作用[49]。PDGF 也能促进缺损的牙周组织再生[50,51]。PDGF 胶原膜也用于促进下颌骨骨缺损修复[52]。Noda[53] 应用 PDGF-BB 促进保留一半的牙周膜的牙周组织再生,减少了牙根吸收及根黏连。Zhao[24] 联合应用 PRF 及 PDLSC 促进延迟再植牙的牙周组织再生。这些研究结果都证实了 PDGF-BB 在牙周组织再生中的积极作用,我们实验结果与他们的基本一致。

(赵志河 封小霞)

7.4 不同力学刺激下人牙周膜细胞基因表达谱的研究

当一个力持续作用于牙时,其邻近的骨组织会发生改建,这是正畸牙移动的生物学基础。而骨的反应是由牙周韧带(periodontal ligament,PDL)介导的,失去牙周膜的牙会发生骨黏连(ankylosis),受力后不会移动;类似的,没有牙周膜的种植体和种植钉受力后也不会移动。所以,牙周韧带(也叫牙周膜)是研究骨代谢的良好模型。

牙周膜由多种细胞构成,包括成纤维细胞、上皮细胞、内皮细胞等。其中,成纤维细胞数量最多,行使最核心的功能,即牙周膜细胞(PDLC)。牙周膜细胞长期处于各种应力刺激中,随着力的变化发生不同的增殖、分化、凋亡等改变,而其内在生物学机制尚未清楚。基因表达谱是对细胞基因表达改变,即 mRNA 表达的全面检测。通过比较加力与未加力情况下细胞基因表达谱的差异,可以发现表达变化的基因,并可进一步通过功能验证推测其分子信号通路,因而是一种有效、重要、可靠的系统化研究手段。本节一方面阐述针对人牙周膜细胞进行力学刺激研究的不同模型和方法,另一方面对基因表达谱的相关研究结果做一小结。

7.4.1 PDLC 力学刺激研究模型

7.4.1.1 不同力学刺激加载方式

1) 基底形变法

这是最常用的一种细胞应力加载方法。细胞附着于基底生长,基底在应力作用下发生周期性或持续的形变,带动细胞一起发生相应形变(见图 7-18)。施加基底形变需要特殊的设备和装置,例如广泛使用的"Flexercell 细胞加力系统"及实验室自主研发的"四点弯曲"加力装置(见图 7-19)。

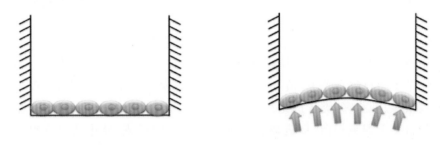

图 7-18 基底形变法示意图[54]

Figure 7-18 Substrate Deformation based mechanical loading approaches

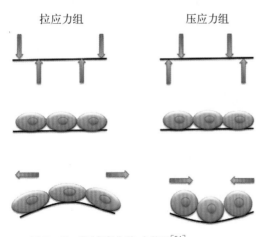

图 7-19 "四点弯曲"加力装置[54]

Figure 7-19 A four-point bending unit

在这种方法中,实验使用"应变(形变率)"而非"应力"来描述所使用的力值大小。研究常用的应变大小从 0.4% ~ 20% 不等。此外,形变频率也是一个值得考虑的因素。对于 PDLC 而言,0.2 ~ 0.5 Hz 为常用的频率值。

理论上,体外细胞研究中使用的加力方式、力值与频率应与研究目的吻合。如研究生理状态下牙周膜的改建,则应尽量模拟咀嚼力的施力方式、力值和频率大小,但体内应力的真实数据很难获得,很大程度上只能估计。通过基底形变施加周期性应力的模型是模拟咀嚼力刺激效应的最佳方式。

2) 重力法

与上述的基底形变法主要模拟生理状态下的牙周膜受力不同,重力法施加持续、单向压应力,能够很好地模拟正畸中压力侧的牙周膜受力情况(见图 7-20)。所以,该模型被广泛运用于研究正畸牙移动中压力侧 PDLC 的生物学反应。

该方法相对较为容易,无须特殊装置和设备,便于在不同实验室重复。细胞上方放置盖玻片,使用玻璃容器盛装金属颗粒形成"重物",放置于盖玻片上加力,通过调整容器中颗粒的量来调整力值的大小。通常情况下针对 PDLC 的压应力控制在 $0.5 \sim 5 \ \text{g/cm}^2$(为 $50 \sim 500 \ \text{Pa}$),而在二维培养的 PDLC 研究中最常用的重力值为 $2 \ \text{g/cm}^2$($1 \ \text{kgf} = 9.8 \ \text{N}$)。

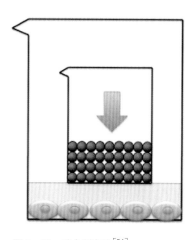

图 7-20 重力研究法[54]

Figure 7-20 Weight approach

除了基底形变法和重力法,还有学者采用液压法、离心力法、流体剪切力法等为 PDLC 加力。液压法中细胞受到来自各个方向的液压力,有学者认为该法可模拟牙周膜这一"封闭"液体环境。然而实际情况是,牙周膜并非封闭环境,而是多孔结构,如果受到持续压力(如正畸力作用下),液体会被排出,不再适合液压力模型。离心力虽然包含持续压应力,但同时还包含摩擦力,且需要特殊加力装置,因而也不适于模拟正畸加力。对于促进牙周膜中多向分化潜能前体细胞构建组织工程化心脏瓣膜方向的研究,流体剪切力或许是最佳加力方式。

7.4.1.2 三维培养牙周膜细胞力学加载模型

二维培养细胞在力学环境上与体内真实情况有较大差异,而三维培养细胞及应力加载模型能在一定程度上弥补这一不足。三维细胞培养力学加载模型中常使用胶原凝胶作为细胞的支架,最广为使用的是 I 型胶原。此外,一种聚乳酸-羟基乙酸共聚物(PLGA)薄膜也可作为 PDLC 细胞培养和应力加载的支架,且已证实至少在某些方面优于胶原凝胶支架。尽管三维细胞培养体系目前尚未成熟、统一和规范化,但作为一种更好的体外细胞培养模型在未来应用前景广阔。

7.4.2 力学刺激下人牙周膜细胞基因表达谱的研究结果

机械刺激在维持牙周组织的动态平衡过程中起到了至关重要的作用,牙在行使生理功能时,随时都受到机械力的作用。另一方面,正畸力的作用以及创伤性咬合会使得牙周组织发生病理性改变。

牙周膜细胞对机械刺激做出的反应一直是学者们研究的热点问题,早在 1991 年,就有学者发现在牙移动的过程中,牙周膜成纤维细胞受到机械力作用后会发生改建。然而,学者对于牙周膜细胞对力学信号的识别和反应的具体机制并不清楚。早期的实验主要集中在研究牙周膜细胞受到机械力后 mRNA 和蛋白水平的变化,然而,得出的研究结果并不具有普适性,因为随着培养条件的变化、加载应力装置的不同,所得到的研究结果可能大相径庭。

例如,在周期性张应变的研究中,有不同的学者分别得出了牙周膜细胞对于碱性磷酸酶的表达受到抑制或促进这两种截然相反的结论。因而,在研究过程中,需谨慎选择能模拟牙周组织结构特征以及受力情况的细胞培养支架和力学装置。

周期性压应力和张应变是一对在人类咀嚼等生理活动以及正畸力作用下,牙周膜细胞受到的常见作用力。对于周期性压应力而言,笔者在一项研究中使用自行研制的四点弯曲加力装置(见图7-19)对培养的人牙周膜细胞加载了低强度的周期性压应力,很好地模拟了牙周膜细胞在体内的受力情况,使用人类基因芯片分析的方法对牙周膜细胞受到压应力后整个基因组的表达的改变进行研究,发现牙周膜细胞在受到周期性压应力的作用下,增殖受到了抑制。

至于周期性张应变的作用,如前文所述,早期很多学者将其对牙周膜细胞的研究指向了刺激或抑制细胞增殖这两个截然相反的结果,而且,他们所观察的是一个相对晚的时间段(大于24 h),笔者在一项研究中观察了在相对早期的时间段(2 h)使用四点弯曲加力装置对牙周膜细胞加载张应变后细胞的基因表达情况,发现牙周膜细胞出现了细胞增殖的减慢和G1期阻滞。

上述两个研究都证实了牙周膜细胞在受到周期性应力的作用下,细胞周期会发生阻滞,细胞的增殖会受到抑制,这可以视为牙周膜细胞对胞外信号的适应与保护机制,使细胞能够有足够的时间对胞外信号做出反应,减少细胞变异的风险。

三维细胞培养加载模型是近年来牙周膜细胞力学研究的热点,胶原凝胶曾作为细胞的支架而被广泛使用,然而,对于动物的体内研究证实了牙周组织是一个高开放多孔性的可压缩组织,这可使它在受到压应力的作用下能将组织液挤压出来,这与胶原凝胶的特性大相径庭。于是,一种新型的聚乳酸-羟基乙酸共聚物(PLGA)薄膜被研发出来作为细胞培养和应力加载的支架,与胶原凝胶相比,它的多孔性等特征能更好地模拟牙周组织的特性。笔者以PLGA薄膜作为支架对牙周膜细胞加载持续压应力后其基因表达的特点进行了研究,研究发现在加载压应力的早期(6 h),牙周膜细胞基因的表达以表达骨改建调节因子特别是破骨细胞生成诱导因子为主。而在加载压应力的后期(24~72 h),破骨细胞生成诱导因子的表达潜力变得不占主导地位,取而代之的是细胞增殖的抑制。这从基因表达的角度解释了在正畸牙移动的过程中,牙周膜受压侧的骨吸收和骨改建是怎样从活跃而逐渐趋向动态平衡的。值得注意的是,使用PLGA薄膜作为支架的模型仍只能在一定程度上模拟口内的真实情况,三维细胞培养加载模型的改进仍有赖于学者的进一步努力。

(李宇　李涵识)

7.5　MSCs免疫调节功能在牙周膜重建中的应用

在口腔领域,牙周膜重建是评价外伤脱位牙牙再植成功与否的关键,是慢性牙周炎牙周附着丧失治疗成功与否的关键,同时也是正畸治疗牙齿移动与否的关键。所谓牙周膜重建,指重建牙周膜的组织结构,恢复其在生物力学刺激下的生理功能。无论是脱位牙的牙再植还是慢性牙周炎的治疗,控制牙周组织中的炎症反应是治疗成功的前提条件。而正畸牙齿移动在牙周组织中是一个无菌性炎症反应的过程,牙周膜细胞、成骨细胞、破骨细胞及炎症细胞相互作用,牙周组织得到重建及改建,牙齿产生移动。2004 年,施松涛等首次从人的牙周膜中分离出牙周膜干细胞,它是存在于人牙周膜中的一群具有自我更新、多向分化潜能及免疫调节功能的干细胞[16]。凭借以上功能,这群细胞在再植牙和牙周炎治疗及正畸牙齿移动牙周组织重建过程中发挥重要的作用。

间充质干细胞(MSCs)的免疫调节功能是指 MSCs 通过分泌细胞因子或细胞-细胞间接触,对机体免疫系统及免疫反应的调节。MSCs 可减少成熟 DC1 型 TNF-α 的分泌,增加成熟的 DC2 型 IL-10 的分泌;同时 MSCs 可促进 Th2 细胞分泌 IL-4,抑制 Th1 细胞和 NK 细胞分泌 IFN-γ,增加 Tregs 的比例。MSC 可将 T 细胞增殖阻滞在细胞周期的 G0/G1 期,因为 MSCs 抑制了细胞周期蛋白 D2 的表达,上调了细胞周期调控因子 p27kip1 的表达[55]。另有学者发现,MSCs 可将 B 细胞的增殖阻滞在 G0/G1 期,且 MSCs 对 B 细胞的抑制效应依赖于可溶性因子的介导,而不依赖于细胞-细胞间的接触。MSCs 可抑制 B 细胞向抗体分泌细胞分化、减少免疫球蛋白抗体的生成,同时下调 B 细胞表面趋化因子受体的表达,如 CXCR4、CXCR5 以及 CCR7 等[56]。MSCs 与自然杀伤细胞(NK)间的作用部分依赖于细胞-细胞间的直接接触,部分由可溶性因子介导。MSCs 可分泌多种生长因子、细胞因子、趋化因子及各种酶类,在 MSCs 的归巢和免疫调节中发挥重要作用。这些因子主要包括:HGF、TGF-α、TGF-β、TNF-α、IL-10、一氧化氮(nitricoxide, NO)、HLA-G 和胰岛素样生长因子结合蛋白等,各种因子间相互作用,参与 MSCs 的免疫调节功能。吲哚胺-2,3-双加氧酶(indoleamine-2,3-dioxygenase, IDO)可以催化色氨酸转化为犬尿氨酸原,从而抑制炎症细胞的增殖和功能。炎症环境可以诱导 MSCs 分泌 IDO,促进色氨酸犬尿氨酸原转化,从而抑制 T 细胞的增殖。纯化的 T 淋巴细胞和 MSCs 共培养,MSCs 分泌的 COX-2 和 PGE2 增加,且在 PHA 活化的淋巴细胞与 MSCs 共培养体系中加入 PGE2 抑制剂可以拮抗 MSCs 对 T 细胞的抑制作用,恢复淋巴细胞的大部分活性[57]。进一步分析证实 MSCs 分泌的 PGE2 可促进 Th1 向 Th2 细胞转化,使 Th2 细胞亚群功能增强。IFN-γ、TNF-α、IL-1α 和 IL-1β 均可诱导 MSCs 高表达趋化因子和诱导型一氧化氮合酶(iNOS)参与对 T 细胞的抑制。趋化因子可促使 T 淋巴细胞向邻近的 MSCs 迁移,同时 MSCs 在局部介导 NO 的生成,进而发挥对 T 淋巴细胞的抑制。CXCR3 和 CCR5 是 T 细胞特异性趋化因子受体,其拮抗剂可以抑制趋化作用,阻断 MSCs 的免疫抑制功能。HLA-G 有两种不同形式,其在 MSCs 中均有表达,HLA-G 的中和抗体可部分拮抗 MSC 的免疫抑制作用。MSCs 可通过 HLA-G 抑制 NK 细胞和 CD8$^+$T 细胞的作用,介导更具抗炎及抑制免疫反应的细胞表型产生,例如 Th2 和 T 调节细胞(Tregs)的产生。

牙外伤是口腔临床常见疾病之一,在恒切牙的外伤中,牙脱位发生率占 0.5%～16%,脱位牙再植后,牙周膜部分被破坏,牙周局部中性粒细胞聚集,而后 T 细胞及 B 细胞等免疫细胞被募集到损伤部位分泌炎症因子,引发牙周局部的急性炎症反应,引起炎症性牙根吸收。慢性牙周炎主要是局部因素引起的牙周支持组织的慢性炎症反应过程。近年来,随着对慢性牙周炎发病机制研究的深入,发现牙周组织破坏更为重要的原因是致病微生物激发宿主产生的炎症反应和继发的免疫损伤,而非致病微生物直接引起的组织损伤。这就意味着牙周炎局部的免疫病理反应可能会直接影响牙周组织工程的重建效果,或者即使通过治疗获得牙周膜及牙周组织的重建,炎症环境下,这些重建的组织也不能存活。由此可见,在牙周特定的力学环境下,成功调控牙周局部的免疫或炎症环境,减弱或阻断炎症反应及继发的免疫损伤是再植牙、慢性牙周炎牙周组织重建和修复的关键。研究发现,MSCs 具有免疫调节的功能,可以调节机体微环境中的免疫和炎症反应,有望在外伤再植牙和慢性牙周炎牙周膜改建过程中抑制过度的炎症及免疫反应,达到良好的治疗作用。

正畸牙齿移动过程中,牙周组织局部形成低氧的微环境,HIF 表达增加。在这种低氧的微环境下,破骨细胞生成增加,参与破骨的活动;同时低氧诱导因子诱导各种免疫细胞募集到牙周组织,局部形成一个无菌性炎症反应。Uematsu 等研究发现 IL-1β、IL-6、TNF-α、EGF 和 β$_2$-微球蛋白水平在人正畸牙移动牙周组织龈沟液中表达增加[58]。TNF-α 是炎症反应的一个重要的介质,参与骨吸收的过程。在实验性正畸牙齿移动过程中,TNF-α 在压力侧调控破骨细胞的形成。IFN-γ 主要由 Th1 细胞、细胞毒性 T 细胞、DCs 和 NK 细胞分泌,且其可通过上调 NO 和表达主要组织相容性复合体(MHC)来活化巨噬细胞。研究发现在大鼠正畸牙齿移动模型中有 IFN-γ 的表达,且可以增加小梁骨的体积并减少小梁分离的数量。IL-1β 是正畸牙齿移动初始阶段牙周微环境中分泌最多的细胞因子,参与正畸应力导致的压力侧的牙槽骨的吸收。IL-1β 参与破骨细胞的存活、融合及活化,且是 IL-6 产生的重要诱导因子。IL-6 可调节炎症区域的免疫反应,且通过旁分泌或自分泌的方式激活破骨细胞的形成及破骨细胞的活性,在早期正畸牙齿移动的急性反应和局部骨改建的调节过程中发挥重要作用。在正畸牙齿移动加力后的第 7 天,牙周膜组织中 IL-17 的表达增加,且 IL-17 可增加人牙周膜细胞 IL-6 的释放,具有剂量依赖性。IL-17 可激活人破骨细胞前体细胞的形成,且这种效应部分依赖于 IL-6,提示 Th17 细胞参与正畸牙齿移动的过程,且加剧正畸诱导的炎性牙根吸收。在炎症反应过程中,IL-8 可募集并活化中性粒细胞,是一个潜在的促炎性细胞因子。IL-8 主要由单核细胞分泌,在正畸牙齿移动的早期炎症反应过程中可调节牙槽骨的吸收。Tuncer 等[59]学者发现,在张力侧,IL-8 的表达量要高于压力侧的表达量,尽管在加力第一天,压力侧与张力侧的 IL-8 的量均迅速增加。PGE2 可介导炎症反应并通过激活破骨细胞分化,从而诱导骨吸收。Mitsui 等[60]研究发现正畸牙齿移动过程中成骨细胞表达 PGE2 增加,且具有加力时间和力量大小依赖性。由此可见,牙周组织中存在 MSCs,如 PDLSCs 和 hGMSCs,这些细胞具有免疫调节功能,且与免疫细胞和骨细胞共用许多细胞因子,故可以推测,MSCs 在正畸骨免疫过程中发挥重要作用。

(王军)

7.6 系统性注射 P 物质动员内源性 MSCs 对牙周组织改建的研究

正畸牙移动实质上是一个组织微创伤和修复的循环过程,其中炎性反应、牙周膜重建及成骨破骨均是关键步骤,如前所述,MSCs 在其中发挥着重要的调节作用。在 MSCs 的相关研究治疗中,MSCs 按其来源可以分为外源性和内源性两大类。外源性 MSCs 具有细胞需求数量大、移植到受体内后生存能力不稳定及生物安全性等问题;内源性 MSCs 的应用理念为动员机体自身的 MSCs,通过归巢效应促使其到达作用位点发挥生物学效应。本节着重介绍通过动员内源性 MSCs 对牙周组织改建的研究。

7.6.1　内源性 MSCs 的应用研究

现已经证实干细胞龛存在于许多成人组织和器官中,包括脑、骨髓、牙齿等。骨髓是各种干细胞的一个主要的贮存库。在稳定的条件下,骨髓起一个中枢作用维持龛和干细胞的静态稳定,很小数量的干细胞往返于组织和骨髓之间维持动态平衡。干细胞龛的关键功能是维持静止和活化的干细胞的数量平衡。干细胞在体内微环境中可能长期处于休眠状态,直到它们被激活。例如,损伤可能改变微环境,损伤周围的组织会释放细胞因子、生长因子和神经激素类等,引发了干细胞的活动:干细胞离开干细胞龛并增殖,自我更新,分化,以重建受损组织。

关于内源性 MSCs 的应用研究已取得了一定的进展:有研究证实释放基质细胞源性因子-1(SDF-1)的注射型支架系统能在脑损伤模型中招募神经细胞前体细胞[61];局部使用粒细胞集落刺激因子(granulocyte colony-stimulating factor,G-CSF)和水凝胶支架能有效促进动员内皮祖细胞(endothelial progenitor cells,EPCs)[62];携带胰岛素样生长因子-1(insulin-like growth factors-1,IGF-1)和血管内皮生长因子(vascular endothelial growth factor,VEGF)的藻酸盐注射型支架材料能诱导肌肉前体细胞及募集血管生成细胞或其前体细胞[63]。以上研究证实了通过生物活性因子动员及招募内源性干/祖细胞,促进局部组织再生的可能性。

2009 年发现神经激素肽 P 物质具备有力动员骨髓中的内源性 MSCs 的能力[64]:在角膜烧伤模型中,P 物质是早期的损伤诱导因子,在损伤后的第 1 天至第 5 天表达明显增强,继而从骨髓中动员了大量内源性 MSCs 至外周血,并植入和参与角膜的修复过程;同时,向未损伤的动物系统注射 P 物质,也能引起 MSCs 的动员。血清 P 物质含量是骨髓感知机体损伤的重要参数,P 物质半衰期短,最小致死剂量为 50 mg/kg,生物安全性好;作为内源性 MSCs 的有效动员因子,在组织外伤、放射损伤、炎症损伤及自身免疫病等症状中均具有良好的药物运用前景。

7.6.2　P 物质的生理功能

P 物质是由 Ulf von Euler 和 John H. Gaddum 两位学者在 1931 年发现的。他们在证明已知的神经递质乙酰胆碱能刺激小肠收缩的实验过程中意外发现另一种物质也能够刺激小肠收缩,这种物质在脑组织中存在最多。他们是从编号"P"的制剂中提取出了该物质,于是命名为 P 物质,沿用至今。

7.6.2.1　P 物质的生理功能概述

P 物质是一种可以合成衍生的氨基酸构成的蛋白质性质的物质,属于神经递质的速激肽家族成员。除了 P 物质外,还有另外两种已知的神经激肽:神经激肽 A(NKA)和神经激肽 B(NKB),不同的 N 末端序列与特异性神经激肽受体位点的识别相关。3 种神经激肽受体均能与 P 物质有不同程度的结合:神经激肽 1(NK-1)受体与 P 物质最亲和,神经激肽 2(NK2)优先于 NKA 结合,而神经激肽 3(NK3)受体主要结合于 NKB。

P 物质和 NK1 受体广泛分布于大脑,特别是在调节情绪的大脑区域中分布较多,如下丘脑、杏仁核及水管周灰质。P 物质还与抗抑郁药物所针对的 5-羟色胺及含去甲肾上腺素的神经元密切相关。在脊髓中 P 物质主要集中于背侧角的最表面区域。在周围神经系统 P 物质的含量低于中枢神经系统,主要分布于初级感觉神经元和胃肠道内的内在神经元,在皮肤感觉神经纤维、骨、唾液腺、甲状腺、心脏等组织器官中也有分布。P 物质受体广泛分布于破骨细胞、结合上皮细胞、内皮细胞、淋巴细胞、单核-巨噬细胞、中性粒细胞等。

7.6.2.2　P 物质具有多项生理功能

1) 呕吐

脊髓的呕吐中枢中包含高浓度的 P 物质及其受体,还有其他的神经递质如胆碱、组胺、多巴胺、5-羟色胺和阿片肽。它们的活化刺激了呕吐反射。有多条催吐性通路,而 P 物质/NK1R 存在于最终共同的通路。P 物质拮抗剂阿瑞匹坦已经作为上市药品治疗化疗引起的恶心和呕吐。

2) 疼痛

P 物质是痛觉感受中的重要元素,与疼痛刺激初级传导的兴奋性神经递质谷氨酸盐同时存在。P 物质能将外周感受器的组织损伤信号传递到中枢神经系统并转换成痛觉。现已证实辣椒素能降低 P 物质的水平,其机制可能为辣椒素减少了 C 型感觉神经纤维的数量或者是提高了这些神经纤维的阈值。因此在临床上辣椒素用作为镇痛剂使用。中枢给药 K2 和 K3 激动剂可以降低伤害性刺激的效应阈值证实了 P 物质在伤害性感受中的作用。研究表明当敲除 P 物质/NKA 编码基因的小鼠接受刺激时伤害性疼痛反应明显降低。但是 P 物质和 NKA 在动物疼痛反应中的作用仅局限于一定的疼痛范围,当疼痛刺激的强度大幅度增加时,基因敲除小鼠和野生型小鼠的反应没有明显差异。

3) 血管舒张

P 物质能有效地刺激血管扩张,机制是一氧化氮的释放。P 物质参与局部热刺激、风团和潮红反应中轴突反射介导的血管扩张。P 物质刺激血管舒张依赖于血管内皮细胞中的 NK1 受体。

4) 参与炎症反应

P 物质作为神经源性炎症的介导因子,是神经纤维和炎性细胞间相互作用的介质。P 物质能促进早期炎症细胞的浸润,加强炎症反应。炎性细胞如淋巴细胞、单核-巨噬细胞、中性粒细胞、嗜酸性粒细胞上均有其受体 NK-1R 的表达。P 物质能促进淋巴细胞增殖,作为 B 细胞的分化因子 P 物质能增加免疫球蛋白的分泌从而调节体液免疫应答,对 T 细胞和单核-巨噬细胞具有趋化作用,并能刺激单核-巨噬细胞分泌 IL-1、IL-6 和 TNF-α,刺激巨噬细胞花生四烯酸代谢产物、PGE2 和毒性自由基的合成与释放,增加肥大细胞 TNF-α 的分泌,刺激嗜酸性粒细胞释放过氧化物酶、氧自由基、乳酸脱氢酶和血栓烷 B2 等。过去研究证实了 P 物质在多种炎性疾病中的重要地位,如大鼠急性胰腺炎中,P 物质是重要的炎性介质,且与急性胰腺炎的严重程度相关;坏死性胰腺炎小鼠模型中,NK-1R$^{(-/-)}$ 小鼠的生存率显著提高。在大鼠特应性皮炎中,皮损中的 P 物质水平增高,NK-1R 拮抗剂可明显抑制大鼠搔抓行为。在小鼠肝损伤模型中,也证实了炎症与 P 物质有关,给予 NK-1R 拮抗剂后炎症损伤减轻,同时血清中 TNF-α 和 IFN-γ 水平降低。P 物质在变应性接触性皮炎、银屑病、类风湿性关节炎中都起到重要的炎性介质作用。P 物质在局部引起的反应实质上是机体对外界有害刺激的防御反应。

5)P 物质与骨代谢

除了有参与局部炎症反应和扩张血管的作用外,P 物质对成骨细胞和破骨细胞的增殖和活性也有影响。研究表明破骨细胞表达 P 物质的受体,P 物质能增强破骨细胞的活性,促进骨吸收。但是 P 物质受体是否在成骨细胞中表达及 P 物质对成骨细胞的骨形成的作用目前尚无统一定论。

(1)P 物质对破骨的调节。目前已确定破骨细胞表达 NK-1 受体。P 物质对破骨细胞增殖和活性具有促进作用。破骨细胞胞浆中 NK-1 受体呈阳性表达,在兔破骨细胞的体外培养体系中加入 P 物质能上调破骨细胞内钙离子的浓度,且这种效应能够被 P 物质受体抑制剂所阻断。有学者从小鼠中分离培养成骨细胞前体细胞(骨髓间充质干细胞)和破骨细胞前体细胞(骨髓巨噬细胞),通过免疫细胞化学染色和聚合酶链反应(PCR)检测 P 物质受体的表达和 P 物质对上述两种细胞增殖和分化的影响。结果显示 P 物质能活化破骨细胞前体细胞中的 NF-κB,促进 RANKL 介导的巨噬细胞破骨分化和骨吸收活性。

(2)P 物质对成骨的调节。关于成骨细胞是否表达 P 物质的受体有不同的观点。有学者研究认为成骨细胞并不表达 P 物质的受体。但也有学者使用免疫组织化学的方法在光镜和电镜下观察到成骨细胞、破骨细胞、骨细胞中均表达 NK-1 受体,只是在破骨细胞中表达最强。P 物质对成骨细胞的影响也尚无定论。有研究显示 P 物质对成骨细胞起抑制作用。Adamus 等[65]在体外培养大鼠骨髓源性成骨细胞,用不同浓度的 P 物质传代培养。结果显示 P 物质处理后培养系统中的碱性磷酸酶活性降低了 17%,钙沉积量降低了 30%。也有学者研究了在牙龈卟啉单胞菌的脂多糖存在的条件下 P 物质对成骨细胞分化的影响,结果显示 P 物质能增强成骨细胞中 P 物质受体 mRNA 的表达,抑制了骨结节的形成和碱性磷酸酶活性、抑制了骨唾液蛋白、骨桥蛋白、骨钙素 mRNA 的表达,提示在牙周病条件下 P 物质抑制了成骨细胞的活性。

但大多数实验研究认为 P 物质对成骨细胞起促进作用。Goto 等[66]分离培养大鼠颅盖骨成骨细胞,实时聚合酶联反应(RT-PCR)和免疫细胞化学显示成骨细胞中表达 P 物质受体 mRNA。在加入 $10^{-8} \sim 10^{-6}$ mol/L 的 P 物质后培养系统中骨形成的量增加了,且有统计学意义。P 物质能增加骨钙素、Runx2 和 I 型胶原 mRNA 在成骨细胞中的表达。Wang 等[67]分离培养成骨细胞前体细胞和破骨细胞前体细胞。结果显示两者均表达 NK-1 受体,P 物质可促进成骨细胞前体细胞的增殖和分化,促进效果与剂量有关。低浓度的 P 物质促进 ALP 和骨钙素的表达、增加 ALP 活性、上调 Runx2 蛋白水平。高浓度的 P 物质能促进骨形成中的矿化。另有实验研究显示 P 物质显著增强了体外培养的大鼠骨髓间充质干细胞中转录因子 Osterix 的表达,运用 P 物质受体拮抗剂能阻断这种增强作用,推测 P 物质可以促进 MSCs 向成骨细胞定向分化,而且是通过促进关键性转录因子 Osterix 的表达间接发挥作用的。

6) P 物质与组织修复和干细胞募集

在皮肤受到损伤时,局部的 P 物质一方面能够直接与效应细胞(血管内皮细胞、成纤维细胞、巨噬细胞、肥大细胞等)结合,促进其增殖,另一方面能发挥炎症介质的作用,增加血管渗出、趋化巨噬细胞、促进内源性 P 物质和多种生长因子的合成,增强炎性反应,促进皮肤的愈合。在糖尿病大鼠背部皮肤全层切割的皮肤损伤模型中,初期 P 物质处理组伤口肉芽组织的炎症程度明显重于对照组,随后成纤维细胞和内皮细胞明显增殖,14 天达到完全愈合,而对照组初期伤口肉芽组织的炎症程度较轻,成纤维细胞和内皮细胞增殖程度低于实验组,伤口愈合时间为 21 天。

如前所述,现证实了 P 物质作为一种诱导因子,能在组织损伤的早期动员内源性 MSCs 进入循环系统,最终归巢到损伤的局部促进组织愈合,该实验向角膜损伤的动物模型静脉注射 P 物质或直接注射由 P 物质所动员的 MSCs 均能达到促进伤口愈合的效果。对未损伤的动物系统注射 P 物质,也检测到了内源性 MSCs 的活化。由此新提出了 P 物质的一项生理功能:作为机体损伤的系统性活化信号,能够动员内源性 MSCs 细胞进入外周血最终归巢到损伤局部促进组织的愈合。

继 2009 年首次报道在角膜烧伤模型中 P 物质强有力动员内源性 MSCs 促进角膜愈合的研究之后,Ko 等学者[68]综合应用了系统和局部的方法:通过系统注射 P 物质动员内源性 MSCs,同时通过局部支架材料释放 SDF-1 将动员的 MSCs 有效招募到支架材料中。另外有研究证实 P 物质在血管修复中同样具有积极作用,心梗患者血液中有较高的 P 物质含量,其能促进宿主祖细胞的动员,如果抑制 P 物质的水平会减少治疗性祖细胞的数量。有学者构建了 P 物质自组装多肽缓释系统,利用小鼠后肢缺血模型来评价其促进 MSCs 归巢的能力和治疗作用,结果观察到持续释放的 P 物质成功促进了内源性 MSCs 归巢,有效阻止了缺血部位的纤维化,促进了新血管形成及增强组织灌注。

7.6.2.3 系统性注射 P 物质动员内源性 MSCs 对牙周组织改建的研究

1) P 物质与正畸牙移动

正畸牙移动的本质为伴局部炎症的牙周组织改建、P 物质在炎症过程和骨代谢中均发挥着生理作用,那 P 物质和正畸牙移动的相互关系又是怎样呢? Norevall 等[69]探索了大鼠牙正畸移动模型中降钙素基因相关肽(CGRP)和 P 物质的变化,观察组分为拆除矫治器后即刻处死组及拆除矫治器后牙周组织愈合 14 天组和 28 天组。免疫组化显示在正畸牙移动后牙髓、牙周膜和边缘龈的 P 物质免疫组化表现为强阳性,撤力愈合后的 14 天依然较强;愈合 28 天起免疫组化反应强度开始下降,但仍高于对照组。在猫的上颌尖牙远中移动的正畸牙移动模型中,80 g 正畸力量加载 1 小时到 14 天后 P 物质在牙周膜拉伸和压缩的区域表达增加。另外在人牙周膜成纤维细胞的体外培养体系中给药,P 物质能导致细胞内第二信使

cAMP 和 PGE2 水平的增加,因而推测,P 物质在正畸力诱导的牙槽骨再生中扮演着重要角色。我国学者孙应明在大鼠正畸牙移动模型中将 P 物质缓释纳米微球注射至移动牙的根尖水平的牙龈黏膜下方,结果为正畸牙周局部的破骨细胞的数目明显增加。由上述可推测正畸牙移动能增加牙周局部 P 物质的量,而 P 物质促进了局部的骨代谢,最终能起到加速牙移动的作用。

2) 系统性注射 P 物质对牙周组织改建的研究

系统性注射 P 物质对机体最主要的效应为强有力地动员 MSCs,其对正畸牙周组织改建之前尚无明确的研究。实验选择大鼠正畸牙移动模型,研究了系统注射 P 物质动员内源性 MSCs 对正畸机械力学刺激下牙周组织改建的影响[70]。

首先通过 CCK-8 和细胞划痕实验就 P 物质对体外培养的大鼠骨髓 MSCs 增殖和迁移的影响做了研究,结果显示 P 物质对体外培养的 MSCs 的增殖能起到促进作用,且这种促进作用随着 P 物质浓度从 1×10^{-10} mol/L、1×10^{-8} mol/L 到 1×10^{-6} mol/L 而有所增强,统计学分析显示 1×10^{-6} mol/L 浓度组与对照组及其他浓度组之间有统计学差异。细胞划痕实验结果显示随着 P 物质浓度的增加,MSCs 迁移能力提高。另外将 P 物质系统注射到小鼠体内,通过流式细胞术分析了外周血的 1×10^5 个细胞中 CD29+CD11b-CD45-细胞的数量和比例,结果显示系统注射 P 物质后,无论小鼠是否损伤,CD29+CD11b-CD45-细胞的数量和比例出现明显上调,再次证实了 P 物质强有力的动员骨髓 MSCs 的作用。

在牙移动模型中,实验比较了系统注射 P 物质组和系统注射 PBS 组大鼠在不同时间点的牙移动距离、牙周组织的形态改变、破骨细胞的数量和分布、牙周局部骨钙素表达的变化。研究结果显示:系统注射 P 物质的实验组在 3 d、7 d、14 d 各时间点牙移动的距离均大于对照组,提示了系统性注射 P 物质动员内源性 MSCs 可以促进正畸牙移动(见图 7-21)。

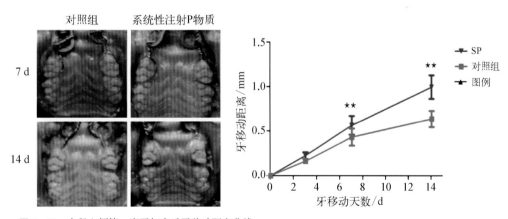

图 7-21 大鼠上颌第一磨牙加力后牙移动距离曲线

Figure 7-21 The curve of movement distance of maxillary 1st molar of rat after stress

HE 染色观察显示正畸加力后第 3、7 天压力侧牙周膜宽度减小,张力侧牙周膜宽度增宽,牙髓和牙槽骨骨髓中的血管扩张。第 7 天可较多地观察到压力侧的骨吸收和增多的破骨细胞样细胞,及张力侧成排排列的成骨细胞样细胞和骨沉积。与注射 PBS 的对照组相比,上述变化在系统注射 P 物质的实验组更加明显,例如在实验组能更多地观察到破骨细胞样细胞和成骨细胞样细胞,而且骨沉积更明显。这与动物大体标本所示的实验组牙移动更多的现象相一致。第14天,牙周膜宽度基本正常,牙周局部的破骨细胞样细胞、骨吸收陷窝、新骨沉积、成骨细胞样细胞比7天组更明显,实验组仍然多于对照组。提示系统性注射P物质能够促进力学刺激作用下牙周局部发生骨吸收和骨形成这一对偶联反应(见图7-22和图7-23)。

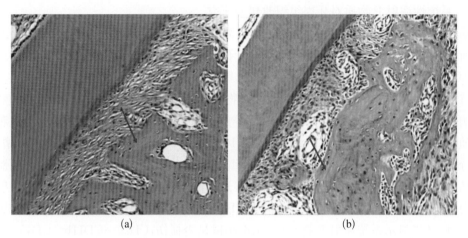

(a)　　　　　　　　　　　　　　　　(b)

图 7 - 22　实验组 14 天牙槽骨中的成骨细胞和骨形成
(a) 系统注射 PBS＋正畸牙移动组,张力侧;(b) 系统注射 P 物质＋正畸牙移动组,张力侧
Figure 7 - 22　The osteoblast and bone formation in experiment group when 14 d

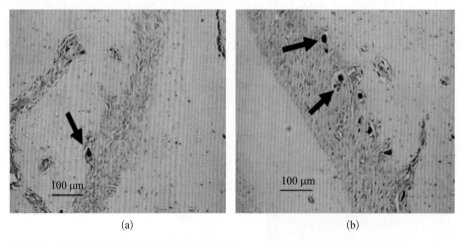

(a)　　　　　　　　　　　　　　　　(b)

图 7 - 23　实验组 7 天牙槽骨中的破骨细胞和骨吸收
(a) 系统注射 PBS＋正畸牙移动组,压力侧;(b) 系统注射 P 物质＋正畸牙移动组,压力侧
Figure 7 - 23　The osteoclast and bone resorption in experiment group when 7 d

骨钙素是一种钙化组织中的非胶原基质蛋白,又称为骨钙蛋白。大部分骨钙素由成骨细胞分泌,与骨代谢活性相关,被认为是成骨细胞功能和骨质矿化的生物学标志物。骨钙素的表达水平和骨改建呈正相关,另外能促进破骨细胞的募集和分化,促进骨吸收。上述研究中张力区的骨钙素主要集中在牙周膜细胞的胞质,而在压力侧主要位于压力侧的牙周膜细胞外基质,与过去学者的报道相一致。从第3天组开始,实验组和对照组的张力侧均有骨钙

素的表达,随加力时间延长染色强度加深;在每一个特定时间点组,实验组中骨钙素的表达均强于对照组。提示系统注射 P 物质能促进正畸力作用下牙周局部骨钙素的合成和表达,反映了骨形成的活跃。因此推测机制为系统注射 P 物质动员了 MSCs,使得外周血中的 MSCs 数量增多,因而被募集到牙周局部的量也增多,从而有更多的 MSCs 分化为成骨细胞;同时成骨细胞通过 RANK/RANKL 途径或分泌骨钙素又进一步促进了破骨细胞的募集和分化。提示系统注射 P 物质对正畸过程中的成骨破骨这一对偶联具有促进作用。破骨细胞来自单核-巨噬细胞系,抗酒石酸酸性磷酸酶是破骨细胞的标志性酶,能够反映破骨细胞的数量及分布。在实验中可以观察到随着加力时间的延长,牙周局部的破骨细胞数量呈上升趋势,一定程度上证实了上述推测。

(王军)

7.7 缺氧刺激对牙周膜干细胞成骨分化的影响

牙周膜(PDL)是一个复杂且纤维增强的组织,具有丰富的血管网络,对周围细胞提供富氧的微环境。在牙周炎进行过程中,炎症使牙周膜内的脉管系统严重受损,然后导致周围的牙周膜细胞处在缺氧环境下,主要包括多潜能间充质干细胞、成骨细胞和内皮细胞。在正畸牙齿移动过程中机械力作用于牙齿上通过牙周膜转导到牙槽骨,机械力的加载导致牙周膜内的微循环紊乱,使得压力区的牙周膜细胞处在缺氧的微环境中。在肿瘤中心区域、缺血性疾病和损伤的组织中,缺氧也是重要的特征。在牙周重建中,缺氧通过多级反应控制着牙周膜细胞的存活与血管生成。而且,有研究证实氧张力的变化可以导致牙周膜细胞一系列的化学和物理事件的发生,在牙周重建工程中氧张力的变化是重要的启动子。因此进一步研究缺氧对牙周膜细胞的影响,将为进一步理解牙周组织改建机制提供重要的理论基础。

牙周膜干细胞(PDLSCs)是从拔除牙齿的牙根周围牙周膜中分离出来,PDLSCs 具有间充质干细胞 (MSCs)的特性,包括高增殖、自我更新以及多向分化潜能,具有在体内能够形成类似于牙骨质的能力,因此 PDLSCs 被认为在牙周组织改建过程中充当关键角色[16]。但是,目前对于 PDLSCs 的成骨分化机制仍然不是很清楚。促分裂原激活蛋白激酶(mitogen-activated protein kinases,MAPKs)是对大范围的应力做出反应的高度保守的信号分子,包括细胞外信号调节激酶(ERK)、氨基末端激酶(JNK)、p38 MAPK。ERK 的活化通过 Runx2 的磷酸化作用能够诱导 MSCs 的成骨分化,而 p38 MAPK 能够对环境刺激(如氧张力)做出反应[71]。而且,MAPK 激活依赖于刺激的性质和细胞的类型。因此推测在缺氧条件下,ERK、p38 和 JNK 信号通路在细胞反应中扮演了重要角色。

为了研究缺氧对于牙周膜干细胞成骨分化的影响及其机制,实验研究了低氧(2%氧分压)刺激对 PDLSC 增殖、成骨分化、矿化形成及旁分泌的影响,并且探索了 MAPK/ERK 信号通路在其中所起的作用。

牙周膜细胞从 16 名成年人拔除的健康牙齿的牙根提取,简而言之,刮取根中 1/3 牙周膜组织,采用酶消化在 37℃ 下震荡消化 1 h,收集牙周膜细胞,培养扩增,之后采用 CD271 免疫磁珠分选法分离纯化 PDLSCs。PDLSCs 的体外鉴定结果显示分选的 PDLSCs 具有间充质干细胞特异性标志物 scleraxis、波形蛋白(vimentin)、CD146 和 STRO－1 免疫细胞化学染色阳性。体外诱导成骨分化、成脂肪形成和成软骨形成的分化,在诱导液的作用下,分别使分选的 PDLSCs 成骨分化、成脂肪分化和成软骨分化(见图 7－24)。

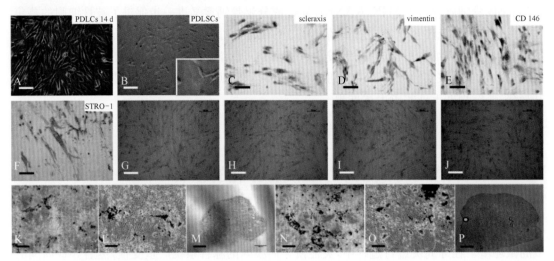

图 7－24　牙周膜干细胞形态学观察和鉴定(免疫组化及多向分化)
A. 牙周膜细胞;B. 分选后的牙周膜干细胞;C. scleraxis 阳性;D. vimentin 阳性;E. CD146 阳性;F. STRO. 1 阳性;G～J. 空白对照;K、N. PDLSCs 和 MSCs 成骨分化;L、O. PDLSCs 和 MSCs 成脂分化;M、P. PDLSCs 和 MSCs 成软骨分化
Figure 7－24　Morphological observation of PDL cells and characterisation of PDLSCs by immunocytochemical staining and multilineage differentiation assay

　　缺氧对 PDLSCs 增殖及成骨细胞分化的影响,到目前为止仍然没有确定的答案。由于 MSCs 的易于获取和它的成骨能力已经获得了广泛的关注,应力、缺氧等微环境在 MSCs 和成骨细胞相关的骨改建过程中充当重要角色,特别是缺氧的微环境已经慢慢成为成骨过程中的决定性因素[72]。因为 PDLSCs 与 MSCs 类似,同样表达 STRO－1、CD146 等骨髓间充质干细胞的标志物,所以可以推断他们可能都来源于骨髓内血管周的干细胞龛。在体内实验中 PDLSCs 有能力分化成为类似成牙骨质细胞和合成牙骨质/PDL 类组织,PDLSCs 可能是成体干细胞中独一无二的群体。因此,PDLSCs 在牙周改建中的作用研究涉及的机制为研究者所关注。首先,我们研究了缺氧对牙周膜干细胞的生物学行为的影响,结果显示持续缺氧增加了 PDLSCs 的增殖活性,提高了 ALP 活性,与之前的关于缺氧对 MSCs 影响的研究结果一致。数据还显示 PDLSC 分泌的 PGE2 和 VEGF 随缺氧的时间延长而逐渐增加(见图 7－25),并且结果显示缺氧增加了 PDLSCs 的成骨相关基因 Runx2 和 Sp7 表达(见图 7－26),缺氧促进了 PDLSCs 的矿化结节的形成(见图 7－27)。尽管增殖活性的发展模式与 ALP 的激活途径是不同的,缺氧刺激促进了 PDLSCs 的 ALP 活性,在 1 h 增强,3 h 达到峰值,然后逐步下降但仍然高于对照组。通过对比,PDLSC 增殖活性以一种相对滞后的方式增加,出人意料地在 1 h 下降,但没有统计学差异($P>0.05$),然后增加且超过了对照组。简而言之,早期缺氧刺激轻微降低了 PDLSCs 增殖活性,同时显著增强了成骨能力,这种现象可以用细胞的分化与自我更新相对立来解释。

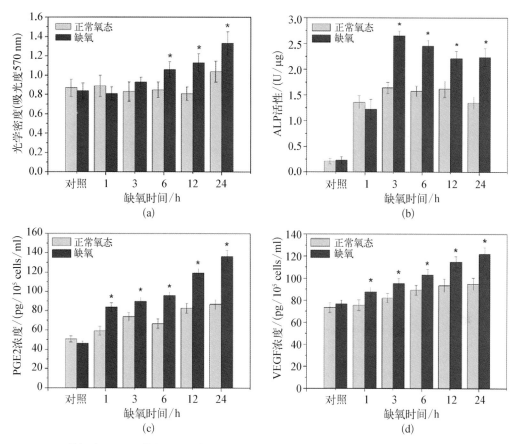

图 7 - 25 缺氧对 PDLSCs 增殖、ALP 活性以及 PGE2、VEGF 分泌的影响

（a）用 MTT 检测经不同缺氧时间处理的 PDLSCs 的增殖活性；（b）用酶联免疫吸附测定法（ELISA）检测经不同缺氧时间处理的 PDLSCs 的 ALP 活性；（c）用 ELISA 检测经不同缺氧时间处理的 PDLSCs 分泌 PGE2 的量；（d）用 ELISA 检测经不同缺氧时间处理的 PDLSCs 分泌 VEGF 的量。在同一缺氧时间点，* $P < 0.05$ vs 正常氧组

Figure 7 - 25 PDLSCs viability，ALP activity and PGE2，VEGF accumulation in supernatant under hypoxia

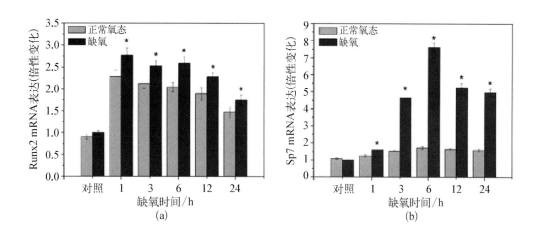

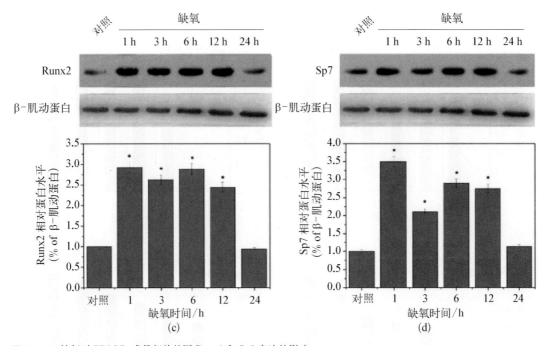

图7-26 缺氧对PDLSCs成骨相关基因Runx2和Sp7表达的影响

(a) 在各个缺氧时间点的Runx2的mRNA表达水平;(b) 在各个缺氧时间点的Sp7的mRNA表达水平;(c) 在各个缺氧时间点Runx2的相关蛋白表达水平;(d) 在各个缺氧时间点Sp7的相关蛋白表达水平。* $P < 0.05$ vs对照组

Figure 7-26 Runx2，Sp7 mRNA level and protein expression of PDLSCs under hypoxic exposure

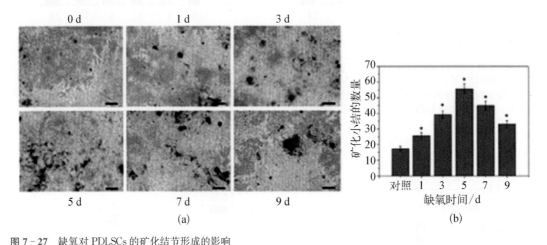

图7-27 缺氧对PDLSCs的矿化结节形成的影响

(a) 显微镜观察在不同缺氧时间处理的PDLSCs矿化小结的形成;(b) 各个缺氧时间点PDLSCs形成的矿化小结的密度。数据为3个平行实验的矿化小结生成的平均值(每个时间点$n=5$),* $P < 0.05$ vs对照组,比例尺=200 μm

Figure 7-27 Mineralised nodule formation of PDLSCs under hypoxic exposure

在很多研究中,缺氧刺激对干细胞生长和分化上影响的结果是不一致的,原因是不同研究所采用的细胞类型、氧浓度和暴露时间存在差异。对于氧浓度而言,通过他人与自己做的研究,发现轻度缺氧促进干细胞增生而不是抑制生长。关于暴露时间,一些研究表明短期的轻度缺氧类似于实验中的增强干细胞的增殖,而也有其他研究发现没有作用或是相反作用;长期或者慢性暴露在低氧环境中,有研究表明增加了细胞的增殖而抑制了成骨分化。关于

低氧对 MSCs 的分化影响,结果也各有不同。Martin-Rendon 等[73]演示了短期(24 h)缺氧($1\%O_2$)会抑制 ERK 介导的 MSCs 的成骨分化。因此,需要更多的研究来证实缺氧对 PDLSCs 增殖和分化的影响。

多潜能的 MSCs 表现为强大的分泌多种生长因子的旁分泌能力,干细胞的生物学行为与内皮细胞组成的血管微环境有着紧密的联系,血管微环境保护干细胞免受环境损害并且调节其自身的增殖。前期研究显示,成骨细胞来源的 VEGF 在缺氧环境下产生了影响内皮细胞功能的旁分泌,导致了骨生成和血管生成的联合,进一步来说,内源性 COX-2 衍生的前列腺素在成骨细胞与内皮细胞间的对话中的作用已被证实[74]。实验研究结果表明缺氧刺激促进了牙周膜干细胞 PGE2 和 VEGF 的分泌($P<0.05$)。因此可以推测缺氧通过激活 PDLSCs 的 VEGF/PGE2 信号通路促进 PDLSCs 与血管内皮细胞之间的相互作用来完成牙周组织再生和修复。

成骨分化被一系列顺序表达的转录因子控制,Runx2 是主要成骨的转录因子,控制着新骨形成和成骨分化。Runx2 位点的突变是锁骨颅骨发育不良的原因。在骨骼发育过程中,早期表达 Runx2 之后 Sp7(Osterix)的激活是必不可少的。此外,Runx2 已经被证明可调节成骨相关基因的表达和被多种胞外信号通路(包括 MAPK 和 ERK)所控制[75]。研究发现低氧刺激增强了 Runx2 和 Sp7 的转录和表达,并增强矿化结节的形成,与 ALP 活化的结果一致。早期关于缺氧刺激对成骨分化影响的研究结果尚存在争议,目前还没有合理的解释。因此推测成骨分化涉及很多级联反应,缺氧/HIF-1/2α 对成骨的影响或许具有阶段性依赖,与 PDLSC 繁殖能力和 ALP 活性的关系类似,同时也观察到 Runx2 和 Sp7 表达以不同的模式发生,因为 Runx2 的活化和磷酸化是快速发生的,同时 Sp7 的活化是以一种相对迟缓和持续的方式进行。有证据显示 Runx2 表达在早期而且持续到骨骼发育的后期阶段,在成骨进展过程中继 Runx2 早期表达之后 Sp7 的激活也是必不可少的。

对于成骨分化、成骨相关的基因表达和 MSCs 分化为成骨细胞来说,MAPK 信号通路是至关重要的。这里,ERK 涉及了促使细胞外基质诱导的 MSC 成骨分化的反应,p38 MAPK 主要在细胞应对环境刺激(如氧分压变化)时起作用,缺血性损伤活化了 p38 MAPK 和 NF-κB,缺氧/局部缺血激活了 MAPK 信号通路中的 3 种激酶使其表达上调。而且,MAPK 信号通路被证明激活了 Runx2 并使 Runx2 磷酸化。因此推测缺氧激活了 PDLSCs 的 MAPK 信号通路并使其优先成骨分化。研究结果显示 ERK1/2 的激活和磷酸化是一种缓慢持续的过程,而 p38 的激活是以一种相对快速短暂的方式进行的,表明 p38 对氧含量压力更为敏感(见图 7-28)。类似的研究也证实在 2.2% 缺氧环境下 MSCs 中 p38 和 JNK 的表达是早期且短暂增强。有研究表明,ERK 在局部缺血和缺氧情况下的适应性反应中扮演重要的角色。另外,MAPK 信号通路被证实调解了 HIF-1 依赖的 VEGF 的表达,这也在实验结果中被证实。总而言之,这些结果促使我们去发掘在低氧环境下 PDLSCs 上述基因的表达模式是否会被 MAPK 抑制剂所影响。结果证明,低氧环境下 PD98059 和 SB203580 明显抑制了这些基因的扩增,表明在缺氧环境下通过 ERK 和 p38 MAPK 的活化介导增强了 PDLSCs 成骨分化和旁分泌功能(见图 7-29)。此外,结果显示 SB203580 的抑制作用大于 PD98059;在缺氧环境下,p38 MAPK 反应速度快于 ERK,表明低氧条件下 p38 MAPK 在 PDLSC 的诱导的成骨分化和旁分泌中扮演更加重要的角色。

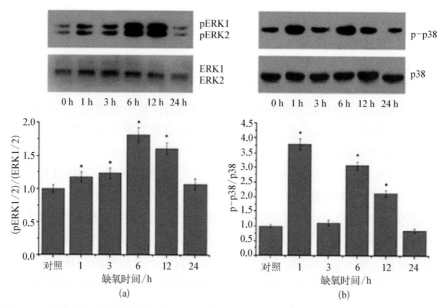

图 7-28　缺氧对 PDLSCs 的 ERK1/2 和 p38 MAPK 信号通路的影响

（a）在各个缺氧时间点 pERK1/2 和 ERK1/2 的相关蛋白表达水平；（b）在各个缺氧时间点 p-p38 MAPK 和 p38 MAPK 的相关蛋白表达水平。激酶的活性由 p-ERK 和 ERK、p-p38 MAPK 和 p38 MAPK 的强度比值分析，显示在直方图中。＊$P < 0.05$ vs 对照组

Figure 7-28　Activity of ERK1/2 and p38 MAPK under hypoxic exposure

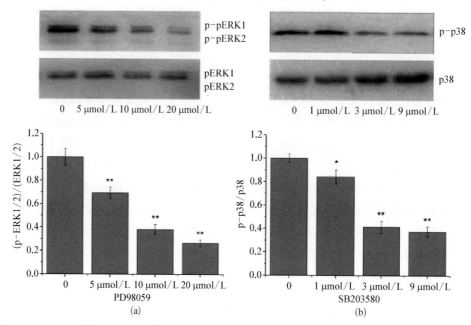

图 7-29　缺氧条件下 PD98059 和 SB203580 对 PDLSCs ALP 活性、Runx2、Sp7 mRNA 表达及 PGE2、VEGF 分泌的影响。缺氧 12 h 后，用 Western 印迹检测 ERK1/2 和 p38 的活性

（a）不同浓度的 PD98059 对 ERK1/2 活性的影响；（b）不同浓度的 SB203580 对 p38 活性的影响。＊$P < 0.05$，＊＊$P < 0.01$ vs 对照组

Figure 7-29　Effects of PD98059 and SB203580 on ALP activity, mRNA levels of Runx2, Sp7 and PGE2, VEGF release under hypoxic exposure

（赵立星）

7.8 MGF 在力学刺激促脱位再植牙牙周损伤修复中的作用

牙撕脱性损伤是指外力撞击后牙齿由牙槽窝中脱出、牙周膜和牙髓同时被彻底撕脱的一类损伤。这类损伤在口腔急诊中很常见，并且治疗难度大、预后不稳定。大多数撕脱牙在就诊时牙周膜已经出现广泛损伤甚至坏死，勉强再植后易形成病理性愈合甚至牙齿脱落。动物实验和临床实践中发现，对再植牙进行弹性固定以保持其生理动度和咬合力刺激对牙周膜再生必不可少，但其机理尚不明确。

7.8.1 牙周膜干细胞在牙周膜性愈合中的应用及展望

PDLSCs 具有与间充质干细胞相同的生物学特性。研究发现，PDLSCs 具有自我更新和多向分化的潜能，在体外可以分化为成骨细胞、成软骨细胞、成脂细胞等。此外，PDLSCs 在体内可形成牙骨质样结构、成纤维细胞等，是牙周组织工程中重要的种子细胞。

7.8.1.1 牙周膜干细胞

牙周膜是牙根与牙槽窝内壁之间的纤维结缔组织，具有支持牙齿的作用。2004 年 Seo 等[16]利用克隆筛选和磁珠分离的方法，首次在牙周膜中分离获得具有高度自我更新能力和多向分化潜能的干细胞，它可分化为成骨细胞、成纤维细胞和成牙骨质细胞，继而形成骨、成牙骨质以及牙周膜纤维结构，这种干细胞即牙周膜干细胞（PDLSCs）。PDLSCs 属于成体干细胞的一种。研究发现，成年人的牙周膜组织中同样可分离得到 PDLSCs。但 PDLSCs 增殖分化的能力会随着个体年龄的增长而降低。同时研究发现，PDLSCs 的活性可受细胞外环境调节。

PDLSCs 属于干细胞，但目前研究未发现其特异性表面标志物。因 PDLSCs 属间充质来源，故与 BMSCs 一样，表达一些共同的表面标志物，如 STRO - 1（假定的干细胞标志物）、CD146（血管周的细胞标记）、CD13、CD29（整合素 - 1）、CD44、CD90（Thy - 1）、CD105（内皮因子）、CD106（血管细胞黏附分子 1）和 CD166（白细胞活化黏附因子），以及八聚物结合转录因子（OCT - 4）阶段特异性胚胎抗原 SSEA - 1、SSEA - 4 等胚胎标志物。

研究发现，PDLSCs 和 BMSCs 一样，具有多向分化潜能，但 PDLSCs 可分化成为牙骨质和牙周膜样细胞，研究将其与透明质酸（hyaluronic acid，HA）或 β - 磷酸三钙（tertiary calcium phosphate，β - TCP）复合后植入裸鼠皮下，可以形成含有 Sharpey's 纤维样的结构。而将 hPDLSCs 移植到裸鼠下颌磨牙牙周缺损区后，在牙槽骨和牙根表面均形成了牙周膜样组织。此外，Trubiani 等[76]对牙周组织的发育和损伤修复的机制进行深入研究后发现，牙周组织在疾病状态下或受到外界刺激时，牙周膜中不同亚群的细胞会出现相应的增殖、分化和定向迁移。此外，Wang 等[77]将自体牙周膜细胞体外培养后，利用藻酸盐水凝胶作为细胞载体，将其用于实验动物脱位牙再植术，组织学观察发现有牙周膜样结构生成，但无正常牙周膜走向的纤维，且未观察到替代性吸收的发生，提示有活性的牙周膜细胞在牙周再生中发挥着重要作用。

目前已证实牙周膜干细胞能够促进牙周组织的再生,因此牙周膜干细胞可作为一种可供选择的重要细胞资源,为牙周组织再生修复开辟了新思路。而采用组织工程方法治疗牙周缺损的修复、再生有着巨大的潜力和广阔的前景。Zhao[78]等,将 PDLSCs 构建为细胞膜片,并与富血小板纤维蛋白(platelet-rich fibrin,PRF)联合构建双膜结构复合体(见图 7-30)。结果发现 PDLSCs/PRF 双膜复合体能够有效促进脱位 2 h 以上患牙延迟再植后的牙周愈合(见图 7-31)。但是有关牙周膜干细胞的研究仍处于起步阶段,调控牙周膜干细胞分化的生化及物理微环境尚不清楚,其分子调控机制仍不明确。此外,牙周膜干细胞还未发现其特异的分子标志等,这些问题都有待进一步的研究才能解决。因此,应用组织工程技术,将干细胞与生长因子、载体材料结合促进牙周膜干细胞增殖分化将为牙周膜干细胞的临床应用提供更可靠的依据。

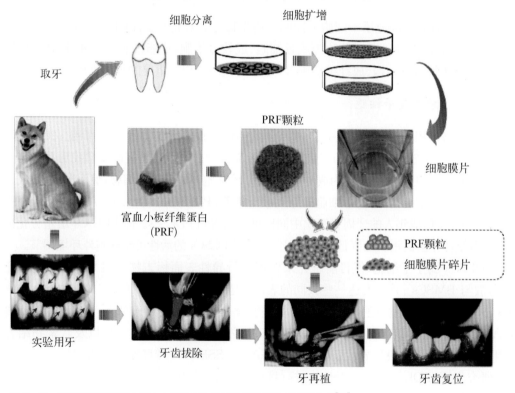

图 7-30 牙周膜干细胞复合富血小板衍生物促延迟再植脱位牙牙周愈合[78]

Figure 7-30 The combined use of PDLSCs and PRP/PRF on the periodontal healing of avulsed teeth reimplantation

7.8.1.2 生长因子及其生物力学微环境

生长因子为机体中的生物活性因子,通过与其靶细胞上的特异性受体结合,调节细胞的增殖、分化、迁移等。因此,生长因子在组织的修复中发挥重要作用。目前研究发现与牙周组织再生相关的生长因子主要为胰岛素样生长因子(IGF)、成纤维细胞生长因子(FGF)、骨诱导形成蛋白(BMPs)、釉基质蛋白(EMPs)、血小板源性生长因子(PDGF)、转化生长因子β

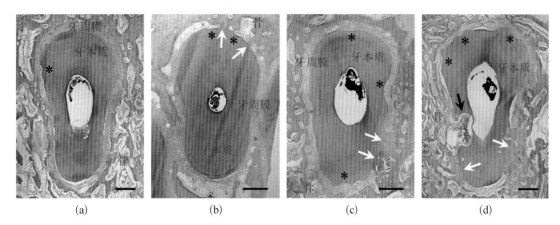

图 7 - 31　PDLSCs 复合 PRP/PRF 对脱位再植牙牙周愈合的影响[78]
(a) PDLSCs/PRF 组；(b) 单纯 PDLSCs 组；(c) 单纯 PRF 组；(d) 对照组(比例尺＝1 mm)
Figure 7 - 31　Representative panoramic images of periodontal healing in the different groups

(TGF - β) 等。在牙周组织的修复中，不同种类的生长因子对牙周细胞合成能力有剂量依赖性增强效应，对牙周组织有选择性趋化作用，能调节和促进牙周组织的修复。

除了生化微环境，牙周膜同样受到生物力学微环境的调控。牙周膜作为连接牙根与牙槽骨的致密结缔组织，是人体改建最为活跃的组织之一，它不断承受来自外界的咀嚼力、咬合力、正畸力等机械应力刺激。研究发现，在应力刺激状态下，牙周膜细胞活性高低直接关系到牙周组织的适应性改建能力以及牙周健康状况。

目前有大量关于正畸力对牙周组织改建的研究，正畸牙齿在牙槽中发生移动，是因为牙槽骨的骨转换作用，而牙周膜是骨转换的核心基础。在正畸力作用下的牙移动的作用机制较为复杂，包括牙周组织内的血液供应改变、细胞外基质结构和功能改变、局部合成和释放多种生物分子包括神经递质、细胞因子、生长因子、集落促进因子等。牙周膜细胞在该过程中不断形成新生牙周纤维和牙骨质，以改建牙槽骨。体外实验证明，其能将力学信号转化为化学信号。研究显示，正畸力通过牙齿作用于牙周膜后，分别在牙根两侧的牙周膜区域形成张力侧和压力侧。张力侧牙周膜纤维沿矫治力的方向被拉伸，导致张力侧的骨沉积；而压力侧牙周膜纤维受压缩，促使破骨细胞形成，出现直接性骨吸收，同时在受压区域的毛细血管管腔缩窄，细胞代谢缓慢促进凋亡发生，进而形成玻璃样变。正畸的过程中，持续的机械刺激打破了牙周组织内环境的稳定，促使牙周组织不断发生改建，最终实现牙齿移动。为了探明正畸过程中 PDLSCs 的改变及其调控机制，许多研究利用力学加载装置模拟正畸力，对体外培养 PDLSCs 加载生物力学刺激。孙传喜等利用四点弯曲应力加载装置对体外培养的 hPDLSCs 进行周期性张应变刺激，结果发现牵张力可促进 PDLSCs 成骨向分化。Tang[79] 等同样发现张应变可上调 hPDLSCs 的成骨分化能力，并具有时间依赖性。以上研究主要模拟正畸过程产生的牵张力对 PDLSCs 的影响。

但在咀嚼及咬合等正常功能状态下，牙周膜中的细胞是在一个 0.2 mm 的潜在腔隙中交替承受咬合产生的动态力学微环境。牙周膜此时的力学微环境不同于正畸牙移动过程中的力学微环境。研究发现加载咬合组牙周膜细胞的增殖活性高于未加载咬合组。此外，大量关于撕脱再植牙的动物实验与临床实践的结果表明,保持撕脱再植牙的生理动度对牙周膜再生愈合至关重要。撕脱牙再植后刚性固定不利于牙周组织愈合,导致根骨固连、牙根吸收以及牙髓坏死的概率大大增加。其原因在于,正常咬合的力学微环境刺激使得牙周膜维持了自身的改建与再生能力,而刚性固定对牙周膜产生的应力遮挡作用使其丧失了再生与改建的能力。但是咬合力对牙周膜细胞产生的具体效应及其机制尚不清楚,其中涉及的分子机制和信号通路网还有待进一步研究。

7.8.2 MGF 的表达及功能

7.8.2.1 MGF 的概念

在众多的力学信号转导分子中,有一种分子在正常组织不表达或低表达,而当组织受到损伤或刺激时,会迅速诱导表达,其表达既响应短期过载刺激,也响应长期过载刺激。由于刺激其高表达的最主要因素是力,故命名为力生长因子(mechano-growth factor,MGF)[80]。

7.8.2.2 MGF 的表达及调控

MGF 是 IGF-1 基因选择性剪接产生的一种变异体(见图 7-32),其特点在于氨基端具有特殊的延伸肽序列(E 肽)[59]。在人类和鼠类,IGF-1 是单次拷贝基因,它的基因跨度为 80 kb,包括 2 个启动子和 6 个外显子,外显子 1 和 2 是选择性先导外显子序列,具有不同的转录起始位点,外显子 3 和 4 编码信号肽,外显子 5 和 6 选择性编码各种 E 肽。其中,系

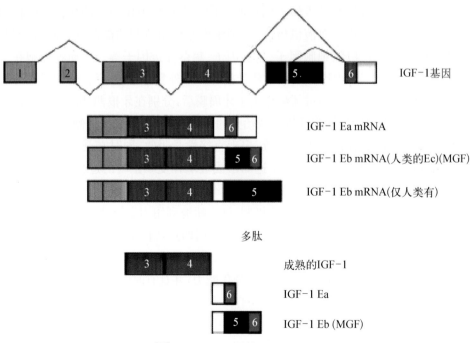

图 7-32 IGF-1 的剪接及多肽[81]

Figure 7-32 Splicing and peptide products of the IGF-1 gene

统型 IGF-1 由外显子 2 起始转录,而自分泌/旁分泌型 IGF-1 由外显子 1 起始转录。IGF-1 基因在转录过程中,于羧基端外显子 5 处插入了 52 bp(啮齿类是 49 bp)的序列导致后续阅读框发生改变,从而剪接产生不同的 IGF-1 基因亚型,包括 IGF-1Ea、IGF-1Eb 和 IGF-1Ec。这些变异体发挥不同的作用,并且他们可能有不同的受体。

MGF 作为一种力刺激敏感因子,在许多组织损伤后表达增加,并证实其参与肌肉、骨骼、神经、心脏等多种组织器官受损后的修复再生过程。但是关于力学信号诱导 MGF 表达的具体机制目前尚不清楚。MGF 存在核定位分布以及胞外空间易遭蛋白酶水解的特性,这或许提示 MGF 主要是一种自分泌生长因子,目前还没有鉴别出细胞表面的 MGF 受体,但确定的是 MGF 虽然是 IGF-1 的剪接变异体,但其功能并不通过 IGF-1R 介导。IGF-1 与其受体结合后可以激活胞内数条信号通路,包括 PI3K/Akt 和 MAPK kinase/ERK 途径。而 MGF 则仅仅通过 IGF-1 途径中的一条即 ERK 信号通路发挥促增殖作用。到目前为止,MGF 的受体的结构、功能及其上下游力学信号转导的机制等均尚不清楚,需要进一步的研究。

7.8.2.3 MGF 的功能

研究发现,在肌肉损伤后,MGF 迅速表达并激活肌肉卫星细胞。而在神经系统研究中发现,MGF 表现出较成熟的 IGF-1 更好的神经保护功能。MGF 能有效促进运动神经元在撕裂伤和挤压伤中的保护作用。此外,研究将 MGF 多肽用于体内急性或慢性心肌缺血时,发现 MGF 可以保护心脏的收缩功能并且阻止心肌组织的病理性过度生长。以上研究表明,在多种组织/细胞中,MGF 对力学刺激十分敏感,可响应力刺激而表达。应力是生物体所经受的一种普遍且不可缺少的物理刺激。它可引起基质或细胞形变,进一步引起分子运动和构象变化,导致受体-配体结合和离子通道发生改变并产生相应的信号转导。但其在牙周膜细胞中的作用及机制尚不清楚。

7.8.3 MGF 在力学刺激促牙周膜再生修复中的作用

7.8.3.1 压力作用下牙周膜干细胞中 MGF 的表达

邹德慧等模拟牙周膜在咬合时的力学微环境,对体外培养的 hPDLSCs 进行周期性动态[82]压力加载,结果证实,0~120 kPa 为最适宜的周期性动态压力,可有效促进 hPDLSCs 中 MGF 表达,且在压力作用后 24 h 达到表达高峰,同时,此压力条件可有效促进 hPDLSCs 增殖和 I 型胶原合成。

7.8.3.2 压力及 MGF 对 PDLSCs 细胞活性及分化的影响

由于邹德慧等[82]前期研究发现了 MGF 在牙周组织中的表达,但是 MGF 在咬合力促进撕脱再植牙牙周膜性愈合中发挥着何种作用尚不清楚。张旻研究组采用免疫磁珠法分选 hPDLSCs,并对其加载不同水平周期性动态压力,同时对 hPDLSCs 进行多浓度的 MGF 多肽处理,观察 hPDLSCs 的增殖与分化的相关基因表达。结果发现,hPDLSCs 在 0~120 kPa 压力作用下细胞活性显著增高,而在 MGF 多肽作用下 hPDLSCs 的活性表现为剂量依赖性增高。

MGF 与压力联合作用下，hPDLSCs 活性显著高于对照组，且 hPDLSCs 中 PCNA、CAP、scleraxis 及 COL I的表达显著升高。以上结果表明，压力与 MGF 结合参与调控 hPDLSCs 增殖、黏附、胶原合成以及牙周膜向分化的过程。这些结果为进一步探讨 MGF 在力学微环境促牙周膜再生修复中所发挥的作用及其信号转导机制提供依据。

（张旻　赵莹　邹德慧）

7.9　牙周膜肌成纤维细胞力学生物学研究

正畸牙移动的生理基础是牙周组织改建，包括牙周膜改建、牙槽骨骨塑建和骨重建的一系列生物学事件。牙周膜改建在此过程中的重要性在于，正畸力并非直接作用于牙槽骨，而是由牙周膜组织接收、整合并传递至牙槽骨。牙周膜改建是正畸力影响骨组织的中间环节，在力学-生物化学信号转导过程中起关键作用。

7.9.1　牙周膜的生物学特性符合力学传导和信号整合的功能要求

牙周膜细胞外基质新陈代谢速率显著高于人体其他组织，其中的胶原纤维可承受和传导牙周组织内应力，一端埋入牙骨质，另一端与牙槽骨中的胶原支架连接融合，从而建立起牙-牙周组织之间的力学联系，是形成牙-牙槽骨生物力学整体的结构基础。

牙周膜细胞（PDLCs）是牙周膜感受应力刺激并启动牙周膜改建的主要载体，由间充质来源的异质性细胞群组成，包括成纤维细胞和处于不同分化阶段的间充质干细胞[83,84]。牙周膜细胞通过细胞骨架和细胞膜表面黏着斑与邻近细胞以及细胞外基质产生广泛的纤维交联，在牙周组织力学信号网络中发挥重要调控作用，主要体现在以下两个方面：① 外界应力激活细胞内信号通路，引起细胞骨架重组和分泌功能改变；② 细胞通过旁分泌作用和黏着斑介导的细胞-细胞外基质、细胞间接触，将刺激以力学信号和生物化学信号的方式输出，从而改变牙周膜组织的应力微环境，影响邻近细胞的分化和功能[85]。目前研究发现，在牙移动过程中，力学信号传递和整合的机制可能与牙周膜细胞在应力微环境下分化为肌成纤维细胞有关[86,87]。

7.9.2　应力微环境下肌成纤维细胞的分化和功能特征

作为在应力微环境下分化产生的一类细胞，肌成纤维细胞（myofibroblast，MFB）最初被报道存在于瘢痕组织中，随后被发现于高张力、代谢活跃的多种器官组织。MFB 胞体呈梭形，镜下可见胞内丰富的粗面内质网、高尔基体及应力纤维分布，其中高表达 α-平滑肌肌动蛋白（α-smooth muscle actin，α-SMA）的应力纤维是其特异性标志。

传统观点认为，MFB 可由间充质干细胞和成纤维细胞分化而来[88]，其分化程度受到外界应力和化学信号的影响，可分为以下两个阶段：① 前肌成纤维细胞，单纯机械应力可刺激成纤维细胞转化为前肌成纤维细胞，细胞膜上表达含有 ED-A 片段的纤维连接蛋白，尚未表达含有 α-SMA 的应力纤维；② 成熟肌成纤维细胞，当前肌成纤维细胞受到机械应力和转化生长因子(TGF‐β)的双重刺激时,细胞将感受并整合应力刺激与化学信号,表达含有 α‐SMA 的应力纤维,这标志着肌成纤维细胞的分化成熟。α‐SMA 结合于应力纤维的肌球蛋白上,增强细胞主动收缩能力,维持细胞内外应力平衡[89]。

MFB 对力学刺激高度敏感,细胞收缩可通过细胞表面黏着斑联动细胞外基质中的胶原纤维,改变细胞内外应力微环境。此外,MFB 具有强大的蛋白合成和旁分泌功能,可分泌胶原纤维促进细胞外基质重建,分泌多种细胞因子和生长因子,影响邻近细胞的分化和功能[90]。MFB 的上述特性与多种疾病的发生发展有关。在瘢痕挛缩、组织器官纤维化等疾病中,肌成纤维细胞的形成和功能成熟是肉芽组织收缩和纤维化病理机制的重要环节[91]。细胞外基质纤维化可促进邻近细胞的间充质-上皮转化,有可能是促进癌症的因素之一[92]。

7.9.3　牙周膜肌成纤维细胞在牙周组织改建中的作用

研究发现在正畸牙移动试验中,牙周膜张力侧、压力侧均出现 MFB 的特异性标志 α‐SMA,其表达量随加载力值的增加而增多(见图 7‐33)[87,93]。牙周膜 MFB 不仅感受力学刺激、调节局部组织应力微环境,并且参与细胞外基质改建、调控骨骼细胞分化。

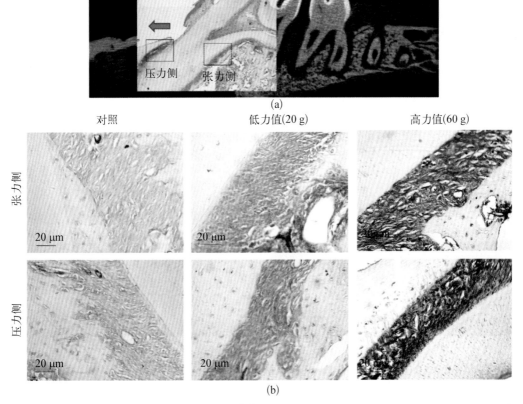

图 7‐33　大鼠牙移动模型中牙周膜表达 α‐SMA[93]。免疫组化染色可见,正畸力加载初期牙周膜张力侧和压力侧均出现肌成纤维细胞特异性标记 α‐SMA,其表达量随正畸力值的增加而增加,比例尺＝20 μm

Figure 7‐33　The expression of α-SMA in rat models of tooth movement

7.9.3.1 感受、维持和传递应力

牙周膜具有蠕变和应力松弛的特点，因此加载在牙齿上的力量很难在牙周膜中进行持续恒定的传递。MFB可感应应力变化、主动收缩，并将应力在细胞之间和细胞-细胞外基质之间传递，符合牙周膜力学传导的功能要求。含有α-SMA的应力纤维，是发挥MFB收缩功能的主要结构基础；α-SMA表达量与组织张力的大小成正相关，可维持细胞内外应力平衡。同时，应力刺激上调MFB细胞膜表面的肌腱蛋白tenascin-C表达，解散细胞表面黏着斑，削弱细胞之间及细胞-细胞外基质间的应力传递，下调组织内的应力，作为细胞应对过大应力刺激的保护性反应，维持局部组织应力微环境稳态[94]。

不同力值的持续恒定正畸力加载下，大鼠牙周膜张、压力侧均出现α-SMA和tenascin-C，两者表达随时间的变化趋势基本一致；较之于轻力加载，重力加载可明显上调两者的表达[87]。在体外培养人牙周膜细胞并进行动态张应变与压力干预后，牙周膜细胞胞质内出现大量含有α-SMA的应力纤维，且α-SMA阳性染色强度随加载力值增大而增加[87]（见图7-34）。牙周膜细胞在应力刺激下分化为MFB，并根据外界应力变化而调整自身表型和功能，以适应并影响组织应力微环境。

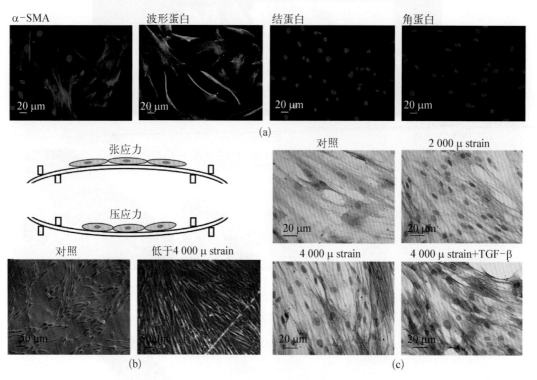

图7-34　免疫荧光染色检测α-SMA、波形蛋白、结蛋白、角蛋白多个标志物[93]

鉴定结果显示牙周膜细胞经5 ng/ml TGF-β处理后分化为肌成纤维细胞（(a)比例尺=20 μm)。体外原代培养人牙周膜细胞，采用Forcel四点弯曲力学加载仪对细胞进行梯度力值的动态张、压力干预（(b)比例尺=50 μm)，胞质内出现大量含有α-SMA的应力纤维，其排列方向与受力方向平行，α-SMA染色强度随力值增大而增加（(c)比例尺=20 μm)。

Figure 7-34　Immunofluorescence straining detectes α-SMA, vimentin, desmin, cytokeratin

7.9.3.2　细胞外基质改建

在牙周膜的张力侧,正畸力加载上调 α-SMA 的表达,同时伴随Ⅰ型胶原、Ⅲ型胶原和骨钙素的表达增加;体外培养条件下,较之于静置培养的人牙周膜细胞,牙周膜 MFB 分泌Ⅰ型胶原、Ⅲ型胶原的能力更强,并促进成骨细胞系增加骨钙素的表达[95]。表明牙周膜 MFB 通过分泌胶原纤维参与细胞外基质改建,并可影响邻近成骨细胞的分化和功能。

7.9.4　牙周膜肌成纤维细胞的分化机制

应力刺激下牙周膜细胞分化为 MFB,发生细胞表型和功能的改变与牙周组织内应力传递和信号转导过程紧密相关。探索 MFB 的分化机制,有助于阐释牙周组织力学-生物化学信号转导机理。

传统理论认为,TGF-β 和来自细胞外基质的牵张力是 MFB 分化成熟的必要条件[89]。组织器官纤维化相关新近研究表明,Wnt3a 可以明显上调 α-SMA 表达,诱导间充质来源的细胞分化为 MFB,加快组织纤维化进程。初步探索发现,体外条件下,TGF-β1 和机械张/压力刺激可协同促进牙周膜 MFB 分化(见图 7-34);Wnt3a 上调牙周膜细胞内 β-catenin 信号并诱导 MFB 分化(见图 7-35)。Wnt 和 TGF-β 信号可能存在交互串话,在牙周膜 MFB 分化过程中,其串话机制尚不明确[83]。

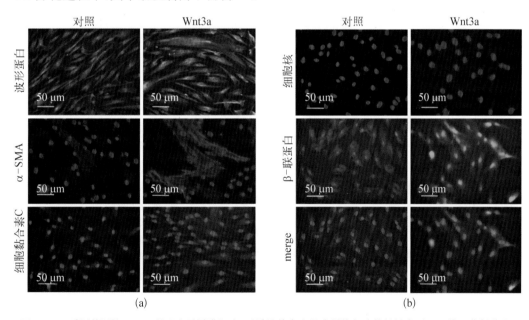

图 7-35　采用外源性 Wnt3a 处理人牙周膜细胞,可诱导其表达肌成纤维细胞特征性表型(a),并显著促进 β-catenin 向细胞核内的转移和聚集(b)[83]。比例尺=50 μm

Figure 7-35　Under Wnt3a stimulation, the PDLCs become activated to develop a myofibroblast phenotype characterized by positive immunolabel for vimentin, α-SMA-containing stress fiber and tenascin-C (A). Immunofluorescence microscopy reveals prominent nuclear accumulation of β-catenin induced by Wnt3a (B)

近年来,YAP/TAZ 作为 Hippo 信号通路的转录激活因子备受关注,其广泛表达于间充质、上皮来源的多种细胞,在力学-化学信号转导和整合过程中发挥枢纽作用。YAP/TAZ

可以接收来自细胞内外的应力信号,并感知细胞自身形态、极性和细胞骨架结构的改变,进而分辨细胞内外的应力微环境,通过调节靶基因的转录决定细胞增殖、分化或凋亡等生物学行为。研究发现,体内、体外应力加载可促进牙周膜细胞表达 YAP/TAZ,且其表达上调时间先于 α-SMA 的上调。牙周膜 MFB 中 YAP 过表达可显著升高 α-SMA 基因和蛋白表达水平,而当 YAP/TAZ 信号下调时 α-SMA 表达也降低,阻碍 MFB 的分化(见图 7-36)。YAP/TAZ 的核内转运耦合可促进 β-catenin 信号和 Smad2/3 信号上调,在力学信号由胞质向胞核传递中发挥桥梁作用;同时,TGF-β 作为 YAP/TAZ 下游的主要靶基因之一,其表达受 YAP/TAZ 的直接调控。上述信号可能与 YAP/TAZ 促进 MFB 分化的机制有关。

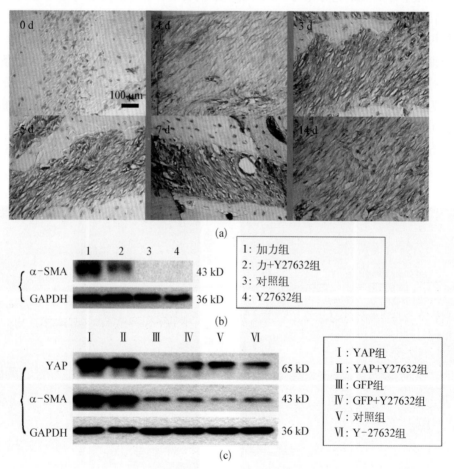

图 7-36 加力条件下 YAP 对牙周膜肌成纤维细胞分化的调控作用
(a) 大鼠牙移动不同时间点免疫组化染色标记 YAP 的表达;(b) 加力条件下添加抑制剂 Y27632 对 α-SMA 蛋白表达的影响;(c) 过表达 YAP 对 α-SMA 蛋白表达的影响
Figure 7-36 MFB differentiation regulated by YAP under stress loading

7.9.5 应力微环境下牙周膜肌成纤维细胞的作用及展望

牙周膜 MFB 的发现为牙移动相关生物力学机制的探讨提供了新的方向。MFB 具有力学感应、主动收缩和分泌细胞因子的功能,其在正畸力加载这一特殊条件下出现,参与牙周膜在应力微环境下的信号转导和组织改建过程。深入该领域的探索,有望进一步揭示牙周膜中的力学信号传递、力学-化学信号转导机制,丰富牙移动生物学过程的理论基础,为正畸临床提高牙周组织改建水平、有效控制牙移动提供新的思路。

(白丁　韩向龙　徐晖　何瑶)

7.10　利用三维有序电纺支架引导大鼠牙周组织方向性再生

利用结构仿生的支架材料介导牙周组织方向性再生的方法是近年来研究领域的一大亮点。通过支架拓扑结构诱导,再生的组织细胞可以沿既定的微结构重新排列并进行具有趋向性的分化。目前技术的热点主要集中在两个方面:① 利用纳米级支架提供结构仿生的细胞外基质 ECM 环境,用以引导再生细胞的伸长和排列;② 利用微米级支架引导牙周膜 PDL 纤维组织的方向,以提供韧带与牙根表面正确的空间关系。

纳米级的 PDL 仿生支架可以通过不同的方法以天然或人工合成的生物材料进行构建,其中最为成熟的方法是静电纺丝技术。当纳米纤维的直径与天然胶原纤维相近时(500~1 000 nm),细胞可以沿着纤维轴线的方向平行排列,并保持伸长的形态[96](见图 7-37A)。Shang 等利用静电纺丝技术分别合成了有序、交叉和无规的纳米支架,并将牙周膜细胞接种于其上,观察到有序支架上 PDL 细胞迁移和增殖能力也得到了增强[97](见图 7-37B)。

Campos 也报道了有序纳米纤维应用于牙周组织工程的潜力[98]。还有学者将这一现象应用于肌腱再生,发现与有序纳米纤维共同培养的细胞呈现平行排列以及韧带向分化的趋势[99,100](见图 7-37C)。PDL 由能够承载咬合力的肌腱样的胶原束组成,因此也可以认为是一种特殊的肌腱/韧带。除此之外还有许多其他构建有序 ECM 的肌腱/韧带仿生材料的

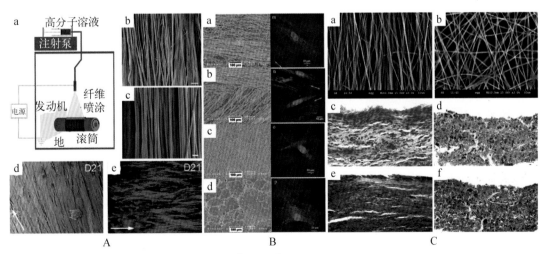

图 7-37　纳米级 ECM 仿生的牙周组织支架材料[96,97,100]

A. 利用电纺技术制备的有序纤维膜;B. 当细胞附着的基质表面呈现有序、交叉、无序及多孔的拓扑微结构时,细胞也相应改变自身形状;C. 利用有序及无序的纳米电纺支架材料培养出的类韧带组织

Figure 7-37　The nanoscopic PDL ECM biomimetic scaffolds

方法，如纳米纤维绘图、多肽自组装以及激光干涉光蚀刻技术等。

PDL 与根面垂直或倾斜的特殊位置关系赋予了它在咀嚼受到应力时提供缓冲和保护的关键作用。为了恢复这种独特位置关系，微米级强调纤维与根面位置关系的 PDL 支架应运而生。利用 3D 打印快速成型技术，具有内部平行微孔的仿生材料在体内实验中成功再生了与牙根面有恰当位置关系的 PDL 样组织[101]（见图 7 - 38A）。Costa 等人的研究中运用了双相支架（牙周膜相支架与骨相支架相结合），并利用 3D 打印技术在牙周膜相的支架中设计了相互连通的微通道[102]。利用三维打印层层沉积技术合成具有横向管道的材料，也得到了平行排列的 PDL 样组织，并与骨样组织以纤维插入的方式相结合[103]。通过控制在明胶基质中冰晶的生长方向（定向冷冻铸造技术），Park 等合成了各方向均朝向根面的微孔结构支架[104]（见图 7 - 38B）。

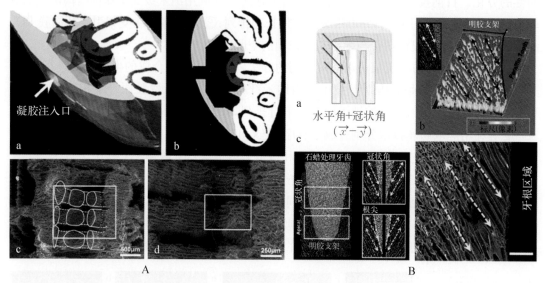

图 7 - 38 微米级强调纤维与牙根位置关系的牙周组织仿生支架材料[101,104]

A. 利用三维打印技术制备的引导新生纤维束向根面垂直的支架材料；B. 利用定向冷冻铸造技术合成的各个方向微孔均朝向根面的支架

Figure 7 - 38 The microscopic PDL structural biomimetic scaffolds

纳米支架可以作为微环境的物理诱导促进细胞伸长和排列，并进一步介导前体细胞向韧带/肌腱分化，而微米支架可以决定细胞束垂直或倾斜的取向，以提供胶原蛋白附着于根面并沉积矿化物的条件。可以推测，这两种仿生材料的组合会更好地优化功能性有序 PDL 再生的支架。华西赵志河课题组通过将壳聚糖和 PCL 纳米纤维复合，合成了具有纳米拓扑诱导性和空间引导性的支架材料（见图 7 - 39）。体外和体内实验显示，该材料增强了前体细胞韧带向分化的能力，并使得新生 PDL 与牙根具有合适的位置关系[105]。

尽管目前组织工程领域涌现出了许多针对 PDL 功能性再生的颇具前景的牙周组织支架的尝试，但仍存在如体内应用的可行性不足、降解时机不合适等诸多问题，仍需要更多研究来优化其体内效能，取得更多具有临床应用价值的突破。

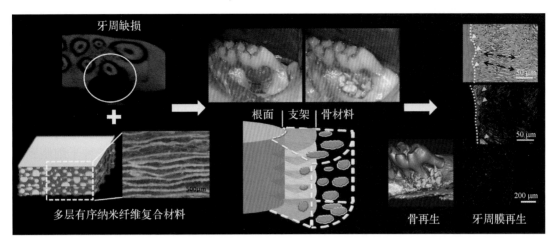

图 7-39 将壳聚糖与 PCL 纳米纤维复合,合成具有纳米拓扑诱导性和空间引导性的支架材料,用于牙周膜有序再生[105]

Figure 7-39 A three-dimensional multilayered scaffold by embedding highly aligned biodegradable poly (ε-caprolactone)-poly (ethylene glycol) (PCE) copolymer electrospun nanofibrous mats into porous chitosan (CHI) to provide topographic cues and guide the oriented regeneration of periodontal tissue

(赵志河　江文璐)

7.11　温敏水凝胶复合自体富血小板血浆用于牙周膜重建的研究

牙脱位是牙外伤中最为严重的一种,表现为牙齿完全从牙槽窝脱出,周围牙周膜完全撕裂。临床通过牙再植将患牙复位,预后形式有两种:理想的牙周膜性愈合形式和预后较差的牙根吸收形式。而牙根吸收形式又分为牙根表面的吸收、炎症性吸收和牙槽骨替代性吸收即根骨黏连 3 种形式。

尽管目前临床治疗水平有了很大提高,但治疗后的脱位牙均能观察到不同程度的牙根吸收。研究表明,一旦牙根吸收开始,在 3～7 年间牙齿就会脱落。牙根吸收的原因是脱位牙暴露于口腔外面的环境中,牙根表面的牙周膜受到破坏细胞坏死并可能引发炎症反应,导致牙根吸收不可抗拒。牙周重建的特殊性在于不但包括两种硬组织——牙槽骨和牙骨质的重建,同时又有连接两者的纤维组织——牙周膜的再生。所以牙周再生应包括以下部分:新生牙骨质的形成;新生的牙槽骨在釉牙骨质界 2 mm 以内同时有新生的 sharpey's 纤维穿通于两者之间。因此,牙周再生的成功与否取决于在牙根表面是否有能够形成牙槽骨、牙骨质和牙周膜的细胞。这可能就需要具有再生能力的前体干细胞的参与。因此,在牙周组织结构与功能的完全恢复中,具有多向分化潜能的前体干细胞在根面滞留进行多向分化是牙周组织再生的关键。

在牙周组织结构与功能的完全恢复中,有两个因素非常关键,即占据根面的干细胞以及周围的微环境。虽然确切的机制不清楚,但合适的前体干细胞通过迁移、补给的方式附着到在牙根表面进行多向分化是牙周组织再生的重中之重,同时细胞正确的迁移依赖生长因子和胞外基质的互相作用,需添加外源性生长因子复制模拟体内微环境信号分子间的相互作用,两者缺一不可。

传统的牙周组织工程技术通过在缺损区植入干细胞以及添加单一或几种生长因子以非生理性的方式进行诱导。虽然观察到在某种程度内有新生的不规则的牙周膜纤维组织,但随着研究的深入发现将 BMSCs 植入缺损区后细胞大量流失,植入后的效果难以保障以及单纯添加的外源性生长因子的半衰期短、长期稳定性不足等问题均是科研工作者需要首先解决的。所以设计一种安全有效的载体迫在眉睫,它需要满足两大要求:输送种子细胞到缺损区并定向停留在牙根表面;同时可以加载生长因子并实现生长因子持续释放满足体内必需的生理浓度的需求以达到促进种子细胞的增殖分化。

近年来,富血小板血浆(PRP)与温敏性水凝胶支架材料的出现为解决这一难题带来了转机。富血小板血浆含有天然浓度比例的多种生长因子,自发现以来已被成功运用于骨、软骨、皮肤、牙龈等组织缺损的修复,但对于它在牙周组织修复与再生中的研究并不多。温敏性水凝胶技术则利用天然生物材料或者人工合成材料作为支架,利用它在室温下是液体形式直接加入药物或者生长因子以及活性细胞等通过注射器以微创的方式注射到不规则的缺损部位,在温度变化或者其他因素调控下快速成胶,在体内降解的同时缓释药物或生长因子。而目前最受关注的是天然生物材料壳聚糖水凝胶,其疗效已经在骨、软骨等组织缺损的修复上得到确认,而在牙周再生方面报道较少。

7.11.1　牙周再生的生物学基础

随着对组织工程研究的深入,单纯干细胞移植或通过添加多种外源性生长因子,模拟生物信号分子间网络作用调控干细胞的增殖、分化,研究者们观察到一定程度新生牙周膜纤维组织的形成。在取得成就的同时,众多局限性也逐渐显露出来,例如移植的干细胞在牙槽窝内滞留率和存活率低,缺乏精确的调控,外源性生长因子的半衰期较短、长期稳定性不足等,这些问题的存在使得研究结果不能进一步向临床推广,使得干细胞移植策略受到一定程度的制约。而近年来可注射性支架材料与生长因子富血小板血浆的应用活跃于研究者们的视野中,两者在促进牙周组织的修复和再生方面得到肯定,本节将对温敏水凝胶与富血小板血浆在牙周再生应用中的现状和展望作一综述。

温敏水凝胶是一种新型可注射性支架材料,在37℃时可以快速形成半固体凝胶,在体内逐步降解的同时释放包裹其中的大分子药物或生长因子以及干细胞,将以上成分运输到靶区域实现其自身的作用。在温敏水凝胶中尤为突出的是壳聚糖水凝胶,其取材于天然的甲壳素,降解产物无毒副作用,生物安全性可靠,无免疫原性。在体外以液态复合细胞及生长因子通过内窥镜或者注射器输送到体内,在原位形成凝胶,其细胞接种效率高,使用方便,创伤小,具有广阔的应用前景。

7.11.2　壳聚糖水凝胶在牙周再生治疗中的应用

壳聚糖温敏水凝胶作为一种生物可降解材料越来越引起研究者的关注。研究者发现不同浓度的壳聚糖温敏水凝胶均能促进 PDLCs 的黏附和增殖,在动物试验中也观察到不同比例壳聚糖水凝胶促进了比格犬磨牙牙周损伤的修复。相似的结论也有其他学者发表过：壳聚糖水凝胶的提取液可以提高牙周膜细胞 S 期的比例。壳聚糖温敏水凝胶的生物相容性良好，具备应用于牙周组织工程的生物学基础。

7.11.3　富血小板血浆(platelet-rich plasma，PRP)在牙周再生治疗中的作用

PRP 目前是牙周组织工程中研究的热点，它之所以受到如此多的关注，不仅是因为它自体取材简便易得，生物安全性高，更重要的是它是血小板的浓缩品，富含多种生长因子，其中 BMP、PDGF、bFGF 和 TGF－β 已被研究者证实可以促进牙周再生，并且因为生长因子来源于自身，和体内生理情况最为接近，在使用和配比的含量上最为合理，是其他外源性生长因子所无法比拟的。

7.11.3.1　PRP 生物活性的影响因素

目前研究证实有多种因素决定着 PRP 生理功能的发挥，物种来源、个体差异、制作工艺、使用浓度、承载载体、激活方式等的不同均会对 PRP 预期作用造成程度不一的影响。

7.11.3.2　PRP 的制备方法

目前研究普遍认为二次离心法优于一次离心法，但二次离心法的转速及时间在业内尚未达成共识。第 1 次离心后，3 层很容易区分开，血浆在最顶端，红细胞在底部，中间部分含有大量的血小板和白细胞，第 2 次离心后将顶部 2/3 移除的部分称为 PPP，剩下的部分是沉降的 PRP。目前有 3 种常用的二次离心法制备富血小板血浆方式：① 2 400 r/min 离心 10 min、3 600 r/min 离心 15 min；② 2 000 r/min 离心 10 min、3 000 r/min 离心 15 min；③ 3 000 r/min离心 10 min、4 000 r/min 离心 15 min。通过比较血小板计数定最佳离心方案。结果发现 2 400 r/min 离心 10 min、3 600 r/min 离心 15 min 得到的血小板浓度更高，同时也更加稳定。

7.11.3.3　PRP 的激活方法

牛凝血酶常用于激活 PRP。激活后的 PRP 有 PDGF、TGF、IGF 等多种生长因子从血小板 α 颗粒中释放出来，发挥协同作用。未激活的 PRP 释放的量微小，功能弱。Lacoste[106]等将激活后的 PRP 与未激活的 PRP 分别加入培养基 体外培养细胞，观察到激活后的 PRP 在体外培养的过程中促进细胞增殖的作用明显强于未激活的 PRP。

而牛凝血酶作为激活剂使用是否对机体造成副作用，研究者们结论不一。有研究认为牛凝血酶对机体产生的不良反应与其使用的量相关，当使用的剂量较小时，可能并未进入机体的循环系统，通常在与组织接触之前就已经被血凝块包裹混合，不会产生富余的量被组织吸收，引起巨噬细胞的吞噬从而引发机体的免疫排斥反应。但截然不同的观点认为采用该方法制备的富血小板凝胶在后期的使用中存在风险，其检测到在使用牛凝血酶以后，有凝血因子 XI、V 抗体的形成，由于个体的差异，处置不当不排除会发生机体凝血功能的紊乱从而引发严重后果。Shen 等[107]分别以壳聚糖和牛凝血酶作为激活剂，结果发现壳聚糖刺激后

的血小板释放更多的生长因子能够提供更长的工作时间,他们认为壳聚糖将在未来临床应用中代替凝血酶。

7.11.4 壳聚糖温敏水凝胶联合富血小板血浆在牙周再生中的运用

牙周损伤一般多为不规则的创伤,尤其是牙外伤撕脱性损伤后的牙槽窝与再植后的根周间隙以及牙周病患者的多壁骨袋均为典型的不规则的伤口,不通过合适的载体无法将PRP中富集的生长因子定向定量地输送并固定在受损区,因此壳聚糖温敏水凝胶的使用很好地弥补了这一劣势。它通过在体外以流体的形式与PRP混合,通过注射器注入不规则的靶位点,载体材料的自身降解以控制PRP中多种功能生长因子的释放速率,使之能够真正发挥作用。大量生长因子的持续释放有助于启动和促进牙周干细胞的迁移、增殖和分化从而达到牙周组织的修复和生成。

通过对以往文献的查阅,两者的联合运用会形成优势互补,协同发挥各自优势,弥补不足,但在两者联合运用中尚有具体的操作细节要斟酌,以达到最优的配置从而发挥最佳效果。

7.11.4.1 制作工艺以及物理性能

在具体操作中值得关注的问题是如何将富血小板血浆与温敏水凝胶混合,两者混合的比例又如何? 已有学者做了相关研究,由于制作工艺不同混合物的物理性能也存在很大差异。Kutlu[108]等通过在壳聚糖水凝胶冻干前后的不同时间点加入PRP,通过大体观察和扫描电镜下观察到两者的孔径和孔隙率存在很大差异。而水凝胶载体是运输活性细胞并提供营养交换和新陈代谢的重要介质,具有模拟细胞外基质组成和结构特性,适宜细胞黏附、增殖的重要场所。支架孔径大小和孔隙率为细胞提供了生长空间并影响细胞的生长以及血管的长入和材料的代谢速率,对支架材料的性能起着决定作用。

有研究发现,加入PRP后可以改变壳聚糖水凝胶的孔径大小,随着加入PRP的量不同,混合物的孔径也发生变化,两者表现为正相关。将壳聚糖温敏凝胶与PRP等体积混合后,检测混合材料的孔径达到100～200 nm;而将PRP以壳聚糖温敏水凝胶两倍体积混合后,其孔径能达到200～300 nm,后者的孔径大小更加适宜细胞的生长。这一研究结果存在争议,Kim等[109]认为加入小分子药物后并未改变壳聚糖支架材料的孔径,但在电镜下观察到壳聚糖支架材料的表面更加粗糙。

7.11.4.2 对牙周前体细胞的生物学影响

壳聚糖温敏水凝胶联合富血小板血浆对牙周前体细胞的生物学影响主要集中在PRP使用浓度对于体外细胞增殖的影响。有研究将PRP应用于体外培养成骨细胞,结果发现加入适当浓度PRP可以促进细胞生长,但PRP浓度过高反而会轻度抑制细胞生长,因此需要进一步研究确定PRP的最适血小板浓度。吴广升[110]等按浓度比例不同选择5组:纯壳聚糖温敏水凝胶组;壳聚糖温敏水凝胶:PRP=2:1;壳聚糖温敏水凝胶:PRP=1:1;壳聚糖温敏水凝胶: PRP= 1:2;纯PRP。单纯培养液作为对照组用于促进BMSCs的增殖,

72 h 后观察与对照组比较发现各浓度的 PRP 均可促进 BMSCs 的增殖及 ALP 水平的表达（$F = 8.22 \sim 112.31, P < 0.01$），但 700% 的 PRP 促成纤维细胞增殖能力低于全血，表明高浓度 PRP 可能抑制某些细胞的增殖。林敏魁等[111] 发现 PRP 在浓度 5%～30% 时促进牙周膜成纤维细胞的增殖成剂量依赖关系，而在 PRP 浓度大于 50% 时观察到对细胞增殖的抑制作用。因此，不同浓度的 PRP 对细胞增殖具有不同的影响，相同浓度的 PRP 对不同细胞的影响也不尽相同，尚需针对不同的细胞来寻找促细胞增殖的最佳浓度。

7.11.4.3 壳聚糖温敏水凝胶包裹 PRP 促进牙周再生的机制研究

牙周膜的一个重要特征是一直能维持自身正常的宽度，虽然 PDLC 有形成矿化组织的能力，但体内的牙周膜能够保持生理性的未矿化状态，维持其结构和功能稳定，推测牙周膜中可能存在一种调节机制，可以抑制成骨细胞分化，维持和平衡牙周膜成纤维细胞表型，控制骨改建中骨生成的程度。PDLC 可以表达某些调节因子抑制骨及牙骨质的形成，从而维持牙周韧带的正常宽度，并与周围的矿化组织保持动态平衡。一系列研究显示，可能参与维持牙周膜动态平衡的物质包括 S100A4、Ⅰ 型胶原、成骨细胞特有因子- 2、Msx2、细胞外基质磷酸糖蛋白、表皮生长因子与受体等生物活性物质，这些蛋白分子都可能具有抑制矿化的作用，可能参与维持牙周膜结构和功能的稳定。深入研究牙周膜维持其结构和功能的作用机制，对进一步促进正畸牙移动骨改建、牙周修复与再生以及种植体周围牙周结缔组织附着形成具有重要意义。

生物学机制：PRP 与牙周组织再生相关细胞共培养促进了成骨细胞、牙周膜细胞和牙龈成纤维细胞的增殖。牙周组织创伤与修复必将涉及机体一系列生长因子和细胞因子的参与，经过一系列复杂的细胞间信号转导，与牙周组织再生修复相关的因子有 PDGF、TGF、IGF、FGF、VEGF、BMP 等，而 PRP 中富含以上生长因子。

在我们以往的研究中致力于构建一种以壳聚糖温敏水凝胶支架为基础的药释技术，整合了信号分子通过三维网络交联作用固定于支架中包裹取自自体的 BMSCs 的种子细胞，探索其对种子细胞的生物学效应及机理，以期最大限度地促进牙周组织的修复和再生潜能，突破目前再植牙达不到牙周膜性愈合的瓶颈，为达到完整的牙周组织再生迎来曙光。

目前已有多种细胞作为种子细胞用于牙周组织缺损的修复，牙周膜干细胞在数量和来源上极其有限，活性上大大降低，导致修复效果不甚理想。而骨髓干细胞（BMSCs）具有取材相对方便，培养方法简单成熟并具有免疫调节作用。实验在前一部分已经筛选出一组凝胶时间、降解时间以及生长因子的释放速率等指标都适合作为载体的壳聚糖水凝胶与富血小板血浆的混合支架材料。所以，通过体外培养自体的 BMSCs 接种到支架材料中去，再通过对 BMSCs 从水凝胶孔隙中迁移出来后增殖分化的观察以及包裹在支架中的活性检测表明，实验中的壳聚糖/PRP/甘油磷酸钠（GP）水凝胶对 BMSCs 的生物相容性极好。同时在共聚焦显微镜下观察，与对照组的不加 PRP 的壳聚糖/GP 水凝胶相比，加 PRP 组的细胞伸展更加充分，甚至在选取的视野中可以观察到细胞表现出在培养瓶中的成簇状生长，这种生长方式也更贴合干细胞生长的特性。而 BMSCs 的铺开伸展是 BMSCs 增殖和分化的前提条件。所以，壳聚糖/PRP/GP 水凝胶支架被证明与 BMSCs 的生物相容性极佳。其原因在于除了加入 PRP 促进壳聚糖中的细胞增殖和生物学效应发挥,对支架材料的孔隙结构和孔隙率调节也发挥了重要作用。对于骨的血管组织的长入,孔隙率可能是一个重要的因素,可以提供足够的空间用于在支架材料周围新形成的组织中生长血管组织和血管的浸入。成骨细胞(10~30 μm)可以很容易地迁移到支架材料。

通过戊二醛固定细胞后在扫描电镜下对两组微观结构的观察发现壳聚糖/PRP/GP 支架中的壳聚糖小球直径比壳聚糖/GP 中的直径略大一些,这也与之前的研究一致,壳聚糖/GP 水凝胶中的壳聚糖浓度越大,其壳聚糖小球的直径越小。实验中由于在壳聚糖/GP 中加入了 PRP 溶液,所以壳聚糖在壳聚糖/PRP/GP 材料中的浓度要小于壳聚糖/GP 中的浓度。另一方面 PRP 中的纤维是双向连接,结构较为松散,当 PRP 中的疏松纤维与壳聚糖/GP 交织在一起时,会使后者密度降低,这为在前一部分实验中观察到加了 PRP 的壳聚糖/ GP 的水凝胶冻干后其孔径要大于壳聚糖/GP 水凝胶提供了理论依据。说明 PRP 中的胶原纤维在壳聚糖/GP 水凝胶中起到了良好的平衡作用,提高了壳聚糖/GP 水凝胶的生物学性能。同时发现,BMSCs 在壳聚糖/PRP/GP 中生长良好,有部分细胞形状已经铺开、伸展更加充分,由此推测这一部分细胞可能是平铺在孔板底部的 BMSCs,由于孔径较大,细胞本身可以自由迁移,在板底铺开。因此预测在动物实验中 BMSCs 在牙根表面固定也会很好地依附于表面充分伸展。而在壳聚糖/GP 中 BMSCs 大多成圆球状细胞也与荧光的细胞活性检测结果相一致。BMSCs 在壳聚糖/GP 中难以充分伸展,而由于 PRP 胶原纤维在壳聚糖/GP 中的分散,有利于 BMSCs 生长以及代谢产物与营养物质的交换。

牙周组织工程是模拟牙周组织发育学的机理,以促进牙周组织新生的新兴科学。它的基础是细胞生物学和材料学,所以寻找合适的种子细胞以及支架材料是目前牙周组织工程中的重中之重。理想的种子细胞应满足来源广泛、取材便利、体外能快速增殖等要求。而实验中牙根表面残留的活性细胞在牙周再生过程中发挥着极其重要的作用,再植后牙周愈合不良的根本原因也正是活性细胞数量和活力的不足。

实验构建了包裹 BMSCs 的壳聚糖水凝胶,即包括 PRP 和种子细胞的温敏水凝胶体系,并分组对移植效果进行了对比研究。研究发现,脱位牙再植后,G1 组(加了 PRP 的壳聚糖水凝胶包裹 BMSCs),牙周愈合最好。组织学观察显示,在脱位牙周围出现了大量的新生牙周膜样组织,且该组病理性吸收的比例也最少。该复合物促进脱位牙再植后的牙周愈合的机理可从以下几方面进行解释,首先是借助于 PRP 释放的复合生长因子作用于 BMSCs 来发挥功效的。与人体内的其他组织相比,牙周微环境较为特殊,它的构成既有特性相近彼此相邻的矿化硬组织——牙槽骨和牙骨质,又有贯穿其间的纤维组织——牙周韧带。而以往单一因子的引入无法达到干细胞的多向分化。研究证实 PRP 富含多种生长因子,大量文献表明其中的 PDGF 和 TGF-β 可以促进牙周再生。有学者将 PRP 混入同种异体脱矿冻干骨利用 GTR 技术在临床上联合治疗人的牙周病引发的牙槽骨缺损,8 周后在缺损处明显观察到骨再生。又有学者将 PRP 和去除了有机质的异种多孔的骨基质共同运用于牙周病患者的牙周再生研究,结果显示 PRP 与去除了有机质的异种多孔的骨基质联合运用较未加 PRP 的对照组具有明显的促进牙周组织再生能力,具体表现为牙槽骨再生和牙周附着水平增加以及牙周袋减小等。

其次根据实验的研究结果,加入 PRP 后支架的孔径增大,便于细胞的迁移和分化,细胞可以快速迁移到牙根表面占据有利位置,实现牙周膜性的理想愈合。另一可能原因是加入 PRP 后成胶时间缩短,减少了干细胞的流失,提高了干细胞的滞留率,使其修复功能充分发挥。壳聚糖水凝胶加细胞组较单纯细胞组效果好,原因在于移植细胞在目的位点的滞留率得以明显提高,研究表明单纯细胞注射的植入率仅能达到 6%～12%。研究结果一致认为在一定范围内干细胞修复效果与植入细胞的数量呈正相关关系,而且大量的细胞非特异性的运输到体内其他部位还可能存在引发负效应的隐患。另一方面支架提高移植细胞的存活率,而足够的存活率与存活时间是实现有效修复的必要前提。研究表明,在成功植入的干细胞中,90%的细胞存活不超过一周。而支架组牙根吸收少于单纯 PRP 和细胞组,可能原因在于支架组提供了软组织屏障的作用,阻隔了牙龈细胞和牙槽骨中成骨细胞的快速爬入,从而引导血管中的干细胞迁移分化从而达到牙周膜一定程度的再生。

7.11.5 展望

目前,壳聚糖水凝胶联合 PRP 促进牙周再生方面已经取得了不少令人振奋的成就,但同时,也有许多答案等着我们去寻找。壳聚糖水凝胶联合 PRP 促进牙周再生的机制尚未明确,已有研究表明壳聚糖水凝胶与不同浓度 PRP 混合后的孔径大小和孔隙率、降解速度、生长因子的缓释速率等物理特性均直接影响治疗效果,孔径大小与物质交换、细胞浸润也有一定联系,但对此尚缺乏系统研究。

在动物基础实验及体外细胞培养中使用壳聚糖及Ⅰ型胶原替代牛凝血酶作为激活剂制备 PRP 是安全可行的,它们较牛凝血酶能够提供更长的工作时间,释放更多生长因子。由此推测将壳聚糖及Ⅰ型胶原作为 PRP 激活剂,其优点在于两者本身是生物可降解的,并且降解产物是可吸收的不会激发机体任何免疫排斥反应。如果再进一步筛选最适浓度,预期将会与 PRP 协同发挥生物作用,有效实现研究目的;但由于目前尚处于基础实验阶段,是否能在临床发挥疗效还需进一步深入探讨。尽管有大量体外实验已取得令人鼓舞的结论,但在动物实验和临床实验中尚缺少相关实验数据的支撑,PRP 修复效果不能被明确肯定,仍期待进一步的支撑实验及数据来考量。关于壳聚糖水凝胶联合 PRP 注射促进牙周再生的体内试验及动物试验少见报道。

总而言之,壳聚糖水凝胶、生物活性相关物质、活性细胞可通过不同的机制促进牙周再生,保留牙齿及牙周组织,延缓牙吸收的进程,如何将其合理有效地结合将是今后研究的重要方向。相信在不久的将来,它们的完美结合将成为预防和治疗牙外伤以及牙周病导致的牙周组织缺失的新的里程碑。

(赵志河　叶翠)

7.12　流体剪切力对人牙周膜细胞增殖、分化及胞外基质系统的影响

牙周膜是位于牙槽骨与牙本质之间的结缔组织。它将牙齿悬吊于牙陷窝之中,承受着

由于咀嚼、正畸而施加在牙齿上的力学载荷,并将其传导到周围的骨组织。正是由于有牙周膜的存在,避免了牙本质与牙槽骨之间的骨性连接,使得正畸牙移动得以实现。除此之外,牙周膜在牙齿萌发、牙周组织的改建以及牙槽骨的改建中都行使着重要的作用[112]。

作为牙周膜中主要细胞成分的牙周膜细胞是多细胞的细胞群体,包括成纤维细胞、成釉细胞、成骨细胞、破骨细胞以及部分前体细胞。目前的研究显示,牙周膜细胞具有部分成骨细胞的特性,能表达碱性磷酸酶(ALP)、骨钙素(osteocalcin)并且能形成矿化结节。

正是由于牙周膜的特殊生理结构与解剖学位置,使得牙周膜细胞始终处于各种应力刺激的状态。压应力、张应变以及剪切力等都在咀嚼或者正畸牙移动过程中作用于牙周膜上,进而调节牙周的代谢和组织重构。剪切力作为牙周膜承受的最为主要的应力形式,主要由牙周组织在牙槽骨和牙本质受力后组织发生扭转而产生。牙周膜组织在组织层面可以看作巨大的网络状结构,里面有大量的胶原纤维、血管等,其中的组织液由于受力挤压,产生流体剪切力作用于牙周膜细胞,进而调节其生理功能[113]。

已有研究表明流体剪切力能促进牙周膜细胞分泌 NO、PGE2、ALP、IL-8 等[114,115],但是流体剪切力如何调节细胞的基本生理活动,如增殖、分化、基质合成等,目前尚不清楚。其潜在的分子机制也尚未明了。

实验将人源的牙周膜细胞培养于玻片上,待细胞融合达到 80%~90%,利用平行板流动腔进行流体剪切力加载(见图 7-40)。分别用 6 dyn/cm² 剪切力加载 2 h、4 h、8 h、12 h 收取样品。将对照组及剪切力加载组分别用鬼笔环肽进行细胞骨架染色,实验结果发现,在对照组,细胞骨架细密、均匀分布于细胞中,骨架排布方向与细胞长轴呈一致性。加载流体剪切力 2 h 对细胞骨架改变不大,而加载 4 h 后,细胞骨架开始变得粗壮,排布方向也有所倾斜于细胞主轴。加载 8 h 后,细胞骨架部分出现无序化,分布方向进一步偏离细胞主轴。流体剪切力加载 12 h 后,细胞内骨架方向呈不规则排布,细胞中骨架分布减少,细胞骨架

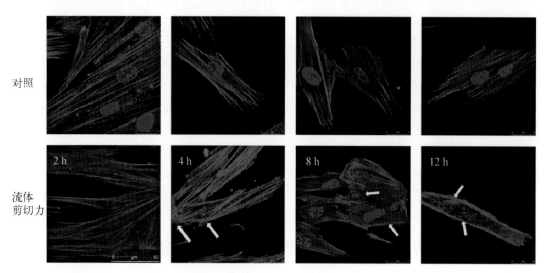

图 7-40　流体剪切力促进牙周膜细胞骨架重构[116]

Figure 7-40　The effect of shear stress on cytoskeleton rearrangement in hPDLCs

出现明显的聚集于细胞边缘的现象。显示流体剪切力对牙周膜细胞的骨架有明显的重塑作用。

7.12.1 流体剪切力对牙周膜细胞方向排列的影响

由于牙周膜细胞外形为长梭形，以其长轴方向与液流方向夹角作为衡量指标。将细胞角度变化每 10°为一组进行比较。实验结果表明，随着加载时间的增加，小角度(小于 30°)细胞数量有显著性增加，而大角度(60°～90°)细胞数量随时间增加有显著减少。说明流体剪切力能促进细胞顺剪切力加载方向进行重排，如图 7 - 41 所示。

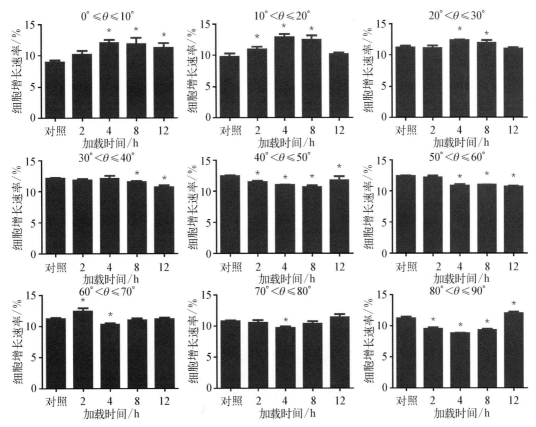

图 7 - 41 流体剪切力对牙周膜细胞排布方向有一定改变[117]

Figure 7 - 41 Fluid shear stress regulated the orientation of PDL cells

7.12.2 流体剪切力对牙周膜细胞增殖的影响

细胞增殖是细胞最基本的生理活动。实验将剪切力加载前以及加载后 12 h 细胞数量以 MTT 方法进行了检测，实验结果表明，其细胞数量有显著减少。将同步化后的牙周膜细胞加载前后的细胞周期进行流式细胞分析，实验结果表明，细胞的 G1/G0 期有显著升高，G2/M 期有明显下降，S 期也有显著降低。以上实验结果表明，流体剪切力抑制了细胞增殖。为进一步探索细胞数目的减少是否是由于引起了细胞凋亡所导致，细胞凋亡情况用

TUNEL 进行了检测。结果发现，在对照组以及 12 h 的剪切力加载组，都并未发现细胞的显著凋亡。说明流体剪切力抑制了细胞的增殖，但并未导致细胞的凋亡，如图 7 - 42 所示。

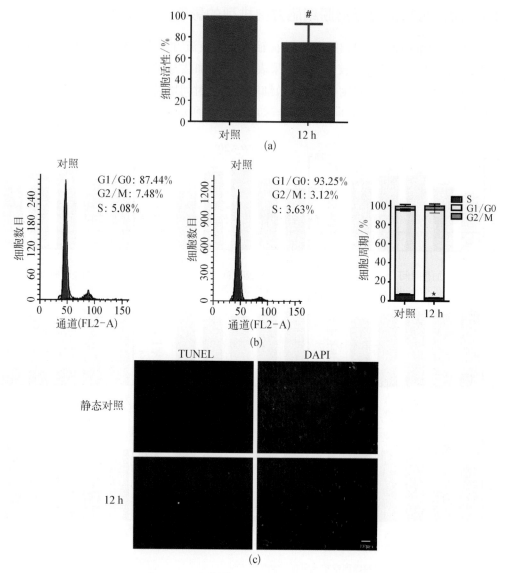

图 7 - 42 流体剪切力抑制牙周膜细胞增殖[117]
(a) 流体剪切力作用于 PDLC 12 h 后 MTT 进行细胞计数；(b) 流式细胞术进行细胞周期检测；(c) 以 TUNEL 染色检测细胞凋亡情况
Figure 7 - 42 The effect of fluid shear stress on proliferation of PDL cells

7.12.3 流体剪切力对牙周膜细胞迁移的影响

细胞迁移在牙周膜再生过程中具有重要的意义。细胞迁移到受损部位，进而开始分化及组织修复。采用划痕实验对流体剪切力对牙周膜细胞的迁移影响进行研究，待牙周膜细胞生长到单层状态，以无菌枪头进行划痕。分别在不加载剪切力的对照组和流体剪切力加载 0 h、12 h 和 24 h 进行相同部位的拍照,并通过软件进行划痕面积的计算和统计。实验结果表明,相对于静态对照组,加载流体剪切力的实验组伤痕的愈合显著减慢,证明剪切力抑制了细胞的迁移,如图 7-43 所示,推测剪切力将牙周膜细胞稳定在受损部位,待其分化后再移动到再生的部位进行修复。

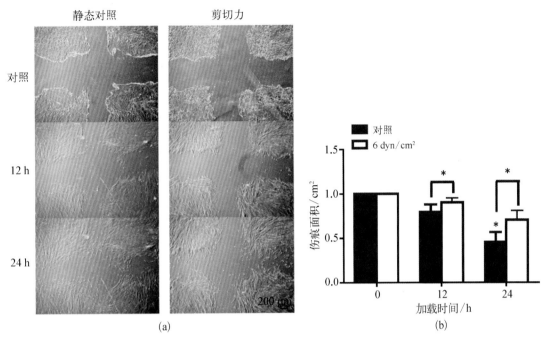

图 7-43　流体剪切力抑制牙周膜细胞迁移[117]

Figure 7-43　The effect of fluid shear stress on migration of PDL cells

7.12.4　流体剪切力对牙周膜细胞成骨向分化的影响

细胞动力学实验已经证实牙周膜细胞能作为持续更新的细胞系统,对周围的组织进行损伤修复和再生。而在口腔颌面的修复过程中,骨修复一直是口腔修复的重要任务。由于牙周膜细胞具有部分前体细胞,因而在牙周的修复和骨修复过程中有重要的作用。对流体剪切力加载后的细胞的成骨向标志分子 ALP 以及 OPN 进行基因水平的研究发现,当剪切力加载 8 h 后,ALP 和 OPN 的表达都有显著性上调,而进一步检测细胞裂解液中 OPN 的蛋白水平,发现在 12 h 组,OPN 蛋白水平也有显著上升。实验证明:流体剪切力能调控牙周膜细胞表达成骨向的标志分子,意味着流体剪切力能调控牙周膜细胞向成骨向分化。

7.12.5　流体剪切力调节牙周膜细胞增殖分化的途径

为了了解流体剪切力调节细胞增殖分化的途径,实验对一系列的生长因子和细胞因子,如 FGF-2、BMP-2、TGF-β、VEGF 和 IL-6 的表达进行检测。在加载流体剪切力 2 h、4 h、8 h、12 h 后对这些生长因子和细胞因子的基因水平进行检测。FGF-2 对于细胞的创伤愈合、血管化以及牙周膜再生都具有重要的作用。实验结果表明,FGF-2 在对照组仅仅有较低的基础水平表达,但是一旦加载流体剪切力,其表达量有显著的上调,一直持续到12 h均保持较高水平。BMP-2顾名思义,在骨形成方面具有重要的作用,能诱导多种成骨向标志物的表达,如ALP、骨钙素、骨唾液酸蛋白和骨桥蛋白等。BMP-2在对照组中呈低水平表达,加载流体剪切力4 h后,BMP-2表达显著上升,8 h后达到峰值,加载12 h后,其基因表达回落到较低的表达水平。TGF-β是功能非常广泛的生长因子,有报道表明,其能够保持细胞的基质进而调节细胞的迁移。同时有报道显示,TGF-β对于牙周膜细胞的增殖和分化有着促进和抑制的双重作用,总之,TGF-β与牙周膜细胞的各项基本生物学活动密切相关。在对照组细胞中,TGF-β有一定水平的基础表达,流体剪切力加载2~4 h后,TGF-β依然维持同一水平,一直到加载8 h,其表达水平上调了一倍,而且一直维持到12 h。VEGF作为重要的血管生成因子,对于组织再生中的新生血管形成具有重要的意义,由于血管形成进而能维持新生组织的营养供应,VEGF在再生医学中的意义不言而喻。在对照组几乎检测不到VEGF的表达,然而在加载2 h后,VEGF的量有了明显的上调,8 h时达到上升的峰值,12 h加载后回落到2 h的水平。IL-6在牙周以及骨再生过程中起到重要的作用,在对照组,IL-6的表达处于低水平表达,加载流体剪切力后2 h,IL-6的表达有了显著的上调,一直持续到8 h,12 h回落到基础水平。为进一步验证FGF-2的表达情况,实验对细胞裂解液中的FGF-2蛋白水平进行了检测。实验结果与其基因水平表达具有较好的一致性。FGF-2在2 h蛋白表达有显著上调,4 h达到峰值,8 h开始回落,12 h回到基础水平。以上研究证实,在流体剪切力的作用下,牙周膜细胞本身产生的生长因子及细胞因子受到影响,促进了这些因子的表达释放,而这些因子对于牙周膜细胞的增殖、迁移、分化等基本的生命活动都具有重要的调节作用。该实验结果提示这些生长因子或者细胞因子可能参与到流体剪切力调节牙周膜细胞的过程中。

7.12.6 流体剪切力对胞外基质的影响

胞外基质金属酶(MMPs)是包含26个成员的蛋白酶家族。MMPs几乎能降解ECM中的各种蛋白成分,在组织再生过程中具有重要的作用。MMPs的活性被其特异性抑制剂TIMPs(金属蛋白酶组织抑制剂)所抑制,TIMPs能1:1与MMPs结合,抑制其活性。MMPs/TIMPs系统的共同调节作用对组织改建、炎症发生、细胞增殖与迁移具有重要的意义[118]。研究表明,MMPs/TIMPs系统在平滑肌细胞、内皮细胞以及牙周膜细胞中均能被应力调节。而在众多的MMPs中,MMP-1和MMP-2是调节细胞外基质的最重要的MMP。MMP-1能降解collagen Ⅰ、Ⅱ、Ⅲ、Ⅶ、Ⅹ和明胶,MMP-2主要负责降解Ⅰ、Ⅲ、Ⅳ型胶原、明胶、弹性蛋白和纤黏蛋白。而TIMP-1和2则能抑制几乎所有MMPs的活性[119]。

实验分别用6 dyn/cm² 、9 dyn/cm²和12 dyn/cm²剪切力加载牙周膜细胞2 h、4 h、8 h和12 h后收取样品。对其MMP-1、MMP-2和TIMP-1、2基因水平的表达进行了检测。研究结果表明,在6 dyn/cm²剪切力加载实验中,4 h加载能明显促进MMP-1的表达,12 h加载后MMP-2表达明显上调,而TIMP-1在加载8 h后明显升高,12 h依旧保持持续升高趋势。TIMP-2表达在加载8 h和12 h后显著下降。9 dyn/cm²剪切力加载实验中,MMP-1表达在4 h加载后迅速升高,加载后8 h依然保持较高水平。4 h上升的幅度相对对照组上升了大约 6 倍，明显比 6 dyn/cm² 剪切力加载效果显著。但 MMP－2 的表达在 9 dyn/cm² 剪切力加载实验中未看到显著的变化。TIMP－1 同样在加载 8 h 和 12 h 后显著升高，而 TIMP－2 在 12 h 后显著降低。12 dyn/cm² 剪切力加载实验中，MMP－1 在加载 4 h 后显著上升，而且一直持续到 12 h。MMP－2 的表达在加载 8 h 和 12 h 后均明显上升。TIMP－1 相比 6 dyn/cm² 和 9 dyn/cm² 更早上调。在加载 4 h 就升高，并一直维持到 12 h。TIMP－2 同样在 2 h 就出现了下降的趋势，8 h 和 12 h 下降趋势越发明显。但 4 h 的加载对其无显著影响。

为了进一步探究剪切力调节 MMP－1 和 MMP－2 表达的机制。实验对丝裂原活化蛋白激酶（MAPK）家族的活化情况进行了进一步的研究。MAPK 家族是细胞内的一类丝氨酸/苏氨酸蛋白激酶。在大多数细胞内都存在 MAPK 信号通路，将细胞外的信号通过该信号通路传递到核内，对细胞的基本生理活动，如生长、增殖、分化、凋亡等具有重要的调节作用。同时，MAPK 也被认为是体内力学信号传导的重要的信号途径。力学信号通过激活 MAPK 通路，激活下游的激酶，进而活化一系列转录因子，如 AP－1、NF－κB 和 EGR－1 等，进而调节一系列蛋白的表达。已有研究表明：应力能通过 MAPK 通路调节 MMPs/TIMPs 系统。ERK 通路参与到张应变调节牙周膜细胞 MMP－1 和 MMP－13 的表达。p38 通路参与到张应变调节动脉 MMP－2 活性中。研究表明，将 6 dyn/cm² 剪切力加载于人牙周膜细胞后，仅仅 5 min 后，p－ERK 的水平迅速上调，而 p－p38 更是在 5 min 被激活，于 10 min 达到峰值，一直持续到 30 min 仍处于高表达水平。p－JNK 也在剪切力加载 5 min 后迅速激活。

利用 MAPK 抑制剂分别抑制 ERK、JNK 和 p38 通路后，再对牙周膜细胞进行剪切力加载，对比抑制 MAPK 通路前后剪切力对 MMP－1 及 MMP－2 表达调节的变化。结果表明，4 h 的剪切力促进 MMP－1 的表达，然而抑制 ERK 通路后，剪切力加载 4 h，MMP－1 的表达明显受到了抑制，而抑制 JNK 和 p38 通路组 MMP－1 的表达未受明显影响。加载剪切力 12 h 能明显上调 MMP－2 的表达，然而抑制 p38 通路后，剪切力调节 MMP－2 的上调受到明显的抑制，而其余两个通路，ERK 和 JNK 的抑制并未对剪切力调节 MMP－2 表达产生明显的影响。实验结果说明，ERK 参与了剪切力调节 MMP－1 的表达，而 p38 参与了剪切力调节 MMP－2。

综上研究表明，流体剪切力能调节 MMPs/TIMPs 系统，促进 MMP－1、MMP－2 及 TIMP－1 的表达，抑制 TIMP－2 的表达。流体剪切力能激活 MAPK 通路，将细胞感受到的胞外应力传导入细胞内。同时，ERK 参与了剪切力调节 MMP－1 的表达，而 p38 参与了剪切力调节 MMP－2。该研究显示，剪切力能通过调节 MMPs/TIMPs 系统对牙周膜的胞外基质进行调节，为临床正畸及牙周再生医学提供了理论基础。

（郑丽沙）

参考文献

［1］Gori F, Hofbauer L C, Dunstar C R, et al. The expression of osteoprotegerin and RANK ligand and the support of osteoclast formation by stromal-osteoblast lineage cells is developmentally regulated [J]. Endocrinology, 2000, 141(12): 4768－4776.

［2］Enomoto H, Shiojiri S, Hoshi K, et al. Induction of osteoclast differentiation by Runx2 through receptor activator of nuclear factor-kappa B ligand (RANKL) and osteoprotegerin regulation and partial rescue of osteoclastogenesis in Runx2$^{-/-}$ mice by RANKL transgene [J]. J Biol Chem,2003, 278(26): 23971－23977.

［3］Notoya M, Otsuka E, Yamaguchi A, et al. Runx2 is not essential for the vitamin D-regulated expression of RANKL and osteoprotegerin in osteoblastic cells [J]. Biochem Biophys Res Commun, 2004 ,324(2): 655－660.

［4］Henneman S, von den Hoff J W, Maltha J C. Mechanobiology of tooth movement [J]. European Journal of Orthodontics, 2008, 30: 299－306.

［5］Vadiakas G P, Banes A J. Verapamil decreases cyclic load-induced calcium incorporation in ROS 17/2. 8 osteosarcoma cell cultures [J]. Matrix, 1992, 12(6): 439－447.

［6］Davidson R M, Tatakis D W, Auerbach A L. Multiple forms of mechanosensitive ion channels in osteoblast-like cells [J]. Pflugers Arch, 1990 , 416(6): 646－651.

［7］Meazzini M C, Toma C D, Schaffer J L, et al. Osteoblast cytoskeletal modulation in response to mechanical strain in vitro [J]. J Orthop Res, 1998 , 16(2): 170－180.

［8］Inoue H, Nakamura O, Duan Y, et al. Effect of centrifugal force on growth of mouse osteoblastic MC3T3－E1 cells in vitro [J]. J Dent Res, 1993 , 72(9): 1351－1355.

［9］Weinbaum S, Guo P, You L. A new view of mechanotransduction and strain amplification in cells with microvilli and cell processes [J]. Biorheology, 2001, 38(2－3): 119－142.

［10］Bildt M M, Bloemen M, Kuijpers-Jagtman A M, et al. Matrix metalloproteinases and tissue inhibitors of metalloproteinases in gingival crevicular fluid during orthodontic tooth movement [J]. Eur J Orthod, 2009 , 31(5): 529－535.

［11］Yamaguchi M. RANK/RANKL/OPG during orthodontic tooth movement [J]. Orthod Craniofac Res , 2009, 12: 113－119.

［12］Lomaga M A, Yeh W C, Sarosi I, et al. TRAF6 deficiency results in osteopetrosis and defective interleukin-1, CD40, and LPS signaling [J]. Genes Dev, 1999 , 13(8): 1015－1024.

［13］Spees J, Olson S D, Ylostalo J, et al. Differnetiation, cell fusion, and nuclear fusion during ex vivo repair of epithelium by human adult stem cells from bone marrow stroma [J]. Proc Natl Acad Sci USA, 2003, 100(5): 2397－2402.

［14］Kramer P, Nares S, Kramer S, et al. Mesenchymal stem cells acquire characteristics of cells in the periodontal ligament in vitro [J]. Journal of dental research, 2004, 83(1): 27－34.

［15］Seo B M , Miura M, Gronthos S, et al. Investigation of multipotent postnatal stem cells from human periodontal ligament [J]. Lancet, 2004, 364(9429): 149－155.

［16］Ding G, Liu Y, Wang W, et al. Allogeneic periodontal ligament stem cell therapy for periodontitis in swine [J]. Stem Cells, 2010, 28(10): 1829－1838.

［17］金世柱,韩明子.骨髓间充质干细胞免疫调节作用的研究进展[J].胃肠病学,2007,12(5): 308－309.

［18］Kim K, Lee C, Kim B, et al. Anatomically shaped tooth and periodontal regeneration by cell homing [J]. Journal of dental research, 2010, 89(8): 842－847.

［19］Sae-Lim V, Ong W Y, Li Z, et al. The effect of basic fibroblast growth factor on delayed-replanted monkey teeth [J]. Journal of periodontology, 2004, 75(12): 1570－1578.

［20］Glendor U. Epidemiology of traumatic dental injuries — a 12 year review of the literature [J]. Dent Traumatol, 2008, 24(6): 603－611.

［21］Biagi R, Cardarelli F, Storti E, et al. Multiple traumatic injury to maxillary incisors in an adolescent female: treatment outcome with two years follow-up [J]. Ann Stomatol (Roma), 2013, 4(2): 212－217.

［22］Udoye C I, Jafarzadeh H, Abbott P V. Transport media for avulsed teeth: a review [J]. Aust Endod J, 2012, 38(3): 129－136.

［23］Zhao Y H, Zhang M, Liu N X, et al. The combined use of cell sheet fragments of periodontal ligament stem cells and platelet-rich fibrin granules for avulsed tooth reimplantation [J]. Biomaterials, 2013, 34(22): 5506－5520.

［24］Zhou Y, Li Y, Mao L, et al. Periodontal healing by periodontal ligament cell sheets in a teeth replantation model [J]. Archives of oral biology, 2012, 57(2): 169－176.

［25］Tsumanuma Y, Iwata T, Washio K, et al. Comparison of different tissue-derived stem cell sheets for periodontal regeneration in a canine 1 - wall defect model [J]. Biomaterials, 2011, 32(25): 5819 - 5825.

[26] Dangaria S J, Ito Y, Luan X, et al. Successful periodontal ligament regeneration by periodontal progenitor preseeding on natural tooth root surfaces [J]. Stem Cells Dev, 2011, 20(10): 1659 - 1668.

[27] Hynes K, Menicanin D, Han J, et al. Mesenchymal stem cells from iPS cells facilitate periodontal regeneration [J]. J Dent Res, 2013, 92(9): 833 - 839.

[28] Dan H, Vaquette C, Fisher A G, et al. The influence of cellular source on periodontal regeneration using calcium phosphate coated polycaprolactone scaffold supported cell sheets [J]. Biomaterials, 2014, 35(1): 113 - 122.

[29] Wei F, Song T, Ding G, et al. Functional tooth restoration by allogeneic mesenchymal stem cell-based bio-root regeneration in swine [J]. Stem Cells Dev, 2013, 22(12): 1752 - 1762.

[30] Bright R, Hynes K, Gronthos S, et al. Periodontal ligament-derived cells for periodontal regeneration in animal models: a systematic review [J]. J Periodontal Res, 2015, 50(2): 160 - 172.

[31] Oshima M, Inoue K, Nakajima K, et al. Functional tooth restoration by next-generation bio-hybrid implant as a bio-hybrid artificial organ replacement therapy [J]. Scientific reports, 2014, 4: 6044.

[32] Chen F M, Wu L A, Zhang M, et al. Homing of endogenous stem/progenitor cells for in situ tissue regeneration: Promises, strategies, and translational perspectives [J]. Biomaterials, 2011, 32(12): 3189 - 3209.

[33] Lee C H, Cook J L, Mendelson A, et al. Regeneration of the articular surface of the rabbit synovial joint by cell homing: a proof of concept study [J]. Lancet, 2010, 376(9739): 440 - 448.

[34] Hong H S, Lee J, Lee E, et al. A new role of substance P as an injury-inducible messenger for mobilization of CD29(+) stromal-like cells [J]. Nat Med, 2009, 15(4): 425 - 435.

[35] Borselli C, Storrie H, Benesch-Lee F, et al. Functional muscle regeneration with combined delivery of angiogenesis and myogenesis factors [J]. Proc Natl Acad Sci USA, 2009, 107(8): 3287 - 3292.

[36] Tabata Y, Yamada K, Miyamoto S, et al. Bone regeneration by basic fibroblast growth factor complexed with biodegradable hydrogels [J]. Biomaterials, 1998, 19(7 - 9): 807 - 815.

[37] Yashiro Y, Nomura Y, Kanazashi M, et al. Function of chemokine (CXC motif) ligand 12 in periodontal ligament fibroblasts [J]. PloS One, 2014, 9(5): e95676.

[38] Engler A J, Sen S, Sweeney H L, et al. Matrix elasticity directs stem cell lineage specification [J]. Cell, 2006, 126(4): 677 - 689.

[39] Huebsch N, Arany P R, Mao A S, et al. Harnessing traction-mediated manipulation of the cell/matrix interface to control stem-cell fate [J]. Nature materials, 2010, 9(6): 518 - 526.

[40] Stoecklin-Wasmer C, Rutjes A W, da Costa B R, et al. Absorbable collagen membranes for periodontal regeneration: a systematic review [J]. J Dent Res, 2013, 92(9): 773 - 781.

[41] Zeugolis D I, Khew S T, Yew E S, et al. Electro-spinning of pure collagen nano-fibres - just an expensive way to make gelatin? [J]. Biomaterials, 2008, 29(15): 2293 - 2305.

[42] Mafi P, Hindocha S, Mafi R, et al. Evaluation of biological protein-based collagen scaffolds in cartilage and musculoskeletal tissue engineering — a systematic review of the literature [J]. Current stem cell research & therapy, 2012, 7(4): 302 - 309.

[43] Glowacki J, Mizuno S. Collagen scaffolds for tissue engineering [J]. Biopolymers, 2008, 89(5): 338 - 344.

[44] Walters B D, Stegemann J P. Strategies for directing the structure and function of three-dimensional collagen biomaterials across length scales [J]. Acta biomaterialia, 2014, 10(4): 1488 - 1501.

[45] Marquez-Curtis L A, Janowska-Wieczorek A. Enhancing the migration ability of mesenchymal stromal cells by targeting the SDF-1/CXCR4 axis [J]. BioMed research international, 2013, 2013: 561098.

[46] Fujio M, Yamamoto A, Ando Y, et al. Stromal cell-derived factor-1 enhances distraction osteogenesis-mediated skeletal tissue regeneration through the recruitment of endothelial precursors [J]. Bone, 2011, 49 (4): 693 - 700.

[47] Kim K, Lee C H, Kim B K, et al. Anatomically shaped tooth and periodontal regeneration by cell homing [J]. J Dent Res, 2010, 89(8): 842 - 847.

[48] Kim S G, Zhou J, Solomon C, et al. Effects of growth factors on dental stem/progenitor cells [J]. Dental clinics of North America, 2012, 56(3): 563 - 575.

[49] Chang P C, Dovban A S, Lim L P, et al. Dual delivery of PDGF and simvastatin to accelerate periodontal regeneration in vivo [J]. Biomaterials, 2013, 34(38): 9990 - 9997.

[50] Donovan J, Abraham D, Norman J. Platelet-derived growth factor signaling in mesenchymal cells [J]. Frontiers in

bioscience (Landmark edition), 2013, 18: 106 – 119.

[51] Yamano S, Haku K, Yamanaka T, et al. The effect of a bioactive collagen membrane releasing PDGF or GDF – 5 on bone regeneration [J]. Biomaterials, 2014, 35(8): 2446 – 2453.

[52] Noda K, Seshima F, Okubo N, et al. Effect of platelet-derived growth factor – BB on root resorption after reimplantation of partially denuded tooth in dog [J]. Dent Traumatol, 2012, 28(3): 217 – 225.

[53] Liang Y, Yu L. In vitro mechanical loading models for periodontal ligament cells: From two-dimensional to three-dimensional models [J]. Archives of Oral Biology , 2015, 60(3): 416 – 424.

[54] Glennie S, Soeiro I, Dyson P J, et al. Bone marrow mesenchymal stem cells induce division arrest anergy of activated T cells [J]. Blood, 2005, 105(7): 2821 – 2827.

[55] Corcione A, Benvenuto F, Ferretti E, et al. Human mesenchymal stem cells modulate B-cell functions [J]. Blood, 2006, 107(1): 367 – 372.

[56] Aggarwal S, Pittenger M F. Human mesenchymal stem cells modulate allogeneic immune cell responses [J]. Blood, 2005, 105(4): 1815 – 1822.

[57] Uematsu S, Mogi M, Deguchi T. Interleukin (IL)– 1 beta, IL – 6, tumor necrosis factor-alpha, epidermal growth factor, and beta 2 – microglobulin levels are elevated in gingival crevicular fluid during human orthodontic tooth movement [J]. J Dent Res, 1996, 75(1): 562 – 567.

[58] Tuncer B B, Ozmeric N, Tuncer C, et al. Levels of interleukin – 8 during tooth movement [J]. Angle Orthod, 2005, 75(4): 631 – 636.

[59] Mitsui N, Suzuki N, Maeno M, et al. Optimal compressive force induces bone formation via increasing bone sialoprotein and prostaglandin E(2) production appropriately [J]. Life Sci, 2005, 77(25): 3168 – 3182.

[60] Lim T C, Rokkappanavar S, Toh W S, et al. Chemotactic recruitment of adult neural progenitor cells into multifunctional hydrogels providing sustained SDF-1alpha release and compatible structural support [J]. FASEB J, 2013, 27: 1023 – 1033.

[61] Liang Y, Jensen T W, Roy E J, et al. Tuning the non-equilibrium state of a drug-encapsulated poly(ethylene glycol) hydrogel for stem and progenitor cell mobilization [J]. Biomaterials, 2011, 32: 2004 – 2012.

[62] Borselli C, Storrie H, Benesch-Lee F, et al. Functional muscle regeneration with combined delivery of angiogenesis and myogenesis factors [J]. Proc Natl Acad Sci USA, 2010, 107(8): 3287 – 3292.

[63] Hong H S, Lee J, Lee E, et al. A new role of substance P as an injury-inducible messenger for mobilization of CD29(+) stromal-like cells [J]. Nat Med, 2009, 15(4): 425 – 435.

[64] Adamus M A, Dabrowski Z J. Effect of the neuropeptide substance P on the rat bone marrow-derived osteogenic cells in vitro [J]. J Cell Biochem, 2001, 81(3): 499 – 506.

[65] Goto T, Nakao K, Gunjigake K K, et al. Substance P stimulates late-stage rat osteoblastic bone formation through neurokinin-1 receptors [J]. Neuropeptides, 2007, 41 (1): 25 – 31.

[66] Wang L, Zhao R, Shi X, et al. Substance P stimulates bone marrow stromal cell osteogenic activity, osteoclast differentiation, and resorption activity in vitro [J]. Bone, 2009, 45(2): 309 – 320.

[67] Ko I K, Ju Y M, Chen T, et al. Combined systemic and local delivery of stem cell inducing/recruiting factors for in situ tissue regeneration [J]. FASEB J, 2012, 26(1): 158 – 168.

[68] Norevall L I, Forsgren S, Matsson L. Expression of neuropeptides (CGRP, substance P) during and after orthodontic tooth movement in the rat [J]. Eur J Orthod, 1995, 17(4): 311 – 325.

[69] 安舒.系统注射 P 物质对正畸牙周组织改建的影响研究[D],成都：四川大学,2012.

[70] Raman M, Chen W, Cobb M H. Differential regulation and properties of MAPKs [J]. Oncogene, 2007, 26(22): 3100 – 3112.

[71] Shi S, Gronthos S. Perivascular niche of postnatal mesenchymal stem cells in human bone marrow and dental pulp [J]. Journal of Bone and Mineral Research, 2003, 18(4): 696 – 704.

[72] Martin-Rendon E, Hale S J, Ryan D, et al. Transcriptional profiling of human cord blood CD133＋ and cultured bone marrow mesenchymal stem cells in response to hypoxia [J]. Stem Cells , 2007, 25(4): 1003 – 1012.

[73] Clarkin C E, Garonna E, Pitsillides A A, et al. Heterotypic contact reveals a COX-2 – mediated suppression of osteoblast differentiation by endothelial cells: a negative modulatory role for prostanoids in VEGF-mediated cell: cell communication? [J]. Experimental Cell Research, 2008, 314(17): 3152 – 3161.

[74] Bae S C, Lee Y H. Phosphorylation, acetylation and ubiquitination: the molecular basis of RUNX regulation [J]. Gene, 2006, 366(1): 58 – 66.

［75］ Trubiani O，Di Primio R，Traini T，et al. Morphological and cytofluorimetric analysis of adult mesenchymal stem cells expanded ex vivo from periodontal ligament［J］. Int J Immunopathol Pharmacol，2005，18(2)：213-221.

［76］ Wang Y，Cheung G S，Xu X，et al. The effect of cultured autologous periodontal ligament cells on the healing of delayed autotransplanted dog's teeth［J］. J Endod，2010，36(2)：264-267.

［77］ Zhao Y H，Zhang M，Liu N X，et al. The combined use of cell sheet fragments of periodontal ligament stem cells and platelet-rich fibrin granules for avulsed tooth reimplantation［J］. Biomaterials，2013，34(22)：5506-5520.

［78］ Tang N，Zhao Z，Zhang L，et al. Up-regulated osteogenic transcription factors during early response of human periodontal ligament stem cells to cyclic tensile strain［J］. Archives of Medical Science，2012，3(3)：422-430.

［79］ Yang S，Alnaqeeb M，Simpson H，et al. Cloning and characterization of an IGF-1 isoform expressed in skeletal muscle subjected to stretch［J］. J Muscle Res Cell Motil，1996，17(4)：487-495.

［80］ Matheny R W Jr，Nindl B C，Adamo M L. Minireview：Mechano-growth factor：a putative product of IGF-1 gene expression involved in tissue repair and regeneration［J］. Endocrinology，2010 ，151(3)：865-875.

［81］ 邹德慧，赵萤，赵寅华，等.周期性动态压力对人牙周膜干细胞中力生长因子表达的影响［J］.牙体牙髓牙周病学杂志，2016，26(4)：191-196.

［82］ Xu H，He Y，Feng J Q，et al. Wnt3a and transforming growth factor-β induce myofibroblast differentiation from periodontal ligament cells via different pathways［J］. Exp Cell Res，2017，353(2)：55-62.

［83］ Dupont S，Morsut L，Aragona M，et al. Role of YAP/TAZ in mechanotransduction［J］. Nature，2011，474(7350)：179-183.

［84］ Kalajzic Z，Peluso E B，Utreja A，et al. Effect of cyclical forces on the periodontal ligament and alveolar bone remodeling during orthodontic tooth movement［J］. The Angle orthodontist，2014，84(2)：297-303.

［85］ 白丁，韩向龙，陈谦明.机械张应变、转化生长因子β1诱导人牙周膜肌成纤维细胞分化的体外研究［J］.医用生物力学，2009，S1：96-97.

［86］ Meng Y，Han X，Huang L，et al. 2010. Orthodontic mechanical tension effects on the myofibroblast expression of alpha-smooth muscle actin［J］. Angle Orthod，2010，80(5)：912-918.

［87］ Kimura H，Okubo N，Chosa N，et al. EGF positively regulates the proliferation and migration，and negatively regulates the myofibroblast differentiation of periodontal ligament-derived endothelial progenitor cells through MEK/ERK and JNK-dependent signals［J］. Cellular Physiology and Biochemistry，2013，32(4)：899-914.

［88］ Hinz B. The myofibroblast：paradigm for a mechanically active cell［J］. J Biomech，2010，43(1)：146-155.

［89］ Klingberg F，Hinz B，White E S. The myofibroblast matrix：implications for tissue repair and fibrosis［J］. The Journal of pathology，2013，229(2)：298-309.

［90］ LeBleu V S，Taduri G，O'Connell J，et al. Origin and function of myofibroblasts in kidney fibrosis［J］. Nature Medicine，2013，19(8)：1047-1053.

［91］ Xiao L，Kim D J，Davis C L，et al. Tumor endothelial cells with distinct patterns of TGF-β-driven endothelial-to-mesenchymal transition［J］. Cancer research，2015，75(7)：1244-1254.

［92］ Xu H，Bai D，Ruest L B，et al. Expression analysis of α-smooth muscle actin and tenascin-C in the periodontal ligament under orthodontic loading or in vitro culture［J］. Int J Oral Sci，2015，18(7)：232-241.

［93］ Chiquet M，Gelman L，Lutz R，et al. From mechanotransduction to extracellular matrix gene expression in fibroblasts［J］. Biochim Biophys Acta，2009，1793(5)：911-920.

［94］ Xu H，Han X，Meng Y，et al. Favorable effect of myofibroblasts on collagen synthesis and osteocalcin production in the periodontal ligament［J］. American Journal of Orthodontics and Dentofacial Orthopedics，2014，145(4)：469-479.

［95］ Barber J G，Handorf A M，Allee T J，et al. Braided nanofibrous scaffold for tendon and ligament tissue engineering［J］. Tissue Eng Part A，2013，19(11-12)：125-127.

［96］ Shang S，Yang F，Cheng X，et al. The effect of electrospun fibre alignment on the behaviour of rat periodontal ligament cells［J］. Eur Cell Mater，2010，19：180-192.

［97］ Campos D M，Gritsch K，Salles V，et al. Surface entrapment of fibronectin on electrospun PLGA scaffolds for periodontal tissue engineering［J］. Biores Open Access，2014，3(3)：117-126.

［98］ Teh T K，Toh S L，Goh J C. Aligned fibrous scaffolds for enhanced mechanoresponse and tenogenesis of mesenchymal stem cells［J］. Tissue Eng Part A，2013，19：1360-1372.

［99］ Yin Z，Chen X，Chen J L，et al. The regulation of tendon stem cell differentiation by the alignment of nanofibers［J］. Biomaterials，2010，31(8)：211-218.

[100] Park C H, Rios H F, Jin Q, et al. Biomimetic hybrid scaffolds for engineering human tooth-ligament interfaces [J]. Biomaterials, 2010, 31(23): 5945－5952.

[101] Costa P F, Vaquette C, Zhang Q, et al. Advanced tissue engineering scaffold design for regeneration of the complex hierarchical periodontal structure [J]. J Clin Periodontol, 2014, 41(3): 283－294.

[102] Lee C H, Hajibandeh J, Suzuki T, et al. Three-dimensional printed multiphase scaffolds for regeneration of periodontium complex [J]. Tissue Eng Part A, 2014, 20(7－8): 1342－1351.

[103] Park C H, Kim K H, Rios H F, et al. Spatiotemporally controlled microchannels of periodontal mimic scaffolds [J]. J Dent Res, 2014, 93(12): 1304－1312.

[104] Jiang W, Li L, Zhang D, et al. Incorporation of aligned PCL-PEG nanofibers into porous chitosan scaffolds improved the orientation of collagen fibers in regenerated periodontium [J]. Acta biomaterialia, 2015, 25: 240－52.

[105] Lacoste K, Kawase T, Momose M, et al. Platelet-rich plasma contains high levels of platelet-derived growth factor and transforming growth factor-beta and modulates the proliferation of periodontally related cells in vitro [J]. J Periodontol, 2003, 74(6): 849－857.

[106] Shen E C, Chou T C, Gau C H, et al. Releasing growth factors from activated human platelets after chitosan stimulation: a possible bio-material for platelet-rich plasma preparation [J]. Clin Oral Implants Res, 2006, 17(5): 572－578.

[107] Kutlu M, Utsumi M, Kushida A, et al. Thermo-responsive culture dishes allow the intact harvest of multilayered keratinocyte sheets without dispase by reducing temperature [J]. Tissue engineering, 2001, 7(4): 473－480.

[108] Kim Y, Yamato M, Yamazaki Y, et al. Transplantable urothelial cell sheets harvested noninvasively from temperature-responsive culture surfaces by reducing temperature [J]. Tissue engineering, 2003, 9 (5): 1005－1012.

[109] 吴广升,刘丽霞,关继东,等.壳聚糖温敏水凝胶并 PRP 对骨髓基质细胞增殖分化影响[J].齐鲁医学杂志, 2012,(04): 35－36.

[110] 林敏魁,闫福华.富血小板血浆用于牙周组织再生的研究 I,PRP 的提取及对 PDLCs 增殖的影响[J].临床口腔医学杂志,2003,19(11): 656－658.

[111] Beertsen W, McCulloch C A, Sodek J. The periodontal ligament: a unique, multifunctional connective tissue [J]. Periodontol, 2000, 1997(13): 20－40.

[112] Bergomi M, Cugnoni J, Botsis J, et al. The role of the fluid phase in the viscous response of bovine periodontal ligament [J]. J Biomech, 2010, 43(6): 1146－1152.

[113] van der Pauw M T, Klein-Nulend J, Van den Bos T, et al. Response of periodontal ligament fibroblasts and gingival fibroblasts to pulsating fluid flow: nitric oxide and prostaglandin E2 release and expression of tissue non-specific alkaline phosphatase activity [J]. J Periodontal Res, 2000, 35(6): 335－343.

[114] Maeda A, Soejima K, Bandow K, et al. Force-induced IL－8 from periodontal ligament cells requires IL－1beta [J]. J Dent Res, 2007, 86(7): 629－634.

[115] Zheng L, Huang Y, Song W, et al. Fluid shear stress regulates metalloproteinase－1 and 2 in human periodontal ligament cells: involvement of extracellular signal-regulated kinase (ERK) and p38 signaling pathways [J]. J Biomech, 2012, 45(14): 2368－2375.

[116] Zheng L, Chen L, Chen Y, et al. The effects of fluid shear stress on proliferation and osteogenesis of human periodontal ligament cells [J]. J Biomech, 2016, 49(4): 572－579.

[117] Page-McCaw A, Ewald A J, Werb Z. Matrix metalloproteinases and the regulation of tissue remodelling [J]. Nat Rev Mol Cell Biol, 2007, 8(3): 221－233.

[118] Sternlicht M D, Werb Z. How matrix metalloproteinases regulate cell behavior [J]. Annu Rev Cell Dev Biol, 2001, 17: 463－516.

8 义齿种植体力学生物学

种植义齿作为目前较为理想的一种牙缺失修复手段，已经被越来越多人所接受而广泛使用。种植体的功能是承担咀嚼中的咬合力，并将其传递、分散到周围支持骨组织内。义齿种植体的生物力学相容性、种植体及周围骨组织的受力及符合咬合力的生物力学机制、种植体本身的生物力学形态设计及材料选择等研究均为口腔临床应用提供了坚实基础。

8.1 义齿种植体及其力学生物学

8.1.1 种植体的生物力学相容性

口腔种植体即为牙种植体，是通过外科手术的方式将其植入人体缺牙部位的上下颌骨内，待其手术伤口愈合后，在其上部安装修复假牙的装置。那么牙种植体除了需要具备良好的组织相容性外，还应具备支持、固定、传力的生物力学相容性(biomechanical compatibility)。其核心的内容是指通过合理的种植体设计，保证修复体产生的殆力能在种植体上部结构、种植体和周围骨之间生理性传递和分布，而不会造成骨组织的吸收，并能维持骨组织的代谢和存在。要获得良好的生物力学相容性应满足以下要求[1]：① 种植体本身具有一定的强度，在承受生理范围内的功能载荷时不发生变形或者折断，材料钛的屈服强度为 550 MPa，因此从生物力学角度来说，种植体不会受到影响；② 种植体-骨界面具有良好的生物传递性，在承受生理范围内的功能载荷时，可以传递应力，避免局部的应力集中，引起局部的骨吸收或者骨折，同样良好的生物力学传递性可以使骨组织获得生理性力学刺激，避免了颌骨废用性萎缩；③ 种植体材料的各项性能应与相邻组织的各项力学性能匹配，形成合理的整体力学体系；④ 种植体与上部结构的连接方式、基台与种植体的连接方式等都应该避免应力集中。

8.1.2 种植体设计的生物力学

种植体设计的生物力学原则，就是要确保种植体具有良好的生物力学相容性。

1) 种植体轮廓外形形态的设计

(1) 种植体颈部的设计。种植体颈部(implant cervix)为种植体的冠方部分，最冠方称为种植体平台(platform)。种植体的颈部往往是受力最集中的区域，也是最早最容易发生骨吸收的地方[2]。种植体颈部与体部直径可以一致，也可缩窄，也可膨大。种植体颈部与体部直径为一致的设计，可方便种植窝预备，有利于维持与相邻牙及种植体之间的距离。种植体颈部斜肩式缩窄，不需颈部成形，最大程度保留颈部骨组织，尽最大可能保留颈部骨高度，最大维持软组织附着，保存牙间乳头。种植体颈部膨大的设计理念是模仿天然牙牙颈部，利于形成较好的穿龈轮廓；颈部直径增宽，增加了种植体轴向负荷能力，减少基台螺丝应力；颈部的膨大可以更好地适应拔牙窝颈部形态，减少跳跃间隙，促进新骨形成，有利于软组织关闭。在咀嚼运动过程中种植体的任何一个受力可以拆分为垂直和水平向的应力。水平方向受力产生力矩，导致扭转力产生，集中在颈部、根端，种植体及周围骨组织持续性受力就会产生破坏。而牙冠的直径与种植体直径差距越大，产生的力矩越大，从而产生较大的剪切力，因此磨牙种植修复时，因缺牙间隙关系常常采用宽径种植体，增大种植体直径，从而增强抗剪切强度。颈部螺纹设计的变化是为了增加接触面积，从而增加骨结合，增强稳定性，更好地分散应力。锯齿状螺纹设计就是为了增加接触面积从而增强初期稳定性；矩形螺纹设计可以减小剪切力且增大垂直压力；V 形螺纹在工程中称为"固定装置"，可产生比矩形螺纹高 10 倍的剪切力，可以进行骨切削以利于种植体的植入。螺纹的螺距减小，深度加深。鳍式螺纹的设计，表面积增大至少 30%，鳍之间形成成熟哈佛氏骨：生长速度为 $10\sim50\ \mu m/d$，非鳍式为 $1\sim3\ \mu m/d$，比螺旋式螺纹更有利于新骨的形成。种植体颈部的表面处理可与体部一致，也可不一致。体部为粗糙表面，颈部可为光滑表面也可为粗糙表面。近年来，随着对有光滑颈部和没有光滑颈部的骨水平种植体的临床研究，并没有发现两者在探针深度上存在显著性差异，微粗糙表面更有利于结缔组织和上皮组织附着，骨水平种植体光滑颈部的设计已逐渐成为历史[3]。

（2）种植体体部外形设计。种植体螺纹的设计，包括螺纹的距离、螺纹的形态、螺纹的分布、螺纹的顶角角度等。这些设计都与种植体的初期稳定性、力的传递性及应力的分布有着密切的联系。有文献指出螺纹对垂直加载时的力学传递影响更明显；螺距在保护种植体垂直受力时起着更为重要的作用；圆柱状螺纹种植体螺距最佳设计应不小于 $0.8\ mm$，但同时应避免过大的螺距[4]。也有文献分析指出矩形、锯齿形螺纹设计与 V 形相比可增加种植体垂直向初期稳定性[5]。方形螺纹锯比反齿形螺纹设计更可以增加种植体的初期稳定性[6]。螺纹位置影响种植体-骨界面的应力分布，种植体设计时应谨慎考虑，斜向载荷在种植修复中应尽可能避免[7]。

（3）种植体根部的设计。种植体根部即为种植体的末端。有圆钝型和锋利型两种基本形态。圆钝型较为平滑，避免了在种植体的底部产生过大的应力集中而使底部或者下缘的骨组织发生吸收或破坏，同时避免了对种植体重要解剖结构的损伤，减少了对周围组织的伤害。而锋利型的结构有利于骨组织的长入，能有效地对抗种植体受到的扭矩或者旋转力，同时也增加了种植体的自攻能力，使种植体易获得良好的初期稳定性。但种植体底部的设计，至今还缺乏完整、系统的实验应力分析的基础。

2）种植体表面形态的设计（即表面涂层的设计）

种植体与骨界面的骨整合（osseointegration）是种植牙受力的基础。最早是在 20 世纪 60 年代中期由 Branemark 教授提出，并在 80 年代初在大量的实验和临床基础研究中得到证实。随着对骨结合的研究发现，骨性结合界面并非是种植体表面100％与骨组织发生结合，在有的部位还有其他的一些纤维性结合。骨性的结合程度一般用骨结合率（ratio of bone contact）来表示。骨整合与种植体的材料、形状、表面形貌、化学特性、负载情况、外科操作及患者的个体差异，即与种植位点骨质骨量都密切相关[8]。表面外貌从宏观上看是指种植螺纹、柱状、复合、实心、中空等外形结构。从微观来看则为种植体表面处理。种植体表面处理是指用机械或化学的方法形成特征性的种植体微观表面形态，改善种植体的表面性能，增加骨-种植体接触（BIC）面积，加快新骨沉积的速度[9]。种植体植入后其初期稳定性主要依赖种植体的外形设计和表面处理，而继发稳定性主要依赖表面处理。有实验研究表明种植体植入后的初期稳定性会随时间逐渐降低，而继发稳定性会随时间而逐渐增加。在种植体植入4周左右是稳定性低谷期[10]（见图8-1）。

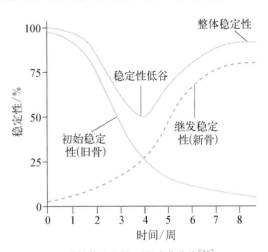

图 8 - 1 种植体稳定性-时间变化曲线[10]

Figrue 8 - 1 The dental implant stability-variation trend over time

　　粗糙、疏松的种植体表面可以增加生物黏附力、表面张力、表面亲水性、骨组织亲和力和电势能，扩大骨与种植体接触面积 BIC，使骨原细胞、成骨细胞增殖，纤维蛋白原吸附，引导血管原细胞骨原细胞长入，加速新骨形成，继而增加了种植体骨结合。种植体表面粗糙度分为 3 个等级，分别是宏观级（10 μm 列数毫米）、微观级（1～10 μm）和纳米级（nm）[11]。有文献指出微观级的表面粗糙度可以更好地使骨-种植体接触，可获得更大的种植体取出扭矩值。理想的表面是半球形的直径为 4 μm，深度为 1.5 μm 的凹坑[12]（见图 8-2）。纳米级的种植体表面粗糙度可有利于蛋白质与成骨细胞的吸附聚集，但利用化学处理方式较难获得可重复性生产的粗糙表面，而理想的纳米级别表面尚未知[13]。

　　根据种植体的发展过程，将种植体表面处理的阶段分为四个阶段（见图 8-3）。

　　（1）第 1 代种植体的机械加工表面。这一代的种植体被生产、清洁、去污、钝化、灭菌，但表面不伴有后续精细加工。代表系统为 Branemark 种植系统，通常种植体植入后需要 3～6 个月的愈合时间才可负载，且抗旋力较低。

　　（2）第 2 代种植体的 HA 涂层和钛浆涂层表面（titanium plasma-spraying，TPS）。TPS 是指高温下熔融的钛金属液滴高速喷附在种植体表面，形成疏松粗糙的表面，称为钛浆喷涂或钛浆等离子喷涂涂层。其具有涂层开裂、金属颗粒脱落致癌、暴露时引起牙菌斑及各种异物嵌塞-污染、难以精准控制粗糙程度等不足。目前，临床共识认为，使用在微米范围内适度粗糙表面种植体优于使用粗糙等离子喷涂种植体表面种植体[14,15]。HA 涂层（即羟基磷灰石 HA 涂层表面），是羟基磷灰石结晶熔融后雾化，高速均匀喷射在种植体表面。由于种植体表面发生浸润、溶解、离子交换反应，加速提高了骨结合。目前工艺已解决涂层剥落与污染问题。可采用的方法有离子束溅射沉积技术、溶胶-凝胶法、电沉积法、仿生溶液生长法。

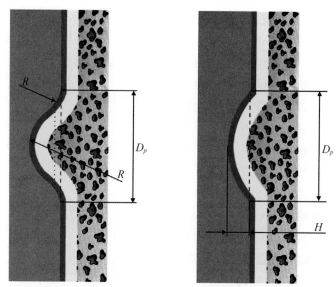

图 8 - 2　微观级理想的表面粗糙度[12]

R—倒棱曲线的半径；D_p—半球的直径；H—帽状物的高度

Figure 8 - 2　The ideal roughness of the micro level

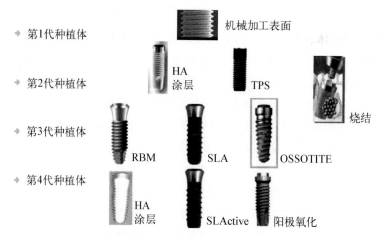

图 8 - 3　种植体表面处理的阶段分类

Figure 8 - 3　The stage classification of the surface processing

有文献指出在植入物激光表面改性与羟基磷灰石仿生涂层的头 2 个月，可以缩短种植体愈合时间，增加种植体骨结合[16]。

（3）第 3 代种植体的 RBM、SLA、OSSOTITE。RBM 喷砂处理是将不同大小的粉末颗粒喷射于种植体表面，粗化处理后增加其表面积的方式。TiO_2 和 Al_2O_3 是常用的喷砂材料。嵌入表面残留的 Al_2O_3 颗粒难以被酸清洗去除，可能会对骨结合产生影响，并可能影响钛金属在生理环境的抗腐蚀性[17]。Al_2O_3 颗粒有毒性，能引起细胞凋亡。不受控的表面喷砂处理会引起表面损害以致加快种植体的疲劳断裂，主要是由嵌入式的氧化铝微粒引起，在考虑生物学性能的同时应考虑机械影响[18,19]。喷砂介质生物活性好，具有骨传导性，可吸收

HA 和 β - TCP 的混合物颗粒[20]。大颗粒喷砂酸蚀表面（sandblasted large grit acid-etching，SLA），是在特定压力和时间控制下通过高速气流将研磨介质材料喷射在种植体表面，产生凹陷，然后酸性溶液清洗，形成不规则的粗糙表面。研磨介质为羟基磷灰石和磷酸钙陶瓷。酸蚀液为盐酸、硫酸、氢氟酸硝酸混合液，刺激种植体周围骨组织产生更多的化学介质、生长因子、骨原细胞和成骨细胞的增殖分裂，增加新骨沉积。研究结果显示喷砂后再酸蚀的种植体，其骨整合明显好于单纯喷砂的种植体，并且早期加载和即刻加载的 SLA 种植体均可以获得良好的骨整合[21]。OSSOTITE 是指用酸蚀刻钛种植体表面形成凹陷。HCl、H_2SO_4 和 HF 都是常见的酸蚀剂。酸蚀技术避免了喷砂处理中喷砂材料对种植体表面的污染等缺点[22]。双重酸蚀可使种植体表面有均匀的粗糙度，促进细胞黏附与骨结合[23]。

（4）第 4 代种植体的 SLActive、HA 涂层、Anodizing。SLActive（modSLA，亲水性大颗粒喷砂酸蚀表面）通过化学处理改变微粗糙表面种植体表面电荷、表面润湿性和氧化层的成分，使其成为化学改良的亲水表面种植体。表面润湿性能够增加种植体表面对润湿液体（血液）的接触程度和表面张力，提高生物黏附性和纤维蛋白原的吸附能力，增强骨原细胞的趋化性，促进种植体周围新骨沉积。体外研究表明，表面润湿性能明显影响细胞分化和生长因子生成，提高了骨钙素生成，促进了成骨细胞活性，促进了局部生长与血管因子生成[24,25]。在动物实验中可以改善早期愈合阶段软组织和硬组织整合。SLActive® 种植体在愈合 2～4 周后的 BIC 有了明显的提高。在第 2 周时，SLActive® 种植体的 BIC 已经高出 SLA® 种植体 60%。在 8 周后，两款种植体的结果基本相同[26]。Anodizing（电化学氧化表面）即以酸性溶液为电解质，通过电解作用和氧化作用改变钛表面形态、成分和晶体结构，使种植体表面粗糙化，形成 0.6～1 μm 氧化膜，富含羟基。粗糙增厚的氧化层利于骨的生长和钙盐沉积生物相容性已得到实验和临床研究肯定。研究指出对比氧化疏水的种植体表面，改性亲水种植体具有更好的早期骨反应[27]。

3）种植体与基台连接方式的设计

平台是种植体颈部冠方结构的总称，并非仅仅只是平面。平台中心存在向冠方突起或凹陷到种植体内部的结构设计，也就是基台连接（abutment connection），基台连接分为外基台连接（external abutment connection）和内基台连接（internal abutment connection）。外基台连接包括外六角连接、外八角连接和花键连接。在种植体平台向冠方突起的外六角或外八角结构中，通过固位螺丝将基台固定在种植体内部，基台则通过相应的镜像设计（mirror-image design）实现抗自身旋转。其优点是结构设计简单直观，加工工艺简便，尤其是在细种植体设计内连接结构受到种植体颈部直径限制时。缺陷是抗侧向力不足和中央螺丝容易松动。外六角是 Branemark 种植系统种植体经典的连接方式，但是有界面分离、螺丝松动的问题，而其解决办法是将外六角结构的高度由 0.7 mm 延伸到 1.2 mm。有文献统计显示外六角连接基台单个后牙种植修复的基台松动率为 26%～43%[28,29]。

Straumann 种植系统一体式窄颈植体是外八角的设计。其高度为 1.5 mm，满足了基台的机械强度、抗侧向力以及抗旋转力要求，目前尚未查到基台螺丝松动的相关报道。Cehreli 等的动态抗疲劳试验表明，ITI 种植系统黏结固位的八角基台和实心基台（同时带有莫氏锥度(morse taper)),经 500 000 个周期负载后均无临床动度和出现机械疲劳的征象[30]。Ding 等的研究表明八角基台虽然没有实心基台的莫氏锥度,但不会明显减小与种植体的固位力,这种设计的连接方式有足够的固位强度用于前牙和后牙的修复[31]。花键连接(spline 连接)为相互平行的花键与六个沟槽交替排列,具备稳定的固位和抗旋转能力,基台螺丝松动较少,基台上花键连接的结构为种植体花键的镜像设计,其机械强度低于种植体花键。此连接机械强度不足,目前使用较少。

内基台连接(internal connection)是种植体平台深入种植体的内凹设计。相对于外基台连接具有如下优势:创造了更加坚固和稳定的连接,增强了抗基台旋转和抗界面分离的能力;降低了平台周围的应力集中,增强了基台和修复体的稳定性;减小了种植体和基台的微间隙,提高了生物学封闭能力;同时也增加了修复方式的灵活性。其主要的设计包括锥度螺丝连接、莫氏锥度连接、内三角、内六角、管套连接、花键连接等。外连接系统骨-种植体界面的剪切力峰值位于边缘骨顶部,而带有锥度的内连接系统则偏向于骨的根方。有文献指出锥度螺丝内连接系统的种植体颈部周围骨的压力较小且分布也更为均匀[32]。外连接系统的微间隙直接与种植体颈部周围骨相接触;带锥度的内连接系统的微间隙远离种植体颈部周围骨,这意味着后者种植体颈部周围骨远离了微间隙所带来的微渗漏和微动的影响。Straumann 系统将锥度螺丝连接采用了莫氏锥度的概念,实现了锥度和螺丝的联合固位,实现了基台长期稳定的固位效果。此外,还引入了内八角的结构设计,同时也增加了基台的定位功能,成为锥度八角螺丝内连接。值得一提的是,此处的锥度为8°,而非物理界的莫氏锥度3°,总收敛度6°。莫氏锥度本身是一个锥度的国际标准,用于静配合以精确定位。由于锥度很小,利用摩擦力的原理,可以传递一定的扭矩,又因为是锥度配合,所以可以方便地拆卸。目前众多的种植体系统中,Bicon 种植系统只有锥度结构,完全依靠锥度壁产生的机械摩擦固位力。莫氏锥度连接微生物封闭性良好,种植体-基桩间微间隙小于 0.5 μm[33](见图 8-4),具有较强的机械稳定性,降低基台的微动,从而避免螺丝、基台松动

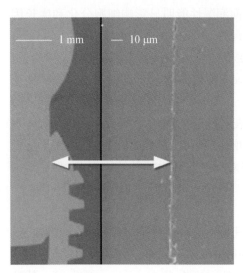

图 8-4 生物封闭性良好的种植体-基桩间微间隙示意图[33]

Figure 8 - 4 A diagram of the good bacterial seal between the implant and the abutment

等问题。内六角、内三角属于柱状滑配连接基台可以被动就位。抗侧向力和抗界面分离力很好,机械强度高,有利于保护基台螺丝。但直径较细植体通常不采用此结构,防止壁折裂。Frailit-2 系统采用的是内六角连接,Replace 系统采用的是内三角连接。Camlog、Replace 等种植系统采用管套连接方式,其抗侧向力很好,稳定性和定位性好。

4) 平台转移

平台对接(platform matching)指在种植修复使用与种植体颈部直径相符的基台,使基台连接面与种植体颈部平齐对接(见图 8-5)。大量研究显示,在运用种植体系统的时代,患

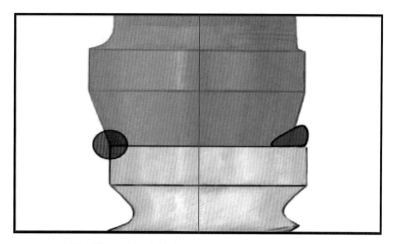

图 8 - 5 平台对接(左)与平台转移(右)

Figure 8 - 5 A diagram of platform matching (left) and platform switching (right)

者在接受修复治疗后 1 年时间内,牙槽嵴顶的高度将会下降到种植体-基台结合面以下 1.5～2.0 mm[34,35]。

平台转移(platform switching)指在种植体修复时采用小直径基台,使基台的边缘在种植体边缘的内侧,从而使种植体-基台的连接面向种植体长轴方向移动(见图 8 - 5)。其主要目的有:① 减少种植体平台周围的蝶形骨吸收;② 在种植体平台上和基台周围形成稳定的种植体周围软组织封闭,以维持软组织的稳定,达到良好的美学效果。最新的系统评价显示:使用平台转移比平台对接技术更有利于减少种植体边缘的骨吸收[36]。Canullo 等的研究指出,平台转移种植体具有显著降低骨丧失的作用,且随着种植体-基台直径差异增大,这种作用会明显更强[37]。平台转移之所以能达到维持种植体周围软硬组织的稳定,其机制主要有:① 更易达到种植体的生物学宽度。种植体周围需要的生物学宽度约为 3 mm,以形成软组织的封闭。平台转移将生物学宽度由垂直转为水平,也就相对减少了垂直向的牙槽嵴顶的骨吸收。② 减少微间隙炎症浸润影响。尽管种植体采用现代加工工艺,但种植体-基桩界面仍不可避免存在约 10 μm 的微间隙。多种微生物可通过此间隙渗漏入种植体内部,此间隙作为病原菌潜在来源干扰种植体周围软组织健康,引起种植体周围骨组织吸收并影响种植体的长期成功植入。平台转移是基于物理学原理重新放置种植体和基台的接触界面,使其远离种植体外缘,种植体-基台的连接角度从 180°转为 90°,从而使炎细胞浸润限制于界面处的直角内,远离牙槽嵴顶,降低了微间隙处的微动和炎症对边缘骨的影响(见图 8 - 6)。③ 平台转移有着更合理的应力分布,应力集中区由种植体的颈部和牙槽嵴顶转移至种植体更中心的位置[38](见图 8 - 7)。

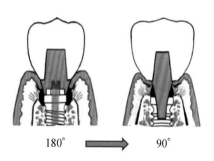

图 8 - 6 种植体-基台的连接角度示意图(左为平台对接;右为平台转移)

Figure 8 - 6 A diagram of the connecting angle to the implant-abutment (Left is the platform matching; Right is platform switching)

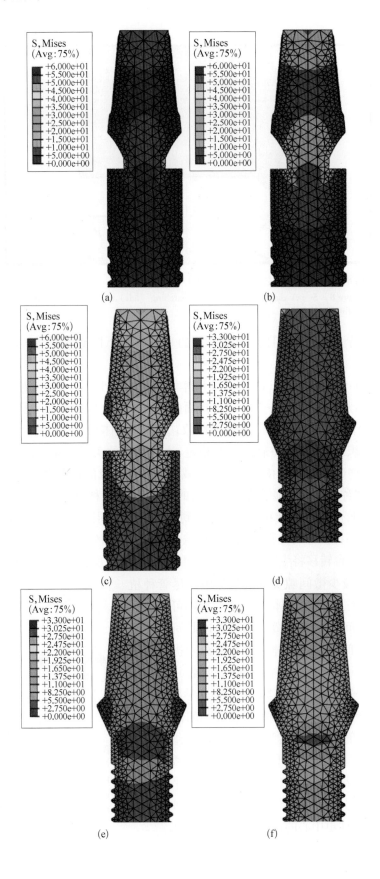

(a)

(b)

(c)

(d)

(e)

(f)

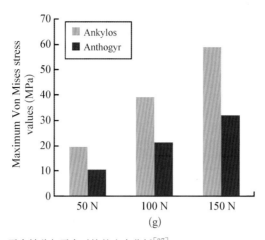

图 8-7 平台转移与平台对接的应力分析[37]

（a）平台转移的应力分析；（b）平台对接的应力分析

Figure 8-7 The stress of platform switching and platform matching

平台转移种植体是骨水平种植体发展的一个新阶段，也获得了现阶段临床效果的支持。但平台转移距离究竟多少合适，需要进一步的深入研究和询证医学的论证。

（满毅　康宁）

8.2　牙用种植体材料改良及其有限元研究

8.2.1　牙用种植体的生物力学相容性有待改进

口腔种植牙已经成为缺牙修复的首选方法之一。据统计 2013 年我国每年种植了约 30 万颗，以每年 30%～40% 速度增长，2016 年我国实际为 80 万余颗；2012 年全世界种植约 0.12 亿枚种植体[39]，2016 年约为 2.5 亿枚。随着种植牙的广泛应用、施术者手术水平的提高及种植材料的更新改进，早期阶段性失败率如基台和种植体折断都已经明显下降，生物性和力学原因导致的晚期失败，即种植牙松动已逐渐成为主要的病因。随临床观察时间延长，种植失败率逐渐上升，其十年的晚期失败率高达 13%。面对巨量种植，遭受种植体失败痛苦的累计患者不再是少数，治疗和修复松动的牙用种植体需投入大量的人力财力，给患者带来额外的痛苦和经济负担，导致我国临床种植治疗费用高昂，与我国医疗服务目标相左。研发或改进具有良好生物力学相容性的种植材料，达到经过一次种植而终身能为患者提供咀嚼功能的目标，是当前研究者的重要任务。

与天然牙相比，种植体赖以成功的关键是骨结合及其界面的稳定，均属于刚性结合，牙龈附着脆弱，缺少牙周膜样的结构附着，不利于缓冲分散应力，种植咀嚼载荷与种植体移位或微运动呈线型，而非天然牙有平台期，过度微运动易导致牙槽骨应力集中，这是种植无法克服的缺陷（见图 8-8）。临床和实验研究表明，通过改变种植体分布和数量分散载荷，可以降低其生物力学相关风险因子进而增加成功率。

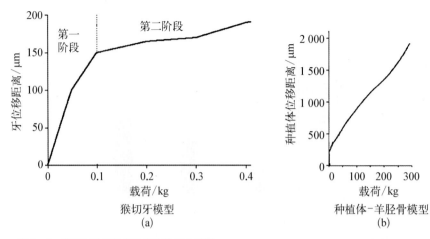

图 8-8 载荷与种植体移动距离关系曲线图
(a) 上颌切牙载荷-位移曲线；(b) 种植体载荷-位移曲线，直径 3.5 mm TiO$_2$ 涂层钛种植体
Figure 8-8 Load-displacement curves

　　微运动现象说是由 Brunski 于 1993 年提出的并发展成为相关生物机械力学说[40]，即种植体受到反复加载、交替变化的咀嚼力，引起骨结合界面发生微动，种植体产生微小的移位或不发生过度微运动才能维持有效种植体骨整合。过大微动会损伤骨结合界面的密合性，引起骨皮质磨损和微裂纹，最终导种植体松动失效。

　　微动定量与骨结合之间的关系研究曾经有一些争议，有研究发现小于 5 μm 微动，约 40% 的空隙能被骨组织充填，大于 5 μm 小于 10 μm 微动下有 35% 的空隙能促进骨组织长入，而 20 μm 微动下界面上只有 12% 的空隙出现了骨长入，其他的空隙分化形成了纤维组织；也发现当界面微动量小于 28 μm 时，骨组织向种植表面的长入不受影响，能维持良好的骨结合；40 μm 是骨组织能够长入种植表面微孔的安全阈值，种植体表面存在不同区域的纤维组织或松质骨覆盖。但目前一般认定微运动 100 μm 范围之内是维持种植体良好生理功能的上限，而大于 150 μm 时，骨结合界面则由致密纤维组织包裹，部分区域有软骨组织样组织生成，易发生接触磨损和局部疲劳，最终导致种植体失败[41,42]。

　　微运动是牙植体材料与植入区组织之间不同生物材料力学特征在承担咀嚼力下反应的结果，理想的牙植体材料要求其强度、硬度、耐磨性、弹性模量和泊松比均能与周围牙槽骨组织相匹配，能将咀嚼力载荷尽可能地以类似于生理方式传递至骨床。弹性模量（elastic modulus）是材料在弹性变形阶段内应力与应变的比值，是材料力学性能中最稳定的指标。种植体弹性模量要求其能承受咀嚼功能动静态载荷，不易发生严重变形或折裂，在行使功能时对周围骨组织产生足够的应力传递，避免应力遮挡导致的废用性骨萎缩，但不能超过骨生理极限，导致创伤性骨吸收或局部微型骨折。

　　目前远期效果良好且广泛应用于口腔临床的牙用种植体材料是钛及其合金 Ti$_6$Al$_4$V。钛是一种具有高度化学活性的金属，表面易氧化形成氧化物薄膜 TiO$_2$，该膜性能稳定决定了钛种植体具有很好的化学稳定性和抗腐蚀性能；其物理性能强度高刚性好，弹性模量为 102～108 GPa，钛合金 110～120 GPa，而人体骨组织仅为 1.37～15 GPa，种植/骨组织弹性模量之比高达十几到几十倍。在行使功能时种植体与其周围骨组织作为一个联合整体单位,高弹性模量种植体能够承担较多载荷,低弹性模量的骨组织受到的应力变小,即应力遮挡效应[43]。当咬合载荷通过牙用种植体传递到上下颌骨产生应变,其接触界面出现相对微量位移,一旦过多将导致种植体周围骨功能退化或吸收,最终引起种植体松动。钛是惰性金属,在超微观下不能诱导羟基磷灰石沉积成骨,形成的是机械锁合,比直接化学结合弱,结合力不足会导致种植体机械性或生物力学晚期失败。

应用二维有限元方法分析单个螺旋形种植体的 5 种不同弹性模量(1.37 GPa、13.70 GPa、70.00 GPa、137.00 GPa 和 1 370.00 GPa)进行种植体-骨界面应力分布计算,发现种植体弹性模量越高,种植周骨内应力越小,而根端骨内应力越大;种植体弹性模量越低,种植牙与骨界面相对位移运动越大,适宜种植体弹性模量应大于 70 GPa[44]。一般认为降低弹性模量种植体有利于将界面应力传递到周围骨组织,低弹性模量界面的压应力传递性能越好,越有利于将种植体所受载荷以压应力的形式传递到周围骨组织中去,对种植义齿获得长期成功有利。张杰魁等应用三维有限元法,发现在相同垂直载荷下种植体弹性模量与人工颌骨表面压应变值呈负相关,随弹性模量降低而增大,建议口腔种植材料弹性模量在 10～27 GPa[45],但种植体最佳弹性模量值尚有待进一步研究。

8.2.2 低弹性模量比牙用种植体材料改良进展

聚醚醚酮(PEEK)是一种全芳香半结晶性高聚物,以 4,4'-二氟苯酮或 4,4'-二氯苯酮与对苯二酚盐或钠盐为原料缩聚而成,具有多种优良的性能,抗氧化、韧性和刚度兼备、强度高、耐蠕变、抗疲劳性能好和易成型。行鼠伤寒沙门菌回复突变试验和哺乳动物细胞次黄嘌呤-鸟嘌呤磷酸核糖转移酶基因突变试验均表明 PEEK 无细胞毒性及致突变性,具有良好的生物安全性[45]。PEEK 和商业纯钛与人成骨细胞培养,检测碱性磷酸酶、I 型胶原等发现 PEEK 的生物相容性和成骨能力与纯钛相媲美并能促进干细胞的分化[46]。PEEK 具有一定透 X 线性能,如复合入一定量的硫酸钡,其 X 线、CT 和 MRI 等辅助检查显影好且不产生金属伪影,有利于临床检测。PEEK 已经被认定为最佳长期骨移植材料并得到美国 FDA 的验证,已经用于开发人造关节、椎间融合器和接骨板等,临床治疗效果佳[47]。

PEEK 弹性模量约为 5 GPa[48],其硬度和强度可通过添加不同比例的玻璃纤维和碳纤维而能与牙槽骨相匹配。如含 50 wt%(质量分数)玻璃纤维的 PEEK 复合材料其弹性模量为 16 GPa;含 30 wt% 和 40 wt% 碳纤维(CF)的 PEEK 复合材料,其弹性模量分别为 21.5 GPa 和 40 GPa,且耐磨性和表面光滑性等物理特性均没有下降,但当碳纤维(CF)高达 60 wt% 时其脆性变大。PEEK/CF/n-HA 复合材料,由 25 wt% 纳米羟基磷灰石、15 wt% CF 和 60 wt% PEEK 组成,其弹性模量为(16.5±0.7) GPa,位于骨皮质的弹性模量范围之内,实验表明这种复合材料具有良好的亲水性且有助于骨形成[49]。

PEEK 的缺点是生物活性差,不利于骨细胞快速黏附,导致骨组织与种植体融合时间较长。HA 为人骨主要的无机物,体内植入材料已经应用于临床 20 余年,具有较好的生物相容性,但有遇酸分解现象,生物降解特性能影响其化学稳定性导致涂层与植入材料之间结合强度下降过快。25 vol%(体积分数)锶羟基磷灰石与 PEEK 复合后可使其弹性模量增加到

9.6 GPa,而 30 vol％锶羟基磷灰石则使弹性模量提高到 10.6 GPa,并能提高成骨诱导能力[50]。氟磷灰石是 HA 同型异构体,由于 F⁻ 比 OH⁻ 基团小,氟磷灰石比 HA 晶体结构更加紧密,从而溶解性较小,有利于提高它的稳定性。少量 F⁻ 有利于骨组织中磷灰石晶体的形成,F⁻ 抑制破骨细胞,抑制吞噬细胞活性和减少成纤维细胞增殖并刺激新骨形成,多环节地促进了骨整合,即纤维组织形成-骨基质-类骨质-编织骨-哈弗氏骨的形成。纳米二氧化硅和纳米三氧化二铝也用于复合 PEEK 来提高其力学性能。

魏杰等[51]采用熔融共混的方式将纳米粒度的氟磷灰石(平均粒径为 70 nm)和聚醚醚酮混合,得到纳米氟磷灰石/聚醚醚酮复合材料(nFA/PEEK),测试含氟磷灰石不同质量分数力学性能,以 40％时为最佳,其 nFA/PEEK 复合材料的弹性模量达 4.6 GPa,泊松比为 0.43;抗压、抗拉和抗弯强度分别为 147 MPa、90 MPa 和 110 MPa,而人皮质骨弹性模量为 13.7～15 GPa,松质骨弹性模量为 1 GPa。所以,nFA/PEEK 弹性模量更加接近人体骨组织,较钛类种植体更符合生物力学相容性,是一种具有潜力的、能够用于口腔种植义齿修复的材料。

nFA/PEEK 复合材料生物学实验结果显示 MC_3T_3-E_1 成骨细胞 nFA/PEEK 浸渗液中存活率高于 95％,动物实验具有良好生物活性和生物相容性[41];动物实验表明新型 nFA/PEEK 复合材料牙种植体植入 Beagle 犬下颌骨内,无咬合加载来观察该材料的生物学性能及骨结合能力,骨动态或静态参数显示其具有良好的生物相容性[50]、高骨结合率和有助于骨沉积等优点。同时析出的 F⁻ 具有抑菌作用,能减少细菌黏附,进入细菌体内后直接影响细菌能量代谢及酶活性[52,53],降低其生长并抑制其产酸能力从而减少骨组织脱钙。具有自身抗菌能力的种植材料会减少种植体周围炎导致的失败。

8.2.3 纳米氟磷灰石/聚醚醚酮种植材料有限元研究进展

建立下颌第一磨牙区的局部骨块和 nFA/PEEK 及钛合金种植体全瓷冠修复的三维有限元模型,分析 nFA/PEEK 种植体静态载荷下应力分布特点,加载 180 N、240 N 咀嚼力可以分解成垂直向、颊舌向和近远中向 3 个方向,其比例 5:2.5:1 来分别计算出种植体各部应力值(见图 8-9 和图 8-10)。发现种植体 von Mises 应力分布图相似,集中于种植体颈部 1/3 处,扩大至体部而几乎不涉及根部,有颊舌向加载＞近远中＞垂直。如加载方向相同,随加载的增加而增大,其中对应 nFA/PEEK 小于 Ti_6Al_4V,尤以颊舌向加载 240 N Ti_6Al_4V 为最大(39.19 MPa),高于对照组 2.4 倍。

在皮质骨,von Mises 应力分布图相似(见图 8-9),集中围绕种植体颈部骨床的 10 mm 左右的范围内,呈挤压和牵拉对应状,有颊舌向加载＞垂直＞近远中。同一加载方向随加载增加而增大,nFA/PEEK 均高于对应 Ti_6Al_4V。应力值以 20 MPa 为划分值,发现小于该值有 180 N 近远中、垂直、颊舌向加载和 240 N 近远中向加载于 Ti_6Al_4V;应力值位于 20～60 MPa 区域内,有 240 N 垂直向 Ti_6Al_4V＞180 N 近远中向和垂直向 nFA/PEEK＞240 N 颊舌向 Ti_6Al_4V＞180 N 颊舌向和 240 N 近远中向 nFA/PEEK＞240 N 垂直向 nFA/PEEK;应力值以 60 MPa 划分值,发现大于该值仅为 240 N 颊舌向加载于 nFA/PEEK。

皮质骨区域 nFA/PEEK 应力分布图结果符合 20 世纪 60 年代由 Harold M Frost 总结并提出的有关骨改建与应力关系的理论,即 Mechanostat 理论[54],当骨受到应力低于 1±

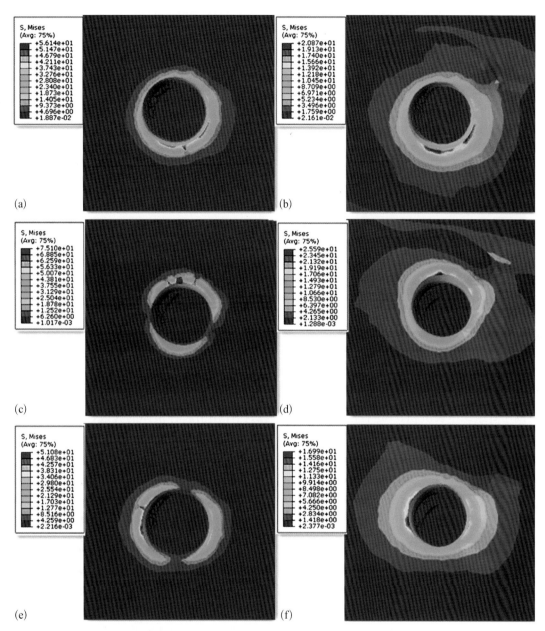

图 8 - 9　240 N 载荷下种植体周围骨应力分布云图(MPa)

(a)(c)(e) nFA/PEEK；(b)(d)(f) Ti₆Al₄V；(a)(b) 垂直向；(c)(d) 近远中向；(e)(f) 颊舌向

Figure 8 - 9　von Mises Stresses of peri-implant bone under 240 N loadings(MPa)

2 MPa 时，骨组织停止生长或吸收，骨量下降；应力为 1±2 MPa 至 20 MPa，骨组织能够发生重建，但骨量不变；应力为 20～60 MPa，骨组织发生改建；应力大于 40 MPa，骨组织开始沉积，骨量增加；应力大于 60 MPa 时，骨组织还会使骨量增加，但存在力学超载可能，尤其是 4 000 μstrain 时可能造成骨组织的病理性损伤。应力集中主要围绕 nFA/PEEK 种植体周围骨颈部 10 mm 范围内，同一载荷下，应力随着载荷增加而增大。nFA/PEEK 种植体骨内应力基本高于对应 Ti₆Al₄V 种植体，但处于 20～60 MPa 时，nFA/PEEK 种植周围骨内应力

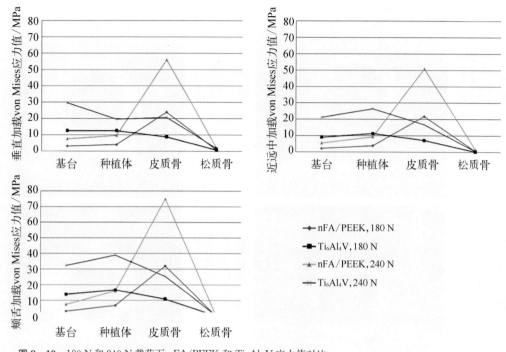

图 8-10 180 N 和 240 N 载荷下 nFA/PEEK 和 Ti₆Al₄V 应力值对比

Figure 8-10 von Mises Stresses of nFA/PEEK and Ti$_6$Al$_4$V under 180 N and 240 N loadings

有助于骨组织生长沉积,一定程度上降低了应力遮挡作用引起种植体的失败,更有利于种植体的稳定;而 Ti$_6$Al$_4$V 种植体骨内应力均低于或接近 20 MPa,不利于骨的生长和种植体的稳定。仅在颊舌向 240 N 载荷下,nFA/PEEK 种植体骨内应力值为 75.10 MPa,处于大于 60 MPa 即牙槽骨骨量适应增加阶段,并未超过 120 MPa,即没有达到造成牙槽骨疲劳性骨折阶段,不会造成骨内断裂,该结果表明 nFA/PEEK 种植体材料沿用或套用 Ti$_6$Al$_4$V 形态而需要特殊设计,才能满足临床需要,例如,通过 3D 技术,打印或磨削出类似天然牙根的 nFA/PEEK 种植体。利用有限元分析法,有研究者测试了纤维增强的 PEEK 的机械性能,可以承受与前牙最大咬合力相当的静态及循环载荷[55-57]。

我国口腔种植学较欧美国家起步晚,截至 2006 年,美国 FDA 认证的有 160 套种植系统,欧盟有 198 套种植系统。到 2016 年我国仅有 27 个进口种植系统和 11 个国产种植系统,且国产种植系统远未达到国际一流的水准,因此我国临床种植不得不依赖进口,其每套均价约 800 欧元,含高昂的专利费用等,超过了我国大多数患者的承担能力。每 10 万人口的拥有量分别为德国 812.5 枚、美国 357 枚,而中国仅为 2.3 枚。研发具有我国独立自主知识产权的种植材料来替代国外进口的医疗器械是我国转化医学应用研究方向之一。nFA/PEEK 有望为口腔种植领域提供一种由我国自主研发的新型种植材料,如能成功应用于临床,将从根本上降低种植费用,只要能与钛种植体成功率相匹配(即使其长期成功率稍低于钛种植体),将有利于我国老年人对种植体的需求,促使临床牙用种植体的多样化,符合力促科技成果向现实生产力转化的目标。

(马健 华咏梅)

参 考 文 献

［1］宫苹,梁星.口腔种植学［M］.北京：科学技术文献出版社,2011.

［2］Siadat H，Hashemzadeh S，Geramy A. Effect of offset implant placement on the stress distribution around a dental implant：A three-dimensional finite element analysis［J］. J Oral Implantol，2015，41(6)：646 - 651.

［3］刘宝林.口腔种植学［M］.北京：人民卫生出版社,2011.

［4］孔亮,刘宝林,胡开进.螺纹种植体螺距的优化设计和应力分析［J］.华西口腔医学杂志,2006,(06)：509 - 515.

［5］汪昆,李德华,周继祥.螺纹形态对牙种植体初期稳定性影响的有限元研究［J］.第三军医大学学报,2005,27(23)：2348 - 2350.

［6］Kundu R，Rathee M. Effect of platelet-rich-plasma (PRP) and implant surface topography on implant stability and bone［J］. J Clin Diagn Res，2014，8(6)：ZC26 - 30.

［7］赵静辉,周延民,李春艳.种植体螺纹位置对应力分布影响的有限元研究［J］.华西口腔医学杂志,2008,(6)：584 - 587.

［8］Gaviria L，Salcido J P，Guda T，et al. Current trends in dental implants［J］. J Korean Assoc Oral Maxillofac Surg，2014，40(2)：50 - 60.

［9］Triplett R G，Frohberg U，Sykaras N，et al. Implant materials, design, and surface topographies：their influence on osseointegration of dental implants［J］. J Long Term Eff Med Implants，2003，13(6)：485 - 501.

［10］Raghavendra S，Wood M C，Taylor T D. Early wound healing around endosseous implants：a review of the literature ［J］. Int J Oral Maxillofac Implants，2005，20(3)：425 - 431.

［11］Le Guehennec L，Soueidan A，Layrolle P，et al. Surface treatments of titanium dental implants for rapid osseointegration［J］. Dent Mater，2007，23(7)：844 - 854.

［12］Hansson S，Norton M. The relation between surface roughness and interfacial shear strength for bone-anchored implants［J］. J Biomech，1999，32(8)：829 - 836.

［13］Brett P M，Harle J，Salih V，et al. Roughness response genes in osteoblasts［J］. Bone，2004，35(1)：124 - 133.

［14］Buser D，Schenk R，Steinemann S，et al. Influence of surface characteristics on bone integration of titanium implants ［J］. J Biomed Mater Res，1991，25(7)：889 - 902.

［15］Ong J L，Carnes D L，Bessho K. Evaluation of titanium plasma-sprayed and plasma-sprayed hydroxyapatite implants in vivo［J］. Biomaterials，2004，25(19)：4601 - 4606.

［16］Faeda R S，Tavares H S，Sartori R，et al. Marcantonio, Biological performance of chemical hydroxyapatite coating associated with implant surface modification by laser beam：biomechanical study in rabbit tibias［J］. International Journal of Oral Maxillofacial Surgery，2009，67(8)：1706 - 1715.

［17］Aparicio C，Gil F J，Fonseca C，et al. Corrosion behavior of commercially pure titanium shot blasted with different materials and size of shot particles for dental implant applications［J］. Biomaterials，2003，24(2)：263 - 273.

［18］Abron A，Hopfensperger M，Thompson J，et al. Evaluation of a predictive model for implant surface topography effects on early osseointegration in the rat tibia model［J］. J Prosth Dent，2001，85(1)：40 - 46.

［19］Shemtov-Yona K，Rittel D，Dorogoy A. Mechanical assessment of grit blasting surface treatments of dental implants ［J］. Journal of the Mechanical Behavior of Biomedical Materials，2014，39：375 - 390.

［20］Müeller W D，Gross U，Fritz T，et al. Evaluation of the interface between bone and titanium surfaces being blasted by aluminium oxide or bioceramic particles［J］. Clin Oral Implants Res，2003，14(3)：349 - 356.

［21］Kokovic V，Jung R，Feloutzis A，et al. Immediate vs.early loading of SLA implants in the posterior mandible：5 - year results of randomized controlled clinical trial［J］.Clinical Oral Implants Research，2014，25(2)：e114 - 9.

［22］Gaviria L，Salcido J P，Guda T，et al. Current trends in dental implants［J］. J Korean Assoc Oral Maxillofac Surg，2014，40(2)：50 - 60.

［23］Trisi P，Lazzara R，Rao W，et al. Bone-implant contact and bone quality：evaluation of expected and actual bone contact on machined and osseotite implant surfaces［J］. Int J Periodontics Restorative Dent，2002，22：535 - 545.

［24］Zhao G，Schwartz Z，Wieland M，et al. High surface energy enhances cell response to titanium substrate microstructure［J］. J Biomed Mater Res A，2005，74 (1)：49 - 58.

［25］Rausch-Fan X，Qu Z，Wieland M，et al. Differentiation and cytokine synthesis of human alveolar osteoblasts compared to osteoblast-like cells (MG63) in response to titanium surfaces［J］. Dent Mater，2008，24(1)：102 - 110.

［26］Buser D，Broggini N，Wieland M，et al. Enhanced bone apposition to a chemically modified SLA titanium surface

[J]. J Dent Res, 2004, 83(7): 529 - 533.

[27] Lee H J, Yeo I S, Kwon T K. Removal torque analysis of chemically modified hydrophilic and anodically oxidized titanium implants with constant angular velocity for early bone response in Rabbit Tibia [J]. Tissue Engineering & Regenerative Medicine, 2013, 10(5): 252 - 259.

[28] Jemt T, Laney W R, Harris D, et al. Osseointegrated implants for single tooth replacement: a 1-year report from a multicenter prospective study [J]. JOMI, 1991, 6(1): 29 - 36.

[29] Becker W, Becker B E. Replacement of maxillary and mandibular molars with single endosseous implant restorations: A retrospective study [J]. J Prosthet Dent, 1995, 74(1): 51 - 55.

[30] Cehreli M C, Akça K, İplikçio glu H, et al. Dynamic fatigue resistance of implant - abutment junction in an internally notched morse-taper oral implant: influence of abutment design [J]. Clinic al Oral Implants Research, 2004, 15(4): 459 - 465.

[31] Ding T A, Woody R D, Higginbottom F L, et al. Evaluation of the ITI morse taper implant/abutment design with an internal modification [J]. International Journal of Oral & Maxillofacial Implants, 2003, 18(6): 865 - 72.

[32] Chu C M, Huang H L, Hsu J T, et al. Influences of internal tapered abutmentdesigns on bone stresses around a dental implant: three-dimensional finite element method with statistical evaluation [J]. J Periodontol, 2012, 83(1): 111 - 118.

[33] Dibart S, Warbington M, Su M F, et al. In vitro evaluation of the implant-abutment bacterial seal: the locking taper system [J]. International Journal of Oral & Maxillofacial Implants, 2005, 20(5): 732 - 737.

[34] Albrektsson T, Zarb G, Worthington P, et al. The long-term efficacy of currently used dental implants: a review and proposed criteria of success [J]. Int J Oral Maxillofac Implants, 1986, 1(1): 11 - 25.

[35] Hermann J S, Buser D, Schenk R K. Biologic width around one- and two-piece titanium implants [J]. Clin Oral Implants Res, 2001, 12(6): 559 - 571.

[36] Strietzel F P, Neumann K, Hertel M. Impact of platform switching on marginal peri-implant bone-level changes [J]. Clin Oral Implants Res, 2015, 26(3): 342 - 358.

[37] Canullo L, Fedele G R, Iannello G. Platform switching and marginal bone-level alterations: the results of a randomized-controlled trial [J]. Clin Oral Implants Res, 2010, 21(1): 115 - 121.

[38] Liu S, Tang C, Yu J. The effect of platform switching on stress distribution in implants and periimplant bone studied by nonlinear finite element analysis [J]. J Prosthet Dent, 2014, 112(5): 1111 - 1118.

[39] Nobel Biocare. Designing for life: nobel biocare annual report 2012 [M]. Zurich, Switzerland: Nobel Biocare, 2013.

[40] Brunski J B. Avoid pitfalls of overloading and micromotion of intraosseous implants [J]. Dent Implantol Update, 1993, 4(10) : 77 - 81.

[41] Viceconti M, Muccini R, Bernakiewicz M, et al. Large-sliding contact elements accurately predict levels of bone-implant micromotion relevant to osseointegration [J]. J Biomechanics, 2000, 33(12): 1611 - 1618.

[42] Trisi P, Berardini M, Falco A, et al. Validation of value of actual micromotion as a direct measure of implant micromobility after healing (secondary implant stability) [J]. Clin Oral Implants Res, 2016, 27(11): 1423 - 1430.

[43] Lee W T, Koak J Y, Lim Y J, et al. Stress shielding and fatigue limits of poly-ether-ether-ketone dental implants [J]. J Biomed Mater Res B Appl Biomater, 2012, 100(4): 1044 - 1052.

[44] 邹敬才,唐文杰,肖光裕,等.种植牙弹性模量对骨界面应力分布的影响 [J].临床口腔医学杂志,1996,1: 8 - 11.

[45] 张杰魁,陈治清.人体硬组织替换材料弹性模量变化对种植体界面力学状态的影响[J]. 华西口腔医学杂志,1998, 16(3): 274 - 277.

[46] Waser-Althaus J, Salamon A, Waser M, et al. Differentiation of human mesenchymal stem cells on plasma-treated polyetheretherketone [J]. J Mater Sci Mater Med, 2014, 25(2): 515 - 525.

[47] Meningaud J P, Spahn F, Donsimoni J M. After titanium, PEEK [J]. Rev Stomatol Chir Maxillofac, 2012, 113(5): 407 - 410.

[48] Schwitalla A, Müller W D. PEEK dental implants: a review of the literature [J]. J Oral Implantol, 2013, 39(6): 743 - 749.

[49] Lee W T, Koak J Y, Lim Y J, et al. Stress shielding and fatigue limits of poly-ether-ether-ketone dental implants [J]. J Biomed Mater Res B Appl Biomater, 2012, 100(4): 1044 - 1052.

[50] Cai Y, Zhang S, Zeng X, et al. Effect of fluorine incorporation on long-term stability of magnesium-containing hydroxyapatite coatings [J]. J Mater Sci Mater Med, 2011, 22(7): 1633 - 1638.

[51] 魏杰,马健,刘昌胜,等.含有氟磷灰石的聚醚醚酮复合材料及制备方法和应用[P].CN101899193A,2010 年 12 月

1 日.

[52] Wang L, He S, Wu X, et al. Polyetheretherketone/ nano-fluorohydroxyapatite composite with antimicrobial activity and osseointegration properties [J]. Biomaterials, 2014, 35(25): 6758 – 6775.

[53] Zhao M, Li H, Liu X, et al. Response of human osteoblast to n-HA/PEEK-quantitative proteomic study of bio-effects of nano-hydroxyapatite composite [J]. Sci Rep, 2016, 9(6): 22832.

[54] Hughes J M, Petit M A. Biological underpinnings of Frost's mechanostat thresholds: The important role of osteocytes [J]. J Musculoskelet Neuronal Interact, 2010, 10(2): 128 – 135.

[55] Schwitalla A D, Abou-Emara M, Spintig T, et al. Finite elementanalysis of the biomechanical effects of PEEK dental implants on the peri-implant bone [J]. J Biomech, 2015, 48(1): 1 – 7.

[56] Anguiano-Sanchez J, Martinez-Romero O, Siller H R, et al. Influence of PEEK coating on hip implant stress shielding: A finite element analysis [J]. Comput Math Methods Med, 2016, 2016: 6183679.

[57] Sarot J R, Contar C M, Cruz A C, et al. Evaluation of the stress distribution in CFR-PEEK dental implants by the three-dimensional finite element method [J]. J Mater Sci Mater Med, 2010, 21(7): 2079 – 2020.

9　正畸微种植体支抗力学生物学

正确的支抗设计和控制是正畸治疗成功的关键因素。近年来,微种植体支抗技术的大力发展和应用,极大地降低了正畸支抗设计与控制的难度。微种植钉给正畸矫治带来了革命性的改变,突破了传统正畸方法的一系列限制,为解决疑难病例提供了更多可能。

9.1　正畸微种植体支抗及其力学生物学问题

与传统支抗设计相比,微种植体支抗体积小,使用部位解剖学限制小,舒适度高,对患者依从性要求低,植入使用相对简单易行,可以实现绝对支抗。因此微种植体被越来越多地应用于正畸临床的支抗控制。然而不同于传统种植体骨整合(osseointegration)能获得较高的稳定性,微种植体主要通过与骨皮质接触固位,临床成功率相对较低。如何提高微种植钉稳定性的力学生物学相关问题一直是研究热点,包括植入方式、加力大小、骨皮质厚度、加力时间、加力角度、加力方式、植入区域、种植钉尺寸形态等一系列因素均有可能影响正畸微种植钉的力学生物学性能。

近年来,国内外学者采用 micro - CT、拉拔实验、组织切片、体积层析等技术对正畸微种植钉稳定性进行了大量相关研究。

9.1.1　正畸微种植体支抗的骨整合

早在 19 世纪 60 年代,Branemark 等就发现了钛螺丝具有骨组织生物相容性,显微镜观察到种植体与周围骨之间存在相互结合的现象,因此,"骨整合"理论应运而生[1]。该理论认为,在光镜下观察,种植体和周围骨组织紧密接触,没有任何纤维组织等非骨组织介入种植体和骨组织之间。随后,许多研究便致力于探索钛合金种植体在牙科领域的应用发展,正畸微种植体支抗便是其中之一。骨直接沉积到微种植体表面,种植体和骨组织之间没有纤维性组织连接,种植钉用做支抗控制时没有移动[1];镜下组织学观察,骨整合的微种植钉表面没有胶原及成纤维细胞基质[2]。此外一些研究表明,正畸微种植体与骨组织之间为部分骨整合,其较传统钛合金种植体骨整合率小,这一特点不仅能使微种植体发挥足够的支抗作用,也有利于其更简单地植入和取出。

9.1.2 正畸微种植体支抗加力时间的力学生物学问题

正畸微种植钉的稳定性很大程度取决于力学与生物学因素，其中，初期稳定性是指在种植体植入后短期内的稳定程度，多是机械性嵌合作用，也依靠部分胶原纤维保持稳定；而长期稳定性则需要通过骨整合获得。最早就有研究表明种植钉初期稳定是种植成功的关键，植入后早期的生物学力学微环境很大程度上决定了种植体的初期稳定性，因此认为早期加力不利于后期种植钉骨整合。尽管如此，仍有许多学者对微种植体植入后即刻加力进行了大量研究，学者们对微种植钉的愈合和加力时间也存在着不一样的观点。

Yano 等[3]分别在 6 周龄和 20 周龄雄性大鼠胫骨植入微种植体，其中一半大鼠即刻加力 2 周，另一半愈合 6 周后加力 2 周，结果发现 6 周龄即刻加力组的微种植体动度明显高于 20 周龄即刻加力组和两组延迟加力组，而且 6 周龄延迟加力组的微种植体动度明显低于 20 周龄即刻加力组。他们认为，只要确保足够的愈合时间，微种植支抗钉可以应用于青少年正畸患者，另一方面也明确指出了植入后足够愈合时间的重要性。相反的，Serra 等[4]则认为，即刻加力并不一定会阻碍微种植体周围骨组织愈合，也不一定会明显增加种植体脱落率，只有在所加正畸力值超过一定临界值时才会影响骨整合过程，而是否应力超负荷取决于种植体设计及种植体周围骨及新生骨的组织量和骨密度。此外他们还认为，应力加载有利于骨沉积速率的提高，早期加力可以加速骨愈合。

赵立星等[5]采用计算机显微断层扫描技术及拉拔测试进行动物学实验，也对正畸微种植钉植入后不同时间点的生物力学特性进行了研究分析。研究者将 40 颗微种植钉植入 10 只 Beagle 犬的双侧上颌，分别在 0 天、1 周、3 周、5 周、7 周后对种植钉施加 0.98 N 的力，随后将动物处死后行外科手术，移除包含种植钉的上颌骨，组织固定待测（见图 9 - 1）。

组织 micro - CT 及拉拔实验结果显示：OI 和 PIB（BV/TV、Tb.Th、Tb.N、IS）密度值随着加力时间的推迟明显升高，0 天和 1 周后加力组间差异没有统计学意义，3 周组较 1 周组的 OI、BV/TV、Tb.Th、Tb.N 值明显升高，3 周、5 周、7 周组间比较，OI、BV/TV、Tb.Th 值也无明显差异，7 周组的 Tb.N 值和其他各组比较均有统计学差异。F_{max} 反映钛合金微种植钉与骨组织结合程度，拉拔实验研究种植钉周围骨组织的生物力学特性，实验中发现愈合时间越长，需要拉拔出种植体所需的应力 F_{max} 则越大，OI 和 F_{max} 具有高度相关性（见图 9 - 2）。

可见，植入后前 3 周是微种植体各项生物力学参数增加最明显的时期，3 周愈合后，各生物力学参数变化趋于平稳，且微种植体-骨单元稳定性足够承担负荷，提示即刻加力对种植体的稳定性有不利影响，而 2～4 周的愈合时间是有必要的，因此推荐植入至少 3 周后加力。此外，5 周愈合后，微种植体-骨界面骨整合和生物力学稳定性持续增加，提示植入 5 周后，微种植体才能安全承担更大的载荷。

张淋坤等[6]的类似研究中，组织形态学分析发现：微种植体即刻加力、2 周愈合加力和 4 周愈合加力均可在种植体边缘发现不同程度的骨改建、骨整合、软骨内成骨等现象，其中骨整合率分别为 43.74%、66.26% 和 73.28%。三者虽然均可发挥正畸支抗作用，但即刻加力和早期加力可能降低骨整合率，延迟加力比即刻加力更有利于种植钉稳定性。

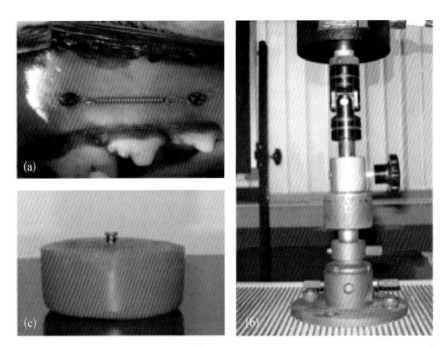

图 9 - 1 种植钉加力模型及测力模型[5]
(a) 种植钉植入术后在两个植体间使用螺旋拉簧加载 0.98 N 的力；(b) 机械应力测试机器；
(c) 用树脂包埋的微种植体-骨单元，以备进行拉拔实验

Figure 9 - 1 The loading and testing force modules of microscrew

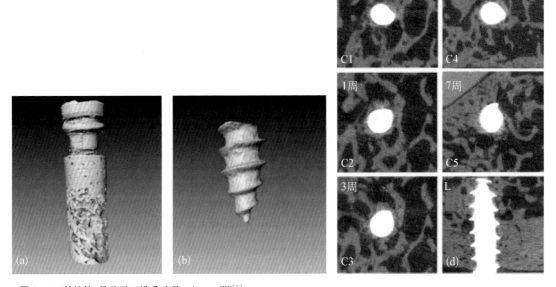

图 9 - 2 种植体-骨单元三维重建及 micro - CT[5]
(a) 3D重建图：微种植体和种植体周围骨；(b) 3D重建图：微种植体骨内表面；(c)/(C1~C5). 微种植体周围松质骨：中等值骨小梁体积密度；(d) 通过种植体正中长轴的 micro - CT 二维截面图

Figure 9 - 2 The 3D reconstruction and micro - CT of microscrew-bone element

9.1.3 正畸微种植体支抗稳定性与皮质骨厚度相关的力学生物学问题

进一步,魏惺[7]等又对不同愈合时间下皮质骨厚度对微种植体稳定性的影响进行了研究分析。研究者将 64 颗微种植支抗钉植入 8 条 Beagle 犬的股骨,每条犬每侧股骨植入 4 颗,在植入 0 周、3 周、6 周、9 周后处死,获取标本行拉拔实验,与此同时测量样本皮质骨厚度。由于股骨皮质骨厚度是连续的,种植体周围的皮质骨厚度可以通过骨单元两端的均值计算。由于骨皮质和松质骨之间的界限相对明显,皮质骨厚度可以通过游标卡尺测量每个骨单元的近远中距离来确定(见图 9-3)。

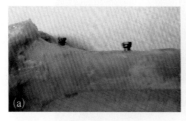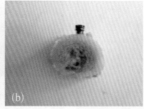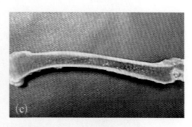

图 9-3 种植钉植入股骨模型[7]
(a) 两颗微种植体植入股骨干骺端,分别距离干骺端 2 cm 和 4 cm;(b) 每个种植钉-骨单元中种植体周围被大约 4 mm 的骨量包绕;(c) 股骨皮质骨厚度是连续性的,从两端到中间逐渐增厚
Figure 9-3 The model of micrescrew inserting thigh bone

研究结果显示,0~3 周时,厚的皮质骨区域拉拔力值(POF)明显高于菲薄皮质骨区,且不论皮质骨厚度如何,POF 在 0 周组最高,而 3 周组最低,随后,在 6 周和 9 周组逐渐升高。另外,仅仅在皮质骨菲薄区域发现,3 周组 POF 与 6 周、9 周组有统计学差异(见图 9-4)。可见,微种植体稳定性不仅受到操作规范性、口腔卫生、加力大小等的影响,也与骨皮质厚度与加力时间关系密切,该研究表明骨皮质厚的区域,种植体初期稳定性高;随着愈合时间延长,骨皮质厚、薄区域,种植体稳定性差异减小。也就提示,当

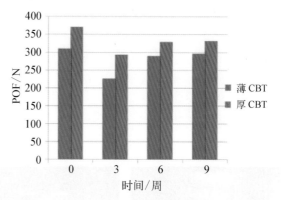

图 9-4 不同厚度皮质骨在不同愈合时间下的拉拔力值[7]
Figure 9-4 POF for different healing times at different CBT sites

种植钉植入相对菲薄皮质骨区域时,需要更长愈合时间后加力才能保证种植体的稳定性[7]。

为此,研究者认为,种植体植入初期与周围骨组织机械性紧密结合,确保了种植体较高的初期稳定性,随着骨愈合周期的进程发展,愈合 0~3 周时,骨修复从开始的促进成骨逐渐转变为骨吸收,破骨细胞开始活跃,愈合 6 周时,骨生成和骨基质沉积逐渐发生,进而形成新生骨,这也就是 POF 值在愈合 3 周时处于最低的原因。另外由于皮质骨密度较高,可以提供较松质骨更紧密的机械嵌合作用,所以在植入愈合初期,植入厚皮质骨的微种植钉 POF 明显更高。愈合 3 周之后,骨修复逐渐进入潜伏阶段,成骨细胞代替破骨细胞,随着愈合时间的进一步增加,骨整合和生物学附着成为维持种植体稳定性的主要因素,而不论皮质骨厚

度如何,均可以通过一系列复杂的化学生物学反应进行骨-微种植体整合。因此,一定时间的骨愈合期是确保微种植钉稳定性的必要条件,特别是在皮质骨较薄区域。

9.1.4　正畸微种植体支抗植入部位及区域的力学生物学问题

正畸微种植体支抗稳定性还与植入部位息息相关,但其力学生物学机制并不完全明确。Pithon 等[8]将种植体植入猪的上下颌骨不同区域,发现植入上颌腭中缝的种植体稳定性较差,而植入上颌磨牙和前磨牙区以及下颌磨牙区的种植体具有较好的稳定性。Deguchi 等[9]的研究中,下颌微种植体植入失败率较上颌骨高,其原因可能是上颌骨微种植体头部周围可以生成较下颌更多的皮质骨。另外有观点认为下颌骨皮质更厚需要更高的植入力矩,而副作用是可能造成大量骨微损伤,骨微损伤是骨微结构的永久性变形,可以导致潜在的微种植体脱落。

赵立星等在关于正畸微种植体稳定性与加力时间研究的基础上,进一步进行了有关种植钉植入部位的探索[10],将 Beagle 犬上下颌骨均植入 4 颗微种植钉,同样在植入后 1 周、3 周、5 周、7 周后加力,通过 micro-CT 及拉拔实验研究种植钉稳定性与植入部位的生物力学问题。研究发现,micro-CT 参数和 F_{max} 随着愈合时间的延长而升高,植入 1 周后,包括 OI、BV/TV、IS、F_{max} 在内的四项检测指标在上颌骨组均低于下颌骨组,在植入 1~3 周后,所有检测值在上颌骨组均呈现了较下颌骨组更明显的上升趋势,植入 5 周、7 周后,上颌骨组的检测指标值均高于下颌骨组(见图 9-5)。由此推测,在不加力的情况下,下颌种植钉有更高的初始稳定性,而随着愈合时间的延长,虽然上下颌种植钉的骨整合均增强,但上颌骨能获得更好的最终稳定性[10]。

研究者们指出,微种植体植入上颌骨后可以获得更佳的长期稳定性,进行更有利的骨整合。从结构上来讲,上颌骨骨皮质厚度不及下颌骨,而微种植体初期稳定性多取决于种植体周围皮质骨厚度,因此下颌骨可以获得更好的初期稳定性。而上颌骨之所以能获得更佳的长期稳定性,推测与骨小梁成骨作用密切相关。与下颌呈放射状分布的骨小梁相比,上颌骨小梁的网状结构排列可能为微种植体和骨小梁之间提供更大的接触面积。还有,由于微种植体在骨内的长度是已确定的,种植体周围皮质骨越厚,所接触的松质骨量相对就会越少,由于上颌种植体周围骨小梁较下颌更丰富,其成骨作用也更为显著。此外,上颌骨血供明显较下颌骨更为充足,血供是种植体周围化学生物学相关骨生成和骨整合过程的基础,因此上颌微种植体能获得更好的长期稳定性。

赵立星等还通过螺旋 CT 扫描三维重建及数据分析,确立了 Beagle 犬颌骨微种植钉的植入安全区[11]。研究者将测量部位划分为邻牙相邻根间区和每颗牙相邻根间区,选取和建立各参考标志点、线、角(见图 9-6),对植入部位进行了矢状向、垂直向、水平向的测量分析(见图 9-7),包括根颊舌侧的皮质骨厚度、相邻牙根之间的距离、下颌神经管、上颌窦等。

必须指出的是,微种植体植入安全区域需要足够的骨量空间,才能保证种植钉植入后其生物学力学稳定性以及周围牙周组织的健康。根据测量结果,研究者确定了不同直径微种植钉的安全植入空间范围。在安全区,线段 DE 必须比种植体直径长 2 mm,需要在种植体周围保留至少 1 mm 的骨质范围。研究者将不同安全区用不同颜色标记(见图 9-8),以显

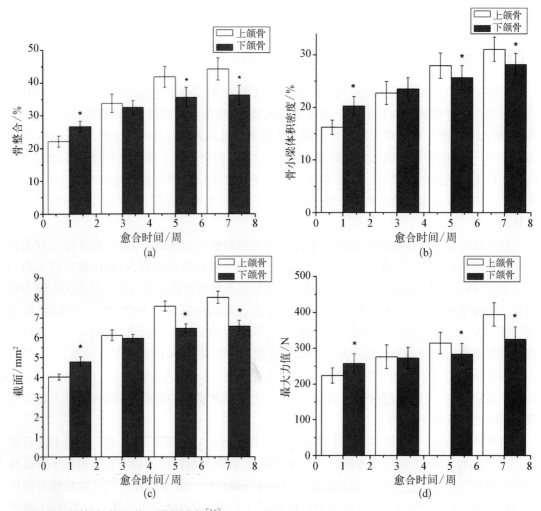

图 9 - 5 不同加力时间组的 4 项测量指标[10]
(a) 骨整合(OI);(b) 骨小梁体积密度(BV/TV);(c) 截面(IS);(d) 拉拔实验最大力值(F_{max})

Figure 9 - 5 Four measurements at different healing times

示各个部位的种植钉植入条件的差异。测量分析结果提示,每个牙根中点水平是合适的植入平面;下颌植入点应在通过最高牙尖的线上,垂直于下颌边缘。

此外,选择微种植钉长度时应当考虑颊舌侧骨质厚度,以避免穿透对侧皮质骨。根据测量结果,根尖水平骨质厚度更优于根中份,因此可以在根尖区域选择更长的微种植体。但是需要关注的是,由于上颌窦的存在,上颌前磨牙区根尖水平颊舌侧骨质厚度不佳,该区域的种植钉植入需要格外谨慎。

总而言之,微种植钉植入部位的选择与种植体支抗植入稳定性密切相关,安全部位的选择需要从矢状、冠状、水平三维方向上定位,除此之外还要考虑邻近部位的特殊解剖结构,保证周围组织的健康,才能获得微种植钉在生物学力学条件下的稳定,以获得较为理想的使用效果。

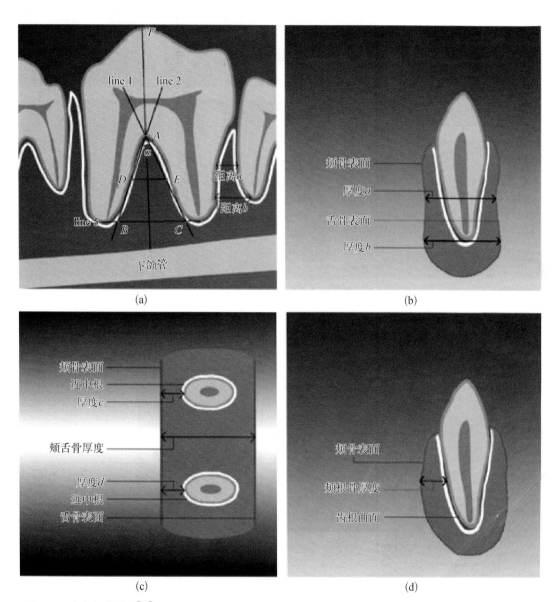

(a)

(b)

(c)

(d)

图 9 - 6 参考点、线说明[11]

（a）line 1：近中根远中面切线；line 2：远中根近中面切线；line 3：连接每颗牙近远中根尖的连线；这 3 条参考线构成了一个假想三角形，三角形的顶点为点 A、B、C。点 D、E 分别为线段 AB 和 AC 的中点。$\angle BAC = \alpha$。F 点：后牙牙尖顶点。距离 a：邻牙的相邻牙根中份水平距离。距离 b：邻牙的相邻牙根根尖水平距离。（b）冠状面示意图：厚度 a：根中份颊舌向骨质厚度。厚度 b：根尖份颊舌向骨质厚度。（c）水平向示意图；厚度 c：近中根中份颊侧骨质厚度。厚度 d：远中根中份颊侧骨质厚度。（d）冠状向示意图

Figure 9 - 6 Illustrations of reference lines and points

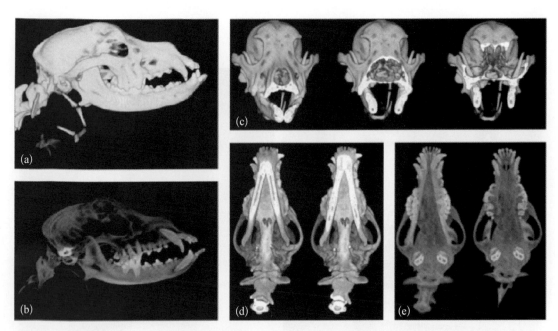

图 9－7 种植钉植入 Beagle 犬头颅影像[11]

（a）Beagle 犬侧貌的 3D 重建图像；（b）矢状面测量图；（c）垂直于正中矢状面的冠状断面；（d）下颌骨的水平断面；
（e）上颌骨水平断面

Figure 9－7 The CT images of micrescrew inserting Beagle's skull

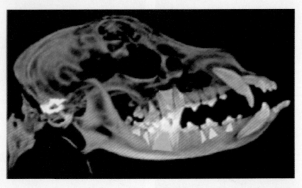

图 9－8 安全区域示意图[11]

绿色区域（DE＞4.0 mm）表示该安全区要求植入直径 2 mm 的种植钉；蓝色区域
（4.0 mm＞DE＞3.2 mm）表示该安全区只能植入直径小于 2 mm 的种植钉；黄色
区域（3.2 mm＞DE＞2.2 mm）表示该安全区只能植入小直径的微种植钉，只有
配备精密的影像学辅助设备以及很好的医师技能条件下才能较安全地植入直径
1.2 mm 种植钉；其余部位不适合植入微种植体

Figure 9－8 The map of safe zones

9.1.5 正畸微种植体支抗的其他一些力学生物学问题

除上述影响正畸微种植钉稳定性的因素外，国内研究者对其他一些相关因素也进行了
探讨。其中，赵立星等[12]通过显微 CT 和拉拔试验的分析，研究了不同植入角度对应力加载
下微种植钉稳定性的影响。结果显示，在持续力学加载 8 天后，植入角度（种植钉长轴和骨
表面之间的角度）在 50°～70°时稳定性较优，非常倾斜（30°）或者非常垂直（90°）的植入角度

均会降低种植钉稳定性(详见 9.5 节)。

而武秀萍等[13]通过拉拔实验、组织学观察、组织形态分析等方法,在不同微种植钉类型对其骨整合影响方面进行了研究探讨,研究发现,非攻入型较自攻型微种植钉可以使上颌骨的植体在愈合早期表现出更佳的稳定性(见图 9-9)。这可能与非攻入型植体产生更少的骨碎屑和热损伤有关,该类型种植体在植入骨组织过程,还能通过产生适当压力使骨-微种植体接触更紧密。

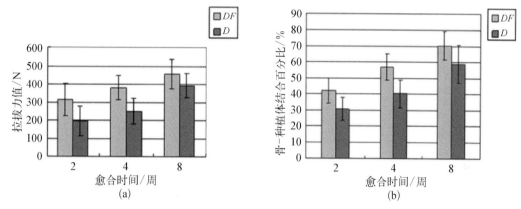

图 9-9　不同种类种植钉拉拔值及骨-种植体结合率[13]
(a) 2 周、4 周、8 周愈合期的非自攻型和自攻型微种植体的拉拔力值;(b) 2 周、4 周、8 周愈合期的非自攻型和自攻型微种植体的骨-种植体结合百分比分布图
Figure 9-9　The POFs and BICs of different micrescrews

采用类似的研究方法,郑雷蕾等[14]在拔牙创对微种植体稳定性影响的力学生物学研究中指出,在无载荷愈合的情况下,拔牙创对微种植体周围骨重建进程会产生影响,早期表现为加重骨吸收,但在随后的时间里骨形成效应会迅速加强(见图 9-10)。另外,拔牙创愈合过程中造成的局部骨密度下降在第 3 周左右可以明显影响微种植体植入后的界面骨重建。这表明在临床上,对拔牙创附近植入的种植钉在 3 周内应给予高度关注。而在随后的时间里,界面骨重建随着时间的延长而日渐完善。这表明,拔牙创附近也可选择为植入部位,但必须保证较长的愈合时间。

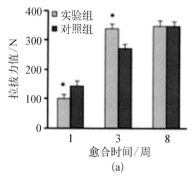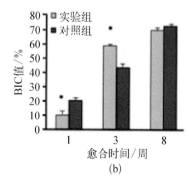

图 9-10　拔牙创及非拔牙创附近种植钉拉拔力值及骨结合率
(a) 拉拔实验力值;(b) 骨-微种植体结合百分比值[14]
Figure 9-10　The POFs and BICs of the sites near extraction and nonextraction

以上研究得出的部分结论,能帮助正畸医生更深刻地认识有关微种植体稳定性的力学生物学规律,了解微种植体植入部位、植入角度、加力时间等对其初期及长期稳定性的影响,以此为理论基础,进一步制订出更适合患者的微种植体与抗辅助的正畸治疗方案,以期最终获得更好的临床疗效。

(赵志河　万凌云)

9.2　应用种植体支抗辅助上颌前方牵引时颅颌面骨缝应力特征的三维有限元分析

9.2.1　概述

有限元法的全称为有限单元法(finite element method, FEM),是随着计算机技术发展起来的一种现代数学物理计算方法,用于模拟并解决各种热学、电磁学、工程力学等物理问题。

有限元法的原理是将无限维的空间转化成有限维的空间,将连续系统转化成离散型结构,即将连续的弹性体分割成有限数目的单元,再将其结合体代替原来的弹性体,并对每个单元进行力学分析,然后整体分析。这种方法可以对复杂的几何形状物体进行模型建立,求得整体和某个局部的应力和位移量及其分布规律,并可根据需要改变加载与边界条件等力学参数,在维持原有模型几何形状不变的情况下,可方便地对模型的应力大小和应力分布规律以及位移量进行系统性的对比分析。

上颌骨发育不足是与生长发育相关的颅颌面畸形之一,常具有随着发育逐渐加重的趋势。而对上颌发育不足进行前方牵引的治疗时机尚无明确定论,Saadia[15]认为如果在乳牙期和替牙早期进行前方牵引,可以获得最佳的治疗效果。Irie认为前方牵引治疗的最佳时间在 Helman 分期的 ⅡC 和 ⅢA 期。Delaire[16]认为如果在替牙早期就开始进行前方牵引治疗,能够得到最大的骨性效应。Da 等[17]认为恒牙期进行前方牵引,实质上是引起了齿槽骨的改变,对于骨缝的生长作用十分有限。虽然各派学者各执一词,但均认可一个观点:若在12 岁之前进行上颌前牵引可以取得良好疗效,能够纠正上颌发育不足的面型。对于上颌骨发育不足的安氏Ⅲ类青少年患者,传统的治疗方法是以牙列承力的正畸前牵引,承力点在上颌复合体的下端,会出现牙弓及上颌的逆向旋转。微种植支抗的出现与应用为解决青少年上颌骨发育不足提供了新的方法。有研究显示,微种植体支抗辅助上颌前方牵引对于已过发育高峰期的反𬌗患者,也可取得满意的效果。另外,与其他种植支抗相比,微种植钉也具有独到的优势,不仅无须在植入和取出中翻瓣,而且正畸医师可独立完成,减少了患者的痛苦,为正畸患者提供了崭新的治疗手段。

9.2.1.1　利用种植体支抗进行前方牵引的临床研究进展

正畸医生长期在矫治青少年上颌骨发育不足中致力于寻求稳定的支抗,以达到快速而有效地对上颌骨复合体进行前方牵引。Grinsforth 最早用 Vitallium 钉进行了种植体支抗实验。Kokich 用骨黏连的乳尖牙作为支抗对上颌骨进行了前方牵引,改善了患者的侧貌外形。Cevidanes[18]经过大量实验,提出利用种植钉前方牵引方式对上前牙倾斜度的控制明显优于传统前方牵引方式,并且上颌骨的前移会更多。Enacar[19]将微种植钉植入在一名 10 岁伴有先天缺牙的骨性Ⅲ类错𬌗患者的颧牙槽嵴处,配合面具进行前方牵引后,上颌骨明显向前生长。Singer[20]在 1 例因单侧唇裂导致上颌发育不足的安氏Ⅲ类患儿颧牙槽嵴处植入 Branemark 骨融性种植体进行前方牵引,在微种植钉植入 6 个月后开始施加 400 g 牵引力,进行前方牵引,治疗 8 个月后发现上颌骨向前下生长并且旋转 4 mm,鼻下点至颏下点距离增加 9 mm。贺红将 onplant 种植体植入在 11 岁青少年女性上颌腭部,4 个月后进行前方牵引,结果上颌骨向前下移动 2.9 mm,ANB 由 -2.2°增大到 3.7°,wits 值由 -6.1 mm 增加到 -1.0 mm,而且未发现不利的牙性变化,患者的凹面型也得到良好的纠正。张宇及陆晓丽等[21]在患者上尖牙和第一前磨牙之间植入微种植钉,配合面具前方牵引纠正上颌骨发育不足。通过治疗前后对比发现上颌长度增加 2.64 mm;上颌骨发生逆时针旋转 1.46°,上牙弓顺时针旋转 1.33°。微种植钉作为骨性支抗类型,在前方牵引时能提供恒定的支抗力量,有助于打开骨缝引起骨质的沉积,促进上颌骨的生长。但需要考虑的是,微种植钉的稳定性不够理想,抗扭转能力差[22],前方牵引力值过大时易脱落,如何提高其在前方牵引时的稳定性仍有待于进一步研究。

除了微种植钉,微型钛板也是骨性支抗常用的一种类型。Pithon 等[8]将钛板植入 1 例上颌骨发育不足的安氏Ⅲ类患者并进行前牵,得到了良好的矫治效果;Kircelli 等[23]用微钛板矫治了 7 例均龄为 11 岁的青少年患者,治疗后 15 个月随访没有发现复发。虽然钛板能提供较大的前牵力,但是植入和取出时都需要进行翻瓣手术,定位不好容易伤及邻牙,患者通常难以接受,临床应用受到限制。

9.2.1.2　上颌骨前方牵引时颅面骨内部应力研究

在进行牵引过程中,牵引力的方向决定着颅骨内的应力分布。Tanne 等[26]利用有限元方法分析上颌前牵时发现应力在鼻上颌区和颧骨区较为集中,并且骨缝两侧应力分布不均匀,从而认为骨缝内的应力传递是不连续的。不同的骨缝由于形态和骨质密度的不同,在相同作用力下应力分布也不相同。Kokich[24]发现前方牵引时,颧颞缝的改建活动比其他骨缝更为活跃。认为原因在于:① 颧颞缝两侧的骨缝形状较为狭长;② 从上牙列以及颧骨处传递至颧颞缝的应力较高。采用激光全息干涉法观察在进行前方牵引时,颧颞缝两侧应力呈"A"形分布,认为此骨缝在牵引过程中起到了"铰链轴"的作用。Hata 等[25]利用电测技术发现,当前方牵引力在旋转中心下方时,上颌骨有逆时针旋转趋势,并且应力多在颧颌缝附近分布。

9.2.1.3　牵引方向与旋转中心

上颌骨旋转中心的位置,决定着前方牵引时颌骨的位移方向,其与前方牵引力构成的力矩直接影响着矫治效果。Nanda 研究发现上颌骨的旋转中心存在但是位置并不固定。Tanne[26]认为零力矩线经过第一磨牙斜向下 -45°～-30°。赵志河[27]经过研究认为上颌骨旋转中心在上颌尖牙牙根斜向下－37°附近。张国华及蔡中等[28]建立了颅骨的三维有限元模型，并且以500 g前牵引力进行了不同角度的牵引，发现牵引方向在－40°～60°变化时，腭平面发生逆时针旋转，方向在－60°～－40°变化时，腭平面发生顺时针旋转，因此认为旋转中心在－40°左右；并且认为对于上颌骨发育不足的青少年患者而言，上颌骨旋转中心的位置有可能较正常人前移。颌骨有限元模型显示进行前方牵引后发现，与水平面呈30°～40°牵引时颌骨平动，角度过大易产生深覆𬌗，过小则有开𬌗可能，角度越大，颌骨移位量就越小，应力反而越大。对于前方牵引角度，国内外学者尚无统一定论，所采用的研究模型不同，结果也会有差异。

9.2.2　微种植钉辅助上颌复合体进行前方牵引的三维有限元模型的建立

目前利用三维有限元方法对上颌骨发育不足的青少年患者进行前方牵引的实验集中在牵引方向和骨缝牵张生长方面。由于技术的局限性，一般只是将各骨块作为一个整体，未构建骨缝结构，也未对骨缝的生物学参数进行研究，或者将骨缝看作线性骨缝，并未对骨缝进行实体建模。但是上颌复合体是一个复杂的结构，各个骨块依靠骨缝的连接组成整体，忽略了实体骨缝若只将其作为颅骨表面的标志点进行实验所得到的数据必然降低了参考价值。

9.2.2.1　利用微种植钉进行前方牵引的三维有限元模型的建立

根据利用微种植钉支抗进行前方牵引治疗的适应证，在临床选取一名10岁，混合牙列期，上颌骨发育不足的青少年患者作为采集对象。利用螺旋CT对实验对象进行头颅扫描，扫描平面与眼耳平面平行，扫描间距为0.65 mm，总共获得扫描图像170张，以DICOM格式保存。

将获得的扫描数据导入Mimics10.1软件（见图9-11），并将下颌相关图像信息去除，在剩下的图层通过不断采用软件调整灰度值在颌骨所在范围56～353之间提取图像数据。在提取轮廓后，用布尔操作和运算合并成一个整体模型。通过软件自带的提取和手动擦除功能，逐层修改图像信息中的非相关组织及伪影。最后通过三维重建功能得到上颌颅骨复合体的三维形态。

采用逆向工程的方法构建上颌颅骨复合体的三维CAD模型。先将所获得的三维图像数据转化为.stl格式，由此得到颅骨的三维点云文件，然后将此文件导入至Geomagic软件内。首先利用工具对上颌复合体进行减噪处理，以消除形态上的异常部分，修复孔洞、锐边等特征，然后拟合出所需结构的三维实体模型。为了使整个模型更加光顺化，尽量设计小的三角形面片边长，将其边长长度限制在0.5～1 mm之间，然后采用三角形面片来拟合曲面结构，最后得到上颌复合体的三维CAD模型。

获得上颌颅骨复合体的CAD模型后，采用Solidworks软件来构建本实验相关的骨缝结构。结合Mimics模型数据，标定出相关骨缝的空间位置，根据这些标定点在相应位置建立出骨缝曲面，之后使用Solidworks的曲面功能进行布尔运算，切割出0.5 mm厚度的骨缝结构。为使计算结果更精确，实验共对颌面复合体10条骨缝进行了建模。

为了便于装配和计算，将微种植体设计成为直径为2 mm，高度为3 mm的圆柱形结构，然后根据临床实际种植钉植入位置，采用与上颌𬌗平面成60°，固定于距第一磨牙牙槽嵴顶

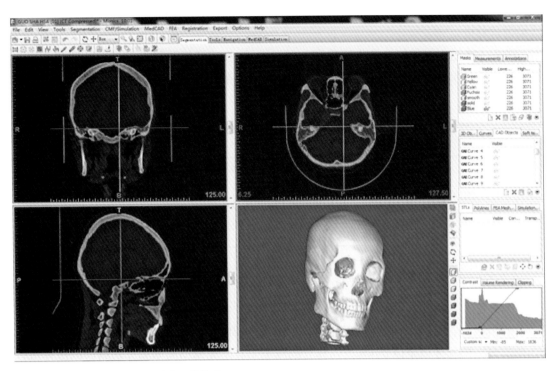

图 9 - 11 在 Mimics 中生成初步的三维模型

Figure 9 - 11 Primary 3D model constructed by Mimics software

6 mm(第一和第二磨牙根尖之间的上方)。

  将以上所建立的模型进行组装,导入到 Ansys 软件中,最终以 solid 四面体网格结构和六面体网格结构建立微种植体支抗辅助上颌前方牵引的三维有限元模型(见图 9 - 12),由

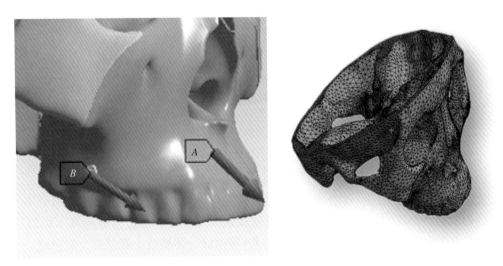

图 9 - 12 微种植钉前方牵引上颌骨的 CAD 模型和上颌颅骨三维有限元模型

Figure 9 - 12 CAD model of the maxillary under protraction by mini-screw and 3D finite element model of thecranio-maxillarycomplex

1 340 450 个节点和 773 547 个单元构成。用 Ansys 软件进行边界条件设置和求解,之后对结果进行分析。

由于人体组织材料特性是非均质和各向异性,属于非线性体材料。目前的测量水平尚未达到测量非线性体的水平,故参考以往建模时相关数据,设计模型的材料参数如表 9 - 1 所示。

表 9 - 1 模型的材料参数
Table 9 - 1 Material parameters of the model

力 学 参 数	弹性模量/N·mm⁻²	泊松比
皮质骨	1.37×10^4	0.3
松质骨	0.79×10^4	0.3
发育期骨缝	70.3	0.45

9.2.2.2 不同前牵力值在种植体辅助上颌前方牵引时颅颌面骨缝应力分布特征的三维有限元分析

微种植钉植入位置与上颌𬌗平面成 60°角,将其固定在第一和第二磨牙根尖之间的上方,距离第一磨牙牙槽嵴顶 6 mm。在建立的颅上颌有限元模型两侧颧牙槽嵴区的微种植钉最外端均分别施加 300 g、500 g、800 g 的集中力。以模拟临床治疗中通过牵引橡皮圈产生的正畸力(见图 9 - 13)。

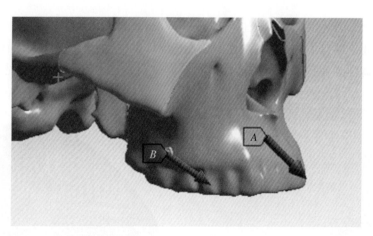

图 9 - 13 施加的载荷情况
Figure 9 - 13 The schematic diagram of loading condition

在受到相同力值作用下,各骨缝等效应力变化呈线性关系,应力在骨缝的分布(见图 9-14)以翼腭缝最高,其次是颧颞缝。颧额缝和颧颌缝所受到的应力分布基本相似。各骨缝受到应力变化大小为翼腭缝>颧颞缝>鼻额-额颌缝>腭横缝>颧颌缝>颧额缝。

应用种植体支抗配合面具进行上颌前方牵引时,以患者的额部和颏部作为支点,将牵引力传导到上颌颅骨骨缝,能平行打开颅上颌复合体的 4 个骨缝(额颌缝、颧颌缝、颞颧缝和翼腭缝),引起骨缝间新骨的沉积,从而改善上颌发育不足的情况。

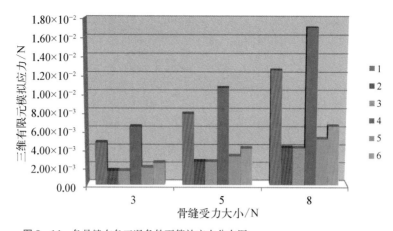

图 9-14 各骨缝在各工况条件下等效应力分布图
1—颧颞缝；2—颧颌缝；3—颧额缝；4—翼腭缝；5—腭横缝；6—鼻额-额颌缝

Figure 9-14 Equivalent stress distribution of craniofacial skeleton stures under differents loading conditions

相同力值下，同一骨缝中应力分布亦不均匀。翼腭缝内部中下 1/3 应力值较大，提示面部中份向前生长最为关键。颧颞缝整体应力分布较均匀，表现为单一的向前生长趋势；相对于翼腭缝和颧颞缝受到的拉应力，鼻额-额颌缝受到的应力值稍小一些，该区域的变化包括垂直向的吸收和水平方向的刺激增长两个方面，应力集中区在上 1/3 部分，主要为压应力，中下 1/3 拉应力较均匀。此骨缝受到的应力，对于鼻根部的生长，帮助似乎不是很大，究其原因，可能是上颌骨发生逆时针旋转时，对上 1/3 产生挤压，临床在进行前方牵引时，应适当更改牵引的方向，使之更有利于面中部的改建。颧额缝和颧颞缝应力为所有骨缝中最低，颧额缝应力集中于中下 1/3，对于上颌骨的逆时针旋转有一定意义，颧颞缝所受应力在此方向多为切向应力。

关于进行前方牵引时是否应该联合扩弓，国内外学者见解不一，有研究认为前方牵引前腭部扩弓可刺激上颌骨骨缝并激发该区的细胞反应，有利于前牵引的效果，但 Turley 认为除非有显著的上颌骨宽度不足，否则上颌扩弓对于前牵引的效果并不明显，实验中腭横缝应力分布在两端较为集中，中间部分应力值较小，表明在牵引力的作用下，上颌骨及上颌牙弓均向近中移动，即腭部有缩窄的趋势，推测临床正畸进行前方牵引时应考虑适当扩弓。

9.2.2.3 不同牵引方向在种植钉辅助上颌前方牵引颅颌面骨缝应力特征的三维有限元分析

为了避免微种植钉辅助进行前方牵引时上颌复合体发生旋转，在临床上一般采用调整前牵角度，以尽可能通过上颌复合体阻抗中心，使其在前牵时尽可能发生平动。那么了解不同角度下前方牵引时上颌各骨缝的应力分布特征可以为临床选择提供参考。

在前方牵引角度变化时，各骨缝应力变化复杂并且分布各不相同，在相同角度、相同力值牵引下，同一骨缝内应力分布亦不相同。虽然各骨缝应力分布具有差异，但是以翼腭缝和颧颞缝的分布最为集中。随着牵引角度的变化，这两条骨缝应力分布呈近似抛物线改变，但应力值在所有骨缝中最为集中(见图 9-15)。Kokich[24] 发现前方牵引时,颧颞缝的改建活动较为活跃,认为导致这样结果的原因在于颧颞缝两侧的骨缝形状较为狭长,并且从上牙列以及颧骨处传递至颧颞缝的应力较高。实验结果显示应力集中于翼腭缝和颧颞缝,这与两个方面有关:① 与种植钉植入在颧牙槽嵴区有很大关系,施加载荷点邻近翼腭缝和颧颞缝,故受到牵引的力值也越大,牵张的效果也越好;② 翼腭缝和颧颞缝骨缝形态均为垂直型骨缝,相较于其他骨缝,牵引时受到的拉应力更多。尤其与𬌗平面平行时,翼腭缝应力分布达到峰值,同时颧颞缝也有较高的应力分布,此方向的前方牵引,能够有效打开骨缝。

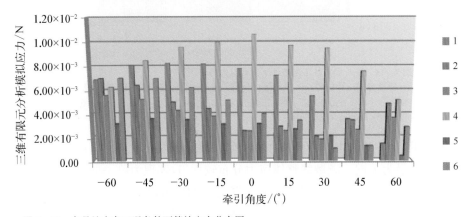

图 9-15 各骨缝在各工况条件下等效应力分布图
1-颧颞缝;2-颧颌缝;3-颧额缝;4-翼腭缝;5-腭横缝;6-鼻额-额颌缝
Figure 9-15 Equivalent stress distribution of craniofacial skeleton stures under differents loading conditions

种植钉植入在颧牙槽嵴区,第一磨牙和第二磨牙牙根上方 5 mm 处,牵引方向低于上颌骨阻抗中心。翼腭缝在-60°～-30°变化时逆时针旋转趋势明显,由-30°～15°变化时逆时针旋转趋势逐渐减小。推测牵引角度在-30°～15°时,牵引力线通过了上颌骨阻抗中心。当牵引角度由-60°～60°变化时,各骨缝均表现出逆时针旋转的趋势,并且上颌骨整体移动也表现为逆时针旋转趋势,提示此牵引角度范围对于纠正深覆𬌗有积极意义。

9.2.2.4 不同部位植入微种植钉进行前方牵引时应力应变特征差异的三维有限元分析

利用微种植体辅助上颌复𬌗体进行前方牵引治疗青少年安氏Ⅲ类错𬌗畸形,微种植钉的植入位置可有较多选择,常见的植入部位是前牙区(一般在上颌侧切牙与尖牙牙根之间),但由于微种植钉植入方向和牵引角度一致,并且前牙区骨质较薄,容易导致微种植钉在牵引时发生脱落。有人将种植钉位置后移,植入在上颌第二前磨牙和第一磨牙牙根之间,但是实际上大多数病例中上颌第一磨牙近中颊根区域颊侧骨质比较薄,尤其是近年来随着显微 CT 的普及,可以看到上颌第二磨牙近中颊根区域骨质要比第一磨牙近中颊根区域的颊侧骨质要厚很多。故设计以下实验,将种植钉植入在上颌颧牙槽嵴处和上颌尖牙区,分别进行相等力值和相同角度的前方牵引,分析应力分布的差异特征,以期为临床正畸选择合适的种植钉植入部位提供参考和依据。

将微种植钉 1(见图 9-16)设定在与上颌平面成 60°角,第一和第二磨牙根尖间的上方,距离第一磨牙牙槽嵴顶 6 mm。微种植钉 2 设定在与上颌尖牙骨面 90°角,距离上颌侧切牙与尖牙牙根之间,牙槽嵴顶上方 6 mm 处。

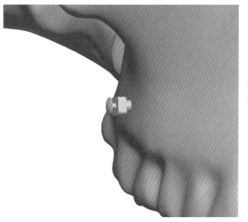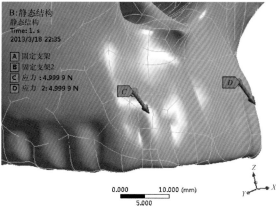

图 9-16　种植钉植入不同部位示意图

Figure 9-16　The schematic diagram of implantationsites

从应力在全头颅分布表(见表 9-2)显示,种植钉在颧牙槽嵴处进行牵引时应力在颌面骨中下部均有较为集中的分布,应力值范围为 0~0.002 578 6 MPa。在前牙区进行牵引时,虽然与颧牙槽嵴区情况相似,在面中下 1/2 应力分布较为均匀,但应力值范围为 0~0.001 339 MPa,颌面骨所受应力较小。

表 9-2　不同部位(𬌗平面向下 30°)牵引时各骨缝应力分布(单位: MPa)

Table 9-2　**The stress distribution of sutures in different positions when protracted 30°downward occlusion plane**

骨　　缝	颧牙槽嵴区		前　牙　区	
	最大应变力	最小应变力	最大应变力	最小应变力
颧颞缝	0.017 33	0.000 787	0.008 96	0.000 612 1
颧额缝	0.010 006	0.000 717	0.006 762	0.000 180 6
额颌缝	0.010 944	0.000 334	0.004 03	0.000 022
鼻额-额颌缝	0.013 633	0.000 973	0.008 368	0.000 025 38
翼腭缝	0.037 247	0.005 423	0.016 385	0.000 690 5
腭横缝	0.013 926	0.000 574	0.005 025	0.000 028 39

在不同部位植入微种植钉进行前方牵引时,各骨缝的位移趋势有所不同。在向下 30°,500 g 力值进行牵引时,各骨缝均表现出向前下位移趋势,鼻额-额颌缝、颧颌缝以及颧额缝垂直部分在颧牙槽嵴处牵引,此 3 条骨缝表现出逆时针旋转的趋势,而在尖牙区牵引时,此三条骨缝有顺时针旋转趋势。

在不同部位植入微种植钉进行前方牵引时,上颌骨整体位移趋势有所不同(见

图 9 - 17)。在向下 30°,500 g 力值在颧牙槽嵴处进行牵引时,上颌骨整体表现为逆时针旋转趋势,而在尖牙区牵引时,上颌骨整体表现为顺时针旋转趋势。

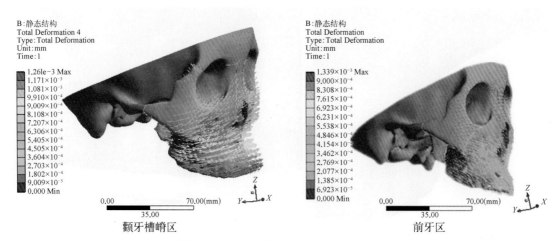

颧牙槽嵴区 前牙区

图 9 - 17 向下 30°,500 g 条件下不同部位牵引时上颌骨位移趋势图

Figure 9 - 17 Total deformation of maxillary under different loading sites when exert a force of 30 degrees downward and 500 g

在颧牙槽嵴区和前牙区分别进行牵引时,虽然各骨缝应变力分布特征具有一定差异性,但都能刺激骨缝间骨质的沉积,促进上颌骨的发育。由于牵引部位的不同,各骨缝受到的应变力及发生位移的趋势也不相同。颧牙槽嵴区进行牵引时各骨缝应变力分布要高于前牙区,但前牙区进行牵引时各骨缝应力分布却更为均匀,可能是因为前牙区牵引方向更接近上颌骨阻抗中心,上颌骨发生旋转的趋势较小,因而各骨缝应力分布较为均匀。

(冯雪　罗晨　李永刚)

9.3　种植体支抗远移下牙列的三维有限元分析

9.3.1　概述

骨性Ⅲ类错𬌗由于严重影响咬合及面部的发育成为临床治疗最为复杂的错𬌗畸形之一。对于严重的成人骨性Ⅲ类错𬌗,推荐采用正畸-正颌联合治疗。对于轻中度的骨性Ⅲ类错𬌗,虽然通过正畸-正颌联合治疗可获得面型和咬合最大的改善,但是由于患者对手术风险的担忧和费用较高等原因,在临床上更多的人选择正畸掩饰性治疗,即通过牙齿的代偿来补偿骨骼的畸形,但代偿治疗牙齿移动的范围要远远小于手术治疗。所以如何选择有效而稳定的掩饰性治疗方法一直是正畸医生所面临的难题。

种植体支抗因其可获得绝对支抗、对患者配合度要求低等优点,而得到广泛的临床应用。Sugawara 等[29]将微钛板通过外科手术植于下颌升支前缘,在不影响牙根移动的情况下,磨牙远移效果较为明显,不仅可以从矢状向上控制牙齿移动,而且还可以对下颌磨牙进行压低。但是在植入和取出时都需要进行翻瓣手术,创伤大,患者的疼痛不适感较明显,正畸医生不能独立进行,使其在临床上的应用和推广大大受限。

为了防止传统的Ⅲ类牵引所引发的上颌磨牙的伸长和上前牙的唇倾,He 等[30]在骨性Ⅲ类错𬌗患者的上颌植入种植体支抗,进行Ⅲ类牵引远中移动下牙列,使下颌牙列远中移动了 3.4 mm,解决了前牙反𬌗,而且未出现下颌的顺时针旋转和上前牙的唇倾。但是Ⅲ类牵引需要患者良好的配合才能得到效果,矫治效果对患者的依从性要求较高。

Park 等[31]首次将种植钉植入下颌磨牙的外斜线处用于磨牙整体后移,得到较好的矫治效果。范星星研究发现全牙列远移与逐个牙齿移动相比,不仅缩短了矫治时间,而且有利于磨牙整体移动。Yasuda 等将种植体植入第二前磨牙和第一磨牙牙根之间的颊侧区域,应用镍钛拉簧使用 250 g 的力拉下牙列远移,既解决了前牙的反𬌗,又纠正了中线。但是因植入的位置容易使种植体影响第二前磨牙牙根的移动,使得远移的距离有限。

种植体植入部位决定了植入的安全性和稳定性。Lee 等[32]利用 CT 测量了下颌牙齿牙根之间的距离,认为下颌第一与第二前磨牙间、第二前磨牙与第一磨牙间、第一与第二磨牙间的根间距离较宽是较好的植入位置,但会影响牙根的远中移动,牙列的远移量一般在 3 mm 以内,远移量较大时不适合应用。林锦荣通过 CBCT 分析认为,下颌颊棚区是下颌磨牙颊侧皮质骨非常致密的一个区域,可以非常好地提供骨性支抗,其位于第一磨牙和第二磨牙根方,第二磨牙远中颊侧。龚艳[33]通过 CBCT 研究认为,骨量最大的位置是第一磨牙和第二磨牙之间距离牙槽嵴顶 8 mm 处,该处骨皮质非常致密,骨量较多,可以为种植体提供足够的空间和支持,是临床植入微种植钉的常用部位。Sugawara 等[34]将种植体植入第二磨牙的远中,即磨牙后区,此部位有足够的骨量,与牙根有足够的距离,能提供足够的支抗使牙列远移,但是此区域的软组织较厚且动度大,位置较靠后不利于清洁,易引发软组织肿胀及种植体周围炎等。从口腔解剖学上发现下颌神经管大部分位于下颌磨牙的舌侧,颊棚区植入种植钉损伤下颌神经管的概率很小,是植入种植体较为安全的区域。

毛丽霞等[35]报道,将种植体植入磨牙后区远移下牙列,其中第一磨牙在牙冠水平的平均远中移动量为 4.88 mm,在牙根水平为 3.1 mm,倾斜比率为 63%。Park 等[36]研究发现,应用种植体支抗远移下颌磨牙,下颌磨牙远中移动量平均为 2.45 mm。Young 等利用种植体支抗远移下颌第一磨牙 2.45 mm,第二磨牙 2.08 mm。可见种植体支抗远移全牙列时,磨牙远中移动为整体移动,伴少量的远中倾斜。下中切牙牙冠远中移动 4.98 mm,根尖远中移动 1.37 mm,倾斜比率为 27.5%,可见下切牙以倾斜移动为主。

Park 研究发现通过远移全牙列的分力或弹性橡皮链压低磨牙,磨牙被压低后,下颌平面产生逆时针旋转,有利于高角面型的垂直向控制,但会加重反覆盖,不利于Ⅲ类关系的改善。如下颌平面发生后下旋转,有利于反覆盖的解决,但会引发下颌平面角加大,将不利于Ⅲ类错𬌗高角患者的面型改善。因此,垂直向高度控制和矢状向控制是矫治高角骨性Ⅲ类错𬌗成功的关键。Nakamura 等[37]研究得出,矫治时为了实现磨牙区的压低,可以在远移下颌磨牙时将牵引方向调整为后下。

9.3.2 种植体支抗远移下牙列三维有限元模型的建立

根据种植体支抗远移下牙列的适应证,选取了1名年龄为22岁,磨牙为近中关系,下前牙轻度拥挤,牙列完整,牙体解剖长度正常,牙周健康,牙槽嵴高度正常的男性患者。拍摄前拔除下颌第三磨牙,下牙列排齐整平,获得患者的知情同意。

通过螺旋CT进行数据采集,扫描时患者采取息止颌位,以避免上下牙列接触导致提取的数据不准确,扫描基准线与眶耳平面平行,自髁突上缘至下颌骨下缘进行连续无间隔断层扫描,扫描层厚为0.625 mm(有0.25 mm的重叠,实际层厚0.4 mm),共获得断层图像315张。将所得的三维螺旋CT数据以DICOM格式刻录于光盘。

将DICOM格式的CT数据利用Import Image命令导入医学建模软件Mimics 17.0中,设置模型的sagittal plane(矢状位)、parallel plane(水平位)和coronal plane(垂直位),分别建立牙齿和颌骨的masks层,设置颌骨的阈值范围为226~3 071 Houns field单位,设置牙齿的阈值范围为1 553~2 850 Houns field单位。使用Edit Masks中的Erase命令擦除建模不需要的上颌骨和下颌牙齿表面的托槽跟弓丝。然后运用Edit Masks中的Draw命令分别填充下颌骨和牙齿的边界区域,得到所需要的下颌骨和下颌牙列的断面图。通过Calculate 3D三维重构命令对断面图进行处理,生成包括下颌骨和下牙列的三角面片的三维模型,将模型导出以.stl格式保存。

使用Geomagic Studio 2014读取所建立的.stl格式的三角面片模型,利用网格医生命令对导入的模型进行检测,去除模型存在的尖锐边、自相交面、小通道、小孔等,并对下颌骨和下牙列进行表面模型的修复,使用光顺命令优化模型的表面。运用Offset命令对下颌牙齿的外表面向外扩张0.2 mm即可得到每个牙齿的牙周膜的三维模型,经过布尔运算得出牙周膜模型。把颌骨模型向内偏移1.5 mm,通过布尔运算得到骨皮质和骨松质的模型。然后在曲面阶段中进行自动曲面化,得到所需的NURBS(Non-Uniform Rational B-Splines)曲面模型,保存为.igs格式。

根据临床上所用的3M公司的Victory系列0.022英寸(0.559 mm)槽沟系统的MBT托槽的实际数据,使用游标卡尺测量托槽的外观尺寸。使用Unigraphics NX 8.5草图功能绘制托槽的截面形状,使用拉伸等操作建立托槽的三维模型。使用装配命令根据距离中切牙切缘4 mm,尖牙4.5 mm所建立的基准平面将托槽的底面与牙的表面贴合。使用曲线功能建立弓丝的曲线,利用扫掠命令建立尺寸为0.019英寸×0.025英寸(0.482 6 mm×0.635 mm)的不锈钢方形弓丝。建立了三种长度的牵引钩,固定于侧切牙与尖牙之间的弓丝上。使用游标卡尺测量牵引钩的外观尺寸,使用Unigraphics NX 8.5草图功能绘制牵引钩的截面形状,使用拉伸等操作建立牵引钩的三维模型。

种植钉模型采用台湾亚太A1的直径为1.5 mm,长度为10 mm(骨内长度8 mm)的不锈钢钉。使用游标卡尺测量外观尺寸。使用Unigraphics NX 8.5草图功能绘制牵引钩的截面形状,使用拉伸、旋转命令建立种植钉的主体模型,使用螺纹命令建立种植钉的螺纹形状。

根据病人的颊棚区骨皮质斜面情况,选择在下颌第一、二磨牙根间颊侧植入,与牙槽表面成10°~20°的夹角。

将已建立的下颌骨、下牙列、牙周膜、托槽、弓丝、种植钉的模型导入 Unigraphics NX 8.5 软件中。将各部分模型进行组装，精细修整，建立远移下牙列实体模型。以.stp 格式导出。将所建立的实体模型导入到 Ansys workbench 15 软件中，依次进行模型的属性定义、网格划分、边界约束等，最终建立种植体支抗远移下牙列的三维有限元模型（见图 9 - 18）。

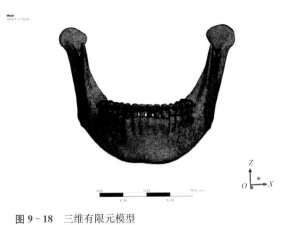

图 9 - 18　三维有限元模型
Figure 9 - 18　The 3D finite elementmodel

依据材料属性模型划分为 6 种材料，分别为骨皮质、骨松质、牙齿、牙周膜、托槽和弓丝，均考虑为各向同性、连续均质的线弹性体。材料受力变形为小变形。模型各部分均采用四面体十节点单元，模型被划分为 669 571 个单元和 1 014 160 个节点。

9.3.3　不同高度牵引钩远移下牙列的三维有限元分析

以前述所建立的种植体支抗远移下牙列的三维有限元模型为操作平台，改变牵引钩长度为弓丝上 2 mm、0 mm、下 2 mm、下 4 mm，加载力值为每侧 3 N 时，观察各牙的初始位移及𬌗平面的旋转趋势。镍钛拉簧弹力设置成受力的虚拟单元，力的起点是位于牵引钩的挂钩位置，方向为沿着牙槽骨至种植钉的头部。

用矢状向牙冠和根尖初始位移差的绝对值来表示牙体长轴近远中向的倾斜程度。中切牙的舌向倾斜趋势大于侧切牙，侧切牙的舌向倾斜趋势大于尖牙。随着牵引钩高度由上 2 mm 到下 4 mm，前牙牙体长轴舌向倾斜的趋势逐渐变小。只有牵引钩高度为 4 mm 时，尖牙倾斜趋势大于侧切牙。随着牵引钩高度由上 2 mm 到下 4 mm，磨牙远中倾斜的趋势增大，但第二磨牙的远中倾斜程度始终大于第一磨牙（见图 9 - 19）。

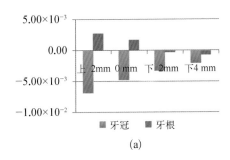
(a)

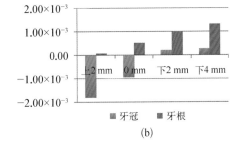
(b)

图 9 - 19　下颌中切牙的移动趋势
（a）中切牙矢状向位移；（b）中切牙垂直向位移
Figure 9 - 19　Displacement of the mandible central incisor under different loading conditions

当牵引钩高度为上 2 mm 时，𬌗平面为逆时针方向旋转趋势。随着牵引钩高度从上 2 mm 到下 4 mm，𬌗平面依然为逆时针旋转，但旋转趋势逐渐变小（见图 9 - 20）。

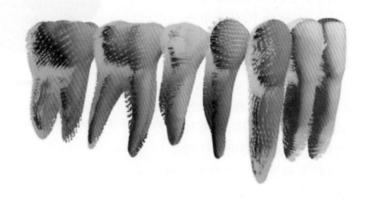

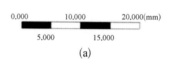

(a)

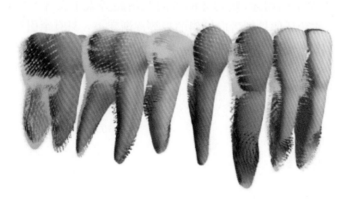

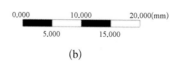

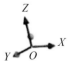

(b)

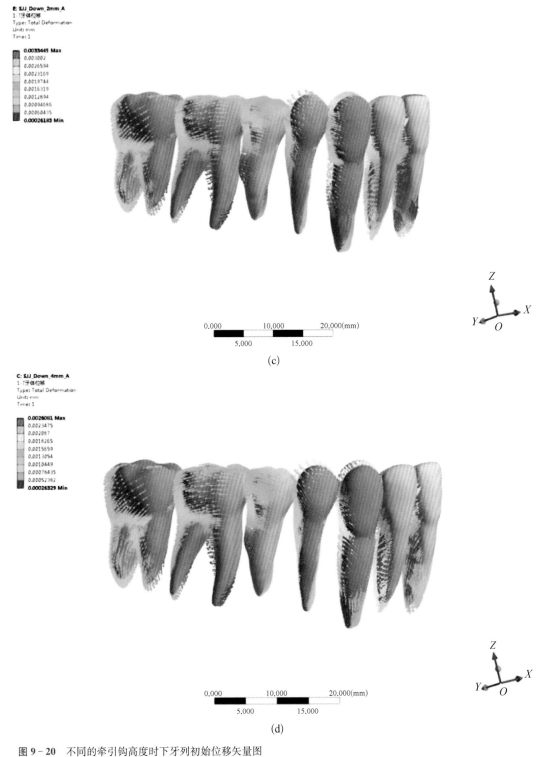

图 9 - 20 不同的牵引钩高度时下牙列初始位移矢量图

(a) 牵引钩长度为上 2 mm 时, 殆平面的旋转趋势; (b) 牵引钩长度为 0 mm 时, 殆平面的旋转趋势; (c) 牵引钩长度为下 2 mm 时, 殆平面的旋转趋势; (d) 牵引钩长度为下 4 mm 时, 殆平面的旋转趋势

Figure 9 - 20 Total deformation of mandible arch under different height of traction hook

下前牙的位置对下唇、侧貌有较大的影响,而对骨性Ⅲ类错𬌗的掩饰性正畸治疗,必然涉及下前牙在垂直向和矢状向的位移。孙伯阳研究发现骨性Ⅲ类错𬌗下前牙区牙槽骨厚度比正常𬌗者薄,唇侧牙槽嵴高度相对较低,切牙根尖点距离唇侧骨皮质也比较近。Chung[38]等发现,伴有开𬌗的骨性Ⅲ类患者的牙槽骨厚度更为窄小,下颌前牙在下颌骨中的位置及牙根周围牙槽骨的骨质情况关系到矫治的成败。所以应该根据前牙区牙槽骨的厚度来制订矫治计划。如果矫治前就出现了代偿性的前牙舌侧倾斜、唇侧骨板太薄和牙龈退缩等问题,说明下前牙移动的距离有限。如果需要远移下前牙进一步代偿来达到正常的覆𬌗覆盖,要防止牙根的唇面压迫骨皮质,引发牙根吸收和牙根暴露。实验发现前牙牙冠舌倾程度比后牙明显,随着牵引钩由上 2 mm 到下 4 mm,前牙区倾斜程度逐渐减小,与较长的牵引钩较接近前牙的阻抗中心有关。当牵引钩高度为上 2 mm 和 0 mm 时,下前牙出现牙冠向舌侧、牙根向唇侧的倾斜移动趋势,根尖点比较容易接近唇侧皮质骨,所以矫治过程中唇侧骨板太薄的患者尽量不采取高度为上 2 mm 和 0 mm 的牵引钩,并可以通过增加前牙托槽转矩和下颌弓丝上加摇椅的方法对抗下前牙的伸长和舌倾。

传统的远移磨牙的装置易引发下磨牙的伸长,导致下颌平面角的增大,下颌出现后下旋转。而实验中当牵引钩高度为上 2 mm、0 mm、下 2 mm 时,第一磨牙均有压低的趋势。当牵引钩高度为下 4 mm 时,第一磨牙的近中颊尖出现轻微的伸长,但并没有影响整个𬌗平面的旋转趋势。因为磨牙远移的力主要是前牙向后的推力,垂直向变化不大,所以切牙区垂直向变化对𬌗平面旋转有较大的关系。第二磨牙的远中倾斜程度和压低程度始终大于第一磨牙,主要是第二磨牙位于全牙列的末端,没有邻接牙齿的相互作用力阻止其倾斜移动。为了对抗第二磨牙的远中倾斜可采用:① 使用较粗的不锈钢丝使余隙减小;② 黏颊面管时,做适当的远中倾斜;③ 使用近远中径较长的第二磨牙颊管。

当牵引钩高度为上 2 mm 时,下牙列整体远中移动趋势为最大程度的𬌗平面逆时针方向旋转,这对于Ⅲ类错𬌗伴浅覆𬌗或开𬌗的高角患者,不仅能够纠正前牙反𬌗,而且有助于前牙开𬌗的矫治,但对于下前牙唇侧骨板较薄的患者不利。随着牵引钩高度从 0 mm 到下 2 mm,前牙区远移的趋势变小,但前磨牙、磨牙的远移趋势增加,垂直向下的分力逐渐减小,磨牙的压低程度减小,逆时针旋转的趋势也减小,比较适用于前牙轻度反𬌗伴浅覆𬌗的高角患者。当牵引钩高度为下 4 mm 时,全牙列远移的同时𬌗平面最少具有逆时针旋转的趋势,对于前牙轻度反𬌗、唇侧骨板薄的患者较有利。所以在临床上可根据对逆时针旋转的需要程度和下前牙唇侧骨板的厚度选择不同的牵引钩高度来获得更好的矫治效果。但是逆时针旋转会使颏部向前,又不利于Ⅲ类面型的矫治。所以临床上应该根据需要变化牵引钩的高度来调节牵引力的方向。

9.3.4 磨牙区施加压低力时种植体支抗远移下牙列的三维有限元分析

给磨牙区施加压低力,从第一磨牙、第二磨牙垂直向位移图可见,当在磨牙区施加 1.5 N 力时,牙冠跟牙根在垂直向位移为正,均被压低。从第一磨牙、第二磨牙水平向位移图可见,第一磨牙牙冠和第二磨牙牙冠的远中水平向位移为负,有颊向倾斜的趋势;第一磨牙、第二磨牙根尖点位移为正,有舌侧倾斜的趋势(见图 9-21)。

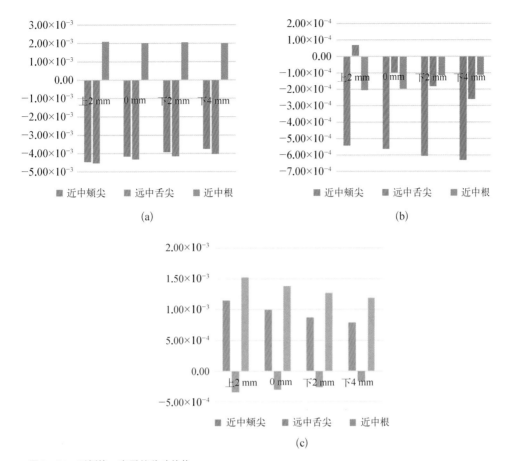

图 9 - 21 下颌第一磨牙的移动趋势
(a) 第一磨牙水平向位移；(b) 第一磨牙矢状向位移；(c) 第一磨牙垂直向位移

Figure 9 - 21 Displacement of the mandible first molar under different loading conditions

从各牙的远移组和远移加压低组矢状向位移的比较可见，切牙区、尖牙、前磨牙在远移加压低组较远移组远移的趋势增大，逆时针旋转趋势变化不大。但对于第一磨牙来说，远移加压低组较远移组远移的趋势减小，远移加压低组的逆时针旋转趋势减小，在垂直向上切牙远移加压低组较远移组升高的趋势增加，但变化不大。第一磨牙近中颊尖在垂直向上有明显的压低趋势(见图 9 - 22)。

种植体支抗远移全牙列时在磨牙区施加压低力后，当牵引钩为上 2 mm 时，𬌗平面为逆时针旋转趋势，比远移组逆时针旋转趋势增大；并且随着牵引钩高度从上 2 mm 到下 4 mm，𬌗平面依然为逆时针旋转，旋转趋势逐渐减小，但是比远移组逆时针旋转趋势大。

因为下颌解剖因素的影响，下颌磨牙区的舌侧不易植入种植钉，作用力线只位于颊侧，使下颌磨牙很难实现真正压低。实验中当种植体支抗远移下牙列时在磨牙区施加压低力，牙冠有颊侧倾斜和牙冠近中颊尖向远中颊侧扭转的趋势，牙冠颊侧倾斜易造成下牙列宽度增加的趋势，这在Ⅲ类错𬌗中是不期望看到的。所以在临床上可以使用舌弓加以控制或者在所用的不锈钢弓丝上，在磨牙段稍缩窄弓形和加入冠舌向转矩。为了对抗牙冠近中颊尖

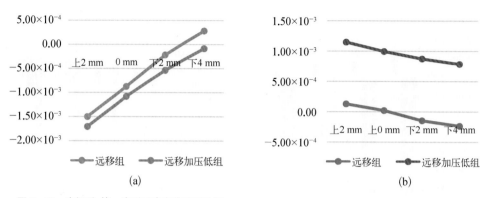

图 9 - 22　中切牙、第一磨牙垂直向位移对比图
(a) 中切牙垂直向位移对比图；(b) 第一磨牙近中颊尖垂直向位移对比图
Figure 9 - 22　Comparison of vertical displacementof the central incisors and the first molar

向远中颊侧扭转，可在黏磨牙颊面管时稍向远中。

骨性Ⅲ类错𬌗高角及伴开𬌗倾向的病人，在矫治过程中对后牙垂直高度的控制尤为重要，通过单纯压低磨牙治疗开𬌗容易复发，通过对磨牙的远移和压低，可得到更为稳定的效果。当种植体支抗远移全牙列时，磨牙远移的力主要是前牙向后的推力，垂直向变化不大，切牙区垂直向升高对𬌗平面逆时针旋转起较大的作用。实验中种植体支抗远移下牙列的同时给磨牙区施加压低力，不同的牵引钩高度下，前牙区、前磨牙区远移的趋势均增大，更有利于全牙列的远移，磨牙区获得绝对的压低，切牙区垂直向变化不大。跟单独远移下牙列相比，𬌗平面的逆时针旋转趋势增大，主要是由磨牙区获得绝对的压低有关。所以，种植体支抗远移下牙列时磨牙区施加压低力，更有利于骨性Ⅲ类错𬌗高角及伴开𬌗倾向的患者的矫治，将获得更为有效的垂直向控制和更加稳定的效果。

（冯雪　孙婧婧　李永刚）

9.4　微种植体支抗整体内收及压低上颌前牙的三维有限元分析

9.4.1　概述

有研究表明[39]，上颌第一磨牙和第二前磨牙颊侧根间，距离牙槽嵴顶 5～8 mm 处，牙根间距达 3.5 mm，是上颌颊侧最安全的植入区域。Ishii 等[40]研究发现，牙槽嵴根方 6～8 mm 处，牙槽间隔较宽，且不易损伤上颌窦底，是微种植体植入的最佳部位。这一位置植入的微种植体能够很好地保持稳定，避免邻近组织结构的损伤，同时其水平向的分力能够有效地内收前牙改善面型，垂直向的分力也可以起到少量压低前牙的效果，避免内收过程中前牙过度舌倾。直丝弓矫治器在托槽内预置了不同的转矩角，但由于闭隙过程中使用的弓丝尺寸小于槽沟尺寸，对于槽沟内每 0.001 英寸的余隙，将丧失 4° 的有效转矩，其结果是前牙过度直立或舌倾，导致前牙深覆𬌗的出现。增大弓丝的尺寸或增大前牙的冠唇向转矩,可在一定程度上减少这种情况的出现,但这一做法也使滑动内收过程中摩擦阻力增大,不利于间隙的关闭。众多学者希望通过改变种植体的高度或牵引钩的长度以使作用力线通过前牙的阻抗中心来实现前牙的整体移动,但结果并不如想象中的有效。如何在内收前牙时对其施加压低力以及转矩和𬌗平面的控制是临床关注的问题。1983 年,Creekmore 和 Eklund 等[41]将小型骨螺钉植入上颌前鼻棘处,用弹力线将种植体头部与主弓丝结扎,实现了上颌中切牙 6 mm 的压低,螺钉在治疗过程中未出现松动。1997 年,Kanomi[42]等用种植钉压低下前牙并取得了较好的效果,从此这一技术手段得到了正畸医生以及学者们的广泛关注。

对于压低上前牙的微种植体植入部位,临床中主要的植入部位有上颌中切牙间、上颌中切牙与侧切牙之间及上颌侧切牙与尖牙之间。Chandrasekharan 等[43]将种植体植入上颌中切牙之间,游离龈上方 4 mm,即刻加载力值 50~60 g,4 个月后上颌前牙压低 4.1 mm,露龈笑得到改善。戴宁等[44]将微种植体植入中切牙与侧切牙之间及中切牙之间并进行有限元分析比较,发现微种植体植入侧切牙与中切牙之间应力分布较均匀,且操作不受唇系带的影响。麦志辉等[45]通过微种植体压低上前牙的 Typodont 实验,分别将微种植体植入上颌中切牙间、中切牙与侧切牙之间以及侧切牙与尖牙之间,并施加力值 100 g,结果显示,三种方式均能压低上前牙,且伴有不同程度的前牙唇倾,但上颌磨牙未伸长;上颌前牙压低程度不同,中切牙压低量最大;并认为微种植体的位置越靠后,上前牙的压低量越小,唇倾越少,牙弓及𬌗平面的变化越少。在垂直方向上,前牙区种植体应尽量偏向龈向,并远离前牙牙根,为切牙的压低移动预留空间。

9.4.2 微种植体支抗整体内收及压低上颌前牙三维有限元模型的建立

选取一名上颌前突并采用拔除双侧第一前磨牙且需利用种植体支抗内收前牙的患者一名,男性,26 岁,经过治疗初期的排齐整平,牙齿排列整齐,更换 0.019 英寸×0.025 英寸不锈钢丝将上颌牙列结扎固定一个月,以减少内收过程中的摩擦阻力。

应用美国 GE 公司的 64 排螺旋 CT 进行数据采集。扫描时患者取仰卧位,颏部抬高,嘱患者放松以避免上下牙列接触,自颧弓至上颌𬌗平面进行连续扫描,扫描条件为 100 kV,250 mA,扫描层厚为 0.625 mm,重建间隔 0.400 mm,共获得图像 188 张,并以 DICOM 格式存储。

将上述获取的图像导入 Mimics17.0 软件,分别对颌骨及牙列进行阈值设定,建立颌骨及牙列的 masks 层,利用 Mimics 软件中的 Edit Masks 命令编辑不同的 masks 层,利用 draw 命令的线索功能填充颌骨及牙列的空隙区域,消除图像中的孔洞,擦除实验建模不需要的部分上颌骨、金属托槽及其产生的金属伪影等干扰信息,得到实验所需的断层图,最后运用软件中的 Calculate 3D 命令生成初步三维模型,保存为.stl 格式(见图 9 - 23)。

将上述所建结构较为粗糙的.stl 格式模型导入 Geomagic Studio 2014,使用软件的网格医生命令检查并修复模型的网格结构,使用平滑功能优化上颌骨及牙齿的表面,使用多边形功能下的曲面修复功能调整牙冠表面的平整度,消除托槽对牙冠表面的影响,

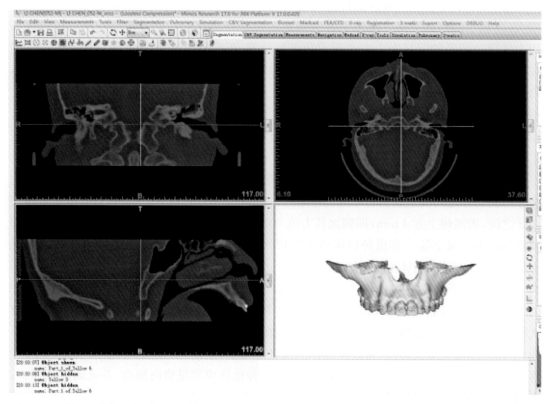

图 9 - 23 Mimics 软件生成的初步三维模型

Figure 9 - 23 Primary 3D model constructed by Mimics software

使模型变得光顺。运用偏移命令将上颌牙齿向外偏移 0.2 mm,将颌骨模型向内偏移 1.5 mm,利用布尔运算分别得到牙周膜、皮质骨和松质骨的模型,使用曲面功能进行自动曲面化,建立各部分的 NURBS 曲面,得到颌骨及牙列的曲面模型,以.igs 格式保存。

根据托槽的产品参数,应用 UG NX 三维机械制图专用软件绘制托槽的草图并得到托槽的实体模型,对托槽底部进行微调,移动至临床中托槽的黏接位置,使其与牙冠表面贴合;后牙带环简化为与托槽槽沟同尺寸的颊面管。弓丝尺寸采用临床实际应用尺寸,即 0.019 英寸×0.025 英寸不锈钢丝,使用曲线命令绘制弓丝截面的草图,再使用扫掠功能生成弓丝的实体模型。参考临床该种植体的植入尺寸,定义后牙区种植体为 1.5 mm×10 mm,与骨面成 60°角,前牙区种植体定义为 1.5 mm×6 mm,与骨面垂直。

将上述各部分模型进行组装并导入有限元分析软件 Ansys workbench 15(美国 ANSYS 公司),并根据微种植体高度及位置组合建立多个有限元模型(见图 9 - 24)。

模型包括直丝弓托槽、弓丝、牵引钩、皮质骨、松质骨、牙体、牙周膜及种植体 8 种结构,做出如下假设:所有材料简化为均质、各向同性的线弹性体,其中皮质骨为 1.5 mm 厚的壳单元,牙周膜定义为 0.2 mm 的壳单元,模型采用四面体网格划分技术生成四面体十节点单元,共得到 952 372 个单元和 1 704 979 个节点。

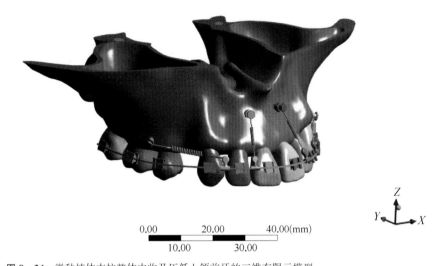

图 9 - 24 微种植体支抗整体内收及压低上颌前牙的三维有限元模型

Figure 9 - 24 The finite element model of en-mass retraction with vertical traction

9.4.3　不同牵引钩高度内收前牙时的三维有限元分析

　　根据临床上内收上颌前牙的植入要求,将微种植体植入于上颌第二前磨牙与第一磨牙之间,与骨面成 60°角植入,高度分别在牙槽嵴顶上方 2 mm、5 mm 和 8 mm。

　　使用 UG NX 软件的草图功能绘制牵引钩的截面图并建立其三维模型,定义牵引钩长度为 2 mm,位置在侧切牙与尖牙托槽之间弓丝的中点,弓丝与牵引钩的接触关系设定为 bonded 类型,相对不发生滑动。

　　在牵引钩的最上方和微种植体颈部的弹簧单元施加 200 g 的集中力,以模拟临床上利用微种植体和镍钛拉簧关闭拔牙间隙。

　　随微种植体高度增加,牙冠位移减小而牙根位移增大,矢状向上冠根位移的差值可表示舌向倾斜的程度,因此中切牙舌向倾斜移动趋势减小(见图 9 - 25);垂直向上,牙冠表现为伸长趋势($-Z$),且随微种植体高度增加,伸长量减小。根据以上结果分析:中切牙在内收过程中表现为舌向倾斜移动及伸长,随微种植体高度增加,这一移动趋势减小。

　　根据以上分析结果可知,在利用微种植体支抗整体内收前牙的过程中,上颌前牙表现为顺时针旋转,且前牙表现出少量的伸长,随微种植体高度增加,前牙内收量减少,舌向倾斜移动趋势减小,垂直向压入量增加,因此微种植体高度的增加可在一定程度上减少内收过程中的转矩丧失及覆𬌗加深情况的出现,高位种植较适合于伴有上颌前牙区垂直向发育过度的患者,低位种植较适合于有开𬌗倾向的患者。然而由于解剖结构的限制,微种植体在垂直向的位置变化范围有限,对转矩的控制有限,难以避免内收过程中前牙转矩的丧失。

正畸牙齿移动是一个十分复杂的过程,主要分为受力瞬间组织弹性形变产生的瞬时位移和牙周组织改建下的终位移两个阶段,而从第一个阶段到第二个阶段的发展,又受到牙槽骨密度、细胞活性、生物调节因子、药物的使用等因素的影响,三维有限元分析法所示结果为加力瞬间牙周膜形变所致的瞬时位移,即牙齿移动的第一个阶段,虽然可以根据牙周膜的应力分布推测未来牙组织的改建情况,但这与生物体自身调节下的长期牙齿移动并不完全一致,因此研究结果有待进一步证实。

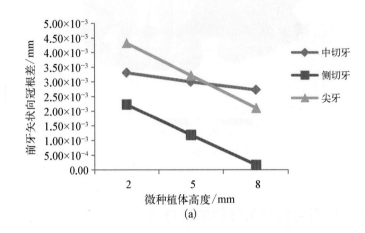

(a)

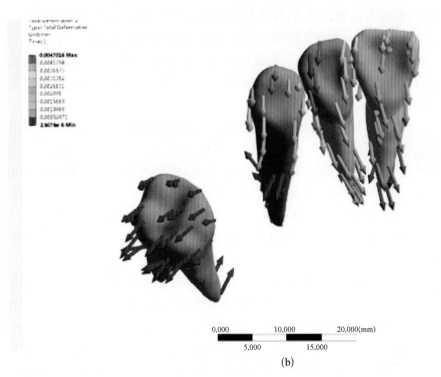

(b)

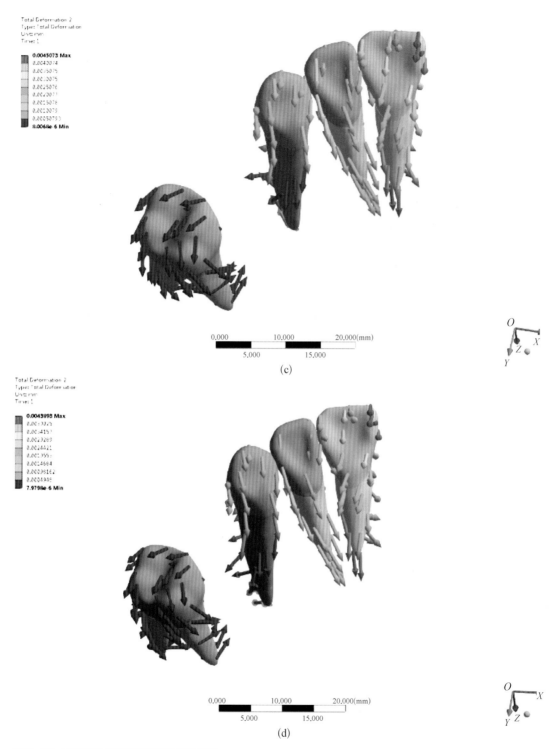

(c)

(d)

图 9 - 25 不同微种植体高度下牙齿移动趋势
(a) 在不同种植钉高度下上颌前牙矢状向冠根位移差值;(b) 微种植体高度在牙槽嵴顶上方 2 mm 时前后牙的位移矢量图;(c) 微种植体高度在牙槽嵴顶上方 5 mm 时前后牙的位移矢量图;(d) 微种植体高度在牙槽嵴顶上方 8 mm 时前后牙的位移矢量图

Figure 9 - 25 The difference of the crown and the root apex of anterior teeth on Y axis with different micro-implant height

9.4.4 整体内收过程中增加前牙区压入力后的三维有限元分析

增加前牙区微种植体,位置分别在中切牙之间、中切牙与侧切牙之间、侧切牙与尖牙之间,高度在前鼻棘下方,将后牙区不同高度的微种植体与前牙区不同位置的微种植体进行组合,建立多个有限元模型(见图9-26),并分别计算。

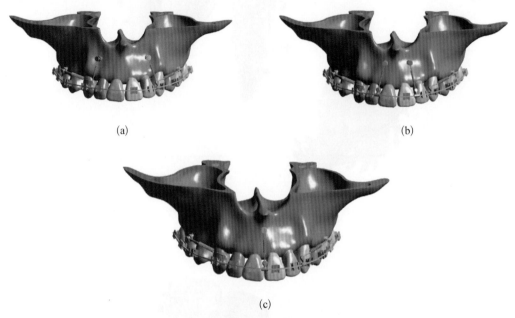

(a)　　　　　　　　　　　　　　(b)

(c)

图9-26 微种植体支抗内收及压低上颌前牙的有限元模型
(a) 中切牙之间;(b) 中切牙与侧切牙之间;(c) 侧切牙与尖牙之间

Figure 9-26 The movement tendency of the crown and the root apex of anterior teeth on Y axis with different micro-implant height

在牵引钩的最上方和后牙区微种植体颈部的弹簧单元施加200 g的集中力,在前牙区微种植体与对应牵引钩间施加每侧50 g力值,以模拟临床上利用微种植体和镍钛拉簧关闭拔牙间隙。

随着微种植体后移,牙冠位移增大而牙根位移减少,矢状向上冠根位移的差值可表示舌向倾斜的程度,因此随微种植体后移,中切牙舌向倾斜移动趋势增加;垂直向上,增加中切牙间微种植体时中切牙呈压低趋势($+Z$),随微种植体后移,中切牙表现为伸长趋势($-Z$)。根据以上结果分析,增加前牙区不同位置微种植体能够使中切牙呈现压低趋势且倾斜移动趋势减小,增加中切牙间微种植体时,这一趋势相对明显(见图9-27)。

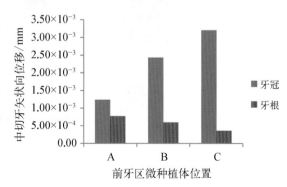

图9-27 中切牙矢状向位移

Figure 9-27 Sagittal displacement of central incisor

上颌 6 颗前牙并不像想象中那样表现出同步的移动或整体移动,而是各自有其自己的步调,在三维方向上的位移并不同步,根据实验的分析结果,前牙区不同位置的微种植体对前牙的影响不同,以中切牙为例,增加中切牙间微种植体能够使中切牙呈现压低趋势且倾斜移动趋势减小,从而有利于纠正临床中出现的前牙转矩丧失及深覆𬌗现象(见图 9 - 28)。

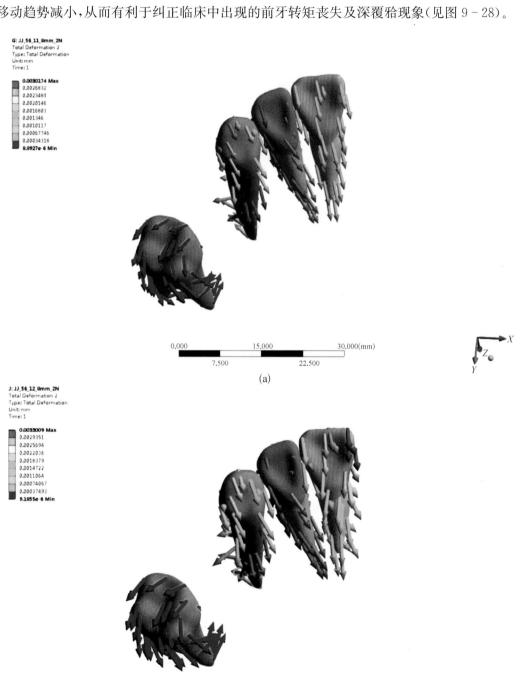

(a)

(b)

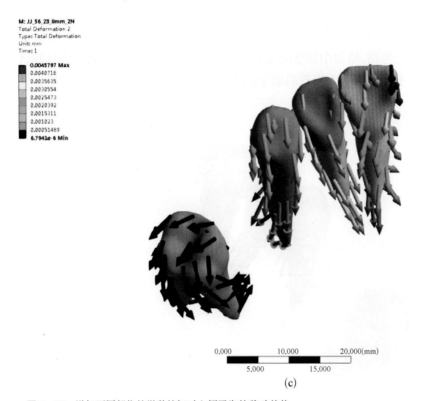

M: JJ_56_29_8mm_2N
Total Deformation 2
Type: Total Deformation
Unit: mm
Time: 1

0.0045797 Max
0.0040716
0.0035635
0.0030554
0.0025473
0.0020392
0.0015311
0.001023
0.00051489
6.7941e-6 Min

0.000   10.000   20.000(mm)
      5.000   15.000

(c)

图 9 - 28 增加不同部位的微种植钉时上颌牙齿的移动趋势
（a）增加中切牙间微种植体时上颌前后牙的移动趋势；（b）增加中切牙与侧切牙间微种植体时上颌前后牙的移动趋势；（c）增加侧切牙与尖牙间微种植体时上颌前后牙的移动趋势

Figure 9 - 28   Total deformation of anterior-posterior teeth when adding micro-implant in different place

　　增加前牙区微种植体后，不改变前牙原来的移动趋势，只改变移动趋势的程度。除垂直向位移增加外，最有意义的为矢状向上牙冠及牙根的位移发生的变化，即牙冠的舌向位移减小，牙根的舌向位移增大，即矢状向上，冠根位移差值减小，前牙舌向倾斜移动趋势减小，随着前牙区微种植体后移，冠根差值有所增加。可以看出，增加后牙区微种植体的高度或增加前牙区的压低力均可以控制上颌前牙的转矩，相对而言，增加前牙区压低力能够更加明显地改变前牙的舌向倾斜移动趋势，达到有效控制前牙转矩的效果，同时垂直向力可以有效改善深覆𬌗的出现。由于解剖结构的限制，后牙区微种植体高度的移动幅度有限，且高位种植容易引起黏膜激惹，因此可以考虑在应用低位或中位牵引的同时，增加前牙区的压低力（中切牙间较好），以解决临床中的问题。

　　相对于前牙，增加前牙区微种植体对后牙的影响程度较小。增加前牙区微种植体，相对于无前牙区微种植体的情况，近远中颊尖垂直向位移差值相对较小，只有在增加中切牙间微种植体时这一位移差值与无微种植体的情况下略大或与其相当；垂直向上可见第一磨牙的变化较小，但仍可以看出，高位种植以及靠近中植入能够获得相对较大的磨牙远中倾斜。

　　前牙在内收过程中不可避免地会出现一定程度的舌向倾斜移动，前牙的整体移动很难达到。前牙的舌向倾斜移动使唇侧根尖区及舌侧牙槽嵴区骨质变薄,坚硬的骨皮质会对牙齿的内收起到限制作用且容易造成牙根的吸收,因此内收时牙根运动应该在相对疏松的骨松质中进行,而在内收的同时增加垂直向压低力,可以有效地调整牙齿内收的方向,减小牙齿的倾斜程度及牙根吸收的风险。研究结果显示,增加后牙区微种植体的高度及增加前牙区压低力均可在一定程度上减小前牙的舌向倾斜移动趋势,而增加前牙区压低力时移动趋势的改变更加明显且操作方便,如采用中位牵引增加中切牙间微种植体时可获得明显优于高位牵引的移动趋势,然而三维有限元分析法毕竟有其局限性,因此仍需进一步的研究。

(冯雪　金晶　李永刚)

9.5　正畸微种植体支抗稳定性研究

9.5.1　植入角度对正畸支抗用微种植钉稳定性的影响

从骨整合概念提出开始,很多学者都将研究的重点放在钛种植体在口腔医学中的应用。有报告显示在牙列缺失患者中种植体的成功率都高于90%[46]。近几十年,这种利用口腔种植体增强正畸治疗过程中的支抗的想法已经展现令人满意的效果[47,48]。

支抗的控制是正畸治疗成功的关键,因此正畸医生设计出了很多支抗方法,包括口内和口外的装置。然而绝大部分口内的装置都会出现一些支抗的丧失,并且没有患者的配合,口外的装置也没有办法提供可靠的支抗。与传统的控制支抗方法相比,微种植钉的主要优势在于体积小减少了植入点选择的解剖限制、医疗成本低、植入和移除手术简单、减少了患者的不适以及能够尽快和尽早地加载[49]。此外,微种植钉能够提供有效的支抗并且不需要患者的配合[50]。随着越来越多患者在正畸治疗中以微种植体来提供支抗,微种植体的稳定性将会受到越来越多的关注。

被多数学者所接受的微种植体成功的方案是使用生物相容性材料、无菌微创手术技术和适当的加载[51]。此外,微种植体与骨结合面之间的应力取决于微种植钉应力加载前的愈合时间、加载的周期、加载强度和方向。关于微种植钉应力加载前的愈合时间、加载的周期、加载强度的研究已经被很多学者所关注,但是很少有关于作用力方向对微种植体稳定性影响的研究报道[52-54]。正畸力的方向是平行于骨皮质表面的,因此微种植钉的植入角度影响正畸力的方向。此外,微种植钉一般植入在两个牙根之间、硬腭上、磨牙后区,因此牙根损伤的风险不应该被疏忽,为防止牙根损伤,Park等[55]提出因为根尖区附近可有更多利用空间倾斜植入微种植钉来替代传统垂直植入以避免损伤牙根。而且近期有研究证明轻微的倾斜植入可增加微种植体的稳定性。然而,一些临床医生指出由于倾斜植入的微种植钉会让它种植深度变浅,倾斜植入的微种植钉会引起稳定性的减弱和支抗效果的下降。所以微种植钉的稳定性与支抗效果是否受不同植入角度的影响仍然不得而知。

通过显微CT和拉拔试验的分析,研究不同微种植体植入角度对加载的微种植钉稳定性的影响。微种植钉在完成不同角度的植入后,即刻加载2 N的正畸力。12只雄性Beagle犬按植入角度不同随机平均分成4组($\alpha=30°$、$50°$、$70°$和$90°$)(见图9-29)。采用助攻法将48个微种植钉(长度:6 mm;直径:1.6 mm;Medicon,Tuttlingen,德国)植入Beagle犬胫骨干骺端的近中和远中,即刻使用镍钛螺旋拉簧加载2 N的作用力(见图9-30)。

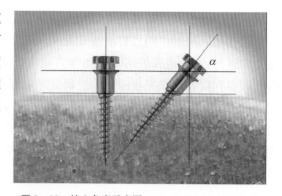

图9-29　植入角度示意图

Figure 9-29　The microscrews were placed at different angles a (long axis of microscrews to bone surface)

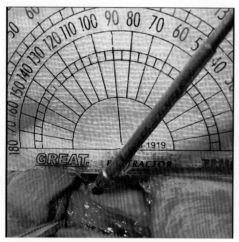
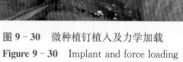
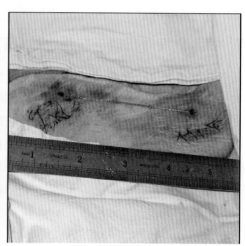

图9-30　微种植钉植入及力学加载

Figure 9-30　Implant and force loading

对动物标本而言,显微CT是一种无损的检测方法,显微CT检测后的标本可以继续用于生物力学检测(拉拔试验),从而减少了实验动物的数目(见图9-31和图9-32)。Ducheyne等[56]报道种植体的稳定性取决于种植体周围骨组织的数量。实验结果显示植入角度为$50°$和$70°$组微种植钉周围骨组织的显微CT参数(BV/TV,Tb.Th,Tb.N和IS)均高于$30°$和$90°$组(见图9-33)。

拉拔试验作为生物力学的一种研究方法,被广泛用于整形外科、神经外科以及颌面外科(见图9-34)。研究使用的正畸支抗用微种植钉是一种螺纹种植体,它们能够将拉拔力有效地转化成种植体与骨交界面的剪切力,而微种植钉植入骨组织后的机械性能对临床医生而言是非常重要的,因为这将有助于医生改进微种植体临床设计和减少临床失败率。研究结果提示$30°$组的F_{max}最低,$50°$和$70°$组F_{max}结果没有统计学差异,$50°$和$90°$组F_{max}结果也没有统计学差异,$70°$组F_{max}结果显著高于$90°$组($P<0.05$)。

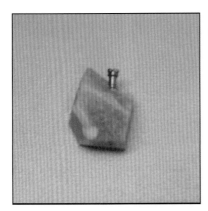
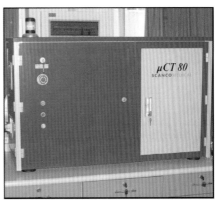

图 9 - 31　动物标本及显微 CT 系统
Figure 9 - 31　Animal samples and micro CT system

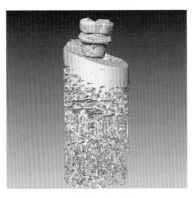
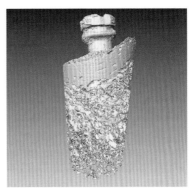
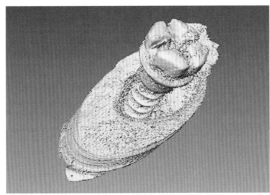
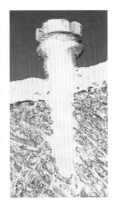

图 9 - 32　显微 CT 数据三维重建
Figure 9 - 32　Three-dimensional images constructed by the CT analyser

　　使用高分辨率的显微 CT 为基础的形态学和生物力学检测,证明了即使倾斜植入的深度比垂直植入的浅,但是当微种植钉轻微地以 50°和 70°倾斜植入骨时,测量到的 OI 和 $F_{\max}$ 的值更高,其中可能的原因是微种植钉以倾斜的角度被植入时,它们穿过皮质骨量多,Miyamoto 等[57]报道种植体周围骨皮质和骨松质比例对于种植的稳定性是非常重要的;另一方面,当微种植钉以倾斜方向植入时,加载的侧向力比较低,而微种植钉受到的轴向力升

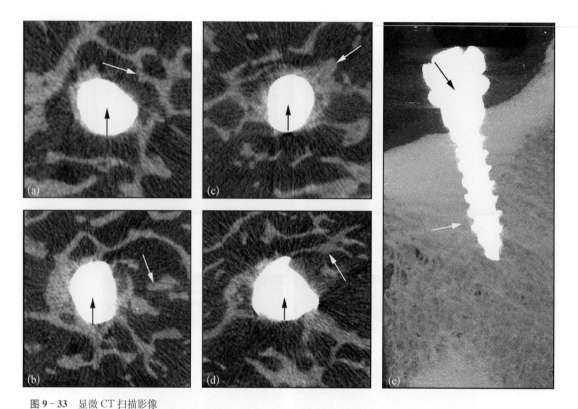

图 9 - 33　显微 CT 扫描影像
(a) 30°组；(b) 50°组；(c) 70°组；(d) 90°组；(e) 经过微种植钉中轴的二维影像
Figure 9 - 33　Peri-microscrew trabecular bone, representative specimens with median BV/TV values

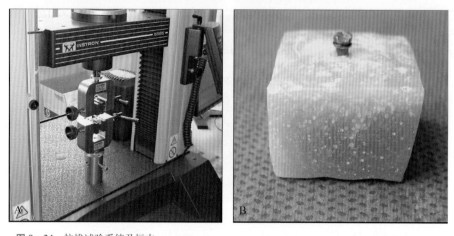

图 9 - 34　拉拔试验系统及标本
Figure 9 - 34　Pull Out Test and samples

高,有利于微种植钉的骨整合。然而并不是植入角度越大微种植钉越稳固,研究结果显示当倾斜角度过大(30°)时微种植钉稳定性降低。此外,在30°组的显微 CT 结果显示在微种植钉周围的骨皮质有明显的吸收现象,其原因可能是：① 当微种植钉以非常倾斜的角度植入时,出现骨皮质损伤机会增多,Frost 等[58]报道大量的微损伤会在骨整合阶段影响微种植钉的稳固性；② 在以非常倾斜的角度植入微种植钉后，植入微种植钉的深度会变浅。实验数据可能为临床正畸医生选择合适的微种植钉植入角度提供帮助。

9.5.2 不同愈合时间对微种植体稳定性的影响

为比较不同的愈合时间微种植体生物力学性能之间的差异，唐甜[59]等选取了即刻、2周和4周3个不同的愈合时间进行连续性观察。通过生物力学性能测试和微种植体-骨组织界面观察，从不同层面研究不同愈合时间微种植体稳定性的情况。

9.5.2.1 不同愈合时间对微种植体生物力学性能的影响

在微种植体稳定性的研究中，两种最为常用的生物力学测试方法为拉拔实验（pull out test）和扭转强度实验（removal torque test or torsion test）[60,61]。实验将成年Beagle犬分为即刻加力组、2周愈合时间加力组和4周愈合时间加力组，并在双侧上颌第二、三、四前磨牙根间植入自攻型纯钛微种植钉（直径1.6 mm，螺纹长度6.0 mm，穿龈部分长度2.5 mm），通过镍钛拉簧施以100 g矫治力。加力时长为2个月，加力后获取不同愈合时间组的标本。

在进行扭转强度实验时，种植钉将首先把所受应力传递到界面区域，所以扭转强度试验常被看作探针测试种植钉-骨界面的力学特性，实验的结果可反映界面的指标（如骨整合率）影响等。实验选用的微种植体为螺纹型种植体，种植体的螺纹是一种有效的应力转化装置，可以将种植体受到的脱位力从种植体转移到周围骨组织，并且不需要在界面产生剪切力。因此，拉拔试验被认为更加依赖于种植体周围骨的情况，而较少取决于骨整合率。

拉拔实验的结果表明，从即刻加力开始，种植体的抗脱位能力逐渐增高。但经过2个月100 g力的加载后，2周愈合时间组和4周愈合时间组的抗脱位力没有发现统计学差异，而即刻加力组的抗脱位力值低于以上两组。可能的原因为：拉拔实验主要是反映种植体周围骨组织的情况。Deguchi等[62]曾经发现，在3周的时候种植体周围就出现了大量未成熟的编织骨，6周的时候，已经过渡到成熟的板层骨。种植体的抗脱位力依靠的是种植体周围骨的质和量，当种植体周围的骨成熟以后，种植体的生物力学性能也会趋于相似。所以经过2个月的加力后，虽然不同愈合时间组的种植体植入的总时间不一致，但是三组的脱位力值应该趋于一致。那又为什么出现即刻加力组的脱位力值最低呢？很可能的原因是即刻加力时，所加的力对种植体的骨整合产生了影响，影响了种植体的新骨形成过程；而经过2周和4周的愈合时间后，种植体周围的骨已经发育到一定程度，可以一定程度上抵抗矫治力，种植体周围骨组织愈合的程度好于即刻加力组，导致了2周愈合时间和4周愈合时间的抗脱位力强于即刻加载组，而两组之间又没有差异这一结果。

9.5.2.2 不同愈合时间微种植体-骨界面细胞形态观察

不同愈合时间的微种植体，均发现良好的生物相容性。种植体植入后，破骨细胞和成骨细胞功能活跃。微种植体和骨接触良好。表现为：4周愈合时间组可见正常骨小梁周围的正常骨改建，成骨细胞紧贴骨小梁壁；微种植体周围成骨细胞聚集，成线状排列，成骨细胞功能活跃，成骨细胞围绕种植体的螺纹正在成骨。2周愈合时间组种植体周围可见部分纤维结缔组织,同时可见破骨细胞活跃,原有骨小梁被破骨细胞吞噬成"月牙"状,高倍镜下可见多个多核的破骨细胞。2周愈合组同样可见非常活跃的成骨反应,在原有骨小梁呈左右走行的同时,可以看见一条非常明显的新生线,而新生线内靠近种植体侧可见新生骨。新生骨内可见未完全钙化的骨陷窝。即刻加力组相对4周愈合时间组和2周愈合时间组,可在种植体周围看见更多的胶原纤维。即刻加力组在发现大量胶原纤维的同时,也可以观察到明显的成骨活动。原有的骨质被破坏,可见"月牙"状破坏的边缘。同时,种植体周围出现大量的胶原包裹。高倍镜下,可见大量的软骨细胞,说明植入种植体后,骨质破坏的同时在进行新的软骨内成骨。

9.5.2.3 不同愈合时间微种植体骨整合情况观察

骨整合是反映种植体稳定性的最重要的指标之一[63]。4周愈合时间组、2周愈合时间组和即刻加力组,经过100 g力加载2个月后,三组均表现出良好的生物相容性,微种植体骨整合情况良好。对于4周愈合时间组和2周愈合时间组,种植体的尖部、体部和头部均表现出良好骨接触。而即刻加力组微种植体周围发现有明显的纤维组织包绕。通过统计学分析,即刻加力组、2周愈合时间组和4周愈合时间组之间的骨整合率是存在差别的。即刻加力组的骨整合率最低,而4周愈合时间组最高。研究结果提示如果影响患者稳定性的因素较多,可能出现即刻加力的微种植体稳定性不能满足正畸需要,导致种植体松动失败,延长愈合时间可以有效地增加微种植体的骨整合率。

综上,可以得出以下结论:

(1) 在动物实验中,通过即刻加力、2周愈合时间、4周愈合时间的研究,各组的脱位力值也远远超过正畸常用力值,即刻加力是可行的。

(2) 从生物力学的角度看,经过2个月的加力后,即刻加力组的脱位力值小于2周和4周愈合时间组。而造成这一差异的原因很可能是进行即刻加力时,所加力干扰了正常的骨愈合过程。

(3) 不同愈合时间的微种植体均显示了良好的生物相容性,种植体-骨组织界面为纤维骨性结合界面。即刻加力组骨整合率最低,而4周愈合时间组骨整合率最高。

(4) 从骨生理的角度出发,在即刻加力和早期加力期之间,我们更倾向于选择早期加力,因为在常用正畸力的前提下,早期加载对种植体周围的骨愈合影响较小。

(5) 当有多个影响正畸微种植体稳定性的因素存在时,延长愈合时间可以有效地增加微种植体的骨整合率。

9.5.3 邻近拔牙创植入正畸微种植体稳定性的研究

有文献报道[64]拔牙创不可避免地导致邻近部位骨密度降低,Miyawaki 等[65]研究证实拔牙区骨密度降低会有骨整合不良的风险。另外,还有一些其他因素如种植体尺寸、与牙根的距离、种植体周围的炎症反应都会影响微种植体的稳定性。为了克服以上种种挑战,更进一步探讨拔牙创对正畸微种植体生物力学性能的影响,探求现象背后蕴藏的原因,郑雷蕾[66,67]等进行了一系列基础研究,研究设计选择成年 Beagle 犬建立拔牙邻近区域植入正畸微种植体的实验动物模型。实验组微种植体位于 Beagle 犬下颌 P3、P4 区域（拔牙区域），对照组微种植体位于 P2、M1 区域（非拔牙区域）（见图 9-35 和图 9-36）。助攻植入后无载荷愈合 1 周、3 周、8 周、12 周收获标本进行研究分析（见图 9-37）。

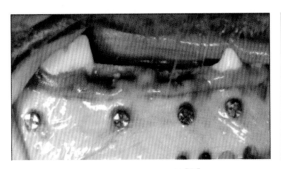 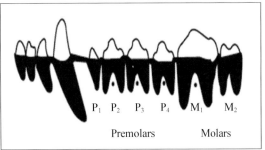

图 9-35　拔除 P3、P4，植入微种植体[66]

Figure 9-35　Pull out test system and the block embedded in acrylic resin

图 9-36　微种植体植入部位示意图[66]

Figure 9-36　The microscrews were placed after the extraction of P3 and P4

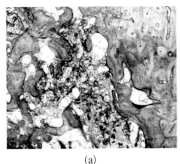 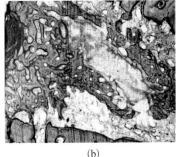 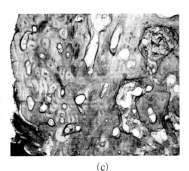

(a)　　　　　　　　　(b)　　　　　　　　　(c)

图 9-37　拔牙创愈合过程（甲苯胺蓝染色×40）[66]

(a) 3 周愈合时间；(b) 8 周愈合时间；(c) 12 周愈合时间

Figure 9-37　The areas of placing microscrews

拔牙创在第 3 周时观察到大量胶原纤维排列成网状，里面有许多血管样空洞；有编织骨形成，尚未见骨小梁。第 8 周时已经出现成熟骨小梁结构，编织骨已逐渐向板状骨过渡。第 12 周时，拔牙创内骨密度已经明显加强，存在粗大骨小梁，形态接近正常牙槽骨。

9.5.3.1　邻近拔牙创植入正畸微种植体生物力学性能的影响

通过将获取的实验标本制作成"微种植体-骨-树脂"载荷测试体，使用连接于测试机上的传感器记录螺钉与骨组织松脱瞬间的最大拉拔力值（POF）。研究结果显示，邻近拔牙创植入对邻近微种植体生物力学性能存在影响，植入第 3 周生物力学指标（pull-out）值显著低于对照组，但随后的时间里迅速上升，在第 8 周里与对照组没有差异。提示植入后早期，邻近拔牙创植入的微种植体力学耐受性能低于非拔牙区域，临床上加载应考虑此因素。Branemark 在 1997 年做了一次经典的生物力学测试[68]，实验中他观察了不同愈合时间的种植体在加力前的生物力学差异。结果发现，POF 值从即刻加力到 2 周愈合时间再到 4 周愈合时间是逐渐增高的，也就是说在未加载的情况下，至少 1～4 周内 POF 值是不断增加的。

9.5.3.2 邻近拔牙创植入正畸微种植体骨界面愈合的组织学观察

生物力学研究提示拔牙创和微种植体-骨界面的愈合进程存在某种相关性,并且这种相关性是受愈合时间影响的。组织学研究能直接、客观地反映种植体-骨界面的变化,是一种界面研究的重要手段。种植体-骨界面的骨整合情况受界面骨的钙化成熟度和结合率影响,它决定着界面的结合强度与种植体的稳定性。

1) 种植体-骨界面组织学观察

通过硬组织切片观察到,拔牙创愈合至第3周时,微种植体-骨界面炎症反应减轻,结缔组织取代肉芽组织,骨界面旧骨骨陷窝逐渐消失成无结构样骨组织,旧骨崩解分裂,吸收前缘呈"月牙"状,有少量与种植体直接接触的新骨形成,其周边易见。而在正常对照组,微种植体-骨界面骨重建活跃,靠近旧骨的边缘有薄层、成束的胶原纤维环形排列,在靠近种植体界面处相对致密,可见环形处于编织骨阶段的新生骨层,与旧骨界面连接处比较稀疏,成网格状。有粗大的血管腔为新生骨提供营养,新生骨与旧层状骨走向不同,界面清晰。骨基质中有大量呈立方形的处于分泌活跃期的成骨细胞。

2) 骨接触率(BIC)

微种植体骨接触率(bone implant contact ratio,BIC)[69]可以用来反映微种植体-骨界面的骨整合率。拔牙创愈合早期的炎症反应影响位于其附近的微种植体,使其界面愈合在第3周时主要表现为骨吸收,骨计量学指标BIC也显著低于对照组。但在3周以后,实验组骨界面骨形成活跃,至第8周BIC值与对照组没有差异。提示拔牙创对微种植体骨重建进程产生影响,这种影响在早期表现为加重骨吸收,但在随后的时间里骨形成效应迅速加强。无载荷愈合至8周时,在骨界面的编织骨已逐渐向板层骨过渡;当无载荷愈合至12周时,骨-微种植体界面已开始表现出骨废用性萎缩征兆,但此时BIC仅仅表现为平台期,没有显著下降。

9.5.3.3 邻近拔牙创植入正畸微种植体骨界面相关生长因子、蛋白和基因表达的研究

无论是拔牙还是微种植体的植入对宿主来说都是一种创伤,而创伤愈合是一个十分复杂的过程。创伤不仅使身体局部发生一系列的变化,同时还可以引发不同程度的全身性反应,其中包括多种细胞细胞因子和细胞外基质之间错综复杂的网络作用与关系,因此它涉及细胞运动、黏附、通信、增殖和分化等细胞生物学的各个方面。细胞因子(cytokines)是由各种细胞合成和分泌的小分子蛋白、糖蛋白或多肽类物质。它们在创伤愈合中具有重要作用,可以调节创伤修复过程中的多种细胞反应,影响细胞增殖、迁移、细胞外基质合成和释放等。

郑雷蕾等[67]将选取与骨重建密切相关的生长因子 TGF-β,TNF-α、蛋白 OC 和基因 Cbfa1,通过对其表达的检测,从分子生物学水平上更深层次讨论拔牙创愈合和微种植体植入两种骨创伤过程的相互影响。研究发现,TGF-β 和 TNF-α 在各检测时段表达均强于对照组,说明拔牙创愈合释放相关生长因子与微种植体-骨界面的愈合过程具有协同作用。Cbfa1表达在第3周出现高峰,说明微种植体植入后3周左右是骨形成的活跃期;实验组在随后的愈合时间表现为平台期,对照组则迅速下降,这种变化与 TGF-β 表达变化一致,提示第3~8周拔牙创附近微种植体骨界面的骨形成依然活跃,比对照组维持较长时间,其机制可能是通过

OPG/RANKL/RANK 系统对骨重建过程进行调控。骨钙蛋白(OC)表达随着愈合时间的延长而增加,在第 8 周达到高峰,提示微种植体植入后 8 周左右骨界面基质钙化,编织骨向板层骨过渡。无载荷愈合至 12 周,TNF - α 表达增强而 Cbfa1 和 TGF - β 表达均显著性减弱,说明过长时间的无载荷可能使界面骨结合区域发生废用性萎缩,启动骨吸收。研究结果显示,邻近拔牙创植入微种植体可以保持稳定性,但即刻加载风险较大,过长的无载荷愈合时间(>2 月)对界面骨整合不利,建议临床加载时间选定在一次复诊时间之后(1 月)。

(赵立星　唐甜　郑蕾蕾)

9.6　Onplant 种植支抗的生物力学机制

　　Onplant 种植体也称作"附着性种植体",是 1989 年由 Block 和 Hoffman 等设计出的一种骨膜下种植体系统[70],它是一钛金属盘状物,直径为 7.7 mm 或 10 mm,厚度小于 3 mm,种植体的骨组织接触面具有粗糙的表面纹理,并包裹有一层 75 μm 厚的多孔羟基磷灰石涂层,种植体与软组织接触面为光滑的钛金属层,中央有螺孔用于旋入基桩,周缘还具有一定锥度以避免愈合时的软组织黏连[71](见图 9 - 38)。与骨内种植体相比,Onplant 种植体植入部位相对广泛,骨性结合不依赖于腭部垂直骨量的多少,由于其位于骨膜下,对颌骨的正常生长发育影响较

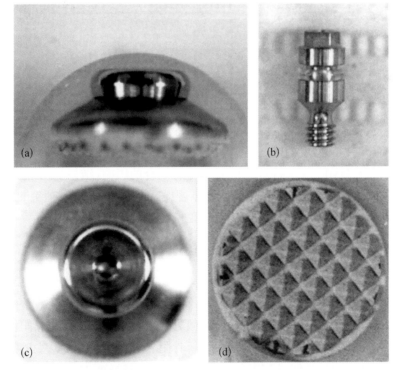

图 9 - 38　Onplant 种植体的结构及其组织面[71]
(a) 种植体水平侧面观;(b) 带螺纹基桩;(c) 种植体软组织接触面;(d) 种植体骨组织接触面
Figure 9 - 38　Structure and tissue surface of Onplant

小，因此既可用于成人，也可用于青少年。另外，Onplant 种植体植入手术简单，软硬组织创伤小，不会对患者颌骨等软硬组织造成不可逆的创伤。

9.6.1 Onplant 种植体-骨界面的骨结合

种植体-骨界面区的组织形成是一个非常活跃的过程，并与种植体的初期稳定性、力学环境密切相关。大量研究表明，当种植体植入时，如果获得了良好的初期稳定性，那么种植体与骨之间形成骨性结合的可能性将大大提高；若种植体在愈合过程中受到外力作用，即使是很轻微的动度也会导致种植体-骨界面区纤维组织的形成。

种植体与骨的紧密结合对种植体的功能和存留极为重要。种植体-骨界面的剪切力反映种植体与骨界面的结合强度，即骨结合的程度。利用狗和猴对 Onplant 种植体进行的动物实验，结果显示，Onplant 种植体的骨组织接触面上有新骨沉积，经过一定的愈合期可以达到骨结合，在持续的正畸力作用下能够保持稳定而不松动[70]。贺红等利用动物实验对 Onplant 种植体的骨结合进行了研究，并对植入不同时间 Onplant 种植体-骨界面的剪切力进行了测试。结果表明，在 12 周内，Onplant 种植体所能承受的剪切力随着愈合时间的延长而增大[72]（见表 9-3），但是，随着愈合时间的进一步延长，Onplant 种植体-骨界面的剪切力将如何变化还有待于进一步的研究。

表 9-3 Onplant 种植体-骨界面的剪切力
Table 9-3 The shear force of the interface between onplant and bone

分　　组	样本量/n	切变力/N	切变力差值 $X_2 - X_1$
2 周组	8	7.56 ± 2.92	
4 周组	6	75.30 ± 9.64	67.74
8 周组	8	155.56 ± 12.15	80.26
12 周组	8	305.71 ± 12.74	150.15

为了提高 Onplant 种植体的初期稳定性，提高 Onplant 种植体的骨结合速度及程度，许多学者对 Onplant 种植体的骨接触面进行了改性。Hassan 等研究了骨形成蛋白（BMP-2）和牙本质基质蛋白（DMP-1）对 Onplant 种植体骨结合的影响，结果表明，通过 BMP-2 改性后，Onplant 种植体可以承受的垂直拉伸力显著提高[73]。Schmid 的研究也证实 BMP-2能够提高 Onplant 种植体-骨界面的骨结合程度[74]。

9.6.2 Onplant 种植体-骨界面的组织学研究

贺红等通过动物实验表明，Onplant 种植体植入 2 周后种植体-骨组织界面之间存在空隙，只在种植体的边缘观察到大量的细胞附着，而其他区域只能观察到少量的细胞附着。植入 4 周后 Onplant 种植体-骨组织界面部分区域可见新骨附着，其间成骨细胞不规则排列。植入 8 周后 Onplant 种植体-骨界面可见大量新骨附着，成骨细胞数量减少，部分区域可见哈佛氏管。与植入 8 周后类似，12 周后 Onplant 种植体-骨界面大部分区域可见新骨，新生骨组织与 Onplant 种植体组织面紧密结合，其间成骨细胞数量较少，胞体扁平，这一点在其亚甲基蓝与酸性品红的混合染色切片上观察更为清楚（见图 9-39）。

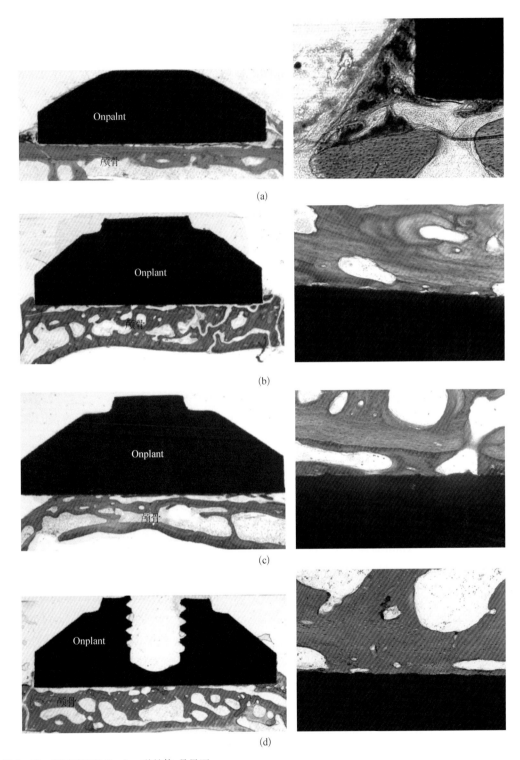

图 9 - 39 不同时间段 Onplant 种植体-骨界面
（a）2 周组 Onplant 种植体-骨界面亚甲基蓝染色及 10 倍镜下观察；（b）4 周组 Onplant 种植体-骨界面亚甲基蓝染色及 10 倍镜下观察；（c）8 周组 Onplant 种植体-骨界面亚甲基蓝染色及 10 倍镜下观察；（d）12 周组 Onplant 种植体-骨界面酸性品红染色及 10 倍镜下观察

Figure 9 - 39 Onplant-bone interfaces of two weeks group、four weeks group、eight weeks group、twelve weeks group

图像分析显示,随着愈合时间的延长,Onplant 种植体-骨界面新生骨组织所占的面积不断增加,并且不断成熟,其中,8 周组和 12 周组的骨结合率显著高于 2 周组和 4 周组,而 8 周组和 12 周组之间无显著性差异,表明 Onplant 种植体的骨结合可能主要发生在 4~8 周。另外,经过 BMP-2 改性后,Onplant 种植体-骨界面的新骨面积显著提高[71](见表 9-4)。

表 9-4　Onplant 种植体-骨界面的骨接触率

Table 9-4　The bone contacting rate of the interface between onplant and bone

分　　组	骨接触率/%	SD(标准差)	t(检验统计量)
2 周组	<0.1	0.04	
			27.6
4 周组	36.24[a,b]	4.14	
			9.23
8 周组	60.1[a,b]	7.07	
			1.99
12 周组	67.2[a, a]	8.76	

注:相同的字母表示两组之间无差异。

9.6.3　正畸力作用对 Onplant 种植支抗的影响

牙移动过程中,反作用于支抗种植体上的作用力形式也是复杂多变的,正畸力对 Onplant 种植支抗的稳定性会产生什么样的影响呢? 利用 Onplant 种植体对存在严重错𬌗畸形的患者进行的矫治表明,在腭部植入 Onplant 种植体 21 周后,通过该种植体稳定支抗,成功地使患者的阻生磨牙伸长到正常位置,而 Onplant 种植体仍然保持稳定,结果表明,Onplant 种植体能够为牙发育不良或牙缺失患者的正畸治疗提供稳定的支抗,并且不会对患者的生长发育产生不良影响[75]。贺红等利用 Onplant 种植体稳定支抗,成功地对一名上颌发育不足的骨性 AngleⅢ类错𬌗的患者(年龄 11.4 岁)进行了矫治。植入 Onplant 种植体 4 个月后,利用 Onplant 种植体稳定支抗,通过面弓前牵上颌,12 个月后,患者的上颌骨向前向下生长了 2.9 mm,下颌发生了向下向后的旋转,下颌平面角增大了 3°,患者的面部美观得到了很大的改善,而 Onplant 种植体仍然保持稳定[76]。另外,Hoffmann 等研究也表明 Onplant 种植体能够为错𬌗畸形患者提供稳定的支抗。这一切表明,Onplant 种植体经过一定时间的愈合期后,不仅可以承受持续的正畸力,也可以承受矫形力。然而,正畸力作用下 Onplant 种植体-骨界面的应力分布情况与种植体稳定性和骨整合界面的关系还需要进一步的研究。

(贺红)

9.7　种植体支抗辅助快速扩大上颌的三维有限元研究

牙弓狭窄是常见错𬌗畸形,上颌快速扩弓是正畸解决牙弓狭窄的常规治疗方法。传统的快速扩弓矫治力通过牙齿传导到上颌骨及其邻近组织。近年来种植体支抗也被应用于快速扩弓领域[77]，使矫治力更多的作用于上颌骨而减少了牙齿的不利移动。这就需要了解不同支抗快速扩弓时颅面复合体各解剖结构的生物力学反应，以便更好地在临床上应用种植体支抗。

9.7.1　上颌快速扩弓概述

上颌快速扩弓（rapid maxillary expansion，RME）是利用扩弓器短期内硬性打开腭中缝，扩大上颌牙弓。1860 年 Angle 首次提出上颌横向宽度不调的概念，他描述了通过打开腭中缝扩大上颌牙弓的技术[78]。该技术经过一个多世纪的发展，现已成为临床上严重拥挤或者严重宽度不调（如后牙反𬌗）病例的主要治疗手段[78]。

上颌骨由两侧的侧腭突和前腭突发育而成，腭突融合形成腭中缝。经过婴儿期、儿童期和青少年期的生长发育，腭中缝由最初的纤维性联合逐渐过渡为骨性联合，其形态由最初的 Y 型，发育为指状嵌合，在腭中缝未完全形成骨性联合之前，可用较大的矫形力扩开腭中缝指状嵌合，使上颌骨向两侧移动以达到扩宽上颌骨的目的。

上颌快速扩弓的扩张力是一种超越牙齿正畸移动生理限度的矫形力，在此矫形力作用下，支抗牙只会产生压缩性移动和受抑制的少量间断性破骨移动，更多的力传到腭中缝，当扩弓力在腭部蓄积到一定程度时，克服腭中缝组织的锁结力打开骨缝释放出来，同时与上颌骨相邻的诸骨也受到不同程度的应力，产生一定的位移。腭中缝扩展的载体是两侧后段牙弓，因此在扩弓器力的作用下两侧后牙很容易向颊侧倾斜，这种牙性改变"争夺"一部分本来作用于腭中缝的力，从而会影响扩弓效果。快速扩弓可以在牙性效果发生之前迅速产生腭中缝的扩大，从而充分利用了扩弓器的效能。牙弓宽度的增加，主要包括上颌骨基骨扩大和上颌牙列宽度扩大两部分[79]。

在 8～14 岁这个时期，年龄越小，快速扩弓指征越适合，扩弓效果也越明显。在恒牙初期，由于中缝骨组织沉积，已趋于完成，其对外力的改建效应也越差，所以在这阶段如也采取快速扩弓方法，不仅起不到骨缝扩展效果，还可能对骨缝组织产生损伤。而成人患者由于上颌的骨缝趋于闭合，骨骼的可塑性减小，常规的扩弓无法使上颌腭中缝打开，易出现上磨牙颊倾、舌尖下垂、下颌平面开大等不利倾向，扩弓后效果不稳定容易复发，甚至出现牙龈退缩、颊侧皮质骨穿孔、颞下颌关节创伤等不良影响[80]。

扩弓的研究有临床研究、动物实验和三维有限元研究。临床上使用的快速扩弓装置很多，常用的螺旋快速扩弓装置有 Haas 腭中缝扩展装置（螺旋扩弓器释放的力通过两侧的塑料基托直接传递到腭盖组织，从而增强骨缝效应）、Hyrax 腭中缝扩展装置（螺旋扩弓器释放的力通过两侧后段牙弓传递到腭中缝，因而伴有牙弓效应）等。一般利用 X 射线及模型测量对扩弓效果进行评价。

有限元研究是计算机受机械力负荷后物体结构内部应力、应变的分析手段，该方法可用以建立模仿受复杂负荷条件下的由多种形状和材料组成的复杂结构的模型。在已知负荷条件下，通过将结构划分成许多相似的、相互连接的微小单元，分析整个结构对负荷的反应。Jafari[81]等利用一个头颅的数据建立了一个男子的有限元模型，对其进行模拟临床扩弓加载,分析三维移动形式及力的三维分布。发现最大侧移位在上中切牙区域,颅底部翼状板移动最小。最大前移位发生在鼻中隔前下交接处,这说明细胞活力增加区域和重的矫形力分散区域之间有明显联系,RME 的患者在不同的颅面区域感受到压力感与压力的高度集中区有关,也说明扩弓力不仅限于上颌部分,也分布于蝶骨、颧骨及其他相连组织。

近年来种植支抗在正畸临床应用中越来越多,而腭部的旁正中区可为腭部种植体的植入提供安全有效区域[82]。目前临床上常用的腭侧微螺钉种植体(直径 2.0 mm,长度6 mm),自攻螺纹设计保证了良好的初期稳定性和较小的手术创伤,已广泛地应用于临床。为了更好地运用上颌快速扩弓技术,减小扩弓治疗带来的不利影响,使患者治疗后的咬合关系更加稳定,研究利用三维有限元方法,模拟上颌骨不同支抗下的扩弓情况,评价正畸载荷下颌骨及牙齿的应力分布和位移趋势,为临床提供参考。

9.7.2　建立种植体支抗辅助快速扩弓模型

使用螺旋 CT 扫描一个正常𬌗女性志愿者头部,得到 DICOM 数据。利用 Mimics10.01

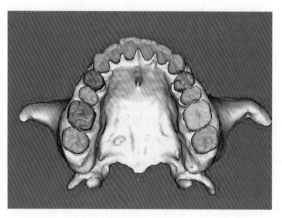

软件读取图像,建立上颌骨的三维模型(见图 9-40)。将上颌骨及牙列的三维模型由面网格导入 Ansys10.0 中,由面生成体。利用 Geomagic studio 6.0 软件在牙根表面向外均匀扩展 0.25 mm 生成牙周膜(见图 9-41)。在 Ansys10.0 软件中制作上颌第一前磨牙、第一磨牙带环及连接杆,腭种植体模型(植入段直径 2.0 mm,长度6.0 mm,基台直径3.0 mm,长度3.6 mm,见图 9-42)。在上颌第二前磨牙和第一磨牙根之间距牙槽嵴缘约 10 mm 处骨面植入种植体(见图 9-43)。

图 9-40　Mimics10.01 软件中重建的上颌骨三维模型
Figure 9 - 40　Three-dimensional model of the maxilla reconstructed in Mimics10.01

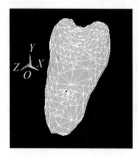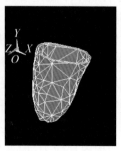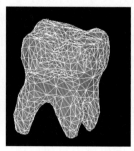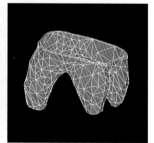

图 9-41　Ansys10.0 软件中建立的上颌第一前磨牙和第一磨牙及牙周膜的三维有限元模型
Figure 9 - 41　Three-dimensional model of the first maxillary premolar, molar and their periodontal ligament reconstructed in Mimics10.01

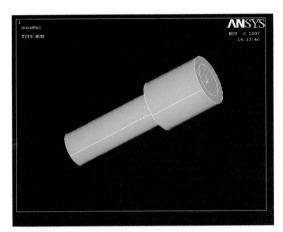

图 9-42 Ansys10.0 软件中建立种植体的实体模型

Figure 9-42 Three-dimensional model of the implant reconstructed in Mimics10.01

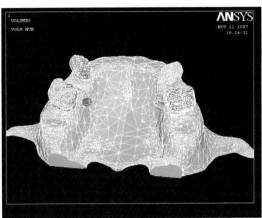

图 9-43 Ansys10.0 软件中建立的上颌骨(包含第一前磨牙和第一磨牙及牙周膜、腭中缝、种植体)的三维有限元模型

Figure 9-43 Three-dimensional model of the maxilla (Comprising the first premolar, the first molar and periodontal ligament, palatal suture, implant) reconstructed in Mimics10.01

实验条件假设模型中各种材料和组织考虑为连续、均质、线性、各向同性的线弹性材料(相关参数见表 9-5)。种植体与硬腭之间为 100% 骨结合。模型中骨缝的定位根据上颌骨模型的中线确定,用光滑平面代替互相嵌入的指状突面以利于模型的应力分析。

表 9-5 相关材料参数

Table 9-5 Related material parameters

材料类型	弹性模量 E/MPa	泊松比 ν
牙	20 000	0.30
上颌骨	10 000	0.30
牙周膜	0.68	0.49
骨缝	38.6	0.45
钛	103 400	0.35
不锈钢	193 000	0.30

根据上述方法建立上颌骨三维有限元模型以及含腭部种植体的上颌骨三维有限元模型。模型一:包含上颌骨、腭中缝、上颌第一前磨牙和第一磨牙及其牙周膜,第一前磨牙与第一磨牙牙冠模仿临床上快速扩弓时通过钢丝与带环焊接在一起(见图 9-44)。模型二:将正畸支抗专用腭部种植体垂直于骨面装配到上颌第二前磨牙和第一磨牙牙根之间,距牙槽嵴缘约 10 mm 处。第一前磨牙与第一磨牙牙冠和种植体基台通过钢丝与带环焊接在一起(见图 9-45)。

以连接第一前磨牙与第一磨牙的连接杆的中点为加力点,模型一与模型二均沿 X 轴水平加载 20 N 扩弓力。分别计算两种加载条件下各点的 X 轴位移、Y 轴位移、Z 轴位移及各解剖结构的应力分布。

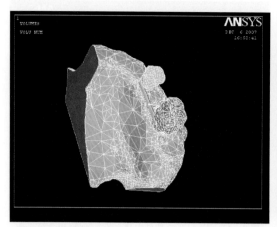

图 9 - 44 模型一
Figure 9 - 44 The model 1

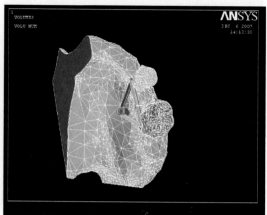

图 9 - 45 模型二
Figure 9 - 45 The model 2

9.7.3 种植体支抗辅助快速扩大上颌的应力分布

实验中种植体支抗辅助快速扩弓与传统牙支抗快速扩弓时上颌骨各解剖结构的应力分布模式基本一致。模型一中上颌第一前磨牙牙冠处应力为 0.011 473 N,第一磨牙牙冠处应力为 0.010 364 N,腭中缝处应力为 0.015 971 N。在模型二中上颌第一前磨牙牙冠处应力为 0.010 739 N,第一磨牙牙冠处应力为 0.010 238 N,腭中缝处应力为 0.014 211 N,种植体基台应力为 0.011 855 N。模型二中牙齿应力值低于模型一。

在模型一中,第一前磨牙和第一磨牙所受的应力值较模型二中的应力值大,这是因为种植体支抗的存在,分担了部分第一前磨牙和第一磨牙所受的应力。腭中缝处的拉应力在模型二中比模型一中应力值略大(见图 9 - 46)。这是因为种植体的存在增强了支抗,使传递到骨缝处的应力值增加,从而产生骨缝的分离。

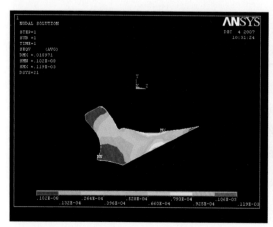

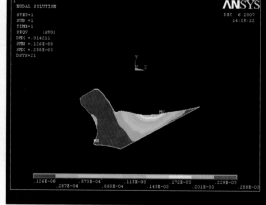

图 9 - 46 模型一与模型二中腭中缝处应力分布
Figure 9 - 46 The stress distribution of the median palatine suture in model 1 and model 2

9.7.4 种植体支抗辅助快速扩大上颌的位移趋势

实验中种植体支抗辅助快速扩弓与传统牙支抗快速扩弓时上颌骨均表现为水平方向上，腭中缝打开量前大后小；冠状面上，从牙槽骨到颅底，打开量呈底边向下的三角形（见表9-6与表9-7）。第一前磨牙和第一磨牙呈冠颊向根舌向倾斜移位。但模型二中位移差量不如模型一明显。

表9-6 模型一20 N力加载的各点位移结果（单位：mm）
Table 9-6 The displacement of maxilla under 20N loading in model 1

位　　置	X 轴位移	Y 轴位移	Z 轴位移
第一前磨牙颊尖	9.164×10^{-3}	0.725×10^{-3}	-5.396×10^{-3}
第一前磨牙舌尖	9.370×10^{-3}	1.112×10^{-3}	-5.572×10^{-3}
第一前磨牙根尖	8.958×10^{-3}	1.403×10^{-3}	-5.484×10^{-3}
第一磨牙近中颊尖	8.429×10^{-3}	1.801×10^{-3}	-3.824×10^{-3}
第一磨牙远中颊尖	8.249×10^{-3}	1.602×10^{-3}	-3.405×10^{-3}
第一磨牙近中舌尖	8.328×10^{-3}	1.732×10^{-3}	-4.242×10^{-3}
第一磨牙远中舌尖	7.998×10^{-3}	1.582×10^{-3}	-3.963×10^{-3}
第一磨牙腭根尖	6.996×10^{-3}	0.757×10^{-3}	-4.382×10^{-3}
中切牙处牙槽嵴	8.198×10^{-3}	1.349×10^{-3}	-12.675×10^{-3}
前鼻嵴	2.217×10^{-3}	0.411×10^{-3}	-13.657×10^{-3}
后鼻嵴	-0.773×10^{-3}	-5.74×10^{-3}	-12.067×10^{-3}

注：X轴指向模型左侧为正值，右侧为负值；Y轴与眶耳平面垂直，指向下方为正值，指向上方为负值；Z轴与Y轴垂直，指向后方为正值，指向前方为负值。

表9-7 模型二20 N力加载的各点位移结果（单位：mm）
Table 9-7 The displacement of maxilla under 20N loading in model 2

位　　置	X 轴位移	Y 轴位移	Z 轴位移
第一前磨牙颊尖	9.121×10^{-3}	-2.374×10^{-3}	-2.847×10^{-3}
第一前磨牙舌尖	9.228×10^{-3}	-2.103×10^{-3}	-2.915×10^{-3}
第一前磨牙根尖	9.013×10^{-3}	-1.644×10^{-3}	-2.713×10^{-3}
第一磨牙近中颊尖	8.558×10^{-3}	-0.320×10^{-3}	-4.022×10^{-3}
第一磨牙远中颊尖	8.159×10^{-3}	-0.381×10^{-3}	-3.777×10^{-3}
第一磨牙近中舌尖	8.358×10^{-3}	-0.603×10^{-3}	-4.450×10^{-3}
第一磨牙远中舌尖	8.229×10^{-3}	-0.563×10^{-3}	-4.104×10^{-3}
第一磨牙腭根尖	7.569×10^{-3}	-0.806×10^{-3}	-4.305×10^{-3}
中切牙处牙槽嵴	8.532×10^{-3}	-1.083×10^{-3}	-8.685×10^{-3}
前鼻嵴	0.046×10^{-3}	1.163×10^{-3}	-10.465×10^{-3}
后鼻嵴	-1.651×10^{-3}	1.725×10^{-3}	-14.026×10^{-3}

9.7.4.1 横向位移——X 轴位移

模型一：从正面观 X 轴上颌骨的最大位移（横向位移）是上颌第一前磨牙的牙尖和第一磨牙的牙冠。上颌骨牙槽突水平至上颌骨腭穹隆位移逐步减小，上颌骨为中线呈扇形移位，牙冠水平扩开量大于腭穹隆底。上颌结节处有向中线靠拢的趋势。从粭面观，上颌骨中切牙处牙槽嵴至腭骨后缘位移逐渐减小，上颌骨为扩开量大后小的 V 字形移位。第一前磨牙和第一磨牙牙冠位移略大于牙根位移，说明牙齿呈冠颊向倾斜移位。

模型二：上颌骨位移量与模型一基本相同，整体位移趋势与模型一相似，但位移梯度不如模型一明显。说明种植体支抗辅助快速扩弓与传统牙支抗快速扩弓相比上颌骨更趋于平行分离。第一前磨牙和第一磨牙牙冠位移略大于牙根位移，但位移差量较模型一减小，说明第一前磨牙和第一磨牙也趋于平行移位。种植体呈基台部位移略大于体部的倾斜移位。

横断面上，种植体支抗辅助快速扩弓与传统牙支抗快速扩弓均提示腭中缝打开量前大后小；冠状面上，从牙槽骨到颅底，打开量呈底边向下的三角形，这与 Sandikcioglu[83] 等的头颅测量和模型研究基本一致。第一前磨牙和第一磨牙呈冠颊向根舌向倾斜移位。但模型二中位移差量不如模型一明显，说明有种植体支抗存在的情况下，上颌骨更趋于平行分离（见图 9-47）。

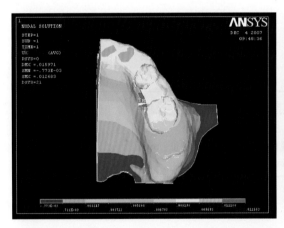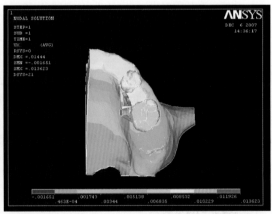

图 9-47 模型一与模型二中上颌骨在 X 轴方向的位移分布

Figure 9-47 The X-axis displacement distribution of maxilla in model 1 and model 2

9.7.4.2 矢状向位移——Z 轴位移

模型一：牙槽突与牙齿都有向前的位移趋势，第一前磨牙的位移量大于第一磨牙，由腭中缝至两侧位移量逐渐减小。

模型二：牙槽突与牙齿都有向前的位移趋势，从第一前磨牙和第一磨牙颊侧骨壁位移量至腭侧逐渐增加。种植体呈体部位移略大于基台部向前的倾斜移位。

研究显示种植体支抗辅助快速扩弓与传统牙支抗快速扩弓时上颌骨、牙槽及牙齿都有前移的趋势（见图 9-48）。

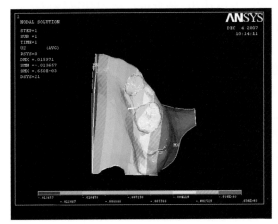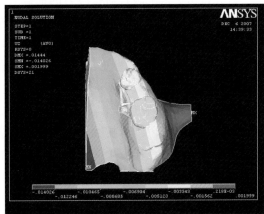

图 9 - 48　模型一与模型二中上颌骨在 Z 轴方向的位移分布

Figure 9 - 48　The Z-axis displacement distribution of maxilla in model 1 and model 2

9.7.4.3　垂直向位移——Y 轴位移

模型一：最大 Y 轴正向位移（也就是向下的位移）在中切牙牙槽嵴处，同时牙槽突也有向下的位移，表明加力后第一前磨牙和第一磨牙有向下的位移趋势。

模型二：最大 Y 轴负向位移（向上的位移）在第一前磨牙颊尖处，同时前、后牙的牙槽突也有微小的向上位移。表明加力后第一前磨牙有向上的位移趋势，而第一磨牙趋近于零位移。种植体呈体部位移略大于基台部的向下倾斜位移。

在垂直方向上，上颌骨牙槽突有向下位移的趋势，在模型一中后方比前方向下移动得多，显示腭平面向前上旋转，在临床表现为开𬌗趋势（见图 9 - 49）。在模型二中第一前磨牙和第一磨牙有微小的向上移动的趋势，说明种植体支抗存在的情况下，快速扩弓时有将支抗牙压入的趋势。

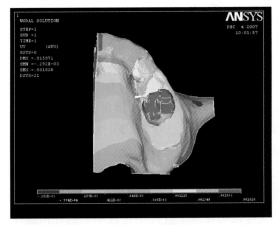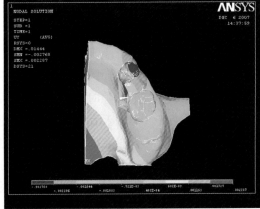

图 9 - 49　模型一与模型二中上颌骨在 Y 轴方向的位移分布

Figure 9 - 49　The Y-axis displacement distribution of maxilla in model 1 and model 2

　　研究得出正常上颌骨对扩弓力的加载有强大的分散作用,其各部位应力和位移值均较小,表明其本身富于支持力,能够承载较大的外力作用。腭中缝打开量前大后小;冠状面上,从牙槽骨到颅底,打开量呈底边向下的三角形。在种植支抗辅助快速扩弓组,上颌骨虽然也是前大后小、下大上小的楔形方式扩开,但与传统牙支抗扩弓相比,上颌骨的打开是更为平行扩开的趋势。从而减轻了上磨牙颊倾、舌尖下垂、下颌平面开大等不利倾向。微螺钉种植体植入手术创伤小,临床操作简便,种植体支抗辅助快速扩弓可以部分替代手术辅助上颌扩弓矫治轻、中度后牙反𬌗,扩大快速扩弓的适应年龄。

　　三维有限元方法研究上颌快速扩弓的生物力学反应,主要反映骨骼的位移趋势及应力状态,以便进一步理解骨组织的机械力学反应。有限元研究的一个前提是将骨组织假设为各向同性的均质材料。人体具有复杂的解剖结构和生物特性,骨组织对力的反应不仅仅是受力和位移的简单关系。此外,咀嚼肌、面部肌肉及其包绕的筋膜也具有相当大的弹力[84],随着骨组织的移位而被拉伸,对扩弓产生阻力。正畸力对颅颌面骨组织的作用是变位和重建的过程,最终表现为颅颌骨组织的改建。研究的结果是上颌快速扩弓后颅面组织对正畸力产生一系列组织反应的第一步——移位,这将帮助理解上颌快速扩弓的作用方式,为临床改进扩弓方法提高疗效提供理论依据。同时也了解了在牙齿上所加的扩弓力是如何传递到颌骨的。

(胡敏　王芳)

9.8　滑动法关闭拔牙间隙时种植钉与牵引钩对前后牙位移影响的有限元研究

9.8.1　种植体支抗在口腔医学中的应用

　　在口腔正畸治疗中支抗是一个十分重要的问题,正畸支抗的设计和控制对于评价正畸病例疗效的成败也至关重要,稳定的支抗是控制牙齿目的性移动的基础,即牙齿按照所希望的方向和距离移动,同时支抗牙齿不移动或者轻微移动。在正畸临床中,按照关闭拔牙间隙时前后牙移动的比例不同,可以将支抗分为以下3类:① 最大支抗:关闭拔牙间隙时,绝大多数由前牙后移来实现;② 中等支抗:关闭拔牙间隙时,前牙后移及后牙前移的比例相当;③ 最小支抗:关闭拔牙间隙时,绝大多数由后牙前移来实现。那么当支抗单位保持不动时,即所谓的绝对支抗。在临床治疗中,应用传统的正畸学方法往往难以获得绝对支抗[1]。近年来,随着微种植体这一"绝对支抗"的出现,加之其体积微小,植入及去除手术简单,无须患者配合,显著缩短行医疗程并且对某些病例可以避免手术而获得满意的代偿性治疗结果等优点[78-82],微种植体已受到越来越多的正畸医师的青睐。

　　早在1969年,Branemark教授曾提出金属钛可以与骨组织直接结合且不引起任何排斥反应的骨结合理论[45]。随后,越来越多的正畸医师致力于应用种植体作为支抗移动牙齿[83-86]。1983年,Creekmore和Eklund首次报道了1例利用外科手术植入种植钉作为正畸支抗的病例[87]。此后，Roberts 等于 1989 年成功地在正畸临床治疗中应用种植体作为绝对支抗移动牙齿[88]。

鉴于手术适应限度较低，如今种植体支抗已经广泛应用于存在水平向、矢状向以及垂直向不调的各种错𬌗畸形的正畸临床治疗中[89-95]。而在应用种植钉配合治疗时，首先要考虑的问题就是如何选择恰当的植入位置。从安全性和稳定性方面考虑，有学者提出植入时需要考虑以下几点：① 种植钉植入的解剖位置；② 种植钉与矢状面所成角度；③ 种植钉植入的垂直向角度。Kim 学者[96]提出了以下五项重要因素决定种植钉植入的安全性与稳定性：① 无菌操作、使用种植钉配备器械；② 位于附着龈，避开系带；③ 避开重要的解剖结构；④ 植入区域应具有足够的牙根间距离；⑤ 植入区域应具有足够的骨皮质厚度。

除了安全性和稳定性之外，治疗目标是临床医师在选择种植体植入位置时所需要考虑的最重要的因素。对于上颌前突的正畸患者，可利用磨牙区域的种植钉作为绝对支抗来关闭拔牙间隙，内收上颌前牙以改善侧貌面型。然而，不恰当的种植钉高度及近远中位置，可引起某些不利的牙齿移动。由于种植体植入的前后位置及高度的不同，使矫治力所产生的垂直向及水平向分力均不同，由此将会产生前牙不同的垂直向位移及远中移动量。因此，在治疗不同垂直向不调的正畸患者时，有必要选择不同的种植钉植入位置。

9.8.2 三维有限元法的发展及其在口腔医学中的应用

有限元法的全称为有限单元法（finite element method，FEM），是随着计算机基础发展起来的一种现代数学物理计算方法[97]，用于模拟并解决各种热学、电磁学工程力学等物理问题。有限元法是 Courant 于 1943 年首先提出的[98]，此后有限元理论及其应用在各项领域得到了迅速发展。1956 年，有限元法首次被应用于航天工业设计中并一举获得成功[99]。

如今，有限元法在口腔学领域已得到广泛应用，它可以准确地表达各种复杂的几何形状和研究对象。在研究中，它可以避免实验过程中由于操控器材、受试者、实验者以及测控仪器等因素所引起的误差。有限元法属于无创分析，其研究模型可以反复使用且无须改变其内部结构和力学性质[100]。另外，随着牙周膜材料属性及其弹性模量的研究发现，使得三维有限元方法更趋于真实性且其结果更加准确[101,102]。作为一种与现代计算机技术相结合的理论分析方法，有限元法已受到越来越多口腔医生的重视。显然，有限元分析法已对口腔正畸医学产生了不可估量的影响，而今后这种影响还将继续扩大。

9.8.3 牵引钩长度对前牙位移的影响

9.8.3.1 牵引钩长度对前牙垂直向位移的影响

应用三维有限元的方法模拟在种植钉作用下滑动法关闭拔牙间隙内收上颌前牙的过程中，当种植钉的高度设定为距离牙槽嵴顶 6 mm 时，随着牵引钩长度的增加（2 mm、4 mm、6 mm、8 mm），上颌中切牙内收的位移趋势减小；而其垂直向位移有压低和伸长两种趋势：

① 当牵引钩长度为 2 mm 和 4 mm 时，上颌中切牙呈压低的位移趋势，随着牵引钩长度的增加，其压低趋势减小；② 当牵引钩长度为 6 mm 和 8 mm 时，上颌中切牙呈伸长的位移趋势，随着牵引钩长度的增加，其伸长趋势增加。另外，随着牵引钩长度的增加，上颌侧切牙压低趋势增加；上颌尖牙伸长趋势增加（见图 9 - 50）。

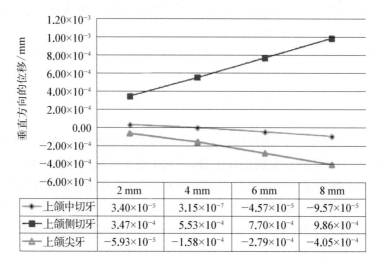

	2 mm	4 mm	6 mm	8 mm
◆ 上颌中切牙	3.40×10^{-5}	3.15×10^{-7}	-4.57×10^{-5}	-9.57×10^{-5}
■ 上颌侧切牙	3.47×10^{-4}	5.53×10^{-4}	7.70×10^{-4}	9.86×10^{-4}
▲ 上颌尖牙	-5.93×10^{-5}	-1.58×10^{-4}	-2.79×10^{-4}	-4.05×10^{-4}

图 9 - 50　牵引钩长度-上颌前牙垂直向初始位移趋势图。种植钉距离牙槽嵴顶 6 mm 时，随着牵引钩长度的增加，上颌前牙垂直向位移趋势

Figure 9 - 50　The anterior teeth displacement trend along Z-axis with varying look herght at constant（6 mm）MI

由于不同垂直向不调的错𬌗畸形患者在正畸治疗时需要选择不同的治疗方案，因此在临床治疗中不能忽视牵引钩长度的选择。对于深覆𬌗患者，应避免使用长的牵引钩以加重其垂直向的错𬌗。另有研究表明，摇椅形弓丝可以有效地配合深覆𬌗患者的矫治以打开咬合。Sung[103]等学者建议为了同时获得上前牙的内收和压低的位移趋势，在种植钉作用下滑动法关闭拔牙间隙时，由于牵引钩长度不能无限度的缩短，可以配合使用摇椅形弓丝达到垂直向不调的治疗目标。有学者研究发现，下颌摇椅形弓丝对切牙具有压低作用的同时对下颌第一磨牙有旋转的作用，有利于下颌切牙牙冠唇向倾斜以及磨牙的远中直立[104,105]。

9.8.3.2　牵引钩长度对上颌中切牙矢状向位移的影响

应用三维有限元的方法模拟在种植钉作用下滑动法关闭拔牙间隙内收上颌前牙的过程中，当种植钉的高度设定为距离牙槽嵴顶上方 6 mm 时，随着牵引钩长度的增加（2 mm、4 mm、6 mm、8 mm），上颌中切牙均表现出冠舌向倾斜的位移趋势，且冠舌向倾斜的程度减小（见表 9 - 8）。

Sung 等[103]通过有限元研究不同长度牵引钩时产生的弓丝的形变对上颌前牙位移的影响。模拟种植钉作用下滑动法关闭拔牙间隙时，牵引钩的长度对上颌前牙位移的影响。其实验设定的弓丝也是 0.019 英寸×0.025 英寸的不锈弓丝，研究对象是上颌前六颗牙的阻抗中心（见图 9 - 51）。

表 9-8　种植钉位于牙槽嵴顶上方 6 mm 时，不同长度的牵引钩作用下，
上颌中切牙牙根、牙冠矢状向初始位移及其差值（单位：mm）

Table 9-8　The Y-axes initial displacements of the crown and root of the central incisor with 6-mm MI

牵引钩长度/mm	牙　冠	牙　根	根冠差值	差的绝对值
	A	B	A−B	|A−B|
2	1.98×10^{-4}	-5.44×10^{-5}	-2.52×10^{-4}	2.52×10^{-4}
4	1.35×10^{-4}	-8.77×10^{-5}	-2.23×10^{-4}	2.23×10^{-4}
6	6.33×10^{-5}	-1.29×10^{-4}	-1.92×10^{-4}	1.92×10^{-4}
8	4.09×10^{-5}	-1.40×10^{-4}	-1.81×10^{-4}	1.81×10^{-4}

注：矢状向位移向后（远中）为正，向前（近中）为负。

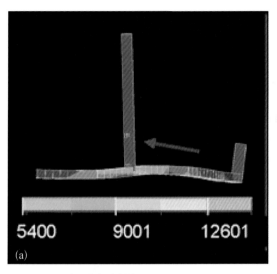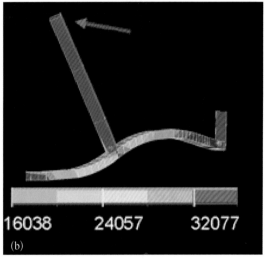

图 9-51　弓丝形变示意图
（a）牵引钩长度为 2 mm；（b）牵引钩长度为 8 mm
Figure 9-51　The schematic diagram of Arch wire deformation

　　图 9-51A 及图 9-51B 分别是牵引钩长度为 2 mm 和 8 mm 时，弓丝形变的示意图。箭头所示为牵引钩位于侧切牙与尖牙之间。可见牵引钩近中的弓丝压低的位移趋势最大；而弓丝的远中即尖牙处伸长的位移趋势最大。对比长牵引钩与短牵引钩发现，随着牵引钩长度增加，侧切牙与尖牙的位移趋势分别增加。

　　有学者报道[103,106]，当主弓丝硬度不是很大的情况下，弓丝与牵引钩结合处这种形变较大。而此处的弓丝形变则会引起侧切牙牙冠近中倾斜以及尖牙牙冠远中倾斜。因此，种植钉作用下滑动法关闭拔牙间隙内收上颌前牙过程的最后精细调整阶段，可以通过在弓丝上弯制相应的转矩以及轴倾弯来获得最终满意的矫治结果。

9.8.4　种植钉高度对前后牙初始位移的影响

9.8.4.1　种植钉高度对前牙垂直向位移的影响

应用三维有限元的方法模拟在种植钉作用下滑动法关闭拔牙间隙内收上颌前牙的过程

中，当牵引钩的长度设定为 4 mm 时，随着种植钉高度的增加（分别位于牙槽嵴顶上方 2 mm、4 mm、6 mm、8 mm），上颌中切牙内收的位移趋势减小；而其垂直向位移有压低和伸长两种趋势：① 当种植钉位于牙槽嵴顶上方 2 mm 和 4 mm 时，上颌中切牙呈伸长的位移趋势，随着种植钉高度的增加，其伸长趋势减小；② 当种植钉位于牙槽嵴顶上方 6 mm 和 8 mm 时，上颌中切牙呈压低的位移趋势，随着种植钉高度的增加，其压低趋势增加。另外，随着种植钉高度的增加，上颌侧切牙压低趋势增加；上颌尖牙伸长趋势减小（见图 9 - 52）。

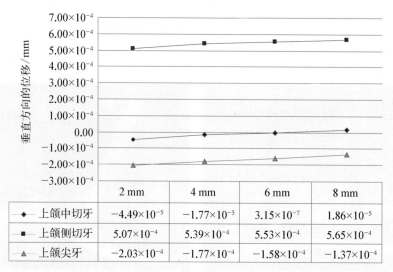

	2 mm	4 mm	6 mm	8 mm
◆ 上颌中切牙	-4.49×10^{-5}	-1.77×10^{-5}	3.15×10^{-7}	1.86×10^{-5}
■ 上颌侧切牙	5.07×10^{-4}	5.39×10^{-4}	5.53×10^{-4}	5.65×10^{-4}
▲ 上颌尖牙	-2.03×10^{-4}	-1.77×10^{-4}	-1.58×10^{-4}	-1.37×10^{-4}

图 9 - 52 种植钉高度-上颌前牙垂直向初始位移趋势图。牵引钩高度为 4 mm 时，随着种植钉高度的增加，上颌前牙垂直向位移趋势垂直向位移：向上（压低）为正，向下（伸长）为负

Figure 9 - 52 The anterior teeth displacement trend along Z-axis with varying MI heights at constant (4 mm) hook

在临床正畸治疗中，种植钉作用下滑动法关闭拔牙间隙时，通过改变种植钉的高度，上颌中切牙在垂直向上存在压低和伸长两种位移趋势。这对于治疗不同的垂直向错𬌗的正畸患者有重要意义。当牵引钩长度为 4 mm，种植钉位于牙槽嵴顶上方 2 mm 和 4 mm 时，上颌中切牙在内收的同时有伸长的位移趋势，因此提示低位种植钉有利于治疗前牙唇倾并伴有前牙开𬌗的患者，如安氏Ⅱ分类。当种植钉位于牙槽嵴顶上方 6 mm 和 8 mm 时，上颌中切牙内收的同时存在压低的位移趋势。由此表明，高位种植体可加重存在开𬌗趋势的患者。由于种植钉植入高度受限于安全性和稳定性的考虑，有时需要借助其他方法，如弓丝的弯制、颌间的弹性牵引装置配合矫治牙齿的垂直向不调。

Sung[103]等通过有限元研究发现，随着种植钉高度的增加，内收力在垂直方向上的分力增加。该研究设定牵引钩的长度为 5 mm，模拟 0.016 英寸×0.022 英寸的不锈钢弓丝滑动法关闭拔牙间隙内收上颌前牙。研究结果发现在低位种植钉的作用下，上颌中切牙呈伸长的位移趋势（−0.008 112 mm）；而在高位种植钉的作用下，上颌中切牙呈压低的位移趋势。尽管国内外两种研究的弓丝尺寸有所不同，但两者的研究结果一致，即在高位种植钉的作用下，上颌中切牙呈现压低的初始位移趋势；在低位种植钉的作用下，上颌中切牙呈现伸长的初始位移趋势。

9.8.4.2 种植钉高度对上颌中切牙矢状向位移的影响

应用三维有限元的方法模拟在种植钉作用下滑动法关闭拔牙间隙内收上颌前牙的过程中,当牵引钩的长度设定为 4 mm 时,随着种植钉高度的增加(位于牙槽嵴顶上方分别 2 mm、4 mm、6 mm、8 mm),上颌中切牙均表现出冠舌向倾斜的位移趋势,且冠舌向倾斜的位移趋势增加(见表 9 - 9)。因此在临床治疗中,可以应用高位种植体治疗前牙唇倾的前突患者。

表 9 - 9　牵引钩高度为 4 mm 时,不同种植钉高度作用下,上颌中切牙牙根、牙冠矢状向初始位移及其差值(单位: mm)

Table 9 - 9　The crown and the root of Central incisor displacement at varying MI heights at constant (4 mm) hook

种植钉高度/mm	牙　根	牙　冠	根冠差值	差的绝对值
	A	B	A－B	|A－B|
2	3.53×10^{-5}	1.64×10^{-4}	-2.58×10^{-4}	2.58×10^{-4}
4	-2.14×10^{-5}	1.67×10^{-4}	-1.88×10^{-4}	1.88×10^{-4}
6	-5.77×10^{-5}	6.86×10^{-5}	-1.26×10^{-4}	1.26×10^{-4}
8	-9.26×10^{-5}	1.13×10^{-5}	-1.04×10^{-4}	1.04×10^{-4}

注: 矢状向: 向后(远中)为正,向前(近中)为负。

若牙根与牙冠矢状向位移之差为正,则牙齿表现出冠唇向倾斜移动趋势;反之,牙齿表现出冠舌向倾斜移动趋势。两者差值的绝对值则可反映出牙齿倾斜移动量的大小。

9.8.4.3 种植钉高度对上颌第一磨牙位移的影响

上颌前牙的位置是影响口腔颜面部美观的重要因素[107],而磨牙的位置不仅决定功能𬌗的建立,并且在很大程度上关系到侧貌美观。在矫治过程中,磨牙伸长会加重前牙的开𬌗;而磨牙压低则会加重前牙的深覆𬌗从而恶化低角患者的侧貌面型。

应用三维有限元的方法模拟在种植钉作用下滑动法关闭拔牙间隙内收上颌前牙的过程中,发现不同的种植钉高度和牵引钩长度的搭配模拟中,上颌第一磨牙的垂直向位移呈现相同的趋势,即其远中颊尖均呈现压低趋势;其近中颊尖均呈现伸长趋势。由此上颌第一磨牙就表现出牙冠远中倾斜移动的位移趋势。研究用其远中颊尖垂直向位移与近中颊尖垂直向位移之差的绝对值表示上颌第一磨牙牙冠远中倾斜的程度。当牵引钩的长度设定为 4 mm时,随着种植钉高度的增加(位于牙槽嵴顶上方分别 2 mm、4 mm、6 mm、8 mm),上颌第一磨牙牙冠远中倾斜移动的程度增加(见表 9 - 10)。

利用种植钉关闭拔牙间隙所产生的磨牙远中倾斜正是 Tweed 理论所主张的稳定𬌗的标准[108,109]。在传统的以磨牙为支抗的颌内滑动过程中,磨牙表现出不同程度的冠近中倾斜趋势。Park 等研究证明[110],对于前牙开𬌗的患者在内收前牙的过程中可以配合使用前磨牙或磨牙区域的种植钉压低磨牙以获得满意的矫治效果。

表 9 - 10　牵引钩高度为 4 mm 时，不同种植钉高度作用下，上颌第一磨牙远中颊尖、近中颊尖垂直向初始位移及其差值（单位：mm）

Table 9 - 10　The first molar's cusps displacement at varying MI heights at constant (4 mm) hook

种植钉高度/mm	远中颊尖	近中颊尖	二者之差	差的绝对值
	A	B	$A-B$	$\|A-B\|$
2	4.30×10^{-5}	-7.90×10^{-6}	5.09×10^{-5}	5.09×10^{-5}
4	4.41×10^{-5}	-8.99×10^{-6}	5.30×10^{-5}	5.30×10^{-5}
6	4.46×10^{-5}	-1.12×10^{-5}	5.57×10^{-5}	5.57×10^{-5}
8	4.51×10^{-5}	-1.20×10^{-5}	5.71×10^{-5}	5.71×10^{-5}

注：垂直向位移向上（压低）为正，向下（伸长）为负。

　　在利用种植钉作用下滑动法关闭拔牙间隙内收上颌前牙的过程中，针对不同类型的错𬌗畸形的患者，有必要选择不同的种植钉植入位置及牵引钩高度，最终获得良好的功能𬌗及侧貌面型。

（胡敏　邓闻文）

参 考 文 献

[1] Branemark P I, Adell R, Breine U, et al. Intraosseous anchorage of dental prostheses. I. Experimental studies[J]. Scand J Plast Reconstr Surg, 1969, 3: 81 - 100.

[2] Albrektsson T, Sennerby L. Direct bone anchorage of oral implants: clinical and experimental considerations of the concept of osseointegration[J]. Int J Prosthodont, 1990, 3: 30 - 41.

[3] Yano S, Motoyoshi M, Inaba M, et al. A healing period increases mini-implant stability in growing rats[J]. J Oral Sci, 2014, 56(2): 113 - 118.

[4] Serra G, Morais L S, Elias C N, et al. Sequential bone healing of immediately loaded mini-implants: histomorphometric and fluorescence analysis[J]. Am J Orthod Dentofacial Orthop, 2010, 137(1): 80 - 90.

[5] Zhao L X, Xu Z R, Yang Z, et al. Orthodontic mini-implant stability in different healing times before loading: A microscopic computerized tomographic and biomechanical analysis[J]. Or Surg Or Med Or Pa, 2009, 108(2): 196 - 202.

[6] Zhang L K, Zhao Z H, Li Y, et al. Osseointegration of orthodontic micro-screws after immediate and early loading [J]. Angle Orthod, 2010, 80(2): 354 - 360.

[7] Wei X, Zhao L X, Xu Z R, et al. Effects of cortical bone thickness at different healing times on microscrew stability [J]. Angle Orthod, 2011, 81(5): 760 - 766.

[8] Pithon M M, Nojima M G, Nojima L I. Primary stability of orthodontic mini-implants inserted into maxilla and mandible of swine[J]. Or Surg Or Med Or Pa, 2012, 113(6): 748 - 754.

[9] Deguchi T, Yabuuchi T, Hasegawa M, et al. Histomorphometric evaluation of cortical bone thickness surrounding miniscrew for orthodontic anchorage[J]. Clin Implant Dent R, 2011, 13(3): 197 - 205.

[10] Zhang Q, Zhao L X, Wu Y K, et al. The effect of varying healing times on orthodontic mini-implant stability: a microscopic computerized tomographic and biomechanical analysis[J]. Or Surg Or Med Or Pa, 2011, 112(4): 423 - 429.

[11] Zhao L X, Xu Z R, Yang Z, et al. Quantitative research using computed tomographic scanning of beagle jaws for determination of safe zones for micro-screw implantation[J]. Ann Anat, 2009, 191(4): 379 - 388.

[12] Zhao L X, Xu Z R, Wei X, et al. Effect of placement angle on the stability of loaded titanium microscrews: A microcomputed tomographic and biomechanical analysis[J]. Am J Orthod Dentofacial Orthop, 2011, 139(5): 628 - 635.

[13] Wu X P, Deng F, Wang Z Q, et al. Biomechanical and histomorphometric analyses of the osseointegration of microscrews with different surgical techniques in beagle dogs[J]. Or Surg Or Med Or Pa, 2008, 106(5): 644 - 650.

[14] Zheng L L, Tang T, Deng F, et al. The influence of extraction on the stability of implanted titanium microscrews: a biomechanical and histomorphometric study[J]. Int J Oral Max Impl, 2009, 24(2): 267 - 274.

[15] Sadia M, Torres E. Sagittal changes after maxillary protraction with expansion in Class Ⅲ patients in the primary, mixed, and late mixed dentitions: A longitudinal retrospective study[J]. Am J Orthod Dentofacial Orthop, 2000, 117(6): 669 - 680.

[16] Delaire J. Maxillary development revisited: relevance to the orthopaedic treatment of Class Ⅲ malocclusions[J]. Eur J Orthod, 1997, 19(3): 289 - 311.

[17] Da S F, Magro A C, Capelozza F L. Early treatment of the Class Ⅲ malocclusion with rapid maxillary expansion and maxillary protraction[J]. Am J Orthod Dentofacial Orthop, 1998, 113(2): 196 - 203.

[18] Cevidanes L, Baccetti T, Franchi L, et al. Comparison of two protocols for maxillary protraction: bone anchors versus face mask with rapid maxillary expansion[J]. Angle Orthod, 2010, 80(5): 799 - 806.

[19] Enacar A, Giray B, Pehlivanoglu M, et al. Facemask therapy with rigid anchorage in a patient with maxillary hypoplasia and severe oligodontia[J]. Am J Orthod Dentofacial Orthop, 2003, 123(5): 571 - 577.

[20] Singer S L, Henry P J, Rosenberg I. Osseointegrated implants as an adjunet to facemask therapy: a case report[J]. Angle Orthod, 2000, 70(3): 253 - 262.

[21] 张宇, 陆晓丽, 吴淑华, 等. 种植支抗结合正畸矫治青年人上颌骨发育不足的临床研究[J]. 中国美容医学, 2007, (08): 1126 - 1128.

[22] Choi B, Zhu S, Kim Y. A clinical evaluation of titanium miniplates as anchors for orthodontic treatment[J]. Am J Orthod Dentofacial Orthop, 2005, 128(3): 382 - 384.

[23] Kircelli B H, Pektas Z O, Uckan S. Orthopedic protraction with skeletal anchorage in a patient with maxillary hypoplasia and hypodontia[J]. Angle Orthod, 2006, 76(1): 156 - 163.

[24] Kokich V G, Shapiro P A, Oswald R, et al. Ankylosed teeth as abutments for maxillary protraction: a case report [J]. Am J Orthod, 1985, 88: 303 - 307.

[25] Hata S, Itoh T, Nakagawa M, et al. Biomechanical effects of maxillary protraction on the craniofacial complex[J]. Am J Orthod Dentofacial Orthop, 1987, 91(4): 305 - 311.

[26] Tanne K, Hiraga J, Sakuda M. Effects of directions of maxillary protraction forces on biomechanical changes in craniofacial complex[J]. Eur J Orthod, 1989, 11(4): 382 - 391.

[27] 赵志河, 等. 颅面骨三维有限元模型的建立[J]. 华西口腔医学杂志, 1994, 12(4): 298.

[28] 张国华, 蔡中, 陆群, 等. 前牵引上颌的三维有限元研究: 前牵引方向的探讨[J]. 医用生物力学, 2000, (04): 208 - 211.

[29] Sugawara J, Daimaruya T, Umemori M, et al. Distal movement of mandibular molars in adult patients with the skeletal anchorage system[J]. Am J Orthod Dentofacial Orthop, 2004, 125(2): 130 - 138.

[30] He S, Gao J, Wamalwa P, et al. Camouflage treatment of skeletal Class Ⅲ malocclusion with multiloop edgewise arch wire and modified Class Ⅲ elastics by maxillary mini-implant anchorage[J]. Angle Orthod, 2013, 83(4): 630 - 640.

[31] Park H S, Lee S K, Kwon O W. Group distal movement of teeth using microscrew implant anchorage[J]. Angle Orthod, 2005, 75(4): 602 - 609.

[32] Lee K J, Joo E, Kim K D, et al. Computed tomographic analysis of tooth-bearing alveolar bone for orthodontic miniscrew placement[J]. Am J Orthod Dentofacial Orthop, 2009, 135(4): 486 - 494.

[33] 龚艳. 下颌颊棚区微螺钉植入位点的 CBCT 研究[D]. 济南: 山东大学, 2013.

[34] Sugawara Y, Kuroda S, Tamamura N, et al. Adult patient with mandibular protrusion and unstable occlusion treated with titanium screw anchorage[J]. Am J Orthod Dentofacial Orthop, 2008, 133(1): 102 - 111.

[35] 毛丽霞, 房兵, 沈国芳, 等. 下颌支种植体支抗辅助下牙列内收的疗效评价[J]. 上海口腔医学, 2011, 5: 500 - 505.

[36] Park H S, Kwon T G, Sung J H. Nonextraction treatment with microscrew implants[J]. Angle Orthod, 2004, 74(4): 539 - 549.

[37] Nakamura A, Teratani T, Itoh H, et al. Photoelastic stress analysis of mandibular molars moved distally with the skeletal anchorage system[J]. Am J Orthod Dentofacial Orthop, 2007, 132(5): 624 - 629.

[38] Chung C J, Jung S, Baik H S. Morphological characteristics of the symphyseal region in adult skeletal Class Ⅲ crossbite and openbite malocclusions[J]. Angle Orthod, 2008, 78(1): 38 - 43.

[39] Pan F, Kau C H, Zhou H, et al. The anatomical evaluation of the dental arches using cone beam computed tomography — an investigation of the availability of bone for placement of mini-screws[J]. Head Face Med, 2013, 9: 13.

[40] Ishii T, Nojima K, Nishii Y, et al. Evaluation of the implantation position of mini-screws for orthodontic treatment in the maxillary molar area by a micro CT[J]. Bulletin of Tokyo Dental College, 2004, 45(3): 165 - 172.

[41] Creekmore T D, Eklund M K. The possibility of skeletal anchorage[J]. J Clin Orthod, 1983, 17(4): 266 - 269.

[42] Kanomi R. Mini-implant for orthodontic anchorage[J]. J Clin Orthod, 1997, 31(11): 763 - 767.

[43] Chandrasekharan D, Balaji S M. Intrusion of anterior teeth to improve smile esthetics[J]. J Maxillofac Oral Surg, 2010, 9(1): 27 - 29.

[44] 戴宁,曾照斌,刘海锋,等.两种常用加力方式对种植钉压低上前牙力学行为影响的三维有限元分析[J].口腔医学研究,2011,(05): 372 - 375.

[45] 麦志辉,艾虹,卢红飞,等.微种植体支抗压低上前牙的 Typodont 实验研究[J].中华口腔正畸学杂志,2009,16(4): 215 - 218.

[46] Buser D, Mericske-Stern R, Bernard J P, et al. Long-term evaluation of non-submerged ITI implants. Part 1: 8-year life table analysis of a prospective multi-center study with 2359 implants[J]. Clin Oral Implants Res, 1997, 8(3): 161 - 172.

[47] Linkow L I. The endosseous blade implant and its use in orthodontics[J]. Int J Orthod, 1969, 7(4): 149 - 154.

[48] Roberts W E, Smith R K, Zilberman Y, et al. Osseous adaptation to continuous loading of rigid endosseous implants [J]. Am J Orthod, 1984, 86(2): 95 - 111.

[49] Deguchi T, Takano-Yamamoto T, Kanomi R, et al. The use of small titanium screws for orthodontic anchorage[J]. J Dent Res, 2003, 82(5): 377 - 381.

[50] Liou E J, Pai B C, Lin J C. Do miniscrews remain stationary under orthodontic forces? [J]. Am J Orthod Dentofacial Orthop, 2004, 126(1): 42 - 47.

[51] Szmukler-Moncler S, Salama H, Reingewirtz Y, et al. Timing of loading and effect of micromotion on bone-dental implant interface: review of experimental literature[J]. J Biomed Mater Res, 1998, 43(2): 192 - 203.

[52] Cheng S J, Tseng I Y, Lee J J, et al. A prospective study of the risk factors associated with failure of mini-implants used for orthodontic anchorage[J]. Int J Oral Maxillofac Implants, 2004, 19(1): 100 - 106.

[53] Melsen B, Lang N P. Biological reactions of alveolar boneto orthodontic loading of oral implants[J]. Clin Oral Implants Res, 2001, 12(2): 144 - 152.

[54] Ohmae M, Saito S, Morohashi T, et al. A clinical and histological evaluation of titanium mini-implants as anchors for orthodontic intrusion in the beagle dog[J]. Am J Orthod Dentofacial Orthop, 2001, 119(5): 489 - 497.

[55] Park H S, Bae S M, Kyung H M, et al. Micro-implant anchorage for treatment of skeletal Class I bialveolar protrusion[J]. J Clin Orthod, 2001, 35(7): 417 - 422.

[56] Ducheyne P, Hench L L, Kagan A, et al. Effect of hydroxyapatite impregnation on skeletal bonding of porous coated implants[J]. J Biomed Mater Res, 1980, 14(3): 225 - 237.

[57] Miyamoto I, Tsuboi Y, Wada E, et al. Influence of cortical bone thickness and implant length on implant stability at the time of surgery—clinical, prospective, biomechanical, and imaging study[J]. Bone, 2005, 37(6): 776 - 780.

[58] Frost H M. A brief review for orthopedic surgeons: fatigue damage (microdamage) in bone (its determinants and clinical implications)[J]. J Orthop Sci, 1998, 3(5): 272 - 281.

[59] 胡赟,郑雷蕾,唐甜,等.正畸微种植体周围炎对骨结合界面影响的研究[J].华西口腔医学杂志,2011,29(1): 17 - 20.

[60] Soncini M, Baena R R, Pietrabissa R, et al. Experimental procedure for the evaluation of the mechanical properties of the bone surrounding dental implants[J]. Biomaterials, 2002, 23(1): 9217.

[61] Stenport V F, Olsson B, Morberg P, et al. Systemically administered human growth hormone improves initial implant stability: an experimental study in the rabbit[J]. Clin Implant Dent Relat Res, 2001, 3(3): 135 - 141.

[62] Deguchi T, Takano-yamamoto R K. The use of small titanium screws for orthodontic anchorage[J]. J Dent Res, 2003, 82(5): 377 - 381.

[63] Listgarten M A, Lang N P, Schroeder H E, et al. Periodontal tissues and their counterparts around endosseous implants[J]. Clin Oral Implants Res, 1991, 2(3): 1 - 19.

[64] Kim S H, Yoon H G, Choi Y S, et al. Evaluation of interdental space of the maxillary posterior area for orthodontic mini-implants with cone-beam computed tomography[J]. Am J Orthod Dentofacial Orthop, 2009, 135: 635 - 641.

[65] Miyawaki S, Koyama I, Inoue M, et al. Factors associated with the stability of titanium screws placed in the

posterior region for orthodontic anchorage[J]. Am J Orthod Dentofacial Orthop, 2003, 124(4): 373 - 378.

[66] Zheng L L, Tang T, Deng F, et al. The influence of extraction on the stability of implanted titanium microscrews: a biomechanical and histomorphometric study[J]. Int J Oral Maxillofac Implants, 2009, 24(2): 267 - 274.

[67] Wei G X, Hu Y, Zheng L L, et al. Bone remodeling at microscrew interface near extraction site in the beagle dog mandiblehistologic and immunohistochemical analyses[J]. J Appl Oral Sci, 2013, 21(5): 443 - 451.

[68] Branemark R, Ohrnell L O, Nilsson P, et al. Biomechanical characterization of osseointegration during healing: an experimental in vivo study in the rat[J]. Biomaterials, 1997, 18(14): 969 - 978.

[69] Asscherickx K, Vannet B V, Bottenberg P, et al. Clinical observations and success rates of palatal implants[J]. Am J Orthod Dentofacial Orthop, 2010, 137(1): 114 - 122.

[70] Block M S, Hoffman D R. A new device for absolute anchorage for orthodontics[J]. Am J Orthod Dentofacial Orthop, 1995, 107(3): 251 - 258.

[71] Hassan A H, Evans C A, Zaki A M. et al. Use of bone morphogenetic protein-2 and dentin matrix protein-1 to enhance the osseointegration of the onplant system[J]. Connect Tissue Res, 2003, 44(1): 30 - 41.

[72] Chen X, Chen G X, He H, et al. Osseointegration and biomechanical properties of the onplant system[J]. Am J Orthod Dentofacial Orthop, 2007, 132(3): 1 - 6.

[73] Hassan A H, Evans C A, Zaki A M, et al. Use of bone morphogenetic protein-2 and dentin matrix protein-1 to enhance the osteointegration of the onplant system[J]. Connect Tissue Res, 2003, 44(1): 30 - 41.

[74] Schmid J, Brunold S, Bertl M, et al. Biofunctionalization of onplants to enhance their osseointegration-A pilot study in domestic pigs[J]. J Stomat Occ Med, 2014, 7(4): 105 - 110.

[75] Janssens F, Swennen G, Dujardin T. et al. Use of an onplant as orthodontic anchorage[J]. Am J Orthod Dentofacial Orthop, 2002, 122(5): 566 - 570.

[76] He H, Ngan P, Han G L, et al. Use of Onplants as stable anchorage for facemask treatment: A case report[J]. Angle Orthod, 2005, 75(3): 453 - 460.

[77] Baumgaertel S, Razavi M R, Hans M G. Mini-implant anchorage for the orthodontic practitioner[J]. Am J Orthod Dentofacial Orthop, 2008, 133(4): 621 - 627.

[78] Costa A, Raffini M, Melsen B. Microscrews as orthodontic anchorage [J]. International Journal of Adult Orthodontics & Orthognathic Surgery, 1999, 13: 201 - 209.

[79] Provatidis C, Georgiopoulos B, Kotinas A. On the FEM modeling of craniofacial changes during rapid maxillary expansion[J]. Medical Engineering & Physics, 2007, 29(5): 566 - 579.

[80] Carano A, Velo S, Leone P, et al. Clinical applications of the Miniscrew Anchorage System[J]. Journal of Clinical Orthodontics, 2005, 39(1): 9 - 24.

[81] Jafari A, Shety K S, Kumar M. Study of stress distribution and displacement of various craniofacial structures following application of transverse orthopedic forces — a three-dimensional FEM study[J]. Angle Orthod, 2003: 73(1): 12 - 20.

[82] Heymann G C, Tulloch J F. Implantable devices as orthodontic anchorage: A review of current treatment modalities [J]. J Esthet Restor Dent, 2006, 18(2): 68 - 80.

[83] Sandikcioglu M, Hazar S. Skeletal and dental changes after maxillary expansion in the mixed dentition[J]. Am J Orthod Dentofacial Orthop, 1997, 111(3): 321 - 327.

[84] Trisi P, Rebaudi A. Progressive bone adaptation of titanium implants during and after orthodontic load in humans [J]. Int J Periodontics Restorative Dent, 2002, 22(1): 31 - 43.

[85] Miyawaki S, Koyama I. Inoue M, et al. Factors associated with the stability of titanium screws placed in the posterior region for orthodontic anchorage[J]. Am J Orthod Dentofacial Orthop, 2003, 124(4): 373 - 378.

[86] Cheng S J, Tseng I Y, Lee J J, et al. A prospective study of the risk factors associated with failure of mini-implants used for orthodontic anchorage[J]. Int J Oral Maxillofac Implants, 2004, 19(1): 100 - 106.

[87] Creekmore T D and Eklund M K. The possibility of skeletal anchorage[J]. Journal of Clinical Orthodontics, 1983, 17(4): 266 - 269.

[88] Roberts W E, Marshal K J, Mozsary P G. Rigid endosseous implant utilized as anchorage to protract molars and close an atrophic extraction site[J]. Angle Orthod, 1989, 60(2): 135 - 152.

[89] Crismani A G, Bernhart T, Bantleon H P, et al. Palatal implants: the Straumann Orthosystem[J]. Semin Orthod, 2005, 11(1): 16 - 23.

[90] Jung M H. Treatment of severe scissor bite in a middle-aged adult patient with orthodontic mini-implants[J]. Am J

Orthod Dentofacial Orthop, 2011, 139(4): S154 - 165.

[91] Calderón J H, Valencia R M, Casasa A A, et al. Biomechanical anchorage evaluation of mini-implants treated with sandblasting and acid etching in orthodontics[J]. Implant Dent, 2011, 20(4): 273 - 279.

[92] Kim S H, Choi J H, Chung K R, et al. Do sand blasted with large grit and acid etched surface treated mini-implants remain stationary under orthodontic forces? [J]. Angle Orthod, 2012, 82(2): 304 - 312.

[93] Cho K C, Baek S H. Effects of predrilling depth and implant shape on the mechanical properties of orthodontic mini-implants during the insertion procedure[J]. Angle Orthod, 2012, 82(4): 618 - 624.

[94] Wilmes B, Drescher D. Impact of bone quality, implant type, and implantation site preparation on insertion torques of mini-implants used for orthodontic anchorage[J]. Int J Oral Maxillofac Surg, 2011, 40(7): 697 - 703.

[95] Rebaudi A, Laffi N, Benedicenti S, et al. Microcomputed tomographic analysis of bone reaction at insertion of orthodontic mini-implants in sheep[J]. Int J Oral Maxillofac Implants, 2011, 26(6): 1233 - 1240.

[96] Kim S H, Choi Y S, Hwang E H, et al. Surgical positioning of orthodontic mini-implants with guides fabricated on models replicated with cone-beam computed tomography[J]. American journal of orthodontics and dentofacial orthopedics, 2007, 131(4): 82 - 89.

[97] Huiskes R, Chao E Y. A survey of finite element analysis in orthopedic biomechanics: the first decade[J]. J Biomech, 1983, 16(6): 385 - 409.

[98] 李开泰,黄艾香,黄庆怀.有限元方法及其应用[M].西安:西安交通大学出版社,1992.

[99] Turner M S, Clough R W, Marcin H C. Stiffness and deflection analysis complex structure[J]. J Aero Sci, 1956, 23(9): 805 - 809.

[100] 朱静.有限元分析方法在口腔临床中的应用进展[J].上海生物医学工程,2003,24(3): 53 - 56.

[101] Poppe M, Bourauel C, Jäger A. Determination of the elasticity parameters of the human periodontal ligament and the location of the center of resistance of single-rooted teeth a study of autopsyspecimens and their conversion into finite element models[J]. J Orofac Orthop, 2002, 63(5): 358 - 370.

[102] Ziegler A, Keilig L, Kawarizadeh A, et al. Numerical simulation of the biomechanical behaviour of multi-rooted teeth[J]. Eur J Orthod, 2005, 27(4): 333 - 339.

[103] Sung S J, Jang G W, Chun Y S, et al. Effective en-masse retraction design with orthodontic mini-implant anchorage: A finite element analysis[J]. Am J Orthod Dentofacial Orthop, 2010, 137(5): 648 - 657.

[104] Sung S J, Baik H S, Moon Y S, et al. A comparative evaluation of different compensating curves in the lingual and labial techniques using 3D FEM[J]. Am J Orthod Dentofacial Orthop, 2003, 123(4): 441 - 450.

[105] Clifford P M, Orr J F, Burden D J. The effects of increasing the reverse curve of Spee in a lower archwire examined using a dynamic photo-elastic gelatine model[J]. Eur J Orthodont, 1999, 21(3): 213 - 222.

[106] Nikolai R J, Johnston L E. Edgewise orthodontics[J]. Am J Orthod Dentofacial Orthop, 1982, 81(5): 433.

[107] Schlosser J B, Preston C B, Lampasso J. The effects of computeraided anteroposterior maxillary incisor movement on ratings of facial attractiveness[J]. Am J Orthod Dentofacial Orthop, 2005, 127(1): 17 - 24.

[108] Radziminski G. The control of horizontal planes in Class II treatment[J]. J Charles Tweed Found, 1987, 15: 125 - 140.

[109] Klontz H A. Facial balance and harmony: an attainable objective for the patient with high mandibular plane angle [J]. AM J Orthod Dentofacial Orthop, 1998, 114(2): 176 - 188.

[110] Park H S, Kwon T G, Kwon O W. Treatment of open bite with microscrew implant anchorage[J]. Am J Orthod Dentofacial Orthop, 2004, 126(5): 627 - 636.

10　口腔生物摩擦学

口腔生物摩擦学(oral tribology)是生物摩擦学中的重要组成部分,它主要研究口颌系统相关的所有摩擦学问题[1]。口颌系统是包括口腔颌面部各种组织结构(如牙、颞下颌关节、咀嚼肌、神经)的总称,是一个相互制约又相互协调的功能整体。在中枢神经系统统一指挥下,牙、颞下颌关节、咀嚼肌各司其职,共同完成语言、表情、咀嚼、吞咽等各种重要功能。

10.1　口腔生物摩擦学概述

目前口腔生物摩擦学的研究主要集中于颞下颌关节、天然牙、口腔修复材料及种植体的摩擦学性能,其所处的口颌系统的环境(包括关节液、唾液、食物等)是研究摩擦学行为的重要影响因素[2]。

口腔生物摩擦学按研究对象可分为口腔天然组织的生物摩擦学和口腔修复体的生物摩擦学[2]。进行摩擦学性能的研究有助于帮助人们认清其工作及损伤的生物力学、摩擦学、生理学及病理学机制,为预防医学、重建医学、康复医学及精准医学的发展提供理论支持;同时掌握人工器官在体内的磨损寿命及失效机制,为今后修复体的设计及改进提供理论依据[3]。

10.1.1　口腔天然组织的生物摩擦学

1) 牙齿

牙齿是口腔最重要的器官之一,其特殊的组织结构是优越摩擦磨损性能的保证。探讨天然牙咬合面及邻面的摩擦磨损行为研究,有助于防止非正常磨耗,从而预防牙本质过敏、颞下颌关节紊乱、牙周病、牙龈炎等口腔疾病的发生,有助于研发与天然牙磨损行为相匹配的口腔修复材料。

2) 颞下颌关节

颞下颌关节(temporomandibular joint,TMJ)是人体最为精细、最为复杂的关节,共同完成咀嚼、吞咽、言语、表情等功能。颞下颌关节由颞骨下部关节结节和下颌骨的下颌头配副组成,中间被软骨关节盘隔离,关节盘的四周与关节囊相连,关节囊可分泌滑液,减少关节活动时的摩擦。下颌骨左右两侧各一副颞下颌关节,彼此联动,形成下颌复杂的功能运动。颞下颌关节在行使功能时,其接触面(关节软骨)之间必然存在一定程度的摩擦磨损。因其特殊的生理结构及细胞的代谢等决定了其摩擦和润滑状态,即使在低负荷、高承重和承受冲击载荷的恶劣环境下,也表现出极小的摩擦系数和几乎没有磨损的摩擦学性能。因而颞下颌关节的摩擦学主要集中在研究其优良摩擦学性能和润滑机制,在此基础上为颞下颌关节紊乱(temporomandibular disorders,TMD)的诊治提供理论依据,同时也为人工关节的研发提供摩擦学设计的理论基础。

3) 唾液

唾液主要由唾液腺分泌,是口腔化学环境的重要组成成分,具有多种功能,如润滑和缓冲、消化、杀菌和抑菌、清洁、营养等。在唾液的诸多功能中,其润滑和缓冲的功能与牙齿的摩擦磨损性能密切相关。唾液润滑性能的研究不仅丰富了生物摩擦学理论,同时也为生物润滑液系统的实现奠定了坚实的基础。

10.1.2 口腔修复体/材料的生物摩擦学

(1)口腔材料摩擦学性能研究。根据第五次全国口腔流行病学调查,中国有数亿人缺牙,每年对口腔修复材料的需求量巨大,而磨耗是材料失效、修复体失败的主要原因之一。目前关于口腔修复材料的摩擦磨损研究主要集中在合金、陶瓷、复合树脂等三个方面。研发出适应个体差异,与天然牙牙体结构具有优异的摩擦学匹配特性的材料是此方向的重点。

(2)种植体-骨界面的微动磨损。目前,种植牙已经成为修复缺失牙非常重要且有效的方法。在功能和对邻牙的影响方面,种植牙都可以获得传统修复技术无法达到的修复效果。然而,随着种植的大量应用,种植体系统各界面间松动失效的问题日益凸显。如何确保种植体的使用寿命,是医学界研究工作者共同关注的热点问题。目前,通过植入体-骨界面的切向微动、径向微动到复合微动等系列研究的开展,建立了植入体-皮质骨界面的微动损伤理论,并提出了有效减缓复合微动损伤的方法。这一成果的研究极大地推动了种植体失效基础理论的丰富和发展,同时对于种植体的研发和优化起到了指导性作用。

(3)中央螺丝松动的微动腐蚀机制。微动损伤是导致各种螺纹连接失效的主要原因之一。针对牙种植体螺纹连接易发生松动的问题,运用微动摩擦学和腐蚀电化学等研究手段,在对螺纹连接部分进行力学分析的基础上,通过对口腔腐蚀性环境的模拟,对牙种植体连接进行复合微动磨损、电化学腐蚀及复合微动腐蚀的实验研究,建立运行工况微动图和材料损伤响应微动图;并对其腐蚀行为进行观察研究,解释微动磨损与腐蚀的交互作用机制,构建牙种植体螺纹连接的体外微动损伤模型。通过不同材料配副和不同复合角度(模拟中央螺丝连接)实验结果的对比分析,提出抗复合微动腐蚀的防护对策,探索其在牙种植体螺纹连接防松设计中的应用,为进一步提高牙种植体服役寿命提供新的思路。

总之,口颌系统内的天然组织和修复体作为摩擦器官存在着众多的摩擦学问题,探索其摩擦机制并加以利用,对于口颌系统的维护和重建有着重大的意义。

10.2 口腔生物摩擦学研究的常用方法

口腔生物摩擦学的研究手段主要分为三大类：体内研究、体外试验研究和原位试验。

10.2.1 体内研究

体内研究方法广泛应用于临床。一般通过对磨损造成的牙体硬组织损伤进行观察，这种方法可以追溯到几百年前。

口腔环境非常复杂，任何一种摩擦磨损行为都可能是多种机制共同作用、物理和化学过程相互影响的结果。体内研究能够获得真实口腔环境下的摩擦行为，通过观察口腔生物摩擦引起的相应组织、器官的临床表现，了解其磨损行为及影响因素等。然而，体内研究也有一些缺点，限制其在生物摩擦学领域的应用。体内研究不能观察单一磨损形式，如磨耗、磨蚀等；不能考察单一因素及变参数对磨损行为的影响；体内研究还受患者依从性的影响，依从性差常导致实验结果的不可信。同时，体内研究耗时较长，对结果的观察测量较困难。

口腔生物摩擦学的体内研究主要集中在牙齿摩擦磨损行为的临床评价[4-15]。临床评价方法又分为两大类：指数分级测量法和定量测量法。

1) 指数分级测量法

(1) 天然牙磨损临床评价，其发展过程如表 10-1 所示。

表 10-1 指数分级测量法的发展过程

Table 10-1 The history of the index grading method

	Davis (1955)	Smith TMI(1984)	Carlsson (1985)	Johansson (1993)	Silness (1993)
0级	没有磨损	釉质特点未丧失，牙颈部外形无改变	没有磨损或只有少量釉质磨损	提出个体牙齿咬合面和切端的磨损指数	切牙磨损指数：可见发育性切牙切迹
1级	只有牙釉质磨损	釉质特点丧失，牙颈部外形丧失少量	有釉质磨损的小平面		发育性切牙切迹消失
2级	牙本质暴露	釉质丧失，牙本质暴露少于牙面的 1/3，切缘釉质丧失，暴露牙本质，牙颈部缺失深度在 1 mm 以内	磨损到牙本质		有边界清楚的光滑的切牙磨损小平面
3级	继发性牙本质暴露或几近露髓	釉质丧失，牙本质暴露多于牙面的 1/3，切缘釉质和牙本质丧失，但未暴露继发牙本质和牙髓，牙颈缺损深达 1~2 mm	广泛磨损至牙本质（>2 mm²）		牙体组织缺损并在切缘有凹陷形成
4级		釉质完全丧失，牙本质和牙髓暴露，牙颈部缺损深度>2 mm	磨损至继发性牙本质		

指数分级测量法是一种半定量和描述性的记录手段,通过主观制订牙齿磨耗不同程度的标准,记录研究中各个牙齿的磨耗情况,用磨耗指数来表示。这种方法的优点是方便、快捷,尤其适于临床上大量患者的口内观察;缺点是有很强的主观性,且对早期磨耗改变不敏感。TWI(tooth wear index)是目前应用较广泛的一类指数评价方法,但其仅适用于未被修复的天然牙。临床因磨损而导致修复的牙齿不能用此方法做出评价。

通过对 TWI 定性评价方法进行改进(见表 10-2),改进后的评价方法不仅可以评价因磨损而导致修复的牙齿及不能做出评价的牙齿,而且该评价方法还可以用于乳牙和恒磨牙磨损的评价,适用范围更广。改进的 TWI 定性评价方法不仅考虑到了恒牙和乳牙的差距,还将磨损的部位分别进行统计,获得评价结果信息更为全面,更有利于流行病学的调查分析。

表 10-2 改进的 TWI 定性评价方法

Table 10-2 The improved qualitative evaluation method

程 度		标 准	描 述
乳牙	恒牙		
A	0	正常——无磨损	无表面特征丧失
B	1	轻微——只有牙釉质磨损	牙釉质磨损,未涉及牙本质
C	2	中度——磨损至牙本质	大量的牙釉质磨损,暴露牙本质
D	3	重度——磨损至牙髓腔	大量的牙釉质和牙本质磨损,暴露继发性牙本质或牙髓腔
E	4	修复——存在因牙齿磨损而导致的修复体	因牙齿磨损而修复
—	9	不能被评价	广泛的龋坏、大的修复体、破裂的牙齿、缺失牙或带有正畸带环的牙齿

对于修复材料,最广泛应用的分级系统是美国公共卫生署(The United States Public Health Service,USPHS)制定的非参数实验设计临床评价系统,该系统采用视诊法将修复体的磨耗分为 3 级,即无磨耗、有可见磨耗但在临床接受范围内和重度磨耗且必须替换修复体。

(2)牙齿酸蚀磨损程度评价。酸蚀引起的牙体组织的损伤有其独有的特征,因此其损伤的形貌特点与其他类型的磨损相对容易区别。为了对酸蚀破坏的程度进行评价,临床上出现了针对牙齿酸蚀的评价系统。表 10-3 中给出的评价标准对酸蚀的分类比较简单,较容易根据表面组织的缺失进行判断。但该评价标准也存在一定的缺点,它对于颈部出现的酸蚀是否涉及牙本质不容易做出判断。另外,该评价标准也忽略了全口牙齿中酸蚀涉及的牙齿数目。

随后出现了根据临床分区分别对酸蚀的牙齿进行评价的标准:BEWE(basic erosive wear examination)[6]。它主要采用六分区法,对全牙列的六个区分别计分,然后用计算出来的总分来评价牙齿的酸蚀磨损程度(见表 10-4)。

表 10 - 3　牙齿酸蚀的基本检查-评价标准
Table 10 - 3　The evaluation criterion for the basic check-up of tooth erosion

计　分*	临床酸蚀磨损情况
0	无牙齿的酸蚀磨损
1	表面结构的初步丢失
2	表面区域硬组织明显丢失,丢失量＜表面积的50%
3	表面硬组织丢失量＞表面积的50%

注:2～3分设计牙本质的丢失。

表 10 - 4　BEWE 计分法
Table 10 - 4　The BEWE

最高分 第1区(17～14)	最高分 第2区(13～23)	最高分 第3区(24～27)	
最高分 第4区(37～34)	最高分 第5区(33～43)	最高分 第6区(44～47)	分数之和

表 10 - 4 中每个区的酸蚀计分还按表 10 - 3 中的计分方法。BEWE 计分法不仅可以对整个牙列的酸蚀程度进行评价,还可以根据评价的分数给予患者治疗上的指导(见表 10 - 5)。新评价方案的提出将临床出现的症状与治疗方案结合在了一起,有利于临床对这些酸蚀牙齿的处理。

表 10 - 5　BEWE 计分对临床处理的指导
Table 10 - 5　The guidance function of BEWE grades on clinical treatment

危险等级	六分区累积分值	临床处理方案
无	≤2	常规维持和观察(每隔三年检查一次)
低	3～8	口腔卫生状况评价,给出建议,常规维持和观察(每隔两年检查1次)
中	9～13	找出病因,并对其进行处理;考虑应用氟化物增加牙齿的抗酸蚀能力;避免放置修复体,用模型、照片、硅橡胶印模观察腐蚀磨损的情况(每6～12个月)
高	≥14	严重时应采用修复治疗的方案(包括以上所有的预防方案)

2) 定量测量法

体内研究的定量测量法即为口内测量法。口内测量法分为直接法和间接法,直接法是用测量仪器直接从口腔内获得测量数据,是理想的测量手段,但目前的研究还不能获得令人满意的效果;间接法是以牙列模型为对象的口内测量法,包括以点和线为基础的线性测量,以面积为单位的二维测量和最接近真实情况的三维测量。

(1) 线性测量。线性测量是依靠较为简单的测量工具,通过直接测量牙冠高度和牙尖高度的变化来量化𬌗合面的磨耗,通过使用带有刻度盘的深度测量仪来测量牙尖到中央窝的最低点间的距离和𬌗面到中央沟的距离。该设备的使用提高了牙磨耗的测量精度,但缺点是实验测定的范围只限于主观规定的 2 个点之间,可能会遗漏一些磨耗区域;而且,由于牙齿表面形态复杂均为曲线和曲面,直线距离并不能代表牙齿表面的真实形态结构。

(2)二维测量。牙齿磨耗的二维测量是运用数码照相机、扫描电镜和偏光显微镜等设备获取二维图片后,再将其转换成数字化图形,或直接使用电荷耦合器件(charge coupled device,CCD)照相机,继而借助计算机处理系统的快速运算得到牙齿磨耗小平面的面积和周长。一般的程序包括模型上标记小平面的范围,拍摄照片或显微照片,测量标定区域的面积和周长。二维法测量牙齿磨耗虽比线性法有很大的进步,但仍存在明显的缺陷,即由于牙齿的咬合面不是平的,磨耗小平面和𬌗平面总是存在一定的角度,因此在底片上不可能重现完全精确的磨耗小平面;其次,在照片或模型上人工描记磨耗平面时会产生主观误差。尽管不断地寻求纠正误差的方法,但仍不能超越传统微量磨耗分析法的局限性,即便是扫描电镜同样不能提供牙齿三维表面的真实图像,而个体特征的鉴别和测量是耗时的、主观的,并且具有较大的观察误差。

(3)三维测量。为了提高牙齿模型的测量精准度并达到既节约空间又能多次重复利用的目的,通过摄像传感器探测在模型上移动的激光点,整个装置由计算机控制,运用三角形原理进行测量,可测量牙模型的大小、形状,牙齿的位置和旋转情况等。一些学者尝试将其转移成三维虚拟模型,用于正畸患者的诊断、设计和治疗的不同阶段,并在无数的实验和研究中加以完善。借助2块镜子,用CCD照相机和1个激光二极管在口内直接获得牙齿的三维影像,并用三角形原理计算出所需的牙齿测量数据,也是一种直接在口腔内获取资料的方法。尽管直接扫描模型的方法很有前途,但由于受到操作难度大和精度不高的影响未能被广泛接受,所以目前牙齿测量应用最多的仍然是三维扫描测量技术。三维测量不仅能够完整地重现牙体表面的不规则外形,而且还可以精确定量,并将不同阶段测得的三维数据库做连续比较,测量磨耗量并描述磨耗特征,使测量更加直观准确。进行整个磨耗面的定量测定,是口腔临床和实验室研究牙齿磨耗较为理想的方法。

10.2.2　体外试验研究

与体内研究相比体外试验的最大优点是可以控制实验参数,因此可以对磨损机制及主要影响因素进行深入研究。但体外试验只能考察口腔因素中较重要的一个或几个,不能完全模拟口腔环境[16-19]。目前体外试验还存在的一个重要问题是体外磨损实验并没有统一的参数来规范,因此常造成很多体外试验结果之间可比性差。

尽管体外试验存在一系列的缺点,但其优点也较为突出,因此体外试验一直以来都是磨损研究采用的主要研究方式。体外磨损试验应该旨在理解其最基本的摩擦磨损机制,这才能对材料在体内失效的原因有深刻的理解。如何在体外模拟口腔环境下的磨损也一直被学者们所关注。

体外试验设备多种多样,从最简单的销盘型摩擦磨损试验机到复杂的“人工口腔”,常用的润滑介质有水、乙醇、酸、橄榄油、橄榄油/CaF混悬液、人工唾液等。一般来说,口腔生物摩擦学研究常用的体外磨损试验机分为三大类:刷牙磨损试验机、两体/三体摩擦磨损试验机和模拟口腔真实运动的试验机。

(1)刷牙磨损试验机。刷牙磨损常用的实验仪器就是自动模拟刷牙机,通常包括牙刷、设计的刷牙方法及路径、介质(比如干摩擦、湿摩擦以及牙膏介质)。牙膏的磨损性常用牙釉质相对磨损指数(relative enamel abrasivity,REA)和牙本质相对磨损指数(relative dentine abrasivity,RDA)来衡量。该实验常用来考察修复材料耐刷牙磨损的情况,评价口腔保健产品(如牙刷刷毛的形状、刷毛的硬度、不同摩擦剂的牙膏及含有微量元素的牙膏等)、刷牙方式(包括刷牙的力量、方向、时间)等因素对牙齿磨耗的影响,来对口腔保健产品进行测评。刷牙实验的实验方式较为简单,因此此类实验的标准较容易统一,对于相同条件下进行的实验,重复性好,其结果具有可比性。

(2)两体及三体摩擦磨损试验机。两体摩擦磨损试验机在一定程度上模拟了口内磨损,比如单向滑动实验、往复滑动实验、销盘实验、球盘试验等。这些试验机通过添加介质可以实现三体磨损以及不同工况下的磨损测试。

(3)模拟口腔真实运动的试验机。模拟口腔真实运动的试验机除了可以模拟口腔环境的往复运动外,还可以模拟口腔内天然牙的循环受力。比较著名的摩擦磨损机有 ACTA 摩擦磨损试验机(ACTA wear machine)、Zurich 计算机控制摩擦磨损机(Zurich computer-controlled masticator)、Minnesota MTS 摩擦磨损机(Minnesota MTS wear simulator,也称为"人工口腔")等。模拟口腔运动磨损的实验设计的控制因素较为复杂,包括对磨损材料的组成及形状、加载力、接触面积、循环次数、频率、滑行速度、周围介质的温度等,参数选择的不同常导致实验结果的不一致,因此造成不同课题组之间实验结果的可比性差。

体外研究大多采用可以获得具体磨损量的定量测量法。定量测量的指标有以下几个:测量磨损前后牙尖(牙冠)高度的变化;计算磨损后牙齿磨损平面的面积;测量牙齿三维轮廓从而获得磨损体积;称重法等。扫描电镜常用来对磨损进行评价,它通过前后对比观察固定区域的形貌,确定磨损前后是否有新的磨损特征出现,从而预测牙齿的磨损机制。也有研究指出可以通过扫描电镜测量磨损前后原压痕尺寸的变化,从而计算磨损深度值。但这种方法常用于刷牙磨损,并不适合磨损前后有严重损伤及大量磨屑覆盖的实验研究。

纳米划痕技术最早用于界定膜基结合强度与薄膜抵抗划痕的能力,使用的薄膜厚度一般低于 800 nm。基体可以为软质或硬质材料,包括金属、合金、半导体、玻璃、矿物及有机材料等。随着其他学科领域的发展,纳米划痕技术也逐渐应用到其他领域。2001 年,纳米划痕技术首次用于界定釉牙本质界的生物学宽度,后来将其用于测量釉牙本质界摩擦力的变化,由此来界定釉牙本质界的功能性宽度[10]。2009 年,不同的压头用于纳米划痕中,并进一步探讨了其磨损机制的差异。除了对天然牙进行研究,纳米压痕和划痕技术在口腔生物摩擦学中的应用范围也在扩大[20,21],从正常天然牙扩展到了颌骨微观磨损行为的研究及再矿化处理对牙釉质微观摩擦磨损性能的影响[22-27]。纳米划痕技术可以获取持续变载下的摩擦破坏形貌特征,可以用于较小尺寸标本的摩擦学性能的测试,省时且获得实验数据准确,解决了小样品、小区域的摩擦学测试问题。

10.2.3　原位试验

无论体外试验研究如何发展,都不能将其实验结果外推至临床。因为口内牙体组织的磨耗是多因素造成。正因如此,原位试验才得以用于研究口腔修复材料的摩擦学行为。原位试验通过将待测标本放在义齿上,戴入患者口内进行实验,实验结束后,将标本取出,进行体外观察和测量。最初原位试验主要用于测量酸性饮料对牙本质或牙釉质的酸蚀,后来逐渐应用于口内的各种试验,比如研究牙膏对口内修复材料的磨损。原位试验既可以考察真实的口腔环境的影响,又可以借助体外先进的观测方法进行研究。但同样存在体内实验测试周期长,受被测试者以及其他习惯的影响等问题。

10.3 口腔天然组织的摩擦磨损行为

天然牙、颌骨、颞下颌关节以及口颌系统的所处环境包括唾液、关节液等,是口腔天然组织的摩擦磨损行为的参与主体,不同主体依据独特的组织结构、外观形态、运动及受力方式而具有不同的摩擦磨损行为。

10.3.1 天然牙的摩擦磨损

天然牙的摩擦磨损分为正常天然牙的摩擦磨损行为及异常天然牙的摩擦磨损行为。

10.3.1.1 口腔医学与生物摩擦学对天然牙摩擦磨损认识的差别

口腔医学根据牙齿磨损的不同原因将其分为 3 种类型:磨耗、磨损和酸蚀。临床上所见到的牙齿的磨损通常是这 3 种类型共同作用的结果[28-31]。

生理性磨耗(tooth attrition)是指牙齿在行使正常的咀嚼功能时,牙面与牙面之间或牙面与食物之间的摩擦,导致牙体硬组织发生的少量而渐进磨损的生理现象。它是牙齿对于持续性承受压力的一种自身调节,多发生在牙齿的咬合面、切嵴及邻面。咀嚼过程中牙齿微动造成的牙体组织轻微丧失可发生于邻面的接触点。有研究报道牙釉质正常磨耗的速度是每年 $15\sim29\ \mu m$;也有研究发现牙釉质正常磨耗的速度是每年 $10\sim40\ \mu m$。报道结果的差异与选择的人群密切相关,也与所选人群的咀嚼方式等密切相关。

病理性磨损(tooth abrasion)指除正常咀嚼过程外其他机械摩擦所引起的牙体组织磨耗,多见于个别牙或少数牙,其主要原因有:磨牙症、不良的刷牙习惯、环境因素(粉尘)、不良修复体等。其中磨牙症是病理性磨耗一个很重要的原因。研究表明,在 6 个月的时间里,夜磨牙比功能正常者牙体组织的磨损多 4 倍。

酸蚀(erosion)是指非细菌作用下的化学过程所导致的牙体硬组织丧失。引起酸蚀的根本原因是牙齿暴露于外源性或者内源性的酸。酸蚀会引起牙体组织杯状或沟槽状的损害。与生理性磨耗不同,破坏区域的基底部位与颌牙无接触。由于薄弱组织的折断和较软牙本质不同步的丧失,周边牙釉质呈现出不规则的外形。口腔内牙齿的酸蚀常见于碳酸饮料摄入量过大或者胃反酸患者。胃反酸患者对牙齿酸蚀的表现最常见的是牙冠硬组织的破坏,即酸蚀损害上颌牙齿的腭面。其形成原因是在患者反胃准备呕吐期间,舌头引导胃中的食物向前,舌的伸展保护了下颌牙齿,但上颌前牙的腭侧却没保护,从而引起该处出现明显的酸蚀。

天然牙的磨损从摩擦学的角度可以分为以下三种：磨粒磨损、疲劳磨损和化学酸蚀磨损。

磨粒磨损是最常见的磨损形式之一。从微观角度来看，任何一个表面都不是光滑的。当不同材料相互接触时，表面微凸体将以磨粒的形式导致磨损。根据接触面之间的情况将磨粒磨损分为两体磨损和三体磨损。两体磨损指相对应的牙齿或牙齿与对磨件直接接触，接触区的牙体组织晶体在相对运动过程中会出现各种变形或脆断，造成牙体硬组织的丢失。这种磨损常见于牙齿非咀嚼性的相对运动，包括磨牙症。在咀嚼过程中牙齿穿透食物之后直接接触造成的磨损也是两体磨损，同时也包括咀嚼过程中牙齿邻面在微动过程中造成的牙齿邻面触点区的磨损。牙刷直接刷牙（无牙膏）也属于两体磨损，研究表明：单独的牙刷刷牙需要用 2 500 年才能去除约 1 mm 厚的牙釉质。三体磨损指的是相对应的两个表面被磨粒颗粒或磨屑层隔开，常见于咀嚼过程中两个表面被食物所隔开的情况，另外刷牙时牙刷与牙齿之间有时被牙膏所隔开，也属于这种磨损类型。研究表明：牙刷加上牙膏大约需要 100 年的时间才能磨损约 1 mm 厚的牙釉质。

疲劳磨损指牙齿在应力作用下，表面分子的运动转到了表层下，并导致分子之间键的断裂及表面分子下区域的破坏。最终在表层下形成微裂纹，微裂纹在应力作用下扩展，当微裂纹扩展到牙齿表面时，就造成了牙齿的断裂，引起牙体硬组织的丢失[32]。这种情况常见于体外试验中应力环境下造成的颈部牙体组织的缺损，也见于临床观察到的部分楔状缺损。

化学酸蚀磨损指的是因化学因素导致牙齿构成分子之间的链变弱，使牙齿表面耐磨损性能降低，从而加速两体磨损和三体磨损。两体磨损、三体磨损和化学酸蚀磨损三者常相互作用，互相影响。这种情况在磨牙症中更加明显。最有利的实验证明就是酸蚀后的牙齿在磨损实验过程中较正常牙齿的磨损量大。研究表明，牙膏加牙刷再加上酸的作用，仅用 2 年就可以磨除约 1 mm 厚的牙釉质。

综上，天然牙的摩擦磨损涉及两个学科领域：口腔医学和摩擦学。两个学科领域对天然牙摩擦磨损的分类是从两个不同的角度对牙齿的磨损进行研究，体现了各自关注重点的不同。口腔医学的关注重点是磨损量，无论是生理性的磨耗还是病理性的磨损，其根本区别在于磨损量是否在正常范围内，对应的磨损机制并没有明显区别。而摩擦学是从磨损机制出发，磨损量的差异只是不同磨损机制作用时间的具体体现。两种分类方法比较而言，口腔医学的分类方法涉及的因素更为复杂，部分表现形式在临床上较难区别，其适用范围也仅限于天然牙；摩擦学角度的分类方法更广，除了可以应用于天然牙，还可以应用到所有的口腔材料，实现天然牙与不同口腔材料摩擦学行为的对比。

10.3.1.2 正常天然牙的摩擦磨损行为

摩擦系数是反映和评价材料摩擦学性能的主要参数。宏观摩擦磨损研究的结果显示不同深度牙釉质表现出了不同的摩擦系数，不同区域天然牙的摩擦行为不相同，且同一区域不同方向的摩擦学行为也有差别。载荷是影响牙釉质摩擦学行为的重要因素，当载荷低于 2 000 μN 时，随载荷增加，非弹性形变、摩擦系数和磨损率都会增大。有研究证明牙釉质摩擦系数与循环次数并不存在相关关系。磨痕深度基本能反映天然牙的磨损量，天然牙釉质的磨痕深度和宽度远小于牙本质,但耐磨性明显优于牙本质。另外,牙釉质在咬合面的磨损深度和宽度随着摩擦接触有牙冠外层向内层推移逐渐增大,牙冠不同深度的牙釉质的磨损行为存在差异[33]。

微观的摩擦学研究常选用纳米划痕技术,该方法可准确地测量天然牙各向异性的耐磨损特性。研究发现咬合面牙釉质和牙本质在不同载荷下的摩擦系数具有相似的变化特征,均随施加载荷的增加而增加,但两者的摩擦系数明显不同。牙本质的摩擦系数均高于牙釉质。平行于釉柱方向的划痕磨损量小于垂直于釉柱方向的磨损量。这与羟磷灰石晶体的独特排列有关,釉柱间釉蛋白的缓冲作用也使划痕平行釉柱方向时釉柱表现出更好的耐磨性。咬合面单个釉柱的耐磨性优于垂直于釉柱方向的剖面单个釉柱的耐磨性,优于平行于釉柱方向的剖面单个釉柱的耐磨性[34]。

不同年龄段釉质的力学特性有所不同,显微硬度值:老年恒牙>乳牙>年轻恒牙;断裂韧性:乳牙>年轻恒牙>老年恒牙,恒牙的耐磨损性能优于乳牙,中年恒牙的耐磨性最佳,年轻恒牙次之,老年恒牙较差。也有研究认为老年恒牙较年轻恒牙耐磨。

用体外磨损模拟咀嚼和磨牙症的研究是通过磨损前后质量的丢失(精确到 0.1 mg)来评价磨损量。载荷、润滑以及磨损速度、温度、pH 值等因素是影响磨损量的重要因素[35]。在无润滑液的情况下,随载荷增加,磨损量增加,加入润滑液后磨损减少;当载荷超过某一极限值时,磨损会迅速增加;酸性液体使磨损加剧。在非润滑条件下,在大载荷时磨损少,因为釉质粉末本身具有良好的润滑特性。在润滑条件下,低载荷磨损轻微,但 pH 值过低时,磨损增加。针对天然牙磨损特性的研究众多,但不同课题组研究所选用的试验工况的差异仍给其对比造成了一定的困难。

对天然牙磨损机制的研究主要通过磨斑形貌的观察。乳牙以剥层为主,磨斑局部表面出现断裂;年轻恒牙和中年恒牙的磨损表面则呈现轻微的犁沟和剥层;老年恒牙的磨损以明显的犁沟效应和大块剥层为主。也有研究表明老年釉质少剥层和浅犁沟。釉间质和釉柱的摩擦学性能也不同,由于釉间质较低的硬度,釉间质划痕深度远大于釉柱划痕深度。釉间质先于釉柱被磨掉,釉间质有机质质量高,能起到应力缓冲的作用,承受应力大,先发生剥落。牙釉质的磨损形式主要为黏着磨损,并伴有轻微的犁削现象。牙本质的磨损机制为明显的磨粒磨损。也有研究认为牙釉质为典型的脆性材料,其表面受压导致微观断裂,而牙本质硬度偏小,受压可能造成延展碎裂。

天然牙是在口腔中行使咀嚼功能的特殊摩擦副,其磨损普遍存在,无论是天然牙还是人工义齿在咀嚼过程中的磨损都是不可避免的,另外随着天然牙釉质的不断磨耗,釉牙本质界与牙本质逐渐参与咀嚼,因此研究天然牙各层次的摩擦学特性很有必要。在制作人工义齿时,应从仿生学角度出发借鉴天然牙自身的优良结构特点及生理特性,尽量使人工义齿的性能接近天然牙,达到最佳的匹配效果;此外,根据天然牙的磨损情况选取与天然牙各层次的摩擦磨损性能相近的口腔科修复材料,以达到保护天然牙的目的。

10.3.1.3 不同临床处理对天然牙摩擦磨损性能的影响

通过对天然牙在不同临床处理之后的耐磨损性能的研究可以对天然牙的不同临床处理

进行指导。天然牙的表面处理包括酸蚀处理、磷酸盐缓冲液处理、早期釉质龋再矿化处理、激光处理、漂白处理等。

酸性食物会加重牙齿磨耗,酸性食物的使用次数越多,牙齿的磨耗越重。酸蚀后,牙体的硬度变低,磨损量增加。乳酸、柠檬酸、苹果酸处理牙釉质后,釉质硬度变低,但断裂韧性有所提高,其力学性能受影响的程度与处理剂的酸性强弱呈正比;酸处理后,牙釉质的磨损形式主要为磨粒磨损和疲劳断裂磨损。纳米划痕研究表明牙釉质微观结构对其耐酸蚀性能有影响。酸蚀后的摩擦系数曲线的波动程度显著强于酸蚀前,且牙釉质越往内,酸蚀前后的摩擦系数曲线差异越显著。酸性饮料是牙齿酸蚀症的最主要因素,这不仅会降低牙齿表面机械强度,加速磨耗,而且会导致牙齿硬组织永久性丧失。因此对牙齿在酸性饮料作用下的腐蚀磨损机制了解越多,就越可能为临床牙齿酸蚀症的预防和治疗提供更精确的理论指导。

对不同 pH 值磷酸盐缓冲液作为润滑剂的研究发现,pH 值降低时,磨斑不明显,犁沟被覆盖。表面呈现裂纹和轻微酸蚀磨损的现象,磨斑表面可见不规则的片状剥脱、疲劳裂纹、碎屑以及釉质酸蚀后颚结构孔隙,釉柱结构模糊;pH 值较高时,磨斑明显,犁沟明显,在均匀的犁沟之间可见清晰的釉柱断面。

含氟牙膏可以减少酸蚀牙齿的磨损。再矿化处理后磨损量较正常牙釉质的磨损量大,牙釉质的磨损可能存在断裂磨损、磨粒磨损等多种机制,龋损釉质表面硬度并不能完全决定各自的耐磨损性能。采用纳米划痕对氟处理早期釉质龋后其微观摩擦磨损性能表明,早期釉质龋的摩擦系数随施加载荷的增加而增加。摩擦系数前期增加较稳定,但随着载荷值的变化,后期的摩擦系数值在增加的过程中出现了较大的波动。矿化后在纳米划痕过程中摩擦系数表现出了相似的变化规律,但其值较矿化前高,且摩擦系数的明显波动出现得较早。通过对矿化前后不同载荷下磨损区域的纵断面面积的对比可以发现,载荷增加越大,矿化前后其平均磨损量的区别越明显,矿化后的磨损量明显较矿化前磨损量增加。早期釉质龋的磨损表现为塑性变形和黏着磨损,而再矿化后转变为裂纹的萌生和扩展及组织的剥层。龋病作为一种人类最常见的口腔疾病,从发病机制而言,龋病是一种以细菌微柱、多因素影响下牙体硬组织发生慢性进行性破坏性的疾病,再矿化现象被认为是对抗致龋因素攻击的一个重要手段,不但可以维持牙齿硬组织矿物质丢失与获得的平衡,还可促进龋损不同程度的修复或愈合,也能使早期龋恢复其矿物质含量,同时表现为显微硬度等机械性能的恢复,再矿化后耐磨损性能有无改善对咀嚼功能的恢复至关重要。因此,研究再矿化对早期釉质龋摩擦磨损行为的影响具有重要的现实意义;同时,通过摩擦学性能的研究可为再矿化效果的评价提供新的思路。

原始牙釉质表面和酸蚀牙釉质表面经激光处理后,其表面硬度均显著提高、抗酸蚀能力增强;但是,激光处理会导致牙釉质表面变得粗糙,出现大量裂纹和孔洞,呈龟裂状,牙齿表面的弹性模量降低,表面脆性增大,从而使得牙齿耐磨性显著降低,造成的损伤重于酸蚀。

10.3.1.4 异常天然牙的摩擦磨损行为

异常天然牙即病理性天然牙,有四环素牙、氟斑牙和釉质发育不全的牙齿等。

四环素牙(tetracycline stained teeth)是在牙齿发育期中对四环素族药物使用不当所致

的内源性永久性着色。在牙的发育矿化期,服用的四环素族药物容易与牙齿硬组织形成一种稳固的四环素钙复合物,且这种钙盐会永久地沉积在牙本质和牙釉质中,所以四环素牙的主要特征是牙齿着色。四环素类药物对乳牙和恒牙均能产生影响,可被结合到牙组织内,使牙着色,初呈黄色,在阳光照射下则呈现明亮的黄色荧光,以后逐渐由黄色变成棕褐色或深灰色。

与正常恒牙相比,四环素牙的摩擦系数变化曲线出现显著波动,而且波动程度随牙齿变色程度不同而不同。轻、中度四环素牙摩擦系数随循环次数的变化趋势与健康恒牙相似。不同之处是,健康恒牙在 2 000 次循环后摩擦系数基本稳定在 0.90,而轻度四环素牙的摩擦系数则在 1 000 次循环后呈现轻微波动,3 000 次循环后基本稳定在 0.90;中度四环素牙约经 600 次循环后摩擦曲线就出现明显波动,2 000 次循环后摩擦系数基本稳定在 0.90 附近,伴随轻微波动;重度四环素牙的摩擦行为明显有别于健康恒牙,摩擦系数一开始就从较高的初始值 0.20 迅速升高,经 20 次循环后变为 0.66,随后开始呈现波动,1 000 次循环后摩擦系数增大到 0.90,之后增长速率变缓,波动加剧,4 000 次循环后摩擦系数基本稳定在 0.95 附近,略高于健康恒牙。

四环素牙平面试样磨损表面形貌不仅有别于健康恒牙,而且不同程度四环素牙的磨损形貌之间也存在显著差异。轻度四环素牙的磨损形貌与正常恒牙相似,磨斑表面呈现轻微犁沟和剥落,不过,犁削效应略重于健康恒牙;中度四环素牙的磨损表面剥落更为明显;重度四环素牙磨痕表面呈现显著的犁削效应和剥落,磨损严重。

氟元素对人体健康的影响有其特殊性,适量可以防龋,过量则引起氟牙症等疾患。在牙齿发育过程中,若组织液中存在低浓度的氟,则氟离子可进入正在形成的、矿化的牙齿磷灰石晶体中,变成氟磷灰石,使磷灰石晶体的结晶性、稳定性和硬度都得到增强。但是,如果摄入过量氟,则可引起氟牙症,轻者仅表现为牙面着色,重者可造成釉质缺损,影响美观和咀嚼功能。氟牙症主要病理改变在牙釉质,轻度氟斑牙外层牙釉质出现少量孔隙结构,中层及内层牙釉质结构与正常牙相似。重度氟斑牙的外层牙釉质受损较重,其结构表现为釉柱直径大小不一,釉柱连续性中断,釉柱间质区明显增宽,可见大量釉质块状剥脱甚至形成"虫蚀状"孔隙结构,釉柱内晶体排列疏松,晶体间隙增大,微孔较多;中层釉质受损较外层釉质轻,可见少量孔隙结构;内层牙釉质结构与正常牙相似。

氟斑牙的纳米硬度、弹性模量及蠕变与氟斑牙的严重程度及测试区域密切相关。相比于正常牙,重度氟斑牙外层及中层牙釉质以及轻度氟斑牙的外层牙釉质的纳米硬度及弹性模量均降低,重度氟斑牙外层牙釉质的纳米硬度及弹性模量均为最低,氟斑牙中异常结构釉柱的纳米硬度及弹性模量的改变更为显著。重度氟斑牙的外层及中层牙釉质以及轻度氟斑牙的外层牙釉质的蠕变性能均有一定增强,重度氟斑牙的外层牙釉质的蠕变性能的改变更为显著,氟斑牙中异常结构釉柱的蠕变性能的改变亦更为显著。

重度氟斑牙外层及中层牙釉质、轻度氟斑牙的外层牙釉质的纳米划痕深度及宽度增加;重度氟斑牙内层牙釉质、轻度氟斑牙的中层及内层牙釉质的纳米划痕深度及宽度与正常牙牙釉质相似。重度氟斑牙的外层及中层牙釉质的摩擦系数显著高于轻度氟斑牙与正常牙;轻度氟斑牙的外层牙釉质的摩擦系数值略高于正常牙,两者中层牙釉质的摩擦系数值差异不大;正常牙、轻度氟斑牙、重度氟斑牙内层牙釉质的摩擦系数值相近。微观摩擦学实验中,正常牙牙釉质的破坏形式主要是塑性形变;氟斑牙牙釉质的破坏机制包括塑性形变及釉质颗粒剥脱。氟斑牙牙釉质的耐磨损性能低于正常牙牙釉质;氟斑牙受损越严重,其耐磨损性能降低越多。宏观摩擦学实验中,正常牙牙釉质的磨损机制是磨粒磨损;氟斑牙牙釉质的磨损机制是磨粒磨损及黏着磨损,并伴随釉柱的断裂、剥脱。

釉质发育不全是在牙齿发育期间,由于严重的全身性疾病、营养障碍或感染等原因,使釉质发育受到影响而遗留下的永久性的不可逆缺陷。釉质发育不全的牙面有实质性缺陷,即在釉质表面出现带状或窝状棕色缺陷,常为棕褐色蜂窝状缺损,甚至无釉质覆盖。釉质发育不全的牙齿容易磨损,也易发生龋齿,并且进展很快,从而造成患牙的过早丧失。目前针对釉质发育不全的牙齿的研究还相对较少。

10.3.2 颌骨的摩擦磨损行为

下颌骨独特的受力方式决定了其特殊的力学性能。摩擦磨损性能是其力学特性的部分体现,在牙种植体植入的过程中,皮质骨各向异性的摩擦磨损特性是种植手术及种植体设计必须考虑的重要因素之一。因下颌皮质骨本身尺寸较小,选用纳米划痕技术可以深入地研究下颌皮质骨的微摩擦磨损特性[22]。

皮质骨不同断面的划痕测试所选用的加载方式分为恒载和变载。恒载为了对比不同断面的各向异性的特征,了解皮质骨横断面和纵断面的微观摩擦磨损特性如摩擦系数、滑动过程中的变形量等特性。变载方式则用于分析不同载荷下损伤机制的变化。

相同载荷下,皮质骨横断面的摩擦系数主要与抛光后的骨组织的表面形貌有关系,在较凸的部位,摩擦系数会明显增加,残余深度与骨抛光后的表面形貌也有明显的对应关系。在骨纵断面上,摩擦系数与抛光后的表面形貌并无明显的对应关系,摩擦系数出现了较明显的波动;同时其压入深度和残余压痕也更深。

变载情况下,在整个划痕过程中摩擦系数发生了轻微的波动,这是抛光后的表面不完全平整的体现。骨组织本身有一定的纹理,这些纹理结构导致抛光后的表面不完全平整,从而引起摩擦系数曲线出现轻微的波动。所有的划痕有类似的变化趋势,其摩擦系数可以大致分为 3 个阶段,分别对应着不同的磨损模式。第一阶段,刚开始时,摩擦系数迅速增加,随后摩擦系数随载荷缓慢增加,当载荷增加到 20 mN 时,达到相对稳定的状态。其原因是滑动过程中损伤机制发生了改变,从开始轻微的弹性形变发展到了弹塑性形变。整个阶段没有裂纹的萌生和扩展。当载荷超过 50 mN 时,摩擦系数保持较高的稳定值,大裂纹形成。

虽然三个方向划痕的摩擦系数有相似的变化趋势,但仍存在一些细微的差异。横断面的摩擦系数要高于纵断面的值。在纵断面上,摩擦系数与划痕方向还有一定的相关性,当划痕沿着板层骨的排列方向行走时,其摩擦系数最低。

在皮质骨横断面和纵断面上,划痕的残余深度随载荷的增加而变深。在低载荷时(20 mN 以下),横断面的残余深度和宽度比纵断面上的值大;随着载荷的增加,两断面上残余深度的差异变得不明显。但横断面上残余宽度、塑性变形及组织丢失的量均比纵断面大,横断面发生了更多的组织破坏,而纵断面有更好的耐划痕损伤的能力。当划痕垂直于骨单位时,其损伤比划痕平行于骨单位方向严重。

3个方向的划痕都出现了明显的塑性变形,其边缘比较完整,划痕的宽度随载荷而增加。纵断面上划痕方向与骨单位一致时,整个划痕在形貌上可以分为3个阶段:轻微的塑性变形、微裂纹的萌生和扩展、大裂纹的形成。低载荷下(5 mN),划痕光滑,显微镜下看不到明显的损伤。当载荷增加到10 mN时,只有轻微的塑性变形和周期的皱状变形。皱状变形随着载荷的增加变得更加明显,其周围没有明显的变形或磨屑的堆积。随着载荷的进一步增加(30 mN),少量的微裂纹在划痕的一侧出现。这些裂纹可以分为两类:靠近划痕中央区域的裂纹为不规则的弧形,靠近边缘区的裂纹和划痕方向呈一定的角度。明显的塑性变形出现在划痕的外侧。随着载荷的增加(50 mN),裂纹变长变密,且大多数裂纹集中在划痕的两侧。裂纹的分布呈鱼骨状,但排列并不对称。当载荷足够大时,在划痕的末端,形成了明显的塑性变形,块状的磨屑堆积在划痕的前段;在划痕的中央,仍有皱状变形;划痕的外面,在高载荷区域只出现了明显的塑性变形,并没有出现裂纹。

在纵断面上,当划痕垂直于骨单位时,塑性变形及裂纹的萌生与划痕方向同骨单位方向一致时相似,但在这个方向出现了更严重的破坏。划痕破坏在皮质骨纵断面不同方向上所产生的破坏的主要区别在于裂纹的萌生及划痕周围大量磨屑的沉积。当载荷较低时(10 mN以下),除了皱状变形之外,还有少量的磨屑堆积在划痕的边缘。当载荷增加到30 mN时,哈佛骨管被挤压、变形并被磨屑部分覆盖。大部分裂纹在划痕的边缘萌生,其余的在划痕外侧。载荷继续增加,裂纹也增加并向内外侧延展,更多的磨痕在划痕周围堆积。纵断面两个方向磨损行为的区别在于板层骨的排列。

横断面上划痕表现出了不太相同的破坏过程。开始阶段,划痕的一侧出现了部分皱状的塑性变形。这种现象和纵断面上的情况相似。当载荷增加到20 mN时,不规则的裂纹在划痕的中央和侧方出现,侧方的裂纹和划痕的方向有一定的倾斜角度。与纵断面一样的是,裂纹的形成和塑性变形都不对称,这些裂纹更易在划痕的一侧出现。当载荷增加到50 mN,中心区域的裂纹延长、变宽并相互连接,形成大裂纹。大裂纹将骨组织分成两部分。在裂纹的两侧,出现了一些倾斜的微裂纹。同时,裂纹也向划痕外进行扩展。裂纹的扩展方向与骨组织的排列方向密切相关。当载荷增加到80 mN时,骨组织的破坏更加严重,但破坏方式相似。在靠近中央大裂纹的区域,仍有一些塑性变形引起的皱褶。皮质骨横断面承受压应力的能力更差,当载荷增加到一定程度时,它必须通过形成裂纹来耗散能量。同样载荷下,皮质骨纵断面可以通过采用塑性变形来耗散能量,其原因是下颌皮质骨两个断面的微结构有不同的力学应力响应。

所有划痕形貌并不完全对称,其原因可能是皮质骨各向异性及组织的不均匀性及骨表面的不完全平整等因素的影响。单层骨板不到7 μm,相邻的骨板可能是厚骨板和薄骨板。当划痕平行于板层骨的方向时,其跨度通常会比单层骨板的厚度宽。皮质骨的破坏模型和涂层材料类似,当球形压头进行划痕实验时,在压痕的前方和下方形成了压应力,在其后方则形成了张应变。且应力随载荷而增加。压头周围组织的塑性变形导致了拉压应力的释放。当压力超过了皮质骨的耐受极限,就会产生裂纹。压头后的张应变决定了划痕中两侧裂纹的形成,并影响裂纹的扩展方向。而中心区域的裂纹则由压应力所决定。

裂纹的萌生是应力和微结构共同作用的结果,当纵断面上的划痕沿着骨单位方向时,划痕的边缘同板层骨界面的接触较少,裂纹很难通过板层骨扩展到划痕外,微裂纹主要起源于胶原-羟基磷灰石复合物黏接面的断开。当纵断面上的划痕垂直于骨单位时,划痕的边缘会接触到骨板层的很多界面,在应力的作用下裂纹很容易通过骨层骨间的界面延伸到划痕区的外面。同时,还有很多的磨屑和组织的剥层堆积在边缘。裂纹相互连接并形成二级裂纹,相邻的裂纹互相连接后出现剥层。

在皮质骨横断面上由划痕产生的磨屑较纵断面垂直于骨单位方向上要少。在横断面上,划痕和骨板之间的关系不断变化,裂纹的出现和扩展也在变。横断面上的皮质骨具有较低的弹性变形比率和较高的硬度,有更多的晶体和划痕相互作用。压应力的作用使裂纹出现在划痕的中央;张应变的作用使两侧的裂纹开始萌生并扩展。下颌皮质骨的纵断面有较低的弹性模量和硬度,抵抗纳米划痕磨损的能力却较强,板层骨水平的硬度和弹性模量并不是整个骨组织断裂的关键。皮质骨不同方向纳米划痕测试表现出的耐磨损特性的不同反映了下颌皮质骨各向异性的力学特性。

10.3.3 颞下颌关节的摩擦磨损行为

TMJ 由颞骨关节面和下颌骨髁突组成,由关节盘将颞骨关节面和下颌骨髁突分开。从功能上讲,非骨性的关节盘承担了关节复合运动中的第三块骨的作用。因此,TMJ 被认为是复合关节,其运动形式也更为复杂化[36]。

TMJ 是面部具有转动和滑动运动的联动关节,在长期的功能活动中要承受各种机械应力和摩擦力,因此 TMJ 结构和功能长达几十年的健康状态是与其润滑功能分不开的。同全身其他滑膜关节一样,TMJ 的滑液在关节的润滑与营养中起着重要作用。在滑液成分构成的润滑系统中,边界润滑与液膜润滑是两个重要概念。在一般的生理负荷之下,滑液构成的液膜润滑系统在关节润滑中起主要作用,而在高负荷之下,关节面之间可以发生接触,滑液构成的边界润滑系统起主要作用[37-39]。

10.3.3.1 颞下颌关节的润滑系统

(1)液膜润滑系统。液膜是保持关节面间相互分开的液体薄膜,其在关节行使功能的相关学说包括:挤压液膜润滑学说、弹性流体动力学说、渗流润滑学说等。渗流润滑学说的特点之一是,关节在静负荷之下,摩擦力缓慢增加,摩擦力增加的速度与滑液从负重区向侧方移动的速度有关。在非负重状态下,关节面表面不平整,突起和凹陷同时存在,而在负重状态下突起和凹陷消失。

(2)边界润滑系统。边界润滑是指关节在高负荷之下,相对的关节面之间由一些分子层分离。动物实验中,关节软骨最外层分子层的厚度介于 800 nm 至 2 μm 之间。与边界润滑有关的滑液成分有:① 表面活性磷脂(surface active phospholipids, SAPL),它构成了主要的边界润滑剂,其可能吸附在关节软骨的最外层,不仅起降低关节面表面活性的作用,同时也保护了关节面,使关节能承受高负荷。SAPL 是极性的脂类分子,凭借极性端附着在关节面上,非极性端向外并构成一疏水表面,能降低关节面的滑动摩擦。SAPL 分子间的氢键与关节承受压力的能力有关,SAPL 不仅存在于髁突软骨表面,也同样存在于滑液中,其主要成分是卵磷脂。② 透明质酸(hyaluronic acid,HA),它是多功能、高分子、黏稠的滑液成分,其负重能力极小。在正常的滑液中,SAPL 的完整性能被磷脂酶 A2(phospholipase A2,PLA2)降解破坏,而滑液的主要成分 HA 对防止 SAPL 被 PLA2 降解起重要作用。HA 能附着在脂质膜上,防止其被降解,但若 HA 发生变性,不但不能抑制 PLA2 的降解作用,反而会促进这一过程。③ 润滑素(lubricin),它是一种 1970 年左右分离的黏性糖蛋白,是 SAPL 的一种水溶性大分子载体。润滑素的破坏导致了更多的 SAPL 释放并沉积到关节面上,但也有研究认为 SAPL 在滑液的润滑能力中不占主要地位,起主要作用的是润滑素。

10.3.3.2 关节盘

1) 关节盘的润滑与摩擦

关节盘也是 TMJ 润滑能力的重要来源。任何滑膜关节在长期行使功能的过程中,都必须对抗关节组织的各种应力,关节盘在此过程中发挥了重要作用。关节盘的厚度与摩擦力增加的速度呈负相关,关节盘表面创伤范围与关节盘表面摩擦呈正相关,关节盘内组织的水合作用程度也与关节接触面之间的摩擦大小有关。

2) 关节盘的增龄性改变

TMJ 关节盘机械强度的增加一直保持到骨骼成熟期过后。不同年龄牛 TMJ 关节盘的生物力学测试表明:在蠕变拉伸条件下 10 岁牛关节盘的刚度比 7 岁牛增加 10%;在动态压缩载荷下,3 岁组的储存模量(0.69 MPa)显著小于 7 岁组(1.21 MPa)和 10 岁组(1.44 MPa);10 岁组的损耗模量(0.23 MPa)显著大于 3 岁组。而人体 TMJ 关节盘的剪切模量随年龄而显著增加,其主要是由于细胞外基质的改变造成的。硫酸软骨素(13 倍)和硫酸肤质(1 600 倍)的含量也随年龄的增加而增加。增龄过程中关节盘细胞外基质组成和结构对力学响应的改变会导致拉伸模量、拉伸刚度以及压缩模量的增加,并且这种持续的改变超过了骨骼成熟点的改变。

10.3.3.3 关节软骨

1) 关节软骨的润滑与摩擦

在静态受压情况下,软骨表面释放小部分的滑液,起润滑剂的作用,也称液静润滑机制。挤压润滑会使小部分的摩擦消除,而关节面长期受压则会造成关节组织的破坏。如果承载关节面之间相互运动,关节面之间将产生大量液体的反流集聚现象,构成较厚的界面润滑剂液膜,这层液膜内的压力可支持承载面上的载荷,防止因表面不光滑而发生黏连和摩擦现象,由于这种润滑由关节运动产生,也称液动润滑。液静润滑和液动润滑是液膜润滑机制的两种形式。关节相对滑动压迫软骨,在关节面间形成压力性液膜,由于关节软骨相对较软,液膜内的压力可引起接触面的变形,有利于改变液膜的几何形状,限制了滑液的流失,促进了接触面润滑承载力的增加。液膜润滑或挤压润滑机制因其由压力产生,故也称压渗润滑。

TMJ 关节软骨的摩擦系数为 0.001,在关节内紊乱则增大至 0.001~0.01,摩擦系数的增加可能是关节盘移位始发的主要因素。滑膜关节的润滑不仅与滑液有关,而且与关节软骨的结构和力学性能以及关节的运动状态有关。颞下颌关节的关节形态呈楔状,有利于滑液的聚集,在功能活动中,髁突转动和滑动,挤压润滑机制在关节润滑中起重要作用。若关节持续受到高载荷作用,将造成关节面液体的产生和流动减少,使凹凸不平的软骨面间产生越来越多的固体接触,摩擦阻力显著增高,长期作用将对关节软骨结构造成损害。

2) 关节软骨的磨损与退行性变

虽然化学、酶和代谢因素能降低关节软骨的强度,但是磨损到骨组织外露的程度需要有机械力的参与。在大多数生理活动中,关节上的负荷多呈周期性变化,产生周期应力。在软骨承载时,载荷由胶原-蛋白多糖-水凝胶网架产生的内部膨胀压所平衡。反复受到应力可造成该支架各组成部分的结构和连接界面破坏,发生软骨的疲劳磨损,使软骨基质不断受到应力作用而产生损伤累积。局部的应力集中或酶与细胞代谢的改变也可削弱软骨支架的生物力学功能。常见的软骨结构损坏有软骨面开裂和承载关节面破坏性变薄等。另外,由润滑条件不佳所致的界面磨损可加快关节的进行性损伤。就纤维软骨而言,异常应力或反复过久的应力刺激可导致关节软骨的结构遭到破坏,尤其是软骨表层结构的破坏可造成基质内部一系列的生化免疫反应,出现大量液体的流动和蛋白多糖分子的丢失,关节润滑能力下降,加速了界面的磨损率和软骨基质的疲劳程度。

关节软骨的退行性变和异常受力有关。由于软骨细胞的修复和再生能力有限,如承受应力过大,则有可能发生破坏,破坏进程还与接触区承受的应力值与应力集中的程度和范围、承受应力峰值的总量和频率、胶原与蛋白多糖基质分子和显微结构被损害的程度有关。

异常受力首先导致蛋白多糖-胶原-水凝胶网架构象变形,如表面波纹结构变浅,胶原间隙变窄,间隙流动障碍等。软骨细胞无法有效地获取营养并清除代谢物质。同时,过大的力可能使受累的软骨细胞变形、坏死,胶原蛋白大分子断裂,大量自由基团释放,破坏胶原与蛋白多糖网架。若自由基反应扩散到滑膜层则易致炎症介质与大量细胞因子的释放,在滑膜、滑液及软骨三个界面上产生并发生一系列的免疫反应。软骨基质的无序修复与继发破坏并存,但软骨的应力缓冲功能下降,关节软骨首先出现病变,比如出现软骨内基质囊样病变、软骨开裂、软骨表面磨损、变薄等,继而软骨下骨质与邻近结构受累,表面软骨碎裂成小块状,形成"关节鼠",脱落于关节腔内。在应力和摩擦最大的部位,软骨逐渐被全层破坏,暴露出软骨下骨质;在应力集中的部位则有骨质疏松的表现。骨面下骨髓腔内不断有新骨沉积并形成硬化层。新生骨向阻力最小的方向生长,在关节边缘处形成骨赘。关节滑膜和关节囊受脱落软骨碎片的刺激而充血、增生,继发滑膜炎症,出现疼痛、肌痉挛等症状,甚至关节囊挛缩和纤维化,导致关节纤维性强直。

10.3.4 唾液的摩擦磨损行为

唾液中含有可吸收的唾液蛋白,它能形成获得性膜,覆盖口腔内的器官和黏膜。唾液的作用是多方面的,其中很重要的作用是建立边界润滑系统,在口腔内任何两个摩擦面之间充当润滑介质[40-42]。这种润滑可以减少牙齿的磨损,降低唇舌之间的摩擦,减少损害。唾液的润滑帮助吞咽、咀嚼、发音等。

一般来说,唾液的 pH 值在 7 左右,但易受外界因素的影响,比如进食酸性饮料,可显著降低唾液的 pH 值。唾液 pH 值的降低会酸蚀牙齿，降低牙齿的硬度和弹性模量，导致牙齿的病理性磨损。唾液含有钙离子和磷酸盐离子等，可缓冲菌斑产生的酸性物质，维持 pH 值的平衡，同时也给牙釉质的再矿化提供了物质来源。

10.4　口腔修复体/修复材料的摩擦磨损行为

10.4.1　修复材料微动界面的摩擦磨损行为研究

微动是摩擦学的一个重要分支，它是指在机械振动、疲劳载荷、电磁振动或热循环等交变载荷作用下，接触表面间发生的振幅极小的相对运动。其特点是具有隐蔽性，不易检测。微动会引起微动损伤，其破坏形式分为以下几种：微动磨损、微动疲劳和微动腐蚀。对于牙种植体来讲，在行使功能的过程中不可避免地会受到交变应力，在骨整合的界面也会出现微动损伤。因此微动幅值的范围不在人眼的观察范围内，因此其作用常被人们所忽视[43]。

骨整合界面的初期微动损伤研究观察表明，骨整合后的微动损伤出现了骨界面骨组织的吸收和微裂纹。这些早期的发现提示微动在骨整合界面的破坏过程中发挥着重要的作用。根据骨整合界面存在的微动模式的不同，其微动模式可以分为切向微动、径向微动和复合微动。切向微动的影响因素较多，包括载荷、位移等[44]。而径向微动和复合微动则具有相似的破坏主控因素：载荷。径向微动和复合微动两种模式下皮质骨横断面的损伤的对比研究采用球-面接触方式在高精密液压微动试验台上进行[45]。径向微动对水平面的磨球试样施加垂直向载荷，复合微动中对磨球试样施加载荷于倾斜角为45°的平面试样上。磨球试样为直径 40 mm 的 TA2 纯钛球。所有测试采用控制载荷和恒定加载速度方式进行实验，运动速度为 12 mm/min，加载方式为正弦波，最小值 F_{min} 为 70 N，最大值 F_{max} 为 100 N 和 200 N，循环周次为 $1 \times 10^4 \sim 5 \times 10^4$ 次。记录整个实验过程中的载荷-位移关系并对其进行分析。实验结束后，采用光学显微镜(OM)、激光共聚焦扫描显微镜(CLSM)和扫描电镜(SEM)对磨损表面形貌进行观察，并用能谱仪对磨屑成分进行分析。

1) 动力学行为

径向微动开始时，在接触区出现了弹塑性形变，有一定程度的损伤但无裂纹产生。微滑移只出现在接触的边缘区域，接触中心区为黏着区。椭圆形的载荷-位移(F-D)曲线随着循环次数的增加逐渐变窄，并保持这种形状直至试验结束。位移在初始阶段出现了明显降低，但在实验末期又出现了增高。这表明接触刚度在不断变化，初期接触刚度增加，后期接触刚度下降，可能是在实验后期变形的累积导致骨组织发生开裂所致(见图 10-1)。

在低载荷下，复合微动的 F-D 曲线最初为准梯形，表明接触区处于弹塑性变形阶段。循环次数从 5 次到 10^3 次，界面的静摩擦力发生了明显的波动：摩擦力先减小后增大。当 $N = 10^3$ 次时，准梯形的 F-D 曲线转变成了椭圆形，两接触副的相对运动状态由全滑移状态转变成了部分滑移状态。因为接触界面状态的不稳定，椭圆形的 F-D 曲线只维持了约 10^3 次，随后又变成了准梯形。在接下来的循环过程中，随着静摩擦力的降低，运动幅值逐渐

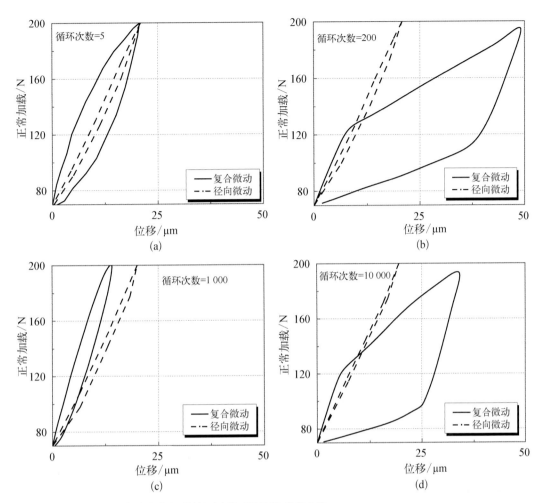

图 10-1 径向微动和复合微动在不同循环次数下的载荷-位移曲线
(a) $N=5$ 次;(b) $N=200$ 次;(c) $N=10^3$ 次;(d) $N=10^4$ 次

Figure 10-1 The force-displacement curve of radial fretting and composite fretting under different cycles

增大,此时相对滑移更容易发生。

在高载荷情况下,相对运动状态在部分滑移和全滑移状态之间频繁转变,复合微动的切向运动处于混合区,混合区与所施加的载荷及材料的特性有密切联系。

2)摩擦耗散能分析

微动过程中的耗散能包括系统塑性变形做的功、界面摩擦力(切向力)所做的功、微动产生的摩擦热和组织转变以及氧化等消耗的能量,其值用 $F-D$ 曲线下的面积表示。径向微动的耗散能均远低于复合微动时的耗散能。径向微动随着循环次数的增加,耗散能逐渐减少。复合微动下的耗散能变化明显不同,随着循环次数的增加,耗散能达到最大,接着又随循环次数的增加出现了降低后又增加的现象。耗散能的反复变化可能与复合微动处于混合区,表面出现裂纹及第三体作用有关。

3)损伤形貌分析

径向微动和复合微动破坏的程度明显不同,径向微动下的损伤相对轻微,而复合微动下的损伤比较严重。径向微动产生的磨斑为对称的圆形痕迹。在以往对金属和陶瓷的径向微动中出现的典型的环状区域在皮质骨中则不太明显,但轻微的磨损区仍可以在磨斑的边缘看到。少量的黑色磨屑堆积在磨斑的边缘。磨斑的边缘可以看到明显的塑性变形,骨组织被挤压,板层骨的微结构变得不清楚。微动后骨陷窝不如正常区清晰。骨陷窝的尺寸和形状在径向微动的作用下发生变化,特别是磨斑的中心区域。

在低载荷情况下,复合微动磨斑的形貌表现为不对称的椭圆形。随着循环次数的增加,不对称性也有所增加。实验初期黏着区出现在磨斑的中心区,破坏主要发生在接触边缘的部分滑移区,在载荷较大的一侧出现了轻微的划痕和剥落的颗粒。随着循环次数的增加,剥落的颗粒增多且大部分堆积在接触区的高载荷侧,接触的中心区域相对完整,基本没有出现破坏。700 次循环以后,复合微动进入了滑移区,接触中心的黏着区消失,严重的磨损发生在高应力区,破坏的表面出现了较深的划痕和剥落的颗粒(见图 10 - 2(b))。在低载荷情况下磨斑区没有发现大裂纹,复合微动损伤的机理主要为磨粒磨损和黏着磨损。下颌骨在高载荷情况下出现了明显的塑性变形及严重的磨损,其表面变形及磨损均比低载荷情况下严重。

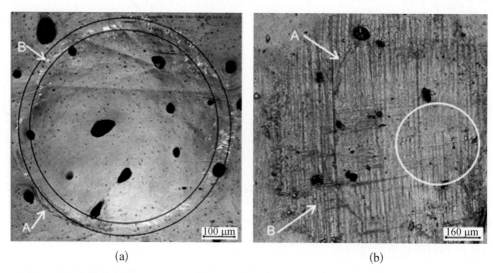

(a)   (b)

图 10 - 2 微动磨斑的 CLSM 图,$N = 10^4$ 次
(a) 径向微动,箭头 A 是磨屑,箭头 B 是径向微动过程中产生的磨损;(b) 复合微动,箭头 A 是裂纹,箭头 B 是犁沟

Figure 10 - 2 The CLSM pictures of fretting wear scars,$N = 10^4$ cycles

径向微动过程中,最典型的破坏特征是微裂纹的产生(见图 10 - 3),而复合微动过程中则有较多的磨屑产生。皮质骨在复合微动情况下出现了明显的塑性变形及严重的磨损。塑性变形的累积导致骨颗粒的剥脱,裂纹的萌生和扩展。随着循环次数的增加,复合微动的相对运动在部分滑移和完全滑移之间变换,复合微动运行于混合区。磨痕的高应力侧出现了较长的裂纹,裂纹沿着摩擦副的边缘扩展,在接触区出现了明显的组织剥落,并堆积在磨斑的边缘。

接触边缘区域的组织碎屑主要是在完全滑移的作用下,磨屑由接触的中心区转移到了

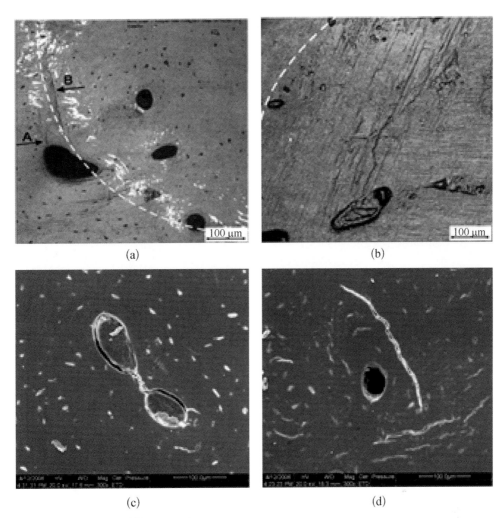

图 10-3　局部破坏的形貌，N＝10⁴次
(a) 径向微动中裂纹和磨损的 CLSM 形貌；(b) 复合微动中裂纹和磨损的 CLSM 形貌；(c) 径向微动中连接两个哈弗氏骨管的裂纹；(d) 径向微动中骨板界面的裂纹

Figure 10-3　The morphologies of local failures，N＝10⁴cycles

磨斑的边缘。对于复合微动的切向分量来说，部分滑移区常只出现轻微的破坏，混合区会出现裂纹的快速扩展，滑移区则会出现严重的磨损。复合微动条件下，垂直位移值的波动对应于混合区，这可能是皮质骨的弹塑性变形、骨组织碎片的剥脱、裂纹的协调及人体组织碎屑润滑的共同作用。在这 4 个因素中，裂纹的协调及人体组织碎屑的润滑作用是位移值发生改变的主要原因。测试中一些半固体物质从磨损表面溢出，EDX 分析表明溢出物的主要成分为有机质(C、O 和 H)，未出现骨组织的无机成分(如 Ca 和 P)(见图 10-4)。随着微动过程的进行，溢出物增多，伴随着摩擦作用，半固体物质与剥落的碎屑在接触界面混合共同组成了第三体，称为"人体组织碎屑"。在 50 次循环以前，随着循环次数的增加，位移值增加，静摩擦力也在逐渐增加。50 次循环以后，随着微裂纹及溢出物的出现，位移值开始增加，并且由于溢出物的润滑和裂纹的扩展，摩擦力逐渐变小。200 次循环之后，剥落的颗粒和溢出

物共同构成了人体组织碎屑,随着人体组织碎屑由接触的中心移向边缘,润滑作用在降低,位移值也逐渐变小,当位移值降低到某一值时,全滑移转变成了部分滑移,接着又有新的溢出物形成,从骨质中溢出的半固体物质起到了润滑等作用,人体组织碎屑的润滑和裂纹的扩展使得位移值再次增加。

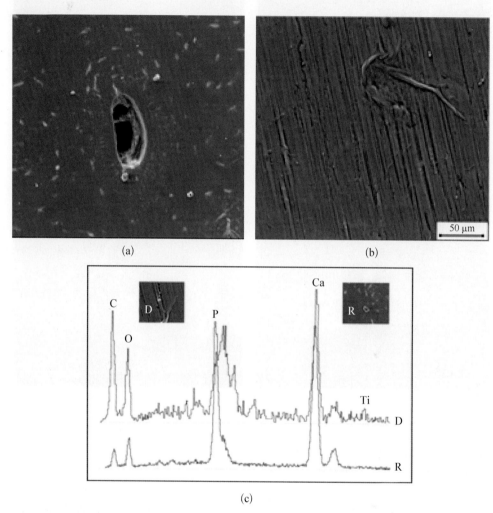

图 10 - 4　磨损表面的 SEM 形貌图和 EDX 能谱
(a) 径向微动的磨损区;(b) 复合微动的磨损区;(c) 磨损区的 EDX 能谱
Figure 10 - 4　The SEM pictures and EDX energy spectrum

　　最大载荷相同的情况下,切向微动损伤还与位移幅值有关,其微动损伤行为与另外两种模式下很难对比,但在小位移幅值下会出现明显的剥层形貌;径向微动在固定载荷的情况下,其位移幅值由施加的载荷所决定,与复合微动相比,其损伤轻微,损伤形貌以裂纹的形成和扩展为主;复合微动的损伤在固定载荷的情况下,其位移幅值由施加的载荷所决定,与径向微动相比,相同载荷下,其损伤出现了大量磨屑的形成及少量裂纹的扩展;牙种植体设计时,应使其在行使功能时避免在植入体-骨界面形成切向微动,尽可能地将切向微动转化为径向微动。

咀嚼受力时,骨组织发生微动,产生微动损伤;受力的同时,部分组织破坏,但部分骨组织仍在修复破坏;咀嚼受力结束,骨组织字体修复;修复功能强,骨组织损伤完全恢复;修复功能差,或微动损伤严重,骨组织部分破坏不能修复;在以后行使功能的过程中,骨组织破坏的损伤,造成部分界面骨整合失效,构成骨整合的早期失败。

种植体-骨界面的微动损伤也提示:螺纹种植体的设计应将剪切力转化为压应力,皮质骨接触区改变现有的螺纹设计,形成弧度界面;实现植入体的精确定位,确定植入体与皮质骨的最终接触关系;植入体的分区设计,在近远中方向的接触区,增加该区域的粗糙度,来扩大接触面积,减小应力,以减少微动对该区的影响。

10.4.2 修复材料的常规摩擦磨损行为的研究

口腔修复材料生物摩擦学是研究口腔修复所用材料或其制成的修复体的摩擦磨损行为。口腔常用的修复材料主要包括合金、复合树脂及陶瓷[46]。

合金拥有近乎完美的机械性能,几乎应用于所有口腔修复临床,包括技工室、直接和间接牙体修复以及用于制备和操作的器械。嵌体、全冠、烤瓷熔附金属冠桥修复体的支架以及活动义齿的基托是合金在口腔修复中的最主要形式。但因其美观性较差而逐渐退出临床。复合树脂美观性好,易操作,常用于临床充填、制作嵌体等。但其硬度和弹性模量均低于牙釉质,机械性能较差,易磨耗,易老化。陶瓷可能是匹配人牙冠的最佳材料,拥有最佳的生物相容性和美学特性,广泛用做烤瓷冠桥的饰面材料,或全瓷冠、嵌体、贴面以及人工牙。然而,陶瓷材料最大的缺点是脆性特征,抗弯强度和断裂韧性较差,且常引起对颌牙的过度磨耗[46]。

10.4.2.1 合金

合金的磨损常表现为界面磨损和黏着磨损两种类型。前者在发生磨损前的材料表面一般为光滑的,发生磨损后表面形成磨粒碎屑;后者主要是材料表面的变形,即对磨件材料表面的微突体或嵌入对磨件材料的磨粒造成材料表面变形。由于钛合金具有高强度和优异的抗腐蚀性能,被广泛用于人工关节和牙科修复材料中。一般常用的钛合金为 T+U 形(如 Ti-6Al-4V),但由于含有有毒元素使其可靠性值得商榷。近年也出现了不含有毒元素的新型 U 形钛合金,其弹性模量较低但强度和抗腐蚀性能较 T+U 形钛合金高。钛合金的磨损量比金合金大,若在钛合金中加入铜可提高其耐磨性。研究表明有些钛合金的摩擦磨损性能接近人体天然牙,作为牙科修复材料可望与人体天然牙匹配。与其他材料相比,金属材料的摩擦系数在整个摩擦磨损运动中变化幅度最小,起始阶段均有与对磨物磨合的阶段,约在 100 次循环以内系数迅速增加,随后即一直趋于稳定。在临床常用的几种金属材料中,纯钛、银钯磨屑多且体积大,造成人工唾液浑浊。镍铬磨屑产生很少。材料硬度低,磨粒压入深,一次性切削体积必然大。相反,硬度高,切削量少且体积小。这与犁沟的深浅粗细也相一致,纯钛、银钯的犁沟较镍铬的粗且深。金钯合金和纯钛对磨件表面有大量金属材料附着,说明有黏着磨损导致的物质转移,在磨件表面形成薄层,这薄层可作为一种润滑介质或保护膜,对金属自身和对磨物起到保护作用,一定程度上减少二者的磨损。

10.4.2.2　复合树脂

磨损可以发生于复合树脂修复体的各个部位,但不同部位的磨损率无明显差异。对于非接触型复合树脂的磨损,增加复合树脂单位体积内填充料的含量,可以增强其机械强度和硬度。增加填料颗粒的大小可以减少填充体暴露面的耐磨性能[47]。填充颗粒尺寸和性质的轻微差异对中等填充颗粒复合树脂的磨损行为并没有明显影响。当与唾液中的水分和其他成分接触后,复合树脂的某些成分会发生溶解和释放。在人工唾液中,复合树脂的离子释放程度高于蒸馏水中的。树脂牙在人工唾液介质中同钛球对摩时表现出较好的摩擦磨损性能;随着法向咬合力增加,树脂牙的主要磨损机制由轻微磨粒磨损转变为严重黏着磨损,且耐磨性能变差;人工唾液和碳酸饮料长期浸泡处理对树脂牙摩擦磨损性能影响很小;而在温度0~60℃范围内经热循环老化预处理后树脂牙的耐磨性显著降低。

光固化充填树脂形成的白色磨屑较树脂牙多,造成唾液浑浊,小磨粒漂浮其上,大磨粒沉于槽底,出现分层现象。冷光固化,基质聚合度、填料与基质的结合度没有热固型树脂牙结合牢固,内部易出现气泡,缺陷的概率大。摩擦时,填料易从基质中脱落,大量析出,基质失去填料加固,磨损加速导致物质丢失。对磨件表面均有明显材料附着,形成薄层,发生了黏着磨损,对自身和对磨物的磨损起到一定保护作用。

10.4.2.3　陶瓷

陶瓷存在轻微磨损和严重磨损,前者具有较低的磨损率、光滑的表面和相对稳定的摩擦力,其磨损机理主要是塑性流动或表面反应;后者与表面粗糙度及物体表面的摩擦力有关,其磨损机理主要是脆性断裂[48-50]。早期研究表明,陶瓷材料所固有的脆性是导致其磨损的主要原因。陶瓷材料晶粒的形状与大小、孔隙率和第二相的形状及其体积比,以及杂质的分布和缺陷等都会影响其摩擦磨损性能。在水润滑条件下,玻璃渗透氧化铝陶瓷与高纯度的氧化铝陶瓷相对滑动时,随着前者初始粗糙度的增加,二者的磨损量增加。低熔烤瓷的耐磨性低于普通烤瓷材料,但所有陶瓷材料中,颗粒硬度过高,磨屑脱落无法形成膜层,只能在接触面间滑动,导致犁沟效应,加剧对磨件的磨损。摩擦磨损的晚期,陶瓷开始发生疲劳磨损,微裂纹出现,磨粒脱落,形成剥层。近几年出现的多聚体渗透陶瓷(PICN)在机械性能方面更接近于天然牙釉质,其摩擦磨损行为与牙釉质也比较接近。高分子材料和陶瓷材料与牙釉质的摩擦系数变化趋势相近,随循环次数的增加呈现一定的规律,但高分子材料系数值明显低于牙釉质,与牙本质相接近。

(于海洋　高姗姗)

参 考 文 献

[1] 王成焘.人体生物摩擦学[M].北京:科学出版社,2008.

[2] 于海洋.口腔生物力学[M].北京:人民卫生出版社,2012.

[3] 熊菲,周新聪,李爱农,等.口腔摩擦学的研究现状和进展[C]//全国青年摩擦学学术会议.2004.

[4] 阎英,凌均棨.牙齿磨耗的测量方法[J].国际口腔医学杂志,2009,36(4):476-478.

[5] Barbour M E, Rees J S. The laboratory assessment of enamel erosion: a review[J]. Journal of Dentistry, 2004, 32(8): 591 - 602.

[6] Bartlett D, Ganss C, Lussi A. Basic Erosive Wear Examination (BEWE): A new scoring system for scientific and clinical needs[J]. Clinical Oral Investigations, 2008, 12 (S1): 65 - 68.

[7] Carlsson G E, Johansson A, Lundqvist S. Occlusal wear: A follow-up study of 18 subjects with extensively worn dentitions[J]. Acta Odontologica Scandinavica, 1985, 43(2): 83 - 90.

[8] Davies T G H, Pedersen P O. The degree of attrition of the deciduous teeth and first permanent molars of primitive and urbanised Greenland natives[J]. Brit Dent J, 1955, 99: 35 - 43.

[9] Guidoni G, Swain M, Jäger I. Enamel: From brittle to ductile like tribological response[J]. Journal of Dentistry, 2008, 36(10): 786 - 794.

[10] Habelitz S, Marshall S J, Marshall G W, et al. The functional width of the dentino-enamel junction determined by AFM-based nanoscratching[J]. Journal of Structural Biology, 2001, 135(3): 294 - 301.

[11] Johansson A, Haraldson T, Omar R, et al. A system for assessing the severity and progression of occlusal tooth wear[J]. Journal of Oral Rehabilitation, 1993, 20(2): 125 - 131.

[12] Kaidonis J A, Richards L C, Townsend G C, et al. Wear of human enamel: A quantitative in vitro assessment[J]. Journal of Dental Research, 1998, 77(12): 1983 - 1990.

[13] Sajewicz E, Kulesza Z. A new tribometer for friction and wear studies of dental materials and hard tooth tissues[J]. Tribology International, 2007, 40(5): 885 - 895.

[14] Silness J, Johannessen G, Røynstrand T. Longitudinal relationship between incisal occlusion and incisal tooth wear[J]. Acta Odontologica Scandinavica, 1993, 51(1): 163 - 180.

[15] Smith B G, Knight J K. An index for measuring the wear of teeth[J]. Chinas Foreign Trade, 2010, 156(11): 24 - 25.

[16] Lambrechts P, Landuyt D K V, Peumans M, et al. How to simulate wear? Overview of existing methods[J]. Dental Materials Official Publication of the Academy of Dental Materials, 2006, 22(8): 693 - 701.

[17] Schmalz G, Ryge G. Reprint of criteria for the clinical evaluation of dental restorative materials[J]. Clinical Oral Investigations, 2005, 9(9): 215 - 232.

[18] Wetselaar P, Lobbezoo F. The tooth wear evaluation system: a modular clinical guideline for the diagnosis and management planning of worn dentitions[J]. Journal of Oral Rehabilitation, 2016, 43(1): 69 - 80.

[19] Mair L H, Stolarski T A, Vowles R W, et al. Wear: mechanisms, manifestations and measurement[J]. Journal of Dentistry, 1996, 24(1 - 2): 141 - 148.

[20] Chan Y L, Ngan A H W, King N M. Nano-scale structure and mechanical properties of the human dentine-enamel junction[J]. Journal of the Mechanical Behavior of Biomedical Materials, 2011, 4(5): 785 - 795.

[21] 黄毅.人牙釉质的微结构纳米力学性能及微摩擦磨损行为研究[D].成都：西南交通大学,2009.

[22] Gao S S, Qian L M, Yu H Y. Anisotropic wear resistance of human mandible cortical bone[J]. Tribology Letter, 2009, 33: 73 - 81.

[23] Yu D, Gao S, Min J, et al. Nanotribological and nanomechanical properties changes of tooth after bleaching and remineralization in wet environment[J]. Nanoscale research, 2015, 10(1): 1 - 10.

[24] Gao S S, Cai Z, Huang S, et al. Nano-scratch behavior of human root canal wall dentin lubricated with EDTA pastes[J]. Tribology International, 2013, 63(7): 169 - 176.

[25] Gao S S, Huang S, Qian L, et al. Nanoscratch resistance of human tooth enamel treated by Nd: YAG laser irradiation[J]. ARCHIVE Proceedings of the Institution of Mechanical Engineers Part J Journal of Engineering Tribology, 2010, 224(6): 529 - 537.

[26] Gao S S, Huang S, Qian L, et al. Wear behavior of early carious enamel before and after remineralization[J]. Wear, 2009, 267(5 - 8): 726 - 733.

[27] Gao S S, Qian L M, Huang S B, et al. Effect of gallic acid on the wear behavior of early carious enamel[J]. Biomedical Materials, 2009, 4(3): doi: 10. 1088/1748 - 6041/4/3/034101.

[28] 郑靖.牙齿的摩擦学特性研究[D].成都：西南交通大学,2004.

[29] Zhou Z R, Zheng J. Oral tribology[J]. ARCHIVE Proceedings of the Institution of Mechanical Engineers Part J Journal of Engineering Tribology, 2006, 220(8): 739 - 754.

[30] Bishop K, Kelleher M, Briggs P, et al. Wear now? An update on the etiology of tooth wear[J]. Quintessence International, 1997, 28(5): 305 - 313.

[31] Arsecularatne J A, Hoffman M. On the wear mechanism of human dental enamel[J]. Journal of the Mechanical Behavior of Biomedical Materials, 2010, 3(4): 347 - 356.

[32] Bechtle S, Habelitz S, Klocke A, et al. The fracture behaviour of dental enamel[J]. Biomaterials, 2010, 31(2): 375 - 384.

[33] Zheng J, Zhou Z R. Friction and wear behavior of human teeth under various wear conditions[J]. Tribology International, 2007, 40(2): 278 - 284.

[34] Zheng S Y, Zheng J, Gao S S, et al. Investigation on the microtribological behaviour of human tooth enamel by nanoscratch[J]. Wear, 2011, 271(9 - 10): 2290 - 2296.

[35] Hao Y, Wegehaupt F J, Annette W, et al. Erosion and abrasion of tooth-colored restorative materials and human enamel[J]. Journal of Dentistry, 2009, 37(12): 913 - 922.

[36] Faulkner M G, Hatcher D C, Hay A. A three-dimensional investigation of temporomandibular joint loading[J]. Journal of Biomechanics, 1987, 20(10): 997 - 1002.

[37] Kang H, Bao G J, Qi S N. Biomechanical responses of human temporomandibular joint disc under tension and compression[J]. International Journal of Oral & Maxillofacial Surgery, 2006, 35(9): 817 - 821.

[38] Tanaka E, Detamore M S, Tanimoto K, et al. Lubrication of the Temporomandibular Joint[J]. Annals of Biomedical Engineering, 2008, 36(1): 14 - 29.

[39] Nitzan D W. Friction and adhesive forces — possible underlying causes for temporomandibular joint internal derangement[J]. Cells Tissues Organs, 2003, 174(1 - 2): 6 - 16.

[40] Bongaerts J H H, Rossetti D, Stokes J R. The lubricating properties of human whole saliva[J]. Tribology Letters, 2007, 27(3): 277 - 287.

[41] Prinz J F, Wijk R A D, Huntjens L. Load dependency of the coefficient of friction of oral mucosa[J]. Food Hydrocolloids, 2007, 21(3): 402 - 408.

[42] Sajewicz E. Effect of saliva viscosity on tribological behaviour of tooth enamel[J]. Tribology International, 2009, 42(2): 327 - 332.

[43] 高姗姗,蔡振兵,朱旻昊,等.人下颌骨密质骨的复合微动磨损特性研究[J].四川大学学报:工程科学版,2008, 40(1): 96 - 100.

[44] 蔡振兵,朱旻昊,高姗姗,等.人股骨密质骨横断面径向微动行为[J].上海交通大学学报,2008,42(5): 707 - 710.

[45] Gao S S, Quan H X, Cai Z B, et al. The comparasion of radial fretting and dual-motion fretting[J]. Tribology international, 2010, 43(1): 440 - 446.

[46] 龚蕾,肖虹.不同口腔修复材料摩擦性能的比较及影响因素[J].中国组织工程研究与临床康复,2010,14(29): 5423 - 5426.

[47] Sripetchdanond J, Leevailoj C. Wear of human enamel opposing monolithic zirconia, glass ceramic, and composite resin: An in vitro study[J]. Journal of Prosthetic Dentistry, 2014, 112(5): 1141 - 1150.

[48] 郭玲,朱智敏.牙科陶瓷材料摩擦学研究进展[J].国际口腔医学杂志,2008,35(2): 213 - 215.

[49] Heintze S D, Cavalleri A, Forjanic M, et al. Wear of ceramic and antagonist — A systematic evaluation of influencing factors in vitro[J]. Dental Materials, 2008, 24(4): 433 - 449.

[50] Hmaidouch R, Weigl P. Tooth wear against ceramic crowns in posterior region: a systematic literature review[J]. International Journal of Oral Science, 2013, 5(4): 183 - 190.

11 颞下颌关节力学生物学

颞下颌关节是人体内结构和功能最为复杂、最精细的关节之一,左右各一,双侧联动,共同完成咀嚼、吞咽、言语、表情等功能活动,且具有负重功能。颞下颌关节组成部分及关节韧带为行使下颌运动提供了重要解剖基础,研究口颌系统生物杠杆、下颌各类运动的生物力学特点及颞下颌关节生物力学微环境,并紧密联系临床诊治,为解决异常咬合及颞下颌关节疾病提供新思路。

11.1 颞下颌关节的生物力学基础

11.1.1 颞下颌关节基本解剖特点及生物力学基础

颞下颌关节(temporomandibular joint,TMJ)是颅骨之间唯一的一对滑膜关节,由髁突与颞骨下颌窝及关节结节组成,是双侧联动关节,两侧构成一个功能单位,具有关节面、关节腔和关节囊这三个滑膜关节基本的结构。其上方关节囊附着于下颌窝和关节结节周缘,下方附着于下颌颈,囊外侧有外侧韧带增强,关节内有纤维软骨构成的关节盘将关节腔完整地分隔为上下两部分。TMJ 在功能上为负重关节,通过大小、形状和结构地不断改建去适应变化的力学环境,下颌运动时 TMJ 产生的负荷对维持关节的正常结构和功能具有重要的作用,也与相关疾病的形成和治疗相关。颞下颌关节可做三种运动:① 下降和上提,此运动产生于髁突和关节盘之间;② 前进和后退,此运动为髁突和关节盘一起向前滑动以及恢复复位的运动;③ 侧方运动,此运动为一侧髁突在关节盘下方做回旋运动,对侧髁突连同关节盘向前滑动。

髁突(即髁状突),结构上为骨松质外覆盖一薄层骨密质,顶部有一横嵴将其分为前斜面和后斜面。前斜面是关节功能区,承受较大的应力,许多关节疾病也先发生在此处[1]。髁突外侧也承受较大的压力,改建活动较为明显。髁突颈部较细,是下颌骨骨折的好发部位。髁突表面覆盖着一层纤维软骨,在前斜面较厚,它具有缓冲、分散关节内负荷,润滑关节、减小摩擦和磨损的作用。

关节窝的前壁(即关节结节后斜面),也是关节功能区,承受较大的应力,其改建活动也较为明显。关节窝、关节结节和关节盘一起构成盘颞关节。关节窝表面也覆盖着一薄层骨密质,骨密质表面为纤维软骨所形成的关节面,在关节结节处增厚。

关节盘是双凹面的纤维结缔组织,位于髁突和颞骨之间,其改建与关节功能相关,并被动适应于髁突和颞骨的形态[1]。关节盘由前向后分别为前伸部、前带、中带、后带和双板区。前伸部分为上、下两部分,上部为颞前附着,附着于关节结节前缘;下部为下颌前附着,附着于髁突前斜面。颞前附着和下颌前附着的作用是维持关节盘在 TMJ 内的相对位置,使其和髁突同步运动。前带较厚(厚度约 2 mm),抗拉伸能力较强,相关实验研究结果表明关节盘前带的拉伸刚度大于中带和后带。中带为关节盘最薄处(厚度约 1 mm),位于关节结节后斜面和髁突前斜面之间,既抗拉又抗压,是关节的负重区,也是关节盘穿孔、破裂的好发部位。后带为关节盘最厚处(厚度约 3 mm),位于关节窝顶和髁突横嵴之间,其组织结构有利于抗压,但抗拉能力较弱。关节盘后带的后方为双板区,上板(即颞后附着)较厚,附着于鳞鼓裂和岩鳞裂,其作用是维持关节盘的正常位置并在闭颌运动时协助关节盘复位;下板(即下颌后附着)较薄,附着于髁突后斜面的下端。上、下两板之间含有丰富的血管和神经,关节疼痛就是该处的神经受刺激产生的。双板区也是关节盘穿孔、破裂的好发部位,其抗拉强度和抗变形能力较低,关节盘受到长期的牵引作用会导致双板区穿孔和关节盘前移位。闭口时,关节盘位于关节窝和髁突之间,关节盘的后带位于关节窝顶部和髁突嵴顶之间。开口时,关节盘随髁突向前移动,中带位于关节结节和髁突之间。关节盘的生物力学特性对维持 TMJ 稳定起到了重要的作用,其复杂而精细的结构使之具有强大的功能:使上、下关节面吻合,保持与髁突、关节窝-关节结节的接触,协调关节运动;缓冲、分散、吸收关节内的应力,保护髁突和颞骨关节面;为关节提供营养,感知疼痛;抑制下颌骨的过度生长;促进润滑,减小关节运动时盘-突关节、盘-颞关节之间的摩擦,避免关节磨损。

关节囊呈轴套状,有利于载荷的分散及关节滑液的产生和运输。关节囊分内、外两层,内层为滑膜层,分泌滑液,润滑和营养关节;外层为纤维结缔组织,与下颌韧带相连。关节囊前上方附着于关节结节前斜面的前端,后上方附着于鳞鼓裂和岩鳞裂,内、外侧附着于关节窝的边缘,下方与关节盘周缘相连,附着于髁突颈部[1]。关节囊的抗破坏和抗变形能力较弱,长期的口腔副功能活动(如偏侧咀嚼、紧咬牙、夜磨牙症等)会使关节囊长期处于超负荷状态,导致关节囊松弛、疼痛、黏连和运动受限等。

与 TMJ 相关的有 4 组韧带:颞下颌韧带、蝶下颌韧带、茎突下颌韧带和盘锤韧带[1],前三种韧带在下颌的功能运动中起主要作用。这 3 组下颌韧带承受拉应力,其主要功能为悬吊下颌,限制下颌在正常范围内活动。颞下颌韧带位于关节囊的外侧,和关节囊共同构成关节的外侧壁,承受较大的拉伸载荷,分内、外两层,内层与关节盘紧密相连,其作用是控制关节盘的位置,防止运动中关节盘向前、向内移位(关节盘的常见移位方向);外层附着于髁突颈部的后缘和外侧,起悬吊、稳定关节和防止髁突向外脱位的作用。蝶下颌韧带位于关节囊内侧的蝶骨角棘和下颌小舌之间,其作用是协助颞下颌韧带悬吊、稳定下颌骨,限制下颌过度向前、向外移位,稳定下颌小舌,保护下牙槽神经和血管不受损伤。茎突下颌韧带位于关节囊的后方,起于茎突,止于下颌角和下颌支的后缘,起限制下颌过度前伸和协助悬吊下颌的作用。

11.1.2　颞下颌关节髁突软骨的生理结构及其生物力学

颞下颌关节作为人体最为复杂、精细的关节之一，左右各一，双侧联动，共同完成咀嚼、吞咽、言语、表情等功能活动。颞下颌关节的主要功能是承载咀嚼咬合时咀嚼肌的收缩力，并支持下颌运动。颞下颌关节各结构在受力时变形和随之产生的应力，主要由所受力的特点和关节各结构本身生物力学特性所决定。可以说，其特化的解剖学结构、组织学结构以及与生物力学特性密切相关的组织成分比例与含量，是其具有较强承载能力的物质基础。近年来，随着生物力学学科的迅猛发展，有关 TMJ 生物力学的研究也不断地深入，极大地丰富了口腔生物力学的内容。颞下颌关节生物力学的研究在于认识和了解关节各结构本身生物力学特性以及在不同受力情况下的力学特性；了解关节对生物力学的响应以及适应性改建和磨损的机制；为更复杂、多能、精密的分析模型，如关节三维有限元模型提供更精确的力学数据；为正在进行中的人工颞下颌关节组织工程研究提供必不可少的科学基础。

1) TMJ 髁突软骨的生理结构

骨通过皮质骨和松质骨比例与分布、骨小梁密度及其排列方向的变化来适应一定的生物力刺激环境，骨代谢率相对较高，其对外力刺激的反应幅度可以很明显。软骨则主要通过调节软骨细胞分泌胞外基质以及各成分的比重来应答外来负荷刺激，因此与骨组织相比反应幅度比较有限。从宏观上来看，颞下颌关节软骨与其他关节的透明软骨相似，也有类似的病理变化。但是髁突软骨不是透明软骨，属于纤维软骨。全身滑膜关节中关节软骨和胸锁关节的关节软骨虽然也属于纤维软骨，但是其灵活性远远不及颞下颌关节。颞下颌关节的髁突软骨在发育后仍具有多向分化功能，以适应发育和组织改建的需要，因此颞下颌关节是具有适应性改建能力的滑膜关节。

颞下颌关节髁突软骨位于关节结节和髁突表面，是一种特殊形式的结缔组织，不含有神经纤维、血管和淋巴管。从组织学上，国内学者一般将髁突软骨由浅至深分为纤维层、增殖层、肥大软骨层和钙化软骨层[2]（见图 11-1）。纤维层位于髁突软骨的表面，由致密的结缔组织构成，其胶原纤维排列方向与髁状突的关节面平行，纤维细胞位于其间。儿童发育期由12～13层扁平状的成纤维样细胞组成，其网状膜是由胶原纤维的致密细胞间质和基质包绕。随着年龄增长趋于纤维化，此层的细胞成分逐渐减少，故成人一般为 10 层左右。增殖层在发育期由大约 10 层的细胞组成，这些细胞中可见有丝分裂相，此层细胞可分化出肥大带内的软骨母细胞和软骨细胞，还能分化出成纤维细胞，基本上是作为纤维软骨的纤维层与透明软骨样的成熟区和肥大区之间的隔离带，起到细胞库作用。增殖层是髁突软骨的生长中心，在关节面的改建和修复中起着重要的作用，细胞形态较小，自浅至深由扁平向扁圆演变。增殖深层的细胞密度下降，细胞形态由扁圆到椭圆形，体积增大，胞质变多，细胞间质由淡红向淡蓝转变。随着年龄的增长，细胞层次逐渐变薄，到成年人仅有 3 层细胞，排列呈细线状，老年人此层更薄，甚至消失。肥大层也称纤维软骨带，在发育期的髁状突，该层细胞首先分泌软骨基质，然后细胞增大，发育期此层细胞大、层数多，由浅向深细胞逐渐增大，至接近钙化软骨带时细胞基本呈圆形，核仁很小，偏向于细胞的一层侧。成年人的肥大层是一层富于胶原纤维的软骨带，含较多的软骨细胞，一般为 4～5 层软骨细胞，50 岁以上此层逐渐变薄,甚至消失。组织化学染色证实,肥大带的细胞内有糖原存在。该层在接近骨组织处,细胞形态很大,核皱缩,胞质呈空泡状,细胞间质有钙化出现,即钙化软骨层。钙化软骨层也称为软骨内成骨带,为髁突软骨和骨之间的联系带,呈齿样与浅层的肥大带、深层的骨小梁相互交错,并有钙化。儿童期此层较薄,而成人期该层为髁状突的覆盖组织和骨之间的联系,常有钙化。各层排列有序,在髁突的不同部位,各层的厚度有不同。纤维层在髁突前斜面的中部最厚,增殖层以关节后斜面最厚,肥大层在近关节软骨的边缘附着处最薄。

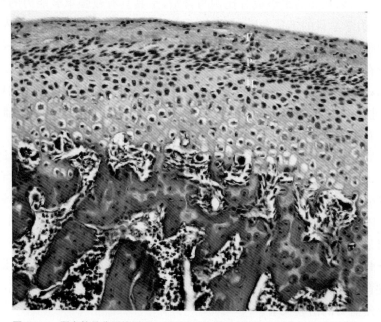

图 11 - 1 髁突软骨分纤维层(F)、增殖层(P)、肥大层(H)和钙化软骨层(C)[2]
Figure 11 - 1 Condylar cartilage is consisted of fibrous layer (F), proliferative layer (P), hypertrophy layer (H) and calcified cartilage layer (C)

　　髁突关节软骨分层排列反映了关节软骨功能的生物力学变化。浅表层主要以剪切力为主;增殖层、过渡层和软骨层则主要承受压力载荷;钙化软骨将关节面附着于骨上。虽然光镜下关节面平滑,但扫描电镜观察显示,其表面与高尔夫球的表面相似,有许多间隔大约为300 μm、直径为8～15 μm 的凹陷。但是有人认为,正常的关节软骨表面可能很光滑,其波浪状起伏的凹陷可能与标本固定前的脱水有关。髁突纤维软骨中的胶原纤维散布于各层,为颞下颌关节软骨提供抗拉伸性能,为胶原纤维之间的交叉连接提供抗剪切强度。虽然Ⅱ型胶原常见于肥大软骨层,下颌骨关节软骨与一般关节软骨的不同在于Ⅰ型胶原的存在,主要见于表面的纤维层。关节软骨的胶原纤维形成三维网状结构,因而影响关节软骨的形状、稳定性、拉伸强度和抗剪切的能力。当软骨受压力时,胶原纤维网的低渗透性阻止组织间液穿流胶原纤维网。这个特点有助于关节软骨的黏弹性性能。胶原基质按弓形结构排列有序。胶原纤维从软骨下骨放射状曲线向关节表面发散并与之形成相切。这些纤维主要是平行排列。下颌髁突软骨的胶原纤维主要是前后走向,提示软骨抗前后向变应力的能力强。

　　颞下颌关节软骨主要由软骨细胞和细胞外基质(extracellular matrix,ECM)组成。

ECM 含有水、胶原、蛋白多糖、结构糖蛋白、少量脂肪和无机盐类。软骨细胞占软骨组织的5%或者更少，由未分化的间充质细胞分化而来。关节软骨的 ECM 成分决定着其生物力学特性，基质中的胶原排列组成网架结构，赋予软骨一定的形状和硬度，使得软骨具有一定的伸张性。蛋白多糖(proteoglycans，PGs)多含有氨基多糖链，糖链带有负电荷，亲水性极强，具有蓄水和限制大分子物质通透的作用，蛋白多糖和水使得软骨富有弹性。氨基多糖链的长短可随发育、年龄、软骨健康状况而改变。

胶原纤维占关节软骨干重的 50%，主要提供抗张强度。胶原的基本生物性单位为原胶原，它含有 3 种溶胶原多肽链(α 链)，呈左螺旋结构，原胶原分子聚合成胶原原纤维，占颞下颌关节软骨干重的 60%以上，呈片状或束状交织成网络结构，并与结构糖蛋白(如软骨黏连蛋白和纤黏蛋白)交织成编篮状结构，维持软骨的强度和形态，限制由高度亲水的蛋白多糖聚糖体所产生的内部膨胀压的大小。颞下颌关节髁突软骨中的胶原以 I 型为主，还有相当比例的 II 型胶原，另外可有少量的 IV、IX、X、XI 型胶原。原胶原分子间的共价交联，可以明显增加原纤维的拉张强度。使胶原纤维具有较强的拉张刚度和强度，但抵抗挤压能力较弱，在挤压负荷下容易变形。

蛋白多糖在颞下颌髁突软骨 ECM 中约占软骨基质干重的 40%。蛋白多糖主要以两种形式存在。一种是聚合体形式，聚合体由核心蛋白及糖胺多糖组成蛋白多糖单体，再与透明质酸非共价结合，是软骨的主要结构成分之一。聚集体一般含有 150 个 PG 单体，主要为硫酸软骨素-4、硫酸软骨素-6、硫酸角质素和透明质酸等。另一种形式为非聚合的蛋白多糖，主要是 3 种富含亮氨酸的小分子蛋白多糖——双糖素、修饰素和纤维调节素。蛋白多糖单体含有 200 nm 长的核心蛋白、约 150 条糖胺聚糖(glycosaminoglycanen，GAG)以及 N-连接低聚体和呈瓶刷状结构的 O-连接低聚体呈共价性连接，其与透明质酸结合的区域称为G1 透明质酸结合区，处于 N 终端，含有少量硫酸角质素和少量 N-连接低聚体，其远端为G2 区，再远端为核心蛋白的 C 终端 G3 区，G1、G2 和 G3 均为球状区，在 G2 区和 G3 区之间从 N 终端到 C 终端依次还有硫酸角质素丰富区和硫酸软骨素丰富区。硫酸软骨素和硫酸角质素的含量随软骨成熟度不同会有所改变，出生时硫酸角质素一般很少，随着发育和老年化，其含量逐渐增加，而硫酸软骨素则相反，软骨成熟后其含量将下降，所以出生时硫酸软骨素与硫酸角质素质比约为 10:1，而在成人软骨内则为 2:1。

与硫酸软骨素和硫酸角质素一样，透明质酸是纤维软骨和透明软骨的主要氨基多糖，它的分子大小和分子量与其负性基团与组织间液的动态生理特性有关。大分子量与高度负性基团有关。大分子量和高度负性基团的透明质酸形成它特定的结构流体动力学，有助于软骨的生理功能、组织液的自动动态平衡和维持结缔组织的完整性。透明质酸的分子量随着年龄增加而降低，进而导致软骨生物流变性能的降低。

髁突软骨的主要蛋白多糖是聚集蛋白多糖，集中分布于成熟层和肥大层。它的主要功能是为软骨提供渗透膨胀压以抵抗压力。多功能蛋白聚糖(versican)和核心蛋白聚糖(decorin)也是髁突软骨的主要蛋白多糖。核心蛋白聚糖完全是由硫酸软骨素组成，分布于纤维层和分化层。由于不同的动物模型，文献报道蛋白多糖在髁突软骨区域分布并不一致，其定量分析尚缺乏综合完善的资料。

颞下颌关节髁突软骨内还有少量结构糖蛋白,其为非胶原非蛋白多糖类的糖蛋白,约占透明软骨干重的 5%~15%,但在纤维软骨中的含量尚不清楚,可分为纤维黏结蛋白和层黏连蛋白,纤维黏结蛋白为大分子黏附蛋白,多聚集在软骨细胞附近的基质中,具有调节软骨细胞的黏附、迁移、增生与分化功能;层黏连蛋白是细胞表面结合受体的组成部分,主要分布在基质膜上,是细胞表面结合受体的组成部分。在退化的软骨中,黏连蛋白含量增高与蛋白多糖退化部位相一致。

水是关节软骨内最为丰富的成分,以近关节面的部位最多,深区逐渐减少。软骨中只有极少部分的水在软骨细胞内,细胞外的水与胶原纤维关系密切,占据着分子之间的间隙,负重时可自由出入组织,对于软骨的力学行为控制以及关节润滑具有重要的意义。

髁突关节软骨化学成分的含量在一生中主要有两个变化阶段。在生长发育阶段,胶原含量明显增加,水、氨基己糖总量和硫酸软骨素明显下降;在发育成熟后阶段,变化相对稳定。若关节软骨发生退行性变,软骨的胶原纤维网受破坏,蛋白多糖丧失,水含量增多,则软骨功能下降。随着年龄变化,蛋白多糖分子结构也发生改变,软骨生理功能变化亦与蛋白多糖分子结构改变有关。

2) TMJ 髁突软骨的生物力学特征

关节软骨是特殊类型的结缔组织,其主要功能是把施加于关节上的载荷扩散传递到较大的区域,以减少接触应力,并使对应的关节面间保持恒定接触并以最小的摩擦和磨损进行相对运动。

颞下颌关节软骨属于纤维软骨,其柔性、润滑、能屈性和弹性有利于协调髁突、关节盘和关节窝之间的相互关系,促进各种盘突位下的关节稳定,使得关节面之间有恒定接触以及吸收震荡等功能。关节软骨要发生压应变、拉伸应变和剪切应变[3](见图 11 - 2)。Mow 等提出了关节软骨的二相理论,认为关节软骨是有黏弹性固体基质(胶原和蛋白多糖)和可自由

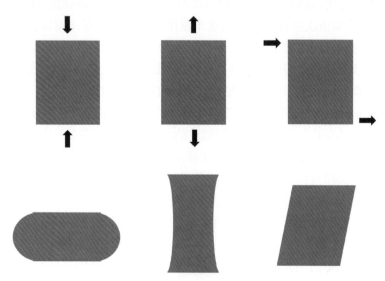

图 11 - 2 压应变、拉伸应变和剪切应变示意图[3]

Figure 11 - 2 Diagram of compressive strain, tensile strain and shear strain

流动的间隙液(水)组成的二相混合物,是具有渗透性的多孔介质,其液相成分占到了软骨总体积的80%以上。纤维软骨内的胶原纤维在不同区域的有序排列,为软骨提供了抗张强度和剪切强度。而纤维软骨的抗压强度源自其内在的蛋白多糖。关节软骨的力学性能取决于固体基质的性质、间隙液的流动以及固体基质和间隙液的相互作用。

下颌骨持续或间断性的运动可产生关节静态和动态受载荷。例如,紧咬牙和磨牙时静态受载出现,而咀嚼和说话时,动态受载出现。关节受力对其生长发育和维护关节组织都是必要的。一般来说,动态受力可能对关节组织产生促进合成的效果,而静态受力,特别是过度持续受力,则可能产生促进分解代谢的作用。在下颌运动中,关节表面同时进行转动和滑动,结果产生关节表面的多种受力方式。最基本的三种受力方式是压力、拉伸力和剪切力。在关节自然受力状态下,关节表面的受力是上述受力的组合。在关节受力时,表面软骨层和关节盘产生变形(应变),变形的程度依赖于各自的材料性能。伴随着应变产生的是组织内部的应力。

下颌骨关节软骨的功能作用与一般关节软骨的作用相似,那就是吸收应力,保证关节正常功能。下颌骨关节软骨像关节盘一样是非线性各向异性的黏弹性材料。前后向的拉伸强度、拉伸刚度和能量吸收比内外侧向的大,而前后的平均破坏应变比内外侧向的要小(见表11-1)。有报道称,前后向的杨氏模量比内外侧向的大1.5~2倍。瞬间模量和松弛模量也大2倍。这些拉伸力学性能与髁突软骨纤维层前后走向的胶原纤维有关。

表 11-1　下颌髁突关节软骨弹性模量(单位:MPa)
Table 11-1　The measurement of elastic modulus of TMJ cartilage (MPa)

| | | 物种 | 加载方式 | 受力方向 | 区　域 | | | | |
					中间	前内侧	前外侧	后内区	后中区
拉伸	康宏,等(2000)[4]	猪	静态的	前后向	9.04				
				近中外侧	6.55				
	Singh & Detamore (2008)[5]	猪	静态的	前后向	12.2				
				近中外侧	6.5				
压缩	Kuboki, et al (1997)[6]	猪	静态的(持续的)		2.7~4.8				
			静态的(间断的)		3.4~6.6				
	Hu, et al (2001)[7]	兔	动态的			2.3	1.5	1.1	0.9
	Patel & Mao(2003)[8]	兔	动态的		0.9				1.2
	Tanaka, et al (2006)[9]	猪	动态的						0.8
切变	Tanaka, et al (2008)[10]	猪	动态的	前后向	1.5~2.0				
	Tanaka, et al (2008)[11]	猪	动态的	近中外侧	0.3~0.6				

成熟关节软骨的拉伸刚度从表层至深层逐渐降低。因此有人认为胶原蛋白丰富密集的表浅层对软骨组织起一种类似坚韧耐磨的保护性皮肤的作用。软骨的拉伸刚度和拉伸强度主要依赖于胶原及其排列方向,而蛋白多糖则影响其力学过程。退行性变软骨的拉伸强度和拉伸刚度明显下降,使软骨抵抗应力和应变的能力减小,功能降低。

在受动态压力下,关节软骨的弹性模量明显比黏性模量大。压力模量有明显的区域性差别。例如,下颌髁突前区的杨氏模量、泊松比明显高于后区。持续性的压缩力比间断性的压缩力更能引起软骨的更大变形。储存模量、损失模量和复合模量随着加载频率的增加而增加。在某一特定加载频率下,髁突前区软骨比后区软骨有更大的储存模量、损失模量和复合模量,内前区的刚度是最高的。有文献报道,压缩刚度与软骨的厚度有关,弹性模量随厚度增加而增加。关节软骨的抗压能力主要依赖于蛋白多糖的密度。由于聚集蛋白多糖在下颌髁突软骨的分布和数量的差异,因而其受压力的力学性能也表现出区域的不同。

从摩擦效应来说,剪切负载是上述3种负载方式中最重要的一种。在关节受力时,软骨层受剪切力变形,使得原来不协调的关节表面变得协调。但是,过度的剪切力会导致软骨组织疲劳,进而产生不可恢复性的破坏。另外,过度剪切力还可以使关节液内的透明质酸分子量减低而破坏关节润滑功能。髁突软骨的剪切力学性能与受力时频率和应变幅度有关。动态剪切模量随着频率增加而非线性地增加,还受加载方向影响。软骨组织在前后向比在内外向抗剪切的能力大,内外侧向的动态剪切模量只有前后向的30%,这些可能与胶原纤维交叉连接的各向异性有关。总之,下颌髁突软骨抗内外侧方向的剪切力较弱,表明过度的内外侧向的剪切力更容易导致软骨和关节滑液的分解破坏。事实上,髁突软骨是具有非线性黏弹性特征的生物二相体,力学性能表现出明显的各向异性,在矢状方向的抗拉伸能力更强(见图 11 - 3)。

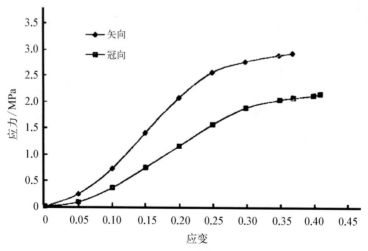

图 11 - 3 髁突软骨拉伸应力应变实验曲线[4]

Figure 11 - 3 Typical tensile stress-strain curve of articular cartilage fracture

目前有观点把关节软骨看成是由黏弹性的固体基质和不可压缩的间隙液组成的二相混合物,是有渗透性的多孔介质。关节软骨的力学性能不仅与固体基质有关,而且还与间隙液的运动及固体基质和间隙液的相互作用有关。总之,关节软骨这种胶原纤维网内充满蛋白多糖凝胶的结构保证了软骨具有承载、缓冲和减弱冲击的影响,以及关节润滑等功能。任何外源性或内源性因素破坏了软骨胶原纤维网/蛋白多糖结构、改变水含量等,将引起软骨功能下降,出现关节病变。

(刘展　薛晖　张旻　李强)

11.2　颞下颌关节的生物力学特点

11.2.1　口颌系统生物杠杆

随着生物力学学科的迅猛发展,有关颞下颌关节生物力学的研究也不断地深入。颞下颌关节是由左右两侧四个关节,即两个铰链关节和两个滑动关节组成的左右联动复合关节,它与咬合肌及咀嚼肌协同作用形成功能整体。受生物力学、生理学及本体感受器的反馈调节,颞下颌关节运动时形成了具有转动运动和滑动运动多个瞬间运动轴心,比如小开颌运动时,两侧髁状突的内、外径横轴为运动轴心;大开颌运动时,运动轴心在下颌孔附近;侧方运动时,非工作侧滑动,工作侧转动,后者以髁状突-下颌支后缘为运动轴心。

1) 力学杠杆

对颞下颌关节的力学生物学研究,最形象巧妙的是力学杠杆模型。在物理学上,杠杆可分为3类:Ⅰ类杠杆的支点在力点和重点之间,就省力和做功大小而言,力小而功大,是最有效的杠杆,如剪刀;Ⅱ类杠杆的重点在力点和支点之间,功力次之,如铡刀;Ⅲ类杠杆的力点在支点和重点之间,重臂长而功效最小,但相对灵活,如镊子。根据力学原理,Hylander和Smith等首次提出下颌运动系统,包括下颌骨、颞下颌关节和口颌肌等结构也可简化为杠杆系统。在下颌运动和发挥咀嚼动能时,咀嚼肌是咬合力的来源,咀嚼肌在下颌支附丽处为天然的力点,咬合是口颌系统做功的所在,是重点;颞下颌关节在下颌功能运动中相对稳定,是支点。因咬合的位置和类型不同,即杠杆的重点不同,其所受负荷或应力的大小不同,可有Ⅰ、Ⅱ、Ⅲ类杠杆。根据杠杆平衡原理,肌力矩等于阻力矩即 $M_m = M_R$,表示为:$F_m \times D_m = F_R \times D_R$,同时 $F_m = F_R + F$。其中,F_m 为肌力,F_R 为重力,F 为关节支点的负荷。

在口颌系统中,从省力和做功大小来看,第Ⅰ类杠杆(见图 11-4Ⅰ),支点(TMJ)在力点(咀嚼肌)和重点(咬合)之间,可以力小而功大,是最有效的杠杆[12]。第Ⅱ类杠杆(见图 11-4Ⅱ),重点(咬合)在支点(TMJ)和力点(咀嚼肌)之间,功力次之;第Ⅲ类杠杆,当支点在关节,力点在下颌支,重点在牙齿,重臂长而功力最小。可见,Ⅰ、Ⅱ类杠杆的功效大于第Ⅲ类。但是人体的结构,骨骼、关节、肌肉的运动,均是力点在中央,重臂较长,力点比重点更近支点,属第Ⅲ类杠杆(见图 11-4Ⅲ)。人体结构的这种杠杆,适合人体运动的需要,重臂长运动快,可以施展快速动作。这类杠杆符合生物的功能要求,故称为生物杠杆。咬合、关节和咀嚼肌在下颌运动中构成第Ⅲ类杠杆,称为口颌系统的生物杠杆,它的重臂长,重点处受力较小,运动在远端,很灵活,做功小,使得牙齿部位受力较小,颞下颌关节受力适中而升颌肌可有效地发挥力量,但适合牙周的支持能力,利于保护机体组织的健康。越向前,重臂越长,做功越小,恰恰适合前牙较单薄的牙周组织支持。磨牙比前牙更近支点,其做功较大,但支持组织较强,也是符合自然规律的。

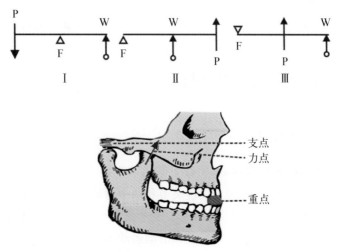

图 11 - 4 下颌 3 类生物杠杆[12]

Figure 11 - 4 Three kind of biological lever in mandible

下颌运动兼具转动和滑动,涉及冠状面、矢状面和水平面,极为复杂。下颌运动的生物杠杆不同于机械杠杆,它必须符合力学原理,符合生物学和生理学规律,并且受神经系统的支配和调节,生物杠杆的支点不恒定,可随着不同的下颌运动而移动。杠杆模型是一种较早而经典的力学分析方法,虽然事实上下颌骨并不可能完全像杠杆那样发挥作用,它的简化和假设与生物体内实际情况有一定差距,但生物力学杠杆模型的建立,简化了 TMJ 负荷分析这一复杂问题,为认识 TMJ 负荷开辟了新的途径。

从另一角度而言,根据施力点与食物相对于关节的距离,可有长力臂和短力臂两大类。长力臂咀嚼时,要达到咀嚼食物的目的,必须有一定的力量克服周围组织的阻力使颞下颌关节活动幅度超过生理限制。根据杠杆原理公式 $F_1 \times L_1 = F_2 \times L_2$,力臂越长,克服相同的阻力需要施加的力量越小。长力臂咀嚼时施力点与食物之间距离较远,在较省力的情况下即可达到咀嚼食物的目的。长力臂时虽然省力,但由于力臂较长,施力的力度、方向不易把握,较难准确控制所施力量向关节部位的传递,特别是在有精神疾患或患者因紧张出现肌肉痉挛时,或有颞下颌关节疾患时,将降低咀嚼效率或加重局部患病症状。因此,长力臂咀嚼时应注意控制力量传递的方向和角度。短力臂咀嚼时,施力点与食物之间距离较近,较为费力,咀嚼系统的负荷增大。但其能准确控制上下颌开口运动幅度,可避免因开口度过大而可能造成的颞下颌关节半脱位或脱位。但由于短力臂咀嚼是对局部食物的直接施力,力量过大,易造成局部组织出现应激反应,比如加重牙齿的磨耗等。

2) 口颌系统生物杠杆的力学特点

生物杠杆的重臂(咬合)长,力臂(咀嚼肌)短,运动(TMJ)在远端,因而下颌运动更灵活,而且牙周组织受力与牙列的功能负荷相一致。生物杠杆支点愈往前,重臂愈长,做功愈小,恰恰适合前牙较单薄的牙周组织支持;磨牙比前牙更靠近支点,其做功较大,但其支持组织亦较强;从而能达到保护前牙,较大发挥后牙咀嚼功效的目的。颞下颌关节作为支点比较稳定,符合关节的受力特征,而且力臂短,有利于升颌肌有效发挥力量。

3)根据生物杠杆原理,分析正常咀嚼运动时 TMJ 应力

口颌系统最关键的功能运动之一是咀嚼运动是在神经系统的调节下,经颞下颌关节运动控制上下颌的开闭运动,使上下颌牙齿发生接触,将食物切割、捣碎、磨细而吞咽,因此下颌的运动是关键,下颌各个方向的运动是由咀嚼肌群的参与来完成的。咀嚼肌的收缩运动均影响着颅面颌的组织结构,特别是上颌骨的 3 对支柱结构,下颌骨表面的内外斜嵴,以及牙力轨道和肌力轨道。

(1)前牙切割运动的力学分析。切牙具有切割食物的功能,其形态学基础是下切牙的切缘和上切牙的凹形舌面形态。在切割食物时,下颌前伸运动,使上下颌前牙成切嵴对刃状,将食物切断,此时下颌切牙的切嵴沿上切牙的舌面向后上滑行,回到正中𬌗位。当下颌前伸后切咬,对刃与后退这一过程是咀嚼的切割运动,该运动的距离约为 2 mm,距离长短取决于前牙覆𬌗和覆盖的程度。一般深覆𬌗和深覆盖者,其运动的距离较大。

当下颌前伸切割运动时,前牙切咬的食物为重点,双侧颞下颌关节为支点,提下颌肌群中咀嚼肌和颞肌为主要的力点,构成了第Ⅲ种杠杆(见图 11 - 5(a))。此时力点与重点相距较远,切割力较小,牙齿部位受力较小。但由于前牙为单根牙,所能承受的咀嚼力较小,故此种情况对维护前牙及其牙周组织的健康有益而无害。

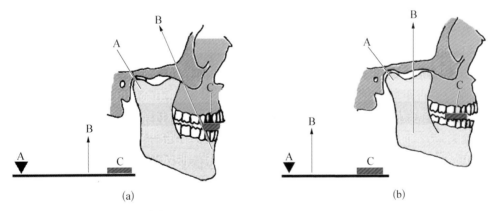

图 11 - 5 咀嚼运动时 TMJ 应力
(a)切割运动的杠杆示意图;(b)捣碎及碾磨运动的杠杆示意图
A—支点;B—合力;C—重点
Figure 11 - 5 TMJ stress during masticatory exercise

(2)后牙捣碎及碾磨运动的力学分析。后牙主要发挥着捣碎和研磨食物的功能,其复杂的𬌗面解剖生理结构具有承载咬合力的特点,捣碎食物的结构基础主要是凸起的尖和载物的窝,主要作用是粉碎较大、较坚硬的食块,是上下颌骨垂直方向的开闭运动,此时𬌗面承受的主要是垂直载荷;碾磨由上下颌磨牙进行侧方咬合及侧方运动而实现。工作侧下颌骨首先向下、向外,然后向上,使同名牙的牙尖彼此相对,然后下颌磨牙颊尖的颊斜面,沿上颌磨牙颊尖舌斜面向舌侧滑行,再回到正中𬌗位。这种反复运动有利于将食物磨碎磨细直至

吞咽状态,特别是有韧性和坚硬的食物需要较长时间。在磨细运动中,首先是下颌向下,使上下磨牙的牙尖分离,然后在一侧形成工作侧即磨细侧,另一侧形成平衡侧。其结构基础是起伏不平的牙尖、嵴、沟和窝,通过反复磨动将食物碾碎、磨细,形成可以吞咽的食团,此时𬌗面承受的主要是横向载荷。

在咀嚼运动时,压碎和磨细是综合进行的。在磨细运动中工作侧以咀嚼肌、翼内肌收缩为力点,翼外肌、颞肌、舌骨上下肌群作为支点,研磨食物处为重点,构成第Ⅱ类杠杆(见图11-5(b))。此种运动咀嚼肌与磨牙的咀嚼运动很近,咀嚼效能高。

4) 咬合异常与口颌系统生物杠杆效应

理论分析、实验验证及临床证据显示:下颌运动形成的第Ⅲ类杠杆会因牙齿咬合接触方式的改变而成为非生物性杠杆,例如前伸咬合运动的后牙接触、侧方运动的非工作侧牙接触,当有早接触时,接触成为支点,使下颌运动的形式成为第Ⅰ类杠杆或第Ⅱ类杠杆非生物性杠杆,均可对口颌系统产生创伤力。具体表现在当下颌前伸咬合时,前牙咬合,后牙无接触,构成了以关节为支点、肌肉为力点、前牙为重点的第Ⅲ类生物力学杠杆,符合生物力学原则;但若出现后牙也有接触的情况,则后牙的接触点处成为支点,力点在其后端,重点在其前端,下颌杠杆的形式转变为第Ⅰ类杠杆,造成重臂减短,前牙做功加大,单根前牙的牙周组织结构较薄弱而超过其负载能力,而此时后牙支点线为牙尖、斜面的接触,使得牙周组织所受力为侧向力,对牙周组织造成不必要的损伤;后牙接触使得前牙在发挥功能时升颌肌额外收缩,久之可导致肌疲劳和肌功能紊乱;另外,支点由颞下颌关节处前移至后牙,使得关节自身的稳定度下降、口颌系统的平衡被打破。由此可见,前伸咬𬌗时,后牙的咬合接触是有害无益的。下颌侧合运动时,非工作侧牙接触,也会使下颌成为第Ⅰ类杠杆或第Ⅱ类杠杆而不利于牙周组织的健康,同时,非工作侧咀嚼肌 EMG 异常,肌功能异常。所以,前伸咬合运动的后牙接触,侧合运动的非工作侧牙接触,都是不利于 TMJ 及颌面肌功能的咬合因素。

5) 咬合垂直距离改变与口颌系统生物杠杆效应

病理性咬合垂直距离减小的病人比较常见,其主要为后牙𬌗面重度磨耗,后牙萌出不全或后牙缺失,其不良咬合方式可分为两种。第 1 种类型:单侧垂直距离减小(单侧后牙缺失或重度磨耗或萌出不全)造成单侧咀嚼功能。咀嚼时,非工作侧嚼肌和颞肌收缩(即缺牙侧)。若以非工作侧颞颌关节为支点,整个咀嚼运动为第Ⅲ类杠杆,但咀嚼运动回到正中𬌗位时(指上下牙弓𬌗面接触最广,牙尖相互交错位置,其意义为利于咀嚼𬌗力分散,避免个别牙齿负担过重,它是一个稳定而可重复性的位置,是一个功能性的后边缘位),由于非工作侧后牙缺失,而产生悬空。前牙易发生早接触,双侧颞颌关节可发生翘动,非工作侧髁状突受到向上向内方向的不良挤压力,同时由于回到正中𬌗障碍,非工作侧肌肉收缩不能回到平衡点,久而久之产生肌功能紊乱;若以工作侧为支点,则整个咀嚼运动成为第Ⅱ类杠杆,动力臂约为阻力臂的 3 倍。在咀嚼运动中由于回不到后边缘位,非工作侧肌肉收缩得不到平衡点,同样可以得出,非工作侧髁状突受到向上向内的不良挤压力,而工作侧受到向外向下的挤压力。Ferrario 认为单侧后牙咬合,双侧颞颌关节受到几乎同等大小的负荷,那么在这种不良咀嚼运动方式下,可以推测工作侧颞颌关节受到损害的可能性同样存在。第 2 种类型:双侧颌垂直距离减小(双侧后牙缺失或重度磨耗),患者用前牙咬合。咬合状态下,前牙咬合回到正中𬌗位,后牙悬空,双侧肌肉收缩不能得到平衡点,肌肉功能加重,时间长久亦可导致肌功能紊乱,同时双侧后咬合垂直距离降低,髁状突受到向前向上的力,髁状突前斜面与关节结节后斜面的受力增大。若以髁状突为支点,咬合运动仍为第Ⅲ类杠杆,其阻力臂约为动力臂的三倍,动力臂需加大力度才能与阻力维持平衡,按照 Chen[13] 和 Tanaka[14] 分别用二维和三维有限元力学模型测试正中𬌗位咬合时,髁状突的反应力是朝着关节结节后斜面,沿着髁突和关节窝表面接触应力是不均匀分布的,同时由于关节盘和软骨层的存在而使应力得到缓冲,而双侧后𬌗垂直距离减小,将使关节前间隙变窄,所受应力增大,久而久之,关节组织劳损,产生损害。

11.2.2 咬合变化与颞下颌关节力学生物学

11.2.2.1 颌骨畸形患者与正常人颞下颌关节形态学参数的比较研究

颌骨畸形影响患者的容貌和咬合关系,甚至可以引发颞颌关节功能紊乱(temporomandibular disorders,TMD),其颞下颌关节(TMJ)常伴随有关节弹响、疼痛、关节盘移位甚至穿孔等症状,这可能与患者 TMJ 的形态、位置和正常人存在较大的差异有关。

安氏Ⅲ类错𬌗畸形在白色人种中的发病率一般低于 5%,但在黄色人种中发病率却高达 15%~23%。安氏Ⅲ类错𬌗畸形是亚洲人群或蒙古人种中常见的临床正畸问题。数据显示,68.6%~87.7% 的安氏Ⅲ类错𬌗畸形为下颌前突(mandibular prognathism)。下颌前突俗称"地包天",表现为下颌过度发育、伴或不伴上颌发育不足、口内磨牙呈近中关系、前牙反𬌗等。偏颌畸形(facial asymmetric deformity)也是常见的颌骨畸形类型,分为先天性和发育性,多发于下颌骨,引起下颌中线偏向一侧,面部不对称,可伴有反𬌗或锁𬌗。相关统计表明,下颌不对称在儿童及青少年中发生率超过 50%;在正畸患者中,偏颌畸形患者占 63% 左右。

健康人群的 TMJ 形态是颌骨畸形患者治疗的重要参照。不同的年龄阶段,TMJ 的关节结节的形态也有所不同。16~20 岁年龄组的人中,倾斜度和高度较低,21~30 岁达到最高,31 岁之后逐渐降低[15]。而且关节结节的形态还与性别有关,男性关节结节高度高于女性[15]。TMJ 的各关节间隙之间也存在一定的差异,表现为关节上间隙>后间隙>前间隙[16-18]。TMJ 各关节间隙还与性别相关,体现为男性的关节上间隙和后间隙大于女性,但男性的关节前间隙低于女性[18]。髁突位置基本处于中性,左右侧基本对称。

也有学者对颌骨畸形患者的 TMJ 进行了相关研究。不同畸形患者的 TMJ 形态之间存在一定的差异,体现为Ⅲ类畸形患者的结节倾斜角、髁突矢状面倾斜角、关节窝深度小于Ⅰ类畸形患者;Ⅲ类畸形患者的髁突上部高度增长量大于Ⅰ类畸形患者[19]。经正畸-正颌手术治疗后,颌骨畸形患者的髁突和关节盘的位置会有一些变化,但患者的最大开口度、最大前移位和最大后移位与术前相比皆无显著性差异,表明正畸-正颌联合治疗对 TMJ 的形态和位置无显著性影响[20,21]。对于面型对称/不对称的下颌前突畸形患者,正颌手术后两组病人的关节盘位置均无显著性变化[22]。对于正颌手术后稳定性的相关研究指出,在手术中使用 3 颗螺钉和 4 孔钛板固定下颌骨能够使下颌头在术后保持一个稳定的位置[23]。对于颌骨畸形与 TMJ 疾病之间的关系，相关研究表明对于术前没有 TMJ 疾病的患者，术后可能会出现 TMJ 疾病病征；而对于术前就伴随有 TMJ 疾病的患者，正颌手术后大部分患者的 TMJ 疾病病征仍没有完全消失[24]。

目前对于 TMJ 形态和位置的研究主要是通过对头部侧位片、螺旋 CT、锥形束 CT(cone beam CT, CBCT)或磁共振成像(magnetic resonance imaging, MRI)进行二维测量，其结果只能反映 TMJ 在投影面上的形态和位置。本节将对二维和三维方法测量 TMJ 的形态和位置进行对比研究，并采用三维方法对偏颌畸形和下颌前突患者的 TMJ 形态学参数进行研究。

1) 正常人 TMJ 形态学参数的二维和三维测量

对于 TMJ 形态的测量，目前的研究主要都集中在二维测量方法，临床上常采用 CBCT 影像对 TMJ 的形态特征进行测量，其测量结果仅代表 TMJ 的形态参数在冠状面、矢状面和水平面三个方向上的投影。而这些投影值与真实值之间存在多大的差异目前还尚不清楚，实验选择正常人的 TMJ 为研究对象，分别采用二维 CBCT 和三维模型测量方法对 TMJ 的形态参数进行测量，并进行统计学分析。

(1) 临床资料：选择 5 位正常志愿者进行头部 CBCT 扫描(10 个 TMJ)，其中男性 2 例，女性 3 例，平均年龄(26.0±1.2)岁。纳入标准：① 身心健康，无生长发育性疾病；② 颜面对称，TMJ 形态左右结构对称，无正畸、外科治疗史；③ 开口型、开口度均正常，无 TMD 病征和其他 TMJ 疾病。扫描时受试者端坐，表情放松，牙齿自然咬合，眶耳平面与水平面平行，颏兜和头架固定头颅位置，扫描基线位于牙颌平面，扫描范围为眶上缘至颏部。使用美国 Imaging Science International 公司的 Classic i-CAT 进行扫描，扫描时间 4 s，球管电压 120 kV，管电流 5 mA，层厚 0.4 mm。扫描完成后由医生将数据以医学数字成像和通信(digital imaging and communications in medicine, DICOM)格式保存，并刻录成盘。

(2) 三维建模：将正常人的头部 CBCT 导入 Mimics(Materialise, Leuven, Belgium)医学影像处理软件中，使用 Thresholding 功能选择阈值，区分出骨骼；再根据灰度值的不同，分别提取出上颌骨、下颌骨以及上下牙列，并对模型进行精细化和光滑处理，重构其三维实体模型(见图 11-6)。

(3) 二维和三维测量：参考相关研究[25]，从冠状面、矢状面和水平面上分别选取水平髁突角(horizontal condylar angle, HCA)、冠状髁突角(coronal condylar angle, CCA)、矢状位升支角(sagittal ramus angle, SRA)、冠状髁突宽度(coronal condylar width, CCW)、关节腔内间隙(medial joint space, MJS)、关节腔外间隙(lateral joint space, LJS)、关节腔上间隙(superior joint space, SJS)、关节腔前间隙(anterior joint space, AJS)和关节腔后间隙(posterior joint space, PJS)，对 TMJ 的形态和位置进行描述。上述 9 个 TMJ 的形态特征参数的定义如下：

(a) 水平面上的形态特征参数(见图 11-7)：水平髁突角，RL 连线和髁突长轴之间的夹角。其中 RL 连线是指双侧耳廓最前点之间的连线，髁突长轴是指髁突最外侧点和最内侧点之间的连线。

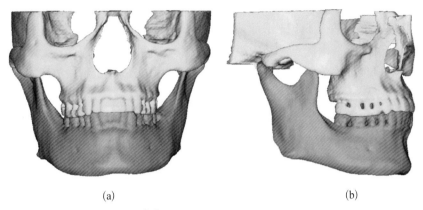

(a)   (b)

图 11 - 6 正常人的颌面部形态[25]

(a) 正视图;(b) 侧视图

Figure 11 - 6 The 3D models of mandible, maxilla, and teeth of an asymptomatic subject

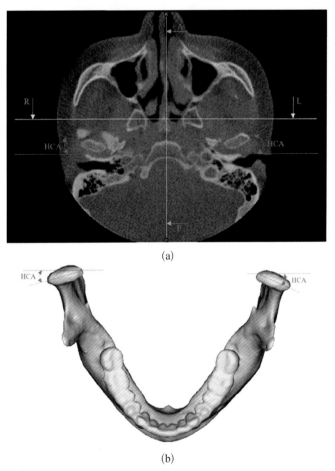

图 11 - 7 水平面上的形态特征参数[25]

(a) 二维测量;(b) 三维测量

Figure 11 - 7 Measurements of the HCA

（b）冠状面上的形态特征参数（见图11-8）：冠状髁突角为FH平面和髁突长轴之间的夹角。冠状髁突宽度为平行于FH平面，经过髁突最外侧点的线段长度。内侧关节间隙为髁突最内侧点和关节窝最内侧点之间的距离。外侧关节间隙为髁突最外侧点和关节窝最外侧点之间的距离。顶部关节间隙为垂直于FH平面，由髁突最高点到关节窝之间的距离。

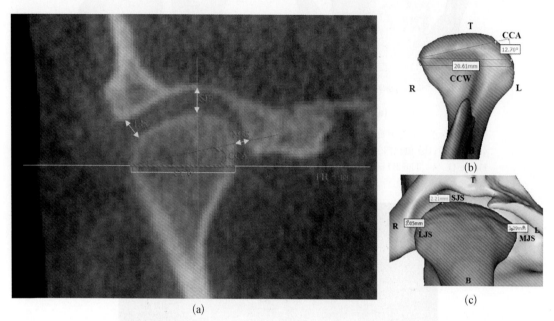

（a）

图11-8　冠状面上的形态特征参数[25]

（a）二维测量；（b）、（c）三维测量

Figure 11-8　Measurements of MJS，SJS，LJS，CCA，and CCW

（c）矢状面上的形态特征参数（见图11-9）：矢状升支角为下颌升支后部的切线和FH平面之间的夹角。关节前间隙为平行于FH平面，由髁突最前点到关节窝之间的距离。关节后间隙为平行于FH平面，由髁突最后点到关节窝之间的距离。

两种测量方法的所有参数都由3位研究者分别进行1次测量，然后取平均值。3次测量结果之间的相关系数大于0.95，可见这两种测量方法具有可重复操作性。

采用SPSS 20.0软件进行统计学分析，二维测量结果和三维测量结果之间差异的显著性采用配对样本t检验方法；TMJ的同一形态学参数在左侧和右侧之间差异的显著性也采用配对样本t检验方法。$P<0.05$表示存在显著的统计学差异。

结果表明，TMJ的水平髁突角、矢状升支角、外侧关节间隙、顶部关节间隙和关节前间隙在二维和三维测量结果之间存在显著的统计学差异（见表11-2）。水平髁突角在二维测量结果中表现出明显的左右不对称，而三维测量结果则基本对称，表明三维测量结果与真实情况更吻合。矢状升支角的二维测量值明显低于三维测量值，这可能是因为矢状升支角在矢状面上的投影小于真实角度。外侧、顶部关节间隙和关节前间隙的二维测量结果也显著低于三维测量值，这也可能是因为这些间隙的投影小于其真实值。上述结果都表明，三维测量结果更加准确，与临床实际更加吻合。

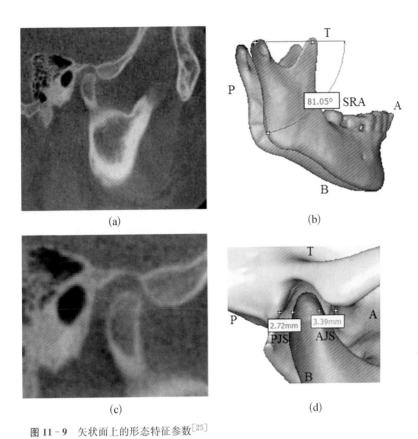

(a)　　　　　　　　　　　　(b)

(c)　　　　　　　　　　　　(d)

图 11 - 9　矢状面上的形态特征参数[25]

(a)、(c) 二维测量；(b)、(d) 三维测量

Figure 11 - 9　Measurements of SRA, PJS, and AJS

表 11 - 2　正常人 TMJ 形态参数在二维和三维测量方法中的均值和标准差

Table 11 - 2　**The mean value and standard deviations of TMJ morphological parameter in 2D and 3D measurement methods**

	二 维 测 量		三 维 测 量	
	左 侧	右 侧	左 侧	右 侧
HCA/(°)	12.39(0.63)†	14.29(1.10)#,†	12.54(0.33)	12.93(0.31)#
CCA/(°)	11.80(0.89)	12.05(1.40)	12.71(1.10)	13.21(0.77)
SRA/(°)	75.54(4.04)	75.40(4.44)#	80.87(1.33)	81.02(1.25)#
CCW/mm	18.99(2.53)	17.60(1.55)	17.87(2.28)	17.34(2.69)
MJS/mm	2.23(0.38)	2.41(0.25)	2.96(0.51)	2.81(0.52)
LJS/mm	2.69(0.16)	2.66(0.20)#	3.34(0.92)	3.21(0.41)#
SJS/mm	1.99(0.09)*	2.03(0.18)#	2.20(0.12)*	2.37(0.29)#
AJS/mm	2.73(0.78)	2.49(0.47)#	2.73(0.68)	3.20(0.34)#
PJS/mm	2.47(0.42)	2.82(1.07)	2.33(0.95)	2.44(0.68)

注：表中括弧里的数据是标准差。＊指左侧 TMJ 的形态学参数在二维和三维测量方法之间存在显著的统计学差异（$P<$ 0.05）；♯指右侧 TMJ 的形态学参数在二维和三维测量方法之间存在显著的统计学差异（$P<0.05$）；†指组内的同一形态学参数在左侧和右侧之间存在显著的统计学差异（$P<0.05$），$P>0.05$ 则没有统计学差异。

2) 偏颌患者 TMJ 形态与正常人之间的差异

上述正常人 TMJ 形态测量方法研究表明,三维测量方法的结果更加准确可靠,因此,偏颌患者 TMJ 形态与正常人对比的研究则只采用三维测量方法。

(1) 临床资料:对照组为 10 位正常志愿者,其中男性 6 例,女性 4 例,平均年龄 26.75±4.89 岁。纳入标准:① 身心健康,无生长发育性疾病;② 颜面对称,TMJ 形态左右结构对称,无正畸、外科治疗史;③ 开口型、开口度均正常,无 TMD 病征和其他 TMJ 疾病。

实验组为 10 位偏颌畸形患者,其中男性和女性各 5 例,平均年龄 24.63±4.81 岁。纳入标准:① 身心健康,无生长发育性疾病;② 面部不对称,中线偏移距离大于 5 mm;③ 患者伴随有 TMJ 弹响或关节疼痛;④ 无 TMJ 相关手术史。偏侧和非偏侧的定义如下[26]:若下颌颏部的最前点在面部中线的左侧,称为下颌左偏,其右侧定义为偏侧,左侧定义为非偏侧;同理,若下颌颏部的最前点在面部中线的右侧,称为下颌右偏,其左侧定义为偏侧,右侧定义为非偏侧。实验组的 10 例偏颌病人中有 6 例是下颌左偏,4 例下颌右偏。

对两组志愿者进行头部 CBCT 扫描,方法与之前相同。

(2) TMJ 形态学参数的对比研究:采用之前的方法,在 Mimics 中建立偏颌畸形患者的上、下颌骨及牙列的三维实体模型。如同上述的选取原则,仍然对偏颌患者的水平髁突角,冠状髁突角,矢状升支角,冠状髁突宽度,内侧、外侧、顶部关节间隙和关节前、后间隙进行测量。所有参数都由三位研究者分别进行 1 次测量,然后取其平均值。3 次测量结果之间的相关系数大于 0.95。

采用 SPSS 20.0 软件进行统计学分析,实验组(偏颌患者)和对照组(正常人)TMJ 形态之间差异的显著性采用独立样本 t 检验方法;实验组以及正常组中 TMJ 的同一形态学参数在左侧和右侧之间差异的显著性采用配对样本 t 检验方法。$P<0.05$ 表示存在显著的统计学差异。

对比偏颌患者和正常人 TMJ 形态学参数之间的差异,发现偏颌患者 TMJ 的水平髁突角,冠状髁突角,矢状升支角和内侧、外侧、顶部关节间隙与正常人之间存在显著的统计学差异(见表 11-3)。偏颌患者的水平和冠状髁突角都显著高于正常人,表明偏颌畸形将导致患者髁突角的增大。偏颌患者非偏侧的矢状升支角也比正常人的大,且存在明显的左右不对称现象,容易引发面部结构的左右不对称。偏颌患者的内侧、外侧和顶部关节间隙都显著低于正常人的值,表明偏颌患者 TMJ 内关节间隙比正常人有所减小,从而导致 TMJ 内软组织的挤压加重,诱发关节疼痛、髁突吸收、关节盘穿孔等 TMJ 疾病。

表 11-3 偏颌患者与正常人 TMJ 形态特征的比较(三维测量结果)

Table 11-3 Comparison of morphological characteristics of TMJ between DLJD patients and healthy volunteer (3D measurement)

	对照组(正常人)		实验组(偏颌患者)	
	左 侧	右 侧	非偏侧	偏 侧
HCA/(°)	12.57(0.37)*	12.87(0.31)#	20.15(0.62)*	19.93(0.70)#
CCA/(°)	12.91(0.63)*	12.95(0.60)#	19.93(0.53)*	20.76(0.91)#

（续表）

	对照组（正常人）		实验组（偏颌患者）	
	左　侧	右　侧	非偏侧	偏　侧
SRA/(°)	80.11(1.52)*	80.62(1.30)	82.97(2.58)*,†	80.93(1.09)†
CCW/mm	18.69(2.05)	18.39(2.28)	17.57(2.62)	17.82(2.82)
MJS/mm	2.84(0.50)*	2.78(0.46)#	1.74(0.58)*,†	2.27(0.45)#,†
LJS/mm	3.09(0.77)	2.96(0.47)#	2.86(0.68)†	2.20(0.34)#,†
SJS/mm	2.26(0.19)*	2.28(0.18)#	1.71(0.36)*	1.82(0.29)#
AJS/mm	2.64(0.65)	2.90(0.48)	2.54(0.61)	2.71(0.57)
PJS/mm	2.55(0.82)	2.68(0.61)	2.66(0.51)	2.34(0.51)

注：表中括弧里的数据是标准差。*指对照组左侧和实验组非偏侧 TMJ 的形态学参数存在显著的统计学差异（$P<0.05$），#指对照组右侧和实验组偏侧 TMJ 的形态学参数存在显著的统计学差异（$P<0.05$），†指组内的同一形态学参数在左侧和右侧之间存在显著的统计学差异（$P<0.05$），$P>0.05$ 则没有统计学差异。

3）下颌前突患者 TMJ 形态与正常人之间的差异

（1）临床资料：实验组为 6 位下颌前突患者（男 4 例，女 2 例，平均（22.2±1.8）岁），选择标准：成人，均已过生长发育期；治疗前无正畸、正颌治疗病史；磨牙为近中关系，下颌前突；单纯发育畸形，无外伤、综合征或先天畸形。对照组为 7 位无口腔疾病的正常人（男 4 例，女 3 例，平均（27.29±5.02）岁），选择标准：成人，已过生长发育期；无颞下颌关节紊乱病史；开口型和开口度正常，无关节弹响和杂音，无关节局部及相关肌肉疼痛；牙列整齐，前牙覆盖、覆颌正常，上下第一磨牙为中性关系；无正畸及颌治疗史；无颞下颌关节外伤史。用之前的方法对其进行头部 CBCT 扫描。

（2）TMJ 形态学参数的测量：将对照组和实验组的 CBCT 导入医学图像处理软件 Mimics（Materialise，Leuven，Belgium）中，采用之前的方法生成三维实体模型。

根据研究对象的特点，选择能反映 TMJ 骨性形态且变异系数较小的 11 个参数进行测量[27]（见图 11-10）：关节腔内间隙（medial joint space，MJS）：髁突内侧与关节盘内侧的最短距离；关节腔前间隙（anterior joint space，AJS）：髁突前部与关节盘前部的最短距离；关节腔后间隙（posterior joint space，PJS）：髁突后侧与关节盘后侧的最短距离；关节腔上间隙（superior joint space，SJS）：髁突上部与关节盘底部的最短距离；下颌头高度（height of condyle，HC）：过髁突最侧面的水平面与髁突最高点的垂直距离；下颌头宽度（width of condyle，WC）：髁突最前面与最后面的点的距离；下颌头长度（length of condyle，LC）：髁突最内侧与最外侧的点的距离；髁突高度（height of processus condylaris，HPC）：过下颌切迹的水平面与髁突最高点的垂直距离；下颌头角度（condylar angle，CA）：髁突长轴（髁突最内侧与最外侧的连线）与水平面的夹角；冠状位升支角（coronal ramus angle，CRA）：下颌升支外侧切线与水平面之间的夹角；矢状位升支角（sagittal ramus angle，SRA）：下颌升支后侧切线与水平面之间的夹角。

所有参数都由三位研究者分别进行 1 次测量，然后取其平均值。3 次测量结果之间的相关系数大于 0.95。实验组（下颌前突患者）和对照组（正常人）TMJ 形态之间差异的显著性采

用独立样本 t 检验方法;实验组以及正常组中 TMJ 的同一形态学参数在左侧和右侧之间差异的显著性采用配对样本 t 检验方法(见表 11 - 4)。$P<0.05$ 表示存在显著的统计学差异。

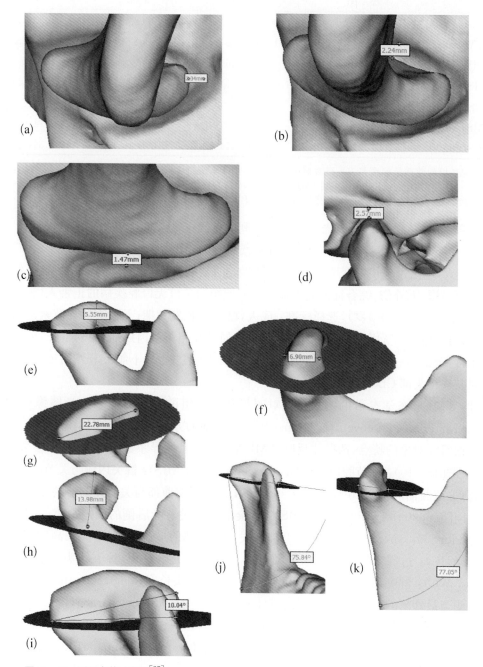

图 11 - 10　测量参数示意图[27]

(a) 关节腔内间隙(MJS);(b) 关节腔前间隙(AJS);(c) 关节腔后间隙(PJS);(d) 关节腔上间隙(SJS);(e) 下颌头高度(HC);(f) 下颌头宽度(WC);(g) 下颌头长度(LC);(h) 髁突高度(HPC);(i) 下颌头角度(CA);(j) 冠状位升支角(CRA);(k) 矢状位升支角(SRA)

Figure 11 - 10　Measurements of morphological parameters

表 11 - 4　下颌前突患者与正常人 TMJ 形态特征的比较（三维测量结果）

Table 11 - 4　Comparison of morphological characteristics of TMJ between patients with mandibular protrusion and healthy volunteer （3D measurement）

	对照组(正常人)		实验组(下颌前突患者)	
	左	右	左	右
MJS/mm	(2.58±0.91)	(2.93±0.54)	(2.24±1.01)	(2.20±0.89)
AJS/mm	(2.56±1.08)	(2.62±0.61)	(2.47±0.45)	(2.65±0.53)
PJS/mm	(2.07±1.08)	(2.00±1.11)	(2.34±1.25)†	(3.10±1.07)†
SJS/mm	(2.73±0.74)	(2.88±0.44)#	(2.05±0.68)	(1.80±0.68)#
HC/mm	(7.02±0.81)	(7.25±1.27)	(7.92±1.82)	(7.72±1.74)
WC/mm	(7.53±1.40)	(8.07±1.53)	(8.50±1.14)†	(7.13±0.23)†
LC/mm	(19.17±2.70)	(18.78±2.51)	(18.48±1.89)	(18.46±2.24)
HPC/mm	(15.80±2.52)*	(15.76±2.23)	(20.58±4.44)*	(18.77±4.77)
CA/mm	(15.45±3.73)	(14.90±2.41)	(15.72±3.60)	(18.16±3.13)
CRA/mm	(76.61±4.65)	(77.07±6.58)	(74.63±3.16)†	(79.32±4.02)†
SRA/mm	(77.21±3.38)	(76.61±5.04)	(78.46±8.84)	(76.81±10.03)

注：* 指患者和正常人左侧形态学参数存在显著性差异($P<0.05$)；# 指患者和正常人右侧形态学参数存在显著性差异($P<0.05$)；† 指同一实验组左右侧参数存在显著性差异($P<0.05$)。

　　下颌前突患者和正常人相比，左侧髁突高度显著大于正常人($P<0.05$)，右侧关节腔上间隙(1.8 mm)显著小于正常人(2.88 mm)。相关研究也表明下颌前突患者的下颌骨在青春期以后仍然会继续生长。结果显示，下颌前突患者的髁突高度显著大于健康人群的髁突高度($P<0.05$)，这说明髁突过高是下颌前突患者的一个重要特点，髁突的持续生长或许是下颌前突的重要原因。下颌前突患者的关节腔上间隙显著小于健康人群，这应该也是髁突过度生长的后果。也有类似研究发现下颌前突患者的髁突在垂直方向上距离关节窝更近[28]。上方关节间隙的减少，必将对关节盘造成一定的挤压，容易引发 TMJ 疾病。

　　对照组的结果显示，健康人群的饮食、咀嚼习惯等的差异并不会引起 TMJ 的不对称。下颌前突患者左右侧的关节腔后间隙、下颌头宽度和冠状位升支角存在统计学差异($P<$0.05)，这说明下颌前突左右侧 TMJ 已经出现了不对称的现象，有进一步发展为偏颌的风险。结合相关研究的结论认为下颌骨的异常生长导致下颌升支的升支角出现左右侧的不对称，进而影响到关节腔后间隙。由于外部的力学环境变化，髁突发生改建，导致下颌头宽度出现左右侧差异。

11.2.2.2　异常咬合与颞下颌关节力学生物学

　　咬合和 TMJ 是口颌系统的两大关键组成部分，口颌系统功能的正常发挥依赖于咬合和 TMJ 形态及功能的协调一致。在人的生理发育进程中，咬合的改变可通过影响 TMJ 的负荷而使其产生适应性变化。大量研究表明，牙齿不恰当的受力方式，如磨损、紧咬牙、后牙咬合创伤等其他咬合紊乱的状态都会或多或少地改变 TMJ 内的应力分布，引发关节的功能异常，即 TMJ 紊乱综合征(TMD)。临床上针对 TMJ 疾病的治疗，咬合因素是首先要考虑的关键因素之一,许多 TMD 经过调整咬合后关节症状得到了缓解或消失,且针对病因的治疗在改善 TMD 方面效果更持久、更稳固,这也从另一个角度说明了咬合与 TMJ 有着密不可分的联系。可见,深入研究 TMJ 与咬合的生物力学关系,为口腔生物力学提供基础研究的方法和参考,必将为口腔临床修复生物力学医疗工作带来有力的理论依据。

1) 咬合与 TMJ 力学生物学关系

牙齿发生咬合时,最理想的状态是发挥正常生理功能的咬合,常见有三类,即牙尖交错𬌗、前伸𬌗和侧𬌗;当口颌系统发生病变时,可能出现多种形式的咬合异常,导致 TMJ 应力发生改变。随着研究的不断深入,学者们认识到咬合接触不仅是牙的解剖学问题,而且与颌位、颌面部肌肉及中枢神经的紧张程度关系密切,上述任何异常,都可能引发 TMD。为了探明咬合力改变对 TMJ 应力的影响,国内外学者已建立许多模型和方法,并取得了一定的研究成果,下面将从咬合正常/咬合异常与 TMJ 的力学生物学关系两方面进行分析。

(1) 正常咬合与 TMJ 生物力学。

牙尖交错𬌗时 TMJ 的生物力学:牙尖交错𬌗时支持尖位于对颌牙对应的中央窝中,是最经典的一种咬合接触关系。王美青提出牙尖斜面在咬合生物力作用中具有重要功能意义的观点,强调牙尖和牙窝的接触关系在有效分散咬合力、引导下颌运动中的功能作用[29]。咬合力是 TMJ 负荷的直接来源,大量的流行病学、组织学和解剖学证据表明咬合类型的变化会影响 TMJ 的生化组成和形态改建,加之咬合自身具有复杂性、多变性和较大个体差异性,但由于直接测量不具便利性,而多见模型研究,Standlee 等[30]通过三维光弹性应力模型发现,由单个牙产生的高度集中应力,可经升枝传至髁突,而每种不同载荷将引起髁突内产生不同的、无优势方向的应力分布环带。因此,髁状突在不同方向轻微的力的作用下,有适应性改建的反应,但反复的单向的重负荷作用,可引起髁状突内部应力积聚而不是起加固作用。Faulkner 等[31]建立的三维静力模型,发现当单侧第一磨牙处加力时,平衡侧髁突负荷高于工作侧,咬合方向为前向时要比后向时的髁突负荷大;随咬合力点后移,咬合力方向的改变会更多导致髁突受力的变化。Shinozaki[32]曾将三维光弹应力分析模型和三维静力数学模型相结合,探讨了咬合改变对 TMJ 的力学作用,即过度减少上切牙倾斜度,TMJ 负荷增加;关节的不同形态和周围软组织的力学性质可影响髁突的运动以及关节盘的应力分布。1989 年周书敏等[33]运用三维有限元方法分析了下颌第一磨牙在 11 种载荷下的应力分布,发现作用在𬌗面上、通过牙体中心的力,在牙周膜内产生的应力均匀且力值较小;近远中向、颊舌向水平外力及在颊、舌沟上的垂直力三种载荷下,应力分布危害性最大。该研究还发现,与牙长轴方向平行或一致的力,并不一定符合牙周膜的生理特点。如在𬌗面近、远中边缘嵴或颊、舌沟部位施加偏纵向力,其力的方向虽与牙长轴一致,但因偏心力矩作用,在牙周膜内均可产生较大的拉、压应力,对牙周膜和根尖周组织的健康不利。1994 年 Dorrit 和张志光对关节内压的研究[34,35]一致表明 ICP 紧咬牙时 TMJ 内负压值达最大。张旻采用光弹仪测定了正常咬合的下颌牙根尖主应力水平,以该结果作为有限元分析的加载条件,模拟了 ICP 时 TMJ 的应力环境,客观地观察了牙尖交错𬌗时的 TMJ 应力状况[36](见图 11 - 11)。研究发现:正常𬌗时下颌牙各牙根尖近远中切面上的主应力方向为远中方向,牙冠在唇(颊)舌方向上的根尖主应力方向多偏向舌侧,根据转矩原理:下颌牙牙冠受到近中向的力大于远中向的力,上下颌牙支持尖相对的牙尖斜面(下颊尖的舌斜面和上舌尖的颊斜面),是其垂直载荷的主要承受者。TMJ 在 ICP 负重时对压应力更敏感,而对拉应力相对不敏感。咬合关系正常时,在矢状面上髁突前斜面、关节盘中带承受着较大的压应力,在冠状面上髁突内份、关节盘内份的压应力高于中、外份;髁突前斜面与盘中带之间的髁突软骨部分承受整个 TMJ 的最大压应力。正常𬌗牙尖不仅对咬合力有显而易见的引导,而且能有效地分散咬合力。大量研究发现,ICP 时 TMJ 应力具有如下特点:一方面,ICP 咬合时前牙应力相差较小,主要变化在后牙。牙根尖主应力不仅与后牙长轴的倾斜方向及倾斜程度密切相关,而且与后牙牙尖斜面的引导方向密切相关。另一方面,不同𬌗型 ICP 紧咬时,髁突前斜面、关节盘中带均承受压应力;髁突后斜面、关节盘后带均承受拉应力。但正常𬌗时,牙尖能够有效地分散咬合力,故其 TMJ 各部承受较低的应力,其中承受最大压应力的部位是髁突前方软骨、承受最大拉应力的部位是髁突后内份。其次,咬合力大小相同的条件下,因𬌗型不同,传至牙根尖及 TMJ 的应力大小、方向及分布也明显不同。

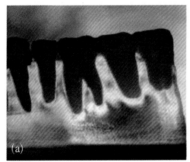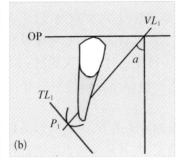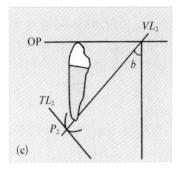

图 11 - 11　牙尖交错颌时 TMJ 应力[36]

(a) 偏振光弹仪测试牙齿根尖应力大小;(b) 近远中切面各牙根尖应力大小取决于根尖参考点的整数级应力条纹级数;(c) 颊舌切面各牙根尖应力大小取决于根尖参考点的整数级应力条纹级数

通过曲线最突点作切线 TL_1、TL_2,再通过切点 P_1、P_2 作该切线的垂线 VL_1、VL_2,在近远中切面上垂线 VL_1 与𬌗平面(OP)垂线的夹角为 a,在颊舌向切面上垂线 VL_2 与平面(OP)垂线的夹角为 b

Figure 11 - 11　Stree of TMJ in intercuspal position

前伸时 TMJ 的生物力学前伸运动是两侧髁突的对称性运动。前伸运动时髁突关节盘沿关节结节后斜向下方滑动,运动发生在关节上腔。前伸运动时髁突向前运动的幅度很少越过关节结节顶,故主要是做向前向下的滑动运动。一般自然规律而言,由于自然牙列前牙的覆𬌗较深,当下颌前伸至切牙切刃相对时,上下牙列的后端是分开的。从生物力学的观点来看,下颌前伸,切刃相对,后牙不接触,则无干扰,更有利于 TMJ 的解剖生理。

杨晓萍等从颞下颌关节盘 MRI 影像观察到:下颌前伸时,关节盘随髁突亦发生向前向下的滑动运动,中带外侧份在髁突横嵴和关节结节之间,受压明显,此部关节盘不含软骨成分,不能对抗压力[37]。Beek 等的研究[38]发现在前伸运动时,髁突向前、向下运动,髁突横嵴从关节盘的后带滑向中间带,关节盘受力范围从中间带中央部向外侧部转移;关节窝的应力从后斜面转移到顶部。当下颌处于前伸状态时,关节窝和髁突以及它们之间的关节盘在形态上相互适应对方,关节窝和髁突较牙尖交错位时更加靠拢,而靠拢的结果就是挤压关节盘,尤其是关节盘中间带的外侧部。故前伸运动过度频繁,如磨牙症,可引起关节盘外侧部的损伤,如关节盘永久变形、穿孔等,临床即会出现 TMJ 的症状体征。Koolstra 等[39]建立的三维数学模型预测前伸咬合时髁突受力很大,甚至可超过𬌗力本身,而且指出最大咬合力方向并不垂直于咬合平面,而咬合力主方向可随力点而变化。周学军等采用数值分析法,建立了下颌骨三维有限元模型,发现髁突软骨表面的前部出现压应力集中区($-2\,425\ \text{g/cm}^2 \sim 7\,399\ \text{g/cm}^2$),后上部出现张力区($10\,000\ \text{g/cm}^2$)[40]。之后,周学军等利用已建立的模型探讨不同前伸距离时髁突的生物力学情况,得出不同程度的下颌前伸不能改变髁突软骨表面的应力分布趋势,仅改变应力值的大小,即前伸范围越大,应力值也相应增大,从而提示临床咬合重建时下颌前伸距离不宜太大,必要时应分次为宜。

髁突前伸𬌗运动时的运动轨迹,不仅与关节结节后斜面有关,还取决于前牙覆关系。全口义齿,下颌前伸至切刃相对时,后牙的接触有助于义齿的固位,称为平衡𬌗;局部义齿部分为自然牙列,无需后牙接触产生固位效果,所以不接触更为有利,免受干扰,保持自然。

侧𬌗时 TMJ 的生物力学尖牙保护𬌗和组牙功能𬌗是两种侧向咬合引导形式,但即使在尖牙保护𬌗的侧向咬合运动后期,即接近咬合期时,后牙也将参与侧向咬合引导,并在引导中嚼细食物。正常情况下引导下颌运动的各牙咬合面形态,通过建合初期的生理性磨耗而达到协调一致。但一些错𬌗并不可能通过磨耗实现这一功能需求,如反𬌗、锁𬌗等,结果其下颌运动由于为多个牙不协调的𬌗面形态结构所引导,而"无所适从",导致咀嚼运动不规则。

由于 TMJ 是一种特殊的双侧联动关节,一侧的运动必然会影响到另一侧,因此分析两侧 TMJ 各自的特性具有重要意义,尤其是像侧方运动这样非对称性运动。侧方运动时,受髁前附着和下颌前附着相反方向韧带的牵拉,双侧髁突的运动方式与运动方向不一致,工作侧髁突向外移动,并伴有绕垂直轴的向外向后的转动运动;而非工作侧的髁突从关节窝沿关节后斜面向前向下向内做滑动运动。但侧向运动时两侧颞下颌关节不相同的运动形式给颞下颌关节的生物力学研究带来了困难。

Palla 等[41]从颞下颌关节的三维模型测得关节窝与髁突之间距离的变化。因为关节软骨和关节盘可变形,受到负荷时关节表面间的距离会减小。咀嚼时非工作侧关节表面间的距离小于工作侧,故非工作侧受到的负荷要大于工作侧。但 Langenbach 等[42]认为在单侧咀嚼时,工作侧的关节受到的压力要超过非工作侧的。Korioth 等[43]也曾建立包括下颌骨、髁突和个别牙齿的模型,以 100 N 垂直咬合力加载,发现单侧负荷时对侧髁突应应变更高;下颌枝前份及喙突为高张力区,髁突为高压力区,后牙区负荷带来较小的髁突应力。Perez 等[44]建立了一个包括关节、关节盘、韧带以及三者之间所有单元接触关系的 TMJ 三维有限元模型,分析了正常人侧方非对称性运动时,双侧关节盘的应力分布区以及关节韧带的应力场。研究发现最大剪切力分布于双侧关节盘的侧方区域,工作侧关节盘受到颞骨下表面限制被压缩,髁盘复合体的侧方附着受到很大的扭曲,故工作侧关节盘的后带和侧方应力较高,而非工作侧关节盘的前带有较高的应力分布。该研究提示,下颌持续性的侧方运动可能会导致关节盘侧方部的穿孔以及侧方附着部分的损伤。

全口义齿则不同于自然牙列的生物力学规律,非工作侧的接触则有利于其固位和稳定。

局部义齿可考虑按自然牙列的情况而修复。综上所述，下颌发生侧方运动时，对侧牙不接触；属于自然牙列的一般规律，符合生物力学规律。

（2）异常咬合与 TMJ 生物力学。

有关咬合异常与 TMD 之间的确切关系，国际上一直存在争议。2007 年 Luther[45] 撰文否定咬合在 TMD 病因中的地位。而王美青通过系列研究，首次提出并论证咬合异常可作为独立的致病因素导致 TMJ 退行性变的观点[46]。由于对咬合状态与 TMJ 系统的功能评价在国际上至今尚无统一的科学标准，学者们采用各种方法对异常咬合状态下 TMJ 应力反应做了有益的探索和研究。

咬合的变化与髁状突解剖形态的变化密切相关，髁突的改建在某种程度上是对新的咬合关系的适应。早在 1977 年 Mongini[47] 便详细观察了平均年龄为 20～53 岁的 100 具尸体的髁状突形态，将其归纳为如图 11-12 的 8 种形态。改建的程度及髁状突新形态的形成与牙列密切相关，后者的影响可以是直接的，如义齿修复与改建指数密切相关、磨耗指数与髁状突形态密切相关；其影响亦可以是间接的，如不同程度缺牙引起咬合接触点的减少会导致相应髁状突形态的改变。Solberg[48] 的解剖学研究也表明，错𬌗畸形可使颞骨关节面偏离正常圆形轮廓而呈扁平状，错𬌗畸形存在越久，TMJ 的变化就越广泛。

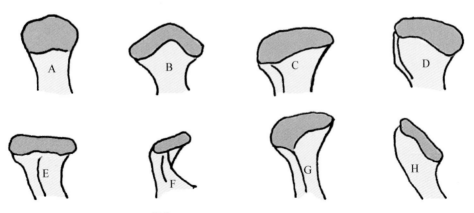

图 11-12 髁状突的基本形态[47]

A. 圆形；B. 扁平拥有内外两个斜面形；C. 明显宽平外斜面形；D. 明显内斜面形；E. 单一窄斜面形；
F. 薄且小后斜面形；G. 前斜面骨嵴形成三角形外斜面形；H. 后斜面切迹形

Figure 11-12 The basic morphologies of the condyle

深覆𬌗的 TMJ 应力由于咬合力大小因人而异且变动范围较大，其方向变化会对下颌骨及髁突的受力产生影响，咬合力大小与方向是 TMJ 有限元分析中的难点之一。张旻[49] 以 CT 断层与手工切片相结合的方法建立了包括下颌骨、髁突、关节盘、髁突软骨的颞颌关节三维有限元模型（见图 11-13），并运用超声技术测量了羊髁突的弹性参量，将其材料参数应用于所建的髁突模型中，提高了 TMJ 应力分析重点区域的生物相似性；运用光弹性应力分析方法测定了不同𬌗型下颌各牙根尖主应力大小及方向，以该结果作为有限元分析的加载条件，从而模拟了各种异常𬌗型 ICP 时 TMJ 的应力环境，以观察咬合类型改变对 TMJ 应力的影响，证实咬合类型改变的确会对 TMJ 应力分布产生一定影响。

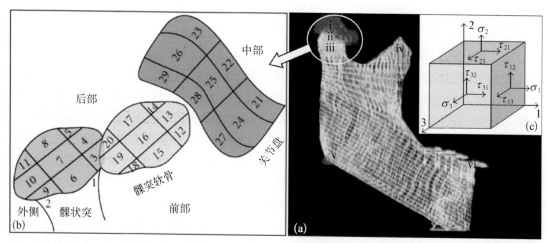

图 11-13 三维有限元模型分析 TMJ 应力[49]

(a) 固定下颌角部(v),牙槽嵴承载二维向量的咬合负荷(vi)时,建立包括下颌骨、关节盘(i)、髁突软骨(ii)、髁状突(iii)和喙突(iv)的 TMJ 三维有限元网格模型;(b) 图中 1、2、3 指相应方向的应力,三个相互正交的材料性能对称平面分别被赋予弹性模量(E)、剪切模量(G)和泊松比(ν)的髁状突正交各向异性元的应力状态,在每个应力平面,通过计算可获得一个主应力(σ)和两个剪切力(τ);(c) TMJ 的 29 个应力值分布观测点图

Figure 11-13 Finite element analysis model of temporomandibular joint (TMJ) stress

　　张旻发现,深覆𬌗时由于下颌各牙的远中向倾角的加大,纵𬌗曲线曲度加深(5 mm),加之下颌牙后移半个牙尖,使得上下颌牙之间的近远中接触关系发生改变,此时,下颌牙的远中斜面发挥主要承担和分散咬合力的作用,因此下颌牙牙冠受到的近中向转矩力增大。相应地,牙根尖主应力方向比正常𬌗时更偏远中。在颊舌方向上,深覆𬌗的下后牙根轴明显偏颊,导致横𬌗曲线曲度比正常𬌗增大(3 mm),此时下颌牙颊尖的主要承力部位由正常𬌗时的颊尖舌斜面变为颊尖颊斜面,这时垂直载荷的分解结果是以舌侧方向的分量为主,使牙冠受到冠舌向、根颊向的转矩力,所以牙根尖主应力方向不在根尖舌侧,而偏颊侧。深覆𬌗下颌牙远中斜面及颊尖和舌尖的颊斜面为咬合力的主要承担部位;深覆𬌗TMJ 应力水平普遍上升,最大压应力点由髁突软骨转移至关节盘内/中份,最大拉应力点也由髁突转移至关节盘。

　　(a) 重度磨耗𬌗的 TMJ 应力。牙列重度磨耗使牙尖高度丧失时,在近远中方向上。由于支持尖各斜面的广泛丧失,牙尖对咬合力近远中向的制导作用也消失,咬合应力传导变牙尖单位为牙单位,咬合力作用于平坦的𬌗面,致使牙根尖主应力的远倾幅度降低,甚至出现反向近中的偏角,而此时牙根轴与正常𬌗相比,并无明显变化。因此,除牙长轴外,牙尖的引导对根尖主应力方向也起着极其重要的作用。在颊舌方向上,正常𬌗时由于下后牙颊尖舌斜面的引导,垂直咬合力被分解为颊向和切向的两个分力,这时根尖主应力方向偏舌侧。重度磨耗使下后牙颊尖磨平时,支持尖斜面的引导作用被削弱,横𬌗曲线曲度为负(-2 mm),𬌗面成为舌侧高颊侧低的斜面,这时垂直咬合力 f 被分解为舌向的 f_1 和切向的 f_2,因此,根尖主应力也由正常𬌗时的舌侧转到颊侧。重度磨耗的下颌牙失去牙尖的制导作用,主要承力部位在牙冠的远中颊侧;重度磨耗𬌗TMJ 应力水平上升幅度更大,最大压应力点位于盘中央,最大拉应力点位于髁突中份。有学者借助于人 TMJ 的三维有限元模型,发现了下颌骨位置变化可以使 TMJ 产生应力分布的不平衡,TMJ 应力分布的性质明显受颅面骨骼垂直距离改变的影响。

(b) 单侧部分后牙反𬌗的 TMJ 应力。单侧部分后牙反𬌗时,下颌牙根尖主应力方向变化最显著的是反𬌗侧磨牙。由于根尖主应力偏近中颊侧,下颌牙受到远中舌向的咬合力作用,即:反𬌗侧下颌磨牙主要承力部位在牙尖的远中舌斜面上,此时下后牙舌尖的颊斜面成为咬合力承担和分散的主导斜面。可见,不仅牙长轴,而且牙尖斜面对咬合应力的方向均起着重要的作用。进一步认为,牙长轴方向是通过牙尖斜面的引导作用,对咬合应力方向产生影响。因此在咬合过程中,牙只是作为解剖单位承担咬合力,而功能单位应是牙尖。单侧部分后牙反𬌗者反𬌗对侧 TMJ 应力水平普遍上升,最大压应力点由髁突软骨转移至关节盘内/中份,最大拉应力点也由髁突转移至关节盘。单侧部分后牙反𬌗者反𬌗对侧牙的主要承力部位是下后牙的远中斜面及颊尖颊斜面;在反𬌗侧反𬌗牙,下后牙舌尖的颊斜面及其近、远中尖的近中斜面成为咬合力承担和分散的主导斜面。可见单侧部分后牙反𬌗使 TMJ 应力发生改变,可能会对其功能性改建活动产生一定的影响。

(c) 咬合干扰的 TMJ 应力。对一些无 TMJ 症状的受试者人为地造成咬合干扰,多能即刻引发 TMD 症状。Okeson[50] 曾指出,𬌗干扰等病理因素会使进入 ICP 后的下颌始终处于不稳定状态,进而引起 TMJ 内结构形态及生物力学等方面的改变。Christensen 等[51] 给受试者戴用覆盖单侧下颌第二前磨牙和第一磨牙的塑料𬌗板(0.24 mm),指出双侧咬肌改变收缩方式是对𬌗干扰所作的协调和适应,但这种适应性变化并不能阻止髁突在冠状面转动。而髁突反复上旋所产生的压应力,不能完全为具有黏弹性的关节盘所分散与缓冲,致使关节上腔形成超负流体静压,关节盘真空吸附,运动受限,盘-髁关系不协调,由此可导致关节内创伤。

(d) 咬合垂直距离升高的 TMJ 应力。咬合升高引起的盘髁关系、髁窝关系的继发性改变导致关节内生物力学环境变化,刺激颞下颌关节内组织发生改建。有研究发现,升高成年猴的咬合垂直距离后,髁突软骨层的厚度比对照组增加了 62%。有学者选用青春期大鼠作为研究对象并使用类似的后牙咬合板来升高咬合垂直距离,发现引起的关节内的生物力作用随时间延长逐渐减弱;髁突软骨厚度及组织形态学变化随着应力时间的延长有逐渐恢复的趋势。但 Sindelar 等[52] 观察到成年小型猪后牙区咬合升高后,50% 的髁突中部表面出现了骨质的退行性病变。而动物模型毕竟与人存在一定差距,有必要进行更深入的临床研究。

(e) 短牙弓的 TMJ 应力研究。通过建立下颌骨有限元分析模型研究短牙弓的机械应力,当没有后牙的咬合接触,整个牙弓的咬合应力减小,每个牙齿分担的𬌗力增加,此时前磨牙承受了最大的咬合应力,关节的负重因无磨牙的咬合接触而减少。该模型说明咀嚼系统能够适应牙齿咬合改变导致的牙列结构变化,通过调节肌肉活动调节牙齿及牙周组织负荷,保护牙列和 TMJ[53]。

2) 浅析咬合影响 TMJ 功能的生物力学机制

咬合的生物力特征主要体现在以下两个方面:一是静态咬合,即上下牙在某一颌位关系下的接触关系及其生物力特征;二是三维动态咬合,即下颌牙功能尖沿上颌牙功能面引导滑行过程中的生物力关系。静态咬合和动态咬合中升颌肌群收缩力通过上下牙之间的接触,或通过食物间接接触,作用于牙弓上。有效分散加载到牙列上的咬合力、确保功能运动时咬合接触所引导的下颌运动流畅无障碍,是维持牙、牙周组织、颞下颌关节等组织结构健康的重要生物力原则。

咀嚼是一个由中枢神经系统以及和外周(牙周等)反馈调节共同调控的复杂生理活动。当上下牙接触时,牙周组织中的力感受器被激活,从而传入信息。虽然咀嚼时有咬合接触的时间很短,约 $80 \sim 162$ ms,但牙周力感受器可能通过条件反射机制对闭颌肌群产生长远影响,牙周力感受器是这一条件反射的启动环节。动物实验显示咬合接触类型的改变如变成前牙反𬌗,或加高咬合等,均可影响牙周组织力感受器的功能。这意味着咬合关系可通过影响牙周感受器的活动而影响咀嚼肌的功能及 TMJ 的活动。咀嚼运动中牙的短暂接触,可能诱发牙周感受器-咀嚼肌之间的条件反射,引起咀嚼肌以独特活动型收缩。咀嚼中的条件反射刺激会让咀嚼肌产生"记忆",从而成为构成咀嚼肌收缩型的一部分,牙周反射所影响的咀嚼肌收缩类型决定着有效嚼碎不同硬度食物的咀嚼运动特征。

关于咬合和 TMD 的关系至今未有定论。许多研究证明,咬合与 TMD 存在一定的关联。有部分研究表明,异常咬合与 TMD 的关系甚微或无关,但多数学者仍然认为咬合改变是 TMD 的诱发因素。人们相信,细胞对于机械压力环境的改变是通过整合素和中间纤维调节的,而这些都是 TMJ 退行性变滑膜内衬细胞的重要组成部分,在细胞膜上常可见到。髁突滑膜内膜下层出现异常数量和形式的弹性纤维的集合。这种情况暗示压力下弹性组织变性,这种改变将会导致患关节病的关节面生物力完整性丧失。

以渐进性咬合紊乱为代表的与 TMD 紧密相关的异常咬合,具有如下共同特点:咬合正常的尖窝接触关系改变,表现为凸-凹型咬合接触形式变为凸-凸型咬合接触;由于局部咬合面承载咬合力的形态特征改变,导致传至牙周组织的咬合力方向和大小也随之变化,牙周力感受器感受到这些异常咬合力信号后,通过牙周-神经反馈机制,通过调节升颌肌的收缩活动而达到调节 TMJ 负荷的目的。异常咬合接触所导致的牙周力信号传导异常,反射性引起咀嚼肌收缩异常,是 TMJ 生物力学变化的重要病理机制。

(刘展　薛晖　张远理　许贤超)

11.3　颞颌关节改建与再生的力学生物学

11.3.1　生物力学微环境与颞下颌关节改建

颞下颌关节(TMJ)属滑膜关节,在功能状态下承载拉伸、牵张、压缩、摩擦和剪切力等多种类型的力。TMJ 关节负荷对维持关节各组成部分的正常结构和功能非常重要。TMJ 改建是指 TMJ 组织随年龄、功能位置、负荷大小的变化而发生形态改变的现象,它是关节对内外环境改变的一种生物适应过程,TMJ 通过改变相关组织的结构和形态保持关节内微环境的稳定。滑膜关节的改建可分为 3 种类型:进展性(progressive remodeling)、退行性(regressive remodeling)和外周性(peripheral remodeling)。进展性改建是指关节软骨的增殖、钙化和新骨的生成。退行性改建是指软骨下骨被破骨细胞吸收形成腔隙,这些腔隙逐渐被骨组织、软骨组织和间质替代造成关节组织结构的改变。外周性改建则发生在关节软骨边缘部位,是进展性改建和骨膜沉积两者的结合。三种改建均具有相应的发生部位:进展性骨改建发生在髁突前斜面、关节结节中份和关节窝;退行性骨改建发生在髁突后斜面和关节结节的侧面;外周性骨改建主要发生在髁突前边缘区。TMJ 组织形态的改变反映了其受力状况和力学性能的变化,适当的 TMJ 负荷是 TMJ 进展性改建发生的必要条件。而非正常水平或方式的负荷加载则被视为异常负荷,TMJ 的异常负荷是导致 TMJ 疾病的关键因素之一。

11.3.1.1 生物力学微环境对髁突软骨下骨改建的影响

骨组织可根据机体的需要发生骨沉积或者骨吸收,该特征命名为 Wolff 定律。改建后的骨对关节力学性能影响极大。软骨下骨的基本功能之一为吸收应力、缓冲震荡,因其弹性模量相对较低,所以在缓冲震荡中主要起衬垫作用。当应力从关节软骨向骨骺端传导时形成较大的剪切力,而钙化的软骨、软骨下骨和锯齿状潮线的波动可将剪切力转化为压力和张力。此外,软骨下骨的另一作用则是维持关节表面形态,使周围的关节面保持密切接触而中央的关节面不接触。这样关节在负重时其中央部分发生轴向移动,将所受的应力传到周围的骨皮质,这同样有助于维持关节软骨浅层的营养供给。而异常关节负荷可导致软骨下骨发生改变,从而影响关节的功能。1970 年,Radin 等提出了软骨下骨增厚和骨量增加可能是关节蜕变始动因素。1986 年,Radin 等又发现,关节在外部异常因素的作用下,软骨下骨的代谢加强、骨重塑加快,最终导致软骨下骨增厚和密度增高引起软骨蜕变,并且他们在动物模型上展示了骨性关节炎的发病过程,证实了软骨下骨的改建先于软骨。研究发现,髁突在生理、病理改建活动中比较活跃,且易因负荷变化而发生骨质吸收或增生,而颞骨关节面则在改建活动中主要以重塑关节面形态的改建方式适应变化着的髁突形态的功能需要。因此,颞骨关节面不仅以增生性改变为多见,而且其骨质改建后浅平宽大的形态特征尤为明显。

1) TMJ 髁突软骨下骨改建的类型

(1) 软骨下骨微损伤。负重关节受到异常应力后,最常见的病理改变为软骨下骨微损伤,而机体对微损伤的修复可引起关节改建。在 TMJ 的改建中,软骨下骨的微损伤也很常见。最常见的微损伤表现为骨小梁的微裂。长骨负重疲劳可使其产生大量的微裂,并且随之发生骨吸收而产生空腔。空腔的出现可造成应力集中而导致微裂加重,促使破骨细胞的活化聚集;同时机体也在破坏严重的部位沉积新骨而减小应力集中,软骨下骨局部会形成增生的骨痂修复骨折断端。微损伤启动了破骨细胞和成骨细胞的功能活动,导致了软骨下骨的改建,间接影响了软骨的代谢活动和关节形态。

(2) 骨质象牙化。软骨下骨增生可导致骨-钙化软骨界面的重建,同时血管组织可侵入软骨层。在骨关节病(osteoarthritis, OA)中,钉状肉芽组织和纤维组织最终侵袭关节面。侵袭软骨面的纤维血管组织通过结节性的软骨内成骨和膜内成骨作用,使软骨的厚度变薄乃至剥脱。软骨下骨明显增生,关节部位可见光滑的骨密质裸露,软骨下骨形成质硬而具有反光性的组织,与象牙相仿,即所谓的骨质象牙化(eburnation)。正常的软骨下骨具有很强的震荡吸收能力,而象牙化骨质使软骨下骨丧失了"震荡吸收"的功能。使得反作用于关节软骨的应力异常增大,导致关节软骨受损。在象牙化骨质区中的成骨细胞也通过周围的软骨细胞表型的改变和正常生理功能的完成,使基质进一步矿化。

(3)软骨下假囊肿。在紧邻象牙化骨的下方通常可见骨质稀疏的囊性区域,MRI影像检查中可见骨髓水肿样改变。囊性区既可出现在髁突,也可能出现在关节窝面。这些囊腔内含有液体、纤维黏液和无活性的骨与软骨碎片。在OA中,假囊肿成熟后,其周边可形成薄层的反应性骨。在这些囊肿的尖端部常常可见关节面下方骨皮质中的微小裂隙,且裂隙穿透软骨下骨板和软骨。研究认为假囊肿是通过骨关节裂断部产生关节内压力,从而导致局部组织坏死及结构疏松。压力异常增大,会使压力呈放射状进入邻近的骨髓腔,压迫髓腔内的血管,因而导致了局部组织的退行性改变。

(4)软骨基部的钙化。儿童时期,在活跃的骨骼生长期,在软骨的基部,新骨以局部软骨骨化的形式形成,关节一部分皮质增加了骨质,而关节的其他部分则发生了骨质的吸收作用。而在成人中,钙化软骨与非钙化软骨之间的界限是一条薄薄的、波浪状的潮线。而基部异常的钙化作用可能会使软骨厚度变薄,从而发生衰退性萎缩。

(5)骨赘。骨组织在软骨内成骨是重度OA的特征性表现,其形成是软骨基部或关节边缘的软骨内成骨,后者的最终结局是生成骨赘。骨赘特征性地向外生长,出现在远离关节负重区的部位。

2)应力作用下影响髁突软骨下骨改建的细胞因子及蛋白

(1)与软骨下骨丢失相关的细胞因子。在软骨下骨异常改建过程中,骨小梁数目变少、间隙增宽主要由破骨细胞完成,因而破骨细胞的活化在骨吸收过程中发挥着重要作用。RANKL/RANK/OPG系统是破骨细胞分化过程中的一个重要信号通路,在破骨细胞生成、活化、发育、激活、成熟过程中均起决定性作用。研究发现对下颌骨施加异常的应力会破坏RANKL/RANK/OPG系统表达的平衡,导致破骨细胞活化,引发关节的改建。RANKL为Ⅰ型膜蛋白,主要由成骨细胞和骨髓基质细胞表达。RANKL的主要作用为诱导干细胞向破骨细胞分化,促进破骨细胞活化,并且抑制破骨细胞凋亡,并最终表现为骨的吸收。该作用主要依赖于RANKL与其受体RANK(存在于前体破骨细胞和成熟的破骨细胞表面)的结合。研究表明RANKL在体外可剂量依赖地诱导从小鼠或人造血系统来源的单核细胞前体产生TRAP,并形成具有骨吸收活性的多核巨细胞。此外,RANKL还可促进破骨细胞的迁移并抑制其凋亡而间接促进骨吸收。OPG为一种可溶性蛋白,属于TNF-α受体家族,主要在骨组织中的成骨细胞产生。OPG是一种拮抗性细胞因子,其可以竞争性方式(高亲和力地与RANKL特异性结合)阻止RANKL与RANK的结合,从而抑制破骨细胞的分化和活化,并能促进破骨细胞凋亡,从而抑制骨吸收,在骨代谢调节中起着关键性作用。因而,RANKL/RANK/OPG对破骨细胞引起的骨吸收活动具有重要调节作用:若该比值上升,破骨细胞的活化则受到抑制,骨吸收活动减弱;若该比值下降,破骨细胞则会被活化,骨吸收活动增强。

(2)与软骨下骨形成相关的细胞因子。在骨发育完全后,骨吸收和骨形成保持动态平衡。TMJ 软骨下骨的形成主要是通过软骨成骨的过程完成,而这一过程受到由软骨细胞分泌的内源性细胞因子的调控,其中 Runx2 作为一种成骨分化特异性转录因子,在软骨骨化过程中发挥着众多重要作用,包括促进软骨细胞的终末分化、破骨细胞形成及血管侵入等方面。研究发现在软骨骨化过程中,Runx2 mRNA 在终末肥大软骨细胞分化为成骨细胞前表达就已上调。Runx2 也可调节 OPG 的表达,从而调控成骨细胞分化。此外,研究发现 VEGF 同样参与成骨细胞介导的骨形成。正常软骨增殖层及肥大层软骨细胞均表达 VEGF,其参与软骨基质骨化进程,而在骨关节炎中软骨血管长入、软骨下骨改建及骨赘形成过程中,VEGF 也发挥着重要致病作用。研究发现异常咬合刺激可引发髁突软骨细胞 VEGF 的表达增加,钙化层血管数目和破骨细胞数目也相应增多,表明软骨细胞表达 VEGF 与血管新生及软骨下骨吸收相关。同时,研究发现 VEGF 可促进破骨细胞的活化及骨吸收活动。VEGF 可促进破骨细胞形成障碍的 M-CSF 基因敲除小鼠中破骨细胞的形成及骨吸收。

11.3.1.2 生物力学微环境对髁突软骨改建的影响

1) 髁突软骨的生化构成及其对髁突软骨力学性能的影响

下颌髁突软骨(mandibular condylar cartilage, MCC)是一种来源于骨膜细胞的继发性软骨,在正常生理功能活动中主要承受 3 种类型的负荷:拉伸力、剪切力和压缩力。下颌髁突软骨是一层致密的纤维性软骨,为颞下颌关节的重要组成部分(其结构特征和生物力学性能参见 11.1.2 节)。

2) 应力在髁突软骨改建中的作用机制

应力可以调节髁突软骨细胞的代谢活动进而影响软骨的改建,髁突软骨细胞可感知外界信号并作出相应的生物学反应。

(1) 整合素相关颞颌关节髁突软骨细胞力学信号转导。

整合素:细胞表面存在着对应力敏感的结构,其中整合素作为细胞膜受体介导细胞与细胞外基质的结合,可将所感应的力信号传递至胞内不同结构部件上,转化为化学信号,对于细胞正常的生长、分化、生理活动的调节有着重要作用。$\alpha_5\beta_1$ 整合素与纤黏蛋白的结合与体外培养软骨细胞的成活密切相关。Zhang[54] 等研究表明,适宜的压力(90 kPa 加压 60 min)可使 α_5 整合素 mRNA 上调,说明 α_5 整合素是中介髁突软骨细胞力学信号向细胞骨架传导的重要物质。β_1 整合素 mRNA 的变化则表现为随着压力作用的存在而持续增高,提示 β_1 整合素可能与细胞对力学刺激的感受性有关。

细胞骨架:细胞骨架是细胞生物力学信号传递的重要形态学基础,它与细胞质膜上的蛋白质脂质分子相互连接,是跨膜信息传递的结构基础,微丝是细胞骨架结构中最细的结构,参与维持细胞形态及细胞间的紧密连接,且与细胞外基质附着有关,聚合时以 F-actin 形式存在,与跨膜分子相连,是跨膜力传递的主要环节。Zhang[55] 等研究发现,MCC 细胞在承受 90 kPa 加压 60 min 后,细胞内 F-actin 微丝形成明显的束状纤维,粗壮而密集,平行排列或纵横交错成网状贯穿整个细胞和细胞突起,同时骨架表达增强、排列致密,并且部分细胞出现荧光向细胞核中的转位,该结果证实了髁突软骨细胞中 F-actin 的应力敏感,且说明细胞骨架参与了髁突软骨细胞的力学信号进一步向核内的转导过程。

(2) G蛋白相关颞颌关节髁突软骨细胞力学信号转导。

G蛋白：G蛋白(G protein)由α、β、γ三个亚基组成，位于细胞膜的胞浆侧，是连接细胞膜受体和选择性效应器之间信号转导的蛋白质，对细胞的功能与代谢有重要的调节作用。G蛋白由于Gα亚基的不同而分为4个亚类(Gs、Gi、Gq、G12)。其偶联受体具有7次跨膜结构，该偶联受体被激活后可活化G蛋白，细胞外刺激通过它将信号传至胞内，进而激活多种效应酶和环腺苷酸、三磷酸肌醇、一氧化氮等第二信使的产生，最终对细胞乃至整个生物过程产生影响。Zhang[54]等研究发现90 kPa的压力负荷可促进MCC中Gαq/11蛋白的表达，证实G蛋白参与了MCC力学信号转导过程。

钙离子：钙离子作为细胞内信号转导的第二信使参与诸如肌肉收缩、神经传导以及细胞增殖与分化等多种重要生理活动，细胞内钙离子浓度变化是细胞重要的信息系统，细胞在外界或不同生理、病理状态下胞内钙离子浓度都会发生相应变化。Zhang[55]等研究发现，90 kPa加压60 min处理后胞内钙离子荧光强度增强且这一过程主要依赖于细胞内IP3通道。

蛋白激酶C：蛋白激酶C在机体对外界刺激产生反应的信号通路中起着重要的作用，它把许多细胞外刺激物，如生长因子、激素、细胞介素、神经递质、力学信号等在细胞膜上经受体介导而产生的第二信使传递入核，从而使细胞对外界产生一系列的反应，调节着细胞的基因表达、生长和分化，是信号通路中心分子之一。张旻等研究发现，受到压力刺激后60 min，MCC中PKC表达水平增高，并且由胞浆转位到细胞膜，还有少量转位到核。且PKC在转位后可继续保持磷酸化活性，磷酸化它的下游底物，可通过丝裂原活化蛋白激酶(mitogen-activated protein kinases，MAPK)信号通路对软骨的形成及成年软骨功能的调控发挥作用。研究还发现G蛋白拮抗剂可抑制压力刺激下PKC表达的增强及分布的转位，说明压力导致MCC中PKC通路的激活是由G蛋白所介导的。

MAPK途径：MAPK信号转导通路是真核细胞中的一个重要信号系统，能将多种细胞外刺激产生的信号从细胞膜传递到细胞核内。激活的MAPK可通过磷酸化转录因子、细胞骨架相关蛋白及酶类等多种底物来调节多种细胞生理过程，是细胞外信号引起细胞核反应的共同通路。细胞外调节蛋白激酶(extracellular-regulate protein kinase, ERK)和c-Jun N末端激酶又称应激活化蛋白激酶(c-Jun N-terminal kinase/stress-activated protein kinase, JNK/SARK)是MAPK家族的最重要的两个成员。MAPK家族成员在细胞中都具有特定的定位，在适宜的刺激下，多个MAPK家族成员都能移位入核。张旻[56]等研究发现ERK在90 kPa压力刺激后1 h表达水平最高，并伴随向细胞核内的转位，而JNK/SARK在90 kPa刺激6 h后表达水平最高，也同时伴有由胞浆向胞核的转位。

c-fos：细胞在受刺激后很短时间，选择性即早基因(immediate early gene, IEG)就可被转录并为即早蛋白指定遗传密码，而即早蛋白在其他的"晚应答"蛋白的转录中起调控的作用。c-fos就属于即早基因，它主要分布于细胞核内，当细胞处于静止期时不表达，它们的表达往往与细胞的增长、增殖同步出现。此外，它们还能直接影响调控细胞生长、分化的基因表达，使细胞进入分裂期。张旻[57]等研究发现，90 kPa持续360 min的机械压力作用可以激活兔髁突软骨细胞核内基因的进一步改变,提示 c-fos 在髁突将机械力信号向生物学效应转换的过程中具有重要作用。

（3）通路间的交互作用。

钙离子与细胞骨架:细胞骨架系统可以直接将应力以细胞内张力形式分布到各细胞成分,该过程中离子通道、G 蛋白、整合素等与骨架有密切的关系,即细胞骨架的功能本身也会受到信号转导系统的修饰调节。而细胞内 Ca^{2+} 主要贮存于内质网（ER）/肌浆网（SR）内, IP3 可通过与 IP3 敏感钙库上特异受体结合,开放离子通道,钙库中的 Ca^{2+} 释放到胞浆中。肝素能竞争结合 IP3R 的 IP3 结合位点,抑制通道开放。Zhang[55] 等研究结果发现,IP3 通道阻断后,再经 90 kPa 加压 60 min,MCC 细胞骨架不再像单纯加压后的变化（增多且排列致密）,而是收缩聚集于胞膜周边,呈现稀疏、不连续的排列状态;说明细胞内钙释放障碍使得 MCC 细胞在适宜的力学环境中无法通过细胞骨架系统进行力学信号转导过程。但当加压时间延长至 360 min 时,随着时间的延长,MCC 细胞骨架结构开始恢复,有序的网状结构重新出现,这可能与信号转导系统其他的调节因素有关。但有些细胞出现特征性"鸟喙"样改变,说明骨架收缩并固着于细胞膜的黏附分子上,从而引起细胞的形态和功能改变,以上变化过程证明机械力导致 MCC 细胞骨架的重排过程中,细胞内钙及其 IP3 通道起一定的调节作用。

3）力学刺激对髁状突软骨细胞的生物学效应

研究发现,在应力作用下,髁突会发生一系列的变化,且不同类型及不同程度的力学刺激对髁突软骨的生物学效应也不尽相同。Copray[56] 等对 4 d 龄老鼠的下颌髁突软骨施以持续和间断的压力。结果表明,约 4.9×10^{-3} N 的压力持续作用可促进髁突软骨的增殖,但降低了硫酸葡糖胺聚糖和胶原的合成活性;另一方面,约 $(4.9 \times 10^{-3} \sim 9.8 \times 10^{-3})$ N 的间断作用力可促进上述髁突软骨基质成分的合成,却降低了它的增殖活性。而 Liu 等对兔关节软骨细胞施加机械振动力,结果显示,频率为 300 Hz,每天作用 8 h 的间断振动使软骨细胞的 DNA 含量随时间而增长,在实验第 3 天达最大值,更长时间的持续振动也具有类似效果,但频率高于 400 Hz 的振动对软骨细胞增殖则起抑制作用。Zhang[57] 等研究发现,MCC 细胞在 90 kPa,持续 360 min 的流体静压力作用下细胞增殖活性增强。而透射电镜观察发现, MCC 在 90 kPa 持续 60 min 流体静压力作用下,生长状态亦良好,可观察到明显伸长盘绕的微绒毛,偶尔见到粗面内质网的扩张,无明显细胞凋亡现象[58]。但在 90 kPa 压力作用 360 min 后,少数 MCC 出现染色体不均匀、边集等细胞凋亡指征。此外,研究发现,90 kPa 压力作用 360 min 后细胞中碱性磷酸酶活性升高[59],而 90 kPa 压力作用 60 min 后可促进 MCC 中一氧化氮分泌增加,但其中前列腺素水平降低。此外,90 kPa 压力作用 60 min 后可提高 MCC 中白细胞介素 4、6 分泌增强及聚集蛋白聚糖（aggrecan）基因的上调。

11.3.1.3　生物力学微环境对颞下颌关节盘软骨改建的影响

颞下颌关节盘是位于下颌髁突和颞骨关节窝之间的纤维软骨样组织,是颞下颌关节的重要组成部分,主要作用为分散载荷、缓冲震荡、减少髁突与关节窝骨性结构之间的不协调性。

TMJ 盘细胞包括成纤维样细胞和软骨样细胞。研究发现猪 TMJ 关节盘中成纤维细胞样细胞占其细胞总数的 70%,且细胞相对集中于关节盘外周。而软骨细胞则集中于关节盘中央。TMJ 盘内成纤维性细胞沿 Ⅰ 型胶原纤维散布,这些细胞在硫酸肤质蛋白多糖(dermatansulphate proteoglycan,DS‐PG)较多的区域分布,并且围绕关节盘边缘胶原纤维环排列,是构筑关节盘组织的主要细胞部分。在 Ⅱ 型胶原和较大的硫酸软骨素蛋白多糖(chondroitin sulphate proteoglycan,CS‐PG)附近分布少量软骨样细胞,这一结构对维持关节盘内细胞外基质的功能有重要作用。相对分子质量较大的 CS‐PG 对抗压应变能力较强,当组织受压时,大量带负电荷的 GAG 可使液体流动减缓,组织抗压力增加。

但关节盘内 GAG 总的质量分数在 5% 以下,故关节盘的弹性和抗压作用主要由胶原纤维网维持。电镜下,TMJ 盘及软骨按纤维排列方式分为 3 层:表层、中层及深层图。胶原排列方式为适应其功能需要有所不同。表层纤维与软骨表面平行,能承受较大负荷。中层胶原纤维呈网状排列,有利于胶原网络蛋白多糖大分子,并在功能运动时通过其形态的改变来限制间隙液的流动,产生较大张力平衡荷载,同时使自身承受较小荷载,免受损伤。深层胶原纤维则缠绕在一起,形成大的纤维束,伸入钙化区,形成软骨与骨的支架,起到稳定作用。而立体空间观察发现,关节盘各带含有前后向纤维、垂直向纤维和横向纤维,关节盘四周存在环形胶原环结构。这种结构更有利于 TMJ 承受不同方向的负荷。

研究发现在 TMJ 的退行性病变时,通常会伴有关节盘中胶原单体的损伤,该损伤可引起蛋白多糖含量下,降水含量上升。而水含量增加,胶原及蛋白多糖的破坏,必然会引起其力学性质的改变。如关节盘抗拉强度减小,组织的渗透性增加。这些因素引起组织在负荷状态下间隙液流动产生的摩擦张力减小,胶原纤维的抗压强度破坏。

11.3.2 生物力学微环境与颞下颌关节再生

颞下颌关节(TMJ)是人体中最精细、也是承力最频繁的关节之一。相应地,在分散咀嚼压力过程中发挥重要作用的髁突软骨即成为关节系统中与力学刺激最密切的结构之一。临床上,由于炎症、肿瘤、外伤和发育异常等多种原因造成的髁突软骨缺损或退行性病变很常见,而寻找软骨缺损修复的方法一直是临床的难题。在传统的关节软骨钻孔、自体软骨膜、骨膜移植和自体的骨软骨移植都没有取得良好效果的情况下,寻找一种能有效修复软骨缺损的方法就显得尤为重要,组织工程为关节软骨损伤的修复带来了新的契机。但需要指出的是,髁突软骨属于全身为数不多的几处纤维软骨之一,其发育、组成以及力学特性都与大关节透明软骨不同,因此大关节透明软骨的相关研究结果并不完全适用于 TMJ 髁突软骨。如有报道在大关节,直径 4 mm 的软骨全层缺损才会引起永久性的结构和功能丧失;而在 TMJ,宽 3 mm 髁突软骨缺损已完全无法自身修复。曾有报道成功建立了一个稳定的兔髁突软骨缺损的动物模型,并采用自体耳廓软骨膜进行移植修复,结果发现只有 60% 达到了接近正常的软骨再生,而 40% 的标本是纤维‐透明软骨混合再生,这意味着再生的髁突软骨组织的承力性能还并不乐观。事实上,目前组织工程方法进行髁突软骨再生的最大缺陷也就在于其所形成的软骨缺乏机械完整性。这提醒我们,一定还有一些关键外部刺激信号在髁突软骨组织工程干细胞的分化命运中发挥着重要作用,但还没有引起足够的研究关注[60]

（见图 11-14）。因此生物力学微环境的模拟逐渐引起了学者们的关注。

髁关节软骨在体内可受到多种生物力学的刺激，这些力包括：直接压力、拉力、剪切力以及流体静压力等，它们均可影响软骨细胞的代谢与生长因子分泌。由于软骨组织工程中的种子细胞在体外培养时缺乏这些力的力学刺激，使得生成的软骨组织细胞排列不规则、软骨基质含量少，并且所含的胶原纤维较细，从而导致构建的组织工程软骨力学性能较差且形态不佳，无法达到成功修复关节软骨缺损的目的。

为了提高组织工程软骨的质量，国内外学者开始对体外培养的种子细胞施加各种机械应力，并观察力学刺激对细胞的影响，从而寻找出有利于功能性软骨组织生成的生物力学环境。实验研究已证实适当的力学刺激可以促进 BMSCs 增殖与成软骨方向分化。如适当的动态压缩力可明显增强 TGF-β 对 BMSCs 的诱导效果，两者可联合促进 BMSCs 成软骨方向分化，上调成软骨相关基因的表达。在动态压缩力上叠加表面剪切力，可有效促进 HBMSCs 成软骨方向分化，使其成软骨基

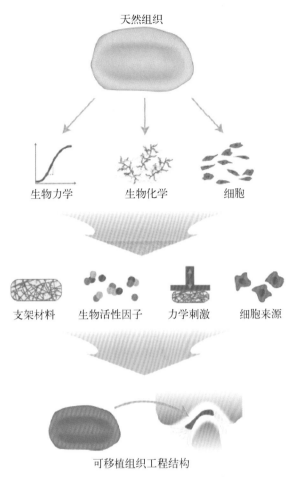

图 11-14 组织工程技术在 TMJ 中的应用[60]

Figure 11-14 Tissue engineering paradigm for engineering temporomandibular joint (TMJ) tissues

因表达显著增强。将间充质干细胞接种于聚氨酯支架上，并用生物反应器加以刺激（力学形式为表面运动加上周期性压力），上调间充质干细胞 TGF-β 基因的表达与相关蛋白的合成，来促进间充质干细胞成软骨方向分化。研究还将 BMSCs 接种于纤维蛋白凝胶与聚乳酸/聚己内酯组成的混合支架上形成复合体，用含有 TGF-β 的成软骨诱导液进行培养，同时施以连续的压缩力对其进行力学刺激，结果发现适当的周期性动态压力可以促进 BMSCs 成软骨方向分化。

张旻等采用体外培养的 BMSCs 诱导成膜，并从兔耳中央动脉迅速抽血 10 ml 至玻璃离心管后，以 3 000 r/min 离心 10 min，离心后，可见介于顶端浆液层与底端的红细胞层之间的凝块，即为 PRF 凝胶，静置 10～15 min 后，可获得自体来源的富含多种天然比例生长因子的富血小板纤维蛋白（platelet-rich fibrin, PRF）凝胶。将 BMSCs 膜片与制备成的 PRF 膜片颗粒按照比例手动将其混匀且充分混合，即可得到兔 BMSCs/PRF 双膜复合体。混合培养 4 d 后，从不同的角度，扫描电镜下观察双膜复合体的超微结构特点，结果显示，在横断面上

可见诸多长梭形的 BMSCs 细胞黏附在多孔隙的网状 PRF 结构上,而在纵断面上可见细胞是通过伸出的伪足嵌入到 PRF 的网孔状结构内的方式使两者能够紧密的结合,也正是由于这种贴合,使双膜复合体形成一个紧密的整体而不仅仅是两层膜叠放在一起,从而构建出一种新型组织工程髁突软骨移植物。

对上述 BMSCs/PRF 双膜复合体经多功能体外细胞压力加载系统中以 90 kPa、120 kPa 和 150 kPa 三种压力梯度分别每天作用 1 h 和 6 h,连续处理 2 d、4 d、6 d 时取材。各种加压条件刺激后实时定量 PCR 检测结果显示,BMSCs 复合 PRF 双膜结构在压力作用下细胞增殖相关基因 PCNA,软骨相关基因 Aggrecan、Sox - 9、COL Ⅱ 的 mRNA 的表达均在反复加压 4 d 时达到高峰而在反复加压 6 d 时各基因的表达量均开始下降,从而筛选出对 BMSCs/PRF 这种新型软骨组织工程移植物的适宜压力刺激条件为 120 kPa、每天 1 h、连续 4 d 的力学刺激[61](见图 11 - 15)。

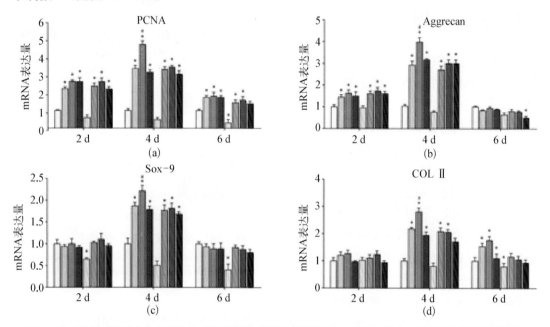

图 11 - 15　不同力学刺激条件下 BMSCs/PRF 新型软骨组织工程移植物中 BMSCs 增殖与成软骨向分化基因的实时 (Real-time)PCR 检测[61]

(a) PCNA mRNA 表达;(b) 聚集蛋白聚糖 mRNA 表达;(c) Sox - 9 mRNA 表达;(d) COL Ⅱ mRNA 表达。(* $P<$ 0.05,加压组与不加压组间比较;♯$P<$0.05,加压组间比较)

Figure 11 - 15　Detection the proliferation and differentiation gene expression of BMSCs in BMSCs/PRF under different mechanical stimulation

为进一步证明力学刺激优化的 BMSCs/PRF 新型软骨组织工程移植物的软骨再生能力,张旻等制备自体来源并经 BrdU 预先标记的 BMSCs/PRF 双膜复合体,以 120 kPa 每天 1 h,连续 4 d 静态液压加载预调后植入 3~4 个月龄新西兰兔的髁突软骨缺损处,2 周、4 周、8 周取材,发现采用 120 kPa 每天 1 h,连续 4 d 静态液压预调的 BMSCs/PRF 修复组在各个时间点修复情况要明显好于未经力学刺激预调的 BMSCs/PRF 修复组,8 周时髁突软骨缺损区已被完全修复,修复组织色泽、质地与正常软骨基本一致,与周围软骨界限不清。HE 染色也证实该组在各个时间点的修复效果都是各实验组中最好的,8 周时损伤区已基本被修复,修复组织表层为较致密的纤维组织,比正常纤维层稍厚,其下方软骨层层次清晰,与邻近正常软骨的各层基本连续,甲苯胺蓝染色 OD 值最高。且 BrdU 染色结果证实,修复组织主要来源于术中植入的 BMSCs。缺损区新生软骨力学特性测试显示,力学刺激预调的 BMSCs/PRF 修复组 8 周时新生软骨弹性模量可达到正常髁突软骨组织的 75% 左右,远高于其他各实验组。从而证实经适宜力学刺激预调后的 BMSCs/PRF 双膜复合体可成功修复兔 TMJ 髁突软骨缺损[62](见图 11-16)。

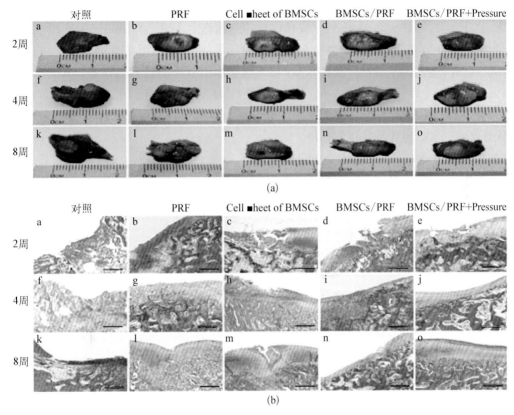

图 11-16　BMSCs/PRF 新型力学可调性软骨组织工程移植物用于兔髁突软骨缺损的原位再生修复的组织学检测[62]

(a) 兔髁突大体形态学观察;(b) 兔髁突 HE 染色观察

Figure 11-16　Histological observation of a new type of cartilage tissue engineering graft which constructed by BMSCs/PRF in repairing condylar cartilage defects

　　另外,除了髁突软骨再生的生物力学调控以外,作为 TMJ 的重要组成部分之一的关节盘中存在特殊的细胞群,并且由于关节盘生化构成的异向性,使其有特殊的几何构型及生物力学性能。因此基于关节盘这些特征,旨在保留关节盘功能的关节盘组织工程最早始于1994 年,近年来仍有大量关节盘组织工程研究。关节盘组织工程中最常用的细胞应为关节盘分离的原代细胞,但其仍存在很多问题如缺乏供体细胞、供体位点易患病。此外 TMJ 关节盘细胞在培养过程中易退化并且表型难以恢复。考虑到以上因素,研究中常采用肋骨替代髁突软骨。此外,为了降低原代细胞的缺陷,TMJ 关节盘组织工程中常采用前体细胞,如BMSCs、ESCs 等。

在关节盘组织工程支架材料方面,首个 TMJ 关节盘组织工程采用胶原作为支架并且利用已知尺寸和 ECM 构建了关节盘形状,体内抑制 12 周后支架材料显示出支持细胞黏附以及基质产生的作用。研究发现,尽管所有的支架材料都可以促使细胞黏附,但是所有的材料促 ECM产生的能力很弱。并且在天然、网状的直接材料中的 TMJ 关节盘细胞较水凝胶状态生长状况较好。此外,目前有大量研究采用肋骨进行无支架"自我组装"组织工程 TMJ 关节盘。研究中,细胞被高密度接种在非黏连的皿中,促使细胞间黏附。细胞分泌自身 ECM 支架。

在生物活性因子支持方面,目前 TMJ 关节盘组织工程中常用的生长因子为 PDGF、bFGF、TGF - β1、TGF - β3、IGF - 1。在单层培养的细胞中 TGF - β1、IGF - 1 及 bFGF 可促进细胞扩增以及生物合成。高浓度生长因子可以促进细胞扩增,低浓度细胞因子可促进蛋白合成。此外,生长因子同样可提高 TMJ 关节盘组织工程中肋软骨的性能。IGF - 1 可以提高无支架的细胞以及生化性能。除生长因子外,其他的生物活性因子在 TMJ 关节盘组织工程中被采用。TMJ 关节盘细胞培养中添加抗坏血酸盐可促使细胞产生更多的胶原。此外,软骨素酶- ABC 可保持其压缩性能。

天然的 TMJ 关节盘会承受力学加载如压缩力、牵张力、剪切力。关节盘是很重要的力学组织。研究发现,单层培养或培养于 PGA 支架材料中的 TMJ 关节盘细胞在持续流体静压力作用下 ECM 合成提高。在二维培养中,牵张力可以使 TMJ 关节盘细胞 MMP 分泌减少。

11.3.3 TMJ 未来组织工程研究展望

TMJ 组织工程在上一个十年发展迅速。但是目前的 TMJ 组织工程在细胞来源以及支架材料的选择和生物力学性能维持方面仍有难度。

1) TMJ 组织工程-种子细胞

关于 TMJ 细胞的前期研究描述了这些细胞的特征,但是在临床环境中,种子细胞存在一系列的问题,如供体组织缺乏以及供体位点的高发病率。TMJ 组织工程细胞主要来源于正常组织,而组织被取出后应避免使其患病。最理想的方式应该是选择前体细胞。尽管已经有干细胞被用于 TMJ 组织工程,但不同的细胞类型的使用主要依赖于研究者,缺乏统一的标准。此外,这些前体细胞分化为 TMJ 样细胞机理尚不清楚。

2) TMJ 组织工程-生物力学微环境

尽管有大量的 TMJ 组织工程研究,但是只有少量研究关注了机械力刺激,TMJ 是一个频繁加载力学刺激的关节,因此通过力学刺激可能可以提高 TMJ 的工学性能。生物力学刺激已经被广泛地用在组织工程软骨研究中并取得了成功。研究发现,通过对体外培养的种子细胞或组织施加压缩、拉伸、剪切以及流体静压力均可提高 TMJ 的机械性能。

尽管 TMJ 的组织工程研究起步较晚,但是其发展速度较快。TMJ 的病理比较复杂,但是对于数百万患有 TMD 疾病的人来说非常重要。天然 TMJ 的特征仍然尚未完全清楚,目前的资料只能为组织工程提供部分的研究基础。因此寻找更适合的细胞来源、支架和细胞外刺激仍非常重要。尽管技术的革新提供了更多的选择,但是 TMJ 组织工程中并未出现更多更好的选择。因此未来研发 TMJ 中具有功能的替代产品非常重要。

(张旻　赵莹)

11.4 颞颌关节紊乱病治疗的生物力学

11.4.1 咬合板治疗与颞下颌关节力学微环境变化

咬合板(splint)是一种可摘矫治器,一般由硬质树脂组成,覆盖在一侧的牙弓合面和切缘表面,同对颌牙弓有良好的接触关系,也称为颌夹板、合垫、合护板等。咬合板治疗是将咬合板置于上下牙弓之间,不改变合的形态,通过调节颌位和合的接触状态来治疗咀嚼系统的功能紊乱,是一种可逆的无损伤性的合治疗的方法,在口腔医学的应用已有一段历史,疗效较好。

11.4.1.1 咬合板的作用

1) 改正下颌对上颌的不正确位置

由于合的异常,闭口时循牙尖斜面的引导可使下颌咬在不正常的位置。牙周膜感受器将异常压力的传入冲动输入大脑,经整合作用将指令传至肌,使肌形成一个异常的习惯闭口型。在上下牙列之间置入咬合板使合分离,其作用在于阻断牙周膜对异常咬合的传入冲动,原来存在于肌内的习惯闭口型的记忆将被抹掉,重新建立符合肌生理状态的下颌闭合型,下颌位置得以纠正至治疗所需达到的位置。同时,通过增强开口反射,使提颌肌群松弛而降颌肌群活跃,改善咀嚼肌的功能状态。

2) 调整髁突在关节窝内的位置

暂时性地提供一种使颞下颌关节更稳定的矫形位置。戴入咬合板后,下颌髁突前移,关节后间隙和上间隙增宽,可减缓髁突对关节后部软组织的压迫,从而使疼痛减轻以至消失;同时,使关节的负荷减小,关节内压下降,有利于恢复关节各组织之间的协调关系和保持关节位置的稳定。Manco 等[63]用 CT 检查发现,202 例 TMD 患者戴用咬合板治疗后,有 110 个关节恢复正常,但仍有 70 个患者戴入咬合板时,在开口位存在盘前移。同时,为了对 TMD 症状的治疗效果进行临床评价,Carr 等[64]用磁共振(MRI)检查 74 个患者的 84 个有弹响症状的关节,让患者戴入再定位咬合板对关节盘恢复情况进行观察,发现临床恢复成功率达91.5%,有 70% 的关节的盘前移位程度减少。同样,Simmons 等[65]用再定位咬合板评价盘前移位及疼痛指数,对 30 个 TMD 疼痛患者采用咬合板保守治疗,治疗后用 MRI 检查关节盘恢复情况,26 个盘变形中有 25 个恢复正常,有效率达 96%。同时,接受咬合板保守治疗的全部患者关节疼痛症状减轻。Choi[66]等用咬合板对 10 例关节闭锁症进行治疗并用 MRI 进行评价,同时选取 5 例正常关节和 5 例可复性盘前移位作为对照组。经 3～4 个月治疗后,关节闭锁症状消失,张闭口恢复正常。用 MRI 在闭口位检查,发现关节盘、髁突、盘后附着等结构均清晰,但仍存在盘前移和盘变形的现象。此时,髁突活动度明显增大,盘后附着与关节盘在下颌运动时均显示较弱的信号。可由此推测,咬合板治疗关节闭锁症时能使关节症状改善或消失的原因并不是关节凹与髁突之间建立正常的解剖关系,而主要是通过减小关节上腔的摩擦力,使髁突变得容易滑动,增大活动度。改善盘后附着在关节功能性活动中产生的适应性改变,盘后附着行使类似于关节盘的功能,使其承受咬合负荷,减轻盘负荷,从而达到治疗的目的。

3) 对颌面部肌功能紊乱的作用

陈永进[67]等证实,随着 TMJ 病症的加重,咀嚼肌功能紊乱亦会加重。咀嚼肌功能紊乱贯穿于 TMD 的各个阶段,而且与咬合异常有关,不同于异常咬合情况,其肌电异常表现亦会不同。Bakke[68]等的研究显示,咬合稳定与肌肉动态收缩之间存在正相关,与咬肌的关系尤为显著。咬合板可用于建立一种最适的功能合状态以判断和识别神经肌肉的反射型,减少异常的肌活动,缓解由于合紊乱的刺激所诱发的咀嚼肌功能亢进与高张力状态,发挥肌组织的正常生理功能。肌功能紊乱者戴用咬合板后,肌脱离了异常咬合的影响,而使功能恢复正常。升颌肌张力升高的人,戴用咬合板后,升颌肌的电位活动明显下降,已被咬肌肌电图(electromyogram,EMG)证实。

4) 对咬合异常的作用

颞下颌关节紊乱病(TMD)的病因学研究表明异常的咬合与 TMD 的发病相关。咬合接触点的数量、位置及咬合力的方向和分解程度的异常,可引起包括咀嚼肌、颞下颌关节、牙周组织在内的咀嚼系统的创伤。牙尖交错位(intercuspal position,ICP)异常者戴入咬合板使下颌保持在肌接触位(muscular contact position,MCP),原有的合干扰可被隔断,使肌功能恢复正常。只有在肌功能正常情况下才能看到咬合的真实状况,为改正早接触及合干扰达到正常 ICP 奠定基础。前牙合失去切道者,可用以恢复切道,观察其变化;垂直距离过低者,可用以探索适宜的恢复高度,预测修复高度的效果,从而确定治疗方案。

5) 减小关节内压力

息止合时,关节上腔内压略低于大气压。该位置是使关节上腔产生最小内压力位置。大张口时,由于髁突及关节盘运动牵拉向前,上腔产生较高负压,负压使得分泌滑液进入腔内。闭口及紧咬时,关节产生压力使上腔体积缩小,腔内压增高,囊腔内压交替变化对关节组织内营养供给、废物排除、润滑及稳定关节有重要作用。长时期紧咬,关节腔内压增高超过了毛细血管压力,可导致滑膜毛细血管床的闭锁,组织缺氧,缺营养。停止紧咬腔内压下降,血管床再次充盈,这种缺氧-再氧合循环,可以造成组织细胞氧化作用过程的缺氧性损害,最终导致慢性滑膜炎,持续的关节腔内压增高,也就是紧咬时间长,造成囊腔自身缺血性损伤,甚至组织坏死,从而产生关节区疼痛症状。戴入咬合板后,紧咬时关节腔内压下降81.18%,阻断了缺氧-再氧合循环,有效防止紧咬对关节内造成的损伤,改善患者的症状。

11.4.1.2　咬合板的作用机制

1) 生物机械性调节机制

咬合板的作用机制首先源于生物机械性调节作用。咬合板以其一定厚度占据一定的空间,或以其设定的合面形态,或提供生物杠杆支点,诱导下颌位发生改变,进入预期的治疗性颌位。X 线观察到咬合板戴入后髁突在关节凹中的位置立即出现变化,表明这是一种机械性调节。咬合板通过适量增加垂直距离,消除合干扰,建立稳定平衡的咬合,使牙位和肌位达到协调,从而缓解肌肉痉挛,调节缓冲髁突功能承载区的异常压力,并松解对关节双板区的挤压,减轻甚至消除对 TMJ 的损伤;同时,TMJ 负荷的降低又使失衡的关节内环境得到调整和恢复,维持髁突在关节窝中生理位置上的平衡和协调,进而保证髁突的正常功能运动状态。

张豪等用多导颞下颌关节内压力测量仪对 22 例受试者做穿刺测量,用配对 T 检验对戴入稳定性咬合板前后正中咬合和大张口状态下的压力树脂做统计比较分析,结果表明在正中咬合状态下戴入咬合板后关节内压力值小于戴咬合板前的压力值,两者存在显著性差异;而在大张口状态下的测量值在戴入咬合板前后没有显著性差异。此结果可能是由于咬合板升高了咬合垂直距离,使得在正中咬合过程中髁突位置在咀嚼肌的作用下有向下移动的趋势,进而使颞下颌关节内的间隙有增大的倾向。关节内压力的降低有助于恢复关节滑膜的血液供应,关节内炎性物质的排除,可以减轻关节的疼痛症状。

2)神经-肌肉反射调控机制

咬合板的另一个可能的作用机制是通过神经-肌肉反射调控。由于牙周膜中分布着密集的感受器,牙周支持组织受力后发生的传入冲动在反馈调节神经-肌肉系统的活动中占优势。由于稳定型𬌗垫表面光滑,所以有助于牙尖斜面对于颌位的机械性传导作用的消除,而且对于由于合干扰而形成的异常传入信号也具有消除作用,这些都有利于下颌新颌位的建立。下颌选择新的颌位建立有赖于咀嚼肌和 TMJ 中感受器发出传入信号的反馈,从而使咀嚼肌和颞下颌关节的应力减少,对于功能状态的改善都是有利的。

咬合板以其厚度占据一定的合空间,其厚度增高能更迅速完全地减轻肌肉关节症状,减轻患侧局部肌肉厚度及双侧肌肉纤维不对称现象。咬合板厚度增加使下颌提肌拉长,在接近最小肌电活动距离时神经肌肉的松弛更有效。咬合板有效影响上颌及后牙槽神经敏锐的感受器,盘前移造成关节功能紊乱,翼外肌功能紊乱导致盘前移。戴上咬合板后翼外肌上头姿势位电位及紧咬电位显著下降。盘前移随盘突关系恢复正常而好转。咬合板降低翼外肌上头活动主要通过以下方式改变颞颌关节腔内压力,恢复变形的关节盘,使关节盘、关节突的关系恢复到正常受力范围。① 增加颌间垂直距离,使肌纤维被动放松;② 增加血流量,加速代谢产物排出;③ 纠正异常咬合,调整盘髁关系;④ 通过中枢神经系统调整口颌系统的肌肉功能。肌电图研究表明,戴用咬合板后患者咀嚼肌息止颌位肌电活动幅度显著下降,静息期频度降低且持续时间缩短,双侧同名肌的活动趋向对称平衡,这些都是咀嚼肌功能改善的客观指标。

3)心理调节机制

也有研究认为戴入咬合板后疼痛减少的原因并不是由于颌位的改变或者感觉运动的反馈机制,而是由于非特异的行为反应,即咀嚼系统症状的改善可能是由于安慰剂效应和症状随时间而自然回归的结果,咬合板只是作为对局限性肌痛或者关节痛治疗的一种补充手段。曾有研究显示,使用仅覆盖硬腭的咬合板治疗颌面肌肉疼痛者,部分患者症状得以缓解。由此看出咬合板的疗效部分有可能来自心理安慰作用,有些不尽起到安慰作用的患者对自己功能和副功能运动方面也特别注意,造成紊乱的因素减少,症状缓解。因此心理安慰和暗示作用不能否认。

11.4.1.3 咬合板治疗后的颞下颌关节力学微环境变化

TMD是口腔颌面部常见病和多发病,在颞下颌关节疾病中,此病最为多见。目前,咬合板是一种可逆的无损伤性的治疗TMD的方法。常用的咬合板包括稳定咬合板、松弛咬合板、再定位咬合板等。通过戴用咬合板,不但可消除早接触和合干扰,而且还可以阻断异常合刺激经牙周本体感受器向中枢传入的过程,抹除咀嚼肌异常的习惯记忆型,并重新建立符合肌生理的下颌闭合型。它可以解除肌肉痉挛,促进张口反射,松弛提颌肌群,活跃降颌肌群。从而改善咀嚼肌的异常功能状态以及消除不适、疼痛。咬合板戴入后,下颌髁状突向前下方移位,关节的后上间隙增宽,关节内压下降,这样就可减轻髁状突对关节后区软组织所造成的压力,并可消除关节疼痛,同时恢复关节各结构的协调关系和稳定位置,使关节弹响消失。此种治疗方法能保护牙齿和牙周免受异常牙殆的损害,而且还可减少紧咬牙和夜磨牙等不利的活动。

肌功能紊乱是TMD的一个重要表现。陈永进[67]等发现,94.4%的TMD患者肌电图异常,并指出TMD与咀嚼肌功能密切相关,虽部分患者没有表现出临床症状,但肌电紊乱是存在的,且随着TMJ病症的加重,咀嚼肌功能紊乱亦会加重。曹盟[69]等发现TMD患者戴入稳定性咬合板3个月后,颞肌前束(TA)与咬肌(MM)的下颌姿势位(MPP)高电位降低,而许多学者观察咀嚼肌的肌电变化发现,戴入稳定性咬合板后患者的MM和TA的肌电活动明显下降,进而缓解咬肌和颞肌的肌紧张(见图11-17)。陈婷[70]等的研究表明TMD患者戴入稳定性咬合板和松弛咬合板后咀嚼肌功能都有恢复,但戴入松弛型咬合板患者紧咬状态下不仅MM肌电位明显上升,而且TA肌电位也明显上升。程蕙娟[71]等对比分析了20名健康志愿者不戴与佩戴松弛咬合板分别做正中紧咬时的颞肌前束、咬肌肌电积分值的变化情况,发现患者紧咬状态下不仅咬肌肌电位明显上升,而且颞肌前束肌电位也明显上升,研究结果证实了松弛性咬合板对咀嚼肌有比较良好的松弛作用。

髁突位置的改变是TMD的另外一个重要表现。在正常情况下,当下颌处于牙尖交错位时,髁突应位于下颌窝中央略前方的位置,关节盘中、后部区域的上下表面分别与髁状突前斜面及关节结节后斜面相对,后带的后缘位于髁突横嵴处或其稍后方。从牙尖交错位或下颌姿势位开始张口至最大开口位,髁突首先向前下做滑动兼转动运动至关节结节项或其前方时,改为主要做铰链运动,即开口初期关节运动发生在关节的上、下腔,达到一定开口度后继续开口,关节的运动则主要发生在关节下腔。关节内压力的平衡可因髁突在关节窝内处于非正中位置而改变,从而引发颞下颌关节紊乱病。当咬合发生变化时,可通过影响髁突的改建活动影响髁突的形态和关节间隙的大小。已证实,可复性关节盘前移位的发生与髁突后移位密切相关。戴入稳定性咬合板后,可以增加颌间距离从而消除肌肉异常活动;颌间垂直距离的加大会让髁突向下移位,进而增大关节间隙,实现降低关节内压的目标[72]。另外,还能够避免以前的各种合干扰,重新恢复髁突和关节盘、关节窝、关节结节之间的正常生理关系。Ok等通过治疗前后CBCT叠加的检测方法对36位TMD患者进行治疗前后的对比研究,发现稳定性咬合板可以诱导髁突头前部的骨重建。与治疗前相比,戴入稳定性咬合板后可以在髁突头前部发现骨的重建和皮质骨的增厚[73,74](见图11-18)。

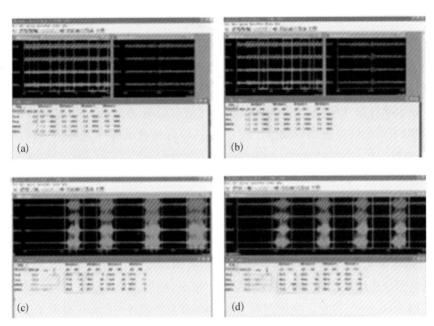

图 11 - 17 稳定性咬合板治疗前后肌电图[69]
(a) 治疗前患者下颌姿势位肌电图;(b) 治疗后患者下颌姿势位肌电图;(c) 治疗前患者最大紧咬牙位肌电图;(d) 治疗后患者最大紧咬牙位肌电图
Figure 11 - 17 The EMG before and after using the stabilization splint

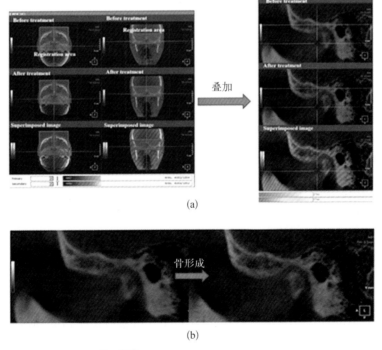

图 11 - 18 CBCT 检测[74]
(a) 治疗前 CBCT 叠加检测,蓝色区域为叠加区域(前颅底);(b) CBCT 图像判读,骨的形成,与治疗前相比治疗后骨体积明显增加
Figure 11 - 18 CBCT testing

11.4.1.4　咬合板治疗应该考虑的问题

1）咬合板的选择

在治疗初期，一般以调整颌位为主，可选用具有光滑平坦合面的稳定咬合板和松弛咬合板，保证下颌运动自如，以便于颌位的调整。治疗的中后期，在确定了治疗性颌位后，应及时选用具有尖窝关系的咬合板如合调位性咬合板等，以保持合巩固疗效，便于最后阶段进行咬合重建。

2）建立适宜的治疗性颌位关系

过去多认为下颌处于姿势位时咀嚼肌纤维处于其生理长度，表现为肌电活动幅度最低，亦即肌紧张度最低，据此提出咬合板所升高的垂直距离不应超出息止合间隙的范围。但近年来一些研究表明，最小幅度肌电活动出现于升颌肌群受到一定程度拉伸的状态。Drago[75]曾做临床实验，让 6 名患者在夜间分别戴用厚度为 2 mm、4 mm 和 6 mm 的咬合板，并用肌电图仪连续观察睡眠中的夜磨牙发生情况，结果表明 6 mm 厚度咬合板的治疗效果最好。Christensen[76]等也证实通过咬合板升高垂直距离 6～8 mm 有助于提高咀嚼肌的痛阈水平。肌电图研究还证实，咀嚼肌一般能在几小时至几天内适应 6～8 mm 幅度的垂直距离改变。现在看来，息止合间隙并非不可逾越的"禁区"。

3）防止咬合板治疗后出现咬合紊乱及关节内结构紊乱

咬合板设计不合理、就位不良、调整不到位可导致咬合板的组织面与其下的牙列缺乏均匀的接触，使得部分牙齿没有接触，部分牙齿接触过重，导致牙齿的移位引起咬合紊乱。

咬合板通过改变咬合关系间接地对关节内的结果产生影响，特别是对于已有关节内结构紊乱的患者，如果治疗性颌位选择不当，咬合板殆调整不理想，以及患者不注意限制特定的口腔动作，可能会在咬合板治疗过程中出现急性的不可复性关节盘前移位，在这种情况下应及时停止使用咬合板，通过手法复位等措施恢复关节盘的正常位置，并采取进一步的治疗。

11.4.2　4 种不同类型颌间牵引对颞下颌关节应力分布影响的三维有限元研究

颞下颌关节（TMJ）作为口颌系统的重要组成部分，参与完成口腔的各种功能活动，同时因其精细的结构和复杂的功能，成为口腔生物力学研究的重点和难点。而与颞下颌生物力学关系最密切的莫过于正畸治疗。

口颌系统结构功能复杂，关于颞下颌关节的力学研究方法大致分为两类：① 动物活体模拟实验；② 数字模拟实验。计算机技术和有限元理论的发展，使颞下颌关节的数字模拟和有限元分析成为可能。1973 年，Thresher 将有限元分析应用于口腔领域，1983 年，Tanne 等将三维有限元应用于口腔正畸研究。

在正畸临床治疗的精细调整阶段常用颌间牵引来完善咬合关系，部分原理是正畸牵引力引起颞下颌关节内力学的变化，通过改变关节内应力的分布，引起关节改建，从而改变下颌的位置，最终确立完善的咬合关系。

　　MBT 是在直丝弓矫治技术基础上的发展，由 McLaughlin（美国）、Bennett（英国）和 Trevisi（巴西）3 位正畸医师经过 20 多年的直丝弓矫治器的临床实践与研究，于 1997 年提出的一种现代直丝弓矫治技术，现在已经发展成为普及度最高的矫治技术。随着计算机技术的不断进步，对于 MBT 的生物力学行为的研究也成为热点。

11.4.2.1　三维有限元建模方法

　　有限元法是将连续的弹性体分割成有限个单元，以其离散体来代替原连续体，在研究每个单元性质的基础上，获得满足边界条件的整个弹性体的位移和应力场。三维有限元法应力分析是生物力学研究中的重要手段之一，它可对复杂的几何形状物体建模，求得整体和局部的应力和位移值及其分布规律，并可根据需要改变受力和边界条件，在维持原模型不变的情况下，方便对其应力大小和分布变化进行对比分析。该方法高效、精确、经济，已成为结构优化设计、材料非线性和几何非线性分析的一种实用、有效、方便的应力分析方法。

　　有限元的建模方法有以下几种：① 磨片、切片法；② 三维测量法；③ CT 图像处理法；④ DICOM 直接建模法等。

　　目前常用的是直接将扫描得到的 CT 数据传入计算机，运用面向对象编程技术对其进行数据处理，这种方法可以简化图像进行处理和转化的过程，避免主客观因素可能造成的部分数据和信息丢失，实现了高度自动化的计算机辅助有限元建模。

　　1）颞下颌关节有限元模型的建立

　　（1）上颌骨的有限元模型。

　　上颌骨形态不规则，大致有一体和四突。四突分别为：额突、颧突、腭突和牙槽突。另外上颌骨内还有窦状腔隙称为上颌窦。在承受咀嚼压力显著的部位，形成尖牙支柱、颧突支柱和翼突支柱支架结构。

　　由于上颌骨的复杂结构及与其他颅面部骨的密切关系使得建立单纯的上颌骨三维有限元模型很困难，通常是建立颅上颌复合体的三维有限元模型。

　　在研究目的方面颅上颌复合体三维有限元研究在正畸方面主要是研究上颌骨的抗力中心、不同部位及方向力作用下其物理学变化。

　　（2）下颌骨的有限元模型。

　　下颌骨通过颞下颌关节与颅上颌复合体相连接，其结构和功能较为复杂，参与完成口腔的咀嚼、语言等各种功能运动。下颌骨分为下颌体和下颌升支。下颌角内外侧均有咀嚼肌附着，这些肌肉的活动引起了开闭口、咀嚼、语言、表情等功能活动。下颌骨还附着着颞下颌、蝶下颌和茎突下颌韧带，这些韧带的主要功能是悬吊下颌，并限制下颌在正常的范围内活动，避免脱位。

　　由于下颌骨结构的复杂性和测量仪器的限制，最初对下颌骨的力学研究主要是动物实验研究。随着有限元方法在口腔医学中的应用，国内外学者先后建立了下颌骨的有限元模型，使得建模更加简便、迅速和准确。

　　（3）颞下颌关节的有限元模型。

　　TMJ 把上下颌骨连接在一起，包含髁突、颞骨的关节窝、关节盘、关节囊和关节韧带等结构,各结构之间相互作用,有机连结为一个整体,参与完成复杂的咀嚼、语言、表情等功能,具有负重和灵活的特点。髁突顶部有一条横嵴将之分为前斜面和后斜面,前斜面是关节功能区,承受较大的压力,另外髁突的外侧也承受较大的压力,关节窝的前壁-关节结节后斜面也是关节的功能区,这些部位的改建活动都比较明显。关节盘位于髁突和关节窝之间,由前向后分为前带、中间带、后带和双板区,中间带位于髁突前斜面和关节结节后斜面之间,为关节的负重区。

准确地模拟颞下颌关节的内部结构一直是学者们关注的重点和难点。最初研究者们建立的颞下颌关节的三维有限元模型都是脱离了下颌骨的关节。这种模型虽然在一定程度上再现了颞下颌关节的力学性质,但与实际处于口颌系统中的关节仍有一定差距。

近年来,随着建模技术的进步和对口颌系统的认识,更多的是建立包括颞下颌关节的完整下颌骨模型。

2) MBT 直丝弓矫治器的现状

MBT 于 1997 年公布于世,在第 1 代直丝弓托槽设计基础上进行了很多改进。① 轴倾角:MBT 托槽减小了上下颌前牙特别是尖牙的轴倾角;② 转矩角:加大了上前牙的根舌向冠唇向的转矩角和下切牙根唇向冠舌向转矩角,减小了下尖牙和后牙,特别是第一磨牙的负转矩角,增大了上磨牙的负转矩角;③ 托槽的厚度:增加了上颌第二前磨牙的托槽底厚[77]。

MBT 矫正器形成了其独特的以持续轻力滑动法移动牙齿的高效能直丝弓矫治体系,目前正以其简便高效的优点广泛应用于临床中。

3) MBT 托槽的三维有限元模型的建立

利用健康成年志愿者的头部 CT 扫描图像,建立颅上颌复合体和下颌骨的三维有限元模型,并且人为地加入关节盘,然后将建立的 MBT 托槽的三维有限元模型装配到牙齿模型上,为各组成部分的生物力学研究奠定基础。上颌复合体及下颌骨三维实体模型的建立如下。

选择牙列完整,咬合关系正常,后牙中性𬌗,无任何 TMD 症状、体征和病史的健康成年志愿者,作为扫描对象。

采用螺旋 CT 对志愿者进行闭口位头颅 CT 断层扫描。扫描平面与眶耳平面平行,扫描范围为下颌底至头顶,利用 CT 中的自带软件将数据以与实体 1∶1 的比例,以 DICOM 格式刻入光盘保存。

通过软件将光盘上的数据以 DICOM 标准格式导出,选择颞下颌关节、下颌骨、下颌牙、上颌牙列及部分上颌骨的 CT 图像顺利完成 CT 图像的三维重建,获得颞下颌关节、上下颌骨、上下颌牙列的三维模型。对三维实体模型进行处理优化,通常按矢状中心平面将实体模型平分为左右两侧,保留单侧上下颌骨、牙列和关节,以节约以后的分析和计算时间。

根据 3M 公司提供的数据(见表 11-5)在 Ansys 软件中建立 MBT 托槽的三维有限元模型[78](见图 11-19(a)(b))。

将已建立模型导入到分析软件中,沿用 CT 扫描时自成的坐标:x 轴垂直于矢状平面,代表左右方向,向左为正;y 轴垂直于 x 轴且平行于眶耳平面,表示前后方向,向后为正;z 垂直于 xy 轴所成平面,向上为正。利用软件在牙根表面向外均匀扩展 0.25 mm 生成牙周膜,在髁状突和关节窝之间建立类关节盘,平均厚 2.0 mm,并通过布尔运算去除过厚部分。

表 11-5　MBT 托槽数据(3M 公司)

Table 11-5　Orthodontic brackets data (3M company)

磨　牙	转矩/(°)	轴倾角/(°)	底板厚度/(英寸/毫米)	
上 1	17	4	0.03	0.82
上 2	10	8	0.04	1.06
上 3	0	8	0.03	0.80
上 45	−7	0	0.03	0.83
下 12	−6	0	0.05	1.26
下 3	0	3	0.03	0.83
下 4	−12	2	0.03	0.83
下 5	−17	2	0.03	0.83
磨　牙	转矩/(°)	远中展角/(°)	长度/mm	
上 6	−14	10	3.6	
上 7	−14	10	4.3	
下 6	−20	0	4.3	
下 7	−10	0	4.3	

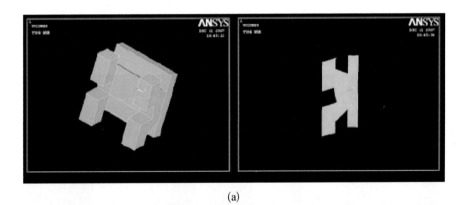

(a)

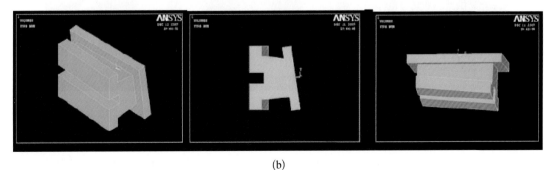

(b)

图 11-19　包括颞下颌关节在内的左侧下颌骨及牙列矫治器三维有限元模型[78]

(a) 左上颌中切牙托槽三维有限元模型;(b) 左上颌第一磨牙三维有限元模型

Figure 11-19　3D element model of bracket for the left maxilla and dentition

　　以 Andrews 平面(即理想正常骀时,所有牙齿的牙冠中部所在的平面)为基准,在牙列中设置一假想平面,并确定每个牙齿的牙冠长轴,牙冠长轴与假想平面在唇面的交点确定为每个托槽的底面中心。然后将托槽模型装配到牙模型上,底面中心与该交点重合,通过布尔运算使托槽底面与牙表面贴合。

　　在已建立的三维有限元模型的托槽槽沟定点,由点生成线,然后由线生成体,生成 0.016″ss弓丝[78](见图 11-20 和图 11-21)。

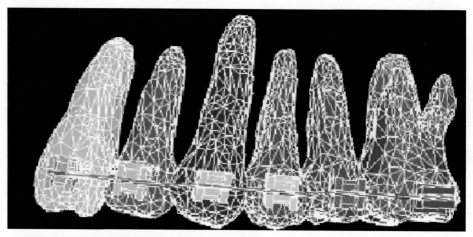

图 11-20　上颌左侧牙齿及矫治器的三维有限元模型[78]

Figure 11-20　3D element model of buccal tube for the left maxillary teeth and appliance

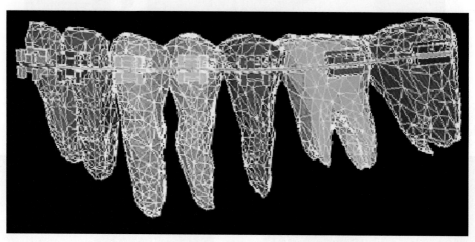

图 11-21　下颌左侧牙齿及矫治器的三维有限元模型[78]

Figure 11-21　3D element model of the left mandibular teeth and appliance

　　步骤为: ① 模型划分网格,共得到节点,单元若干;② 定义材料,颌骨、牙、托槽与弓丝的弹性模量(见表 11-6)。模型中各种材料和组织考虑为连续、均质、线性和各向同性的线弹性材料。

表 11 - 6　牙颌组织和矫治器组件的材料属性

Table 11 - 6　Material properties of dental tissue and appliance assemblies

名　称	弹性模量/MPa	泊松比
牙　齿	2.07×10^4	0.3
牙周膜	70.3	0.45
关节盘	44.21	0.4
托　槽	2×10^5	0.3
弓　丝	2×10^5	0.3

如此建立的 MBT 固定矫治器力学分析的初步模型(见图 11 - 22),具有良好的几何和生物相似性,可以任意旋转,并可以根据研究需要添加和减少组件,进行约束和加载分析,由此作为正畸过程中的生物力学分析研究平台。

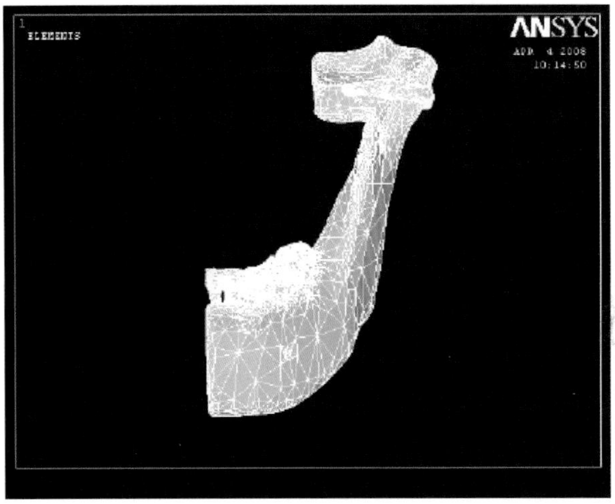

11.4.2.2　包括颞下颌关节在内的左侧下颌骨及牙列矫治器三维有限元模型的应用

在建立了包括颞下颌关节在内的左侧下颌骨及牙列矫治器三维有限元模型后,下面以四种不同类型颌间牵引状态下颞下颌关节应力分布为例进行三维有限元分析。

已证实在外力作用下,颞下颌关节

图 11 - 22　包括颞下颌关节在内的左侧下颌骨及牙列矫治器三维有限元模型[78]

Figure 11 - 22　3D element model of the left side of the mandible and teeth including the temporomandibular joint column appliance

的髁状突和关节凹可以产生软骨或骨的改建,这一生理特点使目标的实现成为可能。多数患者在治疗完成阶段都需不同程度的调整髁突和下颌的位置,在临床上主要靠颌间牵引改变下颌的位置,从而改变颞下颌关节内的应力分布,使其产生相应的改建,最终使髁突在新的理想位置稳定下来。颌间牵引如何引起关节内应力的改变,可以通过三维有限元模型来探讨。

1) 约束

一个准确的模型是有限元分析的基础,在模型建完之后,进行有限元受力分析时,还需要根据实际情况在模型上添加一些约束条件,这是模型生物相似性的重要组成部分,这对于保证试验结果的可靠性至关重要。国内相关研究中,约束大致可分为三类:① 约束颞下颌关节面(关节盘上表面)和下颌角的位移为零;② 约束颞骨关节面及𬌗面位移为零;③ 限定下颌骨的位移作为边界条件。

颞下颌关节周围的约束环境极其复杂,包括咀嚼肌、关节韧带还有经过下颌骨相连的牙齿的约束。宋锦璘[79]等研究发现,在不同𬌗重建时,咀嚼肌浅层、翼内肌、颞下颌韧带和翼外肌所受力始终为零,颞肌中束、颞肌后束、茎突下颌韧带和蝶下颌韧带受力随着下颌水平前伸距离的增大、垂直向移位距离的减少而增大;颞肌前束和嚼肌深层随着下颌水平前伸距离的增大、垂直向移位距离的减少而减小。相关口颌肌肉所受约束反力的数值相差最大的为茎突下颌韧带,其次为蝶下颌韧带和颞肌后束,再次为颞肌前束,其余相差不大。临床上精细调整阶段进行颌间牵引的情况,实际上也是一种殆关系重建,故可采用忽略咀嚼肌浅层、翼内肌、颞下颌韧带和翼外肌的作用,而把颞肌中束、颞肌后束、茎突下颌韧带、蝶下颌韧带、颞肌前束和嚼肌深层考虑为柔索元,即只受拉力,咀嚼肌附着点和方向的确定参考Koolstra等的方法,韧带的附着点参考解剖与生理学教科书[80]。关节窝和上颌骨上平面设置固定约束,矢状平面设为对称约束。

对于关节窝-关节盘、关节盘-髁突关系的模拟也是建模的关键。而关于三者关系的模拟有史以来主要有硬性连接(即为死关节)、间隙元(间隙元不抗弯曲,也不能承受压力,受拉产生间隙,在受压时产生轴向力组织两个体的接近)、接触(髁突-关节盘、关节盘-关节窝为相互接触,接触的两表面一旦离开就无接触应力)三种情况。刘展[81]的研究结果显示髁突-关节盘、关节盘-关节窝接触关系更符合实际的关节内部结构关系。

将建立的模型设置髁突-关节盘、关节盘-关节窝的关系为接触关系。把颞肌中束、颞肌后束、茎突下颌韧带、蝶下颌韧带、颞肌前束和嚼肌深层考虑为柔索元,而忽略咀嚼肌浅层、翼内肌、颞下颌韧带和翼外肌的作用。约束颞骨上表面的位移为零,矢状平面设为对称约束。

2)加载

可采用直接在三维有限元模型上确定相应加载点的坐标,从而确定两点连线在模型上的三维方向。加载时根据公式 $F_x = F \cdot |\cos x|$,$F_y = F \cdot |\cos y|$,$F_z = F \cdot |\cos z|$ 计算载荷大小,根据方向分别加载。

工况一:颌间Ⅱ类长牵,加载点在上颌尖牙托槽远中龈向角点和下颌第一磨牙近中龈向角点,力值为100 g。

工况二:颌间Ⅱ类短牵,加载点在上颌尖牙托槽远中龈向角点和下颌第一前磨牙近中龈向角点,力值为100 g。

工况三:颌间Ⅲ类长牵,加载点在上颌第一磨牙近中龈向角点和下颌尖牙托槽远中龈向角点,力值为100 g。

工况四:颌间Ⅲ类短牵,加载点在上颌第一前磨牙近中龈向角点和下颌尖牙托槽远中龈向角点,力值为100 g。

3)结果

(1)应力分布(见表11-7和表11-8)。

工况一:① 髁状突:髁状突表面拉压应力并存,其中前部和中部出现较大范围的压应力区,外侧面应力值较内侧面稍高,关节后斜面上部出现明显的拉应力分布区。von Mises应力分布显示最大力值位于近髁突顶的髁突后斜面上,最小力值出现在后内侧区。② 关节盘:关节盘表面同样是拉压应力并存,其中前带和中间带为压应力集中区,外侧面应力值较内侧面稍高,后带则表现为拉应力。von Mises应力分布显示最大力值位于中间带偏外侧。另外关节盘内表面应力的分布类似于外表面,但应力值稍高于关节盘外表面。

表 11 - 7　关节盘 von Mises 应力分布图(单位: 10^{-3} MPa)

Table 11 - 7　von Mises stress distribution of articular disc (10^{-3} MPa)

	前　带	中间带	后　带
工况一	7.672 354	23.037	7.672 354
工况二	5.765 575	22.057 5	5.765 575
工况三	7.765 575	23.063 5	7.765 575
工况四	5.696 207	22.055	5.696 207

表 11 - 8　髁状突 von Mises 应力分布图(单位: 10^{-3} MPa)

Table 11 - 8　von Mises stress distribution of condyle (10^{-3} MPa)

	前　部	中　部	后　部	内　侧	外　侧
工况一	172.31	224.17	112.31	122.31	142.31
工况二	104.02	167.59	84.02	89.02	94.02
工况三	230.58	195.51	115.51	125.51	140.51
工况四	167.60	134.34	84.02	94.02	109.02

工况二: ① 髁状突:髁状突表面拉压力并存,其中前中份出现较大范围的压应力区,外侧面应力值较内侧面稍高,关节后斜面上部出现明显的拉应力分布区。von Mises 应力分布显示最大力值位于髁突顶,最小力值出现在后内侧区。② 关节盘:关节盘表面同样是拉压应力并存,其中前带和中间带为压应力集中区,外侧面应力值较内侧面稍高,后带则表现为拉应力。von Mises 应力分布显示最大力值位于中间带。另外关节盘内表面应力的分布类似于外表面,但应力值稍高于关节盘外表面。总体来看,工况二的应力值要低于工况一。

工况三: ① 髁状突:髁状突表面拉压力并存,其中髁突前斜面为拉应力区,且力值较大,外侧面应力值较内侧面稍高。von Mises 应力分布显示最大力值位于髁突前斜面中间偏外侧区。② 关节盘:关节盘表面同样是拉压应力并存,其中后带后部为压应力集中区,外侧应力值较内侧稍高。von Mises 应力分布显示最大力值位于中间带。另外关节盘内表面应力的分布类似于外表面,但应力值稍高于关节盘外表面。

工况四: ① 髁状突:髁状突表面拉压力并存,其中髁突前斜面为拉应力区,且力值较大,外侧面应力值较内侧面稍高。von Mises 应力分布显示最大力值位于髁突前斜面中间偏外侧区。② 关节盘:关节盘表面同样是拉压应力并存,其中后带中部为压应力集中区,外侧应力值较内侧稍高。von Mises 应力分布显示最大力值位于中间带。另外关节盘内表面应力的分布类似于外表面,但应力值稍高于关节盘外表面。应力分布规律与工况三相似,但总体力值较工况三低。

(2) 位移(见表 11 - 9 和表 11 - 10)。

工况一、工况二:y 轴髁突发生向前方的移动,z 轴大部分为向下的移动,只在关节后斜面后部有小量的向上移动,提示髁突可能发生了顺时针转动。关节盘 y 轴发生向前方的移动,但移动量较髁突小,提示髁突在关节内滑动。z 轴方向上向下的移动,关节盘后带位移最明显。工况二的位移量均小于工况一。

表 11-9　关节盘各部分位移(单位：mm)

Table 11-9　Displacement of various parts of articular disc (mm)

	前　带	中间带	后　带
工况一	0.161 07	0.322 15	0.523 5
工况二	0.137 45	0.283 25	0.483 25
工况三	0.120 82	0.241 65	0.443
工况四	0.092 15	0.202 75	0.402 75

表 11-10　髁突各部分平均位移(单位：mm)

Table 11-10　Displacement of various parts of condyle (mm)

	前　部	中　部	后　部	内　侧	外　侧
工况一	0.710 1	0.755	0.755	0.707	0.726 2
工况二	0.690 45	0.737 8	0.75	0.701 35	0.717 75
工况三	0.701 35	0.742 65	0.766 3	0.710 9	0.742 65
工况四	0.684 37	0.720 1	0.756 59	0.702 03	0.733 75

工况三、工况四：y 轴髁突发生向后方的移动，z 轴大部分为向上的移动，只在关节后斜面后部有小量的向下移动，提示髁突可能发生了逆时针转动。关节盘 y 轴发生向后方的移动，但移动量较髁突小，提示髁突在关节内滑动。z 轴方向上向上的移动，关节盘后带后缘位移最明显。工况四的位移量均小于工况三。

在现有的有限元研究基础上，利用多种软件相结合的方法，建立的 MBT 固定矫治器力学分析的初步模型，具有良好的几何和生物相似性，可以作为正畸过程中的生物力学分析研究平台，希望随着有限元技术的不断发展，三维有限元模型得到不断完善，可以使正畸矫治设计在应用之前能够得到预先的力学分析，帮助临床医生了解其利弊，以制订和选择更加合理的治疗方案和方法。

（张旻　杨阳　胡敏　相亚宁）

参考文献

[1] 王翰章.中华口腔科学[M].北京：人民卫生出版社,2001.

[2] 焦凯.实验性咬合紊乱致大鼠髁突软骨细胞过度死亡及软骨下骨异常改建的机制研究[D].西安：中国人民解放军第四军医大学,2012.

[3] 易新竹.𬌗学[M].3 版.北京：人民卫生出版社,2012.

[4] 康宏,包广洁,董玙,等.下颌髁突软骨拉伸力学实验研究[J].华西口腔医学杂志,2000,18(2)：85-87.

[5] Singh M, Detamore M S. Tensile properties of the mandibular condylar cartilage[J]. J Biomech Eng, 2008, 130(1)：011009.

[6] Kuboki T, Shinoda M, Orsini M G, et al. Viscoelastic properties of the pig temporomandibular joint articular soft tissues of the condyle and disc[J]. J Dent Res, 1997, 76(11)：1760-1769.

[7] Hu K, Radhakrishnan P, Patel R V, et al. Regional structural and viscoelastic properties of fibrocartilage upon dynamic nanoindentation of the articular condyle[J]. J Struct Biol, 2001, 136(1)：46-52.

[8] Patel R V, Mao J J. Microstructural and elastic properties of the extracellular matrices of the superficial zone of

neonatal articular cartilage by atomic force microscopy[J]. Front Biosci, 2003, 8: 18 - 25.

[9] Tanaka E, Yamano E, Dalla-Bona D A, et al. Dynamic compressive properties of the mandibular condylar cartilage [J]. J Dent Res, 2006, 85(6): 571 - 575.

[10] Tanaka E, Iwabuchi Y, Rego E B, et al. Dynamic shear behavior of mandibular condylar cartilage is dependent on testing direction[J]. J Biomech, 2008, 41(5): 1119 - 1123.

[11] Tanaka E, Rego E B, Iwabuchi Y, et al. Biomechanical response of condylar cartilage-on-bone to dynamic shear[J]. J Biomed Mater Res A, 2008, 85(1): 127 - 132.

[12] 王慧芸. 骀学[M]. 北京: 人民卫生出版社, 1990, 72 - 77.

[13] Chen J, Xu L. A finite element analysis of the human temporomandibular joint[J]. J Biomech Eng, 1994, 116(4): 401.

[14] Tanaka E, Tanne K, Sakuda M. A three-dimendional finite element model of the mandibule including the TMJ and its application to stress analysis in the TMJ during cleanching[J]. J Med Eng Phys, 1994, 16: 316.

[15] Huhtanen P, Jaakkola S. The effects of forage preservation method and proportion of concentrate on digestion of cell wall carbohydrates and rumen digesta pool size in cattle[J]. Grass and Forage Science, 1993, 48(2): 155 - 615.

[16] 王瑞永, 马绪臣, 张万林, 等. 健康成年人间隙锥形束计算机体层摄影术测量分析[J]. 北京大学学报: 医学版, 2007, 39(5): 503 - 506.

[17] Ikeda K, Kawamura A. Assessment of optimal condylar position with limited cone-beam computed tomography[J]. American Journal of Orthodontics and Dentofacial Orthopedics, 2009, 135(4): 495 - 501.

[18] Kinniburgh R D, Major P W, Nebbe B, et al. Osseous morphology and spatial relationships of the temporomandibular joint: comparisons of normal and anterior disc positions[J]. The Angle Orthodontist, 2000, 70(1): 70 - 80.

[19] 杨鑫, 王大为, 韩剑丽, 等. Ⅲ类骨面型错骀患者颞下颌关节 CBCT 测量分析[J]. 中国美容医学, 2014, 23(16): 1372 - 1377.

[20] Fang B, Shen G F, Yang C, et al. Changes in condylar and joint disc positions after bilateral sagittal split ramus osteotomy for correction of mandibular prognathism[J]. International Journal of Oral & Maxillofacial Surgery, 2009, 38(7): 726 - 730.

[21] Boyd S B, Karas N D, Sinn D P. Recovery of mandibular mobility following orthognathic surgery[J]. Journal of Oral & Maxillofacial Surgery Official Journal of the American Association of Oral & Maxillofacial Surgeons, 1991, 49(9): 924 - 931.

[22] Ueki K, Moroi A, Sotobori M, et al. Changes in temporomandibular joint and ramus after sagittal split ramus osteotomy in mandibular prognathism patients with and without asymmetry[J]. Journal of Cranio-Maxillofacial Surgery, 2012, 40(8): 821 - 827.

[23] Choi B J, Choi Y H, Lee B S, et al. A CBCT study on positional change in mandibular condyle according to metallic anchorage methods in skeletal class Ⅲ patients after orthognatic surgery[J]. Journal of Cranio-Maxillofacial Surgery, 2014, 42(8): 1617 - 1622.

[24] Hu J, Wang D, Zou S. Effects of mandibular setback on the temporomandibular joint: a comparison of oblique and sagittal split ramus osteotomy[J]. Journal of oral and maxillofacial surgery, 2000, 58(4): 375 - 380.

[25] Zhang Y L, Song J L, Xu X C, et al. A preliminary study: Morphologic analysis of the temporomandibular joint between patients with facial asymmetry and asymptomatic subjects: by 2D and 3D evaluation[J]. Medicine, 2016, 95(13): e3052.

[26] Ueki K, Nakagawa K, Takatsuka S, et al. Temporomandibular joint morphology and disc position in skeletal class Ⅲ patients[J]. J Craniomaxillofac Surg, 2000, 28: 362 - 368.

[27] Krisjane Z, Urtane I, Krumina G, et al. Three-dimensional evaluation of TMJ parameters in Class Ⅱ and Class Ⅲ patients[J]. Stomatologija, 2009, 11(1): 32 - 36.

[28] Katsavrias E G, Halazonetis D J. Condyle and fossa shape in Class Ⅱ and Class Ⅲ skeletal patterns: a morphometric tomographic study[J]. American journal of orthodontics and dentofacial orthopedics, 2005, 128(3): 337 - 346.

[29] Wang M Q, Zhang M, Zhang J H. Photoelastic study of the effects of occlusal surface morphology on tooth apical stress from vertical bite forces[J]. J Contemp Dent Pract, 2004, 5(1): 74 - 93.

[30] Standlee J P, Caputo A A, Ralph J P. The condyle as a stress-distriduting component of thetemporomandibular joint [J]. J Oral Rehabil, 1981, 8: 391.

[31] Faulkner M G, Hatcher D S, Hay A. A three-dimensional investigation of thetemporomandibular joint loading[J]. J

Biomech, 1987, 20: 997.

[32] Shinozaki N. Mechanical response of temporomandibular joint induced by occlusal change[J]. J Kokubyo Gakkai Zasshi, 1992, 59(4): 681 - 99.

[33] 周书敏,何明元,张延宏.用三维有限单元法对健康牙周膜在 11 种载荷下应力分布的研究[J].中华口腔医学杂志,1989,24(6): 334.

[34] Dorrit W. Intraarticular pressure in the functioning human temporomandibular joint and itsalterative by uniform elevation of the occlusal plane[J]. J Oral Maxillofac Surg, 1994, 52(7): 671.

[35] 张志光,任材年,陈光晔,等.正常成人颌下颌关节腔内压测量与分析[J].中山医科大学学报,1995,(3): 26 - 29.

[36] Zhang M, Chen F M, Chen, Y J, et al. Photoelastic analysis of the effects of tooth position on apical stress[J]. Experimental Mechanics, 2011, 51(7): 1135 - 42.

[37] 杨晓萍,张绍祥,谭立文,等.不同功能位颞下颌关节盘 MRI 对比研究[J].第三军医大学学报,2004,26(4): 324 - 327.

[38] Beek M, Koolstra J H, van Ruijven L J, et al. Three-dimensional finite element analysis of the cartilaginous structures in the human temporomandibular joint[J]. J Dent Res, 2001, 80(10): 1913 - 1918.

[39] Koolstra J H, van Eijden T M, Weijs W A, et al. A three-dimensional mathematical modelof the human masticatory system predicting maximum possible bie forces[J]. J Biomech, 1988, 21(7): 563 - 576.

[40] 周学军,赵志河,赵美英,等.包括下颌骨的颞下颌关节三维有限元模型的建立[J].实用口腔医学杂志,2000,16(1): 17 - 19.

[41] Palla S, Gallo L M, Gössi D. Dynamic stereometry of the temporomandibular joint[J]. J Orthod Craniofac Res, 2003, 6(1): 37 - 47.

[42] Langenbach G E, Hannam A G. The role of passive muscle tensions in a three-dimensional dynamic model of the human jaw[J]. J Arch Oral Biol, 1999, 44(7): 557 - 573.

[43] Korioth T W, Hannam A G. Deformation of the human mandible during simulated tooth clenching[J]. J Dent Res, 1994, 73(1): 56.

[44] Perez Del Palomar A, Doblare M. Finite element analysis of the temporomandibular joint during lateral excursions of the mandible[J]. J Biomech, 2006, 39(12): 2153 - 2163.

[45] Luther F. TMD and occlusion part I. Damned if we do? Occlusion: the interface of dentistry and orthodontics[J]. J Br Dent, 2007, 202(1): E2.

[46] 王美青.颞下颌关节紊乱病咬合病因研究进展[J].中国实用口腔科杂志,2009,2(3): 131 - 134.

[47] Mongini F. Anatomic and clinical evaluation of the relationship between the temporomandibular joint and occlusion [J]. J Prosthet Dent, 1977, 38(5): 539 - 551.

[48] Solberg W K, Bibb C A, Nordstrom B B, et al. Malocclusion associate with temporomandibular joint changes in young adults at autopsy[J]. Am J Orthod, 1986, 89(4): 326.

[49] Zhang M, Ono T, Chen Y J, et al. Effects of condylar elastic properties to temporomandibular joint stress[J]. J Biomed Biotechnol, 2009: 509848.

[50] Okeson J P. Occlusion and functional disorders of the masticatory system[J]. J Dent Clin North Am, 1995, 39(2): 285 - 300.

[51] Christensen L V, Rassouli N M. Experimental occlusal interference. Part IV. Mandibular rotations induced by a pliable interference[J]. J Oral Rehabil, 1995, 22(11): 835.

[52] Sindelar B J, Edwards S, Herring S W. Morphologic changes in the TMJ following splint wear[J]. J Anat Rec, 2002, 266(3): 167 - 176.

[53] Peck C C. Biomechanics of occlusion-implications for oral rehabilitation[J]. J Oral Rehabil, 2016, 43(3): 205 - 214.

[54] Zhang M, Chen Y J, Ono T, et al. Crosstalk between integrin and G protein pathways involved in mechanotransduction in mandibular condylar chondrocytes under pressure [J]. Archives of Biochemistry and Biophysics, 2008, 474: 102 - 108.

[55] Zhang M, Wang J J, Chen Y J. Effects of mechanical pressure on intracellular calcium release channel and cytoskeletal ctructure in rabbit mandibular condylar chondrocytes[J]. Life Science, 2006, 78: 2480 - 2487.

[56] Copray J C, Jansen H W, Duterloo H S. An in-vitro system for studying the effect of variable compressive forces on the mandibular condylar cartilage of the rat[J]. Arch Oral Biol, 1985, 3(4): 305 - 311.

[57] Zhang M, Wang A H, Chen Y J, et al. Synergistic effects of mechanical pressure and estrogen on the proliferation and alkaline phosphatase activity of mandibular condylar chondrocytes [J]. IFMBE Proceedings, 2010, 31: 1141 - 1144.

［58］ Chen Y J, Zhang M, Wang J J. Study on the effects of mechanical pressure to the ultrastructure and secretion ability of mandibular condylar chondrocytes［J］. Archives of Oral Biology, 2007, 52: 173－181.

［59］ Zhang M, Chen F M, Chen Y J, et al. Effect of mechanical pressure on the thickness and collagen synthesis of mandibular cartilage and the contributions of G proteins［J］. Molecular & Cellular Biomechanics, 2011, 8(1): 43－60.

［60］ Willard V P, Zhang L, Athanasiou K A. Tissue engineering of the temporomandibular joint tissue engineering-musculoskeletal［J］. Cranial and Maxillofacial, 2011, 229.

［61］ 陈慧,李轶杰,程百祥,等.压力对骨髓间充质干细胞(BMSCs)膜片复合富血小板纤维蛋白(PRF)双膜结构中 BMSCs 成软骨能力的影响［J］.牙体牙髓牙周病学杂志,2013,23(3): 174－180.

［62］ 石磊,李轶杰,赵萤,等.NF－κB 在压力调控 BMSCs/PRF 修复兔髁突软骨缺损中的作用研究［J］.牙体牙周牙髓病学,2015,25(3): 125－132.

［63］ Manco L, Messing S G, Albang N V. Splint therapy evaluated with direct sagittalcomputed tomography［J］. Orall Med Oral Pathol, 1986: 61: 5－11.

［64］ Carr A B, Christensen L V, Donegan S J, et al. Postural contractile activities of human jaw muscles following use of an occlusal splint［J］. J Oral Rehabil, 1991, 18(2): 185－191.

［65］ Simmons H C, Gibbs S J. Recapture of remporomandibular joint disks using anterior repositioning appliance: an MRI study［J］. Cranio, 1995, 13: 227.

［66］ Choi B H, Yoo J H, Less W Y, et al. Comparise of magnetic resonance imaging before and after nonsurgical treatment of closed lock［J］. Oral Surg Oral Med Oral Pathol, 1994, 78: 301.

［67］ 陈永进,王惠芸.CMD 患名咀嚼肌肌电与颞颌关节病症及咬合的对照研究［J］.现代口腔医学杂志,2002,16(4): 342－343.

［68］ Bakke M, Miehler L, Moiler E. Occlusal controlof mandibular elevatormuscles［J］. Scand J Dent Res, 1992, 100(5): 284－291.

［69］ 曹盟,汲平,栾西迪,等.稳定性咬合板治疗颞下颌关节紊乱病的咀嚼肌肌电图研究［J］.口腔颌面修复学杂志,2009, 10(1): 44－47.

［70］ 陈婷,廖天安,詹若军,等.不同类型咬合板对颞下颌关节紊乱病疼痛患者咀嚼肌肌电的影响［J］.口腔医学研究, 2012,28(12): 1278－1280.

［71］ 程蕙娟,张富强,叶少波.松弛性及稳定性咬合板对咀嚼肌肌电影响的探讨［J］.上海口腔医学,2002,11(1): 22－24.

［72］ Machon V, Hirjak D, Lukas J. Therapy of the osteoarthritis of the temporomandibular joint［J］. J Craniomaxillofac Surg, 2011, 39(2): 127－130.

［73］ Ok S M, Lee J, Kim Y I, et al. Anterior condylar remodeling observed in stabilization splint therapy for temporomandibular joint osteoarthritis［J］. Oral Surg Oral Med Oral PatholOral Radiol, 2014, 118(3): 363－370.

［74］ Ok S M, Jeong S H, Ahn Y W, et al. Effect of stabilization splint therapy on glenoid fossa remodeling in temporomandibular joint osteoarthritis［J］. J Prosthodont Res, 2016: S1883－1958.

［75］ Drago J. Vertical dimension: A study of clinical rest position and jaw muscle activity［J］. J Prosthet Dent, 1981, 45: 670.

［76］ Christensen L V. Effects of an occlusal splint on integrated electromyography of masseter muscle in experimental tooth clenching in man［J］. J Oral Rehabil, 1980, 7(4): 281－288.

［77］ 傅民魁.口腔正畸学［M］.北京: 人民卫生出版社,2003: 154－155.

［78］ 相亚宁,胡敏,郭克峰,等.包括 TMJ 上下颌骨及牙列的 MBT 直丝弓矫治器三维有限元模型的建立［J］.中国实用口腔科杂志,2008,1(3): 151－153.

［79］ 宋锦璘,赵志河,胡林华,等.Herbst 矫治器在不同重建时对口颌肌肉和韧带约束反力的影响［J］.华西口腔医学杂志,2001,19(1): 43－45.

［80］ 皮昕.口腔解剖与生理学［M］.北京: 人民卫生出版社,2003: 105－106.

［81］ 刘展.颞下颌关节生物力学建模及下颌升支矢状劈开截骨术的生物力学研究［D］.成都: 四川大学,2005.

12　阻塞性睡眠呼吸暂停低通气综合征力学生物学

阻塞性睡眠呼吸暂停低通气综合征(obstructive sleep apnea-hypopnea syndrome, OSAHS)是一种可以威胁人体生命健康的疾病,伴上气道阻塞。计算流体力学(computational fluid dynamics, CFD)近年来已广泛应用于上气道流场分析,结合临床检查及临床试验,进行二维与三维气道重建,客观分析及评价阻塞性气道气流动力学,推动上气道塌陷的机制研究及临床诊治发展。

12.1　不同呼吸相对 OSAHS 患者上气道流场的影响

OSAHS 是指睡眠时反复发生上气道阻塞,引起低通气或呼吸暂停,并伴有低氧血症、高碳酸血症、反复憋醒、白日嗜睡、注意力不集中等症状[1]。此外,OSAHS 与高血压、心绞痛也有一定的联系,可引起多方面的并发症。

CFD 在上气道中的应用最早开始于 1995 年,Keyhani 等[2]首先建立 CFD 模型计算健康成人右侧鼻腔静气相的气流流动。利用 CFD 对上气道气流流场特性进行研究有利于了解上气道结构与功能间的关系。高度发展的计算机科学、先进的网格划分技术、螺旋 CT 的广泛应用使得 CFD 成为上气道科学研究的有力工具。

我们的研究是基于 OSAHS 患者的 CT 图像,应用医学图像成像技术,重建其上气道三维结构,利用 CFD 技术对上气道流场进行数值模拟,并结合 Muller's 试验（Muller's maneuver, MM)模拟上气道负压状态来分析 OSAHS 患者在不同呼吸相下上气道流场情况,从而揭示 MM 对 OSHAS 患者上气道流场的影响,浅析 MM 的作用机制。

12.1.1　阻塞性睡眠呼吸暂停低通气综合征

人体呼吸道以环状软骨为界分为上呼吸道和下呼吸道。上呼吸道包括鼻、咽、喉等器官,是周围环境大气和肺之间气体流动的主要通道,也是人类最易发生疾患的组织器官之一。在临床上,OSAHS 患者由于睡眠时反复发生上气道阻塞,导致低氧血症和高碳酸血症的频繁发生,出现交感兴奋和睡眠片断化等病理生理事件,继而造成心、脑、肺、肾等全身各系统改变,进一步出现高血压、心绞痛等并发症,是一种可以威胁人体生命健康的疾病。

12.1.1.1　OSAHS 发病的危险因素

多因素影响着 OSAHS 的发生发展：① 性别：男性较女性有更高的风险发生 OSAHS，以人群为基础的研究显示男性的发病率是女性的 2～3 倍，其原因现在并不完全清楚。② 年龄：OSAHS 可发生于任何年龄阶段，国外成年男性中的发病率为 3%～7%，女性为 2%～5%[3]，我国 OSAHS 发病率平均在 3.1%～4.81%[4]，好发于中老年人群，发病率在 40 岁以后随增龄而增加，在老年人群中发病率为 25.0%～37.5%。③ 肥胖：在所有危险因数中肥胖是最重要的，约 70% 的患者存在着肥胖。一项队列研究表明，每增加 10% 的体重，相应的就增加了 6 倍患 OSAHS 的可能。④ 颅面形态异常：鼻腔和咽腔气道的结构或是功能异常在 OSAHS 的发生中起到关键的作用。OSAHS 患者有较短的上气道是因为可能存在以下结构的异常：上下颌骨后缩，下面高增加，上颌骨矢状向发育不足，舌骨位置较低，软腭较长，咽旁脂肪组织较厚等这些特征，这些可能与家族遗传有关或是存在种族差异。⑤ 家族遗传。⑥ 其他因素：一些社会习惯也被确定为风险因素，其中包括吸烟和饮酒。

12.1.1.2　OSAHS 发病的可能机制

OSAHS 发病机制十分复杂，但目前认为上气道解剖结构狭窄以及神经调节功能异常在气道的塌陷过程中起到关键的作用。

（1）上气道解剖结构：从纯粹的解剖观点来看，狭窄的上气道较宽大的上气道更容易发生塌陷。上气道成像研究表明，OSAHS 患者上气道（咽腔）的横截面积明显较正常人的小，且周围软组织（扁桃体、软腭肥大，咽侧壁脂肪组织堆积）的异常也增加了上气道的塌陷可能。上气道特定部位的塌陷还受咽腔气道临界压力（Critical pressure，可用 P_{crit} 表示）影响，当接近于 0 或是为正时，上气道某平面横截面积就会变小，易于塌陷。Isono 等[5]研究发现，在相同条件下（全身麻醉或是肌肉瘫痪），相比于正常人，OSAHS 患者 P_{crit} 明显增加。

（2）上气道扩张肌的活力：对于相同的上气道解剖结构，OSAHS 仅仅发生在睡眠过程中，这主要是 OSAHS 患者在清醒时通过反射性增加了上气道扩张肌的活力以保持气道的通畅，而睡眠过程中没有这种机制[6]。咽腔解剖和上气道扩张肌活力降低间的关系是 OSAHS 发生的一个重要原因，OSAHS 的发生在清醒与睡眠的过度时期，而刚入睡时舌肌的活力下降，从而使上气道的扩张肌间的平衡打破，从而引起气道的狭窄。舌肌除受到中枢呼吸神经元调控外，还受到咽腔负压感受器的调节[7]。当在非快速眼动睡眠时，颏舌肌负压反射激活，而正常人负压反射下降。

（3）通气控制稳定性：模拟研究发现 OSAHS 患者比正常人有较高的通气控制系统，导致通气的不稳定性。通气不足导致中枢呼吸系统对气道内气流稳定性的控制下降；同时低通气时，氧气含量较少进而使上气道扩张肌的活力下降，上气道张力减退引起气道塌陷，塌陷的气道又加重了患者的呼吸暂停或低通气[8]。

（4）其他：肺容量的不一样、睡眠时微觉醒、上气道急性炎症、咽部肌肉的功能障碍等也可能与 OSAHS 发病有关。

12.1.1.3 OSAHS 与临床上其他系统、器官疾病间的关系

如果 OSAHS 不及时治疗,可能成为其他系统疾病发生的危险因素。大量研究证明 OSAHS 可以引起全身性高血压、脑血管疾病,如中风和短暂性脑缺血等;OSAHS 可能与中到重度肺部疾病共存,如慢性阻塞性肺病,如果 OSAHS 的治疗不及时,则有可能发展 II 型呼吸衰竭,同样的,合并有夜间哮喘的 OSAHS 患者如果不治疗可能症状会加重,治疗后可能会改善;同时 OSAHS 可导致神经功能障碍,其中包括:注意力不集中,警觉性差,活动受限,记忆力减退,说话不流畅和执行功能障碍;OSAHS 还与代谢综合征相关,主要是胰岛素抵抗、脂质代谢异常,也有研究表明糖尿病患者中 OSAHS 的发病率明显高于普通人群。

12.1.1.4 临床诊断

OSAHS 的诊断主要依据病史、临床表现、体征及多导睡眠图监测(polysomnography, PSG)结果,患者通常有白天嗜睡、睡眠时严重打鼾和反复的呼吸暂停现象。体征检查有上气道狭窄因素,影像学检查显示上气道结构异常。PSG 监测被视为诊断 OSAHS 的金标准,也是 OSAHS 疗效评定的重要标准,主要监测指标包括患者鼻腔和口腔的气流、胸腹的运动、打鼾和血氧饱和度等。如果 PSG 检查每夜 7 小时睡眠过程中呼吸暂停及低通气反复发作 30 次以上,或睡眠呼吸暂停和低通气指数(AHI)≥5 次/小时 ,呼吸暂停以阻塞性为主,即可诊断为 OSAHS。根据 AHI 和血氧饱和度对病情轻重进行评价。轻度:AHI 为 5~20 次/小时,血氧饱和度 85%~89%;中度:AHI 为 21~40 次/小时,血氧饱和度 80%~84%;重度:AHI≥41 次/小时,血氧饱和度<80%。

12.1.1.5 治疗

(1) 保守治疗。肥胖者首先通过合理运动或是手术减肥,制定规律的睡眠计划,保持睡眠环境的安静,尽量避免吸烟饮酒、改变睡姿或是药物治疗等。

(2) CPAP 治疗。Sullivan 等[9]首先引进 CPAP 治疗 OSAHS 患者,成功改善患者的临床症状,而目前 CPAP 广泛应用于中重度 OSAHS 患者的治疗中。它的原理是通过鼻腔将气体引入上气道,维持上气道的通畅,防止患者在睡眠过程中气道塌陷,从而避免患者睡眠过程中低氧血症的出现或是血氧含量的减少。CPAP 可以有效地将患者 AHI 降低到 5 次/小时以下,改善患者的打鼾、睡眠片段化,白天嗜睡等临床症状。CPAP 之所以被公认为是首选方法,是因为提高血氧饱和度明显,可降低患者心脑血管疾病的发生。然而,CPAP 治疗副作用较多,约 50% 患者在治疗过程中会出现鼻塞、鼻干、口腔或咽喉不适,以及呼吸机的费用较高,难于被接受,这些问题都影响了患者对呼吸机的使用。

(3) 口腔矫治器治疗。口腔矫治器作为一种非手术方式治疗 OSAHS,因其简单易行,经济适用,越来越受到患者和医生的青睐。治疗 OSAHS 的口腔矫治器有很多种,目前用的较多的便是下颌前移矫治器(mandibular advancement device, MAD)。而 MAD 主要是通过前移下颌骨和带动舌向前以扩大软腭和舌根后气道,防止睡觉过程中上气道的塌陷。因与 CPAP 取得同样的治疗效果(降低 AHI、提高血氧饱和度、鼾声减小或完全没有等),现已

经广泛的应用于治疗轻中度 OSAHS 患者。

（4）外科手术治疗。对于一些不愿接受 CPAP 治疗和口腔矫治器治疗并存在上下颌骨结构异常或是气道周围软组织肥厚的 OSAHS 患者，可采用上气道重建和骨骼改建手术。上气道软组织的重建手术包括 UPPP、舌部分切除术、软组织射频消融等。UPPP 一直以来作为首选的手术治疗，该手术主要通过切除悬雍垂，去除腭咽周围肥厚的软组织，从而使腭咽部气道管径增加，但是该手术的成功率只有 50% 左右，而且该手术可能发生腭咽闭合不全和吞咽困难等严重的并发症[10]。骨骼改建手术包括正颌外科相关手术，如下颌骨矢状截骨前移舌骨悬吊和颏成形术、上下颌骨前移加截骨术等。颌骨手术主要适用于阻塞平面较多、保守治疗效果不佳以及无法忍受 CPAP 和 OA 治疗的重度患者。颌骨手术可改变咽部结构和扩大舌的活动空间，从而在负压吸气时降低咽气道塌陷的危险。Prinsell 等[11]研究表明上下颌骨手术是一种非常有效的治疗方法，统计分析其成功率可以达到 86.5%～86.6%。其他用得较多的手术包括气管切开术、激光辅助腭咽成形术、改良 UPPP 术等。

12.1.2　计算流体力学

流体力学是研究流体（液体和气体）的力学运动规律及其应用的学科。按研究方式可以分为实验流体力学和计算流体力学。计算流体力学（computational fluid dynamics，CFD）是流体力学的一个分支，它通过计算机模拟获得某种流体在特定条件下的有关信息，实现了用计算机代替试验装置完成"计算试验"，为工程技术人员提供了实际工况模拟仿真的操作平台，已广泛应用于航空航天、土木水利、生物医学等领域。

12.1.2.1　计算流体力学原理

人类对流体运动的描述历史是：1500 年以前 DaVinci（1452—1519，意大利科学家）定性描述；1755 年 Euler（1707—1783，瑞士科学家）推导出理想流体运动方程；1822 年 Navier（1785—1836，法国科学家）开始考虑流体黏性；1845 年 Stokes（1819—1903，英国科学家）完成了推导过程，提出现在形式的黏性流体运动方程。流体的基本控制方程通常包括质量守恒方程、动量守恒方程和能量守恒方程，任何流体必须满足上述方程。

相对于实验流体力学，计算流体力学通过计算机数值计算和图像显示，对含有流体流动和热传导等相关物理现象的系统进行分析。CFD 的基本思想可以归结为：把原来在时间域及空间域上连续的物理量的场，如速度场和压力场，用一系列有限个离散点上的变量值的集合来代替，通过一定的原则和方式建立起关于这些离散点上场变量之间关系的代数方程组，然后求解代数方程组获得场变量的近似值。其分析过程（见图 12 - 1），首先

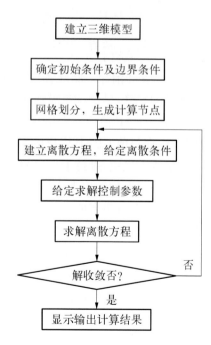

图 12 - 1　CFD 分析过程
Figure 12 - 1　The progress of computational fluid dynamics

需要建立模型,即根据相关专业知识将问题用数学方法表达出来;然后利用计算流体力学软件,对问题进行求解、分析。整个处理大致包括三个部分:前处理,包括几何模型的选取和网格划分;求解期,包括确定 CFD 的控制方程,进行计算;后处理,包括速度场、压力场及其他参数的计算机可视化及动画处理。

CFD 可以更加细致地分析研究流体的流动、物质和能量的传递等过程,容易改变实验条件、参数,获取大量在传统实验中难以得到的信息资料,减少研究及设计的时间,可方便用于一些无法实现具体测量的场合。

CFD 也存在一定的局限性。数值解法是一种离散近似的计算方法,依赖于物理上合理、数学上适用、能够在计算机上进行计算的离散的 CFD 模型。由于上气道的腔体是一个具有动力改变的结构,且实际问题中所求解的多维非线性偏微分方程组十分复杂,其数值解的现有数学理论尚不够充分。故而大多数研究采用简化模型,将上气道中的空气视为不可压缩的黏性牛顿流体,并满足 Navier - Stokes 方程(动量守恒方程),忽略气道壁及其相关组织的弹性变形,将其简化为刚性材料。

12.1.2.2 计算流体力学在 OSAHS 上气道流场分析中的应用

上气道内的气流是一个有一定温度、湿度的水和空气的混合流体,基本符合牛顿流体的定常流,可以通过计算得出该流体任意时刻、方向的流动速度、压力、温度等。利用 CFD 方法计算上气道内流体的压力分布、流速分布、压降等,可以观察上气道的气流流动特征,如湍流、涡漩、流动分离等。早期 CFD 主要应用于鼻腔的气流动力学模拟,1995 年 Keyhani[3] 用三维有限元方法模拟了静气相下健康成人的右侧鼻腔的流场特征。随后 2002 年 Martonen 等[12]将 CFD 研究应用于整个上气道(包括鼻腔、口腔、咽部、喉部、部分气管),并发现了上气道在不同呼吸相下的流速大小、涡流位置也不相同。2005 年 Xu 等[13]分别对儿童 OSAHS 患者进行体外模型实验和 CFD 流场分析,结果显示体外模型实验中鼻阻力计测量得的压力-流量分布曲线与 CFD 计算所得的鼻腔压降变化趋势一致,表明了 CFD 可以精确地描述鼻腔形态,准确计算鼻腔内部的流体力学变化,相较体外模型实验更加直观且详细。Sung 等[14]在 2006 年发表了关于 OSAHS 患者上气道流场特征的 CFD 分析文章。随后 Jeong 等[15]首次证实了 CFD 技术分析的流体场结果与上气道实体模型分析的流场结果一致。近些年来,CFD 越来越多的应用于手术效果的验证方面[16-18]。2008 年 Mihaescu 等[19]比较了儿童 OSAHS 患者行腺样体切除术前后的流场变化。2009 年 Yu 等[20]报道了双颌手术前移术对成人 OSAHS 患者上气道解剖结构、形态及流体动力学的影响。

随着 CFD 技术在上气道领域研究的不断深入以及整合医学的发展,上气道流体流动模拟和动态分析对于现代临床医学的重要意义被越来越多的学者所关注。

12.1.2.3 计算流体力学在上气道流场分析中的准确性

由于上气道解剖结构的复杂性,单纯从解剖形态学上分析不足以说明 OSAHS 是否发生[21-23]。因此,结合流体力学角度,从上气道的功能方面研究正颌手术后上气道的解剖结构变化引起了哪些流场变化。

CFD 在上气道中的应用最早开始于 1995 年，Keyhani 等[3]首先建立 CFD 模型计算健康成人右侧鼻腔静气相的气流流动。利用 CFD 对上气道气流流场特性进行研究有利于了解上气道结构与功能间的关系。高度发展的计算机科学、先进的网格划分技术、螺旋 CT 的广泛应用使得 CFD 成为上气道科学研究的有力工具[24-26]。

OSAHS 是否会发生主要取决于维持上气道扩张的力量能否对抗膈肌及其他胸壁呼吸肌产生的呼气和吸气压力[27]。上气道的气流流动决定管腔内的压力变化，而上气道的跨壁压取决于上气道肌群张力和胸腔产生的气道压力之间的平衡关系。研究上气道流场的 CFD 分析时，将速率、压强、横截面积三者结合后显示，横截面积越小处即为上气道狭窄处，其气流速率加快，气道内压强减小[28-31]。根据能量守恒定律，空气在腔道中流动的动能，遇到阻力会转化成湍流的动能，湍流同时会转变为鼻腔、鼻咽及口咽等上呼吸道不同部位壁面压力，从而导致上气道壁面震动，若震动不断加剧最终使气道壁塌陷，便会引起上气道的阻塞。且在流量一定的状态下，压降越为负值，气道阻力越大。

因此，通过观察上气道的气流流动特征，来判断上气道解剖结构及其气流流动变化对上气道压力分布的影响，分析这种变化是否对 OSAHS 产生影响，便于进一步推测上气道减小可能发生的部位，从而有针对性的指定临床治疗方案。

对用于研究的上气道三维有限元模型的准确性是十分重要的，其能否可以完整精确地重建模拟出上气道的真实情况直接影响着研究的结果[32]。由于上气道解剖结构的复杂性，单纯从解剖形态学上，不足以说明 OSAHS 疾病的发生与否[33-34]。因此，应用 CFD 技术模型上气道流场相较单纯解剖形态测量更加准确。Ito 等[35]认为阈值的上限对于不同的 CT 数据集都是不一样的，其取决于软组织的显现程度，特别是口周皮肤可以用于评判所选阈值标准是否合适。大多数研究使用的软件将重建阈值设定在[70,75]范围内[36-37]。

Mylavarapu 等[38]建立 5 个不同方程的 CFD 分析与体外模型进行对照：LES、$\kappa-\varepsilon$、标准 $\kappa-\omega$、$\kappa-\omega$ SST 和 Sp-Almaras 分析。实验表明标准 $\kappa-\omega$ 分析与实验数据更加吻合。$\kappa-\varepsilon$ 预测压力大于实际；S-A、LES 和 $\kappa-\omega$ SST 预测压力小于实际。但 5 个分析趋势均与体外模型一致。标准 $\kappa-\omega$ 模型能够更好地预测实验气道壁压力，其次为 LES 和 $\kappa-\omega$ SST 模型。由此证明 CFD 可以准确地验证气流方向、流速、流量及管腔壁静压等特性。郭宇峰等[39]对一名健康青年男性鼻腔进行 CFD 分析，并对照其鼻声反射结果。发现在距前鼻孔 30 mm 内 CFD 模型鼻腔冠状位面积与鼻声反射测量数据拟合度高，而在距前鼻孔 50 mm 外则鼻声反射测量数据偏大。CFD 模型计算不同流量下鼻腔压降变化与鼻阻力计测量得到的压力-流量分布曲线的变化趋势一致，但 CFD 模型压降测量值较小。结果表明 CFD 模型能精确反映鼻腔形态，准确计算鼻腔内部的流场数据，更加直观且详细地表现鼻腔内部流体力学。

12.1.3 Muller's 试验

查阅国内外文献可以发现，大多数的研究均在患者清醒状态或者药物诱导睡眠状态下进行。此时，不论清醒或者药物诱导处于浅睡眠时，上气道一旦出现塌陷，中枢神经仍对咽部肌肉可进行反射性调控，从而改变上气道内负压状况，避免进一步塌陷造成堵塞。然而真实情况下 OSAHS 多发生于自然睡眠时，咽部肌肉松弛无力，上气道顺应性增加，而致气道易于塌陷,上气道塌陷后仍处于负压状态,气道将进一步塌陷甚至闭塞[40]。此类研究很难对患者自然睡眠状态下上气道及其周围组织结构发生的变化进行精确描述。

Muller 试验(Muller maneuver,MM)意指患者最大呼气末时(仅余功能性残气量),使其口鼻封闭,然后再用力吸气,用于模拟患者睡眠时上气道处于负压状态气道塌陷情况。MM 是清醒状态下模拟上气道负压的唯一手段,也是监测上气道顺应性的主要方法,可以在一定程度上反映睡眠状态下 OSASH 患者呼吸暂停情况下的上气道形态变化。

12.1.3.1 鼻咽纤维镜

1983 年 Borowiecki 等[41]首次发现 OSAHS 患者在实施 MM 时,咽腔会有明显的塌陷。此时患者处于清醒状态,并处于坐位或仰卧位时,医师对患者鼻腔及咽腔进行局麻后,将鼻咽纤维镜置入上气道,观察患者鼻咽、口咽及下咽区在实施 MM 时的狭窄情况,最终用于患者上气道阻塞平面的定位、阻塞程度的分析,从此将 MM 的概念引入了 OSAHS 的诊疗领域。

随后 1985 年,Sher 等[42]首次尝试使用 MM 对实施腭垂腭咽成型术(uvulopala -topharyngoplasty,UPPP)手术的 OSAHS 患者进行筛选,并对该方法的有效性进行评价。研究结果表明,经 MM 筛选后,73%的患者手术有效,即 AHI 降低多于 50%。Terris 等[43]为证明 MM 的可信度,对 180 名患者进行测试,记录实施 MM 后上气道软腭、侧咽壁、舌根处的塌陷情况,并采用五分制进行打分,发现实施 MM 后上气道塌陷情况与 AHI 值呈正相关。Hsu 等[44]运用计算机辅助鼻咽纤维镜定量分析,比较正常人与 OSAHS 患者在动态和静态不同呼吸状态下上气道形态变化,发现可以凭借上气道形态来预测患者是否患有 OSAHS,并进一步证明 MM 的可靠性。

12.1.3.2 上气道二维形态分析

目前,临床上及科研工作中多应用鼻咽纤维镜对 MM 前后腭后区、舌后区、下咽部气道变化情况进行评价,然而这种方法首先由于经鼻插管,存在创伤性,影响患者 MM 的正常实施,并不广为患者所接受。

由于鼻咽纤维镜法只能观察记录某一位点某一瞬时的塌陷情况,依靠术者自身判断狭窄平面所处位置,为半定量分析,而且无法整体评价实施 MM 后上气道周围软硬组织的变化情况。基于以上原因,更应该引入放射学方式,对上气道及其周围软腭组织结构进行观察,更好地了解 OSAHS 的发病机制。

Liao 等[45]对 85 名中国患者结合 MM 前后进行头颅侧位片的拍摄,并定点进行描记后发现,MM 可以引起软腭后气道变窄以及咽腔长度增加。在鼾症及轻度患者中软腭后区最窄横截面与软腭厚度及舌后界位置存在相关性,而在中重度患者中软腭后区最窄横截面与软腭长度、舌厚度及舌骨下界位置相关,从而进一步揭示了当上气道处于负压状态时,气道及其周围结构的变化。

X 线头影测量由于操作方便、成本低廉、放射剂量小,获得广大学者的喜爱。但是它只能从二维平面(矢状径、冠状径)对上气道及其周围结构关系进行描述,而无法了解 MM 时上气道横径情况;此外,由于平片上影像多有重叠,其密度分辨率低,导致对软组织测量存在一定误差。

12.1.3.3 上气道三维形态分析

随着科学技术发展,CT 和 MRI 扫描分辨率提高、操作便捷、放射剂量减低,越来越多的学者青睐于 CT 或 MRI 扫描。此类放射学检查可以从三维层面上观察上气道及其周围结构的关系,并获得较好的图像质量,减小测量误差。

李树华等[27]在 CT 扫描下结合 MM 对 25 名 OSAHS 患者和 20 名正常人上气道咽壁顺应性进行了分析,认为咽壁顺应性增加是引起 OSAHS 发病的主要影响因素之一,当咽壁顺应性增加到一定程度时,上呼吸道内负压将导致上呼吸道的完全闭塞,无论是在 OSASH 患者还是正常人,MM 时咽侧壁的顺应性明显大于咽前后壁的顺应性,上气道的塌陷主要是由咽侧壁向中线移动引起的,咽前后壁向中心移动占次要因素。Xiao 等[46]也发现在 MM 作用下,患者腭咽部位截面积显著减小,软腭长度明显增加;与轻、中度患者相比,重度 OSAHS 患者舌骨向下移动;肥胖患者气道更易出现塌陷。

12.1.4 OSAHS 患者在不同呼吸相的上气道流场分析

由于患者睡眠时上气道塌陷阻塞引起呼吸暂停和低通气的 OSAHS 病因复杂,由此我们研究通过计算流体力学方法,分析比较平静呼吸状态下与 Muller's 试验下 OSAHS 患者上气道流场的差异,从而进一步评价 OSAHS 患者气流动力学特征。

12.1.4.1 研究对象

纳入标准为:年满 18 周岁以上、有睡眠打鼾主诉、既往 AHI 指数大于 5 次/小时。排除标准为:有既往 OSAHS 的治疗史(包括 CPAP 治疗、口腔矫治器治疗、UPPP 手术等)、有明显的颌骨畸形、颞下颌关节极度紊乱、无牙颌或多数牙缺失、有严重的系统性疾病史或由其他疾病引起相关症状者。经过以上标准的筛选,进入研究的对象一共 18 名,其中男性 13 名,女性 5 名,并记录研究对象的年龄、性别、身高、体重等基本信息。

再排除资料不完全、PSG 监测时间未达到 7 h、CT 扫描影像不清晰、上气道完全闭塞无法进行建模的患者,最终纳入的研究对象为 7 名,其中男性 5 名,女性 2 名。患者基本信息列于表 12-1 中。

表 12-1　OSAHS 患者基本信息/mm

Table 12-1　Displacement of various parts of articular disc

参　数	均　数	标准差	最小值	最大值
年龄/岁	47.00	12.75	30	63
BMI 指数/(kg/m^2)	26.01	2.48	21.7	28.8
AHI 指数/(次/小时)	18.15	11.47	5	30.1
SPO_2(mean)	94.59	2.08	92	97
SPO_2(min)	84.43	10.11	68	94

12.1.4.2　研究方法

1) 多导睡眠监测(PSG)

所有研究对象均在研究前于我院睡眠监测中心进行多导睡眠监测,监测时间大于 7 小时。

2) CT 扫描

在进行 CT 扫描前,同一名研究人员对 MM 的实施进行示范,患者反复进行训练,直至能完全掌握其动作要领。所有患者均进行两次 CT 扫描,第一次为平静呼吸相($T1$):平静呼气末;第二次为 MM 相($T2$):即紧闭口唇,尽量呼出口腔、呼吸道空气后,捏紧鼻,再用力吸气。

采用 GE 公司 16 层螺旋 CT Lightspeed Ultra 扫描。

(1) 扫描原理:根据被测物体各部分对射线的吸收与透过率不同,由计算机采集透过射线并通过三维重构成像。CT 扫描的图像以不同灰度呈现,其中:白色表示高吸收区,为高密度区域,如骨骼;灰色表示中吸收区,如肌肉;黑色表示低吸收区,为低密度区域,如气道。

(2) 扫描技术参数:120 mA · s,120 kV,准直器宽度 1.25 mm × 16 mm,螺距 1.375 mm,床速 27.5 mm/s;以层厚 1.25 mm 重建。

(3) 扫描方法:志愿者在室温下静休 30 min 后进行扫描,清除双侧鼻腔内分泌物,取平仰卧位,以头架固定头颅位置,要求头部处于自然平仰状态,下颌处于息止颌位,眶耳平面与地面垂直。

(4) 扫描范围:以听眶线为扫描基线,范围自甲状软骨至鼻咽顶部,在无吞咽动作的平静呼气末,完成上气道的水平位扫描,扫描层距 1.25 mm,扫描时间 6.7 s。

12.1.4.3　CFD 建模及应用 CFD 模型对上气道流场分析

CT 图像以 DICOM 3.0 医学数字图像通信标准存储,使用 Mimics 10.01(Materialise Interactive Medical Image Control System, Materialise, Belgium)软件读取,进行 CT 影像三维重建。将三维模型以 STL 格式导入 ANSYS 14.0(ANSYS, Inc, United States)软件,进行网格划分。

1) 上气道三维 CT 重建

CT 图像以 DICOM 格式导入 Mimics 10.01 软件,利用图像分割工具,将阈值(thresholding)设定为[−1 024 Hu, −400 Hu],分割结果保存为蒙板(mask),对每张图片气道边界进行手动编辑(editing mask),去除筛窦、蝶窦、额窦和上颌窦,利用区域增长工具(region growing)对蒙板上彼此不连接的分割区域进一步细分亚组,生成新的蒙板(new mask)。最终蒙板自前鼻孔至会厌根部,对上气道进行三维计算(calculate 3D),随后进行表面平滑(smooth)、三角片减少(triangle reduction)等运算,生成优化后上气道三维模型 A(见图 12 - 2)。由于鼻腔部分结构复杂,建模速度缓慢,在模型 A 的基础上去除鼻前庭结构,自后鼻孔至会厌下缘重新生成模型 B(见图 12 - 3)。

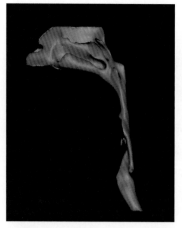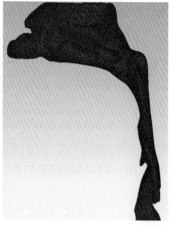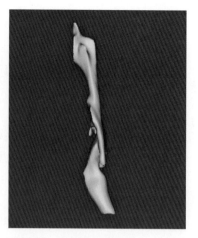

图 12 - 2 上气道 CFD 模型 A(左,三维重建;右,网格划分)
Figure 12 - 2 CFD model A of upper airway (Left, Three-dimensional; Right, Volume mesh)

图 12 - 3 上气道三维模型 B
Figure 12 - 3 Three-dimensional model B of upper airway

2) 上气道 CFD 模型建立

网格划分是把空间区域离散化成细小的三角或四边形面片,形成一个立体的网格结构,从而进行有限元计算。在流体力学计算中,网格的边界相当于流场的边缘,边界通常包括流体的入口、出口及容纳流体流动的外壁,而流场边缘的物理条件是客观存在。

将生成的上气道三维模型以 STL 格式保存,导入 ANSYS ICEM CFD 模块,进行网格划分、检验网格质量并设定边界。由于上呼吸道尤其是鼻腔的边界较为复杂,故采用非结构化网格进行计算,并进行平滑性处理,生成质量较高的网格。

3) 前处理和求解

将划分成功的网格结构导入 CFD - Pre 模块中。

首先生成坐标系:X 轴表示自咽腔中轴指向咽腔外侧壁,Y 轴表示自咽腔前壁指向后壁,Z 轴表示自会厌指向鼻顶部,以下均基于此坐标系进行数据分析。

其次,进行边界条件设定,介质取空气,密度 $\rho = 1.225 \ \text{kg/m}^3$,动力黏性系数 $\mu = 1.789 \ 4 \times 10^{-5} \ \text{kg} \cdot \text{m}^{-1}/\text{s}$。整个上气道视为瞬时刚性体,流体不可压缩,流动定常,在模拟过程中,忽略温度场的变化,忽略鼻毛的影响,考虑重力的影响。由于上气道与外界大气直接相通,施加的压力值为一个标准大气压;上气道四周比设定为无滑移边界;喉咽部下缘定义为速度边界条件,计算时将计算域向下延伸一段,以消除边界效应的影响。根据医学资料[47]可知正常人平静呼吸时每分钟呼吸次数为 12~18 次,潮气量 400~600 ml,进入肺泡的有效通气量约为 350 ml。为使模拟过程更接近生理呼吸状态,假定每次吸入或呼出最大气流量为 350 ml,呼吸频率为 15 次/分,即呼吸周期 $T = 4 \ \text{s}$,定义呼吸比例为 1:1。假设呼吸过程中气流量随时间按照正弦规律变化。

$$\int_0^2 Q\mathrm{d}t = 350 \tag{12 - 1}$$

$$Q = V \times \sin\left(\frac{2\pi}{4} \times t\right) \tag{12-2}$$

综合后得到，
$$\int_0^2 V \times \sin\left(\frac{2\pi}{4} \times t\right) \mathrm{d}t = 350 \tag{12-3}$$

通过方程求解后得到 $V=275~\mathrm{ml/s}$，即设定气流流速为 $275~\mathrm{ml/s}$，并在标准 κ - ε 湍流模型下求解 Navier - Stokes 方程。

4）CFD 模型截面选取

上气道指从前鼻孔至会厌的呼吸通道，通常分为 3 个亚解剖单位[48]（见图 12 - 4）：① 鼻咽，指自上气道穹窿顶至软腭平面；② 口咽，分为两部分，即腭咽和舌咽，腭平面至软腭尖为腭咽，软腭尖至会厌上缘平面为舌咽；③ 喉咽，指会厌上缘平面至食管颈部。

根据 Proctor 的解剖命名法[49]，将上气道分为几个具有代表性的截面（见图 12 - 5）。

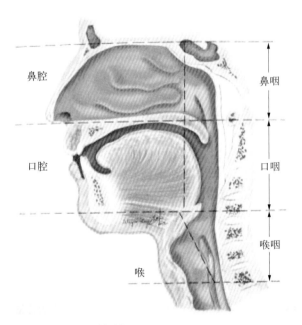

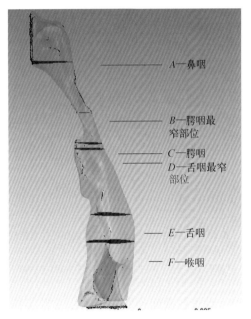

图 12 - 4　上气道解剖

Figure 12 - 4　The structure of upper airway

图 12 - 5　CFD 模型截面选取

Figure 12 - 5　Selected sections of CFD model

其中，沿上气道纵向长轴方向，自鼻咽部至会厌每隔 1 mm 截取一个截面，测量其横截面积，最终确定腭咽最窄部位（B）、舌咽最窄部位（D）所在。

5）后处理

在 CFD - Post 模块中可对计算后的流体力学模型进行后处理，包括获得相应截面或整体速度场、压力场及其他参数的计算机可视化处理，从气流速率、气道壁压强等方面更好地了解上气道特性。至此，CFD 模型完全建立。

12.1.4.4 应用 CFD 模型对上气道流场分析

1) CFD 模型感兴趣平面的截取及截面积的变化分析

图 12-6 以 1 mm 为间隔显示了病例 6(12.1.4.1 节研究对象)在不同呼吸相下上气道流场变化情况,确定截面 A、B、C、D、E 和 F 的位置,尤其是截面 B 和 D 的位置。

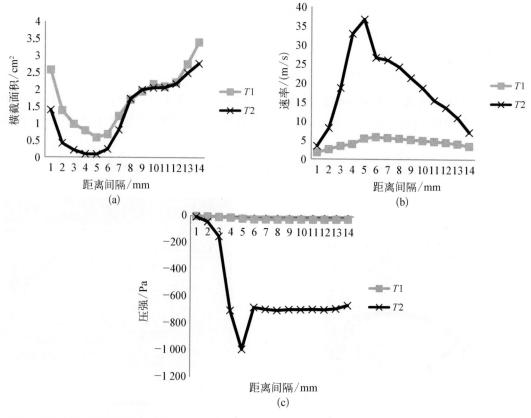

图 12-6 病例 6 不同呼吸相下各截面特征变化情况
(a) 横截面积;(b) 速率;(c) 压强

Figure 12-6 The characteristic of upper airway in sections every other 5 mm of case 6

计算各截面面积,同时对患者实施 MM 前后各截面横截面积进行统计学分析(见表 12-2),发现腭咽最窄横截面积减小,且有统计学差异($P<0.05$);腭咽横截面积、舌咽最窄面积有减小趋势,无统计学差异。如图 12-6(a)所示,病例 6 实施 MM 后腭咽区段横截面积明显减小。

表 12-2 不同呼吸相下各截面横截面积
Table 12-2 Cross sectional area of upper airway under different respiratory phases

横截面积/($\times 10^{-5} \text{m}^2$)	$T1$(平静呼吸相)	$T2$(MM 相)	P
A	28.14±3.55	25.66±8.11	0.351
B	6.89±2.45	3.50±3.05	0.044*

（续表）

横截面积/($\times 10^{-5} m^2$)	T1（平静呼吸相）	T2（MM 相）	P
C	12.02±4.88	8.80±4.52	0.156
D	16.88±8.07	9.49±7.48	0.069
E	19.76±8.33	16.44±11.16	0.217
F	25.11±7.85	28.60±11.04	0.434

注：* 代表 $P<0.05$。

研究发现，平静呼吸相（T1）时，所有患者上气道最狭窄平面均位于腭咽，而实施 MM 后（T2），有部分患者上气道最狭窄平面由腭咽转变至舌咽位置（见表 12-3）。

表 12-3 不同呼吸相下上气道腭咽、舌咽最窄面积

Table 12-3 The area of narrowest velopharynx and glossopharynx of upper airway under different respiratory phases

患者编号	平静呼吸相/($\times 10^{-5} m^2$)		MM 相/($\times 10^{-5} m^2$)	
	腭咽最窄面积	舌咽最窄面积	腭咽最窄面积	舌咽最窄面积
1	11.22	14.28	1.63	0.50
2	8.78	18.01	8.21	3.74
3	5.56	28.60	1.43	21.2
4	5.21	5.85	2.31	5.14
5	6.84	26.5	7.51	6.31
6	6.76	14.11	0.74	14.8
7	3.89	11.25	2.63	14.7

2）上气道流体力学分析

（1）上气道流速变化。总观上气道流线趋势（见图 12-7），发现 MM 相（T2）涡流较平静呼吸相（T1）增加，整体流速加快。

依次计算各截面流速（见表 12-4），发现腭咽最窄及舌咽最窄处流速明显增加，有统计学意义（$P<0.05$）；腭咽、舌咽、喉咽处流速有增大趋势，无统计学意义；鼻咽处流速变化不明显。图 12-6(b)显示病例 6 在实施 MM 后上气道内流速明显加快；图 12-8 为病例 2 上气道特征性截面气流分布。

表 12-4 不同呼吸相下各截面气流平均流速

Table 12-4 Average airflow velocity of upper airway under different respiratory phases

速率/(m/s)	T1（平静呼吸相）	T2（MM 相）	P
A	1.55±0.36	1.98±0.88	0.149
B	4.97±1.66	16.52±13.49	0.034*
C	4.72±1.81	12.77±7.82	0.088
D	4.36±2.22	19.16±19.27	0.039*
E	3.77±2.08	13.37±11.53	0.066
F	3.30±1.55	9.47±5.65	0.100

注：* 代表 $P<0.05$。

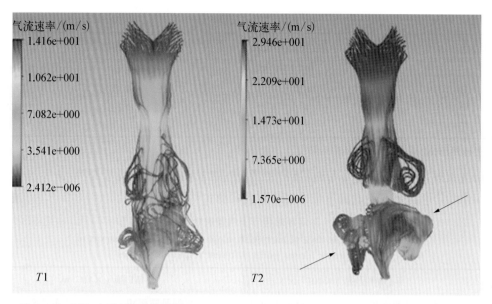

图 12 - 7　病例 2 气道气流速率流线

Figure 12 - 7　Airflow velocity streamlines of upper airway in case 2

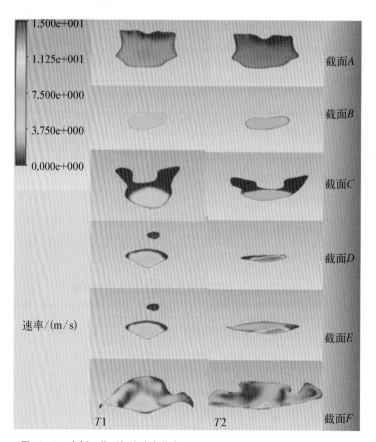

图 12 - 8　病例 2 截面气流速率分布

Figure 12 - 8　Airflow velocity distribution of selected sections in case 2

（2）上气道压强变化。实施 MM 后，上气道形态明显变窄，压强降低，进一步形成负压状态，气道更易出现塌陷甚至堵塞（见图 12-9）。

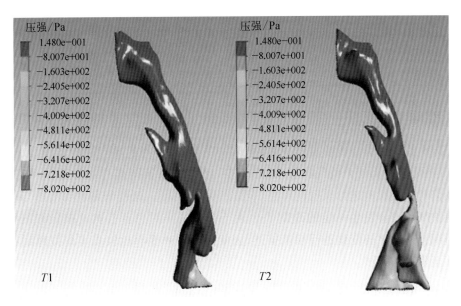

图 12-9　病例 2 气道压强分布云图

Figure 12-9　Pressure distribution of upper airway in case 2

计算各截面压强（见表 12-5），MM 相压强均有减小趋势，其中平面 B 和 D 即腭咽和舌咽最窄平面的压强减小最为明显，但未发现有统计学意义，可能由于是样本量不足，需进一步扩大样本量进行研究。图 12-6(c)显示上气道内压强明显降低。

表 12-5　不同呼吸相下各截面平均压强

Table 12-5　Average pressure of each cross section of upper airway under different respiratory phases

压强/Pa	$T1$（平静呼吸相）	$T2$（MM 相）	P
A	-1.71 ± 0.64	-3.66 ± 3.79	0.182
B	-18.28 ± 11.59	-297.98 ± 444.60	0.090
C	-18.84 ± 13.81	-201.86 ± 239.54	0.100
D	-21.08 ± 17.16	-536.11 ± 865.04	0.087
E	-20.52 ± 17.74	-370.43 ± 468.71	0.148
F	-20.11 ± 16.82	-342.08 ± 409.45	0.169

压降 1、2、3 依次为平面 A（鼻咽）、平面 C（腭咽）、平面 E（舌咽）、平面 F（喉咽）的压强之差，分别代表腭咽区段、舌咽区段及喉咽区段的压降。腭咽区段压强有减小趋势，较易形成负压状态（见表 12-6）。

表 12 - 6　不同呼吸相下压降变化

Table 12 - 6　Pressure drop changes under different respiratory phases

压降/Pa	T1(平静呼吸相)	T2(MM 相)	P
压降 1	-17.12 ± 13.56	-198.20 ± 236.80	0.090
压降 2	-1.68 ± 9.08	-168.56 ± 419.02	0.334
压降 3	0.41 ± 1.62	28.34 ± 66.14	0.312

12.1.5　结语

OSAHS 多发生于自然睡眠时,咽部肌肉松弛无力,上气道顺应性增加,而致气道易于塌陷,上气道塌陷后仍处于负压状态,气道将进一步塌陷甚至闭塞[50]。在清醒状态下,由于中枢神经仍对咽部肌肉进行反射性调控,不易出现负压状态,而且研究表明清醒与睡眠状态下上气道狭窄位点会发生一定的改变[51]。由于研究很难对患者自然睡眠状态下上气道及其周围组织结构发生的变化进行精确描述,因此需要一种能够比较真实模拟睡眠状态下气道狭窄甚至阻塞的方法。

12.1.5.1　结合 Muller 试验的相关性研究

目前结合 MM 的分析方法主要有下面几种。

1) 传统鼻咽纤维镜法

首先,由于传统鼻咽纤维镜法经鼻插管,存在创伤性,影响患者 MM 的正常实施,并不广为患者所接受;其次,鼻咽纤维镜法只能观察记录某一位点某一瞬时的塌陷情况,依靠术者自身判断狭窄平面所处位置,为半定量分析,无法整体评价实施 MM 后上气道周围软硬组织的变化情况。

2) X 线头影测量

由于操作方便、成本低廉、放射剂量小,X 线头影测量获得广大学者的喜爱。但是它只能从二维平面(矢状径、冠状径)对上气道及其周围结构关系进行描述,而无法对 MM 时上气道横径情况进行了解;此外,由于平片上影像多有重叠,其密度分辨率低,导致对软组织测量存在一定误差。

3) CT 扫描

分辨率较高,通过 CT 扫描,可以从三维层面上观察上气道及其周围结构的关系,并获得较好的图像质量,减小测量误差。但是也无法真实了解上气道内部的气流流动规律以及压强变化情况。

结合 MM 运用计算流体力学的方法对 OSAHS 患者上气道进行流场分析,无创、便捷、分辨率高,可以详细了解上气道内部气流流动特征,目前国内外尚无类似研究。

12.1.5.2　OSAHS 患者不同呼吸相的上气道流场变化

实施 MM 后,上气道形态明显变窄,部分患者上气道最狭窄平面由腭咽转变至舌咽位置,存在多位点狭窄,这可能是由于实施 MM 后舌后坠或舌骨低位引起的[45]。

患者上气道主要变化区域集中在腭咽和舌咽,其中腭咽最窄横截面积显著减小,与 Xiao 等[46]研究一致,可能与软腭厚度增加有关。腭咽最窄及舌咽最窄处气流流速明显增加。就压力场而言,上气道整体压强降低,腭咽区段压降较其他部位明显,腭咽区段更易出现塌陷甚至堵塞,而鼻咽、喉咽变化较腭咽、舌咽不明显。可能是由于鼻腔与喉部均有骨性结构支撑,而腭咽、舌咽均为肌性管道,缺乏支撑,因而容易受到上气道内部负压的影响而发生变化。

负压状态下腭咽、舌咽面积减小,气流速率增加,分布不均,易出现紊乱,对软腭、舌根等软组织部位的冲击增强,造成软组织高频震颤,产生鼾声,长期处于此种情况下,会出现软腭、舌根软组织松懈肥大等一系列不利影响,进一步导致上气道的阻塞。负压的增加,又增加了气道的可坍塌性,气道的顺应性增强,最终形成"气道狭窄-负压增强-气道塌陷-气道狭窄加重"的恶性循环。

12.1.5.3 展望

MM 是在清醒状态下实施,主动造成上气道内压降低,导致周围软组织壁塌陷,腭咽、舌咽处面积及气流速率出现变化,与睡眠时上气道出现的被动负压状态仍有一定区别。MM 动作的准确性对结果有较大影响。Friedman 等[53]指出,不同的患者、即使是同一患者,在实施过程中动作完成程度也有不一致。为提高实验的检出率,对于患者在 CT 检查前,应给予详细说明和多次练习,并嘱咐患者在 CT 过程中不要晃动,以免出现伪影。研究基于 CT 扫描图像下进行三维重建,实施 MM 后有部分患者出现上气道完全堵塞。李树华等[27]发现 MM 时上呼吸道完全闭塞是 OSAHS 患者的独有特征。由于上气道堵塞后的不连续性使得无法对气流进行流体力学计算,因此研究中也将上气道完全堵塞的患者予以剔除。

基于计算流体力学方法,对平静呼吸状态下与 Muller's 试验下 OSAHS 患者上气道流场差异的小样本初步研究,能在一定程度上反映 OSAHS 患者实施 MM 后上气道的气流动力学特征。从流体力学角度分析 OSAHS 的发生机制,有待于今后扩大样本量进行进一步的深入研究。

（聂萍　房兵）

12.2　上气道流体力学与 OSAHS

12.2.1　OSAHS 患者上气道及周围组织的形态学研究

早期关于 OSAHS 患者上气道及周围组织的研究多局限于形态学上面,通过相应的检查手段,能更精确地测量气道和软组织的大小和形状,有助于了解气道及周围组织的解剖结构。可用来确定上气道阻塞平面的技术有很多,包括纤维胃镜、光导纤维鼻咽镜、声波反射以及纤维喉镜与 Muller 检查法相结合的方法等。而这其中使用较多的是纤维喉镜与 Muller 检查法相结合进行检查,该方法可直接观察咽腔(腭咽和舌咽)形态结构,而且可用于测量咽腔内压力变化。Sher 等[42]利用纤维喉镜与 Muller 检查对接受过 UPPP 治疗的患者上气道观察发现,上气道易塌陷的位置在腭咽处,统计分析得出 87% 患者在接受 UPPP 治疗后,AHI 降低 50% 以上。但该方法主观性较强,缺乏准确性和可比性。

随着影像医学的发展,各种成像技术,如 X 线、螺旋 CT、MRI 也用于上气道形态结构的研究,能客观、定性定量地评估 OSAHS 患者上气道的形态结构特征(上气道长度、横截面积、容积等)与 OSAHS 严重程度之间的关系。Susarla 等[53]利用 X 线侧位片测量了 OSAHS 患者上气道的长度,通过与正常人对比发现 OSAHS 患者有较长、更狭窄的上气道,且 AHI 较高,并得出上气道的长度与 OSAHS 患病的严重性有关。Ciscar 等[54]通过静态和动态 MRI 研究 OSAHS 患者在清醒和睡眠过程中的上气道和周围软组织形态,发现在睡眠过程中,OSAHS 患者相比于正常人,腭咽面积较小,腭咽处横截面积变化是咽侧壁被动压缩或是拉伸的结果。同时 OSAHS 患者有较肥厚的软腭和咽旁脂肪垫,并得出 OSAHS 患者的腭咽处最容易发生上气道的塌陷。Abramson 等[55]通过对 OSAHS 患者的上气道 CT 扫描重建 3D 模型研究上气道的大小和形态发现,OSAHS 患者有更长的上气道,上气道形状呈椭圆形,舌后区的上气道横径与前后径之比较小,易于发生上气道的塌陷。上气道形态学的研究可以初步确定上气道的阻塞平面,针对多平面阻塞或是单平面阻塞,选择相应的治疗方法(如鼻腔手术、软腭手术、口腔矫治器治疗等)。李永明[56]提出早期矫治 II 类错𬌗是预防和治疗鼾症及 OSAHS 的有效手段,其研究结果也证实,OSAHS 患者较正常人不仅存在下颌后缩,还存在下面部垂直长度较正常人有所增加,骨性 II 类高角患者较易发生 OSAHS[57]。骨性 III 类错𬌗患者正颌手术后气道容积减小,气道横截面积减小,舌骨向下移动,软腭形态变化,并且三者之间有明显相关性,双颌手术并不能防止术后口咽部气道容积的减小[58]。OSAHS 患者戴用矫治器后鼻咽区域气道几乎无变化,腭咽和舌咽区域气道有明显增大,喉咽区域气道有轻微增大,可见矫治器主要对腭咽和舌咽区域气道起作用,而在气道狭窄区域软腭区,气道横截面积有明显增大。这种气道增宽降低了呼吸过程中气道塌陷和阻塞的机会[59]。

尽管形态学的研究提供了有关上气道的几何形态,但没有将气道的形态结构与其功能间的关系联系起来,仅通过上气道的形态结构特点还难于将 OSAHS 患者和正常人区分开来。因此还需要进一步研究将形态学的变化与功能的变化联系起来,以利于 OSAHS 患者病理生理学机制的研究。

12.2.2 上气道气流动力学研究

呼吸的病理生理过程很大程度上受呼吸道内气流影响,因此呼吸道内气体的流动特性一直是大家研究的热点。流体动力学是研究流体的力学运动规律和应用的学科。人体呼吸道的流体动力学研究经历了下面四个主要阶段:① 通过尸体获得呼吸道模型进行研究;② 通过医学影像获取呼吸道数据从而重建体外上呼吸道模型进行研究;③ 动物模型的研究;④ 通过计算机数值模拟呼吸道内的气流特征。

12.2.2.1 尸源性模型研究

早期上气道的研究多局限于鼻腔,实验模型主要基于尸源性鼻腔模型进行。因鼻腔解剖结构比较复杂,不允许直接观察内部气流形式,所以人们通过往鼻腔里注入烟、染料、放射性气体、雾化的水颗粒或是用激光多普勒测速仪来观察流体在鼻腔内的流动情况,并用于研究气流分布情况和鼻腔内部结构间的关系。1951 年,Proetz[60]最早通过尸源性模型来研究鼻腔内部流体流动情况。Hornung 等[61]建立了解剖学正常的鼻腔塑料气流流动模型,通过注入放射性 Xe^{133}(氙-133)观察鼻腔中气流流动情况发现,鼻腔内不同部位的气流量和气流形式是不同的。Simmen 等[62]建立了动态的模拟生理呼吸的气流动力模型,观察到鼻腔内气流是混合流动的,气流速度较低时也存在着湍流,且大部分混合气流通过中鼻道,并得出鼻腔内结构的异常会影响气流在鼻腔各结构中的分布。这些尸源性模型对鼻腔中气流的流动研究有很大的辅助作用,但简化的鼻腔模型得到的气流形式对实验的结果会产生很大的影响,并不能代表真实的情况。

12.2.2.2　影像图像数据构建模型研究

通过医学影像获取呼吸道数据从而重建体外上呼吸道模型的研究起于 20 世纪 90 年代,也主要集中在人体鼻腔内。随着影像医学(CT 和 MRI)的发展和计算机科学的应用,使得通过医学影像技术获取呼吸道数据从而重建体外上呼吸道模型研究上呼吸道内部气流特性得以实现。人们开始利用 MRI 或 CT 扫描上气道数据创建了扩大整数倍的实体模型,通过热膜风速计、激光多普勒测速仪、粒子图像测速(particle image velocimetry, PIV)等方法观察鼻腔内气流流动情况。Hahn 等[63]用热膜风速计探头对一个放大 20 倍的鼻腔模型观测鼻腔五个横截面的速度分布情况。在试验中观察到稳流,最大稳流流速达到 24 L/min,并发现气流约一半流经中鼻道和下鼻道,一小部分流经嗅裂区。Kelly 等[64]基于 26 张 CT 图像数据建立了整个鼻腔模型,采用 PIV 研究了鼻腔各截面内二维速度场的流动形式,他们观察到,气流速度在嗅觉区和下鼻道显著降低,并分别对吸气与呼气两个时刻的气流流动特性进行了分析,比较了正常人和患者的鼻腔,发现鼻腔气流特征和鼻腔生理结构存在着很强的关系。根据影像学数据构建出来的上气道实体模型,相对于尸源性模型的研究来说,能取得较为准确的实验结果。但由于是扩大的模型以及人工参与的因素较多,还不能反映出精确的上气道结构,因此所得到的实验结果也比较有限。

12.2.2.3　动物模型的研究

OSAHS 在人体上进行研究比较困难,所以通过建立动物模型来研究 OSAHS 的发病机制就显得很有必要。国内外就动物模型的研究主要有以下内容:① 像布尔狗、广西陆川猪、Sprague-Dowey 大鼠等天然的动物模型,与 OSAHS 患者很相似,这些动物的咽腔会出现狭窄、睡觉时发生 OSAHS 会出现低通气和呼吸暂停等现象;② 给动物间歇性或是周期性低通气来模拟 OSAHS 发作时气流流动情况的动物模型,用于研究上气道周围组织在不同的气流压力作用下的病理改建情况;③ 通过向动物气道特定位置注入某种药物(凝胶、胶原)来模拟上气道狭窄平面的模型,研究气道塌陷时的咽腔气流变化情况。动物模型研究有利于理解 OSAHS 患者上气道的生理结构和功能间的关系,但毕竟人和动物的生理结构和功能效应有差距,动物模型研究还不能代表人的上气道研究。

12.2.2.4　计算机数值模拟研究

由于以上 3 种研究方法的局限性,寻求新的研究方法迫在眉睫。而数值模拟方法在近几年发展得较快,可以弥补以上方法的缺陷,能更客观准确地评价上气道结构与功能间的关系。

1) 上气道计算机流体力学的研究

通过计算机数值模拟呼吸道内的气流特征是通过 CFD 技术来完成的。近二十几年里,学者基于医学 CT 和 MRI 获得上气道的图像数据,利用建模软件建立解剖结构相对准确的上气道力学模型,然后利用力学控制方程求解气流动力学相关参数,从而来预测流场内的气流流动情况。通过计算结果了解上气道的几何形状对气道内的相关参数的影响,从而能更好的理解上气道生理结构与功能的间的关系。将 CFD 方法运用于阻塞的上气道的生物力学研究对 OSAHS 患者上气道发生塌陷机制的认识也具有很大的帮助。

利用 CFD 研究最初集中于鼻腔气流分布的研究,学者们从正常的鼻腔入手研究鼻部解剖结构与气流分布的关系,后来逐渐运用于鼻部疾病鼻腔内气流特性的研究。1993 年,Tarabichi 等[65]第一次运用 CFD 研究鼻瓣区的气流特性。而 Keyhani 等[66]在 1995 年将 CFD 用于研究整个鼻腔的气流特征。从此,许多学者便将 CFD 用于鼻腔气流特性的研究。Weinhold 等[67]通过建立两个解剖结构正常的鼻腔物理模型和通过 CT 成像重建两个鼻腔模型进行比较研究,数值模拟不同流量下鼻腔内速度场和压力场的分布情况,重建模型和实验模型模拟结果基本相同。Ishikawa 等[68]通过 CT 扫描建立一名正常成人的鼻腔和咽腔模型,利用非稳态 Navier-Stokes 和连续性方程数值求解鼻腔气流在吸气和呼气情况下变化情况,在吸气阶段,高流速区域主要分布在中鼻道区域,在呼气阶段,速度和涡度的分布均较吸气阶段平坦。而随后人们开始研究鼻腔内温度的分布情况、气味溶解度或传送、纳米粒子的沉积等。在研究正常鼻腔气流分布的基础上,学者们开始研究鼻腔病理状态下如室间隔穿孔、萎缩性鼻炎、鼻中隔穿孔等鼻腔内气流的特点。Tan 等[69]通过建立一名正常人鼻腔的 CFD 模型,就呼吸气流形式、气道内压力分布和气道壁剪切力、气流速度进行分析,发现鼻腔内的气流流动与鼻腔的解剖结构密切相关。

随着研究的深入,学者们开始研究 OSAHS 患者和正常人的上气道模型用于研究较完整的上气道内气流分布情况。Cisonni 等[70]基于解剖光学相干断层扫描数据,建立了 OSAHS 患者和正常人的咽腔模型,分析了咽腔内压力变化情况,发现 OSAHS 患者相对于正常人,在腭咽狭窄处压力下降超过了咽腔总压力下降的 80%,该处的压力下降导致该处的咽腔壁压力更小,进而引起该处的气道塌陷,并认为腭咽和总咽压降之比可用于区分 OSAHS 患者与正常人。Mihaescu 等[71]基于 MRI 建立了一名正常人的上气道模型,在稳态条件下对吸气阶段上气道内气流流动进行模拟分析,观察到最大矢状向速度出现在腭咽最小横截面积处,进而引起该处气道壁最小静压力、最大气道壁剪切力,并认为这一变化可能是引起气道塌陷的原因。钱玉梅等[72]基于 CT 数据建立一名健康患者的上气道生物力学模型,分析了整个上气道的气流特性,并认为正常人的上气道气流动力学的分析可以为 OSAHS 患者上气道气流特性分析提供参考的理论依据。杨照等[73]建立了一名重度 OSAHS 患者的 CFD 模型,利用湍流模型计算了一个完整呼吸周期内上气道内气流速度、压力分布、剪切力分布等情况,观察到呼气阶段回流的气流对软腭特别是悬雍垂造成较大的气流压力和剪切力,可能影响软腭固有性质的变化,并认为上气道悬雍垂平面是容易出现上气道塌陷的位置。

目前,有关儿童 OSAHS 上气道生物力学特性的研究相对较少。Xu 等[74]通过研究 3 名正常儿童和 3 名 OSAHS 患儿平静呼吸状态下气道内气流压强的分布情况,通过两者对比发现,OSAHS 患儿有更狭窄的咽腔气道,且影响气道内的压力分布较明显。OSAHS 患儿的咽腔气道阻力和鼻后孔到腭咽最狭窄处的压力明显高于正常儿童,且大多数与 AHI 成正相关,并认为 CFD 研究方法可用于 OSAHS 患者上气道解剖结构狭窄引起气流变化的评估。Persak 等[75]基于 MRI 图像数据建立了上气道 CFD 模型,采用低雷诺数 $\kappa - \omega$ 湍流模型数值模拟分析 3 名 OSAHS 儿童和 3 名正常儿童十二个呼吸周期内的气流流动特征,得出气道阻力随呼吸周期而变化,受到气道几何形状的影响,相对高的阻力出现在吸气末,并预测吸气末期出现较大的气道阻力可能是引起气道塌陷的原因。

上气道生物力学特征研究最终目标是应用于临床上 OSAHS 患者及相关疾病的诊疗中。而临床上针对 OSAHS 患者个性化诊治方面,学者们主要研究 OSAHS 患者经手术治疗或佩戴 OA 前后的气流动力学变化,用于预测和评估其治疗效果。

Mihaescu 等[76]利用大涡模拟(LES)方法对一名 OSAHS 患者手术(MMA)前后咽腔气流变化与 OSAHS 严重性的关系进行研究。研究表明,患者手术后咽腔内气流速度、气道壁剪切力、气道壁静压力相对于手术前明显减小;手术后咽腔内的气流变得更通畅、平稳,压力分布也均匀,同时认为大涡模拟适用于分析咽腔气道内的不稳定气流动力学变化,且该方法可以对手术效果进行定性定量的预测和评估。Ozlugedik 等[77]通过建立手术前和虚拟鼻中隔成形术后的鼻腔 CFD 模型,数值模拟分析结果显示,虚拟手术后的鼻腔阻力明显下降,认为该方法可以用于评价手术是否成功及其治疗效果。Luo 等[78]对 10 名肥胖儿童经腺样体切除前后的上气道建立三维模型,通过 CFD 数值模拟分析了吸气峰值时气道内气流速度、压力分布、不稳定气流出现区域,通过对比发现,术后气流动力学明显出现变化,气道内压力的下降和 AHI 的下降成正相关。朱丽哲等[79]运用计算机流体力学方法对 5 例经正颌手术治疗的小下颌畸形合并 OSAHS 的患者上呼吸道内的气流流动进行数值模拟,计算分析手术前后上气道形态和内部气流场的变化,结果发现,小下颌畸形患者经过正颌手术后,不仅能有效矫治牙颌面畸形,同时可扩张上气道,增加了截面积和容积,降低了咽腔气流阻力,改变了气流动力学特征,从而保持上气道气流通畅,通过上气道气流流线图可发现,在鼻咽处,流线较稀疏,气流速度较迟缓,在腭咽处,流线较密,速度较快(见图 12 - 10)。

Vos 等[80]和 van Holsbeke 等[22]分别利用 CFD 研究方法分析 OSAHS 患者经口腔矫治器治疗后的效果,患者经口腔矫治器治疗后,咽腔的几何形态发生变化,从而导致咽腔内气流相关参数发生变化(压力分布下降,气流阻力下降),并认为 CFD 方法可用于口腔矫治器治疗效果的评估。

李懿波等[59]通过 CFD 方法对平静呼吸下 8 例 OSAHS 患者戴用口腔矫治器前后上呼吸道行 CT 扫描,利用 Mimics 10.01 建立上呼吸道三维模型,通过 ANSYS ICEM CFD 14.0 建立上气道三维网格模型(见图 12 - 11),用 ANSYS 14.0 - Fluid Dynamics-FLUENT 14.0

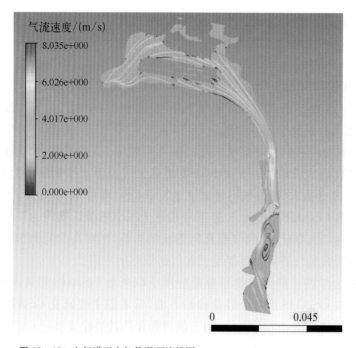

图 12 - 10 上气道正中矢状平面流线图

Figure 12 - 10 Streamline diagram at the mid-sagittal plane

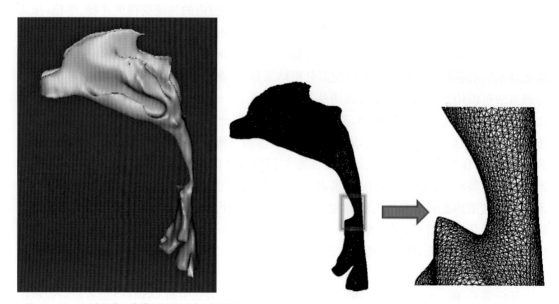

图 12 - 11 上呼吸道三维模型图及三维网格模型

Figure 12 - 11 Three-dimensional reconstruction of a human upper airway and model with volume mesh

对上呼吸道内部流场进行数值模拟,采用 ANSYS 14.0 - Fluid Dynamics-CFD-Post 14.0 对模拟结果进行后处理,将 CFD 测量结果进行比较,对比分析了 OSAHS 患者戴用口腔矫治器前后上呼吸道不同截面形态学及内部流场的变化。鼻腔区域截面的选取从上至下分为 4 段:鼻咽(鼻咽顶至硬腭水平)、腭咽(硬腭水平至软腭尖)、舌咽(软腭尖至会厌尖)、喉咽(会厌尖至会厌根部），共选取了 8 个截面（见图 12 - 12）：截面 1 位于鼻前庭的末端和主鼻道的起始处之间；截面 2 位于中、下鼻甲起始处；截面 3 位于鼻腔中部，为解剖最复杂的截面；截面 4 位于两个鼻腔开始合并区域构成鼻腔末端和鼻咽起始处；截面 5 位于鼻咽下界（腭咽上界）处；截面 6 位于腭咽下界（舌咽上界）处；截面 7 位于舌咽下界（会厌上界）处；截面 8 位于会厌下界处。研究结果发现，患者戴用矫治器后鼻咽容积变化无统计学意义，腭咽、舌咽、喉咽区域容积均有增大，而主要变化区域发生在腭咽和舌咽处。患者气道狭窄区域出现在腭咽下界处，戴用矫治器后此区域面积有明显增大。不同截面速度云图显示，鼻腔内气流最大速度出现在截面 1（鼻前庭末端）处；咽腔气道内最大流速位于咽腔狭窄区域腭咽下界（截面 6）处（见图 12 - 13）。患者戴用矫治器后鼻咽与会厌区

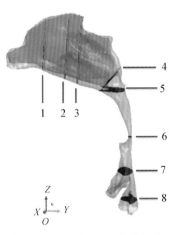

图 12 - 12　CFD 模型选取的截面
Figure 12 - 12　Selected sections of the CFD model

域气道内流速没有明显变化，而腭咽与舌咽区域流速明显降低，尤其是气道狭窄区域腭咽下界处流速显著变小（见图 12 - 14）。患者戴用矫治器后鼻咽及会厌区域压强变化不明显，而腭咽与舌咽处压强明显变大，尤其是腭咽下界处压强显著变大（见图 12 - 15）。患者戴用矫治器后咽腔阻力明显变小，戴用矫治器后患者咽腔气流阻力下降了 35.9%。戴用矫治器后患者咽腔容积变化与 AHI 变化存在负相关关系，而咽腔阻力变化与 AHI 变化存在显著正相关关系。研究结果表明，OSAHS 患者戴用口腔矫治器后，可通过扩张上呼吸道，改变上呼吸道气流动力学特征，降低上呼吸道狭窄区域的负压及咽腔阻力，使得上呼吸道不易塌陷，从而保持上呼吸道气流通畅。

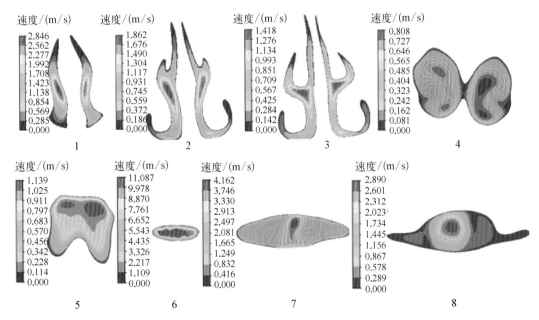

图 12 - 13　各截面速度云图
Figure 12 - 13　Contours of velocity at the selected sections of the CFD model

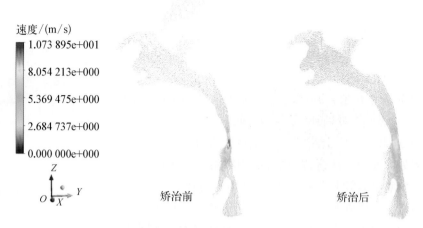

图 12 - 14　上呼吸道正中矢状平面速度矢量图
Figure 12 - 14　Air flow velocity vectors at the mid-sagittal plane

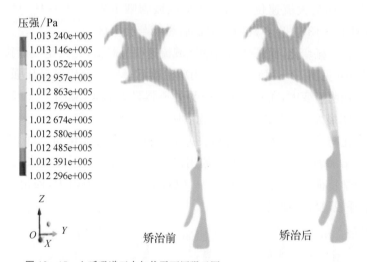

图 12 - 15　上呼吸道正中矢状平面压强云图
Figure 12 - 15　Contours of pressure at the mid-sagittal plane

　　虽然临床证明 CFD 研究方法的精度较高、能较准确反映气道内气流流动特性。但不足的是,CFD 研究将气道壁和气道周围组织简化为刚性壁面,忽略了相关组织的弹性变形对气道内气流的影响,所以仍不能完全模拟人体的真实生理情况。由于睡眠时肌张力是呼吸道稳定性的重要因素,睡眠时软腭、舌根和其他与气道相关软组织的变化及运动可能是影响 OSAHS 患者病理生理学的重要因素,因此,采用流固耦合(fluid-structure interaction,FSI)数值模拟技术可弥补 CFD 研究方法的不足。

　　2) 上气道与气道周围组织的流固耦合数值研究

　　流固耦合力学是研究运动或是形变的固体和流场间相互作用的一门学科,其主要特征就是两相介质间交互作用,相互影响,原先主要应用于工程问题研究方面,但在生物界的各种组织或是器官中也广泛存在流固耦合现象,如心脏瓣膜、血管、人类声带等。随着上气道生物力学模型研究的深入,流固耦合力学逐渐应用于上气道生物力学的研究中。

　　咽腔(鼻咽、口咽、喉咽)被公认为 OSAHS 发生上气道阻塞的好发部位,主要是因为其周围被软组织所包绕,缺少骨性结构的支撑,容易发生塌陷。上气道周围组织如软腭和咽腔气道壁的运动或是形变在 OSAHS 的发生发展中起到重要作用。利用上气道流固耦合力学模型能更真实地分析气流和气道壁面之间的相互耦合作用,克服了以往将气道壁或气道周围组织假设为刚性壁面的缺陷,从而使理论数值模拟分析结果更为接近真实的上气道内气流流动情况。Payan 等[81]基于 X 线扫描建立了 OSAHS 患者上气道和软腭的简单二维有限元模型,基于流固耦合方法分析上气道塌陷机制。Huang 等[82]基于 OSAHS 患者的 MRI 扫描建立 2D(舌和软腭)和部分 3D(咽气道的四个壁)咽腔气道模型,用于观测舌和软腭对咽气道前后壁塌陷所起的作用,认为 3D 计算机模型可用于咽腔病理生理学的研究(包括咽腔解剖学的模拟、咽腔肌肉活动和咽腔周围组织的机械性能),还可用于 OSAHS 患者上气道手术的模拟以及个性化治疗方案的制订。Chouly 等[83]建立了简化的部分咽腔和舌模型,数值模拟分析呼气气流对气道壁的作用以及咽气道壁和舌形变对气流形式的作用,并得出舌较小的形变对气流流速有明显的影响。Zhu 等[84]建立了正常人的部分上气道和软腭的流固耦合模型,模拟分析平静呼吸状态下软腭的运动特征,软腭在呼吸时的运动是由作用于软腭周围的空气压力造成的,这部分空气压力主要是来自气道内气流的剪切力。黄任含等[85]基于 CT 扫描建立了一名志愿者上气道及周围组织的有限元模型,采用 CFD 和 FSI 两种方法模拟分析在正常和呼吸暂停状态下的气流动力学特征。呼吸暂停状态下,气道最狭窄处的负压和软腭位移均较正常状态下大,并认为 FSI 得到的结果较 CFD 得到的结果更真实可靠。王莹等[86]基于患者手术前后 CT 影像学数据,建立了气道及软腭三维有限元模型,采用流固耦合的方法模拟手术前后上气道流场特性及软腭的运动情况,结果表明,鼻部手术后对整个上气道及软腭运动的气流分布有所改善。郭宇等[87]基于 MRI 扫描,通过三维重建软件重建了 OSAHS 患者戴用口腔矫治器前后咽腔的三维模型(见图 12 - 16),应用 ANSYS Workbench 13.0 软件进行网格划分,赋予各部分材料属性,建立了咽腔和软腭的流固耦合有限元模型(见图 12 - 17)。将所得的模型导入 CFX - ANSYS 软件中进行 FSI 数值计算,分析咽腔气流动力学变化和软腭的运动特征。结果发现,在最大吸气时刻,腭咽处的气流速度由 9.677 m/s 降低到 7.020 m/s,最大负压由 -64.18 Pa 降低到 -37.88 Pa,气道壁的最大形变量由 0.629 mm 减小到 0.244 mm,软腭的整体位移由 0.883 mm 减小到 0.519 mm。在最大呼气时刻,腭咽处的气流速度由 10.44 m/s 降低到 7.441 m/s,最大负压由 -36.25 Pa 降低到 -23.79 Pa,气道壁的最大形变量由 0.648 mm 减小到 0.310 mm,软腭的整体位移由 0.944 mm 减小到 0.594 mm(见图 12 - 18)。由于 FSI 方法考虑了气道壁的形变和软腭运动对气流的影响,所以无论是吸气还是呼气峰值时,在腭咽气道处 FSI 数值计算结果有更大的气流速度和负压。结果表明,OSAHS 患者在吸气时腭咽气道出现较大的负压,压强降较大,以及呼气时软腭向咽腔后壁的运动可能是引起咽腔塌陷的重要机制。OSAHS 患者戴用口腔矫治器后,在最大吸气和最大呼气时刻,腭咽气道的负压和软腭的运动均降低,使咽腔不易出现塌陷,从而减轻了患者的打鼾和呼吸暂停症状。FSI 方法克服了 CFD 将气道壁假设为刚性壁面的不足,更适合于研究上气道病理生理条件下的生物力学特征,同时建立的 FSI 模型还可用于预测 OSAHS 患者的上气道阻塞平面位置,针对气道阻塞平面选择合理的治疗方案,从而为 OSAHS 患者个性化治疗提供较可靠的实验依据。

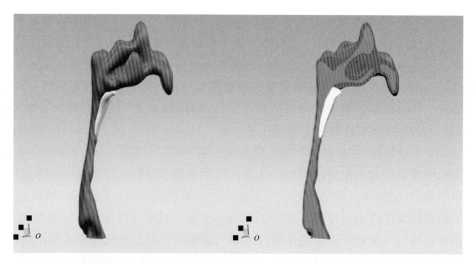

图 12 - 16 气道、气道壁和软腭的组合模型

Figure 12 - 16 The combined model of aiway, airway wall and soft palate

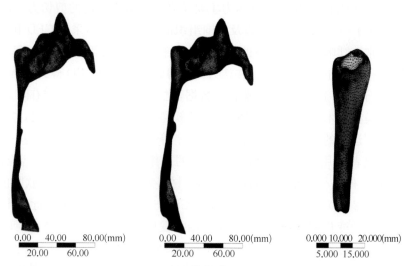

图 12 - 17 气道、气道壁和软腭的流固耦合有限元模型

Figure 12 - 17 The fluid-structure interaction finite element model of airway, airway wall and soft palate

　　然而，从目前研究情况来看，上气道与周围软组织的 FSI 数值研究还处在起步阶段。上气道流固耦合模型建立主要分成两部分来完成，一是基于 Starling Resistor 的方法建立的刚性壁管的流体动力学，另一个是建立线弹性的软腭运动，流固耦合作用主要集中在描述软腭的运动方面，气道壁的形变和对气流的影响未见报道。同时大多数 FSI 模型以仿真、简化模型为主，所以较真实、完整的上气道 FSI 模型研究有待发展。实际应用 FSI 技术要克服的最大障碍是对材料属性如舌和软腭没有可用的数据。此外，体外测量的组织弹性模量和泊松比与组织在体内的可变形性可能并没有太大的生物相关性。因此，如何获取患者睡眠状态中的三维影像并取得可靠的软组织材料属性，实现运用流固耦合技术分析气道周围软组织及呼吸道内空气共同对气道稳定性的影响将是今后研究的重点。

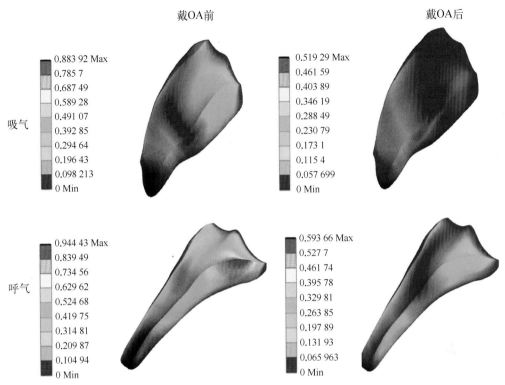

图 12-18　戴口腔矫治器前后在吸气和呼气峰值时软腭总的位移（单位：mm）

Figure 12-18　At the peak of inspiratory or expiratory, the overall displacement of the soft palate before and after treatment with oral appliance

12.2.3　结语

上气道流体动力学模型的发展和运用，为进一步认识上呼吸道结构与功能间的交互关系，探讨 OSAHS 的生物力学机制提供了有效的手段，但由于上气道的真实生物力学特性受到复杂的气道周围组织环境的影响，目前所建立的模型只能对实际的上气道真实解剖结构无限接近，还不能完全反映 OSAHS 患者上气道及周围组织的生物力学特性。因此，还需要对气道周围软组织的生物特性进行研究，真实模拟出人体气道周围软组织的力学特性，同时考虑睡眠状态下神经肌肉调控作用的影响，获得更真实的上气道生物力学模型，从而对 OSAHS 患者的上气道生物力学机制有更深入的了解，为 OSAHS 的治疗和预防提供创新手段及措施，解除 OSAHS 患者的痛苦。

（李永明　李懿波　郭宇）

12.3　正颌手术对骨性Ⅲ类患者上气道流场的影响

目前，很多研究均从力学生物学角度，利用力学在理论建模和数值仿真等方面的优势，对 OSAHS 的发病原因及上气道阻塞的形成机制进行分析，从而进一步了解上气道及周围软组织的力学生物学特性。

12.3.1 OSAHS 的力学生物学原理

OSAHS 发生时上气道的阻塞有多重影响因素的参与,包括上气道解剖结构异常、气体流动特性以及中枢神经系统的调控。

图 12-19 所示为 OSAHS 发生时引起上气道塌陷的各方面影响因素。上气道的塌陷不仅受形态学因素、流体力学因素影响,同时也有中枢神经系统的调控。这三方面因素互相影响,并非独立存在。从力学生物学角度而言,上气道呼吸力学环境的改变是引起塌陷的最基本原因,上气道解剖结构组织力学性能的变化和上气道流场力学特性的改变都会直接影响 OSAHS 的发生。

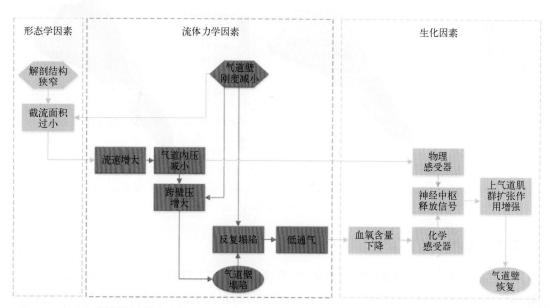

图 12-19 上气道塌陷因素影响示意图
Figure 12-19 Schematic diagram of factors that cause upper airways collapse

1) 形态学因素的改变

从力学角度来研究,上气道解剖结构形态的异常,在力学模型上表现为几何边界条件的改变。同时,上气道的呼吸力学发生改变,相应组织的力学性能也发生改变,导致上气道阻塞。

现有的研究结果显示,腭咽和口咽部的狭窄在 OSAHS 发病过程中极为关键。上气道中,腭咽和口咽部主要由肌肉和结缔组织构成,缺少骨性支撑,容易变形,比较薄弱,故 OSAHS 患者上气道阻塞通常发生在该部位[88]。Chouly 等[89]通过简化舌头及咽腔气道模型,在仰卧位和神经控制减弱这两种情况下,考虑不同咽腔狭窄程度进行流固耦合数值模拟,结果表明咽腔越狭窄处越易发生塌陷。此外,软腭和舌体的大小、位置等都是影响上气道开放与否的重要因素[90]。通过各类形态学检查发现,OSAHS 患者上气道的解剖结构形态存在一定程度上的改变。这种改变不仅与上气道周围软组织有关,还与骨性解剖结果相关[91]。OSAHS 患者颅颌面存在明显的形态异常,如下颌短小、位置后缩、颅底角减小等,这些骨性结构的异常使得口咽部狭窄、舌体后缩、咽腔缩小,颌面部更加靠近脊椎[5]。上气道骨性结构与颅颌面构成上气道的支架,其形态的异常可改变上气道周围软组织的位置及受力情况,从而间接影响上气道的力学环境及其稳定性。

2) 流体力学因素的改变

从力学角度来研究,上气道的开放与否取决于上气道管腔内压、外压及管壁柔顺性等物理参数。呼吸过程中上气道管腔内压主要由扩张肌收缩力决定,收缩力越大,腔内压力越低,管腔越容易塌陷闭合[92]。Gold 等[93]首次用临界压来定量描述压力作用下咽部塌陷程度。跨壁压是决定上气道通畅最关键的因素,当跨壁压减少时,气道管径就会变小甚至闭合。Oliven 等[94]采用可变节流孔模拟 OSAHS 患者易塌陷的咽部,结果发现咽部的柔顺性和管腔的横截面积密切相关,咽部塌陷的主要原因是咽部周围的压力。

此外,患者之间的软腭、舌头、会厌等软组织存在差异性,在持续的相互作用下,软组织与咽腔力学环境的特性也发生了改变。通常,可将软组织的力学特性用弹性模量等参数来描述,咽腔力学环境则可以描述为所受的外界压力等。Rasani[95]为了评估呼吸过程中舌头弹性模量大小对其变形的影响,分别取 1.25 MPa、1.75 MPa 和 2.25 MPa 进行模拟,结果表明弹性模量越小,舌头越容易后坠,上气道越容易塌陷。因此,软组织弹性模量大小对其在气流作用下的变形及塌陷有较大的影响,确定好软组织的弹性模量能够更加准确地模拟软组织与周围流场的相互作用。

研究上气道塌陷最经典的力学模型是 Starling 阻力模型[93]。它由两端固定在刚性管道上的可塌陷性管道构成,OSAHS 发生过程简化成流体在可塌陷管道中的流动。Verin 等[96]发现 OSAHS 患者上气道阻力明显高于正常人,和上气道口径的大小呈负相关。舌根后移可导致咽腔狭窄、咽部气流减少,使咽部气道趋于闭合,上气道阻力增加[97]。鼻通气量减少,鼻阻力下降,大量气流从口腔流入,口腔阻力显著增大[98]。

通过高性能计算机和数值分析软件,近年来越来越多的研究对上气道气流进行模拟分析。建立了精确量化的上气道生物力学模型,可显示患者上气道气流的速度、压力、气道壁面剪切力的分布及大小[99]。采用低雷诺数的湍流模型计算获得一个完整呼吸周期内上气道的流动规律,发现 OSAHS 患者在呼气和吸气阶段上气道的气流流动形式差异明显[100]。

OSAHS 患者在睡眠状态下,鼻内压增幅变小,气流出现限制,导致上气道腔内压和气流流量关系发生改变。当上气道没有气流通过,发生完全性阻塞至呼吸暂停时,气道周围临界压至少等于或高于大气压。为克服升高的吸气阻力从而保证通气量,OSAHS 患者吸气时胸腔负压明显增加[101],与胸腔相通的上气道负压也随之增加。运用计算流体力学证实了咽腔负压越大,越容易导致咽腔塌陷[102]。

OSAHS 患者由于上气道解剖结构的狭窄,造成了更多的黏液折叠,使得上气道液体表面张力增高[103]。Kirkness 等[104]为减轻 OSAHS 患者上气道液体表面张力,将液体表面活性剂注入患者的上气道,发现平均上气道液体表面张力下降 16 mN/m,RDI 降低 30%,证实了上气道液体表面张力下降能使上气道轻度狭窄问题得到改善。

3) 生化因素的改变

在临床上,OSAHS 患者在气管切开的状态下仍存在周期性睡眠呼吸暂停现象,说明生化因素的控制失调也是 OSAHS 发病机制之一。

颏舌肌是主要的扩张肌,构成口咽部的前壁,是目前研究最多的上气道扩张肌。颏舌肌功能的异常会导致上气道塌陷闭合[105]。OSAHS 患者对上气道阻力和顺应性的增加存在代偿现象,表现为觉醒时上气道肌活性增大,以代偿上气道解剖性狭窄,维持气道开放。而在睡眠期间,这种代偿机制减弱或消失,上气道肌肉松弛,甚至肌张力完全消失,不足以抵抗吸气时的气道负压,进而使气道塌陷,发生呼吸暂停[106]。

从生物力学角度,对 OSAHS 生化控制机制的影响进行研究,提出了各种生物力学模型。Huang 等[107]把口咽部易塌陷的部位简化成一个具有质量的活塞,建立了考虑神经反馈调节机制的力学模型,并研究得出当气道和流体的耦合刚度不足以保持气道的稳定时,生化因素就会起主导作用,但该反馈作用在睡眠时作用明显降低。后来又有研究者提出了用压力平衡模型来解释 OSAHS 患者上气道塌陷的力学机制,上气道的开放取决于气道腔内压与扩张肌收缩力之间的平衡[108]。建立了包括下颌舌骨肌、颏舌肌等 4 块肌肉在内的上气道三维有限元模型,此模型能够帮助进一步研究颏舌肌等在 OSAHS 发病中的作用[109]。从力学生物学角度分析,研究生化因素控制机制的影响就是考虑如何把以颏舌肌为代表的肌群对上气道的扩张作用转换成某些力学或有限元模型中的参数条件,以及如何模拟周围软组织对上气道运动的限制作用。

12.3.2 骨性Ⅲ类错𬌗畸形概述

骨性Ⅲ类错𬌗畸形是牙颌面畸形中较为常见的类型之一,临床表现为侧面观呈凹面型,上颌骨发育不足、下颌发育过度或两者皆有,磨牙关系为安氏Ⅲ类近中咬合[110]。严重的骨性Ⅲ类错𬌗畸形由于上下颌骨和牙弓关系的失调,不仅影响患者的咀嚼、发音等功能,也造成容貌上的明显缺陷,影响患者的心理及日常社交生活。轻度的骨性Ⅲ类错𬌗畸形可以考虑通过单纯正畸掩饰治疗在一定程度上改善缓解,但是大部分中、重度的骨性Ⅲ类错𬌗畸形必须通过正颌-正畸联合治疗才能改善上述困扰患者的问题。

12.3.2.1 骨性Ⅲ类错𬌗畸形的病因

骨性Ⅲ类错𬌗畸形通常是由于遗传或环境因素,或两者联合影响所致,其中遗传因素可能占主导地位。

(1) 上颌骨前后向发育不足。上颌骨发育不足的病因既有先天发育因素、遗传因素,也有后天获得性因素的影响。某些颅面发育异常综合征,如 Crouzon 综合征、Apert 综合征等都伴有严重的上颌骨发育不足[110]。腭裂继发颌骨畸形的患者,因幼儿时期接受腭裂修补术常常继发严重的上颌骨甚至面中份发育不足。外伤等后天因素,如面中部、颌骨骨折错位愈合等也可能导致上颌骨前后向发育不足。

(2) 上颌骨横向发育不足。上颌骨横向发育不足的病因是多方面造成的,其中主要包括先天性、发育性、创伤性、医源性等因素[110]。比如幼儿时期的吮吸拇指、张口呼吸等不良口腔习惯可以导致上颌牙弓的狭窄。医源性因素多见于腭裂修补术后的患者,因腭部手术后的创伤、术后疤痕的存在,从而限制并影响了上颌骨左右向的生长发育,从而导致严重的上颌骨横向发育不足。

（3）上颌骨垂直向发育不足。上颌骨垂直向发育不足是遗传与后天环境因素共同作用的结果,这类患者大多有家族史,面部生长型也与此有关系。

（4）下颌骨发育过度。下颌骨发育过度与很多因素有关,其中遗传因素可能占主导地位。例如,反𬌗是某些先天性疾病的临床表现之一。而且骨性Ⅲ类错𬌗患者的亲属患病率明显高于正常人。后天因素中,因奶嘴形状大小、婴儿体位可能导致不正确的人工喂养姿势,使得婴儿下颌前伸引起乳牙反𬌗。乳牙期因龋齿而导致的乳牙早失,可能诱发骨性Ⅲ类错𬌗畸形。

12.3.2.2 骨性Ⅲ类错𬌗畸形的分类

根据颌骨的大小、位置关系的特征,骨性Ⅲ类错𬌗畸形可分为以下三类:

（1）上颌骨发育不足、下颌骨发育正常。上颌骨前后向发育不足又可称为上颌后缩,临床上常见此种牙颌面畸形,可同时合并垂直向和水平向的发育不足。上颌骨垂直向发育不足可表现为颜面垂直高度不足,特别是面下 1/3 短,上颌前牙唇齿关系失调,下颌平面角表小颏唇沟深,颏部前突。上颌骨横向发育不足可表现为上下颌骨横向关系失调,如一侧或两侧的后牙反𬌗。

（2）上颌骨发育正常、下颌骨发育过度。下颌骨发育过度是指下颌骨向前生长过度而引起的咬合关系错乱,又可称为下颌前突,亦是临床常见的牙颌面畸形之一。下颌骨相对颅底位置的过度向前生长,造成前牙反𬌗或开𬌗、后牙的安氏Ⅲ类咬合关系、面下 1/3 面型结构间协调关系的破坏。

（3）上颌骨发育不足伴下颌骨发育过度。上颌骨后缩合并下颌骨前突是同时累及上下颌骨,影响整个面中、面下部颜面软组织的复合牙颌面畸形,这种影响常表现为三维方向上的发育异常。

12.3.2.3 骨性Ⅲ类错𬌗畸形的治疗方法

对于成人骨性Ⅲ类错𬌗畸形的患者,已没有生长潜力,仅通过单纯的正畸掩饰性治疗不能达到较好的治疗效果。目前通常采用正颌-正畸联合治疗的方法,即术前正畸阶段—正颌手术—术后正畸阶段三个部分。其中,正颌手术的术式选择也会根据骨性Ⅲ类错𬌗畸形的分类而有所不同:对于上颌发育正常、仅单纯下颌发育过度向前生长而引起的骨性反𬌗可以选择单纯双侧下颌升支矢状劈开后退术(BSSRO);而对于上颌发育不足的骨性反𬌗一般会选择双颌手术,即上颌 Lefort-Ⅰ型截骨前移术结合 BSSRO。

12.3.3 不同正颌术式对骨性Ⅲ类患者上气道流场影响的分析

Reyneke 等[111]报道上颌发育正常、仅单纯下颌过度向前生长引起的骨性反𬌗占骨性Ⅲ类错𬌗的 20%～25%,而由于上颌发育不足引起的另外两类骨性反𬌗约占 75%。可以看出,骨性Ⅲ类患者中多数伴有上颌发育不足。因此,与单纯 BSSRO 相比,双颌手术可以更好地协调大部分伴有上颌发育不足的骨性Ⅲ类患者的上下颌骨关系,改善患者容貌。因此,近些年来采取双颌手术方式矫治骨性Ⅲ类错𬌯越来越普遍。

12.3.3.1 不同正颌术式对上气道形态学的影响

1) 单颌手术治疗前后上气道的形态学变化

单纯下颌后退术式最早由 Trauner 和 Obwegeser 在 1957 年发明,随后分别在 1961 年、1968 年、1976 年、1977 年由 Dalpont、Hunsuck、Gallo、Epker 逐渐改进优化术式[112]。

Riley 等[113]研究发现咽气道间隙(pharyngeal airway space,PAS)少于 11 mm 且下颌平面到舌骨距离大于 15.4 mm 是引起 OSAHS 的危险条件,并就这个潜在的并发症发表了相关的病例报道。Chen 等[114]研究发现 PAS 缩小量与颏部后移量密切相关。BSSRO 主要缩小了舌咽段和喉咽段气道间隙。Lye 等[115]报道患者的 PAS 在舌根平面小于 5 mm 且下颌平面到舌骨的距离大于 24 mm 会使呼吸紊乱指数(RDI)增大。此外一些研究发现,单颌手术会导致舌骨位置的变化和舌后区、喉咽气道减小。Tselnik 等[116]报道 BSSRO 术后舌后区前后径减少 28%,体积减少 12.8%。Sanman 等[117]研究结果显示术后舌骨向下向后移位和 PAS 缩小,表明舌骨与上气道之间存在着重要的相互作用。

因鼻咽、口咽气道容积与患者的睡眠呼吸有着密切的联系,此研究中也得出了 BSSRO 会引起腭咽与舌咽段横截面积和容积显著减小的结论。后退下颌引起舌骨下降后移,舌随之后移,术后上气道通气阻力增加[118],流速加快,压强变小,易造成上气道间隙狭窄。

2) 双颌手术治疗前后上气道的形态学变化

双颌手术与单颌手术相比,由于前移了上颌骨,在保证相同的颌骨相对移动量的情况下,减少了下颌后退的幅度。

一些研究发现双颌手术尽管前移了上颌骨,但对上气道的狭窄并无明显改善,术后舌后区的气道狭窄仍然显著[119-121]。Becker 等[122]将上气道分为五部分:鼻咽腔,上、中、下口咽腔,喉咽腔。通过 X 线头影测量方法分析骨性Ⅲ类患者行双颌手术前后的侧位片,发现术后短期(2~4 个月)及中期(6~12 个月)鼻咽腔,上、中口咽腔有所增大,而下口咽腔、喉咽腔减小。双颌手术中上颌骨的前移虽然一定程度上增加了鼻咽腔的气道容积,但术中下颌骨的后退仍会造成口咽腔容积和横截面积的减小。因此,可认为前者的增加只能少许缓解上气道的术后狭窄,但并无明显改善。

然而,Cakarne 等[123]比较了单双颌手术对 PAS 的影响,发现双颌手术后在舌咽段和喉咽段的缩小量都要显著小于单颌手术组,而且双颌手术组由于上颌骨的前移,使得鼻咽段气道宽度有增大趋势,可在一定程度上代偿下颌骨后退引起的上气道狭窄。Jakobsone 等[124]就上颌骨前移以及上抬术对单纯下颌后退的上气道变化的影响进行了研究,发现上颌骨前移≥2 mm 时,鼻咽腔有显著的增大,幅度为 13%~21%,一定程度上代偿下颌后退对口咽腔的影响,而且这种鼻咽腔的增大作用在长期内均稳定。尽管口咽腔和舌后区气道仍然缩窄,但是仅仅在上颌骨没有上抬时,口咽腔气道的减小才有显著的统计学意义。Saitoh 等[125]通过分析 X 线头颅侧位片发现骨性Ⅲ类患者术后 6 个月时咽腔明显缩小,舌咽水平和喉咽水平的气道缩小最为显著,分别缩小了 2.7 mm 和 3.9 mm。Jakobsone 等[126]就二维 X

线头颅侧位片及三维 CT 对行双颌手术后的气道面积、体积变化的骨性Ⅲ类患者,进行了对比研究,发现三维 CT 显示口咽和喉咽体积分别增加了 3.98 cm³ 及 2.51 cm³,整体 PAS 体积有所增加但无统计学意义,上气道的软腭后区、口咽与喉咽的横截面积均无明显变化。X线头颅侧位显示鼻咽腔增宽了 4.08 mm,舌体长度增大了 4.84 mm。两种评估方法与软腭后区及 U‑MPW 这两方面有显著的统计学相关性。

3)单双颌术式对上气道形态学影响的差异

双颌手术因上颌骨的前移,使得腭咽腔无论在矢状径、横截面积还是容积方面都有所增大,这在一定程度上代偿了 BSSRO 对舌咽和喉咽段的减小作用。通过 CFD 技术验证发现双颌手术的术后流速的增加和压强的减小均没有单颌手术显著。

因此,在骨性Ⅲ类患者选择何种术式时,应考虑上下颌骨的相对移动量。当下颌后退量较大时,可以考虑改行双颌手术,将相对移动量平均在上下颌骨两部分,以减少下颌后退的幅度,从而尽可能避免术后 OSAHS 症状的发生。

12.3.3.2　不同正颌术式对上气道流体力学的影响

应用 CFD 技术建立骨性Ⅲ类患者正颌手术前后的上气道 CFD 模型,并获得其气流流动模式的数据。通过不同术式前后数据比较后发现,单颌手术后,上气道形态变窄,腭咽、舌咽段横截面积和容积均显著减少,腭咽、舌咽段气流速率加快,进一步导致气道内压强减小。双颌手术后的腭咽段横截面积较术前增大,导致流速减小,压强增大;腭咽段容积和舌咽段横截面积、容积的减少,导致舌咽段气流速率有所加快,压强减小,但均未及单颌手术患者显著。

12.3.4　骨性Ⅲ类患者的术后气道流场与轻中度 OSAHS 患者气道流场的比较

通过对骨性Ⅲ类患者正颌手术后与轻、中度 OSAHS 患者的上气道进行 CFD 分析,得出了以下结论。

OSAHS 患者上气道的狭窄与阻塞部位大多发生在腭咽最狭窄处,此处气流速率最快,压强也最小。Sung 等[46]研究表明气道最狭窄处位于腭咽,此处气流流速最大而压力最低,与现有研究结果一致。Jeong 等[15]也认为腭咽处最为狭窄,其上下易出现不稳定的湍流,腭咽至喉咽的气流突然加速是腭咽最易塌陷的主要原因。

骨性Ⅲ类患者正颌手术后,上气道最窄处易出现在舌咽段和喉咽段,这与 OSAHS 患者最窄部位不同,说明正颌手术后上气道的舌咽、喉咽段气道阻力较大。Kawamata 等[127]分析正颌手术对咽腔的影响也得出了舌咽段减小最显著的结论。Saitoh 等[124]采用 X 线头影测量分析骨性Ⅲ类患者正颌术后 6 个月的上气道变化,同样发现舌咽和喉咽段气道显著减小。上述研究都从解剖形态学角度证实了正颌手术显著改变了上气道咽腔的大小,尚无文献从流体力学角度来分析[128-130]。实验首次应用了 CFD 技术,分别从形态学和流体力学两个方面来分析正颌手术对骨性Ⅲ类患者上气道的影响。并发现骨性Ⅲ类患者所行的下颌 BSSRO 后退术对舌咽、喉咽段的气道减小最为明显。术后该段气流速率加快,压强降低,但与 OSAHS 患者相比仍有差异,可能与骨性Ⅲ患者术前上气道就较正常人宽大[131,132]有关,尽管下颌骨后退使得气道狭窄,但与 OSAHS 患者气道壁的静压力值仍有显著性差异。

12.3.5　OSAHS 力学生物学在正颌术后长期随访中的临床意义

从形态学和气流动力学两方面分析显示骨性Ⅲ类患者术后气道虽然没有达到年轻 OSAHS 患者的气道狭窄程度,但仍然存在术后气道各段矢状径、横截面积和容积的减小。因此,在临床中采用正颌-正畸联合治疗骨性Ⅲ类错𬌗畸形时,需严格控制下颌后退量,手术后密切观察上气道通气情况,并应加强宣教,尤其需告知患者控制体重,以预防其将来(中老年期)出现或过早(青壮年期)出现 OSAHS 症状。上颌 Lefort-Ⅰ型截骨术可以增大腭咽腔的横截面积和容积,一定程度上代偿下颌后退对舌咽和喉咽段的影响。由于研究仅采用了术后 3 个月的 CT 资料,故所得结果只能说明短期内正颌手术对上气道解剖形态和流场的影响,其远期是否会发生适应性代偿变化或复发都有待进一步研究。

由于正颌手术患者年龄平均为 20 岁左右的年轻人,但 OSAHS 好发在 50～60 岁这个年龄层,而术后远期随访的研究目前国内外均没有相关报道[133-137]。尚缺少一个骨性Ⅲ类患者行正颌手术后上气道变化的长期随访资料库,因此无法给正颌外科临床工作提供一个判断正颌手术是否会引起 OSAHS 的金标准。实验仅对现有术后 3 个月的上气道情况进行了分析比较,如可长期随访,可为正颌手术治疗骨性Ⅲ类错𬌗畸形时预防术后 OSAHS 的发生提供临床诊断、治疗方案设计和预后的参考依据。

12.3.6　OSAHS 力学生物学的研究新进展

目前,上气道组织结构形态异常导致的阻塞已实现诊断证实,而软腭、舌体、悬雍垂、会厌等软组织是如何塌陷导致阻塞,还没有很好的模型对这一机制进行阐述,神经控制及内分泌等涉及人体生理的影响因素还有待进一步的研究。

现有研究中,针对上气道气体流动产生的腔壁塌陷导致呼吸暂停这一现象,有多种不同的力学模型,主要有分布参数模型和集中参数模型。分布参数模型指离散化的上气道及周围相关组织的有限元模型[98,138-140];集中参数模型是抽象的力学模型,不建立真实的生理结构,而是对上气道及周围相关组织进行抽象化,用规则管道或质量块来代表气道,各种控制因素则通过常见的力学器来表示,如弹簧、黏壶、Starling 阻力模型[93]、考虑神经反馈调节机制的弹簧模型[107]等。无论是集中参数模型还是分布参数模型,都没有一种模型可以综合考虑各种因素。现有的有限元模型建立的几何形态还比较粗糙,边界条件设置缺乏临床和实验验证,材料属性也多采用线弹性为主,无法准确地体现人体软组织的力学特性,采用小变形假设,而实际上气道塌陷时已出现大变形。现有建立的模型也没有考虑神经因素的影响,没有体现人体的自适应特性[92]。

在生物力学迅速发展的背景下,基于上气道对于人体呼吸过程的重要地位,进行 OSAHS 上气道生物力学仿真研究具有重要的临床意义。以后的研究中,可以进一步考虑利用医学图像三维重建技术、计算流体力学、固体力学及非线性力学理论等,建立更符合生理解剖结构的上气道气流与软组织变形流固耦合模型,设置更接近上气道的生理状态边界条件,采用更适合软组织的非线性本构关系,使用大变形理论,运用流固耦合方法,引入神经因素影响,建立更符合生理解剖结构的模型来探讨上气道的运动状态和塌陷机制。从而进一步揭示 OSAHS 患者上气道组织结构形态与气体流动状况变化对 OSAHS 形成的影响程度,确定上气道组织的特性以及各种外界条件等因素对呼吸过程中流体场和固体场的影响,达到从力学与医学相结合来研究上气道生物力学特性的目的,为此类疾病的前期筛查、诊断、治疗和手术治疗等提供更准确的理论基础。

(陶丽　朱敏　房兵)

参 考 文 献

[1] American Academy of Sleep Medicine Task Force. Sleep-related breathing disorders in adults: Recommendations for syndrome definition and measurement techniques in clinical research[J]. Sleep, 1999, 22(5): 667 - 689.

[2] 李永明.下颌前移式矫治器治疗鼾症和阻塞性睡眠呼吸暂停低通气综合征[J].实用口腔医学杂志,2009,25(6): 910 - 913.

[3] Keyhani K, Scherer P W, Mozell M M. Numerical simulation of airflow in the human nasal cavity[J]. J Biomech Eng, 1995, 117: 429 - 441.

[4] 高雪梅,赵颖,曾祥龙,等. 北京地区鼾症和睡眠呼吸暂停综合征的流行病学研究[J].口腔正畸学,1997,4(4): 162 - 165.

[5] Isono, S, Remmers J E, Tanaka A, et al. Anatomy of pharynx in patients with obstructive sleep apnea and in normal subjects[J]. J Appl Physiol, 1997, 82(4): 1319 - 1326.

[6] Mezzanotte W S, Tangel D J, White D P. Waking genioglossal electromyogram in sleep apnea patients versus normal controls (a neuromuscular compensatory mechanism)[J]. J Clin Invest, 1992, 89(5): 1571 - 1579.

[7] Pillar G, Fogel R B, Malhotra A, et al. Genioglossal inspiratory activation: central respiratory vs mechanoreceptive influences. Respir Physiol, 2001, 127(1): 23 - 38.

[8] Wellman A, Jordan A S, Malhotra A, et al. Ventilatory control and airway anatomy in obstructive sleep apnea[J]. Am J Respir Crit Care Med, 2004, 170(11): 1225 - 1232.

[9] Berthonjones M. Reversal of obstructive sleep apnoea by continuous positive airway pressure applied through the nares[J]. Lancet, 1981, 1(8225): 862 - 865.

[10] Li K K. Surgical therapy for adult obstructive sleep apnea[J]. Sleep Med Rev, 2005, 9(3): 201 - 209.

[11] Prinsell J R. Primary and secondary telegnathic maxillomandibular advancement, with or without adjunctive procedures, for obstructive sleep apnea in adults: a literature review and treatment recommendations[J]. J Oral Maxillofac Surg, 2012, 70(7): 1659 - 1677.

[12] Martonen T B, Quan L, Zhang Z, et al. Flow simulation in the human upper respiratory tract[J]. Cell Biochem Biophys, 2002, 37(1): 27 - 36.

[13] Xu C, Sin S, McDonough J M, et al. Computational fluid dynamics modeling of the upper airway of children with obstructive sleep apnea syndrome in steady flow[J]. J Biomech, 2006, 39(11): 2043 - 2054.

[14] Sung S J, Jeong S J, Yu Y S, et al. Customized three-dimensional computational fluid dynamics simulation of the upper airway of obstructive sleep apnea[J]. Angle Orthodontist Angle Orthod, 2006, 76(5): 791 - 799.

[15] Jeong S J, Kim W S, Sung S J. Numerical investigation on the flow characteristics and aerodynamic force of the upper airway of patient with obstructive sleep apnea using computational fluid dynamics[J]. Med Eng Phys, 2007, 29(6): 637 - 651.

[16] Wootton D M, Luo H, Persak S C, et al. Computational fluid dynamics endpoints to characterize obstructive sleep apnea syndrome in children[J]. J Appl Physiol, 2014, 116(1): 104 - 112.

[17] Zhao M, Barber T, Cistulli P A, et al. Simulation of upper airway occlusion without and with mandibular advancement in obstructive sleep apnea using fluid-structure interaction[J]. J Biomech, 2013, 46(15): 2586 - 2592.

[18] Liu Y, Ye J, Liu Z, et al. Flow oscillation-a measure to predict the surgery outcome for obstructed sleep apnea (OSA) subject[J]. J Biomech, 2012, 45(13): 2284 - 2288.

[19] Mihaescu M, Murugappan S, Gutmark E, et al. Computational modeling of upper airway before and after

adenotonsillectomy for obstructive sleep apnea[J]. Laryngoscope, 2008, 118(2): 360 - 362.

[20] Yu C C, Hsiao H D, Lee L C, et al. Computational fluid dynamic study on obstructive sleep apnea syndrome treated with maxillomandibular advancement[J]. J Craniofac Surg, 2009, 20(2): 426 - 430.

[21] vos W, De Backer J, Devolder A, et al. Correlation between severity of sleep apnea and upper airway morphology based on advanced anatomical and functional imaging[J]. J Biomech, 2007, 40(10): 2207 - 2213.

[22] van Holsbeke C, De Backer J, Vos W, et al. Anatomical and functional changes in the upper airways of sleep apnea patients due to mandibular repositioning: A large scale study[J]. J Biomech, 2011, 44(3): 442 - 449.

[23] Hsu P P, Tan B Y, Chan Y H, et al. Clinical predictors in obstructive sleep apnea patients with computer-assisted quantitative videoendoscopic upper airway analysis[J]. Laryngoscope, 2004, 114(5): 791 - 799.

[24] Xiao Y, Chen X, Shi H S, et al. Evaluation of airway obstruction at soft palate level in male patients with obstructive sleep apnea/hypopnea syndrome: Dynamic 3 - Dimensional CT imaging of upper airway[J]. J Huazhong Univ Sci Technol, 2011, 31(3): 413 - 418.

[25] Escott E J, Rubinstein D. Free DICOM image viewing and processing software for your desktop computer: What's available and what it can do fo you[J]. Radiographics, 2003, 23(5): 1341 - 1357.

[26] Foltan R, Hoffmannova J, Pavlikova G, et al. The influence of orthognathic surgery on ventilation during sleep[J]. Int J Oral Maxillofac Surg, 2011, 40(2): 146 - 149.

[27] 李树华,石洪金,董莘.上呼吸道咽壁顺应性的定量评估[J].临床耳鼻咽喉科杂志,2005,19(2): 104 - 107.

[28] Huang R, Li X, Rong Q.Control mechanism for the upper airway collapse in patients with obstructive sleep apnea syndrome: a finite element study[J]. Sci China Life Sci, 2013, 56(4): 366 - 372.

[29] Tan J, Huang J, Yang J, et al. Numerical simulation for the upper airway flow characteristics of Chinese patients with OSAHS using CFD models[J]. Eur Arch Otorhinolaryngol, 2013, 270(3): 1035 - 1043.

[30] Persak S C, Sin S, McDonough J M, et al. Noninvasive estimation of pharyngeal airway resistance and compliance in children based on volume-gated dynamic MRI and computational fluid dynamics[J]. J Appl Physiol, 2011, 111(6): 1819 - 1827.

[31] Iwasaki T, Hayasaki H, Takemoto Y. Oropharyngeal airway in children with Class III malocclusion evaluated by cone-beam computed tomography[J]. Am J Orthod Dentofacial Orthop, 2009, 136(3): 318 - 319.

[32] Lu J, Han D, Zhang L.Accuracy evaluation of a numerical simulation model of nasal airflow[J]. Acta Otolaryngol, 2014, 134(5): 513 - 519.

[33] Osorio F, Perilla M, et al. Cone beam CT: an innovative tool for airway assessment[J]. Anesth Analg, 2008, 106(6): 1803 - 1807.

[34] Isono S, Tanaka A, Nishino S. Lateral position decreases collapsibility of the passive pharynx in patients with obstructive sleep apnea[J]. Anesthesiology, 2002, 97(4): 780 - 785.

[35] Ito Y, Cheng G C, Shih A M, et al. Patient-specific geometry modeling and mesh generation for simulating obstructive sleep apnea syndrome cases by maxillomandibular advancement[J]. Math Comput Simul, 2011, 81(9): 1876 - 1891.

[36] Cisonni J, Lucey A D, Walsh J H, et al. Effect of the velopharynx on intraluminal pressures in reconstructed pharynges derived from individuals with and without sleep apnea[J]. J Biomech, 2013, 46(14): 2504 - 2512.

[37] Alves M Jr, Baratieri C, Mattos C T, et al. Is the airway volume being correctly analyzed? [J] Am J Orthod Dentofacial Orthop, 2012, 141(5): 657 - 661.

[38] Mylavarapu G, Murugappan S, Mihaescu M, et al. Validation of computational fluid dynamics methodology used for human upper airway flow simulations[J]. J Biomech, 2009, 42(10): 1553 - 1559.

[39] 郭宇峰,张宇宁,刘树红,等.鼻腔计算机流体力学模拟及与鼻声反射和鼻阻力计相关研究[J].上海交通大学学报(医学版),2009,29(7): 845 - 849.

[40] 马云鹏,暴继敏,孟大为.OSAHS患者清醒和睡眠状态下的咽腔 CT 测量[J].中国耳鼻咽喉头颈外科,2006,13(2): 117 - 119.

[41] Borowiecki B D, Sassin J F. Surgical treatment of sleep apnea[J]. Arch Otolaryngol, 1983, 109(8): 508 - 512.

[42] Sher A E, Thorpy M J, Shprintzen R J, et al. Predictive value of Muller maneuver in selection of patients for uvulopalatopharyngoplasty[J]. Laryngoscope, 1985, 95(12): 1483 - 1487.

[43] Terris D J, Hanasono M M, Liu Y C. Reliability of the Muller maneuver and its association with sleep-disordered breathing[J]. Laryngoscope, 2000, 110(11): 1819 - 1823.

[44] Hsu P P, Tan B Y, Chan Y H, et al. Clinical predictors in obstructive sleep apnea patients with computer-assisted

quantitative videoendoscopic upper airway analysis[J]. Laryngoscope, 2004, 114(5): 791 - 799.

[45] Liao Y F, Huang C S, Chuang M L. The utility of cephalometry with the Muller maneuver in evaluating the upper airway and its surrounding structures in Chinese patients with sleep-disordered breathing[J]. Laryngoscope, 2003, 113(4): 614 - 619.

[46] Xiao Y, Chen X, Shi H S, et al. Evaluation of airway obstruction at soft palate level in male patients with obstructive sleep apnea/hypopnea syndrome: Dynamic 3 - Dimensional CT imaging of upper airway[J]. J Huazhong Univ Sci Technol, 2011, 31(3): 413 - 418.

[47] 姚泰.生理学[M].北京: 人民卫生出版社,2006.

[48] 孔维佳.耳鼻咽喉头颈外科学[M].北京: 人民卫生出版社,2006.

[49] Proctor D F. The upper airways. I. Nasal physiology and defense of the lungs[J]. Am Rev Respir Dis, 1977, 115(1): 97 - 129.

[50] 王士礼,方文强,陈学明,等.阻塞性睡眠呼吸暂停综合征上气道阻塞CT定位研究[J].上海第二医科大学学报, 2003,23(6): 526 - 529.

[51] 李树华,董莘,石洪金.CT测量在阻塞性睡眠呼吸暂停综合征上呼吸道狭窄定位诊断中的意义[J].中华耳鼻咽喉科 杂志,2002,37(2): 133 - 136.

[52] Friedman M, Ibrahim H, Bass L. Clinical standing for sleep-disordered breathing[J]. Otolaryngol Head Neck Surg, 2002, 127(1): 13 - 21.

[53] Susarla S M, Abramson Z R, Dodson T B, et al. Cephalometric measurement of upper airway length correlates with the presence and severity of obstructive sleep apnea[J]. J Oral Maxillofac Surg, 2010, 68(11): 2846 - 2855.

[54] Ciscar M A, Juan G, Martinez V, et al. Magnetic resonance imaging of the pharynx in OSA patients and healthy subjects[J]. Eur Respir J, 2001, 17(1): 79 - 86.

[55] Abramson Z, Susarls S, Tagoni J R, et al. Three-dimensional computed tomographic analysis of airway anatomy in patients with obstructive sleep apnea[J]. J Oral Maxillofac Surg, 2010, 68(2): 354 - 362.

[56] Li Y M. Early orthodontic treatment of skeletal Class II malocclusion may be effective to prevent the potential for OSAHS and snoring[J]. Medical Hypotheses, 2009, 73(4): 594 - 595.

[57] Li Y M, Liu J L, Zhao J L, et al. Morphological changes in the pharyngeal airway of female skeletal class III patients following bimaxillary surgery: A cone beam computed tomography evaluation[J]. Int J Oral Maxillofac Surg, 2014, 43(7): 862 - 867.

[58] Wang T H, Yang Z H, Yang F, et al. A three dimensional study of upper airway in adult skeletal class II patients with different vertical growth patterns[J]. PLOS ONE, 2014, 9(4): e95544.

[59] 李懿波,李永明,陈金武,等. OSAHS患者经口腔矫治器治疗前后上呼吸道形态及气流动力学变化[J].实用口腔医 学杂志,2014,30(2): 183 - 187.

[60] Proetz A W. Air currents in the upper respiratory tract and their clinical importance[J]. Ann Otol Rhinol Laryngol, 1951, 60(2): 439 - 467.

[61] Hornung D E, Leopold D A, Youngentob S L, et al. Airflow patterns in a human nasal model[J]. Arch Otolaryngol Head Neck Surg, 1987, 113(2): 169 - 172.

[62] Simmen D, Scherrer J L, Moe K, et al. A dynamic and direct visualization model for the study of nasal airflow[J]. Arch Otolaryngol Head Neck Surg, 1999, 125(9): 1015 - 1021.

[63] Hahn I, Scherer P W, Mozell M M. Velocity profiles measured for airflow through a large-scale model of the human nasal cavity[J]. J Appl Physiol (1985), 1993, 75(5): 2273 - 2287.

[64] Kelly J T, Prasad A K, Wexler A S. Detailed flow patterns in the nasal cavity[J]. J Appl Physiol (1985), 2000, 89 (1): 323 - 337.

[65] Tarabichi M, Fanous N. Finite element analysis of airflow in the nasal valve[J]. Arch Otolaryngol Head Neck Surg, 1993, 119(6): 638 - 642.

[66] Keyhani K, Scherer P W, Mozell M M. Numerical simulation of airflow in the human nasal cavity[J]. J Biomech Eng, 1995, 117(4): 429 - 441.

[67] Weinhold I, Mlynski G. Numerical simulation of airflow in the human nose[J]. Eur Arch Otorhinolaryngol, 2004, 261(8): 452 - 455.

[68] Ishikawa S, Nakayama T, Watanabe M, et al. Visualization of flow resistance in physiological nasal respiration: analysis of velocity and vorticities using numerical simulation[J]. Arch Otolaryngol Head Neck Surg, 2006, 132(11): 1203 - 1209.

[69] Tan J, Han D, Wang J, et al. Numerical simulation of normal nasal cavity airflow in Chinese adult: a computational flow dynamics model[J]. Eur Arch Otorhinolaryngol, 2012, 269(3): 881 – 889

[70] Cisonni J, Lucey A D, Walsh J H, et al. Effect of the velopharynx on intraluminal pressures in reconstructed pharynges derived from individuals with and without sleep apnea[J]. J Biomech, 2013, 46(14): 2504 – 2512.

[71] Mihaescu M, Murugappan S, Gutmark E, et al. Computational fluid dynamics analysis of upper airway reconstructed from magnetic resonance imaging data[J]. Ann Otol Rhinol Laryngol, 2008, 117(4): 303 – 309.

[72] 钱玉梅,陈丽萍,吴亚东,等.人体上呼吸道三维数值模型的建立与气体流场数值模拟分析[J].上海口腔医学,2010, 3: 310 – 314.

[73] 杨照,卢志明,孙涛,等.典型男性 OSAHS 患者上气道气流运动特性的数值模拟[J].医用生物力学,2013,6: 615 – 621.

[74] Xu C, Sin S H, Joseph M, et al. Computational fluid dynamics modeling of the upper airway of children with obstructive sleep apnea syndrome in steady flow[J]. J Biomech, 2006, 39(11): 2043 – 2054.

[75] Persak S C, Sin S, McDonough J M, et al. Noninvasive estimation of pharyngeal airway resistance and compliance in children based on volume-gated dynamic MRI and computational fluid dynamics[J]. J Appl Physiol (1985), 2011, 111(6): 1819 – 1827.

[76] Mihaescu M, Mylavarapu G, Gutmark E J, et al. Large eddy simulation of the pharyngeal airflow associated with obstructive sleep apnea syndrome at pre and post-surgical treatment[J]. J Biomech, 2011, 44(12): 2221 – 2228.

[77] Ozlugedik S, Nakiboglu G, Sert C, et al. Numerical study of the aerodynamic effects of septoplasty and partial lateral turbinectomy[J]. Laryngoscope, 2008, 118(2): 330 – 334.

[78] Luo H, Sin S H, Joseph M, et al. Computational fluid dynamics endpoints for assessment of adenotonsillectomy outcome in obese children with obstructive sleep apnea syndrome[J]. J Biomech, 2014, 47(10): 2498 – 2503.

[79] 朱丽哲,于擘,郭宇,等.小下颌畸形患者上气道流体力学模型的构建及初步分析[J].实用口腔医学杂志,2015, 31(3): 389 – 392.

[80] Vos W, De Backer W A, Verhulst S L, et al. Correlation between severity of sleep apnea and upper airway morphology based on advanced anatomical and functional imaging[J]. J Biomech, 2007, 40(10): 2207 – 2213.

[81] Payan Y, Chabanas M, Pelorson X, et al. Biomechanical models to simulate consequences of maxillofacial surgery [J]. C R Biol, 2002, 325(4): 407 – 417.

[82] Huang Y, Malhotra A, White D P. Computational simulation of human upper airway collapse using a pressure-/state-dependent model of genioglossal muscle contraction under laminar flow conditions[J]. J Appl Physiol, 2005, 99(3): 1138 – 1148.

[83] Chouly F, Hirtum A V, Lagree P Y, et al. Numerical and experimental study of expiratory flow in the case of major upper airway obstructions with fluid-structure interaction[J]. Journal of Fluids and Structures, 2008, 24(2): 250 – 269.

[84] Zhu J H, Lee H P, Lim K M, et al. Passive movement of human soft palate during respiration: A simulation of 3D fluid/structure interaction[J]. J Biomech, 2012, 45(11): 1992 – 2000.

[85] 黄任含,李希平,荣起国.睡眠呼吸暂停综合征病人上气道塌陷的控制机制:有限元研究案例[J].中国科学:生命科学,2013,2: 130 – 136.

[86] 王莹,王杰,于申,等.鼻腔结构矫正手术对 OSAHS 患者上气道流场影响的数值分析[J].医用生物力学,2010,4: 266 – 272.

[87] 郭宇,何明宜,朱丽哲,等.OSAHS 患者上气道和软腭的流固耦合有限元模型的建立[J].现代生物医学进展,2015, 15(13): 2417 – 2420.

[88] 杨怀安,刘艾竹,李赛楠,等.不同程度 OSAHS 患者腭咽软组织病理形态学改变[J].临床耳鼻咽喉头颈外科杂志, 2012,26(24): 1119 – 1122.

[89] Chouly F, van Hirtum A, Lagree P Y, et al. Numerical and experimental study of expiratory flow in the case of major upper airway obstructions with fluid-structure interaction[J]. J Fluid Struct, 2008, 24(2): 250 – 269.

[90] Tang X L, Yi H L, Luo H P, et al. The application of CT to localize the upper airway obstruction plane in patients with OSAHS[J]. Otolaryngol Head Neck Surg, 2012, 147(6): 363 – 366.

[91] 陆立彦,卢晓峰.OSAHS 患者上气道及周围组织形态与功能改变的研究进展[J].口腔颌面外科杂志,2009,19(5): 363 – 366.

[92] 黄任含,赵雪岩,荣起国.睡眠呼吸暂停综合征的生物力学研究进展[J].力学进展,2010,40(3): 298 – 308.

[93] Gold A R, Schwartz A R. The pharyngeal critical pressure the whys and hows of using nasal continuous positive

airway pressure diagnostically[J]. Chest, 1996, 110(4): 1077 - 1088.

[94] Oliven A, Kaufman E, Kaynan R, et al. Mechanical parameters determining pharyngeal collaspsibility in patients with sleep apnea[J]. J Appl Physiol, 2010, 109(4): 1037 - 1044.

[95] Rasani M. Numerical modeling of fluid-structure interactions for fluid-induced instability in the upper airway[M]. Australia: RMIT University, 2012.

[96] Verin E, Tardif C, Buffet X, et al. Comparison between anatomy and resistance of upper airway in normal subjects, snorers and OSAS patients[J]. Respir Physiol, 2002, 129(3): 335 - 343.

[97] 赵玮,顾朝辉,周岩,等.多平面手术治疗阻塞性睡眠呼吸暂停低通气综合征的疗效观察[J].山东大学耳鼻喉眼学报, 2013,27(3): 4 - 6.

[98] 沈双,于申,孙秀珍,等.上气道及部分支气管生物力学模型的数值研究[J].医用生物力学,2013,28(4): 436 - 440.

[99] 王莹,孙秀珍,刘迎曦,等.OSAHS患者与正常人上呼吸道流场特性比较[J].大连理工大学学报,2009,49(4): 476 - 481.

[100] Yang Z, Lu Z M, Sun T, et al. Numerical simulation on the flow characteristics of upper airway in representative male OSAHS patient[J]. J Med Biomech, 2013, 28(6): 615 - 621.

[101] Hall M J, Ando S I, Floras J S, et al. Magnitude and time course of hemodynamic responses to Mueller maneuvers in patients with congestive heart failure[J]. J Appl Physiol, 1998, 85(4): 1476 - 1484.

[102] Zang H R, Li L F, Zhou B, et al. Pharyngeal aerodynamic characteristics of obstructive sleep apnea/hypopnea syndrome patients[J]. Chin Med J, 2012, 125(17): 3039 - 3043.

[103] Schwab R J, Gupta K B, Gefter W B, et al. Upper airway and soft tissue anatomy in normal subjects and patients with sleep-disordered breathing. Significance of the lateral pharyngeal walls[J]. Am J Respir Crit Care Med, 1995, 152(5): 1673 - 1689.

[104] Kirkness J P, Madronio M, Stavrinou R, et al. Relationship between surface tension of upper airway lining liquid and upper airway collaspsibility during sleep in obstructive sleep apnea hypopnea syndrome[J]. J Appl Physiol, 2003, 95(5): 1761 - 1766.

[105] Eikermann M, Vogt F M, Herbstreit F, et al. The predisposition to inspiratory upper airway collapse during partial neuromuscular blockade[J]. Am J Respir Crit Care Med, 2007, 175(1): 9 - 15.

[106] Schwartz A R, Bennett M L, Smith P L, et al. Therapeutic electrical stimulation of the hypoglossal nerve in obstructive sleep apnea[J]. Arch Otolaryngol, 2001, 127(10): 1216 - 1223.

[107] Huang L, Williams J E F. Neuromechanical interaction in human snoring and upper airway obstruction[J]. J Appl Physiol, 1999, 86(6): 1759 - 1763.

[108] 黄晶晶,张希龙.阻塞性睡眠呼吸暂停中上气道的生物力学[J].国际呼吸杂志,2007,26(12): 884 - 887.

[109] Liu Y, Lowe A A, Fleetham J A, et al. Cephalometic and physiologic predictors of the efficacy of an adjustable oral appliance for treating obstructive sleep apnea [J]. Am J Otolaryngol, 2001, 120(6): 639 - 647.

[110] 林久祥.口腔正畸学[M].北京: 人民卫生出版社,2011.

[111] Reyneke J P. Essentials of orthognathic surgery [M]. Carol Stream, IL: Quintessence Publishing Co, Inc, 2003: 164.

[112] 陶丽,朱敏.正颌手术对骨性Ⅲ类患者上气道及周围结构影响的研究[J].口腔颌面外科杂志,2014,24(1): 72 - 76.

[113] Riley R W, Powel N B, Guileminault C, et al. Obstructive slep apnea syndrome following surgery for mandibular Prognathism[J]. J Oral Maxilofac Surg, 1987, 45(5): 450 - 452.

[114] Chen F, Terada K, Hanada K, et al. Predicting the pharyngeal airway space after mandibular setback surgery[J]. J Oral Maxilofac Surg, 2005, 63(10): 1509 - 1514.

[115] Lye K W. Effect of orthognathic surgery on the posterior airway space (PAS)[J]. Ann Acad Med Singapore, 2008, 37(8): 667 - 682.

[116] Tselnik M, Pogrel M A. Assessment of the pharyngeal airway space after mandibular setback surgery[J]. J Oral Maxillofac Surg, 2000, 58(3): 282 - 285.

[117] Sanman N, Mohammadi H, et al. Cephalometic norms for the upper airway in a healthy Hong Kong Chinese population[J]. Hong Kong Med J, 2003, 9(1): 25 - 30.

[118] Foltan R, Hoffmannova J, Donev F, et al. The impact of LeFort I advancement and bilateral sagittal split osteotomy setback on ventilation during sleep[J]. Int J Oral Maxillofacal Surg, 2009, 38(10): 1036 - 1040.

[119] Chen F, Terada K, Hua Y, et al. Effects of bimaxillary surgery and mandibular setback surgery on pharyngeal airway measurements in patients with Class Ⅲ skeletal deformities[J]. Am J Orthod Dentofacial Orthop, 2007,

131(3)：372 – 377.

[120] Samman N，Tang S S，Xia J，et al. Cephalometric study of the upper airway in surgically corrected class Ⅲ skeletal deformity[J]. Int J Adult Orthodon Orthognath Surg，2002，17(3)：180 – 190.

[121] Ingman T，Nieminen T，Hurmerinta K，et al. Cephalometric comparison of pharyngeal changes in subjects with upper airway resistance syndrome or obstructive sleep apnoea in upright and supine positions[J]. Eur J Orthod，2004，26(3)：321 – 326.

[122] Becker O E，Avelar R L，Goelzer J G，et al. Pharyngeal airway changes in class Ⅲ patients treated with double jaw orthognathic surgery — maxillary advancement and mandibular setback[J]. J Oral Maxillofac Surg，2012，70(11)：e639 – 647.

[123] Cakarne D，Urtane I，et al. Pharyngeal airway sagital dimension in patients with Ⅲ skeletal dentofaial deformitybefore and after bimaxilary surgery[J]. Stomatologija，2003，5(1)：13 – 16.

[124] akobsone G，Stenvik A，Espeland L，et al. The effect of maxillary advancement and impaction on the upper airway after bimaxillary surgery to correct Class Ⅲ malocclusion[J]. Am J Orthod Dentofacial Orthop，2011，139(4)：e369 – 376.

[125] Saitoh K. Long-term changes in pharyngeal airway morphology after mandibular setback surgery[J]. Am J Orthod Dentofacial Orthop，2004，125(5)：556 – 561.

[126] Jakobsone G，Neimane L，Krumina G，et al. Two-and three-dimensional evaluation of the upper airway after bimaxillary correction of Class Ⅲ malocclusion[J]. Oral Surg Oral Med Oral Pathol Oral Radiol Endod，2010，110(2)：234 – 242.

[127] Kawamata A，Fujishita M，Ariji Y，et al. Three-dimensional computed tomographic evaluation of morphologic airway changes after mandibular setback osteotomy for prognathism[J]. Oral Surg Oral Med Oral Pathol Oral Radiol Endod，2000，89(3)：278 – 287.

[128] Hwang S，Chung C J，Choi Y J，et al. Changes of hyoid，tongue and pharyngeal airway after mandibular setback surgery by intraoral vertical ramus osteotomy[J]. Angle Orthod，2010，80(2)：302 – 308.

[129] Eggensperger N，Smolka W，Lizuka T，et al. Long-term changes of hyoid bone position and pharyngeal airway size following mandibular setback by sagittal split ramus osteotomy[J]. J Craniomaxillofac Surg，2005，33(2)：111 – 117.

[130] Kawakami M，Yamamoto K，Fujimoto M，et al. Changes in tongue and hyoid positions，and posterior airway space following mandibular setback surgery[J]. J Craniomaxillofac Surg，2005，33(2)：107 – 110.

[131] Gu G，Gu G，Nagata J，et al. Hyoid position，pharyngeal airway and head posture in relation to relapse after the mandibular setback in skeletal Class Ⅲ[J]. Clin Orthod Res，2000，3(3)：67 – 77.

[132] Tselnik M，Pogrel M A. Assessment of the pharyngeal airway space after mandibular setback surgery[J]. J Oral Maxillofac Surg，2000，58(3)：282 – 285.

[133] Achilleos S，Krogstad O，Lyberg T，et al. Surgical mandibular setback and changes in uvuloglossopharyngeal morphology and head posture：a short-and long-term cephalometric study in males[J]. Eur J Orthod，2000，22(4)：383 – 394.

[134] Güven O，Saraçoğlu U. Changes in pharyngeal airway space and hyoid bone positions after body ostectomies and sagittal split ramus osteotomies[J]. J Craniofac Surg，2005，16(1)：23 – 30.

[135] Turnbull N R，Battagel J M. The effects of orthognathic surgery on pharyngeal airway dimensions and quality of sleep[J]. J Orthod，2000，27(3)：235 – 247.

[136] Kobayashi T，Funayama A，et al. Changes in overnight arterial oxygen saturation after mandibular setback[J]. Br J Oral Maxillofac Surg，2013，51(4)：312 – 318.

[137] Kitagawara K，Kobayashi T，et al. Effects of mandibular setback surgery on oropharyngeal airway and arterial oxygen saturation[J]. Int J Oral Maxillofac Surg，2008，37(4)：328 – 333.

[138] Wang Y，Wang J，Liu Y X，et al. Fliud-structure interaction modeling of upper airways before and after nasal surgery for obstructive sleep apnea[J]. Int J Numer Meth Bio，2012，28(5)：528 – 546.

[139] Payan Y，Pelorson X，Perrier P. Physical modeling of air-flow-walls interactions to understand the sleep apnea syndrome[J]. Lect Notes Comput Sc，2003，2673：261 – 269.

[140] Xu C. Computational mechanics models for studying the pathogenesis of obstructive sleep apnea (OSA)[M]. USA：Drexel University，2005.

13　矫治器生物力学

正畸矫治器产生的正畸力作用于牙齿而发生移动,即正畸治疗的生物力学阶段。近年来,由于舌侧矫治器与隐形矫治器逐渐成为爱美正畸患者的新宠,其生物力学机制引发了大量学者讨论;功能矫治器亦是口腔正畸治疗最重要的手段之一,其将口颌面部功能活动产生的力传导至口腔组织,引发口腔颌面部组织重建。该章节将对各类矫治器的最新研究进行综述,为临床应用提供依据。

13.1　正畸矫治器

正畸治疗是指通过使用矫治器产生力并将力作用于牙齿、颌骨和颞下颌关节,使牙齿周围支持组织、颌骨周围骨缝或关节发生相应改建,最终改变牙齿及颌骨位置。

13.1.1　唇侧固定矫治器生物力学

13.1.1.1　基本概念

牙移动的生物力学是正畸的学科基础,首先介绍几个基本物理概念。

(1)阻抗中心:指物体运动约束阻力的简化中心。对于牙齿而言,其阻抗中心由牙及其周围支持组织所决定,不受外力影响。单根牙的阻抗中心在牙长轴上,约位于牙根颈1/3与中1/3交界处,多根牙的阻抗中心约位于根分叉下1~2 mm处。

(2)旋转中心:指物体在外力作用下旋转时围绕的中心。旋转中心随外力及力矩的变化而变化。

(3)力矩:指力与力的作用点至阻抗中心的垂直距离(即力臂)的乘积。力的作用线不经过阻抗中心,就会产生力矩,此时牙齿出现结合平移和旋转的混合运动。

(4)力偶:一对大小相等方向相反的力。因为两个力的平移效应相互抵消,所以施加力偶时只产生纯粹的力矩,引起旋转运动。

(5)力偶矩/力(M/F)比率与牙齿移动方式:临床上,牙齿有很多移动方式,比如整体移动、倾斜移动、旋转移动、控根移动等。但所有的移动方式都可以由单纯的平动和单纯的转动组合而成。

单纯的平动由经过牙阻抗中心的力（F）产生，单纯的转动由单纯的力偶矩（M）产生。力偶矩/力（M/F）比率的改变将改变牙齿的旋转中心位置从而改变牙齿移动方式。尽管临床中不可能将力直接施加在牙齿阻抗中心，但在牙冠上施加适当的力和力偶矩仍然可使牙齿整体移动，甚至控根移动。

13.1.1.2 唇侧矫治生物力学特点

由于解剖结构的限制，不可能将力直接施于牙齿的阻抗中心。对于唇侧矫治器，通过弓丝的形变所产生的机械力作用于唇侧托槽上，并不在牙齿的阻抗中心，于是在力的作用下，牙齿会产生倾斜移动。

下面将从几个方面讲述牙移动的生物力学。

1）水平向移动

水平向的移动主要指正畸过程中牙齿近远中方向的平行移动。由于唇侧托槽位于临床牙冠中心，在牙齿阻抗中心的殆方，施力时容易造成牙齿的倾斜移动，因而临床上内收前牙时往往会造成前牙舌侧倾斜，丧失应有的正转矩，这是所有正畸医师希望避免的。可以通过使力点靠近阻抗中心以及增大反向力偶矩来实现牙齿尽可能的整体移动，例如在前牙区植入支抗钉增加冠唇向旋转的分力或者尽可能减小弓丝与托槽之间的余隙角以增加托槽转矩的表达等。

推磨牙向远中时，由于作用点位于颊侧牙面，而磨牙阻抗中心位于牙体长轴偏腭侧，磨牙容易在远中移动的同时发生远中腭侧扭转。

2）垂直向移动

垂直向的移动主要指牙齿的压入移动和伸长移动。无论是前牙还是后牙，唇侧矫治器的作用力线在牙齿阻抗中心唇侧，因此在压低过程中可能发生牙冠的唇颊向倾斜，增加冠唇向转矩，这可以抵消在内收前牙时转矩的丧失。

3）旋转移动

除去牙齿水平向和垂直向的移动，正畸治疗中还存在牙齿的旋转移动，即改正牙齿扭转。唇侧固定矫治器相较于舌侧固定矫治器而言，托槽与托槽之间的弓丝长度较长，能更好地发挥力的作用。

13.1.2 舌侧固定矫治器生物力学

在美观的日益要求下，舌侧固定矫治技术应运而生。舌侧固定矫治技术将托槽从牙齿唇/颊侧移至了舌/腭侧从而提供了良好的隐蔽性，其与唇侧固定矫治技术相比，在生物力学机制方面有些许不同之处，拥有自己的优势和劣势。

本节将同样通过几个方面简单介绍舌侧固定矫治技术的生物力学机制。

1）水平向移动

舌侧托槽距离牙齿阻抗中心的距离大于唇侧托槽距离阻抗中心的距离，因此在施以相同矫治力内收前牙的情况下，舌侧矫治器可获得更大力矩，更容易引起前牙牙冠的舌向倾斜，造成前牙过于舌倾。防止此类情况发生的措施有两种：一是增加前牙托槽预置的冠唇向根舌向转矩;二是在关闭拔牙间隙阶段使用满尺寸或接近满尺寸的不锈钢方丝,并且应该适当减小内收的力量。

同样的拔牙内收病例,在唇侧矫治器上,内收力和压低力的合力更靠近牙齿阻抗中心,使牙更易于向根方整体移动,而在舌侧矫治器上,内收力和压低力的合力更偏向阻抗中心的舌侧,更易于造成牙冠舌倾牙根唇倾的效应。

舌侧矫治器在受到水平向的力量后会引起比唇侧矫治器更大的冠旋转运动,这是由于后牙邻接点靠近颊侧,力臂增大,力矩增大。这也是拔牙病例在关闭拔牙间隙时容易发生牙弓横向弯曲现象的原因。

2)垂直向移动

对于前牙而言,舌侧托槽垂直向位置与牙齿阻抗中心连线基本重合,且较唇侧托槽更加接近牙齿阻抗中心,因此在施与压入或伸长的力量时能够减小分力,更易达到牙齿的平行移动。对于后牙而言,舌侧托槽位置位于牙齿阻抗中心连线的舌/腭侧,在压低过程中会产生牙冠舌向倾斜。

3)旋转移动

舌侧矫治技术相比唇侧矫治技术对于扭转牙的矫治更加困难。因为舌侧托槽间距较小,托槽间弓丝长度减小,弓丝的相对刚性增大,弹性降低,往往需要在治疗早期使用更加具有弹性的弓丝或先用螺旋推簧扩开间隙再纳入矫治扭转牙。

4)副效应

对于拔牙病例,在使用滑动法关闭间隙时,弓丝(尤其是 TMA 丝)易发生垂直向弯曲现象和横向弯曲现象。前者是指磨牙和前牙伸长,Spee 曲线增大,侧方开𬌗,后者指牙弓形态在双尖牙区变宽,磨牙远中舌向旋转。临床上可以通过在垂直向和横向上弯制适当的反𬌗曲线弓形对抗或者使用支抗钉、TPA 等额外支抗。

舌侧矫治的生物力学特点决定其最佳适应证是低角深覆𬌗及轻度牙列拥挤患者,而拔除 4 个前磨牙、后牙反𬌗、正颌外科、高角、开𬌗病例为困难病例。

5)支抗控制

在舌侧矫治中,施于前牙的正畸力方向通过每个牙齿旋转中心的舌侧,这提供给前牙一个冠舌向转矩,通过弓丝传递给后牙一个远中向竖直的力量。而且在水平面上,矫治力能使磨牙产生一定的根颊向转矩和远中旋转,从而产生骨皮质支抗。因此总体来说,舌侧矫治器相较唇侧矫治器可以提供更强的磨牙支抗。

13.1.3 无托槽隐形矫治器

13.1.3.1 概念及发展背景

现代无托槽隐形矫治器是一系列利用各种数字化扫描技术获取三维数字化牙颌模型,通过计算机辅助诊断、设计和快速成型制造系统所制作出来的透明、可摘矫治器。患者在医生指导下按顺序佩戴这一系列矫治器,从而完成错𬌗畸形矫治。现代无托槽隐形矫治技术的出现,真正实现了矫治器加工的系统化、科学化和个性化批量定制,使得规模化推广得以实现,从而造福于更多的患者。无托槽隐形矫治器最早由 Align Technology Inc.(ALGN)公司于 1997 年研制出来(Invisalign),并于 1998 年投放市场应用于临床。我国具有自主知识产权的无托槽隐形矫治技术由首都医科大学与清华大学合作研发,2004 开始应用于临床(Angelalign)。

13.1.3.2 材料特性

无托槽隐形矫治器由高分子材料通过热压膜技术成型,由于材质、制造工艺的不同,不同厂家生产的矫治器材料特性略有差异。研究表明,在假设牙体组织及矫治器均为各向同性、均质连续的线弹性体材料条件下,国产无托槽隐形矫治器 Angelalign 的弹性模量为 301.73~816.31 MPa,泊松比为 0.30~0.46。各项测试结果的相关参数值如表 13-1 所示。

表 13-1 无托槽隐形矫治器的弹性模量和泊松比[1,2]

Table 13-1 Young's modulus and Poisson's ratio of materials

组　织	弹性模量/MPa	泊松比
牙　体	17 900~18 600	0.28
牙槽骨	13 700~13 800	0.30
牙周膜	0.68~6.67	0.45~0.49
牙　髓	2.07	0.45
无托槽矫治器	301.73~816.31	0.30~0.46

13.1.3.3 加力方式

与传统固定正畸技术相比,无托槽隐形矫治技术的加力方式不同,矫治力的产生不再是弓丝、螺簧或橡皮圈的形变,而是矫治器材料的弹性形变,施力作用部分由托槽的小面积接触变为临床牙冠表面的大面积接触(见图 13-1)。其工作原理是:矫治器的形状与牙冠的外形存在轻微差异,当就位于临床牙冠后,矫治器因被迫发生形变而产生分布式反作用力(即矫治力)作用到牙齿上,使牙齿移动。理论上,在每次戴用矫治器初矫治力最大,牙齿在牙槽窝内瞬时移位,之后随着牙周组织的改建和牙齿的移动,矫治力衰减,直至牙移动至设定的位置。有托槽固定矫治器的矫治力衰减,多由弓丝、弹簧或橡皮圈等的形变弹性势能衰减决定[1]。

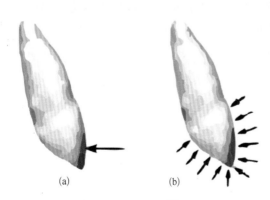

图 13-1 矫治器的力学模型示意图[2]

(a) 固定矫治器;(b) 无托槽矫治器

Figure 13-1 Force models of aligners

13.1.3.4 不同牙位、不同牙体组织的矫治力差异

由于材料和加力方式的差异,无托槽隐形矫治器和传统有托槽固定矫治器的矫治力的大小差异较大。且对于不同牙位、不同牙体组织,差异各有不同。有研究运用软件建立上颌牙列前牙段的无托槽矫治技术三维有限元模型,利用非线性有限元法分析牙体牙周组织及矫治器本身的应力分布情况,并与传统固定矫治加载相比较。结果表明,在无托槽矫治器作用下,牙周组织瞬时应力约为固定矫治加载时的 50~500 倍。矫治器本身有应力集中现象,与固定矫治加载方式的作用相比,无托槽隐形矫治加载方式下牙体-牙周的瞬时应力值远高于前者,差异最显著者相差近 1 000 倍[1]。具体差异如表 13-2 所示。

表 13-2　无托槽隐形矫治器及载荷牙的 von Mises 应力峰值(单位: MPa)[1]
Table 13-2　The peak von Mises stresses of clear aligner and loaded teeth (Unit: MPa)

		无托槽隐形矫治加载			固定矫治加载	
右侧切牙	牙 体	5.9			1.1×10^{-1}	
	牙周膜	7.8×10^{-2}			1.6×10^{-3}	
	牙槽骨	3.24			4.8×10^{-2}	
左中切牙	牙 体	16.9			1.6×10^{-2}	
	牙周膜	1.25×10^{-1}			1.5×10^{-4}	
	牙槽骨	11.5			1.1×10^{-2}	
左尖牙	牙 体	2.74	3.9×10^{-1}	倾斜移动	3.5×10^{-1}	整体移动
	牙周膜	1.8×10^{-2}	3.7×10^{-3}		4.5×10^{-4}	
	牙槽骨	1.74	1.9×10^{-1}		3.5×10^{-2}	

13.1.3.5 牙冠接触不同区域的作用效果

无托槽隐形矫治器通过与临床牙冠表面的大面积接触作用传递矫治力,故矫治器与牙冠的接触区域有所不同则产生不同力系效果。有研究利用三维有限元建立包括牙槽骨、牙周膜和牙髓在内的上颌尖牙三维有限元模型及其无托槽矫治模型,根据无托槽矫治器与牙冠接触作用区域的大小范围不同,分为以唇侧部分区域接触和唇舌双侧区域接触两种情况,进行荷载分布情况的分析,并与传统有托槽固定矫治器进行对比。得出上颌尖牙在有托槽固定矫治器作用情况下与在无托槽矫治器唇舌双侧接触区域全部有力荷载分布作用情况下,应力分布趋势和应力值变化曲线非常相似。三种情况均表现出牙根中部区域应力数值较小,在近中面和远中面的应力要远小于唇舌侧的应力。牙髓应力分布均匀,中下部区域应力集中,最大应力值出现在牙髓根尖处。在仅牙冠唇侧接触的条件下,牙周膜和牙槽骨在嵴顶处的受拉(唇侧)和受压(舌侧)局部较小区域以及牙根根尖舌侧处有应力集中。在唇舌双侧接触的条件下,牙槽骨和牙周膜在嵴顶处的受拉(唇侧)和受压(舌侧)局部较大区域以及牙根根尖唇侧处有应力集中。而对于固定矫治器,牙槽骨和牙周膜在嵴顶处的受拉(唇侧)和受压(舌侧)局部较大区域有应力集中,牙根根尖唇侧处比舌侧处有更大区域的应力集中[2]。

(李宇　王帅　张璇)

13.2 功能矫治器的生物力学

在口腔正畸临床中,安氏Ⅱ、Ⅲ类错𬌗畸形是临床常见的错𬌗畸形,发病率较高,对患者的口腔功能、颜面美观和心理健康有较严重的影响。临床上对于骨性Ⅱ、Ⅲ类错𬌗畸形,常在生长发育期采用功能矫治器进行治疗。功能矫治器将口颌面部功能活动所产生的力传导至牙齿、牙周组织及颌骨,引发神经肌肉活动,促进软硬组织发生适应性变化,使牙周组织和颌骨发生相应的改建,重建新的软硬组织功能形态平衡。正畸医生需要了解功能矫治器的生物力学作用机制,以制订合适的治疗计划,达到预期的治疗效果。

13.2.1 Twin-Block 功能矫治器的生物力学作用机制

Twin-Block 功能矫治器由上下 2 个具有 70°斜面的𬌗垫组成(见图 13-2)。咬合时,上下𬌗垫的斜面相互接触、滑动,引导下颌向前上滑动到正确的位置,此过程产生的肌力作用于上下牙列及颌骨,促进下颌骨的前移和生长,从而调整牙列及颌骨的关系。这种矫治器要求固位良好,可全天戴用。

咬合时,斜面上的受力情况为(见图 13-3):F 和 F' 互为反作用力,F 可以分解为向前的力 F_1 和向下的力 F_2,F_1 起维持下颌前伸的作用,F_2 能增强下颌矫治器的固位,但不利于下颌双尖牙的萌出。F' 可以分解为向后的力 F_1' 和向上的力 F_2',F_1' 起抑制上颌牙弓向前生长的作用,F_2' 有助于上颌矫治器的固位,但不利于上颌后牙的萌出。所以,理想的情况是 F_1 和 F_1' 应该较大,F_2 和 F_2' 应该适当,这也是将斜面角度定为 70°的原因(见表 13-3)。当斜面角度改变时,受力情况的变化如表中所示(假设 $F_1 = F_2 = 100$ g)。可见,当斜面角度为 70°时,力量分配较为合适。

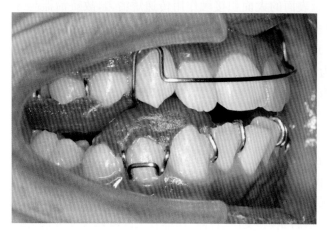

图 13-2　Twin-Block 功能矫治器
Figure 13-2　Twin-Block functional appliance

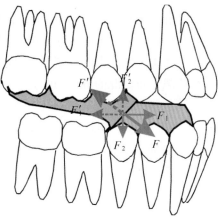

图 13-3　Twin-Block 斜面上的受力情况
Figure 13-3　The mechanical analysis of Twin-Block appliance

表 13 - 3　随斜面角度改变受力情况的变化规律(单位: g)
Table 13 - 3　The bevel-dependent manner of force transmitted to teeth (Unit: g)

斜面角度	F_1	F_1'	F_2	F_2'
30°	50	50	87	87
45°	71	71	71	71
50°	77	77	64	64
60°	87	87	50	50
70°	**94**	**94**	**34**	**34**
80°	98	98	17	17

　　王佳男等发现咬肌深层前份、咬肌深层后份、颞肌前份、颞肌后份、茎突下颌韧带及蝶下颌韧带的受力随着 Twin - Block 矫治器咬合导板斜面角度的增大而增大。颞肌前份、咬肌深层前份、咬肌深层后份、颞肌后份、茎突下颌韧带及蝶下颌韧带在 Twin - Block 矫治器引导下颌向前的过程中均受到被动牵张力,进而引起下颌骨的适应性改建[3]。

13.2.2　Activator 功能矫治器的生物力学作用机制

　　Activator 将下颌从休息位向前下重新定位后,将所引起的肌肉收缩或牵张力传递到牙齿、牙周组织及颌骨(见图 13 - 4)。𬌗重建时垂直打开高度和下颌前伸的距离决定其力作用的大小、方向和作用点,其中被动牵张力起主要作用。

13.2.2.1　𬌗重建高度与 Activator 产生的力的关系

　　研究显示,当𬌗重建高度从 2 mm 增加到 8 mm(见图 13 - 5),在 Ⅱ 类错𬌗组,被动牵张力的大小从约 80 g 显著增加到

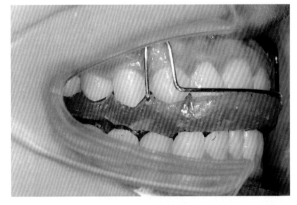

图 13 - 4　Activator 功能矫治器
Figure 13 - 4　Activator functional appliance

160 g。在 Ⅲ 类错𬌗组,被动牵张力也从约 130 g 显著增加到 200 g。随着𬌗重建高度从 2 mm 增加到 8 mm,力的方向也发生改变。上下切缘间埋入的应力计显示,相对于参考平面(当𬌗重建高度为 2 mm 时,参考平面在下颌𬌗平面上方 2 mm,在其他𬌗重建高度时维持其与上颌的关系不变),在 Ⅱ 类组,力的方向从向上到向上后方;在 Ⅲ 类组,力的方向从向上到向上前方。同时,主动收缩所产生的力的大小和方向在两组中几乎没有变化,与𬌗重建高度无关。

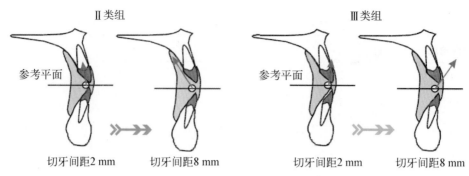

II类组　　　　　　　　　　　　　　　III类组

参考平面　　　　　　　　　　　　　参考平面

切牙间距2 mm　　　切牙间距8 mm　　　　切牙间距2 mm　　　切牙间距8 mm

图 13 - 5　殆重建高度与 Activator 产生的力的关系

Figure 13 - 5　The relation between the height of occlusal reconstruction and the force generated by activator

13.2.2.2　下颌前伸距离和 Activator 的力的关系

Witt 和 Komparch 为入睡成年患者戴上有传感器的肌激动器,发现上下磨牙之间水平位移 3~5 mm,垂直打开为 4~6 mm 时,矢状向平均力值为 315~395 g;若垂直打开仍为 4~6 mm,无水平位移,则矢状方向的平均力值明显减少,仅为 145~270 g,垂直向力平均为 70~175 g。主要的神经肌肉活动在闭颌肌群。在下颌前伸时嚼肌深层、颞肌中后束和颈突下颌韧带具有明显的约束作用;不同程度的下颌前伸不能改变髁突的前下位移和伴有一定的顺时针向旋转位移趋势;不同程度的下颌前伸不能改变髁突软骨表面的应力分布趋势,仅改变应力值的大小,即前伸范围越大,应力值也相应增大,即使水平向 4 mm 和垂直向 2 mm 的位移亦能产生相当大的应力值。上述研究提示临床殆重建时下颌前伸距离不宜过大,必要时应分次为宜[4]。

13.2.3　Fränkel 功能矫治器的生物力学作用机制

Fränkel 功能矫治器大部分位于口腔前庭,主要用来刺激和促进口周肌肉行驶正常功能,排除唇颊肌的异常作用,刺激骨膜下骨质增生,使牙弓内外力量达到平衡,从而影响牙弓、颌骨的发育(见图 13 - 6 和图 13 - 7)。

1) 矢状向上的作用

(1) 唇颊肌对 Fränkel 唇档及颊屏的压力转换成向后方的推力,该推力传递到上颌切牙、尖牙及磨牙上,使上颌牙列后移(见图 13 - 8)。

(2) 唇档刺激下颌切牙牙根部前方的牙槽骨,诱发骨沉积(见图 13 - 9)。

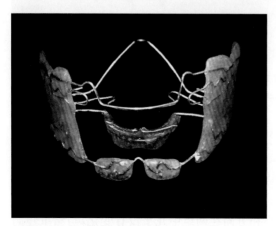

图 13 - 6　Fränkel - II 功能矫治器

Figure 13 - 6　Fränkel - II functional appliance

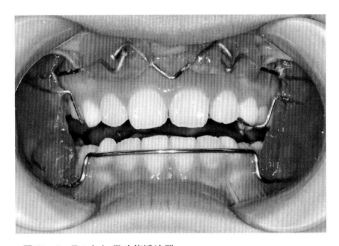

图 13 - 7　Fränkel - Ⅲ功能矫治器

Figure 13 - 7　Fränkel - Ⅲ functional appliance

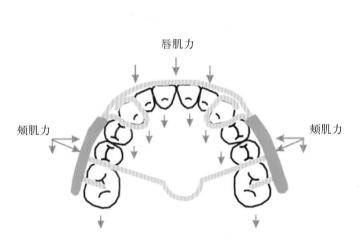

图 13 - 8　Fränkel 功能矫治器在矢状向上的作用

Figure 13 - 8　The sagittal effect of Fränkel appliance

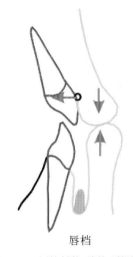

图 13 - 9　唇档刺激下颌切牙根部牙槽骨骨沉积

Figure 13 - 9　Lip bumper promotes the anterior alveolar bone formation in mandible

（3）在吞咽过程中，为稳定矫治器，舌会快速地压在腭弓上，避免了舌肌对上颌切牙施加压力，避免了上颌牙列前移。

2）垂直向上的作用

戴上 Fränkel 后，上、下牙列分开无接触，颊部组织不能进入上、下牙列之间，因此可使牙齿伸长，纠正深覆𬌗，但在垂直关系严重不调并伴有面高过大、覆𬌗正常或开𬌗时，磨牙伸长是禁忌证，此时𬌗垫应与上颌牙齿的𬌗面接触，但应特别注意，与下颌牙齿的接触面应极其光滑，以利于下颌前移（见图 13 - 10）。

3）水平向上的作用

（1）颊部组织不能进入上、下牙列之间，既解除了来自颊侧方向的压力，又促使舌对上下颌磨牙和前磨牙持续施加压力,因而使牙齿向颊侧方向移动,同时使牙弓及基骨增宽。

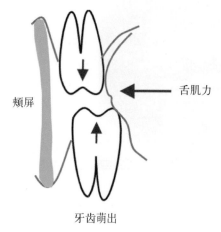

图 13-10 Fränkel 功能矫治器在垂直向上的作用
Figure 13-10 The vertical effect of Fränkel appliance

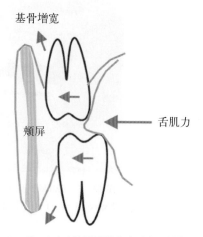

图 13-11 Fränkel 功能矫治器在水平向上的作用
Figure 13-11 The horizontal effect of Fränkel appliance

(2)颊屏牵拉黏膜及其下部的骨膜组织,能使骨沉积增加,促进骨生长发育,形成较宽的颌骨基骨(见图 13-11)。

4)对下颌的作用

戴上 Fränkel 后,当下颌习惯性回到休息位时,舌托就会压在下颌切牙舌侧深处的口底黏膜上,形成反射使翼外肌处于收缩状态,刺激髁状突向前、向下生长(见图 13-12)。

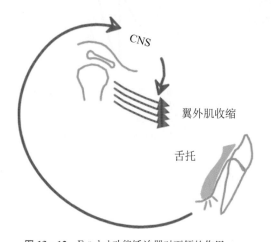

图 13-12 Fränkel 功能矫治器对下颌的作用
Figure 13-12 The effect on mandible of Fränkel appliance

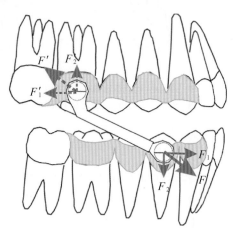

图 13-13 Herbst 套管装置对上下颌的作用力分析
Figure 13-13 The mechanical analysis of Herbst appliance

13.2.4 Herbst 功能矫治器的生物力学作用机制

Herbst 起主要作用的是其套管装置,通过该套管装置维持下颌的前伸,使下颌在新的位置行使功能活动。套管装置对上下颌的作用力情况为(见图 13-13):对下颌的作用力 F 可以分解为 F_1 和 F_2,F_1 起推下牙列向前的作用,所以 Herbst 的副作用之一为下切牙唇倾,F_1 还有维持下颌向前移位的作用。F_2 起压入下后牙的作用。除非在大张口的情况下,F_1 始终较大,F_2 始终较小。对上颌的作用力 F' 可以分解为 F_1' 和 F_2',F_1' 起推上颌后牙向后的作用,如果单独作用在磨牙上,则推上颌磨牙向后。F_2' 起压入上后牙的作用。除非在大张口的情况下,F_1' 始终较大,F_2' 始终较小。

胡林华等[5]从生物力学的角度研究了 Herbst 矫治器在不同𬌗重建状态下前导下颌对髁突软骨表面应力分布的影响后发现,不同𬌗重建对同一部位的应力值相差不大,而同一𬌗重建对髁突不同部位应力值相差较大,并且在矢状向上髁突软骨后方为张应变区,前斜面为压应力区,从而促进髁突前斜面骨吸收和后斜面骨增生,使下颌水平前伸 3～7 mm、垂直打开 2～4 mm 时,髁突均在生理承受的范围内。因此,临床上应根据患者骨骼畸形的程度、适应能力、生长潜力和生长方向等决定下颌前移和打开咬合的量。

(赵志河 肖佳妮)

参 考 文 献

[1] 唐娜,赵志河,王军,等.无托槽隐形矫治技术生物力学效应的有限元法研究[J].医用生物力学,2010,25(6):399-405.

[2] 彭国良,樊瑜波,刘展,等.无托槽矫治器作用下上颌尖牙的生物力学研究[J].医用生物力学,2007,22(2):127-132.

[3] 王佳男,李惠山,宗述正,等.Twin-Block 矫治器在不同角度咬合斜面时对相关口颌肌肉及韧带约束反力的影响[J].华西口腔医学杂志,2013,31(2):172-177.

[4] 周学军,赵美英.不同程度下颌前伸的三维有限元分析[J].安徽医科大学学报,2004,39(6):419-422.

[5] 胡林华,宋锦璘,蒋文涛.Herbst 矫治器在不同𬌗重建时对髁突软骨表面应力分布的影响[J].华西口腔医学杂志,2001,19(1):46-48.

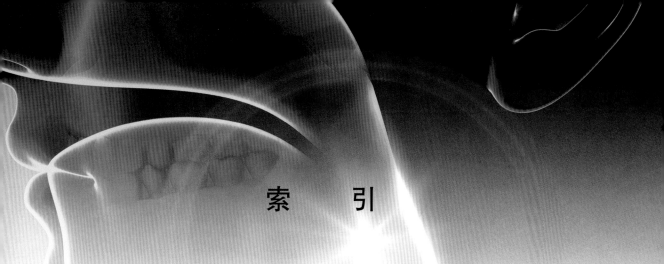

索　引